U0217245

中国中医药古籍稿抄本目录

张苇航　段逸山 / 主编

北京科学技术出版社

图书在版编目（CIP）数据

中国中医药古籍稿抄本目录 / 张苇航，段逸山主编
. — 北京：北京科学技术出版社，2023.11
　　ISBN 978-7-5714-3369-7

　　Ⅰ．①中… Ⅱ．①张… ②段… Ⅲ．①中医典籍-图
书目录-中国-古代 Ⅳ．①Z88：R2

　　中国国家版本馆 CIP 数据核字(2023)第 206627 号

策划编辑：侍　伟　吴　丹
责任编辑：吴　丹　孙　硕
文字编辑：刘雪怡　毕经正
责任校对：贾　荣
责任印制：李　茗
出 版 人：曾庆宇
出版发行：北京科学技术出版社
社　　址：北京西直门南大街 16 号
邮政编码：100035
电　　话：0086-10-66135495（总编室）　0086-10-66113227（发行部）
网　　址：www.bkydw.cn
印　　刷：北京捷迅佳彩印刷有限公司
开　　本：889 mm×1194 mm　1/16
字　　数：1 171.5 千字
印　　张：52.5
版　　次：2023 年 11 月第 1 版
印　　次：2023 年 11 月第 1 次印刷
ISBN 978-7-5714-3369-7

定　　价：498.00 元

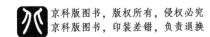

京科版图书，版权所有，侵权必究
京科版图书，印装差错，负责退换

编 委 会

主　编　张苇航　段逸山

副主编　熊　俊　黄晓华

前　言

　　中医稿抄本是中医书籍的重要组成部分，也是中国传统文化遗产，既保存着诸多亡佚著作中的内容，又蕴含着历代医家的学术理论与临证经验，具有深入整理研究的价值，尤其是临床各科与医案方面的稿抄本，每每具有独到的理论与临床见解，有助于后人厘清学术传承的脉络、增强思辨的能力、丰富治疗的方法。

　　就传统而言，以成书年代为依据，将成书于1911年前的书籍皆称为"古籍"。但随着时代的发展，古籍的范围也在延伸。目前多数学者认为，未采用现代印刷技术印制的书籍，皆可称之为"古籍"。从这个角度来说，民国时期成书的中医稿抄本的形式和内容沿袭了古籍的特点，反映了中医学术发展的连续性。因此，本次也将其纳入收录范畴，将中医药古籍稿抄本目录的年代下限定为1949年。

　　1949年以前中医稿抄本按体式大致分为照录、类辑、评述、心得几类，其中各类又分别包括作者手稿、作者或他人所录的清稿本与有底本所据的抄本，各有其长。

　　照录稿抄本，即依样葫芦地抄录前人的资料，绝大多数为抄本，亦见少数作者亲誊的稿本。此类稿抄本几无创见，若所据底本依然存世，也多乏价值可言。但当所据底本已经亡佚且较珍贵时，其价值便顿显。

　　如上海图书馆所藏明初吴迁抄录的《金匮要略方》，其所据底本系北宋绍圣三年（1096）国子监刊印的小字本。据考，北宋治平三年（1066）曾刊印过该书的大字本，因此本售价昂贵，医者往往无力购买，又难以销往外州，遂于30年后又刊印小字本。今大、小字本均已亡佚，赖此抄本，既得以再见宋人校改之旧貌，又可纠正通行本之诸多讹误。2010年中华人民共和国文化部（现中华人民共和国文化和旅游部）将吴迁抄录的《金匮要略方》列入《国家珍贵古籍名录》自然也在情理之中。

　　又如《中国中医古籍总目》（以下简称《总目》）收录的清咸丰九年（1859）徽歙方义堂抄本《伤科要略》，系流传至今的孤本。从抄录者的序言可以略晓其始末："是书始于本朝。有山东张戴阳、俞锦明二人同伴游学于江湖，遇日本国吉利僧者，亦同伴六载，得传此书而别。张、俞二人将此书奉为至宝，珍藏之，不欲流传于世。余从咸丰九年得之，细心抄录珍藏。"从序言"奉为至宝，珍藏之""细心抄录珍藏"等用语，足见前人对此抄本的珍惜之情。序言同时说明此书为清代著作。今原书不明去向，唯存此抄本，藏于上海中医药大学图书馆。

　　类辑稿抄本，即按内容分类抄录前人资料。此类稿抄本具有编辑性质，虽缺乏抄录者的学术观点，但有以下可取之处。

一是将相关内容分类汇集，为后人阅读使用提供了方便。如清代钱雅乐等人抄录于光绪十一年（1885）的《汤液本草经雅正》，载录了《神农本草经》《名医别录》等16部本草著作中的365种药物，汇集了历代医家对每种药物性味、功用、主治、毒性、分布等的评说，以及历代医家临证用药经验，是一部集诸家观点于一体的本草学著作，有利于读者对历代本草著作进行总览与比较。

二是所抄录的前代著作有的业已亡佚，但凭此抄本著作中的部分内容得以留传。如抄录于日本嘉永元年（1848）的字迹工整清晰的《痘科辑说》博采痘科医籍文献（从梁代《肘后百一方》至清代《引痘略》共201部），论述痘症的病因、顺逆、兼夹变证、证治及种痘法等，载方700余首，是一部广征博引历代医籍的痘科专著，该书所抄录的诸多文献今已亡佚。

评述稿抄本，即在抄录前人资料的基础上，加上个人的分析评述。有些分析评述往往一言中的，寓有真知灼见，不仅有利于读者理解原文字里行间的意思，还有利于读者把握前人学术思想的精髓。

中国中医科学院图书馆所藏清代江一维《方脉权衡》抄本中的"持脉法"部分在前人脉论的基础上，提出了"大抵提纲之要，不出浮、沉、迟、数、滑、涩之六脉"的见解，认为此六脉体现了脉的位置、速度、形状，既能统率众脉，又能全面反映病证的属性。所谓统率众脉者，如：洪、芤、散、大、长、濡、弦，皆轻手而得，统属于浮；伏、石、短、细、牢、实，皆重手而得，统属于沉；缓、结、微、弱，皆往来迟缓，统属于迟；疾、促、动、滑，皆往来迅疾，统属于数；滑为血多气少，涩为气多血少。所谓全面反映病证属性者，如：浮为阳为表，其病为风为虚；沉为阴为里，其病为湿为实；迟为在脏，其病为寒为弱；数为在腑，其病为热为燥；滑为血有余；涩为气独滞。为此，江一维感叹地说："人身之变不外乎此，能于六脉求之，则疢疾之在人者，奚能逃哉！"这些论述，虽然难属创见，但由于采用了归纳评述的方法，概括得精要透彻，实有裨于初学者掌握。

又如《幼科折衷秘传真本》，系清代杨和订正明代秦昌遇《幼科折衷》而成。该书以病名为目，共载27种疾病，引录诸家的不同看法，间附著者见解。该书"诸吐"指出："凡病呕吐切不可下，以其逆之故也。此丹溪之论。而东垣云：吐而大便不通，则利大便。上药则在所当禁。二说相反，要审其通与不通而治之。"此处先说朱丹溪与李东垣治吐有可下、不可下的区别，朱丹溪说不可下，李东垣讲可利大便。若不加分析，读者便会认为两家持论相反而无所适从。其实李东垣所述之吐，为并见大便不通之吐，彼时徒以化痰和中法无益，必须利大便、通腑气，则吐可止；而朱丹溪所述为吐而便畅者，此时若用下法，其势相逆，反可使病情加剧。该书作者洞悉两家本意，一言中地指明"要审其通与不通而治之"，提示采用下法治疗呕吐之肯綮所在，使二家之论并行而不悖。

心得稿抄本，即记录医学理论上的独到见解，或临证实践中的丰富体会。此类稿抄本最具学术价值，多为医论、医案类著作。

如元末明初学者戴良在《九灵山房集》卷十《丹溪翁传》中说，罗知悌接纳朱丹溪于门下后，"即授以刘、张、李诸书，为之敷扬三家之旨，而一断于经"。但是由于罗知悌没有传世的医著，学术传承资料出现了严重缺失。清代抄本《罗太无口授三法》，据载系朱丹溪记述。核其内容，甚合罗知悌学理。该书分述中风、伤寒、暑病、瘟疫等内科杂病及妇人胎产前后诸疾证治，共五十六门九十二证。每一病证按证、因、脉、药依次论述，注重法随证出，方据法立，议论井然有序，可为临证圭臬。其学以《黄帝内经》《难经》为本，而宗刘河间、张子和、李东垣之论，兼采众家之长，每多阐发己验而立新说，从中可见罗知悌无愧为在金元医学发展史上具有承前启后作用的医家。如论中风，罗知悌以刘河间、李东垣"心火盛而肾水虚"立论，发明"热郁生痰""痰热相因生风"之说。该抄本为研究罗知悌学术思想，发掘丹溪之学的端绪，进而探讨金元医学的发展，提供了重要的文献依据。

又如清代徐养恬《徐养恬方案》，辨证力避繁芜障眼，务期切中要害，在卷下"咳嗽"案中指出："先咳嗽，继失血，自后咳呛不已，脉象弦数，左胁一痛，血即后见。此系肝郁伤络，木反侮金之候。"咳嗽失血，或由燥火，或本阴虚，或为血热，或因肝侮，病机不一。该案据"左胁一痛，血即后见"，判定肝郁伤络，木反侮金，令人信服。

相对于刻本来说，稿抄本长期以来并未引起业内人士足够的重视。随着时间的推移，因人为与自然因素，中医稿抄本，尤其是孤本，将会就此残缺，甚至亡佚。由于中医稿抄本专用目录至今尚属缺门，因此编制中医稿抄本专用目录不仅可以作为现有文本概况的依据，还可以作为开启中医知识宝库的钥匙。这一举措不但有利于保存我国传统文化遗产，而且有利于学者开展更为全面而深入的整理研究。

此次整理，以《中国中医古籍总目》收录的稿抄本为基础，经实地查询、阅读原书及网络查询、咨询等方式加以核实，缺则补之，衍则删之，讹则正之。此次核查工作得到了诸多学者的帮助，包括北京中医药大学柳璇，上海中医药大学王兴伊、王枫、于业礼，福建中医药大学彭榕华，广西师范大学出版社沈伟东，广西中医药大学李永亮，河南中医药大学马鸿祥，云南中医药大学戴翥，长春中医药大学崔为，辽宁中医药大学傅海燕，内蒙古医科大学包红梅，安徽中医药大学邓勇，陕西省中医药研究院焦振廉，首都医科大学张净秋，广州中医药大学刘鹏等，在此一并感谢。由于条件与水平有限，无法就每部书籍进行细察深研，书籍的性质、著录者、年代等信息亦多有不确定处，讹误缺漏在所难免。谨以此书作为下一步工作的基础，期盼得到相关领域研究者的批评指正，以补充信息，修正错误，从而使中医稿抄本目录更趋完善，为中医文献研究提供助力。

凡　例

一、收录范围

1. 本书收录全国（不含香港、澳门、台湾地区）图书馆所藏 1949 年以前成书的中文中医稿抄本书目。

2. 收录标准：①稿本；②孤抄本；③抄写年代明确先于最早存世刊刻本的抄本。其中少数医书，既有早于刊刻本的稿本、抄本，又有晚于刊刻本的抄本，能全面反映收藏情况。对于以刊刻本为底本抄录的版本，一般不收录。

3. 为方便读者参考与利用，1949 年前未刊行的中文中医稿抄本于 1949 年后进行影印、缩微复制、整理点校出版者，本书会加以标注。

4. 合抄本中的子目，若有单行本者，则另立条目，将合抄本情况标注于该条目后；若无单行本，则只列合抄本情况，子目随合抄本列出，不另立条目。

二、编排体例

1. 章节分类。本书按学科分类编排章节，将中医稿抄本分为 12 大类：医经、基础理论、伤寒金匮、诊法、本草、方书、针灸推拿、临证各科、养生、医史、医案医话医论、综合性著作。每大类下根据情况再分细目。

2. 书目排列。每一小类之下，均先列稿本，后列抄本，再按原书的成书年代先后排序。

三、著录内容

1. 书目著录内容包括：序号、书名、分类、卷数（子目数）、责任者、年代、类型、藏馆、存世情况。如另有需要说明的事项，则再列备注。

2. 序号。序号为书的代码，每部书各有 1 个序号，全书连续编排，不因分类而中断。

3. 书名。凡书名皆取全称。凡一书多名者，以"又名：×ד的形式列于书名后的括号内。如有附篇，则以"附：×ד的形式列于书名后的括号内。分类属于"综合性著作"的子目，在书名后列出；分类不属于"综合性著作"而有子目者，将其子目列于"备注"项中。

4. 分类。参照《总目》分类法，完整列出书籍所属学科分类。

5. 卷数。凡有分卷者，标明具体卷数；无明确分卷者，标作"不分卷"。凡能确定册数者，则在卷数后用括号注出。"综合性著作"若包含多部书籍，则不设"卷数"项，而以"子目数"代替；各子目若有分卷，则将卷数分列于书名下的子目名后。

6. 责任者。包括原作者（指撰著、编辑、整理、增补、校订者）与抄写者。一般稿本作者与抄写者为同一人，因此仅标注作者。对于抄本，如作者和抄写者有信息记录，则分别列出，如作者与抄写者皆不可考，则标注"佚名"。如作者或抄写者有字、号，则在姓名后用括号注出。1911 年以前的作者或抄写者前用"〔〕"冠以朝代；主要活动年代在1911 年以后及年代无法考证的作者或抄写者，不注时代；若作者或抄写者为外国人，则用"【】"标明国籍。

7. 年代。稿本默认以作者手稿为主，年代即为成书年代。抄本年代包括原书的成书年代与抄写年代。若原书的成书年代不明，则仅记录抄写年代；若抄写年代难以确定，则以"抄写年代不详"表示。尽量通过考证确定书籍的年代范围。凡成书时间或抄写时间确定者，按确定时间录入；若不能确定具体时间，但能确定朝代或时期者，则标明朝代或时期。对于朝代信息有疑问者，加"[]"以示区别。

8. 类型。记录藏本的类型，包括稿本、抄本、节抄本、影抄本、彩绘本、日本抄本、朝鲜抄本等。

9. 藏馆。记录藏馆全称。如有多个藏馆，用序号①②等分列，并与上述抄写年代和类型一一对应。

10. 存世情况。记录该稿抄本是否为孤本，或现存稿抄本数量，以及被收入丛书等的情况。如有后世影印复制或校注整理者，则列出信息备考。

11. 备注。其他需要进一步说明的具体信息，包括残损情况、收藏及流传情况、部分内容考证与说明等。

四、索引

本书设书名拼音索引。以书目正名为准，不设异名、又名与附篇。书名后注明书籍序号。

目　　录

一、医　经

（一）内经类

1. 素问本文

0001　黄帝内经素问

【分类】医经·内经类·素问本文

【卷数】不分卷（一册）

【责任者】〔明〕李中梓（字士材，号念莪、尽凡居士）校

【年代】原书成于明末
　　　　抄写年代不详

【类型】抄本

【藏馆】上海图书馆

【存世情况】孤本

0002　黄帝内经素问

【分类】医经·内经类·素问本文

【卷数】九卷

【责任者】佚名

【年代】清

【类型】抄本

【藏馆】①中国国家图书馆
　　　　②安徽省图书馆

【存世情况】抄本2部

【备注】①中国国家图书馆藏本二册。
　　　　②安徽省图书馆藏本为残本，缺卷六

0003　素问补遗

【分类】医经·内经类·素问本文

【卷数】不分卷

【责任者】佚名

【年代】〔清〕

【类型】抄本

【藏馆】①中国科学院国家科学图书馆
　　　　②天津图书馆

【存世情况】抄本2部

【备注】②天津图书馆藏本一册，题〔清〕高世栻（字士宗）著，《中国中医古籍总目》（以下简称《总目》）失载，今补

0004　黄帝内经素问

【分类】医经·内经类·素问本文

【卷数】二卷（一册）

【责任者】佚名

【年代】民国

【类型】抄本

【藏馆】上海图书馆

【存世情况】孤本

0005　黄帝内经素问

【分类】医经·内经类·素问本文

【卷数】不分卷

【责任者】佚名

【年代】抄写年代不详

【类型】抄本

【藏馆】长春中医药大学图书馆

【存世情况】孤本

2. 灵枢本文

0006　内经灵枢

【分类】医经·内经类·灵枢本文

【卷数】不分卷（一册）

【责任者】著者佚名；〔清〕晓墀抄

【年代】清

【类型】抄本

【藏馆】南京图书馆

【存世情况】孤本

3. 内经注释

0007 医经句读

【分类】医经·内经类·内经注释

【卷数】二十四卷（四册）

【责任者】〔清〕凌德（字嘉六，号蛰庵）撰

【年代】清光绪十五年（1889）

【类型】稿本

【藏馆】上海中医药大学图书馆

【存世情况】孤本

【备注】《总目》未载，今补

0008 黄帝内经章句（附：内经通用假字）

【分类】医经·内经类·内经注释

【卷数】十八卷

【责任者】〔清〕孙鼎宜编

【年代】清宣统元年（1909）

【类型】稿本

【藏馆】中国中医科学院图书馆

【存世情况】孤本

0009 证治古言

【分类】医经·内经类·内经注释

【卷数】二卷（二册）

【责任者】〔日〕江友益撰

【年代】原书成于日本宽政元年（1789）

　　　　抄写年代不详

【类型】日本抄本

【藏馆】上海图书馆

【存世情况】孤本。后有 2019 年上海科学

技术文献出版社"上海图书馆藏中医稿抄本丛刊"收录的影印本

【备注】《总目》误将其归入"医史"类

0010 补注黄帝内经素问校记二十四卷、补注黄帝内经灵枢校记十二卷

【分类】医经·内经类·内经注释

【卷数】共三十六卷（四册）

【责任者】〔清〕丁士涵撰；高德馨抄

【年代】清

【类型】抄本

【藏馆】复旦大学图书馆

【存世情况】孤本

0011 内经注抄（又名内经素问类注抄）

【分类】医经·内经类·内经注释

【卷数】八卷，分卷一卷

【责任者】佚名

【年代】〔清〕

【类型】抄本

【藏馆】长春中医药大学图书馆

【存世情况】孤本

0012 内经学讲义

【分类】医经·内经类·内经注释

【卷数】不分卷

【责任者】秦之济（字伯未，号谦斋）编

【年代】1932 年

【类型】抄本

【藏馆】苏州市中医医院图书馆

【存世情况】孤本

4. 素问注释

0013　王注素问撮要

【分类】医经·内经类·素问注释

【卷数】三卷

【责任者】〔日〕武田道安撰

【年代】日本文政九年（1826）

【类型】日本稿本

【藏馆】中国中医科学院图书馆

【存世情况】孤本

0014　素问释义

【分类】医经·内经类·素问注释

【卷数】十卷

【责任者】〔清〕张琦（字翰风，号宛邻）撰

【年代】①清道光九年（1829）

　　　　②1921 年唐济时（字成之，号求

　　　是庐主人）

【类型】①稿本

　　　　②抄本

【藏馆】①中国国家图书馆

　　　　②湖南图书馆

【存世情况】除清稿本与民国抄本外，另有

　　　清道光十年（1830）阳湖张氏刻"宛

　　　邻书屋丛书"本，又见于"张氏医集三

　　　种"。后有 1998 年北京出版社出版的整

　　　理点校本

【备注】①中国国家图书馆藏本六册。

　　　　②湖南图书馆藏本二册

0015　素问校勘记

【分类】医经·内经类·素问注释

【卷数】不分卷

【责任者】〔清〕冯一梅撰

【年代】清

【类型】稿本

【藏馆】宁波图书馆

【存世情况】孤本

0016　素问撮要句解

【分类】医经·内经类·素问注释

【卷数】不分卷

【责任者】佚名

【年代】〔清〕

【类型】稿本

【藏馆】中国中医科学院图书馆

【存世情况】孤本

0017　刺热篇解

【分类】医经·内经类·素问注释

【卷数】不分卷（一册）

【责任者】〔清〕邹汉璜（字仲辰）撰

【年代】原书成于清道光二十年（1840）

　　　清抄

【类型】抄本

【藏馆】湖北省图书馆

【存世情况】孤本

0018　素问绍识

【分类】医经·内经类·素问注释

【卷数】四卷

【责任者】〔日〕丹波元简（字廉夫，号桂

　　　山、栎窗）撰

【年代】原书成于日本弘化三年（1846）

　　　①日本文久元年（1861）抄

　　　②日本观养斋抄本，年代不详

【类型】日本抄本

【藏馆】①中国国家图书馆

②上海交通大学医学院图书馆

【存世情况】后被收入"皇汉医学丛书"

【备注】①中国国家图书馆藏本二册。

②上海交通大学医学院图书馆藏本一册

0019 内经素问

【分类】医经·内经类·素问注释

【卷数】不分卷（一册）

【责任者】〔清〕俞樾（字荫甫，号曲园居士）编，俞浚（字鉴泉）改订

【年代】原书约成于清道光三十年（1850）抄写年代不详

【类型】抄本

【藏馆】上海辞书出版社图书馆

【存世情况】后被收入"三三医书"

【备注】该本即"三三医书"收录的《内经辨言》的底稿本，共48条。该书内容原见于俞樾"第一楼丛书"第7种《读书余录》，后经俞浚改订，更名为"内经辨言"，被收入"三三医书"

0020 黄帝内经素问傍训

【分类】医经·内经类·素问注释

【卷数】不分卷（一册）

【责任者】佚名

【年代】清光绪元年（1875）

【类型】抄本

【藏馆】中国国家图书馆

【存世情况】孤本

0021 内经素问类注抄

【分类】医经·内经类·素问注释

【卷数】九卷

【责任者】佚名

【年代】〔清〕

【类型】抄本

【藏馆】江西中医药大学图书馆

【存世情况】孤本

【备注】丹徒陈氏读本抄本

0022 内经素问节文撮要

【分类】医经·内经类·素问注释

【卷数】不分卷

【责任者】陆锦燧（字晋笙）编

【年代】民国

【类型】抄本

【藏馆】中国中医科学院图书馆

【存世情况】孤本

5. 灵枢注释

0023 灵枢经校勘记

【分类】医经·内经类·灵枢注释

【卷数】不分卷（一册）

【责任者】〔清〕顾观光（字尚之，又字漱泉，号武陵山人）撰；吴县汪学礼抄

【年代】清

【类型】抄本

【藏馆】复旦大学图书馆

【存世情况】孤本

0024 灵枢知要

【分类】医经·内经类·灵枢注释

【卷数】四卷（四册）

【责任者】〔清〕王羲桐辑注

【年代】清

【类型】抄本

【藏馆】南京图书馆

【存世情况】孤本

6. 类编、摘编

0025　黄帝内经太素校勘异同

【分类】医经·内经类·类编、摘编

【卷数】不分卷

【责任者】周源撰

【年代】民国

【类型】稿本

【藏馆】上海图书馆

【存世情况】孤本

0026　黄帝内经太素（附：遗文一卷、内经明堂一卷、附录一卷）

【分类】医经·内经类·类编、摘编

【卷数】三十卷（原佚七卷，附录三卷）

【责任者】〔唐〕杨上善撰注

【年代】原书成于唐（约666）

①日本天保五年（1834）奈须信惠抄

②日本天保九年（1838）抄

③日本天保十年（1839）坂立节春璋抄

④日本嘉永二年（1849）宝素堂近藤显抄

⑤清灵溪精舍抄

⑥清据日本卷子本抄

⑦抄写年代不详

⑧据日本天保十年（1839）坂立节春璋抄本影抄

【类型】①②③④⑦日本抄本

⑤⑥清抄本

⑧影抄本

【藏馆】①③中国中医科学院图书馆

②复旦大学图书馆

④⑤中国国家图书馆

⑥中国中医科学院图书馆、上海图书馆

⑦北京大学图书馆、上海图书馆、生命科学图书馆、南京图书馆、天一阁博物院、湖南中医药大学图书馆

⑧中国医学科学院北京协和医学院医学信息研究所图书馆

【存世情况】最早存世本皆为日本抄本，现见最早刊本为清光绪二十三年（1897）通隐堂刻"渐西村舍汇刊"本，后有1924年萧延平校兰陵堂刻本、1935年商务印书馆铅印本、1955年人民卫生出版社据1924年仿宋嘉祐本出版的影印本等多种，又见于"兰陵堂校刊医书三种""丛书集成初编"等

【备注】②复旦大学图书馆藏本为残本，共二十四册。

④中国国家图书馆藏本之一，《总目》记其抄写时间为日本嘉永五年（1852），而藏馆信息为（日本）小岛学古辑、日本嘉永二年（1849）宝素堂近藤显抄本，今据后者。

⑤中国国家图书馆另一藏本，藏馆目录题名"黄帝内经太素注"，存二十二卷（六册）。

⑦北京大学图书馆藏本为残本；天一阁博物院藏馆目录记为清抄本；湖南中医药大学图书馆藏本疑为影印抄本

0027　增补素灵类纂注释音义

【分类】医经·内经类·类编、摘编

【卷数】四卷

【责任者】原题〔唐〕王冰（号启玄子，世称王太仆）撰

【年代】抄写年代不详

【类型】抄本

【藏馆】浙江省中医药研究院图书馆

【存世情况】孤本

0028 类经精选

【分类】医经·内经类·类编、摘编

【卷数】不分卷

【责任者】佚名

【年代】原书成于明天启四年（1624）
清抄

【类型】抄本

【藏馆】中国中医科学院图书馆

【存世情况】孤本

0029 类经选录

【分类】医经·内经类·类编、摘编

【卷数】二卷

【责任者】佚名

【年代】原书成于明天启四年（1624）
清抄

【类型】抄本

【藏馆】中国中医科学院图书馆

【存世情况】孤本

0030 类经摘要（附：难经摘要）

【分类】医经·内经类·类编、摘编

【卷数】不分卷

【责任者】佚名

【年代】原书成于明天启四年（1624）
抄写年代不详

【类型】抄本

【藏馆】黑龙江中医药大学图书馆

【存世情况】孤本

0031 类经集要

【分类】医经·内经类·类编、摘编

【卷数】不分卷

【责任者】佚名

【年代】原书成于明天启四年（1624）
抄写年代不详

【类型】抄本

【藏馆】中国中医科学院图书馆

【存世情况】孤本

0032 内经必读

【分类】医经·内经类·类编、摘编

【卷数】二卷（四册）

【责任者】〔清〕郑道煌编

【年代】原书成于清康熙四十九年（1710）
①清顾时田抄
②清季彦抄

【类型】抄本

【藏馆】①中国中医科学院图书馆
②生命科学图书馆

【存世情况】抄本 2 部

0033 素灵节要

【分类】医经·内经类·类编、摘编

【卷数】不分卷

【责任者】佚名

【年代】原书成于清道光十年（1830）
抄写年代不详

【类型】抄本

【藏馆】中国中医科学院图书馆

【存世情况】孤本

【备注】残本

0034　内经要论（又名吕槤村内经要论）
【分类】医经·内经类·类编、摘编
【卷数】不分卷（一册）
【责任者】〔清〕吕震名（一作品震，字建勋，号槤村）撰；管庆祺抄
【年代】原书成于清道光三十年（1850）
　　　　清咸丰五年（1855）抄
【类型】抄本
【藏馆】上海图书馆
【存世情况】孤本。另有 2019 年上海科学技术文献出版社"上海图书馆藏中医稿抄本丛刊"收录的影印本

0035　内经纂要
【分类】医经·内经类·类编、摘编
【卷数】二卷
【责任者】佚名
【年代】清咸丰十一年（1861）
【类型】抄本
【藏馆】广西壮族自治区桂林图书馆
【存世情况】孤本

0036　内经摘要
【分类】医经·内经类·类编、摘编
【卷数】不分卷（一册）
【责任者】〔清〕费伯雄（字晋卿，号砚云子）撰
【年代】原书成于清同治二年（1863）
　　　　①清光绪三十一年（1905）鹅溪菊轩氏抄
　　　　②抄写年代不详
【类型】抄本

【藏馆】①中国中医科学院图书馆
　　　　②上海图书馆
【存世情况】抄本 2 部
【备注】另有同名民国抄本

0037　灵素类言
【分类】医经·内经类·类编、摘编
【卷数】三卷
【责任者】〔清〕任越安（一作任越庵）撰
【年代】清同治十三年（1874）
【类型】抄本
【藏馆】中国人民解放军医学图书馆
【存世情况】孤本
【备注】另有同名抄本，年代不详

0038　内经类要纂注
【分类】医经·内经类·类编、摘编
【卷数】三十九卷（二十册）
【责任者】〔清〕叶霖（字子雨，号石林旧隐）注
【年代】原书成于清光绪二十四年（1898）抄写年代不详
【类型】抄本
【藏馆】上海中医药大学图书馆
【存世情况】孤本
【备注】残本，存卷二、三

0039　内经截要
【分类】医经·内经类·类编、摘编
【卷数】二卷（五册）
【责任者】著者佚名；绿荫书屋主人手录
【年代】清
【类型】抄本
【藏馆】中国国家图书馆

【存世情况】孤本

0040 素灵类纂注释

【分类】医经·内经类·类编、摘编

【卷数】十七卷（六册）

【责任者】佚名

【年代】清

【类型】抄本

【藏馆】上海中医药大学图书馆

【存世情况】孤本

0041 谢氏摘录灵素微义

【分类】医经·内经类·类编、摘编

【卷数】不分卷

【责任者】〔清〕谢氏辑

【年代】清

【类型】抄本

【藏馆】湖南图书馆

【存世情况】孤本

0042 素灵汇萃

【分类】医经·内经类·类编、摘编

【卷数】不分卷（一册）

【责任者】〔清〕汪宗淹（字稚琢）编

【年代】清

【类型】抄本

【藏馆】上海中医药大学图书馆

【存世情况】孤本

0043 灵素类言

【分类】医经·内经类·类编、摘编

【卷数】三卷（三册）

【责任者】佚名

【年代】〔清〕

【类型】抄本

【藏馆】浙江图书馆

【存世情况】孤本

0044 素灵节录（附：内经七方）

【分类】医经·内经类·类编、摘编

【卷数】不分卷

【责任者】佚名

【年代】〔清〕

【类型】抄本

【藏馆】中国中医科学院图书馆

【存世情况】孤本

0045 张注内经抄

【分类】医经·内经类·类编、摘编

【卷数】不分卷（一册）

【责任者】佚名

【年代】〔清〕

【类型】抄本

【藏馆】上海图书馆

【存世情况】孤本

【备注】《总目》名"内经抄"

0046 内经太素篇目

【分类】医经·内经类·类编、摘编

【卷数】不分卷

【责任者】著者佚名；廖宗泽录

【年代】〔清〕

【类型】抄本

【藏馆】中国医科大学图书馆

【存世情况】孤本

0047 内经存粹

【分类】医经·内经类·类编、摘编

【卷数】不分卷

【责任者】陈晋撰

【年代】民国

【类型】抄本

【藏馆】中国医学科学院北京协和医学院医学信息研究所图书馆

【存世情况】孤本

【备注】残本

0048　内经精粹便读

【分类】医经·内经类·类编、摘编

【卷数】不分卷

【责任者】陆观澜编

【年代】民国

【类型】抄本

【藏馆】黑龙江中医药大学图书馆

【存世情况】孤本

0049　内经提要

【分类】医经·内经类·类编、摘编

【卷数】不分卷

【责任者】庄省躬、刘杰雄撰

【年代】民国

【类型】抄本

【藏馆】中国中医科学院图书馆

【存世情况】孤本

0050　内经摘要

【分类】医经·内经类·类编、摘编

【卷数】不分卷

【责任者】佚名

【年代】民国

【类型】抄本

【藏馆】中国国家图书馆

【存世情况】孤本

【备注】另有费伯雄撰同名抄本

0051　医经集要

【分类】医经·内经类·类编、摘编

【卷数】不分卷

【责任者】佚名

【年代】民国

【类型】抄本

【藏馆】苏州大学图书馆

【存世情况】孤本

0052　内经汇读

【分类】医经·内经类·类编、摘编

【卷数】不分卷

【责任者】佚名

【年代】民国

【类型】抄本

【藏馆】长春中医药大学图书馆

【存世情况】孤本

7. 内经发挥

0053　医津宝筏

【分类】医经·内经类·内经发挥

【卷数】不分卷（二册）

【责任者】〔清〕徐澹安著

【年代】清道光元年（1821）

【类型】稿本

【藏馆】上海图书馆

【存世情况】孤本

【备注】《总目》失载，今补

0054　素灵约（药）囊

【分类】医经·内经类·内经发挥

【卷数】六卷

【责任者】〔清〕陆懋修（字九芝，号江左下工，又号林屋山人）撰

【年代】清同治四年（1865）

【类型】稿本

【藏馆】浙江中医药大学图书馆

【存世情况】孤本

【备注】《总目》作抄本

0055　陆九芝先生遗稿

【分类】医经·内经类·内经发挥

【卷数】六卷（七册）

【责任者】〔清〕陆懋修（字九芝，号江左下工，又号林屋山人）撰

【年代】约清同治五年（1866）

【类型】稿本

【藏馆】中国国家图书馆

【存世情况】另中国中医科学院图书馆藏有缩微胶卷

【备注】子目（六种）：

（1）内经音义初稿

（2）内经音义再稿

（3）内经音义三稿

（4）内经音义四稿

（5）素问难字略

（6）杂文

《总目》将其归入"综合性著作·中医丛书"类

0056　医经理解（又名医解）

【分类】医经·内经类·内经发挥

【卷数】九卷（二册）

【责任者】〔清〕程知（字扶生）撰

【年代】原书成于清顺治十年（1653）

清抄

【类型】抄本

【藏馆】中国国家图书馆

【存世情况】另见1925年上海元昌印书馆石印本

0057　内经博议

【分类】医经·内经类·内经发挥

【卷数】二卷

【责任者】〔清〕罗美（字澹生，别字东美，号东逸）撰

【年代】原书成于清康熙十四年（1675）

①清乾隆三十二年（1767）许铀抄

②清抄

③④⑤⑥抄写年代不详

【类型】抄本

【藏馆】①中国科学院国家科学图书馆

②南京图书馆

③上海图书馆

④上海辞书出版社图书馆

⑤上海中医药大学图书馆

⑥湖北中医药大学图书馆

【存世情况】原仅存抄本，后被收入"珍本医书集成"。另有1995年上海古籍出版社出版的影印本

【备注】②南京图书馆藏本一册。

③上海图书馆藏本四卷（一册）

0058　内经挈领增删集注

【分类】医经·内经类·内经发挥

【卷数】二十二卷（十四册）

【责任者】〔清〕罗美（字澹生，别字东美，号东逸）撰

【年代】原书约成于清康熙十四年（1675）

抄写年代不详

【类型】抄本

【藏馆】南京图书馆

【存世情况】孤本

【备注】清杏林书屋抄本，残本，存卷九至
二十二

0059　素灵一隅

【分类】医经·内经类·内经发挥

【卷数】不分卷

【责任者】〔日〕谷其章（字元圭）撰

【年代】原书约成于日本文政十二年（1829）
抄写年代不详

【类型】日本抄本

【藏馆】北京大学图书馆

【存世情况】孤本

0060　灵素音释汇钞

【分类】医经·内经类·内经发挥

【卷数】不分卷（一册）

【责任者】著者佚名；〔清〕陆懋修（字九
芝，号江左下工，又号林屋山人）抄

【年代】清光绪十年（1884）

【类型】抄本

【藏馆】中国国家图书馆

【存世情况】孤本

0061　内经论治

【分类】医经·内经类·内经发挥

【卷数】十卷

【责任者】著者佚名；〔清〕张庆龙抄

【年代】清光绪二十一年（1895）

【类型】抄本

【藏馆】苏州大学图书馆

【存世情况】孤本

0062　灵素精义

【分类】医经·内经类·内经发挥

【卷数】六卷

【责任者】〔清〕郑家学（字伯埙，号澄
园）撰，余子翰订

【年代】原书成于清光绪二十一年（1895）
抄写年代不详

【类型】抄本

【藏馆】苏州大学图书馆

【存世情况】孤本

0063　论内经

【分类】医经·内经类·内经发挥

【卷数】不分卷（二册）

【责任者】佚名

【年代】清

【类型】抄本

【藏馆】中国国家图书馆

【存世情况】孤本

0064　集内经论治法

【分类】医经·内经类·内经发挥

【卷数】不分卷

【责任者】佚名

【年代】清

【类型】抄本

【藏馆】辽宁中医药大学图书馆

【存世情况】孤本

0065　医经

【分类】医经·内经类·内经发挥

【卷数】八卷

【责任者】〔清〕陈世杰（字怀三）撰，张
　　邵焕参订

【年代】〔清〕

【类型】抄本

【藏馆】生命科学图书馆

【存世情况】孤本

0066　内经篇名解

【分类】医经·内经类·内经发挥

【卷数】不分卷

【责任者】佚名

【年代】民国

【类型】抄本

【藏馆】江西中医药大学图书馆

【存世情况】孤本

0067　删选内经讲义条例解释

【分类】医经·内经类·内经发挥

【卷数】不分卷

【责任者】佚名

【年代】民国

【类型】抄本

【藏馆】上海中医药大学图书馆

【存世情况】孤本

0068　医经精义

【分类】医经·内经类·内经发挥

【卷数】不分卷

【责任者】佚名

【年代】民国

【类型】抄本

【藏馆】内蒙古医科大学图书馆

【存世情况】孤本

8. 素问发挥

0069　黄帝内经素问校义

【分类】医经·内经类·素问发挥

【卷数】十一卷（二册）

【责任者】〔清〕姚凯元（字子湘，号雪
　　子）撰

【年代】清

【类型】稿本

【藏馆】中国国家图书馆

【存世情况】孤本

0070　（新刊）图解素问要旨论

【分类】医经·内经类·素问发挥

【卷数】八卷（一册）

【责任者】〔金〕刘完素（字守真，号河间
　　居士，又号通玄处士）撰，〔元〕马宗
　　素编

【年代】原书成于元
　　清抄

【类型】抄本

【藏馆】中国国家图书馆

【存世情况】孤本

0071　素问纠略全集

【分类】医经·内经类·素问发挥

【卷数】不分卷（二册）

【责任者】〔清〕王揆（字藻儒，一作藻
　　如，号颛庵、西田主人）撰

【年代】原书成于清康熙五十九年（1720）
　　抄写年代不详

【类型】抄本

【藏馆】生命科学图书馆

【存世情况】孤本

0072　素问札记

【分类】医经·内经类·素问发挥

【卷数】三卷（一册）

【责任者】〔日〕喜多村直宽（字士栗）编

【年代】原书成于日本嘉永四年（1851）

　　　　抄写年代均不详

【类型】抄本

【藏馆】①中国国家图书馆

　　　　②上海中医药大学图书馆

　　　　③南京中医药大学图书馆

【存世情况】抄本 3 部

【备注】②上海中医药大学图书馆藏本题有

　　“传录北京图书馆藏抄本”字样

0073　黄帝内经素问讲义

【分类】医经·内经类·素问发挥

【卷数】十二卷

【责任者】〔日〕喜多村直宽（字士栗）

　　　　编；江户长悫抄

【年代】原书成于日本嘉永七年（1854）

　　　　日本文久三年（1863）抄

【类型】抄本

【藏馆】中国医学科学院北京协和医学院医

　　　　学信息研究所图书馆

【存世情况】孤本

0074　黄帝内经素问指归（又名素问指归）

【分类】医经·内经类·素问发挥

【卷数】五卷（五册）

【责任者】〔清〕戈颂平（字直哉）撰

【年代】原书约成于清光绪十一年（1885）

　　　　①清抄

　　　　②③抄写年代不详

【类型】抄本

【藏馆】①北京中医药大学图书馆

　　　　②中国科学院国家科学图书馆

　　　　③上海中医药大学图书馆

【存世情况】该书还被收入“戈氏医学丛书”

0075　素问玄机歌诀（附：补遗、脉体捷

　　　　法、脉诀撮要）

【分类】医经·内经类·素问发挥

【卷数】不分卷（一册）

【责任者】佚名

【年代】清

【类型】抄本

【藏馆】上海中医药大学图书馆

【存世情况】孤本

【备注】有缺页

0076　素问说意

【分类】医经·内经类·素问发挥

【卷数】二卷（二册）

【责任者】著者佚名；〔清〕柳宝诒（字谷

　　　　孙，号冠群，又号惜余主人）抄

【年代】清

【类型】抄本

【藏馆】中国国家图书馆

【存世情况】孤本

0077　素问诸说

【分类】医经·内经类·素问发挥

【卷数】不分卷

【责任者】佚名

【年代】［清］

【类型】日本抄本

【藏馆】北京大学图书馆

【存世情况】孤本

0078 黄帝内经素问精要

【分类】医经·内经类·素问发挥

【卷数】二卷

【责任者】陆石如编，孙瀛仙校

【年代】1937 年

【类型】抄本

【藏馆】首都医科大学图书馆

【存世情况】孤本

0079 素问篇目论

【分类】医经·内经类·素问发挥

【卷数】不分卷

【责任者】朱思华撰

【年代】民国

【类型】抄本

【藏馆】陕西中医药大学图书馆

【存世情况】孤本

9. 灵枢发挥

0080 灵枢讲义

【分类】医经·内经类·灵枢发挥

【卷数】不分卷

【责任者】〔日〕涩江全善撰

【年代】原书成于日本弘化二年（1845）

【类型】稿本复制本

【藏馆】中国中医科学院图书馆

【存世情况】孤本

（二）难经类

1. 难经本文

0081 白云阁本难经

【分类】医经·难经类·难经本文

【卷数】不分卷

【责任者】原题〔战国〕秦越人撰，黄维翰（字竹斋）校

【年代】民国

【类型】稿本

【藏馆】中国中医科学院图书馆

【存世情况】后有 1940 年樊川乐素洞刻本

2. 难经注释

0082 难经彻注

【分类】医经·难经类·难经注释

【卷数】不分卷

【责任者】佚名

【年代】清乾隆五十八年（1793）

【类型】稿本

【藏馆】吉林大学图书馆医学馆

【存世情况】孤本

0083 难经本义疏

【分类】医经·难经类·难经注释

【卷数】不分卷

【责任者】〔元〕滑寿（字伯仁，晚号撄宁生）撰，〔日〕山田业广（字士勤，号椿庭）疏

【年代】日本明治五年（1872）

【类型】日本稿本

【藏馆】中国中医科学院图书馆

【存世情况】另见日本刻本

0084 难经古注校补（附：史记正义难经考、难经本义增辑、难经经释补）

【分类】医经·难经类·难经注释

【卷数】七卷

【责任者】〔清〕力钧（字轩举，号医

隐）辑

【年代】清

【类型】稿本

【藏馆】中国中医科学院图书馆

【存世情况】孤本

0085 黄帝八十一难经

【分类】医经·难经类·难经注释

【卷数】不分卷

【责任者】题〔三国〕吕广注，〔唐〕杨玄
　　操演；北厓主人抄

【年代】原书成于唐初（约618）
　　清同治三年（1864）抄

【类型】抄本

【藏馆】中国中医科学院图书馆

【存世情况】孤本

0086 黄帝八十一药注难经

【分类】医经·难经类·难经注释

【卷数】不分卷

【责任者】原题〔战国〕秦越人撰，〔金〕
　　张元素（字洁古，晚号洁古老人）注

【年代】原书成于金（约1186）
　　抄写年代不详

【类型】抄本

【藏馆】中国中医科学院图书馆

【存世情况】孤本

【备注】残本

0087 难经正义（又名难经正意、难经正
　　义愚按）

【分类】医经·难经类·难经注释

【卷数】不分卷

【责任者】〔日〕草刈三越撰

【年代】原书成于日本延宝六年（1678）
　　抄写年代不详

【类型】抄本

【藏馆】上海辞书出版社图书馆

【存世情况】孤本

0088 难经本义备考

【分类】医经·难经类·难经注释

【卷数】二卷（一册）

【责任者】〔日〕香月启益撰

【年代】日本享和四年（1804）

【类型】日本抄本

【藏馆】中国国家图书馆

【存世情况】孤本

0089 难经晰解

【分类】医经·难经类·难经注释

【卷数】二卷（二册）

【责任者】原题〔战国〕秦越人撰，〔清〕
　　袁崇毅（字进之）解

【年代】原书成于清同治至光绪年间（约
　　1875）
　　抄写年代不详

【类型】抄本

【藏馆】①中国国家图书馆
　　　　②中国中医科学院图书馆

【存世情况】抄本2部

0090 难经正义

【分类】医经·难经类·难经注释

【卷数】六卷（二册）

【责任者】〔清〕叶霖（字子雨，号石林旧
　　隐）撰

【年代】原书成于清光绪二十一年（1895）

抄写年代不详

【类型】抄本

【藏馆】上海辞书出版社图书馆

【存世情况】后被收入"珍本医书集成"

【备注】该本是谢诵穆校订、拟收入"珍本医书集成"的誊清稿本。《总目》误记藏馆为"中华医学会上海分会图书馆"，今正

0091　医法通汇大全——难经本义

【分类】医经·难经类·难经注释

【卷数】三卷（二册）

【责任者】〔清〕童圣功补

【年代】清

【类型】抄本

【藏馆】中国国家图书馆

【存世情况】孤本

【备注】怀初堂抄本，残本，存二卷

0092　秦越人难经剪锦

【分类】医经·难经类·难经注释

【卷数】不分卷（二册）

【责任者】施麟昌（字卓人）撰

【年代】清

【类型】抄本

【藏馆】上海交通大学医学院图书馆

【存世情况】孤本

【备注】《总目》中的作者及年代信息有误，今正

0093　难经经释

【分类】医经·难经类·难经注释

【卷数】不分卷

【责任者】叶翰撰

【年代】民国

【类型】抄本

【藏馆】上海图书馆

【存世情况】孤本

0094　黄帝八十一难经简释

【分类】医经·难经类·难经注释

【卷数】不分卷

【责任者】佚名

【年代】民国

【类型】抄本

【藏馆】中国中医科学院图书馆

【存世情况】孤本

3. 难经发挥

0095　难经启蒙

【分类】医经·难经类·难经发挥

【卷数】二卷（二册）

【责任者】原题〔郑〕扁鹊著，〔清〕龚迺疆（字子封）释

【年代】清光绪十九年（1893）

【类型】抄本

【藏馆】上海交通大学医学院图书馆

【存世情况】孤本

0096　难经草本

【分类】医经·难经类·难经发挥

【卷数】二卷（二册）

【责任者】胡仲言补注；胡传芳抄

【年代】原书成于1937年

　　　　1939年抄

【类型】抄本

【藏馆】上海中医药大学图书馆

【存世情况】孤本

二、基础理论

（一）理论综合

0097　医学门径图说

【分类】基础理论·理论综合

【卷数】不分卷（二册）

【责任者】佚名

【年代】〔清〕

【类型】稿本

【藏馆】上海中医药大学图书馆

【存世情况】孤本

0098　医门经六编

【分类】基础理论·理论综合

【卷数】不分卷

【责任者】陈桃俊撰

【年代】民国

【类型】稿本

【藏馆】温州市图书馆

【存世情况】孤本

【备注】残本

0099　圣济经解义

【分类】基础理论·理论综合

【卷数】十卷

【责任者】〔宋〕吴褆撰注

【年代】原书成于南宋时期

　　　　①明抄

　　　　②清抄

【类型】抄本

【藏馆】①浙江图书馆

　　　　②中国国家图书馆

【存世情况】抄本 2 部

【备注】①浙江图书馆藏本为嗣雅堂抄本，
　　　　仅存一卷。

　　　　②中国国家图书馆藏本共四册，有
　　　　翁同龢跋

0100　医学要数

【分类】基础理论·理论综合

【卷数】二卷

【责任者】〔明〕胡文焕（字德甫，号全
　　　　庵、洞玄子、抱琴居士、西湖醉渔）撰

【年代】原书成于明万历二十年（1592）
　　　　抄写年代不详

【类型】抄本

【藏馆】中国中医科学院图书馆

【存世情况】另见于医学丛书"明刊医书
　　　　五种"

0101　传忠录

【分类】基础理论·理论综合

【卷数】三卷

【责任者】〔明〕张介宾（字会卿，号景
　　　　岳，别号通一子）撰

【年代】原书成于明天启四年（1624）
　　　　清光绪二十九年（1903）抄

【类型】抄本

【藏馆】苏州大学图书馆

【存世情况】见于"景岳全书"

【备注】即"景岳全书"后世节抄本

0102　拣选医理要论

【分类】基础理论·理论综合

【卷数】不分卷（一册）

【责任者】佚名

【年代】清

【类型】抄本

【藏馆】中国国家图书馆

【存世情况】孤本

0103　医理精参秘妙论

【分类】基础理论·理论综合

【卷数】不分卷（二册）

【责任者】佚名

【年代】〔清〕

【类型】抄本

【藏馆】上海辞书出版社图书馆

【存世情况】孤本

0104　医易经传会通

【分类】基础理论·理论综合

【卷数】不分卷

【责任者】〔清〕葛自申（字晴峰）撰

【年代】〔清〕

【类型】抄本

【藏馆】长春中医药大学图书馆

【存世情况】孤本

0105　医易合参

【分类】基础理论·理论综合

【卷数】不分卷

【责任者】佚名

【年代】〔清〕

【类型】抄本

【藏馆】黑龙江中医药大学图书馆

【存世情况】孤本

0106　中医基础理论选录

【分类】基础理论·理论综合

【卷数】不分卷

【责任者】吴启生集注

【年代】1912 年

【类型】抄本

【藏馆】中国中医科学院图书馆

【存世情况】孤本

（二）五运六气

0107　内经运气表

【分类】基础理论·五运六气

【卷数】不分卷（一册）

【责任者】〔清〕陆懋修（字九芝，号江左下工，又号林屋山人）撰

【年代】清光绪十年（1884）

【类型】稿本

【藏馆】上海交通大学医学院图书馆

【存世情况】另见于"世补斋医书"

0108　素问六气玄珠密语

【分类】基础理论·五运六气

【卷数】十七卷

【责任者】〔唐〕王冰（号启玄子，世称王太仆）撰

【年代】原书成于唐（约762）

①明抄

②清乾隆二十年（1755）成孚氏抄

③④⑤⑥清抄

【类型】抄本

【藏馆】①中国国家图书馆、中国科学院国家科学图书馆

②上海市医学会图书馆

③中国中医科学院图书馆

④北京中医药大学图书馆

⑤南京图书馆

⑥上海图书馆

【存世情况】此书早期多抄本，最早所见刊本为 1923 年上海涵芬楼据明正统道藏本影印的版本，又有 1996 年中医古籍出版社出版的影印本，又见于"道藏""道藏举要"

【备注】①中国国家图书馆藏本共八册。

④北京中医药大学图书馆藏本存十卷。

⑥上海图书馆藏本有两个复本：一题作清末抄本，十七卷（六册）；一题作清抄本，十六卷（四册）

0109　天元玉册（又名天元玉策）

【分类】基础理论·五运六气

【卷数】二十八卷

【责任者】〔唐〕王冰（号启玄子，世称王太仆）撰

【年代】原书成于唐（约 762）

①明成化年间（1465—1487）抄

②清道光二年（1822）影抄

【类型】①抄本

②影抄本

【藏馆】①中国中医科学院图书馆

②辽宁中医药大学图书馆

【存世情况】抄本与影抄本各 1 部。后有 1996 年中医古籍出版社据明成化抄本出版的影印本

0110　素问元密

【分类】基础理论·五运六气

【卷数】十六卷（四册）

【责任者】原题〔唐〕王冰（号启玄子，世称王太仆）述

【年代】原书成于唐（约 762）

清抄

【类型】抄本

【藏馆】中国国家图书馆

【存世情况】孤本

0111　运气指明（又名医学至要运气指明）

【分类】基础理论·五运六气

【卷数】二卷（二册）

【责任者】〔明〕王三乐（字存斋）撰；史悠鸿录

【年代】原书成于明万历四十二年（1614）

抄写年代不详

【类型】抄本

【藏馆】上海中医药大学图书馆

【存世情况】孤本

0112　运气摘要（又名盘珠集气运汇纂）

【分类】基础理论·五运六气

【卷数】不分卷

【责任者】〔清〕严洁（字西亭）等撰

【年代】原书成于清乾隆二十六年（1761）前

抄写年代不详

【类型】抄本

【藏馆】苏州市中医医院图书馆

【存世情况】另见于医学丛书"盘珠集"，该书可见最早版本为清乾隆二十六年（1761）小眉山馆刻本

0113　医易引端

【分类】基础理论·五运六气

【卷数】不分卷

【责任者】〔清〕李雨村（字万春，又字鹤
　　龄，号清源居士）编

【年代】原书成于清咸丰六年（1856）
　　抄写年代不详

【类型】抄本

【藏馆】中国科学院国家科学图书馆

【存世情况】孤本

【备注】《总目》记载安徽医科大学图书馆
　　藏有抄本，经查未见

0114　素问运气图说

【分类】基础理论·五运六气

【卷数】不分卷

【责任者】〔清〕薛福辰（字抚屏）撰

【年代】清同治九年（1870）

【类型】抄本

【藏馆】浙江大学图书馆医学分馆

【存世情况】孤本

0115　运气举要

【分类】基础理论·五运六气

【卷数】八卷

【责任者】〔清〕陈在山编

【年代】清光绪八年（1882）

【类型】抄本

【藏馆】中国中医科学院图书馆

【存世情况】孤本

0116　五运六气天干地支等法并论

【分类】基础理论·五运六气

【卷数】不分卷（一册）

【责任者】佚名

【年代】清

【类型】抄本

【藏馆】中国国家图书馆

【存世情况】孤本

0117　运气口诀

【分类】基础理论·五运六气

【卷数】不分卷

【责任者】佚名

【年代】〔清〕

【类型】抄本

【藏馆】天津图书馆

【存世情况】孤本

0118　五运六气真诀

【分类】基础理论·五运六气

【卷数】不分卷

【责任者】朱丙琴撰

【年代】1912 年

【类型】抄本

【藏馆】中国中医科学院图书馆

【存世情况】孤本

0119　内经运气辑要（附：内经素灵辑要、温病疫疠源流辑要、逐年运气次序、辨正诸家五运六气）

【分类】基础理论·五运六气

【卷数】五卷（另附录四种三卷）

【责任者】朱振声（字醴泉）辑录

【年代】1934 年

【类型】抄本

【藏馆】①上海图书馆

　　　　②上海中医药大学图书馆

【存世情况】抄本 2 部

【备注】①上海图书馆藏本共二册，无

附录。

②上海中医药大学图书馆藏本共四册，似为朱氏手稿本

0120　内经运气辑要序目

【分类】基础理论·五运六气

【卷数】不分卷（一册）

【责任者】朱振声（字醴泉）编

【年代】民国

【类型】抄本

【藏馆】上海图书馆

【存世情况】孤本

【备注】《总目》失载，今补。该书似为《内经运气辑要》的部分内容。朱振声（1903—1942）为民国医家，上海图书馆目录误作"清初抄本"

0121　运气疏证

【分类】基础理论·五运六气

【卷数】不分卷

【责任者】贝允章撰

【年代】民国

【类型】抄本

【藏馆】南通大学图书馆

【存世情况】孤本

0122　运气脉学要诀

【分类】基础理论·五运六气

【卷数】不分卷

【责任者】裴卿子撰

【年代】民国

【类型】抄本

【藏馆】苏州大学图书馆

【存世情况】孤本

0123　医学穷源河洛图

【分类】基础理论·五运六气

【卷数】不分卷（一册）

【责任者】佚名

【年代】民国

【类型】抄本

【藏馆】上海中医药大学图书馆

【存世情况】孤本

【备注】有清宣统三年（1911）刻本，并见于"中藏经"附录与"周氏医学丛书"

（三）藏象骨度

0124　尊生图要

【分类】基础理论·藏象骨度

【卷数】不分卷（二册）

【责任者】〔明〕文壁（字徵明，号衡山居士）撰

【年代】明嘉靖二十六年（1547）

【类型】稿本

【藏馆】天津图书馆

【存世情况】孤本

0125　藏经

【分类】基础理论·藏象骨度

【卷数】不分卷（一册）

【责任者】原题〔汉〕张伯祖撰，〔汉〕张机（字仲景）校订

【年代】原书约成于三国魏青龙二年（234）清抄

【类型】抄本

【藏馆】上海中医药大学图书馆

【存世情况】孤本

0126 存真图

【分类】基础理论·藏象骨度

【卷数】不分卷（一册）

【责任者】〔宋〕杨介（字吉老）撰

【年代】原书成于南宋

　　　　清抄

【类型】抄绘本

【藏馆】中国国家图书馆

【存世情况】孤本

0127 高士宗部位说（附：十二经脉歌诀）

【分类】基础理论·藏象骨度

【卷数】不分卷

【责任者】〔清〕高世轼（字士宗）撰

【年代】原书成于清康熙三十八年（1699）

　　　　①民国抄

　　　　②抄写年代不详

【类型】抄本

【藏馆】①首都图书馆

　　　　②天津中医药大学图书馆

【存世情况】②天津中医药大学图书馆藏

　　本，《总目》失载，今补

0128 藏志

【分类】基础理论·藏象骨度

【卷数】不分卷

【责任者】〔日〕山胁尚德（字玄飞）撰

【年代】日本宝历四年（1754）

【类型】日本抄本

【藏馆】中国中医科学院图书馆

【存世情况】后仅见日本平安养寿院刻

　　本(残)

0129 募原考（附：屠苏名义考）

【分类】基础理论·藏象骨度

【卷数】不分卷

【责任者】〔日〕丹波元简（字廉夫，号桂

　　山、栎窗）撰

【年代】原书成于日本宽政四年（1792）

　　　　日本文化四年（1807）抄

【类型】日本抄本

【藏馆】北京中医药大学图书馆

【存世情况】孤本

0130 藏府经络指掌（附：补遗一卷）

【分类】基础理论·藏象骨度

【卷数】二卷（附一卷）

【责任者】佚名

【年代】原书成于清道光十四年（1834）

　　　　抄写年代不详

【类型】抄本

【藏馆】上海中医药大学图书馆

【存世情况】孤本

0131 人体辨

【分类】基础理论·藏象骨度

【卷数】不分卷

【责任者】〔日〕寺岛良安撰

【年代】日本安政六年（1859）

【类型】日本抄本

【藏馆】北京大学图书馆

【存世情况】孤本

0132 五藏六腑并心包络命门解（又名五
脏六腑并包络命门解）

【分类】基础理论·藏象骨度

【卷数】不分卷

【责任者】佚名

【年代】〔清〕

【类型】日本抄本

【藏馆】北京中医药大学图书馆

【存世情况】孤本

0133　主将血脉符秘

【分类】基础理论·藏象骨度

【卷数】不分卷

【责任者】佚名

【年代】［清］

【类型】抄本

【藏馆】上海图书馆

【存世情况】孤本

0134　五脏次第图

【分类】基础理论·藏象骨度

【卷数】不分卷

【责任者】佚名

【年代】［清］

【类型】日本抄本

【藏馆】中国中医科学院图书馆

【存世情况】孤本

0135　藏象选论

【分类】基础理论·藏象骨度

【卷数】不分卷

【责任者】何仲皋（字汝夔）撰

【年代】1921 年

【类型】抄本

【藏馆】河南中医药大学图书馆

【存世情况】孤本

【备注】作者另撰有《增注藏腑通》一书，
　　　　存 1921 年铅印本

0136　藏腑选论（附：经脉简要）

【分类】基础理论·藏象骨度

【卷数】不分卷

【责任者】佚名

【年代】民国

【类型】抄本

【藏馆】河南中医药大学图书馆

【存世情况】孤本

0137　人体图

【分类】基础理论·藏象骨度

【卷数】不分卷

【责任者】佚名

【年代】民国

【类型】彩绘本

【藏馆】浙江图书馆

【存世情况】孤本

0138　内景图论

【分类】基础理论·藏象骨度

【卷数】不分卷

【责任者】佚名

【年代】民国

【类型】抄本

【藏馆】中国中医科学院图书馆

【存世情况】孤本

（四）中医生理

0139　中国生理学透视

【分类】基础理论·中医生理

【卷数】不分卷（一册）

【责任者】金涛（字长康）撰

【年代】民国

【类型】稿本

【藏馆】上海中医药大学图书馆

【存世情况】孤本

0140　病源候论通检（又名病源索引）

【分类】基础理论·中医生理

【卷数】不分卷

【责任者】百之斋主人编

【年代】1945 年

【类型】稿本

【藏馆】中国中医科学院图书馆

【存世情况】孤本

0141　难经生理学

【分类】基础理论·中医生理

【卷数】不分卷

【责任者】佚名

【年代】民国

【类型】抄本

【藏馆】云南省图书馆

【存世情况】孤本

0142　生理余录

【分类】基础理论·中医生理

【卷数】不分卷

【责任者】佚名

【年代】民国

【类型】抄本

【藏馆】宁波图书馆

【存世情况】孤本

（五）病源病机

0143　考证病源

【分类】基础理论·病源病机

【卷数】不分卷（一册）

【责任者】〔明〕刘全德（字一仁，号完
　　甫）撰；〔明〕祝多（字华三）抄

【年代】原书成于明万历二十五年（1597）
　　明嘉庆元年（1796）抄

【类型】抄本

【藏馆】上海中医药大学图书馆

【存世情况】孤本。后有 2004 年上海科学
　　技术出版社"中医古籍珍稀抄本精选"
　　收录的整理点校本

0144　增补病机提要（又名病机提要）

【分类】基础理论·病源病机

【卷数】不分卷（一册）

【责任者】〔明〕陈时荣（字颐春）原撰，
　　秦昌遇（字景明，号广野道人）增补

【年代】原书成于明
　　抄写年代不详

【类型】抄本

【藏馆】上海图书馆

【存世情况】孤本。另有 2019 年上海科学
　　技术文献出版社"上海图书馆藏中医稿
　　抄本丛刊"收录的影印本

【备注】有"周国霖"印。周国霖，字武
　　良，民国时期上海市中医师公会会员。
　　疑即抄写者

0145　诸病源候论解题（附：札记三卷）

【分类】基础理论·病源病机

【卷数】不分卷（附三卷）

【责任者】〔日〕山本恭庭、丹波元简（字
　　廉夫，号桂山、栎窗）撰

【年代】原书成于日本文化十二年（1815）
　　抄写年代不详

【类型】日本抄本

【藏馆】中国中医科学院图书馆

【存世情况】孤本

0146 病机纂要

【分类】基础理论·病源病机

【卷数】不分卷

【责任者】〔明〕方广（字约之，号古庵）原撰，〔清〕赵勇纂订；赵明抄

【年代】清光绪二十年（1894）

【类型】抄本

【藏馆】中国中医科学院图书馆

【存世情况】孤本

0147 六气论

【分类】基础理论·病源病机

【卷数】不分卷（一册）

【责任者】〔清〕王之政（字献廷，号九峰）撰

【年代】清

【类型】抄本

【藏馆】上海交通大学医学院图书馆

【存世情况】孤本

【备注】《总目》将其归入"基础理论·阴阳五行、五运六气"类，记为民国抄本，经实地核查，其当属"基础理论·病源病机"类，为清抄本

0148 病机策（附：药品制说药品采造真伪宜辨说）

【分类】基础理论·病源病机

【卷数】不分卷（一册）

【责任者】〔清〕席纫斋撰

【年代】清

【类型】抄本

【藏馆】苏州图书馆

【存世情况】孤本

0149 病机赋脉要

【分类】基础理论·病源病机

【卷数】不分卷

【责任者】佚名

【年代】清

【类型】抄本

【藏馆】山东中医药大学图书馆

【存世情况】孤本

0150 病机赋

【分类】基础理论·病源病机

【卷数】不分卷（一册）

【责任者】佚名

【年代】〔清〕

【类型】抄本

【藏馆】①长春中医药大学图书馆
②上海中医药大学图书馆
③浙江中医药大学图书馆

【存世情况】仅见抄本

【备注】该书同名者较多，疑非一书

0151 病机考

【分类】基础理论·病源病机

【卷数】不分卷（一册）

【责任者】佚名

【年代】〔清〕

【类型】抄本

【藏馆】上海中医药大学图书馆

【存世情况】孤本

0152 病机摘髓

【分类】基础理论·病源病机

【卷数】不分卷

【责任者】佚名

【年代】〔清〕

【类型】抄本

【藏馆】中国中医科学院图书馆

【存世情况】孤本

0153　病机摘要

【分类】基础理论·病源病机

【卷数】不分卷（一册）

【责任者】佚名

【年代】〔清〕

【类型】抄本

【藏馆】上海图书馆

【存世情况】孤本。另有 2019 年上海科学
技术文献出版社"上海图书馆藏中医稿
抄本丛刊"收录的影印本

0154　病机论

【分类】基础理论·病源病机

【卷数】不分卷

【责任者】王云潞编

【年代】〔清〕

【类型】抄本

【藏馆】苏州市中医医院图书馆

【存世情况】孤本

0155　考证病源

【分类】基础理论·病源病机

【卷数】不分卷

【责任者】曹炳章（字赤电）撰

【年代】1935 年

【类型】抄本

【藏馆】浙江省中医药研究院图书馆

【存世情况】孤本

0156　病源式古

【分类】基础理论·病源病机

【卷数】不分卷

【责任者】李锡朋撰

【年代】民国

【类型】抄本

【藏馆】山东省图书馆

【存世情况】孤本

0157　六气病机秘诀

【分类】基础理论·病源病机

【卷数】不分卷

【责任者】佚名

【年代】民国

【类型】抄本

【藏馆】黑龙江中医药大学图书馆

【存世情况】孤本

（六）中医病理

0158　虚邪论

【分类】基础理论·中医病理

【卷数】二卷（一册）

【责任者】〔清〕费涵（字养庄）撰，莫枚
士（字文泉，号苕川迂叟）订

【年代】清光绪十年（1884）

【类型】稿本

【藏馆】上海中医药大学图书馆

【存世情况】孤本

0159　病理学讲义

【分类】基础理论·中医病理

【卷数】不分卷

【责任者】王润民编

【年代】1931 年

【类型】稿本

【藏馆】中国中医科学院图书馆

【存世情况】孤本

0160　病理学要论

【分类】基础理论·中医病理

【卷数】不分卷

【责任者】曹炳章（字赤电）述录

【年代】民国

【类型】稿本

【藏馆】中国中医科学院图书馆

【存世情况】孤本

0161　病理学讲义

【分类】基础理论·中医病理

【卷数】不分卷

【责任者】许勉斋（字勤勋）撰

【年代】民国

【类型】抄本

【藏馆】广西中医药大学图书馆

【存世情况】后有油印本

【备注】民国时期同名书籍较多，如陈仕枚、赖华锋、梁慕周、万善长、李藏洲、陆彭、吴汉仙、谭次仲、杜士璋等所编同名铅印本，王润明所编同名稿本及陈蠡的抄本等

0162　病理学讲义

【分类】基础理论·中医病理

【卷数】二卷（二册合订）

【责任者】著者佚名；陈蠡抄

【年代】民国

【类型】抄本

【藏馆】上海中医药大学图书馆

【存世情况】孤本

0163　病理论选集

【分类】基础理论·中医病理

【卷数】不分卷

【责任者】佚名

【年代】民国

【类型】抄本

【藏馆】广东省立中山图书馆

【存世情况】孤本

三、伤寒金匮

（一）伤寒金匮合编

1. 文本合编

0164　仲景条文类录

【分类】伤寒金匮·伤寒金匮合编·文本合编

【卷数】不分卷

【责任者】佚名

【年代】清宣统二年（1910）

【类型】抄本

【藏馆】中国中医科学院图书馆

【存世情况】孤本

2. 注释发挥

0165　伤寒杂病论集注

【分类】伤寒金匮·伤寒金匮合编·注释发挥

【卷数】十六卷、卷首一卷、卷末一卷（四册）

【责任者】〔清〕曹家珍（字钧植）撰

【年代】清乾隆年间（1736—1795）

【类型】稿本

【藏馆】南京图书馆

【存世情况】后有1932年据稿本影印的版本

0166　伤寒杂病论合编（又名杂病论辑逸）

【分类】伤寒金匮·伤寒金匮合编·注释发挥

【卷数】四卷

【责任者】〔清〕汪宗沂（字仲伊，号韬庐）撰

【年代】①清同治八年（1869）
②清光绪十九年（1893）连文仲抄

【类型】①稿本
②抄本

【藏馆】中国中医科学院图书馆

【存世情况】除稿本与清抄本各1部外，另有清光绪十四年（1888）刻本

0167　伤寒杂病论类编（附：伤寒杂病论类编附言、平脉法辨伪）

【分类】伤寒金匮·伤寒金匮合编·注释发挥

【卷数】十三卷（十三册）

【责任者】〔日〕内藤希哲原撰，小岛瑞续编

【年代】原书成于日本明和二年（1765）抄写年代不详

【类型】日本抄本

【藏馆】中国国家图书馆

【存世情况】《总目》记载中国医学科学院北京协和医学院医学信息研究所图书馆藏有本书稿本，经查未见。另有日本文政二年（1819）大岛蜜即省庵刻本

0168　史氏实法寒科

【分类】伤寒金匮·伤寒金匮合编·注释发挥

【卷数】不分卷

【责任者】〔清〕史大受（字春亭）编

【年代】原书成于清乾隆四十六年（1781）
①清抄
②抄写年代不详

【类型】抄本

【藏馆】①中国中医科学院图书馆

②苏州图书馆

【存世情况】抄本 2 部

0169　伤寒杂病全论解

【分类】伤寒金匮·伤寒金匮合编·注释
发挥

【卷数】十八卷（八册）

【责任者】〔日〕德内常矩撰

【年代】原书成于日本宽政十二年（1800）
抄写年代不详

【类型】日本抄本

【藏馆】上海中医药大学图书馆

【存世情况】孤本

【备注】《总目》误记该书成书年代为
1880 年

0170　治病要言（又名治证要言、伤寒杂证论案）

【分类】伤寒金匮·伤寒金匮合编·注释
发挥

【卷数】四卷

【责任者】〔清〕何世仁（字元长，号澹
安，晚号福泉山人）撰

【年代】原书成于清嘉庆十一年（1806）
清抄

【类型】抄本

【藏馆】中国中医科学院图书馆

【存世情况】孤本

0171　伤寒杂病论正义

【分类】伤寒金匮·伤寒金匮合编·注释
发挥

【卷数】十六卷（五册）

【责任者】〔清〕孙桢（字均文，号松涛）
编注

【年代】原书成于清道光四年（1824）
抄写年代不详

【类型】抄本

【藏馆】上海市医学会图书馆

【存世情况】孤本

【备注】该书为完整本，《总目》误记其为
十二卷残本

0172　二经类纂

【分类】伤寒金匮·伤寒金匮合编·注释
发挥

【卷数】三卷（三册）

【责任者】〔日〕椿庭山田（即山田业广）
编；源淳氏抄

【年代】日本安政二年（1855）

【类型】抄本

【藏馆】上海中医药大学图书馆

【存世情况】孤本

【备注】据书后跋语，该书为山田业广弟子
源淳氏据山田氏所撰《伤寒杂病论类
纂》〔共三十三卷，成书于日本嘉永二
年（1849）〕节略抄录而成。该书原被
《总目》误归入"医经·内经难经合
类"，今正

0173　仲景伤寒轨伦

【分类】伤寒金匮·伤寒金匮合编·注释
发挥

【卷数】四卷（四册）

【责任者】〔清〕周一宁（字溯庵）编；
〔清〕陈又森抄

【年代】清

【类型】抄本

【藏馆】中国国家图书馆

【存世情况】孤本

0174 伤寒卒病论渊源

【分类】伤寒金匮·伤寒金匮合编·注释
发挥

【卷数】不分卷

【责任者】佚名

【年代】清末

【类型】抄本

【藏馆】中国中医科学院图书馆

【存世情况】孤本，据"敏求斋丛书"本抄

3. 方论歌括

0175 伤寒金匮方证类录

【分类】伤寒金匮·伤寒金匮合编·方论
歌括

【卷数】三卷

【责任者】佚名

【年代】民国

【类型】稿本

【藏馆】中国中医科学院图书馆

【存世情况】孤本

0176 医学真传

【分类】伤寒金匮·伤寒金匮合编·方论
歌括

【卷数】不分卷

【责任者】〔清〕宫藻（字建章）编

【年代】原书成于清同治五年（1866）
清光绪十二年（1886）著者抄

【类型】抄本

【藏馆】中国中医科学院图书馆

【存世情况】孤本

0177 仲景方汇录

【分类】伤寒金匮·伤寒金匮合编·方论
歌括

【卷数】不分卷

【责任者】〔清〕陆氏集

【年代】原书成于清同治五年（1866）
清抄

【类型】抄本

【藏馆】中国国家图书馆

【存世情况】孤本

【备注】吴兴陆氏林屋丹房抄本

0178 伤寒类方歌纂、金匮方歌纂

【分类】伤寒金匮·伤寒金匮合编·方论
歌括

【卷数】不分卷

【责任者】〔清〕耿刘霍编

【年代】原书成于清光绪二十二年（1896）
抄写年代不详

【类型】抄本

【藏馆】中国中医科学院图书馆

【存世情况】孤本

0179 张仲景伤寒金匮方

【分类】伤寒金匮·伤寒金匮合编·方论
歌括

【卷数】不分卷

【责任者】佚名

【年代】清

【类型】抄本

【藏馆】中国中医科学院图书馆

【存世情况】孤本

0180　伤寒杂病论方歌括

【分类】伤寒金匮·伤寒金匮合编·方论歌括

【卷数】不分卷

【责任者】余炳焜编

【年代】民国

【类型】抄本

【藏馆】中国中医科学院图书馆

【存世情况】孤本

0181　伤寒论方歌诀、金匮方歌诀

【分类】伤寒金匮·伤寒金匮合编·方论歌括

【卷数】不分卷

【责任者】佚名

【年代】民国

【类型】抄本

【藏馆】中国中医科学院图书馆

【存世情况】孤本

（二）伤寒论

1. 别本

0182　伤寒类经

【分类】伤寒金匮·伤寒论·别本

【卷数】不分卷（六册）

【责任者】〔清〕王祖光撰

【年代】清光绪二十一年（1895）

【类型】稿本

【藏馆】上海中医药大学图书馆

【存世情况】孤本

0183　金匮玉函经

【分类】伤寒金匮·伤寒论·别本

【卷数】三十六卷

【责任者】〔晋〕郭璞撰，〔宋〕刘允中释

【年代】原书成于南宋

　　　　清抄

【类型】抄本

【藏馆】北京大学图书馆

【存世情况】孤本

2. 注释

0184　伤寒贯珠集（又名宗圣要旨伤寒贯珠集）

【分类】伤寒金匮·伤寒论·注释

【卷数】八卷

【责任者】〔清〕尤怡（字在泾，号饲鹤山人）编注

【年代】①清雍正七年（1729）

　　　　②清光绪年间

　　　　③清

　　　　④⑤⑥抄写年代不详

【类型】①稿本

　　　　②③④⑤⑥抄本

【藏馆】①上海中医药大学图书馆

　　　　②中国国家图书馆

　　　　③上海图书馆

　　　　④山西省图书馆

　　　　⑤陕西中医药大学图书馆

　　　　⑥浙江省中医药研究院图书馆

【存世情况】该书自清嘉庆后刊刻极多

【备注】②中国国家图书馆藏本为绿丝栏本，题名"张仲景伤寒贯珠集"，〔汉〕张机撰，〔清〕尤怡注，六卷（四册）。

　　　　③上海图书馆藏本亦题名"张仲景

伤寒贯珠集"，六卷（十册）

0185　伤寒论参注

【分类】伤寒金匮·伤寒论·注释

【卷数】不分卷

【责任者】〔清〕王更生（字求正）编

【年代】清乾隆四十一年（1776）

【类型】稿本

【藏馆】中国中医科学院图书馆

【存世情况】孤本

0186　闽省陈修园先生伤寒论浅注条论摘要（又名伤寒论浅注条论摘要）

【分类】伤寒金匮·伤寒论·注释

【卷数】五卷（三册）

【责任者】〔清〕黄子言编

【年代】清嘉庆八年（1803）

【类型】稿本

【藏馆】上海中医药大学图书馆

【存世情况】孤本

【备注】《总目》作抄本。黄子言编有《闽省陈修园先生伤寒论浅注条论摘要》《闽省陈修园先生金匮要略浅注摘要》二书，二书皆为朱丝栏本，格式、字迹、用纸一致

0187　伤寒大乘

【分类】伤寒金匮·伤寒论·注释

【卷数】七卷

【责任者】〔清〕沈元凯（号少微山人）撰

【年代】清嘉庆二十五年（1820）

【类型】稿本

【藏馆】中国中医科学院图书馆

【存世情况】孤本

0188　伤寒论辑义释字草稿（附：金匮要略辑义释字草稿一卷、难经疏证释字稿二卷）

【分类】伤寒金匮·伤寒论·注释

【卷数】不分卷（附三卷）

【责任者】〔日〕扶阳老人撰

【年代】日本天保三年（1832）

【类型】稿本

【藏馆】中国医学科学院北京协和医学院医学信息研究所图书馆

【存世情况】孤本

0189　伤寒论撮解

【分类】伤寒金匮·伤寒论·注释

【卷数】不分卷

【责任者】〔日〕河野通定述，河野通德录

【年代】日本明治十六年（1883）

【类型】稿本

【藏馆】中国中医科学院图书馆

【存世情况】孤本

0190　伤寒指归

【分类】伤寒金匮·伤寒论·注释

【卷数】六卷

【责任者】〔清〕戈颂平（直哉）撰

【年代】①清光绪十一年（1885）

②清光绪三十一年（1905）

③④抄写年代不详

【类型】①稿本

②③④抄本

【藏馆】①苏州大学图书馆

②长春中医药大学图书馆

③中国科学院国家科学图书馆

④上海图书馆

【存世情况】除稿本及抄本外，另见于"戈
　　氏医学丛书"。后有1998年"四库未收
　　书辑刊"据旧抄本影印的版本、2008
　　年中医古籍出版社出版的影印本，以及
　　2015年中国中医药出版社出版的整理
　　排印本

【备注】①稿本存疑。苏州大学图书馆藏本
　　题名"伤寒杂病论指归"，记为清末民
　　国抄本。

　　　　②长春中医药大学图书馆藏本信息
　　包括"吴陵戈氏木舫珍藏""光绪乙巳
　　年小阳月重录"，并有清宣统元年
　　（1909）序言。

　　　　④上海图书馆藏本共十册，题名
　　"伤寒杂病论指归"

0191　寄梦庐伤寒述注

【分类】伤寒金匮·伤寒论·注释

【卷数】八卷（一册）

【责任者】〔清〕秦冠瑞（字偶松）撰

【年代】清光绪十六年（1890）

【类型】稿本

【藏馆】上海中医药大学图书馆

【存世情况】孤本

【备注】残本

0192　伤寒六经病解

【分类】伤寒金匮·伤寒论·注释

【卷数】不分卷

【责任者】〔清〕余景和（字听鸿）编

【年代】清光绪十七年（1891）

【类型】稿本

【藏馆】辽宁中医药大学图书馆

【存世情况】孤本

0193　伤寒论汇注精华

【分类】伤寒金匮·伤寒论·注释

【卷数】九卷

【责任者】汪莲石编

【年代】1920年

【类型】稿本

【藏馆】上海图书馆

【存世情况】后有1920年上海扫叶山房石
　　印本

0194　伤寒论句解

【分类】伤寒金匮·伤寒论·注释

【卷数】不分卷（一册）

【责任者】江谐（字幼三）编著

【年代】1935年

【类型】稿本影印本

【藏馆】①中国国家图书馆
　　　　②福建中医药大学图书馆

【存世情况】稿本影印本2部

【备注】福建仙游国医专校据作者稿本影印

0195　伤寒论发微

【分类】伤寒金匮·伤寒论·注释

【卷数】七卷

【责任者】高知一撰

【年代】1944年

【类型】稿本

【藏馆】中国中医科学院图书馆

【存世情况】孤本

0196　伤寒论注辑读

【分类】伤寒金匮·伤寒论·注释

【卷数】四卷

【责任者】陈祖同编

【年代】1949 年

【类型】稿本

【藏馆】中国中医科学院图书馆

【存世情况】孤本

0197　伤寒论全书本义

【分类】伤寒金匮·伤寒论·注释

【卷数】十三卷

【责任者】〔清〕许宋珏（字式如，号长吟子）撰

【年代】原书成于清顺治年间（1638—1661）抄写年代不详

【类型】精抄本

【藏馆】辽宁中医药大学图书馆

【存世情况】孤本

0198　伤寒述

【分类】伤寒金匮·伤寒论·注释

【卷数】五卷

【责任者】〔清〕张璐（字路玉，晚号石顽老人）撰

【年代】原书成于清康熙六年（1667）抄写年代不详

【类型】抄本

【藏馆】北京中医药大学图书馆

【存世情况】孤本

0199　伤寒句解释意

【分类】伤寒金匮·伤寒论·注释

【卷数】十二卷

【责任者】〔清〕陈裕（号无知子）编

【年代】原书成于清康熙年间（1662—1722）清乾隆年间（1736—1795）抄

【类型】抄本

【藏馆】中国中医科学院图书馆

【存世情况】孤本

0200　伤寒经解

【分类】伤寒金匮·伤寒论·注释

【卷数】八卷

【责任者】〔清〕姚球（颐真）集注

【年代】原书成于清雍正二年（1724）抄写年代均不详

【类型】抄本

【藏馆】①南京图书馆

②苏州市中医医院图书馆

③安徽省图书馆

【存世情况】抄本 3 部

【备注】③安徽省图书馆藏本题为一卷，清抄本，著者阙

0201　伤寒论类编

【分类】伤寒金匮·伤寒论·注释

【卷数】十卷（五册）

【责任者】〔清〕虞铺注，虞长源参订

【年代】原书成于清乾隆元年（1736）抄写年代不详

【类型】抄本

【藏馆】上海中医药大学图书馆

【存世情况】孤本

0202　伤寒论集注

【分类】伤寒金匮·伤寒论·注释

【卷数】四卷

【责任者】〔清〕王广运（字芥庵）编

【年代】清乾隆六年（1741）

【类型】抄本

【藏馆】河北医科大学图书馆

【存世情况】后有 1920 年石印本

0203　新编伤寒指南解（又名伤寒指南解、新编伤寒指南详解）

【分类】伤寒金匮·伤寒论·注释

【卷数】十卷（六册）

【责任者】〔清〕倪大成（字焕章，号复初居士）编注

【年代】原书成于清乾隆九年（1744）
　　　　抄写年代不详

【类型】抄本

【藏馆】上海中医药大学图书馆

【存世情况】孤本

0204　伤寒论选注

【分类】伤寒金匮·伤寒论·注释

【卷数】十卷、卷首一卷

【责任者】〔清〕臧应詹（字枚吉）撰

【年代】①清乾隆三十七年（1772）
　　　　②庄湛然抄，年代不详
　　　　③抄写年代不详

【类型】抄本

【藏馆】①山东中医药大学图书馆
　　　　②山东省图书馆
　　　　③上海图书馆

【存世情况】抄本 3 部

0205　张仲景伤寒论集成

【分类】伤寒金匮·伤寒论·注释

【卷数】四卷

【责任者】〔清〕李璜（字苍玉）注，李书吉校

【年代】原书约成于清乾隆五十四年（1789）
　　　　抄写年代不详

【类型】抄本

【藏馆】江西中医药大学图书馆

【存世情况】孤本

【备注】采石山房稿纸抄本

0206　何氏伤寒纂要

【分类】伤寒金匮·伤寒论·注释

【卷数】不分卷

【责任者】〔清〕何汝阈（字宗台）编；〔清〕何履亨抄

【年代】原书成于清嘉庆六年（1801）
　　　　清抄

【类型】抄本

【藏馆】中国中医科学院图书馆

【存世情况】孤本

【备注】另有何炫所集同名抄本，属"伤寒论·发挥"类

0207　伤寒论精义

【分类】伤寒金匮·伤寒论·注释

【卷数】六卷

【责任者】〔日〕吉益猷（字修夫，号南涯）撰

【年代】原书成于日本文化十年（1813）
　　　　①日本明治十八年（1885）御园生文四部抄本
　　　　②③④⑤抄写年代不详

【类型】日本抄本

【藏馆】①③中国中医科学院图书馆
　　　　②中国医学科学院北京协和医学院医学信息研究所图书馆
　　　　④丹东市图书馆
　　　　⑤上海中医药大学图书馆

【存世情况】仅见日本抄本

【备注】有〔日〕原元麟（字子振，号吾
　　　堂）撰同名书籍五卷（附图说、附录
　　　各一卷），存日本文化年间昭昭坊刻本

0208　伤寒论注释

【分类】伤寒金匮·伤寒论·注释

【卷数】四卷（四册）

【责任者】〔清〕王元济编

【年代】清嘉庆二十三年（1818）

【类型】抄本

【藏馆】上海中医药大学图书馆

【存世情况】孤本

0209　仲景伤寒论注解

【分类】伤寒金匮·伤寒论·注释

【卷数】不分卷

【责任者】〔明〕方有执（字中行，一作仲
　　　行）原撰，〔清〕北园主人删定

【年代】清嘉庆二十四年（1819）

【类型】抄本

【藏馆】中国中医科学院图书馆

【存世情况】孤本

【备注】拱辰堂抄本

0210　伤寒卒病论笺

【分类】伤寒金匮·伤寒论·注释

【卷数】不分卷

【责任者】〔清〕邹汉璜（字仲辰）撰

【年代】原书成于清道光二十年（1840）
　　　清抄

【类型】抄本

【藏馆】湖北省图书馆

【存世情况】孤本

0211　松庵先生伤寒论撷余外篇

【分类】伤寒金匮·伤寒论·注释

【卷数】不分卷

【责任者】〔日〕井敏卿撰，信焕宗俊注

【年代】日本弘化四年（1847）

【类型】日本抄本

【藏馆】浙江图书馆

【存世情况】孤本

0212　伤寒集注辨诬篇

【分类】伤寒金匮·伤寒论·注释

【卷数】十卷

【责任者】〔清〕秦光勋（字禹功，号相
　　　台）撰

【年代】清同治五年（1866）

【类型】抄本

【藏馆】成都中医药大学图书馆

【存世情况】孤本

0213　伤寒新集详解便览

【分类】伤寒金匮·伤寒论·注释

【卷数】不分卷

【责任者】〔清〕王恒楚编

【年代】清同治八年（1869）

【类型】抄本

【藏馆】广东省立中山图书馆

【存世情况】孤本

0214　仲景伤寒论指归小注

【分类】伤寒金匮·伤寒论·注释

【卷数】十一卷（四册）

【责任者】〔清〕陈桂林（字孔授，号心
　　　斋）编

【年代】原书成于清同治十二年（1873）

清抄

【类型】抄本

【藏馆】上海中医药大学图书馆

【存世情况】孤本

0215　伤寒论读

【分类】伤寒金匮·伤寒论·注释

【卷数】二卷

【责任者】佚名

【年代】原书成于清咸丰至同治年间（1851—1874）

　　　抄写年代不详

【类型】日本抄本

【藏馆】中国国家图书馆

【存世情况】孤本

【备注】钤朱师辙观、杨守敬印

0216　伤寒论原文贯义

【分类】伤寒金匮·伤寒论·注释

【卷数】不分卷

【责任者】〔清〕万青藜（字文甫，号照斋）编

【年代】①清光绪二年（1876）

　　　②萧龙友抄，年代不详

【类型】抄本

【藏馆】①南通大学图书馆

　　　②中国中医科学院图书馆

【存世情况】抄本 2 部

0217　订正伤寒全生集

【分类】伤寒金匮·伤寒论·注释

【卷数】五卷

【责任者】〔明〕陶华（字尚文，号节庵、节庵道人）原撰，〔清〕陈之濂（字文

生，号用中子）重辑，韩瀛（字国玲）订录

【年代】原书成于清光绪年间（1875—1908）

　　　清抄

【类型】抄本

【藏馆】辽宁中医药大学图书馆

【存世情况】孤本

【备注】藏馆信息作二卷本，疑有缺残

0218　伤寒论恒解

【分类】伤寒金匮·伤寒论·注释

【卷数】八卷（七册）

【责任者】〔清〕全纯熙撰

【年代】原书成于光绪二十九年（1903）

　　　清末抄

【类型】抄本

【藏馆】中国中医科学院中国医史文献研究所

【存世情况】孤本

0219　伤寒条辨

【分类】伤寒金匮·伤寒论·注释

【卷数】不分卷

【责任者】〔清〕赵廷玉（字双修）编

【年代】原书成于清光绪三十三年（1907）

　　　清抄

【类型】抄本

【藏馆】中国中医科学院图书馆

【存世情况】后见于"赵双修医书十四种"

0220　伤寒解义

【分类】伤寒金匮·伤寒论·注释

【卷数】不分卷

【责任者】佚名

【年代】清末

【类型】精抄本

【藏馆】中国中医科学院图书馆

【存世情况】孤本

【备注】残本

0221　伤寒论原文浅注集解

【分类】伤寒金匮·伤寒论·注释

【卷数】七卷、卷首一卷

【责任者】〔清〕陈立观撰

【年代】清

【类型】抄本

【藏馆】浙江图书馆

【存世情况】孤本

0222　伤寒论句解

【分类】伤寒金匮·伤寒论·注释

【卷数】不分卷

【责任者】管侃（字孝直）编

【年代】清

【类型】抄本

【藏馆】上海市医学会图书馆

【存世情况】孤本

【备注】残本，《总目》失载，今补

0223　伤寒条例解释（附：半垒医学小识、
　　　　幼科条解）

【分类】伤寒金匮·伤寒论·注释

【卷数】不分卷（一册）

【责任者】佚名

【年代】〔清〕

【类型】抄本

【藏馆】上海中医药大学图书馆

【存世情况】孤本

0224　伤寒纂要备解

【分类】伤寒金匮·伤寒论·注释

【卷数】不分卷

【责任者】吴耀（字汉若）撰

【年代】〔清〕

【类型】抄本

【藏馆】成都中医药大学图书馆

【存世情况】孤本

0225　伤寒卒病论疏证

【分类】伤寒金匮·伤寒论·注释

【卷数】不分卷

【责任者】佚名

【年代】〔清〕

【类型】抄本

【藏馆】天津医学高等专科学校图书馆

【存世情况】孤本

0226　伤寒入门

【分类】伤寒金匮·伤寒论·注释

【卷数】二卷

【责任者】佚名

【年代】〔清〕

【类型】抄本

【藏馆】南京图书馆

【存世情况】孤本

0227　伤寒折中

【分类】伤寒金匮·伤寒论·注释

【卷数】不分卷（二册）

【责任者】佚名

【年代】〔清〕

【类型】抄本

【藏馆】上海图书馆

【存世情况】孤本。另有 2019 年上海科学
　　技术文献出版社"上海图书馆藏中医稿
　　抄本丛刊"收录的影印本

【备注】残本

0228　增补舒氏伤寒集注晰义

【分类】伤寒金匮·伤寒论·注释

【卷数】十卷

【责任者】〔清〕舒诏（字驰远，号慎斋学
　　人）撰，刘鳞（字疾鳌）增补

【年代】1921 年

【类型】抄本

【藏馆】中国中医科学院图书馆

【存世情况】孤本

0229　伤寒论讲义

【分类】伤寒金匮·伤寒论·注释

【卷数】不分卷

【责任者】张有章编；书勤抄

【年代】1923 年

【类型】抄本

【藏馆】南京中医药大学图书馆

【存世情况】后有石印本

0230　伤寒论讲义

【分类】伤寒金匮·伤寒论·注释

【卷数】不分卷

【责任者】杨则民编

【年代】1923 年

【类型】抄本

【藏馆】黑龙江中医药大学图书馆

【存世情况】后有石印本

【备注】民国时期同名书籍较多，除同名抄
　　本外，另有包识生、王溶、冯应琅、恽
铁樵、邓柏游、杨叔澄、许振庆、陈绍
勋、刘彤云、杨医亚、宋志华、于有
五、赵述尧等人所编铅印本

0231　生生堂伤寒论

【分类】伤寒金匮·伤寒论·注释

【卷数】不分卷

【责任者】〔日〕中神孚撰

【年代】1925 年

【类型】日本抄本

【藏馆】中国医学科学院北京协和医学院医
　　学信息研究所图书馆

【存世情况】孤本

0232　伤寒杂病论诸集说

【分类】伤寒金匮·伤寒论·注释

【卷数】二卷

【责任者】佚名

【年代】1925 年

【类型】日本抄本

【藏馆】中国医学科学院北京协和医学院医
　　学信息研究所图书馆

【存世情况】孤本

0233　伤寒卒病论简注

【分类】伤寒金匮·伤寒论·注释

【卷数】六卷（二册）

【责任者】宋汝桢撰

【年代】1938 年

【类型】抄本

【藏馆】上海中医药大学图书馆

【存世情况】孤本

0234　伤寒论集注

【分类】伤寒金匮·伤寒论·注释

【卷数】不分卷

【责任者】佚名

【年代】1946 年

【类型】抄本

【藏馆】中国中医科学院图书馆

【存世情况】孤本

【备注】广州抄本

0235　伤寒论注

【分类】伤寒金匮·伤寒论·注释

【卷数】不分卷

【责任者】党墨之撰

【年代】民国

【类型】抄本

【藏馆】济南市图书馆

【存世情况】孤本

0236　注伤寒论

【分类】伤寒金匮·伤寒论·注释

【卷数】不分卷

【责任者】管侃（字孝直）编

【年代】民国

【类型】抄本

【藏馆】南京图书馆

【存世情况】孤本

0237　伤寒论广注

【分类】伤寒金匮·伤寒论·注释

【卷数】不分卷

【责任者】林少鹤编

【年代】民国

【类型】抄本

【藏馆】中国中医科学院图书馆

【存世情况】孤本

0238　仲景伤寒衬

【分类】伤寒金匮·伤寒论·注释

【卷数】二卷

【责任者】佚名

【年代】民国

【类型】抄本

【藏馆】中国中医科学院图书馆

【存世情况】孤本

【备注】残本，仅存上卷

3. 发挥

0239　伤寒三秘

【分类】伤寒金匮·伤寒论·发挥

【卷数】不分卷

【责任者】〔明〕刘浴德（字肖斋，号壶隐子）编

【年代】明万历十五年（1587）

【类型】稿本

【藏馆】辽宁中医药大学图书馆

【存世情况】孤本

【备注】《总目》记为"明万历 24 年丙申（1596）抄本"，经查更正

0240　伤寒书稿

【分类】伤寒金匮·伤寒论·发挥

【卷数】不分卷

【责任者】佚名

【年代】清康熙六十一年（1722）

【类型】稿本

【藏馆】中国中医科学院图书馆

【存世情况】孤本

0241　伤寒归（附：伤寒归选方）

【分类】伤寒金匮·伤寒论·发挥

【卷数】二卷（四册）

【责任者】〔清〕谢景泽（字汝霖，又名曙林居士）校录

【年代】清乾隆十四年（1749）

【类型】稿本

【藏馆】上海中医药大学图书馆

【存世情况】孤本

0242 伤寒经晰疑正误

【分类】伤寒金匮·伤寒论·发挥

【卷数】十二卷

【责任者】〔清〕汪时泰（字春溥，号惟诚子）撰

【年代】清道光二十四年（1844）

【类型】稿本

【藏馆】安徽省图书馆

【存世情况】孤本

【备注】新安汪时泰梯云书屋稿本

0243 调治伤寒论（附：产宝百问二卷）

【分类】伤寒金匮·伤寒论·发挥

【卷数】不分卷（附二卷）

【责任者】〔清〕顾德华（字鬈云）编

【年代】清咸丰元年（1851）

【类型】稿本

【藏馆】苏州图书馆

【存世情况】孤本

0244 余注伤寒论翼（附：伤寒论翼白文）

【分类】伤寒金匮·伤寒论·发挥

【卷数】四卷

【责任者】〔清〕柯琴（字韵伯，号似峰）原撰，余景和（字听鸿）重订，能静居士评

【年代】清光绪十四年（1888）

【类型】稿本

【藏馆】中国科学院国家科学图书馆

【存世情况】后世刊刻本较多，如清光绪十九年（1893）会稽扫闲居士孙思恭刻本、清光绪三十一年（1905）集古山房刻本、清苏州谢文翰斋刻本、清苏州绿荫堂刻本、上海文瑞楼石印本等

0245 伤寒宗正全书

【分类】伤寒金匮·伤寒论·发挥

【卷数】不详（存一册）

【责任者】〔清〕陆经正（字文定）撰

【年代】清

【类型】稿本

【藏馆】上海中医药大学图书馆

【存世情况】孤本

【备注】残本，仅存卷四、五。该书是否为稿本存疑

0246 伤寒论翊

【分类】伤寒金匮·伤寒论·发挥

【卷数】十二卷

【责任者】原题〔清〕邹汉璜（字仲辰）编

【年代】清

【类型】稿本

【藏馆】湖北省图书馆

【存世情况】孤本

【备注】《总目》记为抄本。据藏馆信息附注，此书据书衣、眉批所考，系根据原本及抄本增补而成，书内夹有浮签，天头载有批文，订正删改较多，故定为稿本

0247　仁寿堂伤寒定本

【分类】伤寒金匮·伤寒论·发挥

【卷数】不分卷（一册）

【责任者】陶鸿宾（字羽逵）编

【年代】清

【类型】稿本

【藏馆】上海中医药大学图书馆

【存世情况】孤本

【备注】《总目》记为抄本。据卷首题"西泠陶鸿宾羽逵氏手订"及书中点校与眉批情况，定为稿本

0248　伤寒验证如鉴

【分类】伤寒金匮·伤寒论·发挥

【卷数】四卷

【责任者】陈克昌（字柏龄）撰

【年代】〔清〕

【类型】稿本

【藏馆】天津图书馆

【存世情况】孤本

0249　太阳原病

【分类】伤寒金匮·伤寒论·发挥

【卷数】不分卷

【责任者】冯瑞銮撰

【年代】1925 年

【类型】稿本

【藏馆】广东省立中山图书馆

【存世情况】孤本

0250　伤寒论概要

【分类】伤寒金匮·伤寒论·发挥

【卷数】不分卷（一册）

【责任者】陆彭年（字渊雷）撰

【年代】1940 年

【类型】稿本

【藏馆】上海中医药大学图书馆

【存世情况】孤本

0251　伤寒六病方证学——三阴病篇、伤寒论存疑条

【分类】伤寒金匮·伤寒论·发挥

【卷数】不分卷（二册合订）

【责任者】金璐（字长康）撰

【年代】民国

【类型】稿本

【藏馆】上海中医药大学图书馆

【存世情况】孤本

【备注】《总目》将责任者误作"金铸"，今正

0252　伤寒微旨论

【分类】伤寒金匮·伤寒论·发挥

【卷数】二卷

【责任者】〔宋〕韩祗和撰

【年代】原书成于北宋元祐元年（1086）
　　　　①清初抄
　　　　②清抄
　　　　③④⑤⑥抄写年代不详

【类型】①②④⑤⑥抄本
　　　　③影抄本

【藏馆】①吉林省图书馆
　　　　②上海图书馆
　　　　③④中国中医科学院图书馆
　　　　⑤生命科学图书馆
　　　　⑥南京图书馆

【存世情况】清代与民国时期的刻印本与丛书本较多，如清咸丰四年（1854）新昌

庄肇麟过客轩刻"长恩书室丛书"本、清同治皖城刻本、1914 年上海千顷堂书局石印本。该书还见于"四库全书""墨海金壶""珠丛别录""半亩园丛书""求志居丛书""丛书集成初编"等

【备注】①吉林省图书馆藏本为清初桑榆山馆抄本，是该书最早的存本。

②上海图书馆藏本为清袁氏贞节堂抄本，一册。

③④中国中医科学院图书馆的 2 部藏本分别据文溯阁"四库全书"影抄、"长恩书室丛书"本抄

0253 伤寒总病论

【分类】伤寒金匮·伤寒论·发挥

【卷数】六卷

【责任者】〔宋〕庞安时（字安常，号蕲水道人）撰

【年代】原书成于北宋元符三年（1100）

①日本宽永四年（1627）抄

②日本宽政六年（1794）抄

③日本江户年间（1603—1868）抄

④清抄

⑤抄写年代不详

【类型】①②③日本抄本

④⑤影宋抄本

【藏馆】①中国中医科学院图书馆

②中国医科大学图书馆

③上海中医药大学图书馆

④上海图书馆

⑤苏州大学图书馆

【存世情况】日本宽永年间抄本为所见最早传本；又有日本抄本、影宋抄本等多部抄本存世。清代与民国时期的刊刻本与

丛书本较多，如清道光三年（1823）黄氏士礼居覆宋刻本、清光绪蜚英馆石印本、清宣统三年（1911）郭慕韩重刻本、1912 年武昌医馆刻本、1922 年上海博古斋影印本等。该书又见于"四库全书""士礼居黄氏丛书""武昌医学馆丛书""丛书集成初编"等

【备注】①中国中医科学院图书馆藏本为残本。

③上海中医药大学图书馆藏本为多纪元简、多纪元昕校本。

④上海图书馆藏本为清汪氏艺芸书舍影宋抄本，有黄丕烈跋

0254 伤寒辨类括要

【分类】伤寒金匮·伤寒论·发挥

【卷数】不分卷

【责任者】原题〔宋〕刘元宾（字子仪，自号通真子）撰

【年代】原书成于北宋年间（960—1127）

抄写年代不详

【类型】抄本

【藏馆】苏州市中医医院图书馆

【存世情况】孤本

0255 伤寒钤法

【分类】伤寒金匮·伤寒论·发挥

【卷数】不分卷

【责任者】〔元〕程德斋编撰，〔明〕薛己（字新甫，号立斋）重编

【年代】原书成于元泰定年间（1323—1328）

①明万历三十六年（1608）抄

②抄写年代不详

【类型】抄本

【藏馆】①中国中医科学院图书馆

②南京中医药大学图书馆

【存世情况】该抄本为该书最早存本，后有清东溪堂刻本、1921 年上海大成书局石印本。该书又见于"薛氏医按二十四种""医学集览"等

【备注】①《总目》记载中国中医科学院图书馆藏本为"清乾隆 60 年乙卯（1795）龙世韬抄本"，经查未见，而有同名另一抄本，即明万历三十六年（1608）文氏家传抄本。

②南京中医药大学图书馆藏本附《伤寒金镜录》。

《总目》记载《伤寒钤法》成书于1234 年，〔元〕马宗素、程德斋撰。有学者考证，该书由程德斋一人编撰，已佚，《总目》所载系薛己重编本

0256 伤寒直指

【分类】伤寒金匮·伤寒论·发挥

【卷数】十六卷

【责任者】原题〔汉〕张机（字仲景）著，〔晋〕王熙（字叔和）编次，〔金〕成无己注解，〔清〕强健（字顺之，号易窗）校补

【年代】原书成于清乾隆二十七年（1762）

①清抄

②③抄写年代不详

【类型】抄本

【藏馆】①南京中医药大学图书馆

②上海中医药大学图书馆

③云南中医药大学图书馆

【存世情况】抄本 3 部。另有 2005 年上海科学技术出版社据南京中医药大学图书

馆藏本出版的整理点校本

【备注】①②南京中医药大学图书馆藏本与上海中医药大学图书馆藏本内容格式完全相同，而后者系清乾隆二十七年（1762）稿本影抄本。《总目》误记为"清乾隆 24 年己卯（1759）上海强健抄本"。

③云南中医药大学图书馆目录记为"抄本影印本"，成书年代依据《总目》作清乾隆二十四年（1759）

0257 东垣此事难知节抄

【分类】伤寒金匮·伤寒论·发挥

【卷数】三卷

【责任者】〔元〕王好古（字进之，号海藏）原撰，■风林辑

【年代】原书成于元

清抄

【类型】抄本

【藏馆】中国国家图书馆

【存世情况】孤本

0258 伤寒纪玄妙用集（附：仲景药性论治）

【分类】伤寒金匮·伤寒论·发挥

【卷数】十卷

【责任者】〔元〕尚从善编

【年代】原书成于元至顺二年（1331）

①清抄

②抄写年代不详

【类型】抄本

【藏馆】①浙江图书馆

②上海图书馆

【存世情况】抄本 2 部

【备注】②上海图书馆藏本共四册，藏馆信息记为 1962 年抄本

0259　仲景药性论治

【分类】伤寒金匮·伤寒论·发挥

【卷数】不分卷

【责任者】〔元〕尚从善撰

【年代】原书成于元至顺二年（1331）
清抄

【类型】抄本

【藏馆】浙江图书馆

【存世情况】孤本

【备注】即《伤寒纪玄妙用集》附录

0260　伤寒海底眼（又名海底眼医书、京江何氏秘业海底眼）

【分类】伤寒金匮·伤寒论·发挥

【卷数】二卷

【责任者】〔明〕何渊（字彦澄）撰

【年代】原书成于明永乐十四年（1416）
抄写年代均不详

【类型】抄本

【藏馆】①中国科学院国家科学图书馆
②南京图书馆
③上海中医药大学图书馆
④陕西省中医药研究院陕西省中医医院图书馆
⑤上海市医学会图书馆

【存世情况】原仅存抄本，1984 年学林出版社据何时希家藏本出版点校排印本

【备注】①《总目》记载中国科学院国家科学图书馆藏有该书最早传本，即清同治九年（1870）真州石生氏抄本，经查未见，但有 1 部题名"海底眼医书"的

抄本。

②南京图书馆藏抄本 2 部，分别为映雪山房抄本（四册）与守一斋抄本（一册）。

③上海中医药大学图书馆藏本（二册）封面题有"席珍手录"，书中"玄"字无避讳

0261　伤寒杀车槌法

【分类】伤寒金匮·伤寒论·发挥

【卷数】不分卷

【责任者】〔明〕陶华（字尚文，号节庵、节庵道人）撰

【年代】原书成于明正统十年（1445）
清嘉庆二十一年（1816）抄

【类型】抄本

【藏馆】中国中医科学院图书馆

【存世情况】该本为单独成书的最早存本。另见于"伤寒六书""古今医统正脉全书""丛书集成初编""古今图书集成"等

【备注】该书为"伤寒六书"之一，有明嘉靖、万历年间刻本多种

0262　陶氏伤寒全书

【分类】伤寒金匮·伤寒论·发挥

【卷数】不分卷

【责任者】〔明〕陶华（字尚文，号节庵、节庵道人）撰

【年代】原书成于明正统十年（1445）
抄写年代不详

【类型】抄本

【藏馆】上海图书馆

【存世情况】孤本

【备注】该书疑为"伤寒六书"的另一传本。
　　　　另有中国中医科学院图书馆藏《陶
　　　　氏伤寒完书》四卷

0263　伤寒摘玄

【分类】伤寒金匮·伤寒论·发挥

【卷数】不分卷

【责任者】〔明〕杨珣撰，黄伯淳编

【年代】原书约成于明嘉靖三十九年（1560）
　　　　明嘉靖年间（1560—1566）抄

【类型】抄本

【藏馆】浙江图书馆

【存世情况】孤本

0264　伤寒典

【分类】伤寒金匮·伤寒论·发挥

【卷数】二卷

【责任者】〔明〕张介宾（字会卿，号景
　　　　岳，别号通一子）撰

【年代】原书成于明天启四年（1624）
　　　　抄写年代不详

【类型】抄本

【藏馆】山东中医药大学图书馆

【存世情况】唯一单独抄本。另见于"景岳
　　　　全书"

【备注】该书为"景岳全书"的节抄本

0265　伤寒会要

【分类】伤寒金匮·伤寒论·发挥

【卷数】二卷（一册）

【责任者】〔明〕江原岷编

【年代】明崇祯十年（1637）

【类型】抄本

【藏馆】上海中医药大学图书馆

【存世情况】孤本

【备注】残本，缺上卷

0266　伤寒百问

【分类】伤寒金匮·伤寒论·发挥

【卷数】不分卷（四册）

【责任者】原题〔明〕雷顺春（字杏泉）撰

【年代】原书成于明后期
　　　　清抄

【类型】抄本

【藏馆】四川省图书馆

【存世情况】孤本

【备注】卷一题"清流叶海云藏本"，序文
　　　　末题"乾道癸巳中秋日龙溪隐士汤尹才
　　　　谨序"

0267　伤寒金丹

【分类】伤寒金匮·伤寒论·发挥

【卷数】二卷（二册）

【责任者】托名〔明〕李中梓（字士材，
　　　　号念莪、尽凡居士）撰

【年代】原书成于清顺治六年（1649）
　　　　抄写年代不详

【类型】抄本

【藏馆】生命科学图书馆

【存世情况】孤本

【备注】抄自《伤寒括要》而更改书名

0268　伤寒起景集

【分类】伤寒金匮·伤寒论·发挥

【卷数】不分卷（一册）

【责任者】〔清〕吴殳（字修龄，号沧尘
　　　　子）撰

【年代】原书成于清顺治十四年（1657）

抄写年代不详

【类型】抄本

【藏馆】上海中医药大学图书馆

【存世情况】孤本

【备注】书前有 2 篇序：首篇为魏裔介序，作于顺治十五年（1658）冬十月；次篇为吴氏自序，作于顺治十四年（1657）春三月。今成书年代据后者

0269　伤寒指下活人秘书

【分类】伤寒金匮·伤寒论·发挥

【卷数】不分卷（二册）

【责任者】〔清〕芙蓉城山人撰

【年代】原书成于清顺治年间（1664—1661）
清抄

【类型】抄本

【藏馆】中国国家图书馆

【存世情况】孤本

0270　张仲景伤寒论遥问（又名伤寒论遥问）（附：张仲景伤寒原方遥问）

【分类】伤寒金匮·伤寒论·发挥

【卷数】十四卷

【责任者】〔清〕徐行（字周道，号还园）编

【年代】原书成于清康熙十七年（1678）
①清抄
②③抄写年代不详

【类型】抄本

【藏馆】①上海市医学会图书馆
②上海中医药大学图书馆
③苏州大学图书馆

【存世情况】抄本 3 部

【备注】①上海市医学会图书馆所藏清抄本附有伤寒平脉法

0271　伤寒续论遥问

【分类】伤寒金匮·伤寒论·发挥

【卷数】四卷（四册）

【责任者】〔清〕徐行（字周道，号还园）编

【年代】原书成于清康熙十七年（1678）
①清咸丰至同治年间（1851—1874）抄
②抄写年代不详

【类型】抄本

【藏馆】①上海中医药大学图书馆
②上海市医学会图书馆

【存世情况】抄本 2 部

【备注】②上海市医学会图书馆藏本仅存一卷（一册）

0272　伤寒汇参

【分类】伤寒金匮·伤寒论·发挥

【卷数】四卷（一册）

【责任者】〔清〕张世炜（字焕文，号雪窗）辑，张守坚（字非磷）订补

【年代】原书成于清康熙二十八年（1689）
清抄

【类型】抄本

【藏馆】中国国家图书馆

【存世情况】孤本

【备注】残本，存卷一、二

0273　伤寒伐洗十二稿

【分类】伤寒金匮·伤寒论·发挥

【卷数】三卷（一册）

【责任者】〔清〕钱座书撰

【年代】清康熙四十九年（1710）

【类型】抄本

【藏馆】上海中医药大学图书馆

【存世情况】孤本

【备注】卷末 2 篇有缺残

0274　伤寒论方法正传（又名发明张仲景伤寒论方法正传）

【分类】伤寒金匮·伤寒论·发挥

【卷数】六卷（四册）

【责任者】〔清〕程瑗（字绳玉）纂注

【年代】原书成于清康熙五十年（1711）

清抄

【类型】抄本

【藏馆】上海中医药大学图书馆

【存世情况】该抄本之前仅见清康熙五十年（1711）觉后堂刻本，藏于中国医学科学院北京协和医学院医学信息研究所图书馆，为残本

0275　伤寒附余

【分类】伤寒金匮·伤寒论·发挥

【卷数】不分卷

【责任者】〔清〕张锡驹（令韶）撰

【年代】原书成于清康熙五十一年（1712）

抄写年代不详

【类型】抄本

【藏馆】福建中医药大学图书馆

【存世情况】另见于《伤寒论直解》附录

0276　陶氏伤寒完书（附：临症舌辨）

【分类】伤寒金匮·伤寒论·发挥

【卷数】四卷

【责任者】〔明〕陶华（字尚文，号节庵、节庵道人）撰，〔清〕何损（字伯吹）编

【年代】清康熙五十八年（1719）

【类型】抄本

【藏馆】中国中医科学院图书馆

【存世情况】孤本

【备注】与《陶氏伤寒全书》有混淆

0277　伤寒论类证发挥（又名伤寒论发挥）

【分类】伤寒金匮·伤寒论·发挥

【卷数】八卷（四册）

【责任者】〔清〕余谦牧（字心恭）注

【年代】原书成于清康熙五十九年（1720）

抄写年代均不详

【类型】抄本

【藏馆】①上海中医药大学图书馆

②南京图书馆

【存世情况】抄本 2 部

【备注】②南京图书馆藏本存六卷。

《总目》书名误作"伤寒论类注"，今正

0278　何氏伤寒纂要

【分类】伤寒金匮·伤寒论·发挥

【卷数】不分卷（二册合订）

【责任者】〔清〕何汝阈（字宗台）撰，何炫（字嗣宗，号令昭，别号也愚、二瞻、怡云、自宗）集

【年代】原书成于清康熙年间（1662—1722）

①清光绪九年（1883）抄

②清抄

③④⑤抄写年代不详

【类型】抄本

【藏馆】①苏州大学图书馆

②中国科学院国家科学图书馆

③上海中医药大学图书馆

④苏州图书馆

⑤苏州市中医医院图书馆

【存世情况】仅见抄本

【备注】另有同名抄本，属"伤寒论·注释"类，当为何氏家传医书的不同传本

0279 伤寒辟误真经

【分类】伤寒金匮·伤寒论·发挥

【卷数】六卷

【责任者】〔清〕汪文芳（字广期）等撰

【年代】原书成于清乾隆二年（1737）

清乾隆六年（1741）抄

【类型】抄本

【藏馆】安徽省图书馆

【存世情况】孤本

0280 伤寒三阴篇

【分类】伤寒金匮·伤寒论·发挥

【卷数】不分卷

【责任者】〔清〕舒诏（字驰远，号慎斋学人）撰

【年代】原书成于清乾隆四年（1739）

清抄

【类型】抄本

【藏馆】辽宁中医药大学图书馆

【存世情况】孤本

0281 伤寒问答

【分类】伤寒金匮·伤寒论·发挥

【卷数】不分卷

【责任者】〔清〕舒诏（字驰远，号慎斋学人）撰

【年代】原书成于清乾隆四年（1739）

抄写年代不详

【类型】抄本

【藏馆】中国中医科学院图书馆

【存世情况】另见于《述古丛钞》

0282 伤寒神秘精萃录

【分类】伤寒金匮·伤寒论·发挥

【卷数】不分卷

【责任者】〔清〕吴谦（字六吉）编

【年代】原书成于清乾隆七年（1742）

抄写年代不详

【类型】抄本

【藏馆】天津医学高等专科学校图书馆

【存世情况】天津医学高等专科学校图书馆藏有同名抄本2种

0283 叶氏伤寒家秘全书

【分类】伤寒金匮·伤寒论·发挥

【卷数】四卷（四册）

【责任者】原题〔清〕叶桂（字天士，号香岩，别号南阳先生）撰

【年代】原书成于清乾隆十一年（1746）

清抄

【类型】抄本

【藏馆】上海中医药大学图书馆

【存世情况】孤本

0284 （增订）伤寒证治明条

【分类】伤寒金匮·伤寒论·发挥

【卷数】八卷

【责任者】〔清〕杏村主人撰，思恒居士增订

【年代】原书成于清乾隆四十七年（1782）

清抄

【类型】抄本

【藏馆】中国中医科学院图书馆

【存世情况】孤本

【备注】残本，存四卷。《总目》记载苏州

大学图书馆、河南中医药大学图书馆亦藏有抄本，经查未见。河南中医药大学图书馆另藏有三卷抄本，亦题名"伤寒证治明条"，著者佚名

0285　张仲景伤寒论一得篇

【分类】伤寒金匮·伤寒论·发挥

【卷数】十卷

【责任者】〔清〕丁瑶宗（字石渠）编

【年代】清乾隆五十二年（1787）

【类型】抄本

【藏馆】首都医科大学图书馆

【存世情况】孤本

0286　伤寒法祖

【分类】伤寒金匮·伤寒论·发挥

【卷数】二卷（一册）

【责任者】〔清〕任越安（一作任越庵）撰；陶观永抄录

【年代】原书成于清乾隆年间（1736—1795）清道光二十二年（1842）抄

【类型】抄本

【藏馆】上海辞书出版社图书馆

【存世情况】后被收入"珍本医书集成"

【备注】该书内容主要是任越庵对柯韵伯《伤寒论翼》的校正抄录。该书曾作为裘吉生"珍本医书集成"的底本

0287　伤寒导窍

【分类】伤寒金匮·伤寒论·发挥

【卷数】不分卷

【责任者】〔清〕徐时进（字学山）撰

【年代】原书成于清乾隆年间（1736—1795）抄写年代不详

【类型】抄本

【藏馆】苏州图书馆

【存世情况】孤本

0288　伤寒传变大略（附：疫病证治大略）

【分类】伤寒金匮·伤寒论·发挥

【卷数】不分卷

【责任者】〔清〕沈竹安撰

【年代】原书成于清中期（1820前）抄写年代不详

【类型】抄本

【藏馆】南京中医药大学图书馆

【存世情况】孤本

0289　伤寒析疑

【分类】伤寒金匮·伤寒论·发挥

【卷数】四卷

【责任者】〔清〕程文囿（字观泉，号杏轩）撰

【年代】原书成于清道光六年（1826）1934年抄

【类型】抄本

【藏馆】陕西中医药大学图书馆

【存世情况】该书为程文囿编撰医学丛书"医述"的一部分，最早有清道光六年（1826）刻本

0290　医津指迷

【分类】伤寒金匮·伤寒论·发挥

【卷数】三卷

【责任者】佚名

【年代】原书成于清道光二十五年（1845）抄写年代不详

【类型】抄本

【藏馆】中国科学院国家科学图书馆

【存世情况】孤本

0291 玉函广义

【分类】伤寒金匮·伤寒论·发挥

【卷数】不分卷（二十册）

【责任者】〔清〕祝补斋（别号西溪外史）辑

【年代】原书成于清道光年间（约1844）

　　　　清抄

【类型】抄本

【藏馆】上海图书馆

【存世情况】孤本。后有2019年上海科学
技术文献出版社"上海图书馆藏中医稿
抄本丛刊"收录的影印本

【备注】《总目》将其归入"金匮要略·发
挥"类，但其内容实以《伤寒论》六
经与病证为纲领展开，故应归于"伤寒
论·发挥"类

0292 伤寒授读编

【分类】伤寒金匮·伤寒论·发挥

【卷数】不分卷

【责任者】佚名

【年代】日本嘉永五年至六年（1852—
1853）

【类型】日本抄本

【藏馆】中国中医科学院图书馆

【存世情况】孤本

0293 伤寒例新注（附：伤寒论附余）

【分类】伤寒金匮·伤寒论·发挥

【卷数】不分卷

【责任者】〔清〕王丙（字朴庄，号绳林）
撰，陆懋修（字九芝，号江左下工，又

号林屋山人）重订

【年代】原书成于清同治五年（1866）前
清光绪年间（1875—1908）抄

【类型】抄本

【藏馆】中国国家图书馆

【存世情况】另见于"世补斋医书"

【备注】该书与《伤寒论附余》亦见于王
丙撰、陆懋修校的《伤寒论注》附篇，
又一并被收入"世补斋医书"附篇中

0294 伤寒论附余

【分类】伤寒金匮·伤寒论·发挥

【卷数】二卷

【责任者】〔清〕王丙（字朴庄，号绳林）撰

【年代】原书成于清同治五年（1866）前
抄写年代不详

【类型】抄本

【藏馆】长春中医药大学图书馆

【存世情况】另见于"世补斋医书"附及王
丙撰、陆懋修校的《伤寒论注》附篇

0295 伤寒尚论辨似（又名伤寒论尚论辨
似）

【分类】伤寒金匮·伤寒论·发挥

【卷数】不分卷

【责任者】〔清〕高学山（字汉峙）撰，
〔清〕陈锡朋（字勉亭）校补

【年代】原书成于清乾隆二十四年（1759），
同治十一年（1872）校订

　　　　①同治十一年（1872）抄

　　　　②③清抄

　　　　④⑤⑥⑦抄写年代不详

【类型】抄本

【藏馆】①上海中医药大学图书馆

②中山大学图书馆

③南京中医药大学图书馆

④内蒙古中蒙医研究所图书馆

⑤浙江省中医药研究院图书馆

⑥江西中医药大学图书馆

⑦上海图书馆

【存世情况】原仅见抄本，后有 1956 年上海卫生出版社据王邈达藏本出版的排印本，以及 1959 年上海科学技术出版社出版的铅印本。2016 年中国中医药出版社又出版整理排印本

【备注】①上海中医药大学图书馆藏本为陈锡朋校补抄录本，四册，有同治十一年（1872）陈氏序、光绪七年（1881）张沄卿序。

③南京中医药大学图书馆所藏清抄本共一卷（一册），题"〔汉〕张机撰，〔清〕喻昌编，〔清〕高学山校正"，《总目》失载，今补。

④内蒙古中蒙医研究所图书馆藏本共四卷（六册）。

⑤浙江省中医药研究院图书馆藏本题"清光绪七年（1881），高学山撰，王邈达评"。

⑥江西中医药大学图书馆藏本题"〔汉〕张机著，〔清〕喻昌编次"。

⑦上海图书馆藏本不分卷（十册），题"〔清〕喻昌撰"。

上海中医药大学图书馆另藏有读有用书楼抄本《伤寒辨似发明》，四册，封面题"伤寒论辨似"，曾为陈存仁藏书。该抄本除无序、跋外，内容与《伤寒尚论辨似》基本相同，当为同书异名。

《总目》记载中国医学科学院北京协和医学院医学信息研究所图书馆藏高学山撰《伤寒论尚论篇辨似补抄》稿本，经查未见

0296　伤寒锦囊

【分类】伤寒金匮·伤寒论·发挥

【卷数】二卷

【责任者】〔清〕刘渭川（字浊翁）撰；三槐堂汇以氏录抄

【年代】清光绪七年（1881）

【类型】抄本

【藏馆】辽宁中医药大学图书馆

【存世情况】孤本

0297　伤寒论解故

【分类】伤寒金匮·伤寒论·发挥

【卷数】不分卷

【责任者】〔日〕铃木素行（字良知，号目耕道人）撰；内藤福弥抄

【年代】日本明治二十七年（1894）

【类型】日本抄本

【藏馆】中国中医科学院图书馆

【存世情况】孤本

【备注】皮纸抄本

0298　伤寒秘传

【分类】伤寒金匮·伤寒论·发挥

【卷数】不分卷

【责任者】著者佚名；耀荣氏抄

【年代】清光绪二十二年（1896）

【类型】抄本

【藏馆】湖南图书馆

【存世情况】孤本

0299 伤寒秘要

【分类】伤寒金匮·伤寒论·发挥

【卷数】不分卷

【责任者】著者佚名；顾时田藏抄

【年代】清光绪二十九年（1903）

【类型】抄本

【藏馆】中国中医科学院图书馆

【存世情况】孤本

0300 平脉辨证伤寒论辑要

【分类】伤寒金匮·伤寒论·发挥

【卷数】不分卷

【责任者】〔清〕金藤编；〔清〕崧生氏抄

【年代】原书成于清光绪三十年（1904）
　　　　清抄

【类型】抄本

【藏馆】中国中医科学院图书馆

【存世情况】孤本

0301 伤寒论类纂

【分类】伤寒金匮·伤寒论·发挥

【卷数】十二卷

【责任者】〔清〕周庭华编

【年代】清光绪三十一年（1905）

【类型】抄本

【藏馆】河南中医药大学图书馆

【存世情况】孤本

0302 伤寒读本

【分类】伤寒金匮·伤寒论·发挥

【卷数】不分卷

【责任者】佚名

【年代】清光绪末期（约1907）

【类型】抄本

【藏馆】中国中医科学院图书馆

【存世情况】孤本

0303 张仲景治伤寒三百九十七法（附：四诊心法、诸病辨似）

【分类】伤寒金匮·伤寒论·发挥

【卷数】不分卷

【责任者】佚名

【年代】清光绪末期（约1907）

【类型】抄本

【藏馆】中国科学院国家科学图书馆

【存世情况】孤本

0304 三订伤寒门（又名伤寒约书）

【分类】伤寒金匮·伤寒论·发挥

【卷数】二卷

【责任者】〔清〕多弘馨（字素庵）述

【年代】原书成于清宣统元年（1909）
　　　　清抄

【类型】抄本

【藏馆】天津中医药大学图书馆

【存世情况】孤本

【备注】清季俭堂抄素庵六书本

0305 伤寒纂要

【分类】伤寒金匮·伤寒论·发挥

【卷数】不分卷（一册）

【责任者】托名〔清〕叶桂（字天士，号
　　　　香岩，别号南阳先生）集

【年代】清宣统元年（1909）

【类型】抄本

【藏馆】生命科学图书馆

【存世情况】孤本

【备注】《总目》失载，今补

0306　伤寒证治

【分类】伤寒金匮·伤寒论·发挥

【卷数】不分卷（一册）

【责任者】原题〔清〕张璐（字路玉，晚号石顽老人）撰

【年代】原书成于清宣统二年（1910）抄写年代不详

【类型】抄本

【藏馆】上海图书馆

【存世情况】又见于"石室丛抄医书十七种"

【备注】书名题"伤寒诸病杂论"，一卷（一册）。

　　《总目》另载有浙江省中医药研究院图书馆所藏抄本，题"伤寒论说"，经查未见

0307　伤寒说约编（附：杂治方）

【分类】伤寒金匮·伤寒论·发挥

【卷数】不分卷

【责任者】〔清〕俞文起撰

【年代】原书成于清宣统二年（1910）抄写年代不详

【类型】抄本

【藏馆】中国中医科学院图书馆

【存世情况】孤本

0308　伤寒寿世良编

【分类】伤寒金匮·伤寒论·发挥

【卷数】四卷

【责任者】〔清〕吴达光撰

【年代】清

【类型】抄本

【藏馆】黑龙江中医药大学图书馆

【存世情况】孤本

0309　类伤寒四证

【分类】伤寒金匮·伤寒论·发挥

【卷数】不分卷

【责任者】〔清〕吴达光撰

【年代】清

【类型】抄本

【藏馆】内蒙古图书馆

【存世情况】孤本

【备注】世德堂抄本

0310　伤寒明镜（附：杂症秘方）

【分类】伤寒金匮·伤寒论·发挥

【卷数】不分卷

【责任者】佚名

【年代】清

【类型】抄本

【藏馆】湖南图书馆

【存世情况】孤本

0311　陶节庵先生六书辨疑

【分类】伤寒金匮·伤寒论·发挥

【卷数】不分卷

【责任者】佚名

【年代】清

【类型】抄本

【藏馆】浙江省中医药研究院图书馆

【存世情况】孤本

0312　伤寒内证要诀

【分类】伤寒金匮·伤寒论·发挥

【卷数】三卷

【责任者】〔清〕苏顺深编

【年代】清

【类型】抄本

【藏馆】湖南图书馆

【存世情况】孤本

0313 伤寒类证

【分类】伤寒金匮·伤寒论·发挥

【卷数】四卷

【责任者】〔清〕苏顺深编；会林氏抄

【年代】清

【类型】抄本

【藏馆】湖南图书馆

【存世情况】孤本

【备注】残本，存卷一

0314 尚论张仲景伤寒论重论

【分类】伤寒金匮·伤寒论·发挥

【卷数】不分卷

【责任者】〔清〕朱梦元编

【年代】清

【类型】抄本

【藏馆】浙江图书馆

【存世情况】孤本

0315 伤寒提纲主意

【分类】伤寒金匮·伤寒论·发挥

【卷数】不分卷

【责任者】佚名

【年代】清

【类型】抄本

【藏馆】苏州图书馆

【存世情况】孤本

0316 伤寒六经要诀

【分类】伤寒金匮·伤寒论·发挥

【卷数】不分卷

【责任者】佚名

【年代】清

【类型】抄本

【藏馆】中国中医科学院图书馆

【存世情况】孤本

0317 伤寒一宗

【分类】伤寒金匮·伤寒论·发挥

【卷数】不分卷

【责任者】佚名

【年代】清

【类型】抄本

【藏馆】中国中医科学院图书馆

【存世情况】孤本

0318 伤寒发挥四种

【分类】伤寒金匮·伤寒论·发挥

【卷数】不分卷

【责任者】佚名

【年代】清

【类型】抄本

【藏馆】中国中医科学院图书馆

【存世情况】孤本

0319 伤寒活人书纂注

【分类】伤寒金匮·伤寒论·发挥

【卷数】不分卷

【责任者】佚名

【年代】清

【类型】抄本

【藏馆】天津医学高等专科学校图书馆

【存世情况】孤本

0320 伤寒扩论

【分类】伤寒金匮·伤寒论·发挥

【卷数】不分卷

【责任者】佚名

【年代】清

【类型】抄本

【藏馆】湖南图书馆

【存世情况】孤本

0321 伤寒遗书

【分类】伤寒金匮·伤寒论·发挥

【卷数】六卷（十四册）

【责任者】〔清〕李璋（字襄文）撰

【年代】清

【类型】抄本

【藏馆】上海市医学会图书馆

【存世情况】孤本

0322 伤寒的秘珠玑

【分类】伤寒金匮·伤寒论·发挥

【卷数】二卷（二册）

【责任者】佚名

【年代】清

【类型】抄本

【藏馆】上海中医药大学图书馆

【存世情况】孤本

0323 伤寒六经辨证

【分类】伤寒金匮·伤寒论·发挥

【卷数】不分卷（一册）

【责任者】佚名

【年代】清

【类型】抄本

【藏馆】复旦大学图书馆

【存世情况】孤本

0324 伤寒表里见症治则活法

【分类】伤寒金匮·伤寒论·发挥

【卷数】不分卷

【责任者】佚名

【年代】清末

【类型】抄本

【藏馆】成都图书馆

【存世情况】孤本

【备注】《伤寒家秘的本》（"伤寒六书"之一）有《伤寒表里见证治例活法》篇，待核

0325 伤寒证治明条（附：五运时行民病症治、伤寒备览、张仲景方及家传本方）

【分类】伤寒金匮·伤寒论·发挥

【卷数】三卷、卷首一卷

【责任者】佚名

【年代】［清］

【类型】抄本

【藏馆】河南中医药大学图书馆

【存世情况】孤本

0326 吴氏世传调理伤寒捷法（附：随症用药加减歌诀）

【分类】伤寒金匮·伤寒论·发挥

【卷数】不分卷

【责任者】佚名

【年代】［清］

【类型】抄本

【藏馆】中国中医科学院图书馆

【存世情况】孤本

0327 伤寒集腋

【分类】伤寒金匮·伤寒论·发挥

【卷数】不分卷

【责任者】佚名

【年代】［清］

【类型】抄本

【藏馆】浙江中医药大学图书馆

【存世情况】孤本

0328　伤寒捷要

【分类】伤寒金匮·伤寒论·发挥

【卷数】不分卷（一册）

【责任者】佚名

【年代】［清］

【类型】抄本

【藏馆】①上海图书馆

　　　　②上海中医药大学图书馆

【存世情况】抄本 2 部

0329　伤寒玄珠

【分类】伤寒金匮·伤寒论·发挥

【卷数】不分卷

【责任者】佚名

【年代】［清］

【类型】抄本

【藏馆】天津医学高等专科学校图书馆

【存世情况】孤本

0330　伤寒杂说

【分类】伤寒金匮·伤寒论·发挥

【卷数】五卷

【责任者】佚名

【年代】［清］

【类型】抄本

【藏馆】南京中医药大学图书馆

【存世情况】孤本

【备注】残本

0331　伤寒一掌经

【分类】伤寒金匮·伤寒论·发挥

【卷数】不分卷（一册）

【责任者】佚名

【年代】［清］

【类型】抄本

【藏馆】上海中医药大学图书馆

【存世情况】孤本

0332　伤寒虚实辨

【分类】伤寒金匮·伤寒论·发挥

【卷数】不分卷

【责任者】佚名

【年代】［清］

【类型】抄本

【藏馆】南通大学图书馆

【存世情况】孤本

0333　伤寒奥旨（附：伤寒活人指掌赋）

【分类】伤寒金匮·伤寒论·发挥

【卷数】九卷

【责任者】佚名

【年代】［清］

【类型】抄本

【藏馆】南通大学图书馆

【存世情况】孤本

0334　伤寒新书（附：陆地新书）

【分类】伤寒金匮·伤寒论·发挥

【卷数】不分卷

【责任者】著者佚名；苏惠庵抄

【年代】［清］

【类型】抄本

【藏馆】河南中医药大学图书馆

【存世情况】孤本

0335　伤寒概论

【分类】伤寒金匮·伤寒论·发挥

【卷数】不分卷

【责任者】佚名

【年代】［清］

【类型】抄本

【藏馆】江西省图书馆

【存世情况】孤本

0336　伤寒补正

【分类】伤寒金匮·伤寒论·发挥

【卷数】不分卷

【责任者】佚名

【年代】［清］

【类型】抄本

【藏馆】苏州大学图书馆

【存世情况】孤本

0337　伤寒治法

【分类】伤寒金匮·伤寒论·发挥

【卷数】不分卷

【责任者】佚名

【年代】［清］

【类型】抄本

【藏馆】浙江图书馆

【存世情况】孤本

0338　伤寒（附：医案）

【分类】伤寒金匮·伤寒论·发挥

【卷数】不分卷

【责任者】佚名

【年代】［清］

【类型】抄本

【藏馆】上海市医学会图书馆

【存世情况】孤本

0339　伤寒要言

【分类】伤寒金匮·伤寒论·发挥

【卷数】不分卷（一册）

【责任者】佚名

【年代】［清］

【类型】抄本

【藏馆】上海中医药大学图书馆

【存世情况】孤本

0340　伤寒要法十三章

【分类】伤寒金匮·伤寒论·发挥

【卷数】不分卷（一册）

【责任者】佚名

【年代】［清］

【类型】抄本

【藏馆】上海市医学会图书馆

【存世情况】孤本

0341　伤寒症治海底眼秘法

【分类】伤寒金匮·伤寒论·发挥

【卷数】二卷（二册合订）

【责任者】佚名

【年代】［清］

【类型】抄本

【藏馆】上海中医药大学图书馆

【存世情况】孤本

【备注】《总目》书名作"伤寒证治海底眼秘法"

0342 伤寒备览

【分类】伤寒金匮·伤寒论·发挥

【卷数】二卷

【责任者】佚名

【年代】［清］

【类型】抄本

【藏馆】苏州大学图书馆

【存世情况】孤本

【备注】存一册，残本，实为《伤寒证治明
条》附篇

0343 伤寒便读

【分类】伤寒金匮·伤寒论·发挥

【卷数】二卷（一册）

【责任者】佚名

【年代】［清］

【类型】抄本

【藏馆】上海图书馆

【存世情况】孤本

0344 伤寒辨论

【分类】伤寒金匮·伤寒论·发挥

【卷数】不分卷

【责任者】佚名

【年代】［清］

【类型】抄本

【藏馆】天津医学高等专科学校图书馆

【存世情况】孤本

0345 伤寒便读论

【分类】伤寒金匮·伤寒论·发挥

【卷数】不分卷

【责任者】佚名

【年代】［清］

【类型】抄本

【藏馆】湖南图书馆

【存世情况】孤本

0346 伤寒家秘

【分类】伤寒金匮·伤寒论·发挥

【卷数】不分卷

【责任者】佚名

【年代】［清］

【类型】抄本

【藏馆】湖南图书馆

【存世情况】孤本

【备注】巾箱本

0347 伤寒病药症治分类集注

【分类】伤寒金匮·伤寒论·发挥

【卷数】不分卷

【责任者】佚名

【年代】［清］

【类型】抄本

【藏馆】中国中医科学院图书馆

【存世情况】孤本

0348 伤寒论辨害

【分类】伤寒金匮·伤寒论·发挥

【卷数】八卷

【责任者】〔日〕万年栎山撰

【年代】［清］

【类型】日本抄本

【藏馆】北京大学图书馆

【存世情况】孤本

0349 伤寒琐屑附翼

【分类】伤寒金匮·伤寒论·发挥

【卷数】不分卷（一册）

【责任者】吴开业（字勋臣）编

【年代】［清］

【类型】抄本

【藏馆】上海中医药大学图书馆

【存世情况】孤本

【备注】疑为稿本

0350 伤寒论折衷

【分类】伤寒金匮·伤寒论·发挥

【卷数】不分卷

【责任者】佚名

【年代】［清］

【类型】日本抄本

【藏馆】杭州图书馆

【存世情况】孤本

0351 太阳正治法

【分类】伤寒金匮·伤寒论·发挥

【卷数】不分卷（一册）

【责任者】佚名

【年代】［清］

【类型】抄本

【藏馆】上海图书馆

【存世情况】孤本

【备注】《总目》失载，今补。"上海图书
馆古籍目录"将其归入"诊断·脉经"
类，不妥

0352 伤寒六经标本杂抄

【分类】伤寒金匮·伤寒论·发挥

【卷数】不分卷

【责任者】佚名

【年代】1914 年

【类型】抄本

【藏馆】中国中医科学院图书馆

【存世情况】孤本

0353 伤寒心悟

【分类】伤寒金匮·伤寒论·发挥

【卷数】三卷

【责任者】杨福增编

【年代】1920 年

【类型】抄本

【藏馆】南京中医药大学图书馆

【存世情况】孤本

0354 伤寒求是注

【分类】伤寒金匮·伤寒论·发挥

【卷数】不分卷

【责任者】佚名

【年代】民国（1911—1928）

【类型】抄本

【藏馆】湖南图书馆

【存世情况】孤本

0355 伤寒论笔记

【分类】伤寒金匮·伤寒论·发挥

【卷数】不分卷（六册）

【责任者】范念慈编

【年代】1934 年

【类型】抄本

【藏馆】南京图书馆

【存世情况】孤本

0356 伤寒汇要

【分类】伤寒金匮·伤寒论·发挥

【卷数】不分卷

【责任者】佚名

【年代】1945 年

【类型】抄本

【藏馆】天津中医药大学图书馆

【存世情况】孤本

0357　伤寒述略

【分类】伤寒金匮·伤寒论·发挥

【卷数】不分卷

【责任者】佚名

【年代】民国

【类型】抄本

【藏馆】湖南图书馆

【存世情况】孤本

0358　伤寒指掌舌苔（附：伤寒诸汤）

【分类】伤寒金匮·伤寒论·发挥

【卷数】不分卷

【责任者】佚名

【年代】民国

【类型】抄本

【藏馆】河南中医药大学图书馆

【存世情况】孤本

0359　（秘传御选）伤寒三十六症（附：舌
　　　　图样）

【分类】伤寒金匮·伤寒论·发挥

【卷数】不分卷

【责任者】著者佚名；汪如垲抄

【年代】民国

【类型】抄本

【藏馆】广西壮族自治区桂林图书馆

【存世情况】孤本

0360　伤寒秘传

【分类】伤寒金匮·伤寒论·发挥

【卷数】不分卷

【责任者】佚名

【年代】民国

【类型】抄本

【藏馆】河北医科大学图书馆

【存世情况】孤本

0361　伤寒证治集

【分类】伤寒金匮·伤寒论·发挥

【卷数】不分卷

【责任者】佚名

【年代】民国

【类型】抄本

【藏馆】河北医科大学图书馆

【存世情况】孤本

0362　伤寒杂抄

【分类】伤寒金匮·伤寒论·发挥

【卷数】不分卷

【责任者】佚名

【年代】民国

【类型】抄本

【藏馆】湖南图书馆

【存世情况】孤本

0363　伤寒病学

【分类】伤寒金匮·伤寒论·发挥

【卷数】不分卷

【责任者】著者佚名；张俊三抄

【年代】民国

【类型】抄本

【藏馆】杭州图书馆

【存世情况】孤本

0364 伤寒摘髓

【分类】伤寒金匮·伤寒论·发挥

【卷数】不分卷

【责任者】王闻喜编

【年代】民国

【类型】抄本

【藏馆】苏州市中医医院图书馆

【存世情况】孤本

0365 伤寒论辨

【分类】伤寒金匮·伤寒论·发挥

【卷数】不分卷

【责任者】汪阊如编

【年代】民国

【类型】抄本

【藏馆】苏州大学图书馆

【存世情况】孤本

0366 伤寒指掌参

【分类】伤寒金匮·伤寒论·发挥

【卷数】不分卷（一册）

【责任者】沈来有编

【年代】民国

【类型】抄本

【藏馆】上海中医药大学图书馆

【存世情况】孤本

4. 方论

0367 伤寒方集注

【分类】伤寒金匮·伤寒论·方论

【卷数】不分卷

【责任者】〔清〕缪遵义（字方彦、宜亭，

号松心居士）编，管鼎（字象黄，号
凝斋）节录

【年代】清乾隆五十九年（1794）

【类型】稿本

【藏馆】中国中医科学院图书馆

【存世情况】孤本

0368 百一三方解

【分类】伤寒金匮·伤寒论·方论

【卷数】三卷

【责任者】〔清〕文通（字梦香）撰

【年代】清道光十四年（1834）

【类型】稿本

【藏馆】上海市医学会图书馆

【存世情况】后有同年刻本，以及道光十八
年（1838）长白文史家刻本

0369 伤寒论百十三方解略

【分类】伤寒金匮·伤寒论·方论

【卷数】六卷

【责任者】〔清〕杨希闵（字铁佣，一作钱
佣，号卧云）编

【年代】①清咸丰二年（1852）

②清

③据杨氏稿本抄，抄写年代不详

【类型】①稿本

②③抄本

【藏馆】①中国医学科学院北京协和医学院
医学信息研究所图书馆

②江西省图书馆

③中国中医科学院图书馆

【存世情况】稿本1部，抄本2部

【备注】②江西省图书馆藏本共二册，题名
"伤寒百十三方解略"

0370　金鉴伤寒论方

【分类】伤寒金匮·伤寒论·方论

【卷数】不分卷（一册）

【责任者】〔清〕陆懋修（字九芝，号江左
　　　　下工，又号林屋山人）撰

【年代】清同治五年（1866）

【类型】稿本

【藏馆】中国国家图书馆

【存世情况】孤本

【备注】《总目》书名作"金鉴伤寒方论"，
　　　　今按藏馆信息改正

0371　金镜内台方议

【分类】伤寒金匮·伤寒论·方论

【卷数】十二卷

【责任者】〔明〕许宏（字宗道）撰

【年代】原书成于明永乐二十年（1422）
　　　　①清初抄
　　　　②③④⑤抄写年代不详

【类型】抄本

【藏馆】①上海中医药大学图书馆
　　　　②中国科学院国家科学图书馆
　　　　③中国中医科学院图书馆
　　　　④上海辞书出版社图书馆
　　　　⑤安徽省图书馆

【存世情况】上海中医药大学图书馆所藏清
　　　　初抄本为该书最早存本，后有清乾隆五
　　　　十九年（1794）程永培心导楼刻本、日
　　　　本文政二年（1819）敬业乐群楼刻本、
　　　　日本文政四年（1821）刻本、顺宜堂刻
　　　　本等

【备注】①上海中医药大学图书馆藏本有章
　　　　太炎跋。
　　　　《总目》另载有苏州大学图书馆所

藏抄本及天津中医药大学所藏日本抄
本，经查未见

0372　伤寒方翼

【分类】伤寒金匮·伤寒论·方论

【卷数】不分卷

【责任者】〔清〕柯琴（字韵伯，号似峰）撰

【年代】原书成于清康熙十三年（1674）
　　　　①1920年抄
　　　　②抄写年代不详

【类型】抄本

【藏馆】①上海图书馆
　　　　②中国国家图书馆

【存世情况】抄本2部

【备注】①上海图书馆藏本共一册，题"赵
　　　　氏寿华轩抄本"

0373　伤寒方论

【分类】伤寒金匮·伤寒论·方论

【卷数】不分卷

【责任者】佚名

【年代】原书成于清早期（1732前）
　　　　抄写年代不详

【类型】抄本

【藏馆】中国中医科学院图书馆

【存世情况】孤本。后有1984年中医古籍
　　　　出版社出版的影印本

0374　伤寒论类方增注

【分类】伤寒金匮·伤寒论·方论

【卷数】不分卷（二册）

【责任者】〔清〕徐大椿（字灵胎，晚号洄
　　　　溪老人）编，汪宪奎增辑

【年代】原书成于清乾隆二十九年（1764）

民国时期增辑抄录

【类型】抄本

【藏馆】上海图书馆

【存世情况】孤本

0375　观症辨疑

【分类】伤寒金匮·伤寒论·方论

【卷数】不分卷

【责任者】〔日〕吉益猷（字修夫，号南
　　涯）撰；千叶寿助抄

【年代】日本天保二年（1831）

【类型】日本抄本

【藏馆】中国医学科学院北京协和医学院医
　　学信息研究所图书馆

【存世情况】孤本

0376　汉张仲景伤寒一百一十三方

【分类】伤寒金匮·伤寒论·方论

【卷数】不分卷（一册）

【责任者】著者佚名；糊涂道士抄

【年代】清末

【类型】抄本

【藏馆】中国国家图书馆

【存世情况】孤本

0377　太阳方

【分类】伤寒金匮·伤寒论·方论

【卷数】不分卷（一册）

【责任者】佚名

【年代】①清
　　②抄写年代不详

【类型】抄本

【藏馆】①中国国家图书馆
　　②陕西省中医药研究院陕西省中医

医院图书馆

【存世情况】抄本2部

0378　伤寒程约类方

【分类】伤寒金匮·伤寒论·方论

【卷数】不分卷

【责任者】〔清〕汪隽编

【年代】清

【类型】抄本

【藏馆】内蒙古图书馆

【存世情况】孤本

【备注】残本

0379　伤寒真诠方义

【分类】伤寒金匮·伤寒论·方论

【卷数】三卷

【责任者】佚名

【年代】民国

【类型】抄本

【藏馆】①中国科学院国家科学图书馆
　　　②天津中医药大学图书馆

【存世情况】抄本2部

0380　六经伤寒方

【分类】伤寒金匮·伤寒论·方论

【卷数】不分卷

【责任者】佚名

【年代】民国

【类型】抄本

【藏馆】广东省立中山图书馆

【存世情况】孤本

0381　伤寒论集方补注

【分类】伤寒金匮·伤寒论·方论

【卷数】不分卷（一册）

【责任者】佚名

【年代】民国

【类型】抄本

【藏馆】上海图书馆

【存世情况】孤本

0382 伤寒论医方集注摘录

【分类】伤寒金匮·伤寒论·方论

【卷数】不分卷

【责任者】林少鹤编

【年代】民国

【类型】抄本

【藏馆】中国中医科学院图书馆

【存世情况】孤本

【备注】广州六和印书馆抄本

5. 歌括图表

0383 伤寒捷诀

【分类】伤寒金匮·伤寒论·歌括图表

【卷数】不分卷（一册）

【责任者】〔清〕严宫方（字则庵）编；严宫方之孙（佚名）补注抄录

【年代】原书成于清康熙年间（1662—1722）
清康熙至乾隆年间（1722—1795）抄

【类型】抄本

【藏馆】上海辞书出版社图书馆

【存世情况】后被收入"珍本医书集成"

【备注】该本曾经裘吉生校改，作为"珍本图书集成"的底本。《总目》记载该书年代为 1908 年，依据不明，或为裘氏整理该书的年份

0384 伤寒心法要诀

【分类】伤寒金匮·伤寒论·歌括图表

【卷数】三卷

【责任者】〔清〕吴谦（字六吉）等编

【年代】原书成于清乾隆七年（1742）
①清抄
②③抄写年代不详

【类型】抄本

【藏馆】①中国中医科学院图书馆
②中国科学院国家科学图书馆
③内蒙古图书馆

【存世情况】另见于"（御纂）医宗金鉴"

【备注】②中国科学院国家科学图书馆藏本附"色脉要诀"。
此《伤寒心法要诀》即"（御纂）医宗金鉴"中《伤寒心法要诀》篇的节抄

0385 伤寒真方歌括

【分类】伤寒金匮·伤寒论·歌括图表

【卷数】六卷

【责任者】〔清〕陈念祖（字修园、良有，号慎修）撰

【年代】原书成于清嘉庆八年（1803）
①清道光二十一年（1841）抄
②③抄写年代不详

【类型】抄本

【藏馆】①安徽省图书馆
②中国中医科学院图书馆
③浙江省中医药研究院图书馆

【存世情况】①安徽省图书馆所藏清抄本为该书最早存本。
《总目》记载中国医学科学院北京协和医学院医学信息研究所图书馆有清道光二十八年（1848）陈庭梦抄本，经查未见。

该书后世刊刻本较多，如清咸丰九年（1859）三山林氏味根斋校刻本、清光绪元年（1875）南雅堂刻本、清光绪十五年（1889）上海江左书林刻本、清光绪十五年（1889）务本堂刻本、清光绪二十二年（1896）珍艺书局铅印本、1916年上海广益书局石印本等。其又见于"南雅堂医书全集""陈修园医书""陈修园先生晚余三书"等

0386　伤寒六经辨证歌括（附：医学要义歌括、校订温病提要正续编）

【分类】伤寒金匮·伤寒论·歌括图表

【卷数】不分卷（一册）

【责任者】〔清〕吴楚（字小山）撰，吴亨谦（字再山）补注

【年代】原书成于清光绪元年（1875）抄写年代不详

【类型】抄本

【藏馆】中国中医科学院图书馆

【存世情况】孤本

0387　伤寒直解辨证歌（附：四明心法）

【分类】伤寒金匮·伤寒论·歌括图表

【卷数】不分卷

【责任者】〔清〕薛承基（字公望，号性天）撰

【年代】原书成于清光绪早期（约1878）

　　①清傅钟敏抄

　　②清黄福申（字寿南，号沁梅）抄

【类型】抄本

【藏馆】①中国国家图书馆

　　②中国中医科学院图书馆

【存世情况】除抄本外，后有民国石印本，

题"张令韶伤寒直解辨证歌"。该内容又见于《南病别鉴》

【备注】①中国国家图书馆藏本共一册，题名"拟张令韶伤寒直解辨证歌"

0388　伤寒论脉证治歌

【分类】伤寒金匮·伤寒论·歌括图表

【卷数】不分卷

【责任者】佚名

【年代】〔清〕

【类型】抄本

【藏馆】中国中医科学院图书馆

【存世情况】孤本

0389　伤寒证论传经验舌图

【分类】伤寒金匮·伤寒论·歌括图表

【卷数】不分卷（一册）

【责任者】佚名

【年代】〔清〕

【类型】抄本

【藏馆】上海中医药大学图书馆

【存世情况】孤本

0390　伤寒万金歌

【分类】伤寒金匮·伤寒论·歌括图表

【卷数】不分卷

【责任者】佚名

【年代】〔清〕

【类型】抄本

【藏馆】湖南图书馆

【存世情况】孤本

0391　伤寒赋

【分类】伤寒金匮·伤寒论·歌括图表

【卷数】不分卷

【责任者】著者佚名；彭美扬抄

【年代】1935 年

【类型】抄本

【藏馆】湖南图书馆

【存世情况】孤本

【备注】2 篇

0392　伤寒简学

【分类】伤寒金匮·伤寒论·歌括图表

【卷数】不分卷

【责任者】周佑人撰

【年代】1937 年

【类型】抄本

【藏馆】中国中医科学院图书馆

【存世情况】孤本

0393　九芝先生伤寒选方类方表

【分类】伤寒金匮·伤寒论·歌括图表

【卷数】不分卷

【责任者】丘尼园老人辑注

【年代】民国（约 1937）

【类型】抄本

【藏馆】齐齐哈尔市图书馆

【存世情况】孤本

0394　伤寒万全歌

【分类】伤寒金匮·伤寒论·歌括图表

【卷数】不分卷（一册）

【责任者】佚名

【年代】民国（约 1937）

【类型】抄本

【藏馆】①上海图书馆

　　　　②上海中医药大学图书馆

【存世情况】抄本 2 部

【备注】①上海图书馆藏本题"济阳丁承伯抄"，附针灸穴名分寸歌

0395　伤寒赋（附：药性篇）

【分类】伤寒金匮·伤寒论·歌括图表

【卷数】不分卷

【责任者】炳焱珍编

【年代】1949 年

【类型】抄本

【藏馆】苏州市中医医院图书馆

【存世情况】孤本

0396　伤寒附翼表解

【分类】伤寒金匮·伤寒论·歌括图表

【卷数】不分卷

【责任者】郑文保编

【年代】民国

【类型】抄本

【藏馆】扬州市图书馆

【存世情况】孤本

6. 杂著

0397　伤寒得心录

【分类】伤寒金匮·伤寒论·杂著

【卷数】不分卷

【责任者】佚名

【年代】［清］

【类型】稿本

【藏馆】苏州大学图书馆

【存世情况】孤本

【备注】《总目》记载安徽中医药大学图书馆藏有同名抄本，经查未见

0398　伤寒杂记

【分类】伤寒金匮·伤寒论·杂著

【卷数】不分卷（六册）

【责任者】佚名

【年代】清初

【类型】抄本

【藏馆】上海辞书出版社图书馆

【存世情况】孤本

【备注】小李山房藏本

0399　张仲景用药分量考

【分类】伤寒金匮·伤寒论·杂著

【卷数】不分卷（一册）

【责任者】〔日〕源贞赖（又名平井义章、
　　平井贞赖）撰

【年代】原书成于日本宽政五年（1793）
　　抄写年代不详

【类型】抄本

【藏馆】浙江省中医药研究院图书馆

【存世情况】孤本

【备注】《总目》作者作"沅真赖"，似误。
　　该书应为〔日〕源贞赖所撰《古方分量
　　考》的另一抄本。《古方分量考》的最早
　　存本为日本宽政七年（1795）浪花书肆积
　　玉圃刻本，其抄本藏于浙江省中医药研究
　　院图书馆，又见于"皇汉医学丛书"

0400　伤寒论考

【分类】伤寒金匮·伤寒论·杂著

【卷数】不分卷

【责任者】〔日〕乾乾堂主人撰；〔日〕谷
　　其章（字元圭）抄

【年代】日本文政四年（1821）

【类型】日本抄本

【藏馆】中国中医科学院图书馆

【存世情况】孤本

0401　伤寒论考证

【分类】伤寒金匮·伤寒论·杂著

【卷数】不分卷

【责任者】佚名

【年代】民国

【类型】抄本

【藏馆】中国科学院国家科学图书馆

【存世情况】孤本

0402　伤寒纲领

【分类】伤寒金匮·伤寒论·杂著

【卷数】不分卷

【责任者】佚名

【年代】民国

【类型】抄本

【藏馆】①上海中医药大学图书馆
　　②苏州大学图书馆

【存世情况】抄本2部

0403　伤寒诸病杂论

【分类】伤寒金匮·伤寒论·杂著

【卷数】不分卷（一册）

【责任者】佚名

【年代】民国

【类型】抄本

【藏馆】上海图书馆

【存世情况】孤本

0404　伤寒论记闻

【分类】伤寒金匮·伤寒论·杂著

【卷数】不分卷

【责任者】佚名

【年代】民国

【类型】日本抄本

【藏馆】生命科学图书馆

【存世情况】孤本

（三）金匮要略

1. 本文、注释

0405　金匮要略发明

【分类】伤寒金匮·金匮要略·本文、注释

【卷数】二卷

【责任者】〔清〕周泗斋撰

【年代】清乾隆年间（1736—1795）

【类型】稿本

【藏馆】湖南图书馆

【存世情况】孤本

0406　闽省陈修园先生金匮要略浅注摘要
（又名金匮要略浅注摘要）

【分类】伤寒金匮·金匮要略·本文、注释

【卷数】不分卷（一册）

【责任者】〔清〕黄子言编

【年代】清嘉庆八年（1803）

【类型】稿本

【藏馆】上海中医药大学图书馆

【存世情况】孤本

【备注】黄子言编有《闽省陈修园先生伤寒
论浅注条论摘要》《闽省陈修园先生金
匮要略浅注摘要》二书，二书皆为朱丝
栏本，格式、字迹、用纸一致

0407　（新编）金匮要略集注

【分类】伤寒金匮·金匮要略·本文、注释

【卷数】不分卷

【责任者】〔日〕山田业广（字士勤，号椿
庭）编

【年代】日本安政五年（1858）

【类型】稿本

【藏馆】中国中医科学院图书馆

【存世情况】孤本

0408　高注金匮要略

【分类】伤寒金匮·金匮要略·本文、注释

【卷数】不分卷

【责任者】〔清〕高学山（字汉峙）编

【年代】①约成于清同治十一年（1872）
②③抄写年代不详

【类型】①稿本
②③抄本

【藏馆】①②中国中医科学院图书馆
③内蒙古医科大学图书馆

【存世情况】稿本1部，抄本2部。另有
2015年中国中医药出版社出版的整理
排印本

【备注】①中国中医科学院图书馆所藏稿本
为残本，存十册。
②中国中医科学院图书馆所藏抄本
共一册，《总目》失载，今补。
③内蒙古医科大学图书馆所藏抄本
共八册，题二十五卷。
《总目》另载有中国人民解放军医
学图书馆所藏抄本，经查未见

0409　金匮讲义

【分类】伤寒金匮·金匮要略·本文、注释

【卷数】不分卷

【责任者】佚名

【年代】民国

【类型】稿本

【藏馆】广东省立中山图书馆

【存世情况】孤本

【备注】残本

0410　金匮要略方

【分类】伤寒金匮·金匮要略·本文、注释

【卷数】三卷（二册）

【责任者】〔汉〕张机（字仲景）撰，〔晋〕
　　　王熙（字叔和）集，〔宋〕林亿校；
　　　〔明〕吴迁抄

【年代】明洪武二十八年（1395）

【类型】抄本

【藏馆】上海图书馆

【存世情况】《金匮要略》的最早存本为元
　　　后至元六年（1340）邓珍序刻本，后刊
　　　印抄写诸本较多。该本在2011年由上
　　　海科学技术文献出版社影印出版，名
　　　"明洪武钞本金匮要略方"。该书还有
　　　2019年上海科学技术文献出版社"上
　　　海图书馆藏中医稿抄本丛刊"收录的影
　　　印本

【备注】该本所据底本为北宋绍圣三年
　　　（1096）国子监刊印小字本。该本被收
　　　入《国家珍贵古籍名录》

0411　金匮方论衍义

【分类】伤寒金匮·金匮要略·本文、注释

【卷数】三卷

【责任者】〔元〕赵以德（字良仁）撰

【年代】原书成于元至正二十八年，即明洪
　　　武元年（1368）
　　　　①清同治十二年（1873）抄

②清抄

③抄写年代不详

【类型】抄本

【藏馆】①中国中医科学院图书馆
　　　②杭州图书馆
　　　③中国科学院国家科学图书馆

【存世情况】抄本3部

0412　金匮要略正义（又名金匮读本）

【分类】伤寒金匮·金匮要略·本文、注释

【卷数】二卷（二册）

【责任者】〔清〕朱光被（字峻明）撰；
　　　〔日〕丹波元胤（字奕禧、绍翁，号柳
　　　沂）整理

【年代】日本文化二年（1805）

【类型】日本抄本

【藏馆】上海中医药大学图书馆

【存世情况】另有日本跻寿馆铅印本、1936
　　　年上海仁庵学舍铅印本，又见于"仁庵
　　　医学丛书"

【备注】据书后跋语，该书为丹波元胤整理
　　　后命弟子抄录而成

0413　金匮节录注解（又名抄本金匮）

【分类】伤寒金匮·金匮要略·本文、注释

【卷数】不分卷

【责任者】佚名

【年代】原书成于清同治十三年（1874）
　　　抄写年代不详

【类型】抄本

【藏馆】中国中医科学院图书馆

【存世情况】孤本

0414　金匮要略阙疑

【分类】伤寒金匮·金匮要略·本文、注释

【卷数】二卷

【责任者】〔清〕叶霖（字子雨，号石林旧
隐）撰

【年代】原书成于清光绪二十一年（1895）
①清抄
②③④抄写年代不详

【类型】抄本

【藏馆】①长春中医药大学图书馆
②中国中医科学院图书馆
③浙江中医药大学图书馆
④浙江省中医药研究院图书馆

【存世情况】《总目》记存抄本6部，今查
见4部

【备注】④浙江省中医药研究院图书馆藏本
题"1981年汪芬泰州古籍书店精抄本"

0415　济世元真金匮全部解义先圣遗范

【分类】伤寒金匮·金匮要略·本文、注释

【卷数】四卷

【责任者】〔清〕凭虚子（字中台）撰

【年代】清宣统二年（1910）

【类型】抄本

【藏馆】辽宁中医药大学图书馆

【存世情况】孤本

【备注】《总目》记为抄本，藏馆信息记为
"清代抄本（稿本?）"

0416　金匮要略阐义

【分类】伤寒金匮·金匮要略·本文、注释

【卷数】二十五卷（十册）

【责任者】〔清〕汪近垣编

【年代】〔清〕

【类型】抄本

【藏馆】南京图书馆

【存世情况】孤本

0417　金匮要略读本

【分类】伤寒金匮·金匮要略·本文、注释

【卷数】不分卷（二册）

【责任者】〔汉〕张机（字仲景）原撰，
〔清〕李保常编

【年代】〔清〕

【类型】节抄本

【藏馆】中国中医科学院图书馆

【存世情况】孤本

0418　金匮直解

【分类】伤寒金匮·金匮要略·本文、注释

【卷数】不分卷

【责任者】佚名

【年代】〔清〕

【类型】抄本

【藏馆】北京中医药大学图书馆

【存世情况】孤本

0419　金匮原文

【分类】伤寒金匮·金匮要略·本文、注释

【卷数】不分卷

【责任者】佚名

【年代】〔清〕

【类型】抄本

【藏馆】生命科学图书馆

【存世情况】孤本

0420　金匮讲义

【分类】伤寒金匮·金匮要略·本文、注释

【卷数】不分卷（二册）

【责任者】程门雪（又名振辉，字九如，号

壶公）编，黄文东（字蔚春）增订

【年代】1940 年

【类型】抄本

【藏馆】上海中医药大学图书馆

【存世情况】孤本

【备注】民国时期同名书籍较多，如李光策、胡镜文、骆晴晖、杨叔澄、时逸人、程门雪等编有铅印本、石印本、油印本多部。程门雪所编《金匮讲义》最早有 1939 年上海中医学院油印本，后经黄文东增订抄写为该本

0421　金匮原文歌括

【分类】伤寒金匮·金匮要略·本文、注释

【卷数】不分卷

【责任者】姜子敬编

【年代】民国

【类型】抄本

【藏馆】浙江中医药大学图书馆

【存世情况】孤本

2. 发挥

0422　杂病六气分治辨论

【分类】伤寒金匮·金匮要略·发挥

【卷数】十卷（四册）

【责任者】〔清〕洪瞻陛（字子升，号雨芗）撰

【年代】清咸丰四年（1854）

【类型】稿本

【藏馆】上海图书馆

【存世情况】孤本。另有 2019 年上海科学技术文献出版社"上海图书馆藏中医稿抄本丛刊"收录的影印本

【备注】卷首有残缺。《总目》失载，今补

0423　金匮要略札记

【分类】伤寒金匮·金匮要略·发挥

【卷数】不分卷

【责任者】〔日〕山田业广（字士勤，号椿庭）撰

【年代】日本安政五年（1858）

【类型】稿本

【藏馆】中国中医科学院图书馆

【存世情况】孤本

0424　金匮新编

【分类】伤寒金匮·金匮要略·发挥

【卷数】九卷

【责任者】谢壶隐撰

【年代】民国

【类型】稿本

【藏馆】江西省图书馆

【存世情况】孤本

0425　金匮要略纂要（又名张仲景金匮要略纂要）

【分类】伤寒金匮·金匮要略·发挥

【卷数】不分卷（一册）

【责任者】著者佚名；〔清〕雪渔抄

【年代】清乾隆元年（1736）

【类型】抄本

【藏馆】上海图书馆

【存世情况】孤本。另有 2019 年上海科学技术文献出版社"上海图书馆藏中医稿抄本丛刊"收录的影印本

0426　金匮要略集成

【分类】伤寒金匮·金匮要略·发挥

【卷数】三卷

【责任者】〔日〕山田正珍（字宗俊，号图
　　南）撰

【年代】原书成于日本宽政元年（1789）
　　日本文久元年（1861）抄

【类型】日本抄本

【藏馆】中国中医科学院图书馆

【存世情况】孤本

【备注】平安广济堂抄本

0427　金匮要略约说

【分类】伤寒金匮·金匮要略·发挥

【卷数】三卷

【责任者】〔日〕谷其章（字元圭）撰

【年代】日本文政十二年（1829）

【类型】日本抄本

【藏馆】北京大学图书馆

【存世情况】孤本

【备注】赤山堂抄本

0428　诸证灵犀

【分类】伤寒金匮·金匮要略·发挥

【卷数】二卷

【责任者】〔清〕陈蔚山编

【年代】清咸丰十一年（1861）

【类型】抄本

【藏馆】中国人民解放军医学图书馆

【存世情况】孤本

0429　金匮平脉辨脉汇编

【分类】伤寒金匮·金匮要略·发挥

【卷数】不分卷

【责任者】〔清〕王介庵编

【年代】原书成于清光绪十年（1884）
　　清抄

【类型】抄本

【藏馆】中国中医科学院图书馆

【存世情况】孤本

0430　伤寒杂病论金匮指归（又名金匮指归）

【分类】伤寒金匮·金匮要略·发挥

【卷数】十卷

【责任者】〔清〕戈颂平（字直哉）撰

【年代】原书成于清光绪十一年（1885）
　　抄写年代均不详

【类型】抄本

【藏馆】①中国科学院国家科学图书馆
　　②上海图书馆
　　③内蒙古医科大学图书馆
　　④长春中医药大学图书馆

【存世情况】抄本4部。另见于"戈氏医学
　　丛书"

【备注】①中国科学院国家科学图书馆藏
　　本，《总目》失载，今补。
　　②上海图书馆藏本（十册）缺第
　　十卷。
　　③内蒙古医科大学图书馆藏本为四
　　卷残本

0431　金匮原理论（又名金匮原理编）

【分类】伤寒金匮·金匮要略·发挥

【卷数】不分卷（一册）

【责任者】〔清〕汪广集注

【年代】清

【类型】抄本

【藏馆】中国科学院国家科学图书馆

【存世情况】孤本

0432　金匮类补

【分类】伤寒金匮·金匮要略·发挥

【卷数】二十二卷

【责任者】〔清〕王霖（字新之）编

【年代】清

【类型】抄本

【藏馆】苏州市中医医院图书馆

【存世情况】孤本

【备注】留耕堂抄本

0433　金匮论丛

【分类】伤寒金匮·金匮要略·发挥

【卷数】不分卷

【责任者】佚名

【年代】1915 年

【类型】抄本

【藏馆】中国中医科学院图书馆

【存世情况】孤本

0434　金匮要略精义

【分类】伤寒金匮·金匮要略·发挥

【卷数】不分卷

【责任者】〔日〕吉义顺撰

【年代】民国（约 1925）

【类型】日本抄本

【藏馆】①中国医学科学院北京协和医学院
医学信息研究所图书馆
②上海市医学会图书馆

【存世情况】抄本 2 部

0435　金匮条例解释

【分类】伤寒金匮·金匮要略·发挥

【卷数】不分卷（一册）

【责任者】著者佚名；野农主人抄

【年代】民国

【类型】抄本

【藏馆】上海中医药大学图书馆

【存世情况】孤本

3. 方论

0436　金匮百七十五方解略

【分类】伤寒金匮·金匮要略·方论

【卷数】六卷

【责任者】〔清〕杨希闵（字铁佣，一作钱
佣，号卧云）编

【年代】清咸丰二年（1852）

【类型】稿本

【藏馆】中国医学科学院北京协和医学院医
学信息研究所图书馆

【存世情况】孤本

0437　金匮玉函要略方解

【分类】伤寒金匮·金匮要略·方论

【卷数】不分卷

【责任者】佚名

【年代】民国

【类型】日本抄本

【藏馆】中国医学科学院北京协和医学院医
学信息研究所图书馆

【存世情况】孤本

0438　金匮要略方集注

【分类】伤寒金匮·金匮要略·方论

【卷数】不分卷（一册）

【责任者】佚名

【年代】民国

【类型】抄本

【藏馆】南京图书馆

【存世情况】孤本

4. 歌括

0439　金匮方歌

【分类】伤寒金匮·金匮要略·歌括

【卷数】三卷

【责任者】〔清〕熊家骥（字兰亭）述，李蓉墀辑

【年代】清

【类型】抄本

【藏馆】陕西中医药大学图书馆

【存世情况】孤本

0440　金匮方歌

【分类】伤寒金匮·金匮要略·歌括

【卷数】不分卷

【责任者】佚名

【年代】〔清〕

【类型】抄本

【藏馆】①中国中医科学院图书馆
　　　　②上海中医药大学图书馆
　　　　③广西壮族自治区图书馆

【存世情况】抄本 3 部

0441　金匮摘要积歌

【分类】伤寒金匮·金匮要略·歌括

【卷数】不分卷

【责任者】佚名

【年代】民国

【类型】抄本

【藏馆】湖南图书馆

【存世情况】孤本

四、诊 法

（一）诊法通论

0442　辨证

【分类】诊法·诊法通论

【卷数】十卷

【责任者】〔宋〕彭叔夏撰

【年代】原书成于宋

　　　　清康熙年间（1662—1722）抄

【类型】抄本

【藏馆】故宫博物院图书馆

【存世情况】孤本

【备注】馆藏目录题"清康熙内府抄本"。
　　　　《总目》失载，今补。另有中国国家图
　　　　书馆所藏同名清抄本一卷

0443　脉症传授心法

【分类】诊法·诊法通论

【卷数】不分卷

【责任者】〔明〕吴景隆撰

【年代】原书成于明弘治五年（1492）
　　　　据日本江户初期写本复制

【类型】写本复制本

【藏馆】中国中医科学院图书馆

【存世情况】孤本

0444　诊断治要

【分类】诊法·诊法通论

【卷数】不分卷

【责任者】原题〔明〕龚廷贤（字子才，

号云林）撰

【年代】原书成于明万历年间（约1581）
　　　　抄写年代不详

【类型】抄本

【藏馆】云南省图书馆

【存世情况】孤本

0445　诊法集成

【分类】诊法·诊法通论

【卷数】三卷（三册）

【责任者】〔清〕沈李龙（字云将）编

【年代】原书成于清康熙三十年（1691）
　　　　抄写年代不详

【类型】抄本

【藏馆】南京图书馆

【存世情况】孤本

0446　（编辑）四诊心法要诀

【分类】诊法·诊法通论

【卷数】二卷

【责任者】〔清〕吴谦（字六吉）等撰

【年代】原书成于清乾隆七年（1742）
　　　　①清李念慈抄
　　　　②清抄
　　　　③④⑤⑥⑦抄写年代不详

【类型】抄本

【藏馆】①上海图书馆
　　　　②辽宁中医药大学图书馆
　　　　③中国中医科学院图书馆
　　　　④河北医科大学图书馆
　　　　⑤江西中医药大学图书馆
　　　　⑥广东省立中山图书馆
　　　　⑦陕西省图书馆

【存世情况】另见于"（御纂）医宗金鉴"

【备注】⑦陕西省图书馆藏本,《总目》失
　　载,今补。
　　　　该书内容即"(御纂)医宗金鉴"
　　卷三十四《四诊心法要诀》

0447　辨证

【分类】诊法·诊法通论
【卷数】不分卷
【责任者】〔清〕王念孙(字怀祖,自号石
　　臞,一作石渠)撰,〔清〕李璋煜(字
　　方赤,一字礼南,号月汀)辑
【年代】原书成于清道光至咸丰年间
　　(1821—1861)
　　　　抄写年代不详
【类型】抄本
【藏馆】中国国家图书馆
【存世情况】孤本
【备注】《总目》失载,今补。
　　　　另有故宫博物院图书馆所藏同名清
　　康熙内府抄本十卷

0448　四诊歌括

【分类】诊法·诊法通论
【卷数】不分卷(一册)
【责任者】〔清〕万青藜(字文甫,号照斋)撰
【年代】原书成于清道光年间(约1833)
　　　　①清光绪九年(1883)抄
　　　　②抄写年代不详
【类型】抄本
【藏馆】①中国国家图书馆
　　　　②中国科学院国家科学图书馆
【存世情况】抄本2部

0449　慈航集要

【分类】诊法·诊法通论

【卷数】二卷
【责任者】〔清〕方略(字南薰)撰;唐济
　　时(字成之,号求是庐主人)抄
【年代】原书成于清道光年间(约1844)
　　　　1922年抄
【类型】抄本
【藏馆】中国中医科学院图书馆
【存世情况】孤本

0450　医学心领

【分类】诊法·诊法通论
【卷数】不分卷(一册)
【责任者】佚名
【年代】清光绪十八年(1892)
【类型】抄本
【藏馆】中国中医科学院图书馆
【存世情况】孤本
【备注】小墨仙馆抄本

0451　诊断举要

【分类】诊法·诊法通论
【卷数】不分卷
【责任者】佚名
【年代】原书成于清末(约1908)
　　　　抄写年代不详
【类型】抄本
【藏馆】中国中医科学院图书馆
【存世情况】孤本

0452　诊法丛抄

【分类】诊法·诊法通论
【卷数】不分卷
【责任者】〔清〕清和堂辑
【年代】清宣统二年(1910)

【类型】抄本

【藏馆】中国中医科学院图书馆

【存世情况】孤本

【备注】清和堂抄本

0453 四诊精义

【分类】诊法·诊法通论

【卷数】不分卷（一册）

【责任者】〔清〕姜勋阁撰

【年代】清末

【类型】抄本

【藏馆】中国国家图书馆

【存世情况】孤本

0454 医辨透宗

【分类】诊法·诊法通论

【卷数】不分卷（一册）

【责任者】〔清〕杨壬锡（字忍仙）撰

【年代】清

【类型】抄本

【藏馆】①长春中医药大学图书馆

②上海中医药大学图书馆

【存世情况】抄本2部

【备注】①长春中医药大学图书馆藏本共一
函六册，责任者照录为"杨钊畅生著"。

②上海中医药大学藏本共一册

0455 诊治圆机歌括（附：诸方一卷）

【分类】诊法·诊法通论

【卷数】三卷（附一卷）（二册）

【责任者】佚名

【年代】〔清〕

【类型】抄本

【藏馆】上海中医药大学图书馆

【存世情况】孤本

【备注】残本

0456 医理撮要

【分类】诊法·诊法通论

【卷数】不分卷

【责任者】佚名

【年代】〔清〕

【类型】抄本

【藏馆】中国中医科学院图书馆

【存世情况】孤本

【备注】医隐庐朱丝栏抄本

0457 辨症录

【分类】诊法·诊法通论

【卷数】二卷

【责任者】佚名

【年代】清末

【类型】抄本

【藏馆】①上海中医药大学图书馆

②广东省立中山图书馆

【存世情况】抄本2部

【备注】①上海中医药大学图书馆藏本共
二册。

《总目》书名作"辨症"

0458 四诊

【分类】诊法·诊法通论

【卷数】不分卷（一册）

【责任者】佚名

【年代】民国（约1912）

【类型】抄本

【藏馆】①天津中医药大学图书馆

②上海图书馆

【存世情况】抄本 2 部

0459　诊法杂抄

【分类】诊法·诊法通论

【卷数】不分卷

【责任者】佚名

【年代】1915 年

【类型】抄本

【藏馆】中国中医科学院图书馆

【存世情况】孤本

0460　辨证大纲

【分类】诊法·诊法通论

【卷数】不分卷

【责任者】佚名

【年代】民国（约 1925）

【类型】抄本

【藏馆】中国中医科学院图书馆

【存世情况】孤本

0461　诊断汇要

【分类】诊法·诊法通论

【卷数】不分卷

【责任者】丁福保（字仲祜，号畴隐居士）

　　撰，袁树珊摘录

【年代】1939 年

【类型】抄本

【藏馆】镇江市图书馆

【存世情况】孤本

0462　诊法（附：诊法杂要）

【分类】诊法·诊法通论

【卷数】三卷（二册）

【责任者】佚名

【年代】民国

【类型】抄本

【藏馆】上海中医药大学图书馆

【存世情况】孤本

0463　临证指南

【分类】诊法·诊法通论

【卷数】不分卷（二册）

【责任者】佚名

【年代】民国

【类型】抄本

【藏馆】上海中医药大学图书馆

【存世情况】孤本

0464　临诊录

【分类】诊法·诊法通论

【卷数】不分卷（一册）

【责任者】梅天雄撰

【年代】民国

【类型】抄本

【藏馆】上海中医药大学图书馆

【存世情况】孤本

0465　医病正主

【分类】诊法·诊法通论

【卷数】不分卷（一册）

【责任者】著者佚名；苑林抄

【年代】民国

【类型】抄本

【藏馆】上海中医药大学图书馆

【存世情况】孤本

0466　四诊辑要

【分类】诊法·诊法通论

【卷数】不分卷

【责任者】佚名

【年代】民国

【类型】抄本

【藏馆】浙江省中医药研究院图书馆

【存世情况】孤本

0467　脉舌举要

【分类】诊法·诊法通论

【卷数】不分卷

【责任者】佚名

【年代】民国

【类型】抄本

【藏馆】云南省图书馆

【存世情况】孤本

0468　诊脉歌舌鉴

【分类】诊法·诊法通论

【卷数】不分卷

【责任者】佚名

【年代】民国

【类型】抄本

【藏馆】广西壮族自治区图书馆

【存世情况】孤本

【备注】《总目》原归入"脉诊·脉诀"类，现据内容归入"诊法·诊法通论"类

（二）脉　诊

1. 脉经

0469　脉经辑要

【分类】诊法·脉诊·脉经

【卷数】不分卷、首图一卷

【责任者】〔明〕张三锡（字叔承，一作叔永，号嗣泉）辑；〔清〕毛绥寿抄

【年代】原书成于明晚期（约1609）清抄

【类型】抄本

【藏馆】上海图书馆

【存世情况】孤本

2. 脉诀

0470　四言脉法

【分类】诊法·脉诊·脉诀

【卷数】不分卷（一册）

【责任者】贡钺撰

【年代】1900年

【类型】稿本

【藏馆】中国中医科学院图书馆

【存世情况】孤本

【备注】《总目》题名"四言脉法全书"，著者佚名

0471　紫虚崔真人脉诀秘旨（附：玄白子西原正派脉诀、玄白子相类脉诀、玄白子诊脉八段锦、脉法微旨、严三点脉法）

【分类】诊法·脉诊·脉诀

【卷数】不分卷

【责任者】〔宋〕崔嘉彦（字希范，号紫虚道人）撰

【年代】原书成于南宋初期（约1190）

①明嘉靖三十七年（1558）汝南周子抄

②据日本宽政三年（1791）多纪元简跋抄本复制

【类型】①抄本

②抄本复制本

【藏馆】①②中国中医科学院图书馆

【存世情况】另见于清佚名辑"脉书八种"，该书存抄本，藏于中国中医科学院图书馆

【备注】①据藏馆信息，明抄本为"汝南周氏小雅亭抄本"，卷末题"脉法捷要"。

②抄本复制本卷末题"脉法撮要"

0472　复真刘三点先生脉诀（又名刘三点脉诀、脉诀理玄秘要）

【分类】诊法·脉诊·脉诀

【卷数】不分卷

【责任者】〔宋〕刘开（字立之，号三点、复真先生）撰

【年代】原书成于南宋嘉熙年间（1237—1240）

①明抄

②清乾隆二十八年（1763）王鸿溪抄

【类型】抄本

【藏馆】①中国国家图书馆

②中国中医科学院图书馆

【存世情况】有据明嘉靖二十六年朝鲜刻本复制的版本，另见于"医要集览"

【备注】①中国国家图书馆藏明抄本，《总目》失载，今补。

另有经清人删定的同名清抄本

0473　脉诀精选

【分类】诊法·脉诊·脉诀

【卷数】二卷（一册）

【责任者】原题〔明〕吴昆（字山甫，号鹤皋山人，又号参黄子）述

【年代】原书成于明

清末抄

【类型】抄本

【藏馆】上海图书馆

【存世情况】孤本

0474　脉诀炬灯

【分类】诊法·脉诊·脉诀

【卷数】二卷

【责任者】〔明〕顾逢伯（字君升，号友七散人）撰

【年代】原书成于明末（约1630）

抄写年代不详

【类型】抄本

【藏馆】北京中医药大学图书馆

【存世情况】孤本

0475　四言脉诀

【分类】诊法·脉诊·脉诀

【卷数】不分卷（一册）

【责任者】原题〔明〕李中梓（字士材，号念莪、尽凡居士）撰

【年代】原书成于明崇祯十年（1637）

①清光绪七年（1881）抄

②抄写年代不详

【类型】抄本

【藏馆】①黑龙江中医药大学图书馆

②广东省立中山图书馆

【存世情况】多部同名书籍

【备注】《总目》失载，今补。内容同李中梓《医宗必读》卷二《新著四言脉诀》

0476　脉诀纂要

【分类】诊法·脉诊·脉诀

【卷数】不分卷

【责任者】〔清〕冯兆张（字楚瞻）撰

【年代】原书成于清前期（约1694）

抄写年代不详

【类型】抄本

【藏馆】江西中医药大学图书馆

【存世情况】另见于"冯氏锦囊秘录"

0477　脉诀阶梯选要

【分类】诊法·脉诊·脉诀

【卷数】不分卷

【责任者】〔清〕邵柏（字字鹤）编

【年代】清康熙五十九年（1720）

【类型】抄本

【藏馆】江西中医药大学图书馆

【存世情况】孤本

0478　脉诀合参

【分类】诊法·脉诊·脉诀

【卷数】不分卷

【责任者】佚名

【年代】原书成于清乾隆二年（1737）

清抄

【类型】抄本

【藏馆】广西壮族自治区桂林图书馆

【存世情况】孤本

0479　脉诀总论

【分类】诊法·脉诊·脉诀

【卷数】不分卷（一册）

【责任者】佚名

【年代】①清乾隆十年（1745）燕德吴

氏抄

②抄写年代不详

【类型】抄本

【藏馆】①黑龙江中医药大学图书馆

②南京图书馆

【存世情况】抄本2部

0480　医级脉诀

【分类】诊法·脉诊·脉诀

【卷数】不分卷（一册）

【责任者】〔清〕董西园（字魏如）撰

【年代】原书成于清乾隆四十年（1775）

清抄

【类型】抄本

【藏馆】上海图书馆

【存世情况】孤本

0481　脉诀引方论证

【分类】诊法·脉诊·脉诀

【卷数】不分卷（一册）

【责任者】〔清〕王丙（字朴庄，号绳林）撰

【年代】原书成于清乾隆年间（约1794）

清末抄

【类型】抄本

【藏馆】中国国家图书馆

【存世情况】孤本

0482　脉诀提要

【分类】诊法·脉诊·脉诀

【卷数】二卷（四册）

【责任者】佚名

【年代】原书成于清乾隆年间（1736—1795）

1940年抄

【类型】抄本

【藏馆】南京图书馆

【存世情况】孤本

【备注】隐庐抄本。《总目》记载山东省图
　　书馆藏有清乾隆抄本，并附《药性赋》
　　二卷，经查未见

0483　脉诀真传

【分类】诊法·脉诊·脉诀

【卷数】不分卷（一册）

【责任者】原题〔清〕陈念祖（字修园、
　　良有，号慎修）编

【年代】原书成于清道光十年（1830）
　　抄写年代不详

【类型】抄本

【藏馆】上海中医药大学图书馆

【存世情况】孤本

0484　脉诀条辨

【分类】诊法·脉诊·脉诀

【卷数】二卷（四册）

【责任者】〔清〕夏政（字拙齐，号秉钧）撰

【年代】原书成于清道光二十八年（1848）
　　抄写年代不详

【类型】抄本

【藏馆】上海市医学会图书馆

【存世情况】孤本

【备注】该本原题"鸿飞冯（仁俗）庭波
　　氏抄"，有清嘉庆十七年（1812）歙西
　　郑清岩序和清道光二十八年（1848）绩
　　溪邵伯营跋

0485　四言脉诀
　　药性赋

【分类】诊法·脉诊·脉诀

【卷数】不分卷（一册）

【责任者】〔清〕何其伟（字韦人，又字书

田，晚号竹䇹山人）撰

【年代】原书约成于清道光年间（1821—
　　1850）
　　清抄

【类型】抄本

【藏馆】中国中医科学院图书馆

【存世情况】孤本

0486　朱氏脉诀

【分类】诊法·脉诊·脉诀

【卷数】不分卷

【责任者】〔清〕朱铭石（字阁书）撰

【年代】原书成于清同治十三年（1874）
　　清抄

【类型】抄本

【藏馆】苏州图书馆

【存世情况】孤本

0487　脉诀乳海

【分类】诊法·脉诊·脉诀

【卷数】六卷

【责任者】〔清〕王邦傅撰，叶霖（字子
　　雨，号石林旧隐）参订

【年代】原书成于清光绪十七年（1891）
　　抄写年代均不详

【类型】抄本

【藏馆】①北京大学图书馆
　　　　②上海市医学会图书馆

【存世情况】后收入"珍本医书集成"

0488　脉诀杂录

【分类】诊法·脉诊·脉诀

【卷数】不分卷（二册）

【责任者】著者佚名；冯会昌抄

【年代】清光绪三十年（1904）

【类型】抄本

【藏馆】中国中医科学院图书馆

【存世情况】孤本

0489　脉经歌括

【分类】诊法·脉诊·脉诀

【卷数】不分卷（一册）

【责任者】佚名

【年代】原书成于清宣统元年（1909）
　　　　清宣统三年（1911）抄

【类型】抄本

【藏馆】中国中医科学院图书馆

【存世情况】孤本

0490　脉诀须知

【分类】诊法·脉诊·脉诀

【卷数】不分卷

【责任者】佚名

【年代】清宣统二年（1910）

【类型】抄本

【藏馆】成都中医药大学图书馆

【存世情况】孤本

0491　脉诊歌诀

【分类】诊法·脉诊·脉诀

【卷数】不分卷（一册）

【责任者】佚名

【年代】清末

【类型】抄本

【藏馆】中国中医科学院图书馆

【存世情况】孤本

0492　脉诀

【分类】诊法·脉诊·脉诀

【卷数】不分卷

【责任者】佚名

【年代】原书成于清末
　　　　①清晓墀抄
　　　　②③清抄
　　　　④⑤抄写年代不详

【类型】抄本

【藏馆】①南京图书馆
　　　　②苏州图书馆
　　　　③上海图书馆
　　　　④黑龙江中医药大学图书馆
　　　　⑤广东省立中山图书馆

【存世情况】该书仅见抄本。后有2019年
　　　　上海科学技术文献出版社"上海图书馆
　　　　藏中医稿抄本丛刊"收录的影印本

【备注】⑤广东省立中山图书馆藏本附伤寒
　　　　治例

0493　通微脉诀

【分类】诊法·脉诊·脉诀

【卷数】不分卷

【责任者】〔清〕李裕达（字子通）撰；李
　　　　宏道抄

【年代】原书成于清宣统三年（1911）
　　　　1926年抄

【类型】抄本

【藏馆】①云南省图书馆
　　　　②云南中医药大学图书馆

【存世情况】抄本2部

0494　辨难大成脉诀附撼全录

【分类】诊法·脉诊·脉诀

【卷数】不分卷

【责任者】〔清〕庞志先编

【年代】原书成于清
　　　　民国抄

【类型】抄本

【藏馆】首都图书馆

【存世情况】孤本

0495　脉诀象形

【分类】诊法·脉诊·脉诀

【卷数】不分卷（一册）

【责任者】佚名

【年代】原书成于清
　　　　民国抄

【类型】抄本

【藏馆】上海图书馆

【存世情况】孤本

【备注】题"安吴洪氏春晖草堂抄本"

0496　刘三点脉诀

【分类】诊法·脉诊·脉诀

【卷数】不分卷

【责任者】〔宋〕刘开（字立之，号三点、
　　　　复真先生）原撰，〔清〕范歆删定

【年代】清

【类型】抄本

【藏馆】浙江图书馆

【存世情况】孤本

【备注】同名传本较多

0497　新著四言脉诀

【分类】诊法·脉诊·脉诀

【卷数】不分卷（一册）

【责任者】佚名

【年代】清

【类型】抄本

【藏馆】中国中医科学院图书馆

【存世情况】孤本

【备注】疑即李中梓《医宗必读》卷二
　　　　《新著四言脉诀》的摘抄。参见前《四
　　　　言脉诀》

0498　四言脉诀

【分类】诊法·脉诊·脉诀

【卷数】不分卷

【责任者】佚名

【年代】清

【类型】抄本

【藏馆】①首都图书馆
　　　　②吉林省图书馆
　　　　③绍兴图书馆

【存世情况】抄本3部

【备注】①首都图书馆藏本题"〔清〕李涵
　　　　虚述"。
　　　　《总目》皆失载，今补。
　　　　该书同名而内容类似者较多

0499　脉诀歌括

【分类】诊法·脉诊·脉诀

【卷数】不分卷

【责任者】〔清〕黄序（字六苍）原撰，马
　　　　觉编

【年代】清

【类型】抄本

【藏馆】苏州大学图书馆

【存世情况】孤本

0500　蒋紫贞先生脉诀

【分类】诊法·脉诊·脉诀

【卷数】不分卷

【责任者】〔清〕蒋理正撰；赵舒安抄

【年代】清

【类型】抄本

【藏馆】中国中医科学院图书馆

【存世情况】孤本

【备注】存存斋绿格抄本

0501　诊脉八式歌

【分类】诊法·脉诊·脉诀

【卷数】不分卷（一册）

【责任者】佚名

【年代】清

【类型】抄本

【藏馆】黑龙江省图书馆

【存世情况】孤本

【备注】《总目》失载，今补

0502　删补脉诀

【分类】诊法·脉诊·脉诀

【卷数】不分卷（一册）

【责任者】佚名

【年代】〔清〕

【类型】抄本

【藏馆】中国中医科学院图书馆

【存世情况】孤本

0503　脉要歌诀

【分类】诊法·脉诊·脉诀

【卷数】不分卷

【责任者】佚名

【年代】〔清〕

【类型】抄本

【藏馆】天津医学高等专科学校图书馆

【存世情况】孤本

0504　家秘脉诀

【分类】诊法·脉诊·脉诀

【卷数】不分卷（一册）

【责任者】佚名

【年代】〔清〕

【类型】抄本

【藏馆】生命科学图书馆

【存世情况】孤本

0505　四言脉诀

【分类】诊法·脉诊·脉诀

【卷数】不分卷（一册）

【责任者】佚名

【年代】民国

【类型】抄本

【藏馆】①上海中医药大学图书馆
　　　　②中国中医科学院图书馆

【存世情况】抄本2部

【备注】①上海中医药大学图书馆藏本题
　　　“鞠井书屋周氏抄本”，残本。
　　　　②中国中医科学院图书馆藏本题
　　　“达三抄本”。
　　　同名异书较多

0506　四字脉诀

【分类】诊法·脉诊·脉诀

【卷数】不分卷

【责任者】佚名

【年代】民国

【类型】抄本

【藏馆】中国科学院国家科学图书馆

【存世情况】孤本

0507　四字脉诀选粹

【分类】诊法·脉诊·脉诀

【卷数】不分卷

【责任者】杨璇圃编

【年代】民国

【类型】抄本

【藏馆】天津中医药大学图书馆

【存世情况】孤本

0508　袖珍便览脉诀

【分类】诊法·脉诊·脉诀

【卷数】不分卷（二册合订）

【责任者】陶五峰编

【年代】民国

【类型】抄本

【藏馆】上海中医药大学图书馆

【存世情况】孤本

0509　捷要杂略脉诀

【分类】诊法·脉诊·脉诀

【卷数】不分卷

【责任者】佚名

【年代】民国

【类型】抄本

【藏馆】四川省图书馆

【存世情况】孤本

0510　林新斋秘传脉诀

【分类】诊法·脉诊·脉诀

【卷数】不分卷

【责任者】林新斋撰

【年代】民国

【类型】抄本

【藏馆】成都图书馆

【存世情况】孤本

0511　指明脉诀

【分类】诊法·脉诊·脉诀

【卷数】不分卷

【责任者】佚名

【年代】民国

【类型】抄本

【藏馆】四川省图书馆

【存世情况】孤本

0512　脉诀偶集

【分类】诊法·脉诊·脉诀

【卷数】不分卷

【责任者】佚名

【年代】民国

【类型】抄本

【藏馆】天津中医药大学图书馆

【存世情况】孤本

0513　脉诀大要

【分类】诊法·脉诊·脉诀

【卷数】不分卷（一册）

【责任者】佚名

【年代】民国

【类型】抄本

【藏馆】上海中医药大学图书馆

【存世情况】孤本

0514　医林脉诀

【分类】诊法·脉诊·脉诀

【卷数】不分卷

【责任者】佚名

【年代】民国

【类型】抄本

【藏馆】陕西中医药大学图书馆

【存世情况】孤本

0515　脉诀总集

【分类】诊法·脉诊·脉诀

【卷数】不分卷

【责任者】佚名

【年代】民国

【类型】抄本

【藏馆】陕西省中医药研究院陕西省中医医院图书馆

【存世情况】孤本

0516　脉诀类列

【分类】诊法·脉诊·脉诀

【卷数】不分卷

【责任者】佚名

【年代】民国

【类型】抄本

【藏馆】河南中医药大学图书馆

【存世情况】孤本

0517　脉诀汇诀

【分类】诊法·脉诊·脉诀

【卷数】不分卷

【责任者】佚名

【年代】民国

【类型】抄本

【藏馆】甘肃省图书馆

【存世情况】孤本

0518　脉诀便读

【分类】诊法·脉诊·脉诀

【卷数】不分卷

【责任者】佚名

【年代】民国

【类型】抄本

【藏馆】浙江省中医药研究院图书馆

【存世情况】孤本

0519　脉诀简明病脉喜忌诀

【分类】诊法·脉诊·脉诀

【卷数】不分卷

【责任者】佚名

【年代】民国

【类型】抄本

【藏馆】中国中医科学院图书馆

【存世情况】孤本

0520　脉赋

【分类】诊法·脉诊·脉诀

【卷数】不分卷

【责任者】佚名

【年代】民国

【类型】抄本

【藏馆】辽宁省图书馆

【存世情况】孤本

0521　秘本脉诀

【分类】诊法·脉诊·脉诀

【卷数】不分卷

【责任者】佚名

【年代】民国

【类型】抄本

【藏馆】黑龙江省图书馆

【存世情况】孤本

3. 诸家脉学

0522　脉要纂注

【分类】诊法·脉诊·诸家脉学

【卷数】二卷

【责任者】〔清〕周南（字召南）编注

【年代】①清乾隆元年（1736）
　　　　②抄写年代不详

【类型】①稿本
　　　　②抄本

【藏馆】①中国科学院国家科学图书馆
　　　　②湖北中医药大学图书馆

【存世情况】后有1991年中医古籍出版社据清乾隆元年藏本出版的影印本，以及1998年北京出版社出版的影印本

【备注】①《总目》记中国科学院国家科学图书馆藏本为抄本，现据藏馆信息改为清稿本

0523　脉理入门

【分类】诊法·脉诊·诸家脉学

【卷数】不分卷

【责任者】〔清〕杨凤庭（字瑞虞，号西山）撰

【年代】清乾隆二十四年（1759）

【类型】稿本

【藏馆】山东中医药大学图书馆

【存世情况】孤本

0524　脉学类编（附：难字释音）

【分类】诊法·脉诊·诸家脉学

【卷数】不分卷（一册）

【责任者】〔清〕玄庵山人编

【年代】清咸丰八年（1858）

【类型】稿本

【藏馆】上海中医药大学图书馆

【存世情况】孤本。后有2004年上海科学技术出版社"中医古籍珍稀抄本精选"收录的整理点校本

【备注】《总目》作抄本

0525　内经脉法

【分类】诊法·脉诊·诸家脉学

【卷数】七卷

【责任者】佚名

【年代】〔清〕

【类型】稿本

【藏馆】北京大学图书馆

【存世情况】孤本

0526　汉医三部脉法议程

【分类】诊法·脉诊·诸家脉学

【卷数】不分卷（二册）

【责任者】姚心源（字滋常）撰

【年代】1941年

【类型】稿本

【藏馆】上海中医药大学图书馆

【存世情况】孤本

0527　脉粹（又名萧世基脉粹、诊脉捷要）

【分类】诊法·脉诊·诸家脉学

【卷数】不分卷

【责任者】〔宋〕萧世基（字处厚）撰

【年代】原书成于北宋治平三年（1066）日本永正十五年（1518）据宋版传抄

【类型】抄本

【藏馆】中国中医科学院图书馆

【存世情况】孤本

0528　诊脉捷法

【分类】诊法·脉诊·诸家脉学

【卷数】不分卷

【责任者】〔明〕周文采（号韫之先生）撰

【年代】原书成于明弘治年间（1488—1505）

　　　　抄写年代不详

【类型】抄本

【藏馆】云南省图书馆

【存世情况】孤本

0529　医萃

【分类】诊法·脉诊·诸家脉学

【卷数】不分卷

【责任者】〔明〕萧昂（字申立，号正斋道

　　　　人）撰，〔明〕彭浩（字养浩）订正

【年代】原书成于明弘治十四年（1501）

　　　　①明抄

　　　　②陆子和抄，年代不详

【类型】抄本

【藏馆】①中国中医科学院图书馆

　　　　②天津医学高等专科学校图书馆

【存世情况】另见于"医苑"

0530　脉法汇编

【分类】诊法·脉诊·诸家脉学

【卷数】不分卷（二册）

【责任者】〔明〕程式（字心源，号建武居

　　　　士）撰

【年代】原书成于明万历年间（约1579）

　　　　①清嘉庆元年（1796）抄

　　　　②抄写年代不详

【类型】抄本

【藏馆】辽宁中医药大学图书馆

【存世情况】孤本

【备注】苏州大学图书馆有同名抄本，但卷

　　　　数、作者均不同

0531　脉镜

【分类】诊法·脉诊·诸家脉学

【卷数】二卷（二册）

【责任者】〔明〕许兆祯（字培元）撰

【年代】原书成于明万历十二年（1584）

　　　　①②清抄

　　　　③抄写年代不详

【类型】①②抄本

　　　　③写本复制本

【藏馆】①上海中医药大学图书馆

　　　　②浙江省中医药研究院图书馆

　　　　③中国中医科学院图书馆

【存世情况】抄本2部，复制本1部

【备注】中国中医科学院图书馆藏本为据日

　　　　本江户写本复制的版本

0532　脉记（附：勿听子察脉神诀）

【分类】诊法·脉诊·诸家脉学

【卷数】不分卷（一册）

【责任者】佚名

【年代】日本庆长六年（1601）

【类型】日本抄本

【藏馆】中国国家图书馆

【存世情况】孤本

0533　端本堂考正脉镜

【分类】诊法·脉诊·诸家脉学

【卷数】二卷

【责任者】〔明〕王肯堂（字宇泰，号损

　　　　庵，自号念西居士）辑

【年代】原书成于明万历三十年（1602）

①清光绪十年（1884）叶霖抄

②清抄

③民国抄

【类型】抄本

【藏馆】①②中国中医科学院图书馆

③成都中医药大学图书馆

【存世情况】抄本 3 部

【备注】②中国中医科学院图书馆所藏佚名

清抄本附《脉镜绪余》

0534　脉神章（又名景岳脉神章）

【分类】诊法·脉诊·诸家脉学

【卷数】三卷

【责任者】〔明〕张介宾（字会卿，号景

岳，别号通一子）编

【年代】原书成于明天启四年（1624）

①清抄

②③抄写年代不详

【类型】抄本

【藏馆】①河南中医药大学图书馆

②中国中医科学院图书馆

③上海图书馆

【存世情况】另见于"景岳全书"与"医

学捷要"

【备注】①河南中医药大学图书馆所藏清抄本

共二卷（一册）。《总目》失载，今补。

该书内容即"景岳全书"四至六卷

《脉神章》的节录，存世本较多

0535　先天脉镜（附：二陈汤加减用法歌

诀、脏腑图）

【分类】诊法·脉诊·诸家脉学

【卷数】不分卷

【责任者】〔明〕孙文胤（一作文允，字对

薇、薇甫，号在公、尊生主人）撰

【年代】原书成于明崇祯十年（1637）

①清抄

②抄写年代不详

【类型】抄本

【藏馆】①中国中医科学院图书馆

②长春中医药大学图书馆

【存世情况】抄本 2 部

0536　脉法颔珠

【分类】诊法·脉诊·诸家脉学

【卷数】二卷

【责任者】〔明〕秦昌遇（字景明，号广野

道人）编，〔明〕朱国盛订正

【年代】原书成于明崇祯十四年（1641）

清末抄

【类型】抄本

【藏馆】北京大学图书馆

【存世情况】孤本

0537　学古诊则

【分类】诊法·脉诊·诸家脉学

【卷数】四卷（一册）

【责任者】〔明〕卢之颐（字子繇、繇生，

号晋公）编；杏春氏抄

【年代】原书成于明末

清末抄

【类型】抄本

【藏馆】中国国家图书馆

【存世情况】另有清乾隆三十五年（1770）

宝笏楼刻本。又见于"医林指月"

0538　脏象脉法

【分类】诊法·脉诊·诸家脉学

【卷数】不分卷（一册）

【责任者】佚名

【年代】原书成于清康熙五十九年（1720）
清抄

【类型】抄本

【藏馆】中国中医科学院图书馆

【存世情况】孤本

0539　脉法（又名脉法汇考、历代名医脉
诀精华）

【分类】诊法·脉诊·诸家脉学

【卷数】不分卷

【责任者】〔清〕蒋廷锡（字扬孙，号西
谷）编

【年代】原书成于清雍正元年（1723）
抄写年代不详

【类型】抄本

【藏馆】山东中医药大学图书馆

【存世情况】后有 1932 年上海千顷堂书局
铅印本

0540　诊脉初知

【分类】诊法·脉诊·诸家脉学

【卷数】不分卷（一册）

【责任者】〔清〕汪文绮（字蕴谷）撰

【年代】原书成于清乾隆年间（约 1744）
清抄

【类型】抄本

【藏馆】中国国家图书馆

【存世情况】孤本

0541　脉确

【分类】诊法·脉诊·诸家脉学

【卷数】不分卷

【责任者】〔清〕黄琳（字蕴兮）撰；〔清〕
王文藻抄

【年代】原书成于清乾隆十一年（1746）
抄写年代不详

【类型】抄本

【藏馆】扬州市图书馆

【存世情况】后有 1981 年中医古籍出版社
据王文藻抄本出版的影印本。另见于
"宗圣要旨"

0542　重订症脉治辨

【分类】诊法·脉诊·诸家脉学

【卷数】二卷（一册）

【责任者】〔清〕王维德（字洪绪，别号林
屋散人，又号定定子）撰

【年代】原书成于清雍正至乾隆年间（1749
年前）
抄写年代不详

【类型】抄本

【藏馆】上海图书馆

【存世情况】孤本

【备注】残本，缺上卷。书末有陈秉钧于清
同治四年（1865）朱笔题辞。《总目》
失载，今补

0543　脉证清白（又名脉证清白集）

【分类】诊法·脉诊·诸家脉学

【卷数】二卷

【责任者】佚名

【年代】原书成于清乾隆三十八年间（1773）
抄写年代不详

【类型】抄本

【藏馆】成都中医药大学图书馆

【存世情况】孤本

0544 辨脉法

【分类】诊法·脉诊·诸家脉学

【卷数】不分卷

【责任者】〔清〕缪遵义（字方彦、宜亭，号松心居士）撰

【年代】原书成于清乾隆年间（约1775）抄写年代不详

【类型】抄本

【藏馆】宁波图书馆

【存世情况】孤本

0545 脉论

【分类】诊法·脉诊·诸家脉学

【卷数】三卷（一册）

【责任者】〔清〕欧阳辑瑞（号南坡居士）撰；许冶顽抄

【年代】原书成于清道光八年（1828）清光绪四年（1878）抄

【类型】抄本

【藏馆】上海图书馆

【存世情况】孤本

【备注】《总目》失载，今补

0546 脉理图

【分类】诊法·脉诊·诸家脉学

【卷数】不分卷（一册）

【责任者】佚名

【年代】清道光十四年（1834）

【类型】抄本

【藏馆】上海图书馆

【存世情况】孤本。后有2019年上海科学技术文献出版社"上海图书馆藏中医稿抄本丛刊"收录的影印本

0547 脉法增注释疑

【分类】诊法·脉诊·诸家脉学

【卷数】不分卷（一册）

【责任者】〔清〕陆士虞（原名守先）撰

【年代】清道光二十六年（1846）

【类型】抄本

【藏馆】上海中医药大学图书馆

【存世情况】孤本

0548 古医道脉传

【分类】诊法·脉诊·诸家脉学

【卷数】不分卷（一册）

【责任者】〔日〕权田直助撰

【年代】原书成于日本江户末期（约1867）抄写年代不详

【类型】日本抄本

【藏馆】中国中医科学院图书馆

【存世情况】孤本

0549 诊家枢机脉论

【分类】诊法·脉诊·诸家脉学

【卷数】不分卷（一册）

【责任者】佚名

【年代】清同治八年（1869）

【类型】抄本

【藏馆】黑龙江中医药大学图书馆

【存世情况】孤本

0550 观证辨拾遗

【分类】诊法·脉诊·诸家脉学

【卷数】不分卷

【责任者】〔日〕森波正心诚撰

【年代】日本明治六年（1873）

【类型】日本抄本

【藏馆】吉林大学图书馆医学馆

【存世情况】孤本

0551　研思堂家传医宗心法全书

【分类】诊法·脉诊·诸家脉学

【卷数】二卷

【责任者】〔清〕马应麟（字石农）撰

【年代】原书成于清同治至光绪年间（约
　　　　1875）
　　　　民国抄

【类型】抄本

【藏馆】中国国家图书馆

【存世情况】孤本

0552　（重订）濒湖脉学

【分类】诊法·脉诊·诸家脉学

【卷数】不分卷（一册）

【责任者】〔明〕李时珍（又名可观，字东
　　　　璧，晚号濒湖）原撰，〔清〕迈龛居士
　　　　增补

【年代】原书成于清光绪九年（1883）
　　　　抄写年代不详

【类型】抄本

【藏馆】上海中医药大学图书馆

【存世情况】台湾图书馆藏手稿本，待考

【备注】《濒湖脉学》清抄本存世较多

0553　闻鉴录（附：陈修园医书十六种诸
　　　　脉歌诀、十八反十九畏、天花论、
　　　　痧疹论、产妇临盆吉凶歌）

【分类】诊法·脉诊·诸家脉学

【卷数】不分卷

【责任者】佚名

【年代】清光绪十年（1884）

【类型】抄本

【藏馆】中国中医科学院图书馆

【存世情况】孤本

0554　七表八里总归四脉

【分类】诊法·脉诊·诸家脉学

【卷数】不分卷

【责任者】佚名

【年代】清光绪十五年（1889）

【类型】抄本

【藏馆】中国中医科学院图书馆

【存世情况】孤本

【备注】彩云堂家藏抄本

0555　脉诊（附：诊家枢要）

【分类】诊法·脉诊·诸家脉学

【卷数】不分卷（一册）

【责任者】佚名

【年代】原书成于清光绪十六年（1890）
　　　　清抄

【类型】抄本

【藏馆】中国中医科学院图书馆

【存世情况】孤本

0556　诊脉弁言

【分类】诊法·脉诊·诸家脉学

【卷数】不分卷（一册）

【责任者】著者佚名；孟埙抄

【年代】清光绪十七年（1891）

【类型】抄本

【藏馆】中国中医科学院图书馆

【存世情况】孤本

0557　脉学（又名病解论篇）

【分类】诊法·脉诊·诸家脉学

【卷数】不分卷

【责任者】佚名

【年代】原书成于清光绪十八年（1892）

　　　　清抄

【类型】抄本

【藏馆】中国中医科学院图书馆

【存世情况】孤本

0558　诊脉捷诀

【分类】诊法·脉诊·诸家脉学

【卷数】不分卷（一册）

【责任者】佚名

【年代】原书成于清光绪二十六年（1900）

　　　　抄写年代不详

【类型】抄本

【藏馆】中国中医科学院图书馆

【存世情况】孤本

0559　诊脉丛抄（附：伤寒脉法）

【分类】诊法·脉诊·诸家脉学

【卷数】不分卷

【责任者】佚名

【年代】清光绪二十八年（1902）

【类型】抄本

【藏馆】中国中医科学院图书馆

【存世情况】孤本

0560　脉学丛抄

【分类】诊法·脉诊·诸家脉学

【卷数】不分卷

【责任者】著者佚名；鲁氏抄

【年代】清光绪二十九年（1903）

【类型】抄本

【藏馆】中国中医科学院图书馆

【存世情况】孤本

0561　脉学杂抄

【分类】诊法·脉诊·诸家脉学

【卷数】不分卷（一册）

【责任者】佚名

【年代】清光绪三十一年（1905）

【类型】抄本

【藏馆】中国中医科学院图书馆

【存世情况】孤本

0562　诊脉三十二辨

【分类】诊法·脉诊·诸家脉学

【卷数】三卷

【责任者】〔清〕管玉衡（字侗人）撰

【年代】原书成于清末（约1909）

　　　　抄写年代均不详

【类型】抄本

【藏馆】①上海市医学会图书馆

　　　　②苏州图书馆

【存世情况】后被收入"三三医书"与

　　　　"珍本医书集成"

0563　脉法摘要

【分类】诊法·脉诊·诸家脉学

【卷数】不分卷（一册）

【责任者】〔清〕杏林居士编

【年代】原书成于清末（约1909）

　　　　清抄

【类型】抄本

【藏馆】上海中医药大学图书馆

【存世情况】孤本

0564　诊家正眼

【分类】诊法·脉诊·诸家脉学

【卷数】不分卷

【责任者】〔清〕李裕达（字子通）撰；江川善社宏道居士抄

【年代】原书成于清末（约1910）
　　　　1926年抄

【类型】抄本

【藏馆】云南中医药大学图书馆

【存世情况】孤本

0565　七言脉诀（附：病机赋、新编汤头歌诀）

【分类】诊法·脉诊·诸家脉学

【卷数】不分卷（一册）

【责任者】〔清〕丁承柏辑抄

【年代】清宣统三年（1911）

【类型】抄本

【藏馆】上海图书馆

【存世情况】孤本。后有2019年上海科学技术文献出版社"上海图书馆藏中医稿抄本丛刊"收录的影印本

0566　脉法汇编

【分类】诊法·脉诊·诸家脉学

【卷数】三卷（一册）

【责任者】〔清〕葛效续辑

【年代】清

【类型】抄本

【藏馆】苏州大学图书馆

【存世情况】孤本

【备注】辽宁中医药大学图书馆有同名抄本，但卷数、作者均不同

0567　活泼斋经旨心解

【分类】诊法·脉诊·诸家脉学

【卷数】不分卷

【责任者】〔清〕沈朝桢（字古村）撰，冯霖（字霁园）订

【年代】清

【类型】抄本

【藏馆】上海市医学会图书馆

【存世情况】孤本

0568　经脉一览

【分类】诊法·脉诊·诸家脉学

【卷数】不分卷（二册）

【责任者】〔清〕岳尊撰

【年代】清

【类型】抄本

【藏馆】南京图书馆

【存世情况】孤本

0569　脉理

【分类】诊法·脉诊·诸家脉学

【卷数】不分卷（一册）

【责任者】刘原鸥手授，符金式述抄

【年代】清

【类型】抄本

【藏馆】上海图书馆

【存世情况】孤本。后有2019年上海科学技术文献出版社"上海图书馆藏中医稿抄本丛刊"收录的影印本

【备注】《总目》失载，今补

0570　诊家正眼
　　　　脉法心参
　　　　石室秘录
　　　　医通诊宗三昧

【分类】诊法·脉诊·诸家脉学

【卷数】不分卷（一册）

【责任者】佚名

【年代】清

【类型】抄本

【藏馆】上海图书馆

【存世情况】孤本

【备注】《总目》失载，今补

0571　诊家正眼录要

【分类】诊法·脉诊·诸家脉学

【卷数】二卷（一册）

【责任者】佚名

【年代】清

【类型】抄本

【藏馆】上海图书馆

【存世情况】孤本

【备注】《总目》失载，今补。以"诊家正
　　眼"为名的书，其内容多是李中梓《诊
　　家正眼》的摘录

0572　华氏脉经

【分类】诊法·脉诊·诸家脉学

【卷数】不分卷（一册）

【责任者】佚名

【年代】清

【类型】抄本

【藏馆】中国中医科学院图书馆

【存世情况】孤本

0573　脉书八种

【分类】诊法·脉诊·诸家脉学

【卷数】不分卷（一册）

【责任者】佚名

【年代】清

【类型】抄本

【藏馆】中国中医科学院图书馆

【存世情况】孤本

【备注】子目（八种）：

　　（1）紫虚崔真人脉诀秘旨——
〔宋〕崔嘉彦撰

　　（2）玄白子西原正派脉诀——
〔元〕张道中述

　　（3）玄白子疑脉相类——〔元〕
张道中撰

　　（4）玄白子诊脉八段锦——〔元〕
张道中撰

　　（5）脉法微旨

　　（6）严三点脉法捷要——〔宋〕
严三点撰

　　（7）佛■■■训

　　（8）■东金氏全婴便览脉诗

0574　脉学汇精

【分类】诊法·脉诊·诸家脉学

【卷数】不分卷

【责任者】佚名

【年代】清

【类型】抄本

【藏馆】中国中医科学院图书馆

【存世情况】孤本

0575　脉书

【分类】诊法·脉诊·诸家脉学

【卷数】不分卷

【责任者】佚名

【年代】清

【类型】抄本

【藏馆】安徽省图书馆

【存世情况】孤本

0576　脉理

【分类】诊法·脉诊·诸家脉学

【卷数】不分卷（六册）

【责任者】佚名

【年代】清

【类型】抄本

【藏馆】上海中医药大学图书馆

【存世情况】孤本

0577　诊脉切要

【分类】诊法·脉诊·诸家脉学

【卷数】不分卷（一册）

【责任者】佚名

【年代】清

【类型】抄本

【藏馆】上海图书馆

【存世情况】孤本

0578　诊脉要览

【分类】诊法·脉诊·诸家脉学

【卷数】不分卷（二册）

【责任者】佚名

【年代】清

【类型】抄本

【藏馆】上海交通大学医学院图书馆

【存世情况】孤本

【备注】《总目》作民国抄本，经核查版
式、内容后，定为清抄本

0579　医家脉法

【分类】诊法·脉诊·诸家脉学

【卷数】不分卷

【责任者】佚名

【年代】［清］

【类型】抄本

【藏馆】中国中医科学院图书馆

【存世情况】孤本

0580　审定虚实大法

【分类】诊法·脉诊·诸家脉学

【卷数】不分卷

【责任者】佚名

【年代】［清］

【类型】抄本

【藏馆】中国中医科学院图书馆

【存世情况】孤本

【备注】题"溪南张氏敦伦家室藏抄本"

0581　脉理全集（附：补遗一卷）

【分类】诊法·脉诊·诸家脉学

【卷数】二卷（附一卷）

【责任者】佚名

【年代】［清］

【类型】抄本

【藏馆】安徽省图书馆

【存世情况】孤本

0582　脉书宗经

【分类】诊法·脉诊·诸家脉学

【卷数】不分卷（一册）

【责任者】佚名

【年代】民国（约1912）

【类型】抄本

【藏馆】上海图书馆

【存世情况】孤本

【备注】安吴洪氏春晖草堂抄本

0583　脉学

【分类】诊法·脉诊·诸家脉学

【卷数】不分卷

【责任者】郝春阳编

【年代】1914 年

【类型】抄本

【藏馆】中国中医科学院图书馆

【存世情况】孤本

0584　脉学汇阐

【分类】诊法·脉诊·诸家脉学

【卷数】不分卷

【责任者】原题〔清〕何炳元（字廉臣，
　　号印岩，晚号越中老朽）撰

【年代】民国（1929 前）

【类型】抄本

【藏馆】云南省图书馆

【存世情况】孤本

0585　脉法治要

【分类】诊法·脉诊·诸家脉学

【卷数】不分卷

【责任者】佚名

【年代】民国（约 1930）

【类型】抄本

【藏馆】①中国中医科学院图书馆
　　　　②中国人民解放军医学图书馆

【存世情况】抄本 2 部

0586　脉学汇纂

【分类】诊法·脉诊·诸家脉学

【卷数】不分卷

【责任者】许锦斋辑

【年代】1937 年

【类型】抄本

【藏馆】中国中医科学院图书馆

【存世情况】孤本

0587　脉学秘旨

【分类】诊法·脉诊·诸家脉学

【卷数】不分卷

【责任者】佚名

【年代】民国

【类型】抄本

【藏馆】云南省图书馆

【存世情况】孤本

0588　脉法绪论

【分类】诊法·脉诊·诸家脉学

【卷数】不分卷

【责任者】佚名

【年代】民国

【类型】抄本

【藏馆】苏州大学图书馆

【存世情况】孤本

0589　脉法简要

【分类】诊法·脉诊·诸家脉学

【卷数】不分卷

【责任者】佚名

【年代】民国

【类型】抄本

【藏馆】南昌大学图书馆医学分馆

【存世情况】孤本

0590　脉学钞本

【分类】诊法·脉诊·诸家脉学

【卷数】不分卷（一册）

【责任者】佚名

【年代】民国

【类型】抄本

【藏馆】上海中医药大学图书馆

【存世情况】孤本

0591　诊脉法

【分类】诊法·脉诊·诸家脉学

【卷数】不分卷

【责任者】佚名

【年代】民国

【类型】抄本

【藏馆】天津医学高等专科学校图书馆

【存世情况】孤本

0592　脉法大略

【分类】诊法·脉诊·诸家脉学

【卷数】不分卷

【责任者】佚名

【年代】民国

【类型】抄本

【藏馆】天津医学高等专科学校图书馆

【存世情况】孤本

0593　论脉全书

【分类】诊法·脉诊·诸家脉学

【卷数】不分卷

【责任者】佚名

【年代】民国

【类型】抄本

【藏馆】苏州大学图书馆

【存世情况】孤本

0594　脉学大要

【分类】诊法·脉诊·诸家脉学

【卷数】不分卷

【责任者】佚名

【年代】民国

【类型】抄本

【藏馆】广西壮族自治区图书馆

【存世情况】孤本

0595　五运六气脉象心得秘诀

【分类】诊法·脉诊·诸家脉学

【卷数】不分卷

【责任者】佚名

【年代】民国

【类型】抄本

【藏馆】天津中医药大学图书馆

【存世情况】孤本

0596　脉学汇要

【分类】诊法·脉诊·诸家脉学

【卷数】不分卷

【责任者】佚名

【年代】民国

【类型】抄本

【藏馆】宁波图书馆

【存世情况】孤本

0597　脉症参

【分类】诊法·脉诊·诸家脉学

【卷数】不分卷

【责任者】云台氏集

【年代】民国

【类型】抄本

【藏馆】山东中医药大学图书馆

【存世情况】孤本

0598　脉理摘要

【分类】诊法·脉诊·诸家脉学

【卷数】不分卷

【责任者】佚名

【年代】民国

【类型】抄本

【藏馆】江西省图书馆

【存世情况】孤本

0599　脉学真诀（附：伤寒赋）

【分类】诊法·脉诊·诸家脉学

【卷数】二卷

【责任者】常杖（字茂荪）编；萧指达抄

【年代】民国

【类型】抄本

【藏馆】河南中医药大学图书馆

【存世情况】孤本

0600　脉解准绳

【分类】诊法·脉诊·诸家脉学

【卷数】不分卷（一册）

【责任者】佚名

【年代】民国

【类型】抄本

【藏馆】上海中医药大学图书馆

【存世情况】孤本

0601　脉论要篇

【分类】诊法·脉诊·诸家脉学

【卷数】不分卷

【责任者】佚名

【年代】民国

【类型】抄本

【藏馆】天津中医药大学图书馆

【存世情况】孤本

0602　脉理详辨

【分类】诊法·脉诊·诸家脉学

【卷数】不分卷

【责任者】佚名

【年代】民国

【类型】抄本

【藏馆】中国科学院国家科学图书馆

【存世情况】孤本

0603　脉学（附：舌苔图）

【分类】诊法·脉诊·诸家脉学

【卷数】不分卷

【责任者】佚名

【年代】民国

【类型】抄本

【藏馆】河南中医药大学图书馆

【存世情况】孤本

0604　诊脉诀要

【分类】诊法·脉诊·诸家脉学

【卷数】不分卷

【责任者】佚名

【年代】民国

【类型】抄本

【藏馆】广东省立中山图书馆

【存世情况】孤本

0605　脉理精华

【分类】诊法·脉诊·诸家脉学

【卷数】不分卷（一册）

【责任者】陈哲夫编

【年代】民国

【类型】抄本

【藏馆】上海中医药大学图书馆

【存世情况】孤本

0606　脉诊六式歌

【分类】诊法・脉诊・诸家脉学

【卷数】不分卷

【责任者】佚名

【年代】民国

【类型】抄本

【藏馆】湖南图书馆

【存世情况】孤本

0607　辨脉平脉歌

【分类】诊法・脉诊・诸家脉学

【卷数】不分卷

【责任者】杨澈川编

【年代】民国

【类型】抄本

【藏馆】浙江大学图书馆医学分馆

【存世情况】孤本

0608　脉理金针

【分类】诊法・脉诊・诸家脉学

【卷数】不分卷

【责任者】佚名

【年代】民国

【类型】抄本

【藏馆】四川省图书馆

【存世情况】孤本

0609　医学汇编脉学摘要

【分类】诊法・脉诊・诸家脉学

【卷数】不分卷

【责任者】佚名

【年代】民国

【类型】抄本

【藏馆】中国国家图书馆

【存世情况】孤本

0610　脉之名义

【分类】诊法・脉诊・诸家脉学

【卷数】不分卷

【责任者】佚名

【年代】民国

【类型】抄本

【藏馆】陕西省中医药研究院陕西省中医医院图书馆

【存世情况】孤本

0611　脉学详义（附：药性要义）

【分类】诊法・脉诊・诸家脉学

【卷数】不分卷

【责任者】佚名

【年代】民国

【类型】抄本

【藏馆】云南省图书馆

【存世情况】孤本

0612　诸脉详辨论

【分类】诊法・脉诊・诸家脉学

【卷数】不分卷

【责任者】佚名

【年代】民国

【类型】抄本

【藏馆】苏州大学图书馆

【存世情况】孤本

0613　辨病脉证

【分类】诊法·脉诊·诸家脉学

【卷数】不分卷

【责任者】佚名

【年代】民国

【类型】抄本

【藏馆】扬州市图书馆

【存世情况】孤本

0614　脉法至要

【分类】诊法·脉诊·诸家脉学

【卷数】不分卷

【责任者】佚名

【年代】民国

【类型】抄本

【藏馆】陕西省中医药研究院陕西省中医医院图书馆

【存世情况】孤本

0615　脉法

【分类】诊法·脉诊·诸家脉学

【卷数】不分卷

【责任者】佚名

【年代】民国

【类型】抄本

【藏馆】天津医学高等专科学校图书馆

【存世情况】孤本

0616　脉论（附：诊脉枢要）

【分类】诊法·脉诊·诸家脉学

【卷数】不分卷

【责任者】佚名

【年代】民国

【类型】抄本

【藏馆】①辽宁中医药大学图书馆

　　　　②江西中医药大学图书馆

【存世情况】抄本 2 部

0617　脉论大备

【分类】诊法·脉诊·诸家脉学

【卷数】不分卷

【责任者】佚名

【年代】民国

【类型】抄本

【藏馆】中国中医科学院图书馆

【存世情况】孤本

【备注】恒萃丰抄本

0618　诊脉图

【分类】诊法·脉诊·诸家脉学

【卷数】不分卷

【责任者】佚名

【年代】民国

【类型】抄本

【藏馆】中国中医科学院图书馆

【存世情况】孤本

0619　指为心稽——脉学（附：诊脉枢要）

【分类】诊法·脉诊·诸家脉学

【卷数】不分卷

【责任者】佚名

【年代】民国

【类型】抄本

【藏馆】河北医科大学图书馆

【存世情况】孤本

0620　濒湖脉诗

【分类】诊法·脉诊·诸家脉学

【卷数】不分卷

【责任者】佚名

【年代】民国

【类型】抄本

【藏馆】锦州市图书馆

【存世情况】孤本

0621　脉理必读

【分类】诊法·脉诊·诸家脉学

【卷数】不分卷

【责任者】佚名

【年代】民国

【类型】抄本

【藏馆】辽宁省图书馆

【存世情况】孤本

0622　脉诊心法

【分类】诊法·脉诊·诸家脉学

【卷数】不分卷

【责任者】佚名

【年代】民国

【类型】抄本

【藏馆】黑龙江省图书馆

【存世情况】孤本

（三）舌　诊

0623　伤寒玉液辨舌色法

【分类】诊法·舌诊

【卷数】不分卷（一册）

【责任者】〔清〕叶氏撰

【年代】清道光十年（1830）

【类型】稿本

【藏馆】上海中医药大学图书馆

【存世情况】孤本

0624　三家舌辨

【分类】诊法·舌诊

【卷数】不分卷

【责任者】原题〔清〕张璐（字路玉，晚号石顽老人）撰

【年代】原书成于清康熙年间（约1700）抄写年代不详

【类型】抄本

【藏馆】河北医科大学图书馆

【存世情况】孤本

0625　舌辨要略

【分类】诊法·舌诊

【卷数】不分卷（一册）

【责任者】佚名

【年代】原书成于清乾隆十六年（1751）抄写年代不详

【类型】抄本

【藏馆】上海中医药大学图书馆

【存世情况】孤本

0626　白胎（苔）总论

【分类】诊法·舌诊

【卷数】不分卷

【责任者】〔清〕滕德先（字建侯）辑

【年代】原书成于清道光九年（1829）清抄

【类型】抄本

【藏馆】苏州大学图书馆

【存世情况】孤本

0627　三十六舌歌（附：药性要考）

【分类】诊法·舌诊

【卷数】不分卷

【责任者】〔清〕辛廷钥撰

【年代】原书成于清道光二十年（1840）
　　　　抄写年代不详

【类型】抄本

【藏馆】云南省图书馆

【存世情况】孤本

0628　叶天士先生辨舌广验

【分类】诊法·舌诊

【卷数】不分卷（一册）

【责任者】原题〔清〕叶桂（字天士，号
　　香岩，别号南阳先生）撰

【年代】清咸丰五年（1855）

【类型】抄本

【藏馆】中国国家图书馆

【存世情况】孤本

0629　舌鉴新书

【分类】诊法·舌诊

【卷数】不分卷（一册）

【责任者】著者佚名，〔清〕詹恩整理

【年代】原书成于清同治五年（1866）
　　　　清抄

【类型】抄本

【藏馆】上海中医药大学图书馆

【存世情况】孤本

0630　舌诊

【分类】诊法·舌诊

【卷数】不分卷

【责任者】佚名

【年代】清光绪二十二年（1896）

【类型】抄本

【藏馆】中国中医科学院图书馆

【存世情况】孤本

0631　舌胎（苔）辨讹

【分类】诊法·舌诊

【卷数】不分卷（一册）

【责任者】佚名

【年代】清末

【类型】抄本

【藏馆】中国国家图书馆

【存世情况】孤本

0632　舌辨三十六种

【分类】诊法·舌诊

【卷数】不分卷

【责任者】佚名

【年代】清末

【类型】抄本

【藏馆】中国中医科学院图书馆

【存世情况】孤本

0633　伤寒验症三十六种活法捷要

【分类】诊法·舌诊

【卷数】不分卷

【责任者】佚名

【年代】清末

【类型】抄本

【藏馆】中国中医科学院图书馆

【存世情况】孤本

0634　伤寒热症看舌心法

【分类】诊法·舌诊

【卷数】不分卷

【责任者】佚名

【年代】清末

【类型】抄本

【藏馆】苏州图书馆

【存世情况】孤本

0635　伤寒观舌法

【分类】诊法·舌诊

【卷数】不分卷（一册）

【责任者】佚名

【年代】清末

【类型】抄本

【藏馆】中国国家图书馆

【存世情况】孤本

0636　舌苔条辨

【分类】诊法·舌诊

【卷数】不分卷

【责任者】杨三辰编

【年代】［清］

【类型】抄本

【藏馆】南京中医药大学图书馆

【存世情况】孤本

0637　舌苔赋

【分类】诊法·舌诊

【卷数】不分卷（一册）

【责任者】佚名

【年代】［清］

【类型】抄本

【藏馆】生命科学图书馆

【存世情况】孤本

0638　三十六舌歌诀及图解

【分类】诊法·舌诊

【卷数】不分卷

【责任者】斌源补订

【年代】1921 年

【类型】抄本

【藏馆】浙江省中医药研究院图书馆

【存世情况】孤本

0639　舌苔学讲义

【分类】诊法·舌诊

【卷数】不分卷（一册）

【责任者】费通甫编

【年代】1933 年

【类型】抄本

【藏馆】上海中医药大学图书馆

【存世情况】孤本

0640　舌诊脉穴杂抄

【分类】诊法·舌诊

【卷数】不分卷

【责任者】佚名

【年代】1948 年

【类型】抄本

【藏馆】中国中医科学院图书馆

【存世情况】孤本

0641　舌苔

【分类】诊法·舌诊

【卷数】不分卷

【责任者】佚名

【年代】民国

【类型】抄本

【藏馆】黑龙江省图书馆

【存世情况】孤本

0642　舌色

【分类】诊法·舌诊

【卷数】不分卷（一册）

【责任者】佚名

【年代】民国

【类型】抄本

【藏馆】①中国中医科学院图书馆

　　　　②上海中医药大学图书馆

【存世情况】抄本 2 部

0643　沈氏舌胎（苔）明辨

【分类】诊法·舌诊

【卷数】不分卷（一册）

【责任者】佚名

【年代】民国

【类型】抄本

【藏馆】上海中医药大学图书馆

【存世情况】孤本

0644　舌脉图

【分类】诊法·舌诊

【卷数】不分卷（一册）

【责任者】裘文治撰

【年代】民国

【类型】抄本

【藏馆】上海中医药大学图书馆

【存世情况】孤本

0645　舌胎（苔）论

【分类】诊法·舌诊

【卷数】不分卷（一册）

【责任者】佚名

【年代】民国

【类型】抄本

【藏馆】上海中医药大学图书馆

【存世情况】孤本

0646　伤寒辨舌法

【分类】诊法·舌诊

【卷数】不分卷

【责任者】佚名

【年代】民国

【类型】抄本

【藏馆】浙江省中医药研究院图书馆

【存世情况】孤本

0647　伤寒舌辨

【分类】诊法·舌诊

【卷数】不分卷（一册）

【责任者】佚名

【年代】民国

【类型】抄本

【藏馆】上海中医药大学图书馆

【存世情况】孤本

0648　论舌

【分类】诊法·舌诊

【卷数】不分卷

【责任者】佚名

【年代】民国

【类型】抄本

【藏馆】苏州大学图书馆

【存世情况】孤本

0649　辨舌脉诀

【分类】诊法·舌诊

【卷数】不分卷（一册）

【责任者】佚名

【年代】民国

【类型】抄本

【藏馆】上海中医药大学图书馆

【存世情况】孤本

（四）其他诊法

1. 太素脉

0650　杏圃秘传先天太素脉诀

【分类】诊法·其他诊法·太素脉

【卷数】不分卷

【责任者】原题〔唐〕杨上善撰，〔清〕江应松编

【年代】清乾隆四十四年（1779）

【类型】稿本

【藏馆】中国人民解放军医学图书馆

【存世情况】孤本

0651　太素脉诀

【分类】诊法·其他诊法·太素脉

【卷数】不分卷

【责任者】周尹民撰

【年代】1916年

【类型】稿本

【藏馆】上海图书馆

【存世情况】孤本

0652　太素运气脉诀

【分类】诊法·其他诊法·太素脉

【卷数】二卷

【责任者】〔明〕彭用光撰

【年代】原书成于明嘉靖二十三年(1544)前

　　　　①清末抄

②抄写年代不详

【类型】抄本

【藏馆】①首都图书馆

　　　　②南京图书馆

【存世情况】另见于"体仁汇编"

【备注】①首都图书馆藏本题名"明彭永光太素脉诀"，不分卷（二册），清末黄丝栏抄本。《总目》失载，今补。

　　　　②南京图书馆藏本题名"太素脉诀"

0653　太素指玄秘诀（又名汇缵太素脉诀提要）

【分类】诊法·其他诊法·太素脉

【卷数】三卷（一册）

【责任者】王国金编，安定参订

【年代】原书成于民国（约1912）

　　　　抄写年代不详

【类型】抄本

【藏馆】上海中医药大学图书馆

【存世情况】孤本

2. 望诊

0654　伤寒点点金书

【分类】诊法·其他诊法·望诊

【卷数】不分卷（一册）

【责任者】〔明〕陶华（字尚文，号节庵、节庵道人）撰

【年代】原书成于明正统十年（1445）

　　　　明嘉靖年间（1522—1566）抄

【类型】抄本

【藏馆】中国中医科学院图书馆

【存世情况】孤本

【备注】附彩绘图

0655　看眼审症

【分类】诊法·其他诊法·望诊

【卷数】不分卷（一册）

【责任者】佚名

【年代】原书成于清光绪三十二年（1906）
　　　　抄写年代不详

【类型】抄本

【藏馆】中国中医科学院图书馆

【存世情况】孤本

3. 腹诊

0656　台州先生腹诊秘诀

【分类】诊法·其他诊法·腹诊

【卷数】不分卷（一册）

【责任者】佚名

【年代】清末

【类型】抄本

【藏馆】中国国家图书馆

【存世情况】孤本

五、本 草

（一）本草经

1. 本经辑本

0657　神农本草经

【分类】本草·本草经·本经辑本

【卷数】四卷（一册）

【责任者】原题〔魏〕吴普等述，〔清〕顾观光（字尚之，又字漱泉，号武陵山人）辑

【年代】清道光二十四年（1844）

【类型】稿本

【藏馆】上海图书馆

【存世情况】后有清光绪年间刊本数种

0658　本草经诸家补著集抄

【分类】本草·本草经·本经辑本

【卷数】二卷

【责任者】〔清〕苏龙瑞辑抄

【年代】清光绪二十四年（1898）

【类型】抄本

【藏馆】济南市图书馆

【存世情况】孤本

0659　本草经汇校（又名本草经校勘记）

【分类】本草·本草经·本经辑本

【卷数】不分卷（一册）

【责任者】佚名

【年代】〔清〕

【类型】抄本

【藏馆】中国中医科学院图书馆

【存世情况】孤本

【备注】望嵩堂朱丝栏抄本

0660　汇集本草经

【分类】本草·本草经·本经辑本

【卷数】不分卷

【责任者】佚名

【年代】民国

【类型】抄本复制本

【藏馆】中国中医科学院图书馆

【存世情况】孤本

【备注】据德生堂抄本复制

2. 本经注释

0661　汤液本草经雅正

【分类】本草·本草经·本经注释

【卷数】十卷（十册）

【责任者】〔清〕钱雅乐（字韵之）等撰

【年代】清光绪十一年（1885）

【类型】稿本

【藏馆】上海中医药大学图书馆

【存世情况】孤本

0662　神农本草经摘谈

【分类】本草·本草经·本经注释

【卷数】不分卷（一册）

【责任者】〔清〕陆懋修（字九芝，号江左下工，又号林屋山人）撰

【年代】清末（约1894）

【类型】稿本

【藏馆】中国国家图书馆

【存世情况】孤本

0663　神农本草经解故

【分类】本草·本草经·本经注释

【卷数】八卷

【责任者】〔日〕铃木素行（字良知，号目
　　　　耕道人）撰

【年代】①日本明治二十九年（1896）
　　　　②抄写年代不详

【类型】①稿本
　　　　②抄本

【藏馆】①中国中医科学院图书馆
　　　　②中国医科大学图书馆

【存世情况】稿本、抄本各1部

【备注】②中国医科大学图书馆所藏抄本为
　　　　十二卷本

0664　神农本草经集注

【分类】本草·本草经·本经注释

【卷数】不分卷（一册）

【责任者】佚名

【年代】①清光绪七年（1881）
　　　　②抄写年代不详

【类型】抄本

【藏馆】①上海图书馆
　　　　②中国科学院国家科学图书馆

【存世情况】抄本2部，是否为一书待考。
　　　　后有2019年上海科学技术文献出版社
　　　　"上海图书馆藏中医稿抄本丛刊"收录
　　　　的影印本

【备注】①上海图书馆藏本共一册，朱丝栏
　　　　抄本，题"铭甫手录"，眉批中见"光
　　　　绪七年"字样，可证该本抄于1881
　　　　年。铭甫，疑即张铭甫，清末上海名
　　　　医，近代名人张君劢祖父

0665　神农本草经指归

【分类】本草·本草经·本经注释

【卷数】四卷（附录一卷）（八册）

【责任者】〔清〕戈颂平（字直哉）撰

【年代】原书成于清光绪十一年（1885）
　　　　抄写年代均不详

【类型】抄本

【藏馆】①长春中医药大学图书馆
　　　　②上海中医药大学图书馆

【存世情况】被收入"戈氏医学丛书"。另
　　　　有2008年中医古籍出版社据长春中医
　　　　药大学图书馆所藏抄本出版的影印本

【备注】①长春中医药大学图书馆藏本共
　　　　一册。
　　　　②上海中医药大学图书馆藏本共
　　　　八册

0666　本经阐幽辑要

【分类】本草·本草经·本经注释

【卷数】不分卷（一册）

【责任者】原题〔清〕徐大椿（字灵胎，
　　　　晚号洄溪老人）等撰

【年代】约清光绪二十四年（1898）

【类型】抄本

【藏馆】生命科学图书馆

【存世情况】孤本

【备注】据内容，似为残本

0667　神农本草经抄今注

【分类】本草·本草经·本经注释

【卷数】三卷

【责任者】佚名

【年代】原书成于清宣统二年（1910）
　　　　清末抄

【类型】抄本

【藏馆】中国中医科学院图书馆

【存世情况】孤本

【备注】残本，存二卷

0668　本草十三家注

【分类】本草·本草经·本经注释

【卷数】不分卷

【责任者】陈善华编

【年代】1935 年

【类型】抄本

【藏馆】辽宁省图书馆

【存世情况】孤本

（二）综合本草

1. 唐五代前本草

0669　吴氏本草

【分类】本草·综合本草·唐五代前本草

【卷数】不分卷（一册）

【责任者】〔魏〕吴普原撰，〔清〕焦循（字理堂）辑

【年代】清乾隆五十八年（1793）

【类型】稿本

【藏馆】上海图书馆

【存世情况】孤本。后有 2019 年上海科学技术文献出版社"上海图书馆藏中医稿抄本丛刊"收录的影印本

0670　吴普本草

【分类】本草·综合本草·唐五代前本草

【卷数】不分卷（一册）

【责任者】〔魏〕吴普原撰，〔清〕曹元

忠辑

【年代】〔清〕

【类型】稿本

【藏馆】复旦大学图书馆

【存世情况】孤本

【备注】《总目》记为清抄本，核查后定为稿本。根据曹元忠（1865—1923）的生卒年推测该书成于清末或民国初年

0671　本草经集注

【分类】本草·综合本草·唐五代前本草

【卷数】不分卷

【责任者】〔梁〕陶弘景（字通明，号贞白先生，又号华阳隐居）撰

【年代】①唐开元年间（713—741）抄
②抄录年代不详

【类型】①影印敦煌卷子本
②抄本

【藏馆】①中国国家图书馆、北京师范大学图书馆、中国中医科学院图书馆等多处有藏
②中国中医科学院图书馆

【存世情况】①最初为民国罗振玉吉石盦影印敦煌卷子残本，题"开元写本本草经集注序录残卷"。后有 1955 年群联出版社"吉石盦丛书"收录的影印本

2. 宋金元本草

0672　（绍兴校定）经史证类备急本草（又名绍兴校定本草、绍兴本草）

【分类】本草·综合本草·宋金元本草

【卷数】通行本三十卷（附目录一卷），该本十九卷

【责任者】〔宋〕唐慎微（字审元）原撰，

王继先等校定

【年代】原书成于南宋绍兴二十九年（1159）

　　　　日本天保七年（1836）神谷克

桢抄

【类型】日本抄本

【藏馆】北京大学图书馆

【存世情况】后有日本昭和八年（1933）

　　　东京春阳堂据日本旧抄《绍兴校定经史

　　　证类备急本草》画影印的版本（五卷，

　　　附解题一卷）、据日本江户抄本复制的

　　　版本（十九卷）、1971年日本东京春阳

　　　堂影印本（二十八卷附别册）等

0673　履巉岩本草

【分类】本草·综合本草·宋金元本草

【卷数】三卷（三册）

【责任者】〔宋〕王介（字圣与，一作圣

　　　予，号默庵）编绘

【年代】原书成于南宋嘉定十三年（1220）

　　　　明抄

【类型】彩绘本

【藏馆】中国国家图书馆

【存世情况】孤本

0674　洁古珍珠囊（又名珍珠囊、洁古老人珍珠囊）

【分类】本草·综合本草·宋金元本草

【卷数】不分卷

【责任者】〔金〕张元素（字洁古）撰

【年代】原书成于金（约1234）

　　　　明嘉靖年间（1522—1566）抄

【类型】抄本

【藏馆】中国中医科学院图书馆

【存世情况】另见于"济生拔粹"

【备注】该本为万卷楼抄本，上题"李东垣

　　　先生珍珠囊"

0675　本草元命苞

【分类】本草·综合本草·宋金元本草

【卷数】九卷

【责任者】〔元〕尚从善（字仲良）撰

【年代】原书成于元至顺二年（1331）

　　　　清嘉庆二年（1797）黄丕烈补抄

【类型】抄本

【藏馆】中国中医科学院图书馆

【存世情况】孤本

【备注】残本，存卷五至九

3. 明代本草

0676　补遗雷公炮制便览

【分类】本草·综合本草·明代本草

【卷数】十四卷（存十三卷）

【责任者】佚名

【年代】明万历十九年（1591）

【类型】彩绘稿本

【藏馆】中国中医科学院图书馆

【存世情况】孤本。后有2005年上海辞书

　　　出版社出版的稿本影印本

0677　本草图谱（又名本草图绘）

【分类】本草·综合本草·明代本草

【卷数】不分卷（五册）

【责任者】〔明〕周祜（又名淑祜）、周禧

　　　（又名淑禧）绘，周仲荣（字荣起）

　　　撰文

【年代】明崇祯三年（1630）

【类型】彩绘绢本

【藏馆】①中国国家图书馆（存三册）

②中国中医科学院图书馆（存二册）

【存世情况】孤本

0678 （御制）**本草品汇精要**

【分类】本草·综合本草·明代本草

【卷数】四十二卷

【责任者】〔明〕刘文泰等撰，王世昌等绘

【年代】原书成于明弘治十八年（1505）

①清康熙三十九年（1700）据明弘治原本彩绘

②③④清抄

【类型】①彩绘本

②③④抄本

【藏馆】①中国国家图书馆

②中国科学院国家科学图书馆

③中国中医科学院图书馆

④上海图书馆

【存世情况】目前国内藏本均为残本，国外存 2 部完本：清雍正年间（1723—1735）摹绘写本，藏罗马国立中央图书馆；明光宗年间（约 1620）摹绘本，由日本北里大学东洋医学综合研究所大塚恭男博士购藏。2002 年九州出版社据罗马藏本出版彩色影印《御制本草品汇精要》三十六册本。1999 年华夏出版社"中国本草全书"将以上两本均影印收入。近年出版校注排印本较多

【备注】①中国国家图书馆藏本存十二卷，题"清彩绘本"，未载具体年代。《总目》另载中国国家图书馆原藏有明抄彩绘本，经查未见。

②中国科学院国家科学图书馆藏本存二十六卷。

③中国中医科学院图书馆藏本存十一卷。

④上海图书馆藏本存二卷（一册）。

此外，故宫博物院图书馆藏有〔清〕王道纯校录补编本

0679 **古庵药鉴**（附：用药归纳、寻十二经水火分治）

【分类】本草·综合本草·明代本草

【卷数】不分卷

【责任者】〔明〕方广（字约之，号古庵）撰；陶湘（字兰泉，号涉园）抄

【年代】原书成于明嘉靖年间（约1536）

清末至民国抄

【类型】抄本

【藏馆】中国科学院国家科学图书馆

【存世情况】另见于《丹溪心法附余》《医经大旨》

【备注】残本。藏馆信息作"陶百川著钞"。陶百川即陶湘（1871—1940），室号百川书屋，清末民国时期著名藏书家、刻书家

0680 **十二经络脏腑病情药性**

【分类】本草·综合本草·明代本草

【卷数】不分卷

【责任者】〔明〕彭用光撰

【年代】原书成于明嘉靖二十八年（1549）

抄写年代不详

【类型】抄本

【藏馆】中国中医科学院图书馆

【存世情况】另见于"体仁汇编"

0681 **滇南本草图说**

【分类】本草·综合本草·明代本草

【卷数】十二卷

【责任者】原题〔明〕兰茂（字廷秀，号止庵）撰，范洪（号守一子）述，〔清〕高宏业辑；昆明朱景阳抄

【年代】原书成于明嘉靖三十五年（1556）
清乾隆三十八年（1773）抄

【类型】抄本

【藏馆】中国中医科学院图书馆

【存世情况】孤本

【备注】残本，存卷三至十二

0682　本草纂要（又名本草纂要至宝）（书前附：明经法制论、用药权宜论，书后附：药性论）

【分类】本草·综合本草·明代本草

【卷数】九卷（附录三卷）（二册）

【责任者】〔明〕方谷（字龙潭）撰；〔明〕杨鹤泉抄

【年代】原书成于明嘉靖四十四年（1565）
明万历十五年（1587）抄

【类型】抄本

【藏馆】上海中医药大学图书馆

【存世情况】原有明隆庆六年（1572）刻本，已佚，仅存复制本，后被收入"中国本草全书"

0683　春庄肤见本草发明（又名本草发明）

【分类】本草·综合本草·明代本草

【卷数】不分卷（六册）

【责任者】〔明〕黄炫编

【年代】原书成于明嘉靖年间（1522—1566）
抄写年代不详

【类型】抄本

【藏馆】上海中医药大学图书馆

【存世情况】孤本

【备注】《总目》作清抄本

0684　精选十二经络本草经纬

【分类】本草·综合本草·明代本草

【卷数】不分卷

【责任者】佚名

【年代】原书成于明万历年间（约1578）
同时代抄

【类型】抄本

【藏馆】安徽省图书馆

【存世情况】孤本

0685　本草总括分类

【分类】本草·综合本草·明代本草

【卷数】二卷

【责任者】〔明〕聂尚恒（字久吾、惟贞）撰

【年代】原书成于明万历四十四年（1616）
抄写年代不详

【类型】抄本

【藏馆】中国中医科学院图书馆

【存世情况】孤本

0686　本草类考（又名本草正、景岳全书本草正）

【分类】本草·综合本草·明代本草

【卷数】二卷

【责任者】〔明〕张介宾（字会卿，号景岳，别号通一子）撰

【年代】原书成于明天启四年（1624）
抄写年代不详

【类型】抄本

【藏馆】中国中医科学院图书馆

【存世情况】有清刻本，名《本草正》。

后有 1994 年中医古籍出版社据抄本出版的影印本，名为《本草类考》

【备注】内容即"景岳全书"丛书中的卷四十八、四十九《本草正》的节抄

0687　诸药治例

【分类】本草·综合本草·明代本草

【卷数】不分卷（一册）

【责任者】〔明〕缪希雍（字仲淳，号慕台）原撰

【年代】原书成于明万历至天启年间（1627前）

抄写年代不详

【类型】抄本

【藏馆】上海市医学会图书馆

【存世情况】孤本

【备注】《总目》失载，今补

0688　药性便览

【分类】本草·综合本草·明代本草

【卷数】不分卷（一册）

【责任者】〔明〕戚日旻（字肇升）撰

【年代】原书约成于明末（1644）

①清抄

②抄写年代不详

【类型】抄本

【藏馆】①中国国家图书馆

②中国科学院国家科学图书馆

【存世情况】抄本 2 部

0689　药性类明

【分类】本草·综合本草·明代本草

【卷数】二卷

【责任者】〔明〕张梓撰

【年代】原书约成于明末（1644）

抄写年代不详

【类型】抄本

【藏馆】中国中医科学院中国医史文献研究所

【存世情况】孤本

0690　蓬瀛摘要

【分类】本草·综合本草·明代本草

【卷数】不分卷（二册）

【责任者】佚名

【年代】〔明〕

【类型】抄本

【藏馆】上海中医药大学图书馆

【存世情况】孤本

【备注】《总目》未见，今补

4. 清代本草

0691　药性纂要

【分类】本草·综合本草·清代本草

【卷数】四卷

【责任者】〔清〕王逊（字子律，号墙东圃者）撰

【年代】清康熙二十五年（1686）

【类型】稿本

【藏馆】中国中医科学院图书馆

【存世情况】后有清康熙三十三年（1694）刻本

【备注】作者稿本，残本，存二卷

0692　法古录

【分类】本草·综合本草·清代本草

【卷数】三卷（三册）

【责任者】〔清〕鲁永斌（字宪德）撰

【年代】清乾隆四十五年（1780）

【类型】稿本

【藏馆】上海中医药大学图书馆

【存世情况】原仅存稿本，后有 1984 年上海科学技术出版社据稿本出版的影印本

0693　本草随录征实

【分类】本草·综合本草·清代本草

【卷数】不分卷

【责任者】〔清〕武溓（字霁苍）编

【年代】清道光十四年（1834）

【类型】稿本

【藏馆】中国中医科学院图书馆

【存世情况】孤本

【备注】作者稿本

0694　本草害利

【分类】本草·综合本草·清代本草

【卷数】二卷（二册）

【责任者】〔清〕凌奂（原名维正，字晓五，一字晓邬，晚号折肱老人）撰

【年代】①清同治元年（1862）
②抄写年代不详

【类型】①稿本
②抄本

【藏馆】①中国国家图书馆
②上海辞书出版社图书馆

【存世情况】后有民国蓝晒本，以及 1965年上海古籍书店出版的影印本、1982年中医古籍出版社出版的影印本

0695　本草撮要类编

【分类】本草·综合本草·清代本草

【卷数】不分卷（二册）

【责任者】〔明〕王象晋（字荩臣，号康宁）原撰，〔清〕韩鸿（字印秋）订补

【年代】①清光绪二十三年（1897）
②清光绪年间（1897—1908）

【类型】①稿本
②抄本

【藏馆】①上海中医药大学图书馆
②陕西省中医药研究院陕西省中医医院图书馆

【存世情况】另见于"韩氏医课"

0696　本草集要按

【分类】本草·综合本草·清代本草

【卷数】十八卷（八册）

【责任者】〔清〕陈镇（字仲卿）编

【年代】清光绪二十四年（1898）

【类型】稿本

【藏馆】上海中医药大学图书馆

【存世情况】孤本

0697　要药分剂补正

【分类】本草·综合本草·清代本草

【卷数】十卷

【责任者】〔清〕沈金鳌（字芊绿，号汲门，晚号遵生老人）原辑，〔清〕刘鹗（字铁云）补正

【年代】清光绪三十一年（1905）

【类型】稿本

【藏馆】中国中医科学院图书馆

【存世情况】孤本

0698　新著本草精义

【分类】本草·综合本草·清代本草

【卷数】不分卷（二册）

【责任者】吴恂如编

【年代】〔清〕

【类型】稿本

【藏馆】上海中医药大学图书馆

【存世情况】孤本

【备注】《总目》记作抄本

0699　本草拔萃

【分类】本草·综合本草·清代本草

【卷数】二卷

【责任者】〔清〕陆仲德（字太纯，号贞阳子）辑；〔清〕谭淡庵抄

【年代】原书约成于清顺治四年（1647）抄写年代不详

【类型】抄本

【藏馆】生命科学图书馆

【存世情况】孤本

0700　本草新编

【分类】本草·综合本草·清代本草

【卷数】五卷、卷首一卷

【责任者】〔清〕陈士铎（字敬之，号远公，自号大雅堂主人）撰

【年代】①清康熙二十六年（1687）金以谋抄

②方塘抄，年代不详

③④清抄

【类型】抄本

【藏馆】①上海图书馆

②北京中医药大学图书馆

③中国科学院国家科学图书馆

④上海图书馆

【存世情况】另有清康熙三十年（1691）本澄堂刻本及日本宽政元年（1789）东

园松田义厚刻本

【备注】①上海图书馆藏本（十一册）题"尚论本草新编"，残本，为该书所见最早存本。

③中国科学院国家科学图书馆藏本不分卷

0701　得宜本草

【分类】本草·综合本草·清代本草

【卷数】四卷（四册）

【责任者】张若凡抄

【年代】原书成于清康熙三十四年（1695）后

抄写年代不详

【类型】抄本

【藏馆】上海图书馆

【存世情况】孤本。后有2019年上海科学技术文献出版社"上海图书馆藏中医稿抄本丛刊"收录的影印本

【备注】该书与〔清〕王晋三编撰的《得宜本草》并非一书。《总目》失载，今补。

该书信息存疑：原书目录后有〔明〕吴勉学题跋，称此书系出唐代，明板失传，学长张若凡从项氏处购抄，并题"白沙朱子凉家藏"，藏馆据此著录为"明抄本"，但此书内容与〔清〕张璐《本经逢原》完全一致

0702　本草品汇精要、本草品汇精要续集
（附：脉诀四言举要、本草品汇精要校勘记）

【分类】本草·综合本草·清代本草

【卷数】原书四十二卷（附目录一卷）、续集十卷（共十四册）

【责任者】〔明〕刘文泰等撰，〔清〕王道纯、汪兆元续编纂辑

【年代】原书成于清康熙四十年（1701）

【类型】抄本（朱墨写本）

【藏馆】故宫博物院图书馆

【存世情况】后有 1936 年商务印书馆铅印本及近代抄本（存二十六卷）。1964 年人民卫生出版社据商务印书馆铅印本再次排印出版。2000 年收入"续修四库全书"

【备注】清康熙年间于内库发现明《本草品汇精要》秘本，康熙下诏摹造、校正，由王道纯、汪兆元奉旨纂辑。康熙四十年（1701），王道纯、汪兆元进呈朱墨写本，并附《脉诀四言举要》二卷（题〔宋〕崔嘉彦著，〔清〕王道纯奉旨注释）

0703　本草摘要药性

【分类】本草·综合本草·清代本草

【卷数】不分卷（六册）

【责任者】〔清〕李元素撰

【年代】原书成于清康熙年间（约1721）抄写年代不详

【类型】抄本

【藏馆】中国中医科学院图书馆

【存世情况】孤本

0704　本草清裁

【分类】本草·综合本草·清代本草

【卷数】不分卷

【责任者】〔清〕潘时（字尔因）撰

【年代】原书成于清康熙年间（约1722）抄写年代不详

【类型】抄本

【藏馆】陕西省中医药研究院陕西省中医医院图书馆

【存世情况】孤本

【备注】藏馆信息未载撰者

0705　得宜本草分类

【分类】本草·综合本草·清代本草

【卷数】不分卷

【责任者】〔清〕修竹吾庐主人辑

【年代】原书约成于清雍正十年（1732）抄写年代不详

【类型】抄本

【藏馆】南京图书馆

【存世情况】孤本

0706　药性本草

【分类】本草·综合本草·清代本草

【卷数】四卷

【责任者】原题〔清〕吴仪洛编

【年代】原书成于清乾隆年间（约1757）清咸丰三年（1853）抄

【类型】抄本

【藏馆】浙江图书馆

【存世情况】孤本

0707　本草搜根

【分类】本草·综合本草·清代本草

【卷数】不分卷（二册）

【责任者】〔清〕姜礼（字天叙）撰

【年代】原书成于清嘉庆五年（1800）清抄

【类型】抄本

【藏馆】中国国家图书馆

【存世情况】孤本

0708 本草纂要稿

【分类】本草·综合本草·清代本草

【卷数】不分卷

【责任者】原题〔清〕王龙（字九峰）撰

【年代】原书成于清嘉庆年间（约1815）

　　　　清抄

【类型】抄本

【藏馆】北京大学图书馆

【存世情况】孤本

0709 本草精华

【分类】本草·综合本草·清代本草

【卷数】十六卷、卷首一卷

【责任者】〔清〕周纪常（字卓人）编

【年代】原书成于清道光年间（约1823）

　　　　抄写年代不详

【类型】抄本

【藏馆】浙江图书馆

【存世情况】孤本

0710 类经证治本草

【分类】本草·综合本草·清代本草

【卷数】不分卷（四册）

【责任者】〔清〕吴钢（字诚斋）编

【年代】原书成于清道光七年（1827）

　　　　抄写年代不详

【类型】抄本

【藏馆】中国中医科学院图书馆

【存世情况】孤本

0711 本草述录

【分类】本草·综合本草·清代本草

【卷数】六卷

【责任者】〔清〕刘若金（字云密，号蠡园逸叟）原撰，〔清〕张琦（字翰风，号宛邻）节录

【年代】原书成于清道光九年（1829）

　　　　①②清同治九年（1870）蒋溶抄

　　　　③④抄写年代不详

【类型】抄本

【藏馆】①③中国中医科学院图书馆

　　　　②黑龙江省图书馆

　　　　④北京中医药大学图书馆

【存世情况】另有清刻"宛邻书屋丛书"本

【备注】②黑龙江省图书馆藏本为残本

0712 药达

【分类】本草·综合本草·清代本草

【卷数】二卷（残存一册）

【责任者】〔清〕顾以琰（字丽中）撰

【年代】原书成于清道光十年（1830）

　　　　抄写年代不详

【类型】抄本

【藏馆】上海图书馆

【存世情况】孤本

【备注】残本，仅存下卷

0713 本草观止

【分类】本草·综合本草·清代本草

【卷数】二卷

【责任者】〔清〕张对扬撰

【年代】原书成于清道光二十年（1840）

　　　　抄写年代不详

【类型】抄本

【藏馆】河南中医药大学图书馆

【存世情况】孤本

【备注】《总目》记载上海中医药大学图书馆藏有稿本，苏州大学图书馆藏有抄本，经查均未见

0714　本草分队

【分类】本草·综合本草·清代本草

【卷数】不分卷

【责任者】佚名

【年代】原书成于清道光二十年（1840）
民国抄

【类型】抄本

【藏馆】中国中医科学院图书馆

【存世情况】孤本

0715　药队补遗

【分类】本草·综合本草·清代本草

【卷数】不分卷（一册）

【责任者】佚名

【年代】原书成于清道光年间（约1840）
抄写年代不详

【类型】抄本

【藏馆】上海中医药大学图书馆

【存世情况】孤本

0716　本草明览

【分类】本草·综合本草·清代本草

【卷数】十一卷（一册）

【责任者】著者佚名；〔清〕钮文鳌抄

【年代】清咸丰四年（1854）

【类型】抄本

【藏馆】上海图书馆

【存世情况】孤本。后有2019年上海科学技术文献出版社"上海图书馆藏中医稿抄本丛刊"收录的影印本

0717　本草别名

【分类】本草·综合本草·清代本草

【卷数】不分卷

【责任者】〔清〕朱春柳编

【年代】清咸丰六年（1856）

【类型】抄本

【藏馆】长春中医药大学图书馆

【存世情况】孤本

【备注】《总目》载有山东省图书馆所藏抄本，经查未见

0718　本草二十四品

【分类】本草·综合本草·清代本草

【卷数】二十四卷

【责任者】〔清〕陆懋修（字九芝，号江左下工，又号林屋山人）集

【年代】原书成于清同治五年（1866）
①清宣统二年（1910）冯汝九抄
②③抄写年代不详

【类型】抄本

【藏馆】①中国中医科学院图书馆
②中国科学院国家科学图书馆
③中国中医科学院中国医史文献研究所

【存世情况】抄本3部

0719　读本草纲目摘录

【分类】本草·综合本草·清代本草

【卷数】不分卷（一册）

【责任者】〔清〕徐用笙（自号书呆子）编

【年代】清光绪九年（1883）

【类型】抄本

【藏馆】上海中医药大学图书馆

【存世情况】孤本

0720　药性真知益编

【分类】本草·综合本草·清代本草

【卷数】不分卷

【责任者】〔清〕朱晓林（字鸣春）撰

【年代】原书成于清光绪十二年（1886）

　　　　清光绪二十年（1894）抄

【类型】抄本

【藏馆】成都中医药大学图书馆

【存世情况】孤本

0721　药性八略

【分类】本草·综合本草·清代本草

【卷数】不分卷

【责任者】佚名

【年代】①清光绪二十一年（1895）语溪

　　　　峻豫抄

　　　　②抄写年代不详

【类型】抄本

【藏馆】①苏州大学图书馆

　　　　②浙江中医药研究院图书馆

【存世情况】抄本2部

0722　苦欲补泻论

【分类】本草·综合本草·清代本草

【卷数】二卷

【责任者】佚名

【年代】清光绪二十六年（1900）

【类型】抄本

【藏馆】中国中医科学院图书馆

【存世情况】孤本

0723　破气药论

【分类】本草·综合本草·清代本草

【卷数】不分卷（一册）

【责任者】佚名

【年代】原书成于清光绪后期（约1900）

　　　　抄写年代不详

【类型】抄本

【藏馆】中国中医科学院图书馆

【存世情况】孤本

0724　药论

【分类】本草·综合本草·清代本草

【卷数】不分卷（一册）

【责任者】〔清〕沈文彬（号杏苑）辑

【年代】清光绪二十七年（1901）

【类型】抄本

【藏馆】上海中医药大学图书馆

【存世情况】孤本。后有2004年上海科学

　　　　技术出版社"中医古籍珍稀抄本精选"

　　　　收录的整理点校本

0725　脉诀本草录

【分类】本草·综合本草·清代本草

【卷数】不分卷

【责任者】佚名

【年代】清光绪三十一年（1905）

【类型】抄本

【藏馆】中国科学院国家科学图书馆

【存世情况】孤本

0726　本草简摩集

【分类】本草·综合本草·清代本草

【卷数】二卷

【责任者】〔清〕周岩（字伯度）撰

【年代】原书成于清光绪后期（约1905）

　　　　抄写年代不详

【类型】抄本

【藏馆】中国中医科学院图书馆

【存世情况】孤本

0727　用药准绳

【分类】本草·综合本草·清代本草

【卷数】二卷

【责任者】佚名

【年代】原书成于清光绪后期（约1905）
　　抄写年代不详

【类型】抄本

【藏馆】①上海中医药大学图书馆
　　②内蒙古图书馆

【存世情况】抄本2部

【备注】①上海中医药大学图书馆藏本共二
　　册，封面题"东海眉寿堂藏"，并有
　　1914年徐庆增手记，言上卷为其曾祖
　　凡夫公手抄，下卷遗失后托人转抄。
　　②内蒙古图书馆藏本未载卷数与成
　　书年代

0728　简明药性

【分类】本草·综合本草·清代本草

【卷数】不分卷

【责任者】佚名

【年代】清光绪三十三年（1907）

【类型】抄本

【藏馆】中国中医科学院图书馆

【存世情况】孤本

0729　药性要略

【分类】本草·综合本草·清代本草

【卷数】不分卷

【责任者】〔清〕钱国祥（字乙生，号吴下
　　迂叟）编

【年代】清宣统二年（1910）

【类型】抄本

【藏馆】中国中医科学院图书馆

【存世情况】孤本

0730　化名药性（又名药物别名）

【分类】本草·综合本草·清代本草

【卷数】不分卷（一册）

【责任者】佚名

【年代】清宣统三年（1911）

【类型】抄本

【藏馆】中国中医科学院图书馆

【存世情况】孤本

0731　本草纂要

【分类】本草·综合本草·清代本草

【卷数】不分卷（一册）

【责任者】〔清〕郑一先撰；〔清〕谢岐
　　庵抄

【年代】清末

【类型】抄本

【藏馆】中国国家图书馆

【存世情况】孤本

【备注】另有〔明〕方谷撰同名抄本（又
　　名《本草纂要至宝》）

0732　本草别裁分类药鉴

【分类】本草·综合本草·清代本草

【卷数】六卷

【责任者】佚名

【年代】清末

【类型】抄本

【藏馆】中国科学院国家科学图书馆

【存世情况】孤本

0733　药性

【分类】本草·综合本草·清代本草

【卷数】不分卷（一册）

【责任者】佚名

【年代】清末

【类型】抄本

【藏馆】中国国家图书馆

【存世情况】孤本

0734　药性总义

【分类】本草·综合本草·清代本草

【卷数】不分卷（一册）

【责任者】佚名

【年代】清末

【类型】抄本

【藏馆】中国国家图书馆

【存世情况】孤本

【备注】《总目》未载，今补

0735　本草约品

【分类】本草·综合本草·清代本草

【卷数】不分卷（二册）

【责任者】佚名

【年代】清末

【类型】抄本

【藏馆】中国中医科学院图书馆

【存世情况】孤本

0736　本草分类

【分类】本草·综合本草·清代本草

【卷数】不分卷

【责任者】〔清〕陈洪绶（字章侯）撰

【年代】清

【类型】抄本

【藏馆】四川省图书馆

【存世情况】孤本

0737　诸品药性

【分类】本草·综合本草·清代本草

【卷数】不分卷

【责任者】著者佚名；〔清〕王仲清抄

【年代】清

【类型】抄本

【藏馆】安徽省图书馆

【存世情况】孤本

0738　本草约编

【分类】本草·综合本草·清代本草

【卷数】不分卷（一册）

【责任者】佚名

【年代】清

【类型】抄本

【藏馆】上海图书馆

【存世情况】孤本。后有 2019 年上海科学技术文献出版社"上海图书馆藏中医稿抄本丛刊"收录的影印本

0739　药性汇集

【分类】本草·综合本草·清代本草

【卷数】四卷

【责任者】佚名

【年代】清

【类型】抄本

【藏馆】中国中医科学院图书馆

【存世情况】孤本

0740　本草参解

【分类】本草·综合本草·清代本草

【卷数】不分卷

【责任者】佚名

【年代】清

【类型】抄本

【藏馆】山东中医药大学图书馆

【存世情况】孤本

0741　药书摘要

【分类】本草·综合本草·清代本草

【卷数】不分卷（一册）

【责任者】〔清〕于冠三编

【年代】〔清〕

【类型】抄本

【藏馆】上海图书馆

【存世情况】孤本

0742　本草切要分职录

【分类】本草·综合本草·清代本草

【卷数】不分卷

【责任者】〔清〕赵仲简撰

【年代】〔清〕

【类型】抄本

【藏馆】南京图书馆

【存世情况】孤本

0743　用药须知

【分类】本草·综合本草·清代本草

【卷数】不分卷

【责任者】〔清〕李膺任撰

【年代】〔清〕

【类型】抄本

【藏馆】吉林省图书馆

【存世情况】孤本

0744　本草注可

【分类】本草·综合本草·清代本草

【卷数】不分卷

【责任者】〔清〕陈立观撰

【年代】〔清〕

【类型】抄本

【藏馆】浙江图书馆

【存世情况】孤本

0745　本草桴应

【分类】本草·综合本草·清代本草

【卷数】不分卷

【责任者】〔清〕陈立观撰

【年代】〔清〕

【类型】抄本

【藏馆】浙江图书馆

【存世情况】孤本

0746　本草

【分类】本草·综合本草·清代本草

【卷数】不分卷

【责任者】〔清〕程龄源编

【年代】〔清〕

【类型】抄本

【藏馆】中国中医科学院图书馆

【存世情况】孤本

0747　校正药性

【分类】本草·综合本草·清代本草

【卷数】不分卷（一册）

【责任者】〔清〕胡云波撰

【年代】〔清〕

【类型】抄本

【藏馆】中国中医科学院图书馆

【存世情况】孤本

0748　类编药性脉法方论

【分类】本草·综合本草·清代本草

【卷数】不分卷（三十册）

【责任者】冯贞群编校

【年代】［清］

【类型】抄本

【藏馆】上海图书馆

【存世情况】孤本

0749　本草衡精

【分类】本草·综合本草·清代本草

【卷数】不分卷

【责任者】乐山山人撰

【年代】［清］

【类型】抄本

【藏馆】湖南图书馆

【存世情况】孤本

0750　十二经汤液分注

【分类】本草·综合本草·清代本草

【卷数】不分卷（二册）

【责任者】佚名

【年代】［清］

【类型】抄本

【藏馆】上海市医学会图书馆

【存世情况】孤本

【备注】《总目》书名误作"十二经汤液分经"，今正

0751　药经详辨

【分类】本草·综合本草·清代本草

【卷数】不分卷

【责任者】佚名

【年代】［清］

【类型】抄本

【藏馆】陕西省中医药研究院陕西省中医医院图书馆

【存世情况】孤本

【备注】《总目》书名误作"药经译辨"，今正

0752　分类本草摘要

【分类】本草·综合本草·清代本草

【卷数】不分卷

【责任者】佚名

【年代】［清］

【类型】抄本

【藏馆】浙江中医药研究院图书馆

【存世情况】孤本

0753　类集本草

【分类】本草·综合本草·清代本草

【卷数】二卷

【责任者】佚名

【年代】［清］

【类型】抄本

【藏馆】云南省图书馆

【存世情况】孤本

【备注】残本

0754　本草摘新

【分类】本草·综合本草·清代本草

【卷数】二卷

【责任者】佚名

【年代】［清］

【类型】抄本

【藏馆】苏州图书馆

【存世情况】孤本

0755　用药总法

【分类】本草·综合本草·清代本草

【卷数】不分卷（一册）

【责任者】佚名

【年代】［清］

【类型】抄本

【藏馆】上海交通大学医学院图书馆

【存世情况】孤本

0756　用药法程

【分类】本草·综合本草·清代本草

【卷数】不分卷（一册）

【责任者】佚名

【年代】［清］

【类型】抄本

【藏馆】上海图书馆

【存世情况】孤本

0757　本草诸种摘录

【分类】本草·综合本草·清代本草

【卷数】不分卷（五册）

【责任者】佚名

【年代】［清］

【类型】抄本

【藏馆】上海中医药大学图书馆

【存世情况】孤本

【备注】醋墨草庐抄本

0758　本草

【分类】本草·综合本草·清代本草

【卷数】不分卷

【责任者】佚名

【年代】［清］

【类型】抄本

【藏馆】①天津医学高等专科学校图书馆
　　　　②上海图书馆

【存世情况】抄本 2 部

0759　药性默识

【分类】本草·综合本草·清代本草

【卷数】不分卷

【责任者】佚名

【年代】［清］

【类型】抄本

【藏馆】天津医学高等专科学校图书馆

【存世情况】孤本

0760　药性阴阳论

【分类】本草·综合本草·清代本草

【卷数】不分卷（一册）

【责任者】佚名

【年代】［清］

【类型】抄本

【藏馆】生命科学图书馆

【存世情况】孤本

0761　药性必读（又名药性秘纂）

【分类】本草·综合本草·清代本草

【卷数】不分卷（三册）

【责任者】佚名

【年代】［清］

【类型】抄本

【藏馆】苏州大学图书馆

【存世情况】孤本

0762　本草精义类编

【分类】本草·综合本草·清代本草

【卷数】二卷（二册）

【责任者】佚名

【年代】［清］

【类型】抄本

【藏馆】上海中医药大学图书馆

【存世情况】孤本

0763　钱氏本草

【分类】本草·综合本草·清代本草

【卷数】不分卷

【责任者】钱竹荪撰

【年代】［清］

【类型】抄本

【藏馆】天津医学高等专科学校图书馆

【存世情况】孤本

0764　五经药性

【分类】本草·综合本草·清代本草

【卷数】不分卷

【责任者】佚名

【年代】［清］

【类型】抄本

【藏馆】黑龙江中医药大学图书馆

【存世情况】孤本

0765　本草串珠

【分类】本草·综合本草·清代本草

【卷数】不分卷

【责任者】汪远山撰

【年代】［清］

【类型】抄本

【藏馆】天津医学高等专科学校图书馆

【存世情况】孤本

0766　药能备考

【分类】本草·综合本草·清代本草

【卷数】不分卷

【责任者】佚名

【年代】［清］

【类型】抄本

【藏馆】中国中医科学院图书馆

【存世情况】孤本

0767　药性要领

【分类】本草·综合本草·清代本草

【卷数】不分卷

【责任者】佚名

【年代】［清］

【类型】抄本

【藏馆】广东省立中山图书馆

【存世情况】孤本

0768　周氏医书摘髓——本草正

【分类】本草·综合本草·清代本草

【卷数】不分卷（一册）

【责任者】著者佚名；也溪手录

【年代】［清］

【类型】抄本

【藏馆】上海中医药大学图书馆

【存世情况】孤本

0769　本草摘要

【分类】本草·综合本草·清代本草

【卷数】不分卷

【责任者】佚名

【年代】［清］

【类型】抄本

【藏馆】①上海图书馆

　　　　②上海中医药大学图书馆

【存世情况】抄本 2 部。后有 2019 年上海科学技术文献出版社"上海图书馆藏中医稿抄本丛刊"收录的影印本

【备注】①上海图书馆藏本共一册。

　　　　②上海中医药大学图书馆藏本共三册。

　　　《总目》载有新疆医科大学图书馆所藏抄本，经查未见

0770　本草抄

【分类】本草·综合本草·清代本草

【卷数】不分卷（一册）

【责任者】佚名

【年代】〔清〕

【类型】抄本

【藏馆】上海图书馆

【存世情况】孤本

0771　本草必秘（附：本草思问录）

【分类】本草·综合本草·清代本草

【卷数】十卷（附四卷）

【责任者】佚名

【年代】〔清〕

【类型】日本抄本

【藏馆】中国医学科学院北京协和医学院医学信息研究所图书馆

【存世情况】孤本

0772　本草补遗

【分类】本草·综合本草·清代本草

【卷数】不分卷

【责任者】张相臣撰

【年代】〔清〕

　　　　1947 年抄

【类型】抄本

【藏馆】浙江中医药研究院图书馆

【存世情况】孤本

5. 近代本草

0773　新修本草

【分类】本草·综合本草·近代本草

【卷数】二十卷

【责任者】〔唐〕苏敬原撰，〔清〕李梦莹（字荔邨）补辑，李浩（字铜士）校刊

【年代】1922 年

【类型】稿本

【藏馆】中国中医科学院图书馆

【存世情况】孤本

0774　药性辑要

【分类】本草·综合本草·近代本草

【卷数】不分卷

【责任者】吟香室主人编

【年代】1928 年

【类型】稿本

【藏馆】甘肃省图书馆

【存世情况】孤本

0775　百病主治药

【分类】本草·综合本草·近代本草

【卷数】不分卷

【责任者】林之瞻编

【年代】①约成于 1929 年

　　　　②抄写年代不详

【类型】①稿本

②抄本

【藏馆】①山东中医药大学图书馆

②上海中医药大学图书馆

【存世情况】稿本、抄本各 1 部

0776 本草疏正

【分类】本草·综合本草·近代本草

【卷数】四卷

【责任者】钟观光撰

【年代】约 1935 年

【类型】稿本

【藏馆】中国中医科学院图书馆

【存世情况】孤本

0777 国药新药物学

【分类】本草·综合本草·近代本草

【卷数】三卷

【责任者】郁梦云撰

【年代】1937 年

【类型】稿本

【藏馆】上海图书馆

【存世情况】孤本

0778 药品辨验录

【分类】本草·综合本草·近代本草

【卷数】不分卷

【责任者】曹炳章（字赤电）撰

【年代】1946 年

【类型】稿本

【藏馆】浙江中医药研究院图书馆

【存世情况】孤本

0779 药性效用详解

【分类】本草·综合本草·近代本草

【卷数】不分卷

【责任者】竹佩和撰

【年代】民国

【类型】稿本

【藏馆】浙江中医药研究院图书馆

【存世情况】孤本

【备注】咄咄斋稿本

0780 初等药性便读本草编

【分类】本草·综合本草·近代本草

【卷数】不分卷

【责任者】潜叟撰

【年代】民国

【类型】稿本

【藏馆】浙江中医药研究院图书馆

【存世情况】孤本

0781 药草植物采集调查概况

【分类】本草·综合本草·近代本草

【卷数】不分卷（一册）

【责任者】贺炳麟撰

【年代】清末民初

【类型】抄本

【藏馆】中国国家图书馆

【存世情况】孤本

0782 本草实验录

【分类】本草·综合本草·近代本草

【卷数】不分卷

【责任者】佚名

【年代】民国（约 1912）

【类型】抄本

【藏馆】云南省图书馆

【存世情况】孤本

0783　本草知要

【分类】本草·综合本草·近代本草

【卷数】不分卷

【责任者】佚名

【年代】民国（约1912）

【类型】抄本

【藏馆】中国中医科学院图书馆

【存世情况】孤本

0784　实验要药分剂

【分类】本草·综合本草·近代本草

【卷数】不分卷

【责任者】何炳元（字廉臣，号印岩，晚号越中老朽）撰

【年代】1915年

【类型】抄本

【藏馆】中国中医科学院图书馆

【存世情况】孤本

【备注】浙东印书局抄本

0785　药性类要

【分类】本草·综合本草·近代本草

【卷数】不分卷

【责任者】佚名

【年代】1919年

【类型】抄本

【藏馆】云南省图书馆

【存世情况】孤本

0786　本草

【分类】本草·综合本草·近代本草

【卷数】不分卷

【责任者】佚名

【年代】1920年

【类型】抄本

【藏馆】中国中医科学院图书馆

【存世情况】孤本

0787　要药选

【分类】本草·综合本草·近代本草

【卷数】不分卷

【责任者】陆咏媞编

【年代】1920年

【类型】抄本

【藏馆】中国中医科学院图书馆

【存世情况】另见于陆锦燧辑《鳝溪医述》（有1920—1921绍兴医药学报社铅印本）

0788　实验药用要言

【分类】本草·综合本草·近代本草

【卷数】不分卷

【责任者】何炳元（字廉臣，号印岩，晚号越中老朽）编

【年代】约1924年

【类型】抄本

【藏馆】中国中医科学院图书馆

【存世情况】孤本

【备注】题"民国嘉泰祥抄本"

0789　草药类纂新编

【分类】本草·综合本草·近代本草

【卷数】不分卷

【责任者】曹炳章（字赤电）编

【年代】1926年

【类型】抄本

【藏馆】云南省图书馆

【存世情况】孤本

0790 简易草药性质说明书

【分类】本草·综合本草·近代本草

【卷数】不分卷

【责任者】佚名

【年代】约 1927 年

【类型】抄本

【藏馆】广西壮族自治区桂林图书馆

【存世情况】孤本

0791 药物学

【分类】本草·综合本草·近代本草

【卷数】不分卷（一册）

【责任者】访道人编

【年代】约 1927 年

【类型】抄本

【藏馆】上海中医药大学图书馆

【存世情况】孤本

0792 中西研究药物理学

【分类】本草·综合本草·近代本草

【卷数】不分卷

【责任者】吴光烈辑

【年代】1929 年

【类型】抄本

【藏馆】成都图书馆

【存世情况】孤本

0793 药性正义

【分类】本草·综合本草·近代本草

【卷数】不分卷

【责任者】佚名

【年代】约 1929 年

【类型】抄本

【藏馆】云南省图书馆

【存世情况】孤本

0794 脏腑药性论诊脉诀

【分类】本草·综合本草·近代本草

【卷数】不分卷

【责任者】林恭箴编

【年代】1930 年

【类型】抄本

【藏馆】广东省立中山图书馆

【存世情况】孤本

0795 十二经药物备选

【分类】本草·综合本草·近代本草

【卷数】不分卷

【责任者】佚名

【年代】1930 年

【类型】抄本

【藏馆】中国中医科学院图书馆

【存世情况】孤本

0796 辞典本草

【分类】本草·综合本草·近代本草

【卷数】不分卷

【责任者】著者佚名；张光之抄

【年代】1931 年

【类型】抄本

【藏馆】中国中医科学院图书馆

【存世情况】孤本

0797 药性总要

【分类】本草·综合本草·近代本草

【卷数】不分卷

【责任者】佚名

【年代】1932 年

【类型】抄本

【藏馆】广西壮族自治区图书馆

【存世情况】孤本

0798　药学初桄

【分类】本草·综合本草·近代本草

【卷数】不分卷（一册）

【责任者】佚名

【年代】1933 年

【类型】抄本

【藏馆】上海中医药大学图书馆

【存世情况】孤本

0799　药性提要衍义（附图）

【分类】本草·综合本草·近代本草

【卷数】不分卷（四册）

【责任者】杜芾南（字召棠）撰

【年代】1934 年抄

【类型】抄本

【藏馆】上海中医药大学图书馆

【存世情况】孤本

0800　用药配合寒温相得则灵

【分类】本草·综合本草·近代本草

【卷数】不分卷（一册）

【责任者】傅颜庄撰

【年代】约 1934 年

【类型】抄本

【藏馆】上海中医药大学图书馆

【存世情况】孤本

0801　药物小志

【分类】本草·综合本草·近代本草

【卷数】不分卷（一册）

【责任者】胡海鳌（字電伯）撰；吴望公抄

【年代】1935 年

【类型】抄本

【藏馆】上海中医药大学图书馆

【存世情况】孤本

0802　古今本草注正

【分类】本草·综合本草·近代本草

【卷数】四卷（一册）

【责任者】邱方鉴撰

【年代】1936 年

【类型】抄本

【藏馆】上海中医药大学图书馆

【存世情况】孤本

0803　杂类药性书

【分类】本草·综合本草·近代本草

【卷数】不分卷

【责任者】著者佚名；陈成汉抄

【年代】1937 年

【类型】抄本

【藏馆】广东省立中山图书馆

【存世情况】孤本

0804　药性指要

【分类】本草·综合本草·近代本草

【卷数】不分卷

【责任者】殷启源编

【年代】1937 年

【类型】抄本

【藏馆】①南京中医药大学图书馆
　　　　②苏州大学图书馆

【存世情况】抄本 2 部

0805　本草简要

【分类】本草·综合本草·近代本草

【卷数】不分卷

【责任者】管祖燕录

【年代】1937 年

【类型】抄本

【藏馆】苏州大学图书馆

【存世情况】孤本

0806　药性选抄

【分类】本草·综合本草·近代本草

【卷数】不分卷

【责任者】佚名

【年代】1937 年

【类型】抄本

【藏馆】广东省立中山图书馆

【存世情况】孤本

0807　草药异同

【分类】本草·综合本草·近代本草

【卷数】四卷

【责任者】著者佚名；信如抄

【年代】1937 年

【类型】抄本

【藏馆】河南中医药大学图书馆

【存世情况】孤本

0808　增定本草

【分类】本草·综合本草·近代本草

【卷数】不分卷

【责任者】佚名

【年代】1937 年

【类型】抄本

【藏馆】天津医学高等专科学校图书馆

【存世情况】孤本

0809　药性备要

【分类】本草·综合本草·近代本草

【卷数】不分卷

【责任者】佚名

【年代】1949 年

【类型】抄本

【藏馆】中国中医科学院图书馆

【存世情况】孤本

0810　养洋虫法
　　　　本草摘要

【分类】本草·综合本草·近代本草

【卷数】不分卷

【责任者】佚名

【年代】1949 年

【类型】抄本

【藏馆】中国中医科学院图书馆

【存世情况】孤本

【备注】残本

0811　何公权医学药性著释

【分类】本草·综合本草·近代本草

【卷数】不分卷

【责任者】何公权撰

【年代】民国

【类型】抄本

【藏馆】上海辞书出版社图书馆

【存世情况】孤本

0812　药性

【分类】本草·综合本草·近代本草

【卷数】不分卷

【责任者】著者佚名；灵帆抄

【年代】民国

【类型】抄本

【藏馆】杭州图书馆

【存世情况】孤本

0813　纯阳救苦丹药味性道注解

【分类】本草·综合本草·近代本草

【卷数】三卷

【责任者】佚名

【年代】民国

【类型】抄本

【藏馆】辽宁中医药大学图书馆

【存世情况】孤本

0814　草药稿

【分类】本草·综合本草·近代本草

【卷数】不分卷

【责任者】佚名

【年代】民国

【类型】抄本

【藏馆】辽宁中医药大学图书馆

【存世情况】孤本

0815　草木药

【分类】本草·综合本草·近代本草

【卷数】不分卷

【责任者】佚名

【年代】民国

【类型】抄本

【藏馆】辽宁中医药大学图书馆

【存世情况】孤本

0816　药性摘要

【分类】本草·综合本草·近代本草

【卷数】不分卷

【责任者】佚名

【年代】民国

【类型】抄本

【藏馆】辽宁中医药大学图书馆

【存世情况】孤本

0817　药性

【分类】本草·综合本草·近代本草

【卷数】不分卷

【责任者】佚名

【年代】民国

【类型】抄本

【藏馆】嘉兴市图书馆

【存世情况】孤本

0818　药性合篇

【分类】本草·综合本草·近代本草

【卷数】不分卷

【责任者】佚名

【年代】民国

【类型】抄本

【藏馆】安徽中医药大学图书馆

【存世情况】孤本

0819　药物学常识

【分类】本草·综合本草·近代本草

【卷数】不分卷

【责任者】佚名

【年代】民国

【类型】抄本

【藏馆】安徽中医药大学图书馆

【存世情况】孤本

0820　药物学分解

【分类】本草·综合本草·近代本草

【卷数】不分卷

【责任者】佚名

【年代】民国

【类型】抄本

【藏馆】安徽中医药大学图书馆

【存世情况】孤本

0821　金石门

【分类】本草·综合本草·近代本草

【卷数】不分卷

【责任者】佚名

【年代】民国

【类型】抄本

【藏馆】上海辞书出版社图书馆

【存世情况】孤本

0822　医理元枢药性全集

【分类】本草·综合本草·近代本草

【卷数】不分卷

【责任者】佚名

【年代】民国

【类型】抄本

【藏馆】成都图书馆

【存世情况】孤本

0823　本草备要抄录

【分类】本草·综合本草·近代本草

【卷数】不分卷

【责任者】佚名

【年代】民国

【类型】抄本

【藏馆】南京图书馆

【存世情况】孤本

6. 国外本草

0824　能毒

【分类】本草·综合本草·国外本草

【卷数】不分卷（一册）

【责任者】〔日〕曲直濑道三（原姓堀部，名正盛，字一溪，号盖精翁）编

【年代】①日本永禄二年（1559）

②日本永禄九年（1566）

【类型】①日本稿本

②日本抄本

【藏馆】①上海中医药大学图书馆

②中国医学科学院北京协和医学院医学信息研究所图书馆

【存世情况】稿本、抄本各1部

【备注】②中国医学科学院北京协和医学院医学信息研究所图书馆藏本题名"日用药性能毒"。

据考证，上海中医药大学图书馆藏本较中国医学科学院北京协和医学院医学信息研究所图书馆抄本成书年代更早，且似为稿本；《总目》误记中国医学科学院图书馆藏本为稿本

0825　人参辨

【分类】本草·综合本草·国外本草

【卷数】不分卷

【责任者】〔日〕西村章次编

【年代】日本享保十八年（1733）

【类型】日本稿本

【藏馆】北京中医药大学图书馆

【存世情况】孤本

0826　毒药考

【分类】本草·综合本草·国外本草

【卷数】不分卷

【责任者】〔日〕邨井桃撰

【年代】日本安永三年（1774）

【类型】日本稿本

【藏馆】吉林大学图书馆医学馆

【存世情况】孤本

0827　本草纲目补物品目录后编

【分类】本草·综合本草·国外本草

【卷数】三卷

【责任者】〔日〕后藤光生编，〔日〕黑弘休（字伯芝，号树庵，堂号医隐堂）补订

【年代】日本宽政元年（1789）

【类型】日本稿本

【藏馆】上海图书馆

【存世情况】孤本

0828　百品考

【分类】本草·综合本草·国外本草

【卷数】不分卷

【责任者】〔日〕山本世孺（字仲直）撰，山笃庆注

【年代】日本天保九年（1838）

【类型】日本稿本

【藏馆】中国医学科学院北京协和医学院医学信息研究所图书馆

【存世情况】孤本

0829　采药使记

【分类】本草·综合本草·国外本草

【卷数】三卷

【责任者】〔日〕阿部照任、松井重康撰，

〔日〕后藤光生补，高大醇编

【年代】原书约成于日本宝历八年（1758）抄写年代不详

【类型】抄本

【藏馆】生命科学图书馆

【存世情况】孤本

【备注】该书有日本宝历八年（1758）的序，落款"捂阴庵后光宁识"，推测其成书年代约为1758年

0830　本草记闻

【分类】本草·综合本草·国外本草

【卷数】十五卷

【责任者】〔日〕兰山氏撰

【年代】日本宽政三年（1791）

【类型】日本抄本

【藏馆】吉林大学图书馆医学馆

【存世情况】孤本

0831　药物和名考

【分类】本草·综合本草·国外本草

【卷数】不分卷

【责任者】〔日〕百百俊德撰；井泽元珉抄

【年代】日本文化四年（1807）

【类型】日本抄本

【藏馆】中国中医科学院图书馆

【存世情况】孤本

0832　药性讨源

【分类】本草·综合本草·国外本草

【卷数】不分卷

【责任者】〔日〕曾槃撰；钱知彰抄

【年代】日本文政八年（1825）

【类型】抄本

【藏馆】吉林大学图书馆医学馆

【存世情况】孤本

0833 药雅

【分类】本草·综合本草·国外本草

【卷数】不分卷

【责任者】〔日〕丹波元胤（字奕禧、绍翁，号柳沜）撰

【年代】原书成于日本文政十年（1827）

①②日本文久二年（1862）

③④⑤抄写年代不详

【类型】①②③日本抄本

④⑤抄本

【藏馆】①中国医学科学院北京协和医学院医学信息研究所图书馆

②中国中医科学院图书馆

③北京大学图书馆

④上海市医学会图书馆

⑤苏州市中医医院图书馆

【存世情况】仅见抄本

0834 巽庵释药

【分类】本草·综合本草·国外本草

【卷数】不分卷

【责任者】〔日〕曾槃撰

【年代】日本文政十年（1827）

【类型】日本抄本

【藏馆】吉林大学图书馆医学馆

【存世情况】孤本

0835 药能篇（又名药能方法辨）

【分类】本草·综合本草·国外本草

【卷数】五卷

【责任者】〔日〕宇津木益夫撰

【年代】原书成于日本天保七年（1836）

清同治三年（1864）抄

【类型】抄本

【藏馆】内蒙古图书馆

【存世情况】另见于〔日〕宇津木益夫所撰丛书"古训医传"，该书所见最早版本为日本天保七年（1836）平安著者自刻本

0836 笃庆采药记

【分类】本草·综合本草·国外本草

【卷数】九卷

【责任者】〔日〕山本笃庆撰

【年代】日本天保三年（1832）

【类型】日本抄本

【藏馆】吉林省图书馆

【存世情况】孤本

0837 二经类纂翼

【分类】本草·综合本草·国外本草

【卷数】不分卷（一册）

【责任者】佚名

【年代】日本安政二年（1855）

【类型】日本抄本

【藏馆】上海中医药大学图书馆

【存世情况】孤本

【备注】《总目》题名误作"二经类纂服法类"，未载撰者。本书与《二经类纂》成书年代相同，推测亦为〔日〕椿庭山田（即山田业广）编，源淳氏抄

0838 古方药议

【分类】本草·综合本草·国外本草

【卷数】五卷

【责任者】〔日〕浅田信浓撰

【年代】日本元治元年（1864）

【类型】日本抄本

【藏馆】吉林大学图书馆医学馆

【存世情况】孤本

0839　古医方药能略

【分类】本草·综合本草·国外本草

【卷数】六卷

【责任者】〔日〕权田直助撰

【年代】原书成于日本庆应三年（1867）

　　　　抄写年代不详

【类型】日本抄本

【藏馆】中国中医科学院图书馆

【存世情况】孤本

0840　本草余纂

【分类】本草·综合本草·国外本草

【卷数】十一卷

【责任者】〔日〕小原良贵撰

【年代】原书成于日本明治初期（约1870）

【类型】抄本

【藏馆】北京中医药大学图书馆

【存世情况】孤本

0841　采药录

【分类】本草·综合本草·国外本草

【卷数】不分卷

【责任者】佚名

【年代】日本明治末期

【类型】日本抄本

【藏馆】中国医学科学院北京协和医学院医

　　　　学信息研究所图书馆

【存世情况】孤本

0842　御药院园草木药品录

【分类】本草·综合本草·国外本草

【卷数】不分卷

【责任者】佚名

【年代】1935年据帝室博物馆藏本摹抄

【类型】摹抄本

【藏馆】中国中医科学院图书馆

【存世情况】孤本

（三）歌括便读

0843　药性蒙求

【分类】本草·歌括便读

【卷数】二卷

【责任者】〔清〕张仁锡（字希白）编，吴

　　　　云峰参订

【年代】①清咸丰六年（1856）

　　　　②③④抄写年代不详

【类型】①稿本

　　　　②③④抄本

【藏馆】①上海图书馆

　　　　②中国中医科学院图书馆

　　　　③生命科学图书馆

　　　　④上海中医药大学图书馆

【存世情况】后有1979年上海古籍书店据

　　　　上海中医药大学图书馆所藏抄本影印的

　　　　版本

【备注】①上海图书馆所藏稿本（一册）

　　　　为残本

0844　本草诗补（附：食疗四赋）

【分类】本草·歌括便读

【卷数】不分卷（一册）

【责任者】〔清〕江城（字抱一）撰

【年代】清光绪六年（1880）

【类型】稿本

【藏馆】上海中医药大学图书馆

【存世情况】孤本

0845　药性诗解（又名活人心法药性诗解）

【分类】本草·歌括便读

【卷数】不分卷

【责任者】〔清〕李桂庭（字东瑞）等撰

【年代】清光绪二十一年（1895）

【类型】稿本

【藏馆】中国中医科学院图书馆

【存世情况】孤本

0846　药性便读

【分类】本草·歌括便读

【卷数】不分卷

【责任者】天徒生撰

【年代】1938 年

【类型】稿本

【藏馆】扬州市图书馆

【存世情况】孤本

0847　药性四言举要

【分类】本草·歌括便读

【卷数】二卷

【责任者】庆昌性撰

【年代】民国

【类型】稿本

【藏馆】复旦大学图书馆

【存世情况】孤本

0848　何氏药性赋补义

【分类】本草·歌括便读

【卷数】不分卷

【责任者】严澄（字益澄，号一萍）编

【年代】民国

【类型】稿本

【藏馆】辽宁中医药大学图书馆

【存世情况】孤本

0849　（新刊太医院校正京本）珍珠囊药性赋

【分类】本草·歌括便读

【卷数】四卷（四册）

【责任者】原题〔金〕李杲（字明之，自号东垣老人）撰，〔明〕熊均（字宗立、道轩，号勿听子、鳌峰）校补

【年代】原书成于明中期（约 1465）
　　　　清抄

【类型】抄本

【藏馆】中国国家图书馆

【存世情况】另有据明万历刻本复制的版本

【备注】该本为四卷，题"怀初堂抄本"

0850　王宇泰药性赋（附：脉诀）

【分类】本草·歌括便读

【卷数】不分卷（一册）

【责任者】〔明〕王肯堂（字宇泰，号损庵，自号念西居士）撰

【年代】原书成于明万历三十年（1602）
　　　　抄写年代不详

【类型】抄本

【藏馆】上海中医药大学图书馆

【存世情况】孤本

【备注】紫芝仙馆抄本

0851　药性主治品部证类歌总要

【分类】本草·歌括便读

【卷数】不分卷（三册）

【责任者】佚名

【年代】明

【类型】抄本

【藏馆】中国国家图书馆

【存世情况】孤本

0852　药性主病便览

【分类】本草·歌括便读

【卷数】不分卷（一册）

【责任者】佚名

【年代】明

【类型】抄本

【藏馆】上海中医药大学图书馆

【存世情况】孤本

0853　药性赋秘抄

【分类】本草·歌括便读

【卷数】不分卷

【责任者】〔清〕蒋示吉（字仲芳，号自了汉）撰

【年代】原书成于清初（约1662）

　　　　抄写年代均不详

【类型】抄本

【藏馆】①黑龙江中医药大学图书馆

　　　　②南京中医药大学图书馆

【存世情况】抄本2部

【备注】②南京中医药大学图书馆藏本附"寿世保元""四言药歌"

0854　药性便蒙（又名骈体药性便蒙）

【分类】本草·歌括便读

【卷数】二卷

【责任者】〔清〕陈古（字石云）撰

【年代】原书成于清康熙年间（约1700）

　　　　①清抄

　　　　②石震抄，年代不详

　　　　③抄写年代不详

【类型】抄本

【藏馆】①中国国家图书馆

　　　　②中国中医科学院图书馆

　　　　③苏州大学图书馆

【存世情况】抄本3部

【备注】①中国国家图书馆所藏清抄本不分卷（二册）

0855　四言药性

【分类】本草·歌括便读

【卷数】不分卷

【责任者】佚名

【年代】原书成于清嘉庆二十四年（1819）抄写年代均不详

【类型】抄本

【藏馆】①中国中医科学院图书馆

　　　　②南京图书馆

【存世情况】抄本2部

0856　药性弹词

【分类】本草·歌括便读

【卷数】不分卷

【责任者】〔清〕王锡鑫（字文选，号席珍子，又号亚拙山人）撰

【年代】原书成于清道光二十七年（1847）抄写年代不详

【类型】抄本

【藏馆】中国科学院国家科学图书馆

【存世情况】另见于《医学切要》

0857　何氏药性赋

【分类】本草·歌括便读

【卷数】不分卷（一册）

【责任者】〔清〕何其伟（字韦人，又字书田，晚号竹簳山人）撰

【年代】原书成于清嘉庆至道光年间（1796—1850）

　　　①1912 年青浦何氏家藏抄本，题"德敷氏录"

　　　②王丕显抄，年代不详

　　　③抄写年代不详

【类型】抄本

【藏馆】①上海中医药大学图书馆

　　　②③上海图书馆

【存世情况】原仅见抄本，1984 年被收入何时希主编、学林出版社出版的"何氏历代医学丛书"中

【备注】《总目》记载该书成书于光绪二十年（1894），由何长治所撰。经查，该书原撰者应为何长治之父何其伟（1774—1837），成书年代也相应提前。何氏家传医学抄本较多，该书可能经后人数次补辑重抄，类似存本亦多

0858　药性赋

【分类】本草·歌括便读

【卷数】不分卷（一册）

【责任者】著者佚名；汪致尧抄

【年代】清光绪四年（1878）

【类型】节抄本

【藏馆】中国中医科学院图书馆

【存世情况】孤本

【备注】同馆另藏有同名清末云兰阁抄本

0859　药要便蒙新编（又名药性新赋）

【分类】本草·歌括便读

【卷数】二卷

【责任者】〔清〕谈鸿銮（字问渠）编

【年代】原书成于清光绪七年（1881）

　　　清光绪十三年（1887）据光绪八年（1882）刻本抄

【类型】抄本

【藏馆】长春中医药大学图书馆

【存世情况】原有清光绪八年（1882）刻本，已佚。现该抄本为最早存本。后有清及民国刊印本数种

0860　本草衍句

【分类】本草·歌括便读

【卷数】不分卷

【责任者】〔清〕黄光霁（字步周）撰，金山农（字履升）录

【年代】原书成于清光绪十一年（1885）

　　　抄写年代均不详

【类型】抄本

【藏馆】①中国中医科学院图书馆

　　　②上海市医学会图书馆

【存世情况】后被收入"三三医书"

0861　分经药性赋

【分类】本草·歌括便读

【卷数】不分卷

【责任者】〔清〕潘宗元撰

【年代】清光绪十二年（1886）

【类型】抄本复制本

【藏馆】中国中医科学院图书馆

【存世情况】后有 1934 年上海中医书局铅印本

【备注】《总目》载有甘肃省图书馆所藏清
光绪十二年（1886）汪锡瑕抄本、河南
中医药大学图书馆所藏何仲皋抄本，经
查皆未见。除民国铅印本外，唯存抄本
复制本

0862　吴氏摘要本草（又名吴氏摘要本草
实法）（附：膏滋药酒杂用药品论、
妊娠十月值经络走五行考）

【分类】本草·歌括便读

【卷数】不分卷（一册）

【责任者】〔清〕吴承荣编

【年代】清光绪十八年（1892）

【类型】抄本

【藏馆】上海中医药大学图书馆

【存世情况】孤本

0863　沈氏药性赋

【分类】本草·歌括便读

【卷数】不分卷

【责任者】著者佚名；〔清〕戴书常抄

【年代】清光绪二十二年（1896）

【类型】抄本

【藏馆】苏州大学图书馆

【存世情况】孤本

0864　本草诗

【分类】本草·歌括便读

【卷数】二卷

【责任者】〔清〕赵瑾叔注，〔清〕陆文谟
补；〔清〕潘氏抄

【年代】原书成于清光绪二十二年（1896）
清抄

【类型】抄本

【藏馆】北京大学图书馆

【存世情况】孤本

0865　药性赋
　　　　用药入门要诀

【分类】本草·歌括便读

【卷数】不分卷（三册）

【责任者】著者佚名；〔清〕宋福臣抄

【年代】原书成于清光绪二十六年（1900）
清抄

【类型】抄本

【藏馆】中国中医科学院图书馆

【存世情况】孤本

0866　药性赋

【分类】本草·歌括便读

【卷数】不分卷（一册）

【责任者】佚名

【年代】清宣统二年（1910）

【类型】抄本

【藏馆】中国中医科学院图书馆

【存世情况】孤本

【备注】题"云兰阁抄本"

0867　戴承澍得宜本草文

【分类】本草·歌括便读

【卷数】不分卷

【责任者】〔清〕戴承澍辑

【年代】清宣统三年（1911）

【类型】抄本

【藏馆】中国中医科学院图书馆

【存世情况】孤本

0868　药性赋

【分类】本草·歌括便读

【卷数】三卷（三册）

【责任者】佚名

【年代】清末

【类型】抄本

【藏馆】上海图书馆

【存世情况】孤本

【备注】有同名异书抄本数种

0869 药性撮要歌

【分类】本草·歌括便读

【卷数】不分卷（一册）

【责任者】郑氏原撰，汪方元校

【年代】清末

【类型】抄本

【藏馆】中国中医科学院图书馆

【存世情况】孤本

0870 药性提要歌诀

【分类】本草·歌括便读

【卷数】不分卷（一册）

【责任者】〔清〕郭学洪（字竹芗）撰；吴江柳氏抄

【年代】原书成于清末
　　　　1920 年抄

【类型】抄本

【藏馆】上海图书馆

【存世情况】孤本

0871 本草便诵

【分类】本草·歌括便读

【卷数】十二卷（十册）

【责任者】〔清〕张艮酉（字安钝）编

【年代】清

【类型】抄本

【藏馆】上海图书馆

【存世情况】孤本。后有 2019 年上海科学技术文献出版社"上海图书馆藏中医稿抄本丛刊"收录的影印本

0872 诸品药性赋

【分类】本草·歌括便读

【卷数】不分卷

【责任者】佚名

【年代】清

【类型】抄本

【藏馆】镇江市图书馆

【存世情况】孤本

0873 脉诀药性病机赋

【分类】本草·歌括便读

【卷数】不分卷

【责任者】佚名

【年代】清

【类型】抄本

【藏馆】中国中医科学院图书馆

【存世情况】孤本

0874 药性四言赋

【分类】本草·歌括便读

【卷数】不分卷

【责任者】佚名

【年代】清

【类型】抄本

【藏馆】中国国家图书馆

【存世情况】孤本

0875 四言药性分类精要（附：诸药性味）

【分类】本草·歌括便读

【卷数】二卷（二册）

【责任者】〔清〕吴秋亭（字瑚卿）辑

【年代】［清］

【类型】抄本

【藏馆】上海图书馆

【存世情况】孤本。后有 2019 年上海科学技术文献出版社"上海图书馆藏中医稿抄本丛刊"收录的影印本

0876　药性简要三百首

【分类】本草·歌括便读

【卷数】不分卷

【责任者】佚名

【年代】［清］

【类型】抄本

【藏馆】陕西省中医药研究院陕西省中医医院图书馆

【存世情况】孤本

0877　本草诗解

【分类】本草·歌括便读

【卷数】不分卷

【责任者】佚名

【年代】［清］

【类型】抄本

【藏馆】天津医学高等专科学校图书馆

【存世情况】孤本

0878　广药性赋

【分类】本草·歌括便读

【卷数】三卷

【责任者】佚名

【年代】［清］

【类型】抄本

【藏馆】南京中医药大学图书馆

【存世情况】孤本

0879　本草要诀

【分类】本草·歌括便读

【卷数】不分卷

【责任者】佚名

【年代】［清］

【类型】抄本

【藏馆】云南省图书馆

【存世情况】孤本

0880　药性抄（又名药性钞）

【分类】本草·歌括便读

【卷数】不分卷（一册）

【责任者】佚名

【年代】［清］

【类型】抄本

【藏馆】上海图书馆

【存世情况】孤本

0881　四字药性

【分类】本草·歌括便读

【卷数】不分卷（一册）

【责任者】佚名

【年代】1914 年

【类型】抄本

【藏馆】上海图书馆

【存世情况】孤本

0882　本草歌括详注

【分类】本草·歌括便读

【卷数】不分卷

【责任者】梁玉田（字温甫）录

【年代】1915 年

【类型】抄本

【藏馆】中国中医科学院图书馆

【存世情况】孤本

0883　药魂三百种

【分类】本草·歌括便读

【卷数】不分卷

【责任者】何懋甫编；恒泉抄

【年代】1916 年

【类型】抄本

【藏馆】上海中医药大学图书馆

【存世情况】孤本

0884　生草药性赋

【分类】本草·歌括便读

【卷数】不分卷

【责任者】林爵侯编

【年代】1927 年

【类型】抄本

【藏馆】广东省立中山图书馆

【存世情况】孤本

0885　药性歌

【分类】本草·歌括便读

【卷数】不分卷

【责任者】佚名

【年代】1927 年

【类型】抄本

【藏馆】山东中医药大学图书馆

【存世情况】孤本

0886　四百味药性歌括

【分类】本草·歌括便读

【卷数】不分卷

【责任者】尹彰荣撰

【年代】约 1928 年

【类型】抄本

【藏馆】南京图书馆

【存世情况】孤本

0887　四言药性

【分类】本草·歌括便读

【卷数】不分卷

【责任者】潘寿堂编

【年代】1938 年

【类型】抄本

【藏馆】陕西省中医药研究院陕西省中医医院图书馆

【存世情况】孤本

0888　药性诗便读

【分类】本草·歌括便读

【卷数】不分卷

【责任者】卫骐撰

【年代】1938 年

【类型】抄本

【藏馆】上海中医药大学图书馆

【存世情况】孤本

0889　药性鼓儿词(附：妇女各方、小儿各方)

【分类】本草·歌括便读

【卷数】不分卷（一册）

【责任者】佚名

【年代】约 1938 年

【类型】抄本

【藏馆】上海中医药大学图书馆

【存世情况】孤本

0890　草药百种图诀

【分类】本草·歌括便读

【卷数】不分卷（一册）

【责任者】张拯滋（字若霞，别号野逸）编

【年代】1944 年

【类型】抄本

【藏馆】上海中医药大学图书馆

【存世情况】孤本

【备注】似是誊清稿本。《总目》未载，今补

0891　神农本草精读歌注

【分类】本草·歌括便读

【卷数】不分卷

【责任者】佚名

【年代】民国

【类型】抄本

【藏馆】成都图书馆

【存世情况】孤本

0892　摘要雷公本草药性歌诀便览

【分类】本草·歌括便读

【卷数】不分卷

【责任者】佚名

【年代】民国

【类型】抄本

【藏馆】黑龙江省图书馆

【存世情况】孤本

（四）食疗本草

1. 食疗

0893　食医心鉴

【分类】本草·食疗本草·食疗

【卷数】不分卷

【责任者】〔唐〕昝殷撰

【年代】原书成于唐大中年间（约 853）
　　　　　抄写年代不详

【类型】日本抄本

【藏馆】中国医学科学院北京协和医学院医学信息研究所图书馆

【存世情况】另有 1924 年北京东方学会铅印"东方学会丛刊"本

【备注】该本卷末附丹波元坚（字亦柔，号茝庭）校读记

0894　食物本草

【分类】本草·食疗本草·食疗

【卷数】四卷

【责任者】佚名

【年代】约成于明正德十六年（1521）

【类型】彩绘本

【藏馆】中国国家图书馆

【存世情况】孤本

【备注】同名异书者较多，薛己、卢和、李杲、姚可成等皆有书籍传世。其中卢和撰《食物本草》（四卷），与该本成书年代相近，有隆庆、万历年刻本传世，可参看

0895　食物本草

【分类】本草·食疗本草·食疗

【卷数】不分卷（六册）

【责任者】佚名

【年代】原书成于明末（约 1638）
　　　　　清抄

【类型】抄本

【藏馆】中国医学科学院北京协和医学院医

学信息研究所图书馆

【存世情况】另有 1916 年上海萃英书庄石印本

0896 博济编（初集、二集）

【分类】本草·食疗本草·食疗

【卷数】初集七卷、二集一卷（一册）

【责任者】〔清〕周景行编

【年代】清康熙年间（1662—1722）

【藏馆】上海图书馆

【存世情况】孤本

0897 食鉴本草（附：生产保全母子神方、秘传延寿丹方）

【分类】本草·食疗本草·食疗

【卷数】不分卷

【责任者】原题〔清〕费伯雄（字晋卿，号砚云子）编

【年代】原书成于清光绪九年（1883）抄写年代不详

【类型】抄本

【藏馆】上海辞书出版社图书馆

【存世情况】前有清光绪九年癸未（1883）刻本，无附录。该书后被收入"费氏食养三种"与"珍本医书集成"

0898 诚斋食物记

【分类】本草·食疗本草·食疗

【卷数】不分卷（一册）

【责任者】〔清〕程阑（字翔霄）编

【年代】原书成于清光绪年间（约1896）抄写年代不详

【类型】抄本

【藏馆】上海图书馆

【存世情况】孤本

0899 （会纂）食物本草（附：救荒辟谷简便奇方、应急达生篇辑抄）

【分类】本草·食疗本草·食疗

【卷数】不分卷

【责任者】佚名

【年代】〔清〕

【类型】抄本

【藏馆】中国中医科学院图书馆

【存世情况】孤本

0900 药物与酿造丛抄

【分类】本草·食疗本草·食疗

【卷数】不分卷

【责任者】孙鼎宜抄

【年代】1932 年

【类型】抄本

【藏馆】中国中医科学院图书馆

【存世情况】孤本

0901 双峰草堂食物良方

【分类】本草·食疗本草·食疗

【卷数】不分卷

【责任者】焦奕年编

【年代】民国

【类型】抄本

【藏馆】山东省图书馆

【存世情况】孤本

【备注】残本

2. 饮馔

0902　食谱

【分类】本草·食疗本草·饮馔

【卷数】不分卷（一册）

【责任者】〔唐〕韦巨源撰

【年代】原书成于唐

　　　　清抄

【类型】抄本

【藏馆】中国中医科学院图书馆

【存世情况】另见于〔明〕陶宗仪"说郛"

　　（一百二十卷本）

【备注】据"说郛"抄

0903　本心斋蔬食谱（又名蔬食谱）

【分类】本草·食疗本草·饮馔

【卷数】不分卷

【责任者】〔宋〕陈达叟编

【年代】原书成于南宋末期（约1276）

　　　　抄写年代不详

【类型】抄本

【藏馆】中国中医科学院图书馆

【存世情况】见于多种丛书，如"说郛"

　　（一百卷本）、"说郛"（一百二十卷本）、

　　"借月山房汇抄"、"五朝小说大观"、

　　"丛书集成初编"、"百川学海"等

【备注】据"说郛"抄。藏馆信息作

　　"〔明〕陶宗仪《蔬食谱》抄本"，年代

　　为1368年（即"说郛"成书年份）

0904　用作盐梅

【分类】本草·食疗本草·饮馔

【卷数】二卷

【责任者】佚名

【年代】原书成于清乾隆六十年（1795）

　　　　抄写年代不详

【类型】抄本

【藏馆】中国中医科学院图书馆

【存世情况】孤本

0905　食物备要

【分类】本草·食疗本草·饮馔

【卷数】不分卷

【责任者】佚名

【年代】民国

【类型】抄本

【藏馆】北京中医药大学图书馆

【存世情况】孤本

0906　烹炮摘要

【分类】本草·食疗本草·饮馔

【卷数】不分卷

【责任者】佚名

【年代】民国

【类型】抄本

【藏馆】北京中医药大学图书馆

【存世情况】孤本

（五）其　他

1. 专药研究

0907　真珠谱

【分类】本草·其他·专药研究

【卷数】不分卷

【责任者】曹炳章（字赤电）撰

【年代】1946年

【类型】稿本

【藏馆】浙江中医药研究院图书馆

【存世情况】孤本

0908　国产鹿茸考

【分类】本草·其他·专药研究

【卷数】不分卷

【责任者】曹炳章（字赤电）撰

【年代】1946 年

【类型】稿本

【藏馆】浙江中医药研究院图书馆

【存世情况】孤本

0909　何首乌录（又名何首乌传）

【分类】本草·其他·专药研究

【卷数】不分卷

【责任者】〔唐〕李翱（字习之）撰

【年代】原书成于唐

　　　　抄写年代不详

【类型】抄本

【藏馆】中国中医科学院图书馆

【存世情况】另见于〔明〕陶宗仪"说郛"

　　　（一百二十卷本）。又有上海涵芬楼铅

　　　印本

【备注】据"说郛"抄

0910　九龙虫治病方

【分类】本草·其他·专药研究

【卷数】不分卷

【责任者】佚名

【年代】原书成于清光绪三十四年（1908）

　　　　抄写年代不详

【类型】抄本

【藏馆】中国中医科学院图书馆

【存世情况】孤本

0911　高丽参之研究

【分类】本草·其他·专药研究

【卷数】不分卷

【责任者】长白山人撰

【年代】1934 年

【类型】抄本

【藏馆】天津医学高等专科学校图书馆

【存世情况】孤本

0912　九龙虫药集序

【分类】本草·其他·专药研究

【卷数】不分卷

【责任者】张文舫编

【年代】1941 年

【类型】抄本

【藏馆】天津医学高等专科学校图书馆

【存世情况】孤本

0913　葡萄谱（附：药酒方）

【分类】本草·其他·专药研究

【卷数】不分卷

【责任者】佚名

【年代】民国

【类型】抄本

【藏馆】浙江大学图书馆医学分馆

【存世情况】孤本

2. 本草谱录

0914　药谱字类

【分类】本草·其他·本草谱录

【卷数】不分卷

【责任者】佚名

【年代】〔清〕

【类型】稿本

【藏馆】中国中医科学院图书馆

【存世情况】孤本

0915 石药尔雅

【分类】本草·其他·本草谱录

【卷数】二卷

【责任者】〔唐〕梅彪编

【年代】原书成于唐元和元年（806）

　　　　①清抄

　　　　②抄写年代不详

【类型】抄本

【藏馆】①南京图书馆

　　　　②中国中医科学院图书馆

【存世情况】传世本较多，如清道光十七年
　　（1837）武林竹简斋重印"别下斋丛
　　书"本、1936年商务印书馆影印明正
　　统"道藏"本、1937年上海商务印书
　　馆铅印"丛书集成初编"本、民国商务
　　印书馆影印"别下斋丛书"本、民国武
　　林竹简斋据"别下斋丛书"本影印的版
　　本等。又见于"道藏" "丛书集成初
　　编"等

【备注】②中国中医科学院图书馆藏本为据
　　"别下斋丛书"本所抄的版本。

　　　　《总目》记载该书最早存本为中国
　　国家图书馆所藏清初毛氏汲古阁抄本
　　（有南怀仁跋），又有中国医科大学图书
　　馆所藏清抄本，经查皆未见

0916 农经酌雅

【分类】本草·其他·本草谱录

【卷数】二卷

【责任者】〔清〕黄山采药翁编

【年代】原书成于清初（约1662）

清抄

【类型】抄本

【藏馆】北京大学图书馆

【存世情况】孤本

【备注】秀野草堂抄本

0917 撷芳要录

【分类】本草·其他·本草谱录

【卷数】四卷、卷首一卷（五册）

【责任者】〔清〕赵酉樵编

【年代】原书成于清嘉庆二十三年（1818）

　　　　抄写年代不详

【类型】抄本

【藏馆】上海中医药大学图书馆

【存世情况】孤本

0918 诸药异名

【分类】本草·其他·本草谱录

【卷数】不分卷（一册）

【责任者】佚名

【年代】原书成于清道光二十年（1840）

　　　　抄写年代不详

【类型】抄本

【藏馆】上海中医药大学图书馆

【存世情况】孤本

【备注】原书封面题"辛酉年亲选" "戚保
　　三主人"

0919 诸药出处

【分类】本草·其他·本草谱录

【卷数】不分卷

【责任者】佚名

【年代】①清道光二十二年（1842）

　　　　②清

【类型】抄本

【藏馆】①南京中医药大学图书馆

②苏州图书馆

【存世情况】抄本 2 部

0920 国药出处

【分类】本草·其他·本草谱录

【卷数】不分卷（一册）

【责任者】佚名

【年代】清光绪四年（1878）

【类型】抄本

【藏馆】上海图书馆

【存世情况】孤本。后有 2019 年上海科学技术文献出版社"上海图书馆藏中医稿抄本丛刊"收录的影印本

0921 本草正别名总录

【分类】本草·其他·本草谱录

【卷数】不分卷

【责任者】〔清〕梦丹子撰，孔昭度辑

【年代】清光绪十六年（1890）

【类型】抄本

【藏馆】甘肃省图书馆

【存世情况】孤本

0922 药物产地录

【分类】本草·其他·本草谱录

【卷数】不分卷

【责任者】佚名

【年代】清

【类型】抄本

【藏馆】中国医学科学院北京协和医学院医学信息研究所图书馆

【存世情况】孤本

0923 本草释名类聚

【分类】本草·其他·本草谱录

【卷数】二卷

【责任者】佚名

【年代】〔清〕

【类型】抄本

【藏馆】中国中医科学院图书馆

【存世情况】孤本

0924 西藏药材蒙藏汉名录记

【分类】本草·其他·本草谱录

【卷数】不分卷

【责任者】〔蒙古〕罗子珍编

【年代】原书成于 1920 年

1921 年抄

【类型】抄本

【藏馆】大连图书馆

【存世情况】孤本

【备注】伪南满铁路株式会社外事课抄本

0925 本草释名

【分类】本草·其他·本草谱录

【卷数】二卷

【责任者】颜懋福撰

【年代】民国（1912—1927）

【类型】抄本

【藏馆】山东中医药大学图书馆

【存世情况】孤本

0926 药石名称异同表

【分类】本草·其他·本草谱录

【卷数】不分卷（一册）

【责任者】佚名

【年代】民国

【类型】抄本

【藏馆】上海中医药大学图书馆

【存世情况】孤本

0927 药名杂钞

【分类】本草·其他·本草谱录

【卷数】不分卷（一册）

【责任者】佚名

【年代】民国

【类型】抄本

【藏馆】上海图书馆

【存世情况】孤本

0928 本草产地说明一览

【分类】本草·其他·本草谱录

【卷数】不分卷

【责任者】佚名

【年代】民国

【类型】抄本

【藏馆】天津医学高等专科学校图书馆

【存世情况】孤本

0929 药材出产录

【分类】本草·其他·本草谱录

【卷数】不分卷

【责任者】佚名

【年代】民国

【类型】抄本

【藏馆】生命科学图书馆

【存世情况】孤本

3. 杂著

0930 药引杂考（又名补读轩药引杂考）

【分类】本草·其他·杂著

【卷数】二卷（二册合订）

【责任者】〔清〕王德爵撰

【年代】清宣统三年（1911）

【类型】稿本

【藏馆】上海中医药大学图书馆

【存世情况】孤本

0931 本草序例纂考

【分类】本草·其他·杂著

【卷数】不分卷

【责任者】〔日〕忠贞编

【年代】1925 年

【类型】稿本

【藏馆】中国中医科学院图书馆

【存世情况】孤本

0932 汉唐药效引得

【分类】本草·其他·杂著

【卷数】不分卷

【责任者】余岩（字云岫，号百之）撰

【年代】1940 年

【类型】稿本

【藏馆】中国中医科学院图书馆

【存世情况】孤本

0933 药话初集

【分类】本草·其他·杂著

【卷数】不分卷

【责任者】曹炳章（字赤电）撰

【年代】1946 年

【类型】稿本

【藏馆】浙江中医药研究院图书馆

【存世情况】孤本

0934 养性庐药话

【分类】本草·其他·杂著

【卷数】不分卷（一册）

【责任者】曹炳章（字赤电）撰

【年代】1946年

【类型】稿本

【藏馆】浙江中医药研究院图书馆

【存世情况】孤本

0935 医药日记——用药博物志

【分类】本草·其他·杂著

【卷数】不分卷

【责任者】佚名

【年代】民国

【类型】稿本

【藏馆】浙江中医药研究院图书馆

【存世情况】孤本

0936 药会图（又名药会图曲谱）

【分类】本草·其他·杂著

【卷数】不分卷（十回）（一册）

【责任者】〔清〕郭秀升（字庭选）撰

【年代】原书成于清嘉庆九年（1804）

　　　　①清道光三十年（1850）抄

　　　　②清光绪二十二年（1896）抄

　　　　③清光绪年间（1871—1908）抄

　　　　④民国抄

【类型】抄本

【藏馆】①中国中医科学院图书馆

　　　　②上海中医药大学图书馆

　　　　③中国国家图书馆

　　　　④济南市图书馆

【存世情况】此类药性剧抄本民间流传较多

【备注】③中国国家图书馆藏本为朱格抄

本，题名"药会图曲谱"，〔清〕佚名撰，清光绪年间稿本

0937 药性巧合记（又名乐观药监）

【分类】本草·其他·杂著

【卷数】不分卷（八回）（一册）

【责任者】佚名

【年代】①清同治九年（1870）

　　　　②清

【类型】抄本

【藏馆】①中国国家图书馆

　　　　②上海图书馆

【存世情况】抄本2部

【备注】①中国国家图书馆藏本题名"（新刻）药性巧合记"，可见前有刻本，但目前未见

0938 各种药材价钱簿

【分类】本草·其他·杂著

【卷数】不分卷（二册）

【责任者】佚名

【年代】清光绪元年（1875）至清光绪十三年（1887）

【类型】抄本

【藏馆】中国国家图书馆

【存世情况】孤本

【备注】手抄账簿类

0939 药王宝卷

【分类】本草·其他·杂著

【卷数】不分卷

【责任者】佚名

【年代】原书成于清光绪后期（约1900）抄写年代不详

【类型】抄本复制本

【藏馆】中国中医科学院图书馆

【存世情况】孤本

0940　本草沿革考

【分类】本草·其他·杂著

【卷数】不分卷（一册）

【责任者】〔日〕冈本保孝撰

【年代】①清

②1925 年

【类型】抄本

【藏馆】①中国国家图书馆

②中国中医科学院图书馆

【存世情况】抄本 2 部

【备注】《总目》将中国中医科学院图书馆
藏本记作"稿本"，但考冈本保孝生卒
年（1798—1878），能排除该本为稿本
的可能

0941　证类本草序目丛钞

【分类】本草·其他·杂著

【卷数】不分卷

【责任者】李浩（字铜士）抄

【年代】1922 年

【类型】抄本

【藏馆】中国中医科学院图书馆

【存世情况】孤本

0942　本草源流

【分类】本草·其他·杂著

【卷数】不分卷（一册）

【责任者】刘楚沅编

【年代】民国

【类型】抄本

【藏馆】上海中医药大学图书馆

【存世情况】孤本

0943　渝城药材杂货行规

【分类】本草·其他·杂著

【卷数】不分卷（一册）

【责任者】佚名

【年代】民国

【类型】抄本

【藏馆】上海中医药大学图书馆

【存世情况】孤本

0944　用药捷径

【分类】本草·其他·杂著

【卷数】不分卷

【责任者】佚名

【年代】民国

【类型】抄本

【藏馆】上海辞书出版社图书馆

【存世情况】孤本

0945　各省药材出处目录

【分类】本草·其他·杂著

【卷数】不分卷

【责任者】佚名

【年代】民国

【类型】抄本

【藏馆】辽宁中医药大学图书馆

【存世情况】孤本

六、方 书

（一）晋唐方书

0946　都邑师道兴造石像记并治疾方（又名都邑师道兴造像并古验方、龙门药方碑）

【分类】方书·晋唐方书

【卷数】不分卷（一册）

【责任者】佚名

【年代】原碑刻成于北齐武平六年（575）

　　　　①日本文政八年（1825）抄

　　　　②民国抄

【类型】①日本抄本

　　　　②抄本

【藏馆】上海中医药大学图书馆

【存世情况】抄本2部

【备注】同馆藏抄本2部。日本抄本附丹波元坚（字亦柔，号茝庭）之考证。民国抄本为巢念修抄藏

（二）宋元方书

0947　传家秘宝脉证口诀并方

【分类】方书·宋元方书

【卷数】三卷

【责任者】〔宋〕孙尚（字用和）编

【年代】原书成于北宋元丰八年（1085）

　　　　日本天保十三年（1842）抄

【类型】日本影宋抄本

【藏馆】①上海中医药大学图书馆

　　　　②南京图书馆

【存世情况】抄本2部

【备注】均为残本。上海中医药大学图书馆藏本缺上卷

0948　卫生家宝

【分类】方书·宋元方书

【卷数】五卷

【责任者】〔宋〕张永撰

【年代】原书成于北宋靖康二年（1127）

　　　　日本天明八年（1788）抄

【类型】日本抄本

【藏馆】中国中医科学院图书馆

【存世情况】孤本

0949　本事方续集（又名类证普济本事方后集）

【分类】方书·宋元方书

【卷数】十卷

【责任者】〔宋〕许叔微（字知可）撰

【年代】原书成于南宋初年（约1132）

　　　　①清抄

　　　　②抄写年代不详

【类型】①影宋抄本

　　　　②抄本

【藏馆】①浙江省中医药研究院图书馆

　　　　②中国科学院国家科学图书馆

【存世情况】后被收入"三三医书"

【备注】《总目》记载浙江省中医药研究院图书馆藏本为曹炳章抄本

0950　普济本事方补遗

【分类】方书·宋元方书

【卷数】不分卷

【责任者】〔宋〕许叔微（字知可）撰

【年代】原书成于南宋初年（约1132）

抄写年代不详

【类型】抄本

【藏馆】天津医学高等专科学校图书馆

【存世情况】孤本

【备注】据日本刻本抄录

0951　精选百一方（又名王氏百一选方）

【分类】方书·宋元方书

【卷数】八卷

【责任者】原题〔南宋〕王璆（字孟玉，

号是斋）撰

【年代】原书约成于南宋绍兴十四年，金皇

统四年（1144）

清嘉庆二十五年（1820）前抄

【类型】抄本

【藏馆】上海图书馆

【存世情况】孤本。后有2019年上海科学

技术文献出版社"上海图书馆藏中医稿

抄本丛刊"收录的影印本

【备注】残本，现存四卷（二册）。该书原

为孙星衍藏本，扉页有孙氏题记，《总

目》失载，今补。此书前有金皇统四年

（1144）杨用道序，而王璆《是斋百一

选方》成书于南宋庆元二年（1196），

原书二十八卷。以往有看法认为该书是

杨用道从王氏《百一选方》摘录节选而

来，不妥。据孙星衍考证，"此即金杨

用道附广陶宏景《肘后百一方》"，后

人改删杨序，并改书名为《精选百一

方》，以为王璆所著。该书内容亦与

〔明〕李栻所刻的《葛仙翁肘后备急

方》完全相同。因此，该书应是杨用道

补辑而成的《附广肘后方》的另一传

本，约成于1144年，与王璆《是斋百

一选方》无涉

0952　琐碎录医家类

【分类】方书·宋元方书

【卷数】三卷

【责任者】〔宋〕温革撰，〔宋〕陈晔续撰

【年代】原书成于南宋初年（约1162）

日本安政二年（1855）抄

【类型】日本抄本

【藏馆】中国中医科学院图书馆

【存世情况】孤本

0953　卫生家宝方（附：卫生家宝汤方三卷、家宝方药件修治总例一卷）

【分类】方书·宋元方书

【卷数】六卷（附共四卷）

【责任者】〔南宋〕朱端章撰，〔南宋〕徐

安国（字衡仲，号春渚）补订

【年代】原书约成于南宋淳熙十一年（1184）

①抄写年代不详

②约日本天明七年（1787）抄

③抄写年代不详

【类型】①②日本抄本

③抄本

【藏馆】①中国医学科学院北京协和医学院

医学信息研究所图书馆

②上海中医药大学图书馆

③中国中医科学院图书馆

【存世情况】抄本3部。又有1994年中国

科学技术出版社出版的影印本

【备注】②上海中医药大学图书馆藏本为日

本丹波元简（1755—1810）抄本，残

本，缺卷一、六，另有卷首一卷。据跋语，该书最初由望月鹿门（1680—1769）在日本延享年间（1744—1747）从秘府抄录。日本天明七年（1787），丹波元简借抄望月鹿门门人向氏的抄本，并于日本天明九年（1789）元月作跋。

　　③中国中医科学院图书馆藏本为据日本江户影宋写本复制的版本

0954　叶氏录验方

【分类】方书·宋元方书

【卷数】三卷

【责任者】〔宋〕叶大廉编

【年代】原书成于南宋淳熙十三年（1186）

　　①日本文政六年（1823）抄

　　②抄写年代不详

【类型】①日本抄本

　　②抄本

【藏馆】①中国国家图书馆

　　②中国中医科学院图书馆

【存世情况】日本抄本 2 部

【备注】①中国国家图书馆藏本（三册）为皮纸抄本，另有缩微胶卷。

　　②中国中医科学院图书馆藏本为据日本江户初期写本复制的版本

0955　活人事证方

【分类】方书·宋元方书

【卷数】二十卷

【责任者】〔宋〕刘明之（字信甫，号桃溪居士）撰

【年代】原书成于南宋嘉定九年（1216）抄写年代均不详

【类型】①日本抄本

　　②写本复制本

【藏馆】①北京大学图书馆

　　②中国中医科学院图书馆

【存世情况】②中国中医科学院图书馆藏本为据日本享和二年（1802）影宋写本复制本

0956　魏氏家藏方

【分类】方书·宋元方书

【卷数】十卷

【责任者】〔宋〕魏岘撰

【年代】原书成于南宋宝庆三年（1227）抄写年代均不详

【类型】①②③日本抄本

　　④写本复制本

【藏馆】①中国医学科学院北京协和医学院医学信息研究所图书馆

　　②北京大学图书馆

　　③南京中医药大学图书馆

　　④中国中医科学院图书馆

【存世情况】抄本 4 部

【备注】①中国医学科学院北京协和医学院医学信息研究所图书馆藏本缺卷三。

　　④中国中医科学院图书馆藏本为据日本江户写本复制本

0957　新编备急管见大全良方（又名管见大全良方、管见良方）（附：诊脉要诀）

【分类】方书·宋元方书

【卷数】十卷（附一卷）

【责任者】〔宋〕陈自明（字良甫、良父）编撰

【年代】原书成于南宋中期（约1237）

清抄

【类型】影宋抄本

【藏馆】中国国家图书馆

【存世情况】2005 年中医古籍出版社"中医古籍孤本大全"据清影宋抄本出版的影印本

【备注】《总目》载有福建省图书馆所藏清抄本，经查未见

0958　急救仙方

【分类】方书·宋元方书

【卷数】十一卷

【责任者】〔宋〕著者佚名；〔明〕徐守贞增补

【年代】原书成于南宋末年（约 1279）
①明抄
②民国抄

【类型】抄本

【藏馆】①南京图书馆
②上海图书馆

【存世情况】后有 1936 年商务印书馆据明正统"道藏"本出版的影印本，另见于"道藏""道藏举要"

【备注】①南京图书馆藏本有丁丙跋。
②上海图书馆藏本（二册）有曹炳章圈校

0959　澹寮集验秘方

【分类】方书·宋元方书

【卷数】十五卷

【责任者】〔元〕释继洪（号澹寮）编；〔日〕蓝川慎抄

【年代】原书成于元至元二十年（1283）
日本文化九年（1812）抄

【类型】日本抄本

【藏馆】中国医学科学院北京协和医学院医学信息研究所图书馆

【存世情况】孤本

【备注】残本，缺序与卷七

0960　回回药方

【分类】方书·宋元方书

【卷数】三十六卷（四册）

【责任者】佚名

【年代】原书成于元末（约 1367）
明抄

【类型】抄本

【藏馆】中国国家图书馆

【存世情况】后有 1939 年协和医学院图书馆据明刻本所抄的版本、1998 年北京学苑出版社据 1939 年协和医学院抄本出版的影印本

【备注】汉文、波斯文对照本。残本，存四卷

（三）明代方书

0961　医方闻见录

【分类】方书·明代方书

【卷数】不分卷（六册）

【责任者】佚名

【年代】明末

【类型】稿本

【藏馆】上海中医药大学图书馆

【存世情况】孤本

【备注】《总目》书名误作"医方闻见表"，今正

0962　普济方目录

【分类】方书·明代方书

【卷数】不分卷

【责任者】〔明〕朱橚编

【年代】原书约成于明永乐四年（1406）
抄写年代不详

【类型】抄本

【藏馆】中国中医科学院图书馆

【存世情况】后有 1937 年铅印本

0963　释方（又名程氏释方）

【分类】方书·明代方书

【卷数】四卷（附录一卷）

【责任者】〔明〕程伊（字宗衡，号月
溪）撰

【年代】原书成于明嘉靖二十七年（1548）
①日本文化元年（1804）索须恒
德抄
②日本文化元年（1804）朝鲜
影抄

【类型】①日本抄本
②朝鲜抄本

【藏馆】①中国医学科学院北京协和医学院
医学信息研究所图书馆
②上海中医药大学图书馆

【存世情况】抄本 2 部。后有 2002 年中医
古籍出版社出版的影印本

0964　试效要方并论

【分类】方书·明代方书

【卷数】不分卷（二册）

【责任者】〔明〕彭用光编

【年代】原书成于明嘉靖二十八年（1549）
抄写年代不详

【类型】抄本

【藏馆】上海中医药大学图书馆

【存世情况】另见于"体仁汇编"

【备注】继述堂抄本

0965　医方选要

【分类】方书·明代方书

【卷数】不分卷

【责任者】〔明〕彭用光编

【年代】原书成于明嘉靖二十八年（1549）
抄写年代不详

【类型】抄本

【藏馆】天津医学高等专科学校图书馆

【存世情况】孤本

0966　徐氏二十四剂方经络歌诀（附：汤
头歌括）

【分类】方书·明代方书

【卷数】不分卷

【责任者】〔明〕徐春甫（字汝元，号思
鹤、东皋）撰；恒德堂主人詹泰抄

【年代】原书成于明嘉靖三十五年（1556）
清光绪年间（1875—1908）抄

【类型】抄本

【藏馆】苏州图书馆

【存世情况】孤本

0967　医方神彀

【分类】方书·明代方书

【卷数】四卷

【责任者】〔明〕龚廷贤（字子才，号云
林）原撰

【年代】原书成于明万历九年（1581）
抄写年代不详

【类型】抄本

【藏馆】黑龙江省图书馆

【存世情况】孤本

【备注】残本，存卷一、二

0968 徐春沂奇效良方辨惑论

【分类】方书·明代方书

【卷数】不分卷（二册）

【责任者】〔明〕徐镕（字镕之，号春沂、
匿迹市隐逸人）撰；徐经洪等校

【年代】原书成于明万历十八年（1590）
抄写年代不详

【类型】抄本

【藏馆】中国中医科学院图书馆

【存世情况】孤本

0969 怪症奇方

【分类】方书·明代方书

【卷数】不分卷

【责任者】〔明〕李楼编

【年代】原书成于明万历中期（约1592）
①清乾隆二十四年（1759）柴国
琏抄
②抄写年代不详

【类型】抄本

【藏馆】①江西省图书馆
②中国科学院国家科学图书馆

【存世情况】另见于"医家萃览"

0970 壶隐子日用方（又名医谭一得）

【分类】方书·明代方书

【卷数】三卷（一册）

【责任者】〔明〕刘浴德（字肖斋，号壶隐
子）撰

【年代】原书约成于明万历三十一年（1603）
抄写年代不详

【类型】抄本

【藏馆】上海中医药大学图书馆

【存世情况】另见于《壶隐子医谭一得》
和"壶隐子医书四种"

【备注】残本，存卷中、下

0971 各门新编治症用药歌括

【分类】方书·明代方书

【卷数】不分卷（一册）

【责任者】佚名

【年代】原书成于明万历年间（1573—1620）
抄写年代不详

【类型】抄本

【藏馆】中国中医科学院图书馆

【存世情况】孤本

【备注】春晖草堂抄本

0972 医方抄

【分类】方书·明代方书

【卷数】不分卷（一册）

【责任者】佚名

【年代】明万历年间（1573—1620）

【类型】抄本

【藏馆】上海图书馆

【存世情况】孤本

【备注】原为黄裳藏本，并有题记，称此为
范子宣（1524—1610）卧云山房抄本医
方，收自四明大酉山房，残蚀严重，故
请友人重新装订，仅遗失前4页。《总
目》失载，今补。书名为藏馆所拟

0973 新方八略

【分类】方书·明代方书

【卷数】不分卷

【责任者】〔明〕张介宾（字会卿，号景
　　岳，别号通一子）撰

【年代】原书成于明天启四年（1624）
　　清抄

【类型】抄本

【藏馆】生命科学图书馆

【存世情况】见"景岳全书"

【备注】《总目》载有天一阁博物院所藏清
　　抄本，经查未见

0974　景岳新方歌诀

【分类】方书·明代方书

【卷数】不分卷

【责任者】〔明〕张介宾（字会卿，号景
　　岳，别号通一子）撰

【年代】原书成于明天启四年（1624）
　　抄写年代不详

【类型】抄本

【藏馆】广西壮族自治区图书馆

【存世情况】孤本

0975　方剂类选

【分类】方书·明代方书

【卷数】不分卷（一册）

【责任者】〔明〕秦昌遇（字景明，号广野
　　道人）编

【年代】原书成于明崇祯十四年（1641）
　　抄写年代不详

【类型】抄本

【藏馆】上海图书馆

【存世情况】孤本

0976　（新刊）三丰张真人神速万应方

【分类】方书·明代方书

【卷数】四卷（四册）

【责任者】〔明〕孙天仁编

【年代】原书成于明崇祯十七年（1644）
　　抄写年代不详

【类型】日本抄本

【藏馆】上海市医学会图书馆

【存世情况】孤本

0977　小说经验方

【分类】方书·明代方书

【卷数】不分卷（一册）

【责任者】〔明〕来斯行（字道之，号马湖、
　　槎庵）编

【年代】原书成于明崇祯十七年（1644）
　　抄写年代不详

【类型】抄本

【藏馆】上海中医药大学图书馆

【存世情况】孤本

0978　论方合璧

【分类】方书·明代方书

【卷数】不分卷（二册）

【责任者】〔明〕闾丘煜（字芝林，号参微
　　子）辑；闾丘氏抄

【年代】原书成于明末（约1644）
　　清抄

【类型】抄本

【藏馆】中国国家图书馆

【存世情况】孤本

【备注】树德堂闾丘氏抄本

0979　杂病经验方

【分类】方书·明代方书

【卷数】不分卷

【责任者】佚名

【年代】明

【类型】抄本

【藏馆】中国中医科学院图书馆

【存世情况】孤本

0980　合香方

【分类】方书·明代方书

【卷数】不分卷

【责任者】佚名

【年代】明

【类型】抄本

【藏馆】中国中医科学院图书馆

【存世情况】孤本

0981　脉证方要

【分类】方书·明代方书

【卷数】十卷（存六卷，六册）

【责任者】著者佚名；曹相尧（号企泉子）
　　校录

【年代】明

【类型】抄本

【藏馆】上海图书馆

【存世情况】孤本

【备注】残本，存卷四至九

0982　医方杂抄

【分类】方书·明代方书

【卷数】不分卷

【责任者】〔明〕王宠编

【年代】明

【类型】抄本

【藏馆】苏州市中医医院图书馆

【存世情况】孤本

0983　明抄医方

【分类】方书·明代方书

【卷数】不分卷

【责任者】佚名

【年代】明

【类型】抄本

【藏馆】陕西中医药大学图书馆

【存世情况】孤本

【备注】残本

0984　医方选要

【分类】方书·明代方书

【卷数】不分卷（一册）

【责任者】佚名

【年代】〔明〕

【类型】抄本

【藏馆】上海图书馆

【存世情况】孤本。后有 2019 年上海科学
　　技术文献出版社"上海图书馆藏中医稿
　　抄本丛刊"收录的影印本

【备注】残本。书名为藏馆所拟。《总目》
　　失载，今补。又有天津医学高等专科学
　　校图书馆藏彭用光编同名抄本

0985　家学入门拔萃

【分类】方书·明代方书

【卷数】不分卷

【责任者】佚名

【年代】〔明〕

【类型】日本抄本

【藏馆】北京大学图书馆

【存世情况】孤本

（四）清代方书

1. 一般方书

0986　是乃仁术医方集

【分类】方书·清代方书·一般方书

【卷数】不分卷

【责任者】〔清〕糜世俊编

【年代】清雍正十一年（1733）

【类型】稿本

【藏馆】山东省图书馆

【存世情况】孤本。另有 2001 年中医古籍出版社"中医古籍孤本大全"收录的影印本

0987　山居济世方

【分类】方书·清代方书·一般方书

【卷数】二卷

【责任者】〔清〕戴辉撰

【年代】清嘉庆二十二年（1817）

【类型】稿本

【藏馆】辽宁中医药大学图书馆

【存世情况】孤本

0988　临证经验方

【分类】方书·清代方书·一般方书

【卷数】二卷

【责任者】〔清〕张大燨（字仲华）编

【年代】①清道光二十六年（1846）
②③④清抄
⑤抄写年代不详

【类型】①稿本
②③④⑤抄本

【藏馆】①②苏州图书馆
③中国国家图书馆
④苏州大学图书馆
⑤上海辞书出版社图书馆

【存世情况】有清道光二十七年（1847）养恬书屋刻本与光绪八年（1882）刻本

【备注】④苏州大学图书馆藏本信息记为"清道光二十五年（1845）古吴张氏抄本"，残本，存上卷（一册）

0989　不谢方（又名世补斋不谢方）

【分类】方书·清代方书·一般方书

【卷数】不分卷

【责任者】〔清〕陆懋修（字九芝，号江左下工，又号林屋山人）编

【年代】①约清同治五年（1866）
②③清抄

【类型】①稿本
②③抄本

【藏馆】①②中国国家图书馆
③成都中医药大学图书馆

【存世情况】有清光绪九年（1883）长洲孙承鉴铅印本，以及清代至民国时期刊印本多种。另见于"世补斋医书""桃坞谢氏汇刻方书""医部秘钞三种"等丛书

0990　二十四品再易稿

【分类】方书·清代方书·一般方书

【卷数】二卷（二册）

【责任者】〔清〕陆懋修（字九芝，号江左下工，又号林屋山人）编

【年代】约清同治五年（1866）

【类型】稿本

【藏馆】中国国家图书馆

【存世情况】孤本

【备注】林屋丹房稿本

0991 竹石草堂成方汇要

【分类】方书·清代方书·一般方书

【卷数】三卷（十二册）

【责任者】〔清〕陈震（字舜封，号豫东）编

【年代】清同治九年至十一年（1870—1872）

【类型】稿本

【藏馆】上海中医药大学图书馆

【存世情况】孤本

【备注】该书以择录经方为主，《总目》误将其归入"方书·清代成方药目"类

0992 选方汇诠

【分类】方书·清代方书·一般方书

【卷数】不分卷（六册）

【责任者】佚名

【年代】清光绪二年（1876）

【类型】稿本

【藏馆】中国中医科学院图书馆

【存世情况】孤本

0993 济世袖珍方

【分类】方书·清代方书·一般方书

【卷数】四卷

【责任者】〔清〕养元山房编

【年代】清光绪十六年（1890）

【类型】稿本

【藏馆】中国中医科学院图书馆

【存世情况】孤本

0994 章太炎先生手写古医方

【分类】方书·清代方书·一般方书

【卷数】不分卷（一册）

【责任者】〔清〕章炳麟（字枚叔，号太炎）编

【年代】清宣统三年（1911）

【类型】稿本

【藏馆】上海中医药大学图书馆

【存世情况】孤本

【备注】书首有潘承弼题记，内容为本书来源

0995 名医方论

【分类】方书·清代方书·一般方书

【卷数】三卷

【责任者】〔清〕柯琴（字韵伯，号似峰）

【年代】原书成于清康熙八年（1669）

【类型】抄本

【藏馆】四川省图书馆

【存世情况】孤本

【备注】《总目》书名作"医方论"

0996 方便书（附：急救须知）

【分类】方书·清代方书·一般方书

【卷数】十卷（二册）

【责任者】〔清〕朱鸿雪（字若瑛）辑，沈元振校

【年代】原书成于清康熙十四年（1675）清康熙十六年（1677）抄

【类型】抄本

【藏馆】上海中医药大学图书馆

【存世情况】孤本

0997 医通祖方

【分类】方书·清代方书·一般方书

【卷数】不分卷（一册）

【责任者】〔清〕张璐（字路玉，晚号石顽老人）

【年代】原书成于清康熙三十四年（1695）
抄写年代均不详

【类型】抄本

【藏馆】①上海图书馆
②上海中医药大学图书馆

【存世情况】抄本 2 部。另有 2004 年上海科学技术出版社据上海中医药大学图书馆藏本出版的整理点校本，该本被收录在"中医古籍珍稀抄本精选"丛书中；又有 2019 年上海科学技术文献出版社"上海图书馆藏中医稿抄本丛刊"收录的影印本

0998 景冬阳杂方辑抄（又名东阳景日）

【分类】方书·清代方书·一般方书

【卷数】二卷（一册）

【责任者】〔清〕景日晸（字东阳、冬阳，号嵩崖）撰

【年代】原书成于清康熙三十五年（1696）
清抄

【类型】抄本

【藏馆】成都中医药大学图书馆

【存世情况】孤本

0999 秘授精选药性

【分类】方书·清代方书·一般方书

【卷数】三卷

【责任者】〔清〕张为铎（字天木）编

【年代】原书成于清康熙三十八年（1699）
清抄

【类型】抄本

【藏馆】中国科学院国家科学图书馆

【存世情况】孤本

1000 分类古今论方

【分类】方书·清代方书·一般方书

【卷数】不分卷

【责任者】佚名

【年代】清康熙年间（1662—1722）

【类型】抄本

【藏馆】上海交通大学医学院图书馆

【存世情况】孤本

【备注】封面题"王椿山记"，扉页有"常熟丁氏手批""康熙旧抄"字样，又有清乾隆至嘉庆年间收藏家袁廷梼（1762—1809）"五研楼图书印"，可证为清早期抄本

1001 删补名医方论

【分类】方书·清代方书·一般方书

【卷数】四卷

【责任者】〔清〕吴谦（字六吉）等撰

【年代】原书成于清乾隆七年（1742）
抄写年代不详

【类型】节抄本

【藏馆】中国中医科学院图书馆

【存世情况】见"（御纂）医宗金鉴"

1002 古方选注成方切用合参

【分类】方书·清代方书·一般方书

【卷数】不分卷

【责任者】〔清〕陆陈宝（字竹楼）编

【年代】原书成于清乾隆中期（约 1761）
抄写年代不详

【类型】抄本

【藏馆】南京图书馆

【存世情况】孤本

1003　吴氏汇纂

【分类】方书·清代方书·一般方书

【卷数】不分卷（二册）

【责任者】〔清〕吴菊友（号谷瓮子）编撰

【年代】原书成于清乾隆四十六年（1781）

抄写年代不详

【类型】抄本

【藏馆】上海辞书出版社图书馆

【存世情况】孤本

【备注】扉页题"新安芬楣氏藏"。《总目》

将其归入"清代单方、验方"类，

现据内容调整

1004　玄机活法

【分类】方书·清代方书·一般方书

【卷数】二卷（二册）

【责任者】〔清〕沈又彭（字尧封）撰，任

企铭校正

【年代】清乾隆年间（1736—1795）

【类型】抄本

【藏馆】上海图书馆

【存世情况】孤本。有 2019 年上海科学技

术文献出版社"上海图书馆藏中医稿抄

本丛刊"收录的影印本

【备注】原为巢念修藏本，题"乾隆间写未

刻本"。《总目》将其归入"清代单方、

验方"类，现据内容调整

1005　医方集解论

【分类】方书·清代方书·一般方书

【卷数】六卷

【责任者】〔清〕周世教撰；周泽彦抄

【年代】原书成于清乾隆嘉庆年间（约

1799）

1913 年抄

【类型】抄本

【藏馆】湖南图书馆

【存世情况】孤本

1006　净缘一助

【分类】方书·清代方书·一般方书

【卷数】十六卷

【责任者】〔清〕乐云主人编

【年代】原书成于清嘉庆九年（1804）

①清嘉庆年间（1804—1820）抄

②清抄

【类型】抄本

【藏馆】中国国家图书馆

【存世情况】同馆藏抄本 2 部

【备注】中国国家图书馆藏嘉庆抄本为朱丝

栏抄本，共十六册

1007　医方便查

【分类】方书·清代方书·一般方书

【卷数】十卷、续集一卷（四册）

【责任者】〔清〕吴大珍（字半农）编

【年代】原书成于清道光八年（1828）

抄写年代不详

【类型】抄本

【藏馆】上海图书馆

【存世情况】孤本

1008　外台方染指

【分类】方书·清代方书·一般方书

【卷数】不分卷

【责任者】〔清〕潘道根（字确潜，号晚香，又号徐村老农）编

【年代】清道光三十年（1850）

【类型】抄本

【藏馆】南京图书馆

【存世情况】孤本

1009 补遗经验奇方（又名医方选要）

【分类】方书·清代方书·一般方书

【卷数】不分卷

【责任者】佚名

【年代】原书成于清道光年间（1821—1850）抄写年代不详

【类型】抄本

【藏馆】中国中医科学院图书馆

【存世情况】孤本

1010 圣济方选

【分类】方书·清代方书·一般方书

【卷数】二卷

【责任者】原题宋徽宗赵佶撰，〔清〕王士雄（字孟英，号梦隐）编

【年代】原书成于清咸丰元年（1851）
①清黄福申（字寿南，号沁梅）抄
②抄写年代不详

【类型】抄本

【藏馆】①中国中医科学院图书馆
②苏州图书馆

【存世情况】抄本 2 部

1011 十日甘霖

【分类】方书·清代方书·一般方书

【卷数】不分卷

【责任者】〔清〕玄真味然子撰

【年代】原书成于清咸丰初年（约 1851）抄写年代不详

【类型】抄本

【藏馆】中国科学院国家科学图书馆

【存世情况】孤本

1012 医方锦编

【分类】方书·清代方书·一般方书

【卷数】不分卷（一册）

【责任者】〔清〕张镜江撰；孙步瀛抄录

【年代】原书成于清道光至咸丰年间（1821—1861）抄写年代不详

【类型】抄本

【藏馆】上海图书馆

【存世情况】孤本

【备注】内容即"（御纂）医宗金鉴"中《杂病心法要诀》篇的删编

1013 御纂医宗金鉴删补名医方论

【分类】方书·清代方书·一般方书

【卷数】二卷（一册）

【责任者】佚名

【年代】原书约成于清同治五年（1866）清抄

【类型】抄本

【藏馆】中国国家图书馆

【存世情况】见"（御纂）医宗金鉴"卷二十六至三十三

【备注】有陆懋修批注及题记

1014 扫花仙馆抄方

【分类】方书·清代方书·一般方书

【卷数】不分卷

【责任者】佚名

【年代】清同治年间（1862—1874）

【类型】抄本

【藏馆】苏州大学图书馆

【存世情况】孤本

【备注】藏馆信息为据叶莲舫家藏秘本重抄的版本

1015　瞑眩瘰

【分类】方书·清代方书·一般方书

【卷数】不分卷

【责任者】佚名

【年代】清光绪十五年（1889）

【类型】抄本

【藏馆】中国中医科学院图书馆

【存世情况】孤本

1016　普济堂集方

【分类】方书·清代方书·一般方书

【卷数】不分卷

【责任者】佚名

【年代】原书约成于清光绪十七年（1891）抄写年代不详

【类型】抄本

【藏馆】中国中医科学院图书馆

【存世情况】孤本

1017　方论合参

【分类】方书·清代方书·一般方书

【卷数】不分卷

【责任者】〔清〕叶先岚撰

【年代】清光绪三十年（1904）

【类型】抄本

【藏馆】首都医科大学图书馆

【存世情况】孤本

1018　医方撮要

【分类】方书·清代方书·一般方书

【卷数】不分卷

【责任者】〔清〕赵廷玉（字双修）编

【年代】清光绪三十三年（1907）

【类型】抄本

【藏馆】中国中医科学院图书馆

【存世情况】另见于"赵双修医书十四种"

1019　杂方类编

【分类】方书·清代方书·一般方书

【卷数】四卷（一册）

【责任者】原题〔清〕乐山书屋月溪氏手录

【年代】清光绪末年（约1908）

【类型】抄本

【藏馆】上海图书馆

【存世情况】孤本。后有2019年上海科学技术文献出版社"上海图书馆藏中医稿抄本丛刊"收录的影印本

1020　方药须知

【分类】方书·清代方书·一般方书

【卷数】不分卷

【责任者】佚名

【年代】原书约成于清宣统二年（1910）清末抄

【类型】抄本

【藏馆】中国中医科学院图书馆

【存世情况】孤本

1021　医方集类

【分类】方书·清代方书·一般方书

【卷数】三卷（三册）

【责任者】〔清〕俞锡禧辑

【年代】原书成于清宣统三年（1911）
　　　　清末抄

【类型】抄本

【藏馆】中国国家图书馆

【存世情况】孤本

1022　医方六种

【分类】方书·清代方书·一般方书

【卷数】三卷（三册）

【责任者】佚名

【年代】原书成于清宣统三年（1911）
　　　　清末抄

【类型】抄本

【藏馆】中国中医科学院图书馆

【存世情况】孤本

【备注】子目：

　　　　（1）海上方——〔唐〕孙思邈撰

　　　　（2）时疫白喉集要——〔清〕张
绍修撰

　　　　（3）痧症方——著者佚名

　　　　（4）治鼠疫传染良方——〔清〕
吴宣崇撰

　　　　（5）验方——著者佚名

　　　　（6）简便应验奇方——〔清〕董
厚堂撰

1023　肘后余编

【分类】方书·清代方书·一般方书

【卷数】不分卷（一册）

【责任者】佚名

【年代】原书成于清宣统三年（1911）
　　　　清末抄

【类型】抄本

【藏馆】中国中医科学院图书馆

【存世情况】孤本

1024　太医院经验内外奇方（又名经验内外奇方）

【分类】方书·清代方书·一般方书

【卷数】不分卷（二册）

【责任者】佚名

【年代】原书成于清宣统三年（1911）
　　　　抄写年代不详

【类型】抄本

【藏馆】中国中医科学院图书馆

【存世情况】孤本

1025　太医院诸真人传授仙方（又名太医院传授仙方）

【分类】方书·清代方书·一般方书

【卷数】不分卷（一册）

【责任者】佚名

【年代】原书成于清宣统三年（1911）
　　　　抄写年代不详

【类型】抄本

【藏馆】中国中医科学院图书馆

【存世情况】孤本

1026　家居试验方

【分类】方书·清代方书·一般方书

【卷数】不分卷（一册）

【责任者】佚名

【年代】原书成于清宣统三年（1911）
　　　　抄写年代不详

【类型】抄本

【藏馆】中国中医科学院图书馆

【存世情况】孤本

1027　八阵济世方

【分类】方书·清代方书·一般方书

【卷数】不分卷

【责任者】佚名

【年代】清

【类型】抄本

【藏馆】辽宁省图书馆

【存世情况】孤本

1028　本草方汇

【分类】方书·清代方书·一般方书

【卷数】四十卷

【责任者】佚名

【年代】清

【类型】抄本

【藏馆】中国科学院国家科学图书馆

【存世情况】孤本

1029　本草诸方集要

【分类】方书·清代方书·一般方书

【卷数】不分卷（四册）

【责任者】佚名

【年代】清

【类型】抄本

【藏馆】中国国家图书馆

【存世情况】孤本

1030　方论

【分类】方书·清代方书·一般方书

【卷数】不分卷（一册）

【责任者】佚名

【年代】清

【类型】抄本

【藏馆】上海图书馆

【存世情况】孤本

1031　古今方案汇编

【分类】方书·清代方书·一般方书

【卷数】五卷（十八册）

【责任者】〔清〕叶锦辑

【年代】清

【类型】抄本

【藏馆】中国国家图书馆

【存世情况】孤本

1032　良方集成（四部）

【分类】方书·清代方书·一般方书

【卷数】四卷（四册）

【责任者】佚名

【年代】清

【类型】抄本

【藏馆】中国国家图书馆

【存世情况】孤本

1033　杂钞方书

【分类】方书·清代方书·一般方书

【卷数】不分卷

【责任者】佚名

【年代】清

【类型】抄本

【藏馆】苏州图书馆

【存世情况】孤本

1034　诸方汇录

【分类】方书·清代方书·一般方书

【卷数】不分卷（一册）

【责任者】佚名

【年代】清末

【类型】抄本

【藏馆】中国中医科学院图书馆

【存世情况】孤本

1035　方书

【分类】方书·清代方书·一般方书

【卷数】不分卷（一册）

【责任者】佚名

【年代】清末

【类型】抄本

【藏馆】①中国中医科学院图书馆

　　　　②上海中医药大学图书馆

　　　　③江西省图书馆

【存世情况】同名抄本多部

【备注】可能存在同名异书情况。如安徽省
　　图书馆亦藏名为“方书”的抄本，六
　　册，〔清〕凤实夫辑，实为凤氏《临证
　　经验方》的另一抄本

1036　分经方义

【分类】方书·清代方书·一般方书

【卷数】不分卷

【责任者】〔清〕何仲皋（字汝夔）撰

【年代】原书成于清

　　　　①1935 年抄

　　　　②③抄写年代不详

【类型】抄本

【藏馆】①河南中医药大学图书馆

　　　　②中国科学院国家科学图书馆

　　　　③四川省图书馆

【存世情况】有民国四川高等国医学校铅
　　印本

【备注】②中国科学院国家科学图书馆藏本
　　为残本

1037　百效方（又名百效方抄本）

【分类】方书·清代方书·一般方书

【卷数】不分卷（一册）

【责任者】佚名

【年代】〔清〕

【类型】抄本

【藏馆】上海图书馆

【存世情况】孤本

1038　本草方药参要

【分类】方书·清代方书·一般方书

【卷数】九卷

【责任者】〔清〕戴鸿皋撰

【年代】〔清〕

【类型】抄本

【藏馆】中国科学院国家科学图书馆

【存世情况】孤本

1039　本草方正宗

【分类】方书·清代方书·一般方书

【卷数】十二卷

【责任者】佚名

【年代】〔清〕

【类型】抄本

【藏馆】天津图书馆

【存世情况】孤本

1040　辨方宝鉴

【分类】方书·清代方书·一般方书

【卷数】不分卷

【责任者】佚名

【年代】［清］

【类型】抄本

【藏馆】上海市医学会图书馆

【存世情况】孤本

1041　各科验方

【分类】方书·清代方书·一般方书

【卷数】不分卷

【责任者】佚名

【年代】［清］

【类型】抄本

【藏馆】①中国中医科学院图书馆

②天津医学高等专科学校图书馆

【存世情况】抄本 2 部

1042　集本草纲目方

【分类】方书·清代方书·一般方书

【卷数】不分卷（一册）

【责任者】佚名

【年代】［清］

【类型】抄本

【藏馆】上海图书馆

【存世情况】孤本

1043　忌酸丸方论（又名汪质庵先生戒烟方）

【分类】方书·清代方书·一般方书

【卷数】不分卷

【责任者】〔清〕汪质庵编；殿臣氏抄

【年代】［清］

【类型】抄本

【藏馆】中国中医科学院图书馆

【存世情况】孤本

1044　金镜则要

【分类】方书·清代方书·一般方书

【卷数】不分卷

【责任者】佚名

【年代】［清］

【类型】抄本

【藏馆】天津医学高等专科学校图书馆

【存世情况】孤本

1045　景岳八阵古方择要

【分类】方书·清代方书·一般方书

【卷数】不分卷

【责任者】著者佚名；乐英氏抄

【年代】［清］

【类型】抄本

【藏馆】黑龙江中医药大学图书馆

【存世情况】孤本

1046　青囊集要

【分类】方书·清代方书·一般方书

【卷数】十八卷（十八册）

【责任者】〔清〕释心禅辑

【年代】［清］

【类型】抄本

【藏馆】上海辞书出版社图书馆

【存世情况】孤本

【备注】精抄本，应为待付印的誊清稿本。《总目》将其归入"清代单方、验方"类，现据内容调整

1047　群方简要

【分类】方书·清代方书·一般方书

【卷数】四卷（八册）

【责任者】佚名

【年代】［清］

【类型】抄本

【藏馆】上海中医药大学图书馆

【存世情况】孤本

【备注】卷三有缺残

1048　儒医心镜

【分类】方书·清代方书·一般方书

【卷数】不分卷（一册）

【责任者】佚名

【年代】［清］

【类型】抄本

【藏馆】上海中医药大学图书馆

【存世情况】孤本。后有 2004 年上海科学
　　技术出版社"中医古籍珍稀抄本精选"
　　收录的整理点校本

1049　万方类聚

【分类】方书·清代方书·一般方书

【卷数】不分卷（二册合订）

【责任者】佚名

【年代】［清］

【类型】抄本

【藏馆】上海中医药大学图书馆

【存世情况】孤本

1050　药性医方全编

【分类】方书·清代方书·一般方书

【卷数】不分卷（一册）

【责任者】佚名

【年代】［清］

【类型】抄本

【藏馆】天津医学高等专科学校图书馆

【存世情况】孤本

1051　医方便览

【分类】方书·清代方书·一般方书

【卷数】二卷（二册合订）

【责任者】佚名

【年代】［清］

【类型】抄本

【藏馆】上海中医药大学图书馆

【存世情况】孤本

1052　医方钞

【分类】方书·清代方书·一般方书

【卷数】不分卷

【责任者】佚名

【年代】［清］

【类型】抄本

【藏馆】中国国家图书馆

【存世情况】孤本

1053　医方絜度

【分类】方书·清代方书·一般方书

【卷数】三卷（三册）

【责任者】〔清〕钱敏捷（字勤民）编

【年代】［清］

【类型】抄本

【藏馆】上海中医药大学图书馆

【存世情况】孤本。后有 2004 年上海科学
　　技术出版社"中医古籍珍稀抄本精选"
　　收录的整理点校本

1054　医中百发选方摘要

【分类】方书·清代方书·一般方书

【卷数】不分卷

【责任者】〔清〕陈竹安撰

【年代】［清］

【类型】抄本

【藏馆】云南省图书馆

【存世情况】孤本

2. 歌括便读

1055　真方歌括

【分类】方书·清代方书·歌括便读

【卷数】四卷

【责任者】〔清〕陈念祖（字修园、良有，号慎修）撰；〔清〕陈庭梦抄

【年代】原书成于清嘉庆六年（1801）

清道光二十八年（1848）抄

【类型】抄本

【藏馆】中国医学科学院北京协和医学院医学信息研究所图书馆

【存世情况】孤本

1056　时方摘要歌括（附：医学三字经一卷）

【分类】方书·清代方书·歌括便读

【卷数】不分卷（一册）

【责任者】〔清〕陈念祖（字修园、良有，号慎修）撰

【年代】原书成于清嘉庆六年（1801）

抄写年代不详

【类型】抄本

【藏馆】南京图书馆

【存世情况】孤本

1057　鱼吉方歌（又名鱼吉方歌大全）

【分类】方书·清代方书·歌括便读

【卷数】二卷

【责任者】〔清〕吕立诚（字邦孚，号鱼吉）编

【年代】原书约于清道光九年（1829）

①约清道光二十一年（1841）抄

②抄写年代不详

【类型】抄本

【藏馆】①上海图书馆

②上海市医学会图书馆

【存世情况】抄本 2 部。后有 2019 年上海科学技术文献出版社"上海图书馆藏中医稿抄本丛刊"收录的影印本

【备注】①上海图书馆藏本共四册，《总目》记为稿本。该本前有序 7 篇，其中道光七年（1827）序 1 篇，道光八年（1828）序 3 篇，道光二十一年（1841）序 2 篇，道光九年（1829）自序 1 篇。另有吴受藻所作跋与小记各 1 篇。

②上海市医学会图书馆藏本原记为"清道光七年集素行堂抄本"

1058　汤头歌括

【分类】方书·清代方书·歌括便读

【卷数】不分卷

【责任者】〔清〕廖云溪编

【年代】原书成于清道光二十四年（1844）

抄写年代不详

【类型】抄本

【藏馆】广东省立中山图书馆

【存世情况】孤本

1059　汪讱庵孙位金合选医方歌括

【分类】方书·清代方书·歌括便读

【卷数】不分卷

【责任者】佚名

【年代】清咸丰十一年（1861）

【类型】抄本

【藏馆】中国中医科学院图书馆

【存世情况】孤本

1060　诊验医方歌括

【分类】方书·清代方书·歌括便读

【卷数】三卷

【责任者】〔清〕坐啸山人撰

【年代】原书成于清光绪七年（1881）

　　　　抄写年代均不详

【类型】抄本

【藏馆】①上海中医药大学图书馆

　　　　②云南中医药大学图书馆

【存世情况】另有泰州新华书店据池阳坐啸
　　　　轩稿本影印的版本，以及2004年上海
　　　　科学技术出版社据上海中医药大学图书
　　　　馆藏本出版的整理点校本，后者被收录
　　　　在"中医古籍珍稀抄本精选"丛书中

【备注】①上海中医药大学图书馆藏本《总
　　　　目》未载，今补。

　　　　②云南中医药大学图书馆藏本记为
　　　　"泰州市图书馆据馆藏抄本传抄"

1061　汤头新诀

【分类】方书·清代方书·歌括便读

【卷数】不分卷（一册）

【责任者】〔清〕赵彦辉撰

【年代】原书成于清光绪十二年（1886）

　　　　抄写年代不详

【类型】抄本

【藏馆】中国中医科学院图书馆

【存世情况】孤本

1062　医方诗要

【分类】方书·清代方书·歌括便读

【卷数】四卷

【责任者】〔清〕唐宝善（字楚珍）编

【年代】原书成于清光绪十五年（1889）

　　　　①清抄

　　　　②③抄写年代不详

【类型】抄本

【藏馆】①中国科学院国家科学图书馆

　　　　②南京图书馆

　　　　③扬州市图书馆

【存世情况】抄本3部

【备注】①中国科学院国家科学图书馆藏本
　　　　题名"医方诗要钞读"

1063　医方诗要

【分类】方书·清代方书·歌括便读

【卷数】四卷

【责任者】〔清〕孙庚（字位金）编

【年代】原书成于清光绪十五年（1889）

　　　　①②③清抄

　　　　④民国抄

　　　　⑤抄写年代不详

【类型】抄本

【藏馆】①上海辞书出版社图书馆

　　　　②上海中医药大学图书馆

　　　　③江西中医药大学图书馆

　　　　④陕西中医药大学图书馆

　　　　⑤长春中医药大学图书馆

【存世情况】抄本5部

1064　医药汤头类赋（又名新集汤头）

【分类】方书·清代方书·歌括便读

【卷数】二十一卷（一册）

【责任者】〔清〕杨杏峰编注；张峻豫抄

【年代】清光绪二十一年（1895）

【类型】抄本

【藏馆】苏州大学图书馆

【存世情况】孤本

【备注】卷首目录页前有张峻豫题识

1065 酷寒亭验录

【分类】方书·清代方书·歌括便读

【卷数】不分卷

【责任者】佚名

【年代】原书成于清光绪三十一年（1905）
抄写年代不详

【类型】抄本

【藏馆】中国中医科学院图书馆

【存世情况】孤本

1066 内外科汤头歌诀

【分类】方书·清代方书·歌括便读

【卷数】不分卷（四册）

【责任者】佚名

【年代】原书成于清宣统二年（1910）
抄写年代不详

【类型】抄本

【藏馆】中国中医科学院图书馆

【存世情况】孤本

1067 汤头歌

【分类】方书·清代方书·歌括便读

【卷数】二卷

【责任者】佚名

【年代】清宣统二年（1910）

【类型】抄本

【藏馆】中国中医科学院图书馆

【存世情况】孤本

1068 方歌选要

【分类】方书·清代方书·歌括便读

【卷数】不分卷（一册）

【责任者】佚名

【年代】清宣统三年（1911）

【类型】抄本

【藏馆】中国中医科学院图书馆

【存世情况】孤本

1069 杨氏歌诀

【分类】方书·清代方书·歌括便读

【卷数】不分卷

【责任者】佚名

【年代】清

【类型】抄本

【藏馆】苏州图书馆

【存世情况】孤本

1070 （新辑）汤头歌诀

【分类】方书·清代方书·歌括便读

【卷数】不分卷

【责任者】佚名

【年代】［清］

【类型】抄本

【藏馆】中国中医科学院图书馆

【存世情况】孤本

1071 本草歌括各种成方歌括合抄

【分类】方书·清代方书·歌括便读

【卷数】不分卷

【责任者】佚名

【年代】［清］

【类型】抄本

【藏馆】苏州图书馆

【存世情况】孤本

1072　陈氏脉症方歌括

【分类】方书·清代方书·歌括便读

【卷数】不分卷（一册）

【责任者】佚名

【年代】〔清〕

【类型】抄本

【藏馆】中国中医科学院图书馆

【存世情况】孤本

1073　古今名方摘要歌

【分类】方书·清代方书·歌括便读

【卷数】不分卷

【责任者】〔清〕许栽（字培之）撰

【年代】〔清〕

【类型】抄本

【藏馆】浙江图书馆

【存世情况】孤本

1074　景岳新方（又名群方歌萃）

【分类】方书·清代方书·歌括便读

【卷数】不分卷

【责任者】盛良臣编；产南抄录

【年代】〔清〕

【类型】抄本

【藏馆】苏州图书馆

【存世情况】孤本

1075　医方汤头歌括（又名汤头歌诀）

【分类】方书·清代方书·歌括便读

【卷数】不分卷（一册）

【责任者】著者佚名；周国霖（字武良）抄

【年代】〔清〕

【类型】抄本

【藏馆】上海图书馆

【存世情况】孤本。后有 2019 年上海科学技术文献出版社"上海图书馆藏中医稿抄本丛刊"收录的影印本

1076　诸症歌诀

【分类】方书·清代方书·歌括便读

【卷数】不分卷（一册）

【责任者】〔清〕吴峻青撰

【年代】〔清〕

【类型】抄本

【藏馆】陕西中医药大学图书馆

【存世情况】孤本

1077　诸症歌诀（附：穴图）

【分类】方书·清代方书·歌括便读

【卷数】不分卷（一册）

【责任者】佚名

【年代】〔清〕

【类型】抄本

【藏馆】中国中医科学院图书馆

【存世情况】孤本

3.　单方验方

1078　神方拾锦

【分类】方书·清代方书·单方验方

【卷数】不分卷（一册）

【责任者】〔清〕白云山人编

【年代】清顺治后期（约 1657）

【类型】稿本

【藏馆】上海中医药大学图书馆

【存世情况】孤本

1079　南陵集

【分类】方书·清代方书·单方验方

【卷数】不分卷（二册）

【责任者】〔清〕许巽行（原名国英，字子顺，号密斋）编

【年代】清乾隆五十七年至清嘉庆二年（1792—1797）

【类型】稿本

【藏馆】上海图书馆

【存世情况】孤本。后有 2019 年上海科学技术文献出版社"上海图书馆藏中医稿抄本丛刊"收录的影印本

【备注】《总目》书名原作"药方"，题"〔清〕密斋编"，经查原书后补充信息

1080　外传神效仙方

【分类】方书·清代方书·单方验方

【卷数】不分卷（一册）

【责任者】〔清〕爱菊主人编

【年代】清道光五年（1825）

【类型】稿本

【藏馆】天津中医药大学图书馆

【存世情况】孤本

1081　修合成方

【分类】方书·清代方书·单方验方

【卷数】三卷

【责任者】佚名

【年代】清道光八年（1828）

【类型】稿本

【藏馆】中国中医科学院图书馆

【存世情况】孤本

1082　协镇都督府赵良方

【分类】方书·清代方书·单方验方

【卷数】不分卷

【责任者】佚名

【年代】清咸丰元年（1851）

【类型】稿本

【藏馆】中国中医科学院图书馆

【存世情况】孤本

1083　杂方偶抄

【分类】方书·清代方书·单方验方

【卷数】不分卷（一册）

【责任者】〔清〕沈培本编集

【年代】清光绪五年（1879）

【类型】稿本

【藏馆】上海中医药大学图书馆

【存世情况】孤本

1084　增广验方新编

【分类】方书·清代方书·单方验方

【卷数】不分卷（一册）

【责任者】〔清〕铬璋（字竹屏）辑

【年代】清光绪九年（1883）

【类型】稿本

【藏馆】上海图书馆

【存世情况】孤本

1085　勤懒书生按病汇方

【分类】方书·清代方书·单方验方

【卷数】不分卷

【责任者】〔清〕勤懒书生撰

【年代】清光绪二十三年（1897）

【类型】稿本

【藏馆】中国中医科学院图书馆

【存世情况】孤本

1086　选方

【分类】方书·清代方书·单方验方

【卷数】二卷

【责任者】〔清〕耿世珍（字廷瑾，号光奇）、杭臣五编

【年代】清光绪二十六年（1900）

【类型】稿本

【藏馆】中国中医科学院图书馆

【存世情况】孤本

1087　江北神验秘方

【分类】方书·清代方书·单方验方

【卷数】不分卷（一册）

【责任者】〔清〕胡镜（字心人）编

【年代】清光绪三十三年（1907）

【类型】稿本

【藏馆】上海图书馆

【存世情况】孤本

【备注】《总目》书名作"江兆神验秘方"，抄本

1088　汇编验方类要

【分类】方书·清代方书·单方验方

【卷数】不分卷

【责任者】〔清〕凝一堂编

【年代】清光绪末年（约1908）

【类型】稿本

【藏馆】中国中医科学院图书馆

【存世情况】孤本

1089　秘方集要

【分类】方书·清代方书·单方验方

【卷数】不分卷（一册）

【责任者】〔清〕诸月亭编

【年代】清光绪年间（1875—1908）

【类型】稿本

【藏馆】上海图书馆

【存世情况】孤本。后有2019年上海科学技术文献出版社"上海图书馆藏中医稿抄本丛刊"收录的影印本

【备注】中国国家图书馆藏同名清抄本，著者佚名

1090　经验神效方

【分类】方书·清代方书·单方验方

【卷数】二卷（二册合订）

【责任者】〔清〕孙维桢（字石香）编

【年代】清宣统三年（1911）

【类型】稿本

【藏馆】上海中医药大学图书馆

【存世情况】孤本

【备注】《总目》编者误作"孙维榕"，今正

1091　杂病方论

【分类】方书·清代方书·单方验方

【卷数】不分卷（一册）

【责任者】佚名

【年代】［清〕

【类型】稿本

【藏馆】中国中医科学院图书馆

【存世情况】孤本

1092　良方二五丛残

【分类】方书·清代方书·单方验方

【卷数】二卷（二册）

【责任者】〔清〕白云山人编

【年代】原书成于清顺治年间（1644—1661）
　　　　清初抄

【类型】抄本

【藏馆】上海中医药大学图书馆

【存世情况】孤本

【备注】有残缺

1093　神方选青

【分类】方书·清代方书·单方验方

【卷数】不分卷（一册）

【责任者】〔清〕白云山人编

【年代】原书成于清顺治年间（1644—1661）
　　　　抄写年代不详

【类型】抄本

【藏馆】上海中医药大学图书馆

【存世情况】孤本

1094　汪氏秘传神效方

【分类】方书·清代方书·单方验方

【卷数】二卷

【责任者】佚名

【年代】原书成于清顺治年间（1644—1661）
　　　　清初抄

【类型】抄本

【藏馆】苏州图书馆

【存世情况】孤本

1095　近录良方

【分类】方书·清代方书·单方验方

【卷数】不分卷

【责任者】〔清〕倪涵初（字宗贤）等撰

【年代】原书成于清康熙元年（1662）
　　　　抄写年代不详

【类型】抄本

【藏馆】中国中医科学院图书馆

【存世情况】孤本

1096　简集良方

【分类】方书·清代方书·单方验方

【卷数】不分卷（一册）

【责任者】〔清〕倪涵初（字宗贤）等撰

【年代】原书成于清康熙前期（约1662）
　　　　抄写年代不详

【类型】抄本

【藏馆】中国中医科学院图书馆

【存世情况】孤本

1097　医方

【分类】方书·清代方书·单方验方

【卷数】不分卷

【责任者】〔清〕旦如氏录

【年代】清康熙五年（1666）

【类型】抄本

【藏馆】安徽省图书馆

【存世情况】孤本

【备注】水云居抄本。残本

1098　经验良方

【分类】方书·清代方书·单方验方

【卷数】不分卷（一册）

【责任者】〔清〕许应仁撰；许仪（字德
　　　　隅）编辑抄录

【年代】清康熙十六年（1677）

【类型】抄本

【藏馆】上海图书馆

【存世情况】孤本。后有2019年上海科学
　　　　技术文献出版社"上海图书馆藏中医稿

抄本丛刊"收录的影印本

【备注】许应仁为许仪祖父。有同名抄本
数部

1099 济世神验良方

【分类】方书·清代方书·单方验方

【卷数】不分卷

【责任者】佚名

【年代】原书成于清康熙十八年（1679）
抄写年代不详

【类型】抄本

【藏馆】中国中医科学院图书馆

【存世情况】孤本

1100 汇选增补应验良方

【分类】方书·清代方书·单方验方

【卷数】不分卷

【责任者】〔清〕汪启贤（字肇开）、汪启圣
（字希贤）撰，黄卫（字葵园）、汪大年
（字自培）增补

【年代】原书成于清康熙三十五年（1696）
清抄

【类型】抄本

【藏馆】中国中医科学院图书馆

【存世情况】另见于"济世全书"

1101 自在壶天

【分类】方书·清代方书·单方验方

【卷数】五卷

【责任者】〔清〕孙继朔（字亦倩）抄传

【年代】清康熙五十年（1711）

【类型】抄本

【藏馆】天津中医药大学图书馆

【存世情况】孤本。后有 1983 年天津古籍

书店据此抄本影印的版本

1102 急应奇方（附：备急方）

【分类】方书·清代方书·单方验方

【卷数】不分卷

【责任者】〔清〕呕斋居士编

【年代】原书成于清康熙五十六年（1717）
抄写年代不详

【类型】抄本

【藏馆】中国中医科学院图书馆

【存世情况】孤本。另有 2005 年中医古籍
出版社"中医古籍孤本大全"收录的影
印本

1103 医方备要

【分类】方书·清代方书·单方验方

【卷数】二卷

【责任者】〔清〕姚启圣编

【年代】原书成于清康熙五十八年（1719）
民国抄

【类型】节抄本

【藏馆】中国中医科学院图书馆

【存世情况】孤本

【备注】据〔清〕姚启圣"帷幄全书"
节抄

1104 单方选要

【分类】方书·清代方书·单方验方

【卷数】不分卷（五册）

【责任者】〔清〕赵凤翔撰

【年代】原书成于清康熙后期（约1722）
清初抄

【类型】抄本

【藏馆】中国国家图书馆

【存世情况】孤本

1105 杂症秘验良方

【分类】方书·清代方书·单方验方

【卷数】不分卷（二册）

【责任者】佚名

【年代】原书成于清康熙年间（1662—1722）
清光绪九年（1883）抄

【类型】抄本

【藏馆】上海中医药大学图书馆

【存世情况】孤本

【备注】据跋可知，该书原为绍闻堂旧抄，
后为戚墅堰吴氏家藏，又于同治十一年
（1872）被玉峰樵客（知非老人）购于
万卷楼，再经传抄而成

1106 汇选经验一切良方

【分类】方书·清代方书·单方验方

【卷数】不分卷

【责任者】著者佚名；〔清〕丁斯履抄

【年代】清乾隆元年（1736）

【类型】抄本

【藏馆】中国人民解放军医学图书馆

【存世情况】孤本

1107 经验良方

【分类】方书·清代方书·单方验方

【卷数】不分卷

【责任者】佚名

【年代】原书成于清乾隆元年（1736）
清抄

【类型】抄本

【藏馆】中国中医科学院图书馆

【存世情况】孤本

【备注】《总目》载有中国国家图书馆所藏
清抄本，经查未见

1108 吴氏医方类编

【分类】方书·清代方书·单方验方

【卷数】不分卷

【责任者】〔清〕吴杞（字杖仙）撰

【年代】清乾隆九年（1744）

【类型】抄本

【藏馆】南京中医药大学图书馆

【存世情况】孤本

【备注】晚香堂抄本

1109 应验秘方（又名内外科应验秘方）

【分类】方书·清代方书·单方验方

【卷数】四卷（四册）

【责任者】〔清〕李宏文撰，冯尧眉（字云
瞻）补辑

【年代】清乾隆前期（约1748）

【类型】抄本

【藏馆】上海中医药大学图书馆

【存世情况】孤本

1110 串雅外编

【分类】方书·清代方书·单方验方

【卷数】四卷

【责任者】〔清〕赵学敏（字恕轩，号依
吉）编，吴庚生补注

【年代】原书成于清乾隆二十四年（1759）
①清光绪至宣统年间（约1908）抄
②清常熟周左季抄
③清抄

【类型】抄本

【藏馆】①中国医学科学院北京协和医学院

医学信息研究所图书馆

②中国中医科学院图书馆

③中国国家图书馆

【存世情况】有清末铅印本、1915 年上海广益书局铅印本、民国上海扫叶山房石印本等多种传本。另清乾隆二十四年（1759）即有"串雅内编"、"串雅外编"合刻本

【备注】该书另有年代不详的抄本多部，分藏于中国中医科学院图书馆、北京中医药大学图书馆、上海市医学会图书馆、苏州大学图书馆等

1111　沈氏经验方

【分类】方书·清代方书·单方验方

【卷数】不分卷（二册）

【责任者】〔清〕沈维基（字抑恭，号心斋）编

【年代】原书成于清乾隆三十二年（1767）抄写年代不详

【类型】抄本

【藏馆】广西壮族自治区桂林图书馆

【存世情况】后被收入"三三医书"

1112　杏林碎锦

【分类】方书·清代方书·单方验方

【卷数】二卷

【责任者】〔清〕张启倬（字天章）编；唐济时（字成之，号求是庐主人）抄

【年代】原书成于清乾隆四十九年（1784）1917 年抄

【类型】抄本

【藏馆】中国中医科学院图书馆

【存世情况】孤本

1113　奇效良方

【分类】方书·清代方书·单方验方

【卷数】不分卷

【责任者】佚名

【年代】原书成于清乾隆五十三年（1788）清嘉庆二十四年（1819）抄

【类型】抄本

【藏馆】中国中医科学院图书馆

【存世情况】孤本

1114　攒花经验方

【分类】方书·清代方书·单方验方

【卷数】不分卷（一册）

【责任者】佚名

【年代】原书成于清乾隆五十四年（1789）

①清光绪十年（1884）马健甫抄

②汪仲寿抄，年代不详

③抄写年代不详

【类型】抄本

【藏馆】①上海交通大学医学院图书馆

②苏州市中医医院图书馆

③苏州图书馆

【存世情况】抄本 3 部

【备注】①上海交通大学医学院图书馆藏本，《总目》失载，今补。据书前王祖庆（赓云）题记，该书为三案老人抄录秘本再经传抄而成

1115　至宝藏方

【分类】方书·清代方书·单方验方

【卷数】不分卷

【责任者】佚名

【年代】原书成于清乾隆后期（约 1793）清嘉庆年间（1796—1820）抄

【类型】抄本

【藏馆】中国中医科学院图书馆

【存世情况】孤本

【备注】种杏山房藏本

1116　经验良方

【分类】方书·清代方书·单方验方

【卷数】不分卷

【责任者】〔清〕熊家骥（字兰亭）编

【年代】原书成于清乾隆六十年（1795）
　　　　抄写年代不详

【类型】抄本

【藏馆】山西省图书馆

【存世情况】孤本

1117　千样药方

【分类】方书·清代方书·单方验方

【卷数】不分卷

【责任者】佚名

【年代】原书成于清乾隆末年（约1795）
　　　　抄写年代不详

【类型】抄本

【藏馆】中国中医科学院图书馆

【存世情况】孤本

1118　抄本医方（又名面瀑楼墨剩）

【分类】方书·清代方书·单方验方

【卷数】不分卷

【责任者】〔清〕云霞道人编

【年代】原书成于清嘉庆十七年（1812）
　　　　清抄

【类型】抄本

【藏馆】中国中医科学院图书馆

【存世情况】孤本

1119　集古方

【分类】方书·清代方书·单方验方

【卷数】不分卷（一册）

【责任者】〔清〕陈景阳辑抄

【年代】清嘉庆二十年（1815）

【类型】抄本

【藏馆】中国中医科学院图书馆

【存世情况】孤本

1120　青囊秘要方

【分类】方书·清代方书·单方验方

【卷数】不分卷

【责任者】佚名

【年代】原书成于清嘉庆二十三年（1818）
　　　　抄写年代不详

【类型】抄本

【藏馆】浙江省中医药研究院图书馆

【存世情况】孤本

1121　医方聚抄

【分类】方书·清代方书·单方验方

【卷数】不分卷（一册）

【责任者】佚名

【年代】清道光元年（1821）

【类型】抄本

【藏馆】中国中医科学院图书馆

【存世情况】孤本

1122　良方汇集

【分类】方书·清代方书·单方验方

【卷数】不分卷

【责任者】佚名

【年代】原书成于清道光初期（约1825）
　　　　抄写年代不详

【类型】抄本

【藏馆】陕西省中医药研究院陕西省中医医院图书馆

【存世情况】孤本

1123 医方随检（附：万氏女科）

【分类】方书·清代方书·单方验方

【卷数】七卷、卷首一卷（五册）

【责任者】〔清〕朱丹林编次

【年代】原书成于清道光六年（1826）
　　　　清光绪六年（1880）抄

【类型】抄本

【藏馆】上海中医药大学图书馆

【存世情况】孤本

【备注】残本，存卷一至三、卷六

1124 汪广期医方

【分类】方书·清代方书·单方验方

【卷数】不分卷

【责任者】原题〔清〕汪广期编

【年代】原书成于清道光八年（1828）
　　　　抄写年代不详

【类型】抄本

【藏馆】浙江省中医药研究院图书馆

【存世情况】孤本

1125 救迷良方（附：一枝轩经验方）

【分类】方书·清代方书·单方验方

【卷数】不分卷

【责任者】〔清〕何其伟（字韦人，又字书田，晚号竹簳山人）编

【年代】原书成于清道光前期（约1833）
　　　　清道光二十四年（1844）抄

【类型】抄本

【藏馆】中国中医科学院图书馆

【存世情况】后有清光绪十三年（1887）重古庐何氏刻本及1935年上海三星书店石印本。又见于"陈修园医书"

1126 莫氏抄录验方五种

【分类】方书·清代方书·单方验方

【卷数】不分卷

【责任者】〔清〕莫琇（字蕴辉）编

【年代】清道光十六年（1836）

【类型】抄本

【藏馆】中国中医科学院图书馆

【存世情况】孤本

【备注】敬乐堂抄本

1127 来鹤轩秘方

【分类】方书·清代方书·单方验方

【卷数】不分卷

【责任者】佚名

【年代】清道光十八年（1838）

【类型】抄本

【藏馆】云南省图书馆

【存世情况】孤本

1128 华佗良方

【分类】方书·清代方书·单方验方

【卷数】不分卷

【责任者】〔清〕醉亭编；〔清〕华永驹抄

【年代】清道光十九年（1839）

【类型】抄本

【藏馆】苏州大学图书馆

【存世情况】孤本

1129 应验方抄录

【分类】方书·清代方书·单方验方

【卷数】不分卷（二册）

【责任者】佚名

【年代】原书成于清道光后期（约1840）

　　　　清末抄

【类型】抄本

【藏馆】中国中医科学院图书馆

【存世情况】孤本

1130　验过良方

【分类】方书·清代方书·单方验方

【卷数】不分卷

【责任者】〔清〕程辑五（字云华）编

【年代】清道光二十一年（1841）

【类型】抄本

【藏馆】安徽省图书馆

【存世情况】孤本

1131　验病秘授

【分类】方书·清代方书·单方验方

【卷数】不分卷

【责任者】佚名

【年代】清道光二十四年（1844）

【类型】抄本

【藏馆】中国中医科学院图书馆

【存世情况】孤本

1132　诸方汇抄

【分类】方书·清代方书·单方验方

【卷数】不分卷

【责任者】佚名

【年代】原书成于清道光末年（约1849）

　　　　清抄

【类型】抄本

【藏馆】中国中医科学院图书馆

【存世情况】孤本

1133　医方秘录

【分类】方书·清代方书·单方验方

【卷数】不分卷

【责任者】〔清〕莫理庵撰

【年代】原书成于清道光末年（约1850）

　　　　抄写年代不详

【类型】抄本

【藏馆】中国中医科学院图书馆

【存世情况】孤本

1134　良方集要

【分类】方书·清代方书·单方验方

【卷数】不分卷

【责任者】〔清〕孟君福编

【年代】原书成于清咸丰元年（1851）

　　　　抄写年代不详

【类型】抄本

【藏馆】天津医学高等专科学校图书馆

【存世情况】孤本

1135　医方必用

【分类】方书·清代方书·单方验方

【卷数】不分卷

【责任者】佚名

【年代】清咸丰元年（1851）

【类型】抄本

【藏馆】陕西省中医药研究院陕西省中医医

　　　　院图书馆

【存世情况】孤本

1136　奇方汇录

【分类】方书·清代方书·单方验方

【卷数】不分卷

【责任者】佚名

【年代】原书成于清咸丰初年（约1851）

抄写年代不详

【类型】抄本

【藏馆】中国中医科学院图书馆

【存世情况】孤本

1137　鸡鸣录

【分类】方书·清代方书·单方验方

【卷数】二卷

【责任者】〔清〕王士雄（字孟英，号梦隐）编

【年代】原书成于清咸丰二年（1852）

抄写年代均不详

【类型】抄本

【藏馆】①中国科学院国家科学图书馆

②上海辞书出版社图书馆

【存世情况】后被收入"珍本医书集成"

1138　秘授应验良方

【分类】方书·清代方书·单方验方

【卷数】不分卷（四册）

【责任者】佚名

【年代】清咸丰二年（1852）

【类型】抄本

【藏馆】上海交通大学医学院图书馆

【存世情况】孤本

【备注】书首题"金氏家传""秀岩谨录"字样

1139　锦囊秘录

【分类】方书·清代方书·单方验方

【卷数】三卷

【责任者】〔清〕单郑惠编

【年代】原书成于清咸丰中期（约1856）

①清马俊抄

②抄写年代不详

【类型】抄本

【藏馆】①苏州图书馆

②上海图书馆

【存世情况】抄本2部

1140　天然砚斋药方

【分类】方书·清代方书·单方验方

【卷数】不分卷

【责任者】〔清〕滋云辑

【年代】原书成于清咸丰十一年（1861）

清抄

【类型】抄本

【藏馆】北京大学图书馆

【存世情况】孤本

1141　拔萃良方录要

【分类】方书·清代方书·单方验方

【卷数】不分卷

【责任者】〔清〕裕德堂、树护室同辑，宗景暮思书屋摘录；〔清〕江右丰城金忆祥抄

【年代】清咸丰十一年（1861）

【类型】抄本

【藏馆】中国中医科学院图书馆

【存世情况】孤本

1142　今古良方

【分类】方书·清代方书·单方验方

【卷数】四卷（四册）

【责任者】原题〔唐〕陆贽（字敬舆，尊

号宣公）编

【年代】清咸丰十一年（1861）

【类型】抄本

【藏馆】上海中医药大学图书馆

【存世情况】孤本

【备注】眉寿堂抄本

1143 汤头总方

【分类】方书·清代方书·单方验方

【卷数】不分卷

【责任者】佚名

【年代】清同治元年（1862）

【类型】抄本

【藏馆】黑龙江中医药大学图书馆

【存世情况】孤本

1144 不内外因家藏妙方

【分类】方书·清代方书·单方验方

【卷数】六卷

【责任者】〔清〕杜茂英撰

【年代】清同治三年（1864）

【类型】抄本

【藏馆】广东省立中山图书馆

【存世情况】孤本

【备注】残本

1145 延寿方书

【分类】方书·清代方书·单方验方

【卷数】不分卷

【责任者】佚名

【年代】清同治六年（1867）

【类型】抄本

【藏馆】中国中医科学院图书馆

【存世情况】孤本

1146 效验至宝方（附：笔记药方）

【分类】方书·清代方书·单方验方

【卷数】不分卷

【责任者】〔清〕霖生编

【年代】清同治十一年（1872）

【类型】抄本

【藏馆】山东中医药大学图书馆

【存世情况】孤本

1147 医抄

【分类】方书·清代方书·单方验方

【卷数】不分卷（一册）

【责任者】佚名

【年代】原书成于清光绪元年（1875）
抄写年代均不详

【类型】抄本

【藏馆】①上海中医药大学图书馆
②苏州市中医医院图书馆

【存世情况】另见于中医丛书"医苑"（存
清光绪初年抄本）

1148 目录便览

【分类】方书·清代方书·单方验方

【卷数】不分卷（一册）

【责任者】佚名

【年代】原书成于清光绪元年（1875）
清抄

【类型】抄本

【藏馆】中国中医科学院图书馆

【存世情况】孤本

【备注】望春堂抄本

1149 名方选录单方杂录

【分类】方书·清代方书·单方验方

【卷数】不分卷

【责任者】佚名

【年代】原书成于清光绪元年（1875）

抄写年代不详

【类型】抄本

【藏馆】中国中医科学院图书馆

【存世情况】孤本

1150 神验良方集要

【分类】方书·清代方书·单方验方

【卷数】二卷、补遗一卷

【责任者】〔清〕朱尔楫（字晴舫）编

【年代】原书成于清光绪元年（1875）

抄写年代不详

【类型】抄本

【藏馆】山东省图书馆

【存世情况】另有 1914 年上海商务印书馆

铅印本

1151 急救杂方

【分类】方书·清代方书·单方验方

【卷数】不分卷

【责任者】〔清〕章奕编

【年代】清光绪五年（1879）

【类型】抄本

【藏馆】中国中医科学院图书馆

【存世情况】孤本

1152 吴养正堂方记（又名印墅吴养正堂

方钞）

【分类】方书·清代方书·单方验方

【卷数】不分卷（一册）

【责任者】〔清〕仲山氏编

【年代】原书成于清光绪前期（约 1879）

抄写年代不详

【类型】抄本

【藏馆】浙江省中医药研究院图书馆

【存世情况】孤本

1153 秘授良方

【分类】方书·清代方书·单方验方

【卷数】不分卷

【责任者】佚名

【年代】清光绪六年（1880）

【类型】抄本

【藏馆】中国国家图书馆

【存世情况】孤本

【备注】栖溪有裕堂抄本

1154 内外科良方摘要

【分类】方书·清代方书·单方验方

【卷数】不分卷（一册）

【责任者】〔清〕辛生氏编

【年代】清光绪七年（1881）

【类型】抄本

【藏馆】上海中医药大学图书馆

【存世情况】孤本

1155 内外汇录良方

【分类】方书·清代方书·单方验方

【卷数】不分卷

【责任者】佚名

【年代】清光绪七年（1881）

【类型】抄本

【藏馆】苏州大学图书馆

【存世情况】孤本

1156 青囊奇秘

【分类】方书·清代方书·单方验方

【卷数】不分卷（一册）

【责任者】佚名

【年代】原书成于清光绪前期（约1883）

　　　　①清崔于光抄

　　　　②抄写年代不详

【类型】抄本

【藏馆】①中国国家图书馆

　　　　②苏州大学图书馆

【存世情况】抄本2部

1157　验方录

【分类】方书·清代方书·单方验方

【卷数】不分卷

【责任者】佚名

【年代】原书成于清光绪前期（约1884）

　　　　抄写年代不详

【类型】抄本

【藏馆】中国中医科学院图书馆

【存世情况】孤本

1158　经验秘方

【分类】方书·清代方书·单方验方

【卷数】二卷

【责任者】〔清〕邓嘉桢（字耕湄）编

【年代】清光绪十六年（1890）

【类型】抄本

【藏馆】中国中医科学院图书馆

【存世情况】孤本

1159　类纂群书世传屡验方

【分类】方书·清代方书·单方验方

【卷数】不分卷（二册）

【责任者】佚名

【年代】原书成于清光绪十六年（1890）

　　　　清末抄

【类型】抄本

【藏馆】中国中医科学院图书馆

【存世情况】孤本

1160　养性山房验方

【分类】方书·清代方书·单方验方

【卷数】不分卷（一册）

【责任者】〔清〕陈钜堃（字又笙）辑抄

【年代】清光绪十八年（1892）

【类型】抄本

【藏馆】上海中医药大学图书馆

【存世情况】孤本

1161　陈氏秘方

【分类】方书·清代方书·单方验方

【卷数】不分卷

【责任者】〔清〕陈莘田撰；王大霖抄

【年代】原书成于清光绪十八年（1892）

　　　　清抄

【类型】抄本

【藏馆】苏州图书馆

【存世情况】孤本

1162　汇方

【分类】方书·清代方书·单方验方

【卷数】不分卷

【责任者】佚名

【年代】原书成于清光绪十九年（1893）

　　　　抄写年代不详

【类型】抄本

【藏馆】中国中医科学院图书馆

【存世情况】孤本

1163 选集一效秘方

【分类】方书·清代方书·单方验方

【卷数】不分卷（一册）

【责任者】〔清〕黄育珍辑抄

【年代】清光绪二十一年（1895）

【类型】抄本

【藏馆】上海图书馆

【存世情况】孤本。后有 2019 年上海科学技术文献出版社"上海图书馆藏中医稿抄本丛刊"收录的影印本

1164 保寿方

【分类】方书·清代方书·单方验方

【卷数】四卷（二册）

【责任者】〔清〕王璋（字梦橡，晚号尘海迁叟）撰

【年代】原书成于清光绪二十二年（1896）清光绪三十年（1904）抄

【类型】抄本

【藏馆】上海中医药大学图书馆

【存世情况】孤本

【备注】《总目》误作"清道光 18 年戊戌（1838）稿本"，今正

1165 春雨堂集方

【分类】方书·清代方书·单方验方

【卷数】不分卷（二册）

【责任者】佚名

【年代】清光绪二十三年（1897）

【类型】抄本

【藏馆】上海图书馆

【存世情况】孤本。后有 2019 年上海科学技术文献出版社"上海图书馆藏中医稿抄本丛刊"收录的影印本

1166 正谊堂困知记

【分类】方书·清代方书·单方验方

【卷数】不分卷

【责任者】佚名

【年代】原书成于清光绪中期（约1898）抄写年代不详

【类型】抄本

【藏馆】湖南图书馆

【存世情况】孤本

1167 艾浩罍先生抄集良方（又名西楼杂俎）

【分类】方书·清代方书·单方验方

【卷数】不分卷

【责任者】〔清〕艾浩罍编

【年代】原书成于清光绪二十五年（1899）抄写年代不详

【类型】抄本

【藏馆】中国中医科学院图书馆

【存世情况】孤本

1168 记录验方新编

【分类】方书·清代方书·单方验方

【卷数】不分卷（一册）

【责任者】著者佚名；孙家聪抄

【年代】清光绪二十六年（1900）

【类型】抄本

【藏馆】中国中医科学院图书馆

【存世情况】孤本

1169 秘传神效应验良方

【分类】方书·清代方书·单方验方

【卷数】不分卷（四册）

【责任者】佚名

【年代】原书成于清光绪二十六年（1900）
　　　　清抄

【类型】抄本

【藏馆】中国中医科学院图书馆

【存世情况】孤本

1170　医书神效

【分类】方书·清代方书·单方验方

【卷数】不分卷（一册）

【责任者】佚名

【年代】原书成于清光绪二十六年（1900）
　　　　清抄

【类型】抄本

【藏馆】中国中医科学院图书馆

【存世情况】孤本

1171　医药杂方抄

【分类】方书·清代方书·单方验方

【卷数】二卷

【责任者】佚名

【年代】原书成于清光绪二十六年（1900）
　　　　清抄

【类型】抄本

【藏馆】中国中医科学院图书馆

【存世情况】孤本

1172　应验方抄

【分类】方书·清代方书·单方验方

【卷数】不分卷（二册）

【责任者】佚名

【年代】原书成于清光绪二十六年（1900）
　　　　清抄

【类型】抄本

【藏馆】中国中医科学院图书馆

【存世情况】孤本

1173　诸症施治

【分类】方书·清代方书·单方验方

【卷数】不分卷（一册）

【责任者】佚名

【年代】原书成于清光绪二十六年（1900）
　　　　清抄

【类型】抄本

【藏馆】中国中医科学院图书馆

【存世情况】孤本

1174　抄集验方

【分类】方书·清代方书·单方验方

【卷数】不分卷（一册）

【责任者】〔清〕李戚宜撰

【年代】原书成于清光绪二十六年（1900）
　　　　抄写年代不详

【类型】抄本

【藏馆】中国中医科学院图书馆

【存世情况】孤本

1175　神验方

【分类】方书·清代方书·单方验方

【卷数】不分卷（一册）

【责任者】佚名

【年代】原书约成于清光绪二十六年（1900）
　　　　清抄

【类型】抄本

【藏馆】中国中医科学院图书馆

【存世情况】孤本

1176　内外备用诸方（又名验方新编）

【分类】方书·清代方书·单方验方

【卷数】不分卷（十六册）

【责任者】佚名

【年代】原书约成于清光绪二十六年（1900）
抄写年代不详

【类型】抄本

【藏馆】中国中医科学院图书馆

【存世情况】孤本

1177　验方汇录

【分类】方书·清代方书·单方验方

【卷数】不分卷（一册）

【责任者】佚名

【年代】原书约成于清光绪二十六年（1900）
抄写年代不详

【类型】抄本

【藏馆】中国中医科学院图书馆

【存世情况】孤本

1178　灵验良方

【分类】方书·清代方书·单方验方

【卷数】不分卷

【责任者】佚名

【年代】清光绪二十七年（1901）

【类型】抄本

【藏馆】苏州大学图书馆

【存世情况】孤本

1179　朱君出方留踪

【分类】方书·清代方书·单方验方

【卷数】不分卷（四册）

【责任者】〔清〕朱紫莼撰；李乙青抄

【年代】清光绪二十七年（1901）

【类型】抄本

【藏馆】中国中医科学院图书馆

【存世情况】孤本

1180　验过奇方

【分类】方书·清代方书·单方验方

【卷数】不分卷

【责任者】著者佚名；〔清〕曹磐甫（字永
安）抄

【年代】清光绪二十八年（1902）

【类型】抄本

【藏馆】上海中医药大学图书馆

【存世情况】孤本

1181　良方汇录

【分类】方书·清代方书·单方验方

【卷数】不分卷（一册）

【责任者】〔清〕朱惟孝撰；伯莱氏抄

【年代】清光绪二十八年（1902）

【类型】抄本

【藏馆】上海中医药大学图书馆

【存世情况】孤本

1182　验方

【分类】方书·清代方书·单方验方

【卷数】不分卷

【责任者】佚名

【年代】清光绪二十九年（1903）

【类型】抄本

【藏馆】黑龙江中医药大学图书馆

【存世情况】孤本

1183　吾知斋集方

【分类】方书·清代方书·单方验方

【卷数】不分卷

【责任者】吾知斋主人编

【年代】清光绪三十二年（1906）

【类型】抄本

【藏馆】中国中医科学院图书馆

【存世情况】孤本

1184 药方杂录

【分类】方书·清代方书·单方验方

【卷数】不分卷

【责任者】著者佚名；唐济时（字成之，号
求是庐主人）抄

【年代】原书成于清光绪后期（约1906）
抄写年代不详

【类型】抄本

【藏馆】中国中医科学院图书馆

【存世情况】孤本

1185 秘方

【分类】方书·清代方书·单方验方

【卷数】不分卷

【责任者】〔清〕吴静昆编

【年代】清光绪三十三年（1907）

【类型】抄本

【藏馆】中国国家图书馆

【存世情况】孤本

1186 紫荆山馆存方

【分类】方书·清代方书·单方验方

【卷数】不分卷（一册）

【责任者】〔清〕何嵩生撰

【年代】清光绪末年（约1908）

【类型】抄本

【藏馆】中国国家图书馆

【存世情况】孤本

1187 古今良方汇编

【分类】方书·清代方书·单方验方

【卷数】不分卷（一册）

【责任者】〔清〕琴鹤主人编

【年代】清光绪末年（约1908）

【类型】抄本

【藏馆】上海图书馆

【存世情况】后有清刻本

1188 孙御千陆赞元经验方

【分类】方书·清代方书·单方验方

【卷数】不分卷（一册）

【责任者】原题〔清〕元夫公编

【年代】原书成于清光绪末年（约1908）
清抄

【类型】抄本

【藏馆】中国国家图书馆

【存世情况】孤本

1189 抄本经验良方册

【分类】方书·清代方书·单方验方

【卷数】不分卷

【责任者】佚名

【年代】原书成于清光绪末年（约1908）
抄写年代不详

【类型】抄本

【藏馆】中国中医科学院图书馆

【存世情况】孤本

1190 单方摘要

【分类】方书·清代方书·单方验方

【卷数】不分卷

【责任者】佚名

【年代】原书成于清光绪末年（约1908）

抄写年代不详

【类型】抄本

【藏馆】中国中医科学院图书馆

【存世情况】孤本

1191 陆沈园集验方

【分类】方书·清代方书·单方验方

【卷数】不分卷

【责任者】〔清〕陆沈园编

【年代】原书成于清光绪末年（约1908）

抄写年代不详

【类型】抄本

【藏馆】中国中医科学院图书馆

【存世情况】孤本

1192 特效奇方

【分类】方书·清代方书·单方验方

【卷数】不分卷

【责任者】佚名

【年代】原书成于清光绪末年（约1908）

抄写年代不详

【类型】抄本

【藏馆】中国中医科学院图书馆

【存世情况】孤本

1193 摘抄各种丹方

【分类】方书·清代方书·单方验方

【卷数】不分卷

【责任者】著者佚名；程若斋抄

【年代】原书成于清光绪末年（约1908）

抄写年代不详

【类型】抄本

【藏馆】中国中医科学院图书馆

【存世情况】孤本

1194 选积药书

【分类】方书·清代方书·单方验方

【卷数】不分卷（一册）

【责任者】〔清〕张治馨编

【年代】清光绪年间（1875—1908）

【类型】抄本

【藏馆】上海图书馆

【存世情况】孤本

1195 杜草秘方

【分类】方书·清代方书·单方验方

【卷数】不分卷

【责任者】〔清〕郑栋编

【年代】清宣统元年（1909）

【类型】抄本

【藏馆】安徽省图书馆

【存世情况】孤本

1196 杂方书

【分类】方书·清代方书·单方验方

【卷数】不分卷（一册）

【责任者】佚名

【年代】清宣统元年（1909）

【类型】抄本

【藏馆】中国中医科学院图书馆

【存世情况】孤本

1197 济世真诠

【分类】方书·清代方书·单方验方

【卷数】不分卷

【责任者】佚名

【年代】原书约成于清宣统元年（1909）

清末抄

【类型】抄本

【藏馆】中国科学院国家科学图书馆

【存世情况】孤本

1198　经验方选录

【分类】方书·清代方书·单方验方

【卷数】不分卷

【责任者】佚名

【年代】原书约成于清宣统元年（1909）
　　　　抄写年代不详

【类型】抄本

【藏馆】中国中医科学院图书馆

【存世情况】孤本

1199　良方随录

【分类】方书·清代方书·单方验方

【卷数】不分卷

【责任者】佚名

【年代】原书约成于清宣统元年（1909）
　　　　抄写年代不详

【类型】抄本

【藏馆】中国中医科学院图书馆

【存世情况】孤本

1200　医方妙选

【分类】方书·清代方书·单方验方

【卷数】不分卷

【责任者】佚名

【年代】原书约成于清宣统元年（1909）
　　　　抄写年代不详

【类型】抄本

【藏馆】中国中医科学院图书馆

【存世情况】孤本

1201　集录经验方

【分类】方书·清代方书·单方验方

【卷数】不分卷

【责任者】佚名

【年代】清宣统二年（1910）

【类型】抄本

【藏馆】中国中医科学院图书馆

【存世情况】孤本

1202　攒花小堂经验方（又名攒花堂秘方）

【分类】方书·清代方书·单方验方

【卷数】不分卷（一册）

【责任者】〔清〕吴畹青集，吴子勉编校；
　　　　春甫手订抄录

【年代】约清宣统三年（1911）

【类型】抄本

【藏馆】天津中医药大学图书馆

【存世情况】孤本

1203　杂症方

【分类】方书·清代方书·单方验方

【卷数】不分卷（一册）

【责任者】佚名

【年代】原书成于清宣统三年（1911）
　　　　抄写年代不详

【类型】抄本

【藏馆】中国中医科学院图书馆

【存世情况】孤本

1204　青囊录

【分类】方书·清代方书·单方验方

【卷数】不分卷（二册）

【责任者】佚名

【年代】原书成于清宣统三年（1911）
　　　　抄写年代不详

【类型】抄本

【藏馆】中国中医科学院图书馆

【存世情况】孤本

1205　净明堂神功妙济诸方（又名神功妙济方）

【分类】方书·清代方书·单方验方

【卷数】不分卷

【责任者】〔清〕朱道朗辑录

【年代】①清

②抄写年代不详

【类型】抄本

【藏馆】①上海图书馆

②中国中医科学院图书馆

【存世情况】抄本 2 部

【备注】①上海图书馆藏本（一册）为颐性室主人抄藏本。颐性室主人即上海银行家席锡蕃（1863—1933），该抄本定为清抄本依据不足。

该书内容分两部分：一部分为道教祖师许逊得自丁义的"都仙真君神功妙济方"，一部分为净明道居士胡之玫汇编的"净明院诸方"。道教净明派青云谱开山祖朱道朗（1622—1688）将这两部分内容合并辑录成该书

1206　秘传奇方

【分类】方书·清代方书·单方验方

【卷数】不分卷（一册）

【责任者】佚名

【年代】①清

②抄写年代不详

【类型】抄本

【藏馆】①中国中医科学院图书馆

②上海图书馆

【存世情况】抄本 2 部

1207　平远楼传秘方

【分类】方书·清代方书·单方验方

【卷数】八卷

【责任者】〔清〕曹维坤（字云州，堂号平远楼）辑

【年代】①清

②民国

【类型】抄本

【藏馆】①中国国家图书馆

②苏州图书馆

【存世情况】抄本 2 部

1208　青囊秘本

【分类】方书·清代方书·单方验方

【卷数】不分卷（一册）

【责任者】佚名

【年代】①清

②抄写年代不详

【类型】抄本

【藏馆】①中国国家图书馆

②上海中医药大学图书馆

【存世情况】抄本 2 部

1209　传授心法

【分类】方书·清代方书·单方验方

【卷数】不分卷（一册）

【责任者】佚名

【年代】清

【类型】抄本

【藏馆】中国中医科学院图书馆

【存世情况】孤本

1210　丹方抄

【分类】方书・清代方书・单方验方

【卷数】不分卷（一册）

【责任者】佚名

【年代】清

【类型】抄本

【藏馆】上海图书馆

【存世情况】孤本

1211　范锐生抄本方书（又名范锐生抄本）

【分类】方书・清代方书・单方验方

【卷数】不分卷

【责任者】〔清〕范锐生编

【年代】清

【类型】抄本

【藏馆】宁波图书馆

【存世情况】孤本

1212　华祖青囊再现经

【分类】方书・清代方书・单方验方

【卷数】不分卷

【责任者】〔清〕周玉蟾录；章丘张氏抄

【年代】清

【类型】抄本

【藏馆】济南市图书馆

【存世情况】孤本

1213　简便良方

【分类】方书・清代方书・单方验方

【卷数】不分卷（二册）

【责任者】佚名

【年代】清

【类型】抄本

【藏馆】中国中医科学院图书馆

【存世情况】孤本

1214　经验良方

【分类】方书・清代方书・单方验方

【卷数】不分卷（一册）

【责任者】佚名

【年代】清

【类型】抄本

【藏馆】中国中医科学院图书馆

【存世情况】孤本

【备注】敬一堂抄本。另外，同馆有同名　　　抄本

1215　经验良方

【分类】方书・清代方书・单方验方

【卷数】不分卷

【责任者】著者佚名；〔清〕孙玉恬等录

【年代】清

【类型】抄本

【藏馆】山东中医药大学图书馆

【存世情况】孤本

1216　良方必效

【分类】方书・清代方书・单方验方

【卷数】不分卷（二册）

【责任者】佚名

【年代】清

【类型】抄本

【藏馆】中国中医科学院图书馆

【存世情况】孤本

1217　良方广济

【分类】方书・清代方书・单方验方

【卷数】不分卷

【责任者】〔清〕三近堂编

【年代】清

【类型】抄本

【藏馆】济南市图书馆

【存世情况】孤本

1218　良方择抄

【分类】方书·清代方书·单方验方

【卷数】不分卷

【责任者】佚名

【年代】清

【类型】抄本

【藏馆】北京大学图书馆

【存世情况】孤本

1219　秘方集要

【分类】方书·清代方书·单方验方

【卷数】不分卷（一册）

【责任者】佚名

【年代】清

【类型】抄本

【藏馆】中国国家图书馆

【存世情况】孤本

1220　秘诀要方

【分类】方书·清代方书·单方验方

【卷数】不分卷（一册）

【责任者】佚名

【年代】清

【类型】抄本

【藏馆】中国中医科学院图书馆

【存世情况】孤本

1221　秘录六集

【分类】方书·清代方书·单方验方

【卷数】六卷（一册）

【责任者】佚名

【年代】清

【类型】抄本

【藏馆】中国中医科学院中国医史文献研
　　究所

【存世情况】孤本

【备注】《总目》所录信息有误，该书与
　　《仙方秘录》一书混淆

1222　名医黄士保门诊验方

【分类】方书·清代方书·单方验方

【卷数】不分卷

【责任者】〔清〕翼云辑

【年代】清

【类型】抄本

【藏馆】甘肃省图书馆

【存世情况】孤本

1223　内外两科经验良方堆金积玉

【分类】方书·清代方书·单方验方

【卷数】不分卷（二册）

【责任者】佚名

【年代】清

【类型】抄本

【藏馆】中国中医科学院图书馆

【存世情况】孤本

【备注】福寿堂抄本

1224　倪氏家藏方

【分类】方书·清代方书·单方验方

【卷数】不分卷（一册）

【责任者】佚名

【年代】清

【类型】抄本

【藏馆】中国中医科学院图书馆

【存世情况】孤本

1225 奇方秘集

【分类】方书·清代方书·单方验方

【卷数】不分卷

【责任者】佚名

【年代】清

【类型】抄本

【藏馆】南京中医药大学图书馆

【存世情况】孤本

1226 素庵公神授奇方

【分类】方书·清代方书·单方验方

【卷数】不分卷（一册）

【责任者】佚名

【年代】清

【类型】抄本

【藏馆】上海图书馆

【存世情况】孤本。后有 2019 年上海科学
技术文献出版社"上海图书馆藏中医稿
抄本丛刊"收录的影印本

【备注】残本

1227 随验随录方

【分类】方书·清代方书·单方验方

【卷数】不分卷（二册）

【责任者】佚名

【年代】清

【类型】抄本

【藏馆】中国中医科学院图书馆

【存世情况】孤本

1228 王氏家藏方

【分类】方书·清代方书·单方验方

【卷数】不分卷（一册）

【责任者】佚名

【年代】清

【类型】抄本

【藏馆】中国中医科学院图书馆

【存世情况】孤本

1229 五略集方

【分类】方书·清代方书·单方验方

【卷数】不分卷（一册）

【责任者】佚名

【年代】清

【类型】抄本

【藏馆】中国国家图书馆

【存世情况】孤本

1230 验方别录

【分类】方书·清代方书·单方验方

【卷数】不分卷（二册）

【责任者】佚名

【年代】清

【类型】抄本

【藏馆】中国中医科学院图书馆

【存世情况】孤本

1231 药方三种

【分类】方书·清代方书·单方验方

【卷数】三卷

【责任者】佚名

【年代】清

【类型】抄本

【藏馆】济南市图书馆

【存世情况】孤本

1232　医方杂编

【分类】方书·清代方书·单方验方

【卷数】不分卷（四册）

【责任者】著者佚名；傅北海抄

【年代】清

【类型】抄本

【藏馆】中国中医科学院图书馆

【存世情况】孤本

【备注】残本

1233　御药方本总部（又名御药方本）

【分类】方书·清代方书·单方验方

【卷数】不分卷

【责任者】佚名

【年代】清

【类型】抄本

【藏馆】济南市图书馆

【存世情况】孤本

1234　杂证药谱

【分类】方书·清代方书·单方验方

【卷数】不分卷

【责任者】原题〔清〕信成置撰

【年代】清

【类型】抄本

【藏馆】中国中医科学院图书馆

【存世情况】孤本

1235　摘录经验良方

【分类】方书·清代方书·单方验方

【卷数】不分卷

【责任者】〔清〕金杰编

【年代】清

【类型】抄本

【藏馆】苏州图书馆

【存世情况】孤本

【备注】残本

1236　掌中珠

【分类】方书·清代方书·单方验方

【卷数】不分卷

【责任者】佚名

【年代】清

【类型】抄本

【藏馆】天津图书馆

【存世情况】孤本

1237　滋善堂瞭然集女科医方
　　　　滋善堂瞭然集幼科医方
　　　　滋善堂瞭然集杂症医方
　　　　滋善堂瞭然集杂方

【分类】方书·清代方书·单方验方

【卷数】四卷（一册）

【责任者】〔清〕刘礼敬辑

【年代】清

【类型】抄本

【藏馆】中国国家图书馆

【存世情况】孤本

1238　百病奇方

【分类】方书·清代方书·单方验方

【卷数】不分卷

【责任者】佚名

【年代】清末

【类型】抄本

【藏馆】中国中医科学院图书馆

【存世情况】孤本

1239 必效良方

【分类】方书·清代方书·单方验方

【卷数】不分卷

【责任者】佚名

【年代】清末

【类型】抄本

【藏馆】中国中医科学院图书馆

【存世情况】孤本

1240 妇幼内科方抄

【分类】方书·清代方书·单方验方

【卷数】不分卷

【责任者】佚名

【年代】清末

【类型】抄本

【藏馆】中国中医科学院图书馆

【存世情况】孤本

1241 集成秘方

【分类】方书·清代方书·单方验方

【卷数】不分卷（一册）

【责任者】佚名

【年代】清末

【类型】抄本

【藏馆】中国中医科学院图书馆

【存世情况】孤本

1242 家中秘

【分类】方书·清代方书·单方验方

【卷数】不分卷

【责任者】佚名

【年代】清末

【类型】抄本

【藏馆】中国中医科学院图书馆

【存世情况】孤本

1243 疗病奇方

【分类】方书·清代方书·单方验方

【卷数】六卷

【责任者】〔清〕张虚靖撰

【年代】清末

【类型】抄本

【藏馆】中国医学科学院北京协和医学院医
    学信息研究所图书馆

【存世情况】孤本

1244 秘传立效神方

【分类】方书·清代方书·单方验方

【卷数】不分卷（一册）

【责任者】著者佚名；云间芳圃吴熙抄

【年代】清末

【类型】抄本

【藏馆】中国国家图书馆

【存世情况】孤本

1245 秘授验过良方

【分类】方书·清代方书·单方验方

【卷数】不分卷

【责任者】佚名

【年代】清末

【类型】抄本

【藏馆】浙江图书馆

【存世情况】孤本

1246 内外杂治方

【分类】方书·清代方书·单方验方

【卷数】不分卷

【责任者】佚名

【年代】清末

【类型】抄本

【藏馆】中国中医科学院图书馆

【存世情况】孤本

1247　奇效秘方

【分类】方书·清代方书·单方验方

【卷数】二卷

【责任者】佚名

【年代】清末

【类型】抄本

【藏馆】中国中医科学院图书馆

【存世情况】孤本

1248　卫生方

【分类】方书·清代方书·单方验方

【卷数】不分卷

【责任者】佚名

【年代】清末

【类型】抄本

【藏馆】中国中医科学院图书馆

【存世情况】孤本

1249　医籍杂抄

【分类】方书·清代方书·单方验方

【卷数】不分卷（一册）

【责任者】佚名

【年代】清末

【类型】抄本

【藏馆】中国国家图书馆

【存世情况】孤本

1250　杂症药方

【分类】方书·清代方书·单方验方

【卷数】不分卷

【责任者】佚名

【年代】清末

【类型】抄本

【藏馆】广东省立中山图书馆

【存世情况】孤本

1251　张氏秘传

【分类】方书·清代方书·单方验方

【卷数】五卷

【责任者】佚名

【年代】清末

【类型】抄本

【藏馆】中国中医科学院图书馆

【存世情况】孤本

1252　医家玉屑

【分类】方书·清代方书·单方验方

【卷数】不分卷（一册）

【责任者】〔清〕林燮堂口授，刘文炳笔记

【年代】清末民初

【类型】抄本

【藏馆】中国国家图书馆

【存世情况】孤本

【备注】题"景恕堂函稿"

1253　徐厚庵先生良方汇粹
　　　　平香亭先生经验良方

【分类】方书·清代方书·单方验方

【卷数】不分卷

【责任者】〔清〕徐厚庵等撰；云深处主
　　人抄

【年代】原书成于清末（约1910）

1913年抄

【类型】抄本

【藏馆】中国中医科学院图书馆

【存世情况】孤本

1254 备要神方

【分类】方书·清代方书·单方验方

【卷数】不分卷（二册）

【责任者】佚名

【年代】〔清〕

【类型】抄本

【藏馆】生命科学图书馆

【存世情况】孤本

1255 采经奇方

【分类】方书·清代方书·单方验方

【卷数】不分卷

【责任者】佚名

【年代】〔清〕

【类型】抄本

【藏馆】中国中医科学院图书馆

【存世情况】孤本

1256 陈氏治验良方

【分类】方书·清代方书·单方验方

【卷数】不分卷（一册）

【责任者】佚名

【年代】〔清〕

【类型】抄本

【藏馆】中国国家图书馆

【存世情况】孤本

【备注】快堂抄本

1257 传灵方

【分类】方书·清代方书·单方验方

【卷数】不分卷（一册）

【责任者】佚名

【年代】〔清〕

【类型】抄本

【藏馆】中国中医科学院中国医史文献研究所

【存世情况】孤本

【备注】残本

1258 村方录要

【分类】方书·清代方书·单方验方

【卷数】不分卷

【责任者】〔清〕茧馆主人辑

【年代】〔清〕

【类型】抄本

【藏馆】中国中医科学院图书馆

【存世情况】孤本

1259 丁氏秘方

【分类】方书·清代方书·单方验方

【卷数】不分卷

【责任者】佚名

【年代】〔清〕

【类型】抄本

【藏馆】浙江省中医药研究院图书馆

【存世情况】孤本

1260 方略

【分类】方书·清代方书·单方验方

【卷数】不分卷（一册）

【责任者】佚名

【年代】〔清〕

【类型】抄本

【藏馆】上海图书馆

【存世情况】孤本

1261 古华韩氏编辑活病药性配合法

【分类】方书·清代方书·单方验方

【卷数】不分卷（一册）

【责任者】韩文衡（字半池，自署随安子，晚号和叟）；朱振远录

【年代】［清］

【类型】抄本

【藏馆】上海图书馆

【存世情况】孤本。后有 2019 年上海科学技术文献出版社"上海图书馆藏中医稿抄本丛刊"收录的影印本

1262 古今普天万灵方

【分类】方书·清代方书·单方验方

【卷数】不分卷

【责任者】佚名

【年代】［清］

【类型】抄本

【藏馆】河南中医药大学图书馆

【存世情况】孤本

1263 汇集灵效丹方

【分类】方书·清代方书·单方验方

【卷数】不分卷（一册）

【责任者】佚名

【年代】［清］

【类型】抄本

【藏馆】上海图书馆

【存世情况】孤本。后有 2019 年上海科学技术文献出版社"上海图书馆藏中医稿抄本丛刊"收录的影印本

抄本丛刊"收录的影印本

1264 急救良方

【分类】方书·清代方书·单方验方

【卷数】不分卷（二册）

【责任者】佚名

【年代】［清］

【类型】抄本

【藏馆】中国中医科学院图书馆

【存世情况】孤本

1265 集效方

【分类】方书·清代方书·单方验方

【卷数】不分卷（二册合订）

【责任者】佚名

【年代】［清］

【类型】抄本

【藏馆】上海中医药大学图书馆

【存世情况】孤本

1266 集验方

【分类】方书·清代方书·单方验方

【卷数】不分卷（一册）

【责任者】佚名

【年代】［清］

【类型】抄本

【藏馆】上海图书馆

【存世情况】孤本。后有 2019 年上海科学技术文献出版社"上海图书馆藏中医稿抄本丛刊"收录的影印本

1267 集验良方

【分类】方书·清代方书·单方验方

【卷数】不分卷

【责任者】佚名

【年代】〔清〕

【类型】抄本

【藏馆】中国中医科学院图书馆

【存世情况】孤本

1268　济世秘方

【分类】方书·清代方书·单方验方

【卷数】五卷（四册）

【责任者】〔清〕张文蔚（字国琦，号芎莄）录

【年代】〔清〕

【类型】抄本

【藏馆】上海辞书出版社图书馆

【存世情况】孤本

1269　济世珍宝

【分类】方书·清代方书·单方验方

【卷数】不分卷

【责任者】〔清〕王咏汇集，沈震校录

【年代】〔清〕

【类型】抄本

【藏馆】南京中医药大学图书馆

【存世情况】孤本

1270　嘉禾吴辛味先生秘方

【分类】方书·清代方书·单方验方

【卷数】不分卷（一册）

【责任者】〔清〕吴辛味撰

【年代】〔清〕

【类型】抄本

【藏馆】上海中医药大学图书馆

【存世情况】孤本

1271　简效方录

【分类】方书·清代方书·单方验方

【卷数】不分卷

【责任者】佚名

【年代】〔清〕

【类型】抄本

【藏馆】中国中医科学院图书馆

【存世情况】孤本

1272　解诸物毒单方

【分类】方书·清代方书·单方验方

【卷数】不分卷

【责任者】佚名

【年代】〔清〕

【类型】抄本

【藏馆】中国中医科学院图书馆

【存世情况】孤本

【备注】残本

1273　经验方

【分类】方书·清代方书·单方验方

【卷数】四卷

【责任者】〔清〕时元福辑

【年代】〔清〕

【类型】抄本

【藏馆】苏州大学图书馆

【存世情况】孤本

1274　经验方录

【分类】方书·清代方书·单方验方

【卷数】不分卷

【责任者】佚名

【年代】〔清〕

【类型】抄本

【藏馆】中国中医科学院图书馆

【存世情况】孤本

1275　经验方选

【分类】方书·清代方书·单方验方

【卷数】不分卷（二册）

【责任者】佚名

【年代】［清］

【类型】抄本

【藏馆】中国中医科学院图书馆

【存世情况】孤本

1276　经验良方

【分类】方书·清代方书·单方验方

【卷数】不分卷（一册）

【责任者】〔清〕蔡松汀、章辉实编

【年代】［清］

【类型】抄本

【藏馆】复旦大学图书馆

【存世情况】孤本

【备注】首篇《戒烟文》题"师山居士"

1277　经验良方

【分类】方书·清代方书·单方验方

【卷数】不分卷

【责任者】白岳山人撰

【年代】［清］

【类型】抄本

【藏馆】中国中医科学院图书馆

【存世情况】孤本

1278　经验良方

【分类】方书·清代方书·单方验方

【卷数】不分卷

【责任者】著者佚名；侣史氏抄

【年代】［清］

【类型】抄本

【藏馆】中国中医科学院图书馆

【存世情况】孤本

1279　（家藏）经验良方

【分类】方书·清代方书·单方验方

【卷数】不分卷（一册）

【责任者】佚名

【年代】［清］

【类型】抄本

【藏馆】天津医学高等专科学校图书馆

【存世情况】孤本

【备注】《总目》书名作"（家传）经验良方"

1280　经验良方续录

【分类】方书·清代方书·单方验方

【卷数】不分卷（一册）

【责任者】佚名

【年代】［清］

【类型】抄本

【藏馆】天津医学高等专科学校图书馆

【存世情况】孤本

1281　经验良方摘要

【分类】方书·清代方书·单方验方

【卷数】不分卷（二册）

【责任者】佚名

【年代】［清］

【类型】抄本

【藏馆】中国中医科学院图书馆

【存世情况】孤本

1282 经验奇方

【分类】方书·清代方书·单方验方

【卷数】不分卷

【责任者】佚名

【年代】［清］

【类型】抄本

【藏馆】安徽省图书馆

【存世情况】孤本

【备注】《总目》载有山东大学医学院图书
馆所藏抄本，经查未见

1283 经验神方

【分类】方书·清代方书·单方验方

【卷数】不分卷（一册）

【责任者】佚名

【年代】［清］

【类型】抄本

【藏馆】上海图书馆

【存世情况】孤本

1284 经验杂方

【分类】方书·清代方书·单方验方

【卷数】不分卷

【责任者】佚名

【年代】［清］

【类型】抄本

【藏馆】浙江省中医药研究院图书馆

【存世情况】孤本

1285 静俭山房秘传验方集录

【分类】方书·清代方书·单方验方

【卷数】不分卷（一册）

【责任者】佚名

【年代】［清］

【类型】抄本

【藏馆】上海中医药大学图书馆

【存世情况】孤本

1286 救世良方

【分类】方书·清代方书·单方验方

【卷数】不分卷

【责任者】佚名

【年代】［清］

【类型】抄本

【藏馆】山东中医药大学图书馆

【存世情况】孤本

1287 良方汇抄

【分类】方书·清代方书·单方验方

【卷数】不分卷（一册）

【责任者】佚名

【年代】［清］

【类型】抄本

【藏馆】上海图书馆

【存世情况】孤本

1288 良方集要

【分类】方书·清代方书·单方验方

【卷数】不分卷

【责任者】佚名

【年代】［清］

【类型】抄本

【藏馆】浙江省中医药研究院图书馆

【存世情况】孤本

1289 灵方集腋

【分类】方书·清代方书·单方验方

【卷数】不分卷（二册）

【责任者】佚名

【年代】［清］

【类型】抄本

【藏馆】中国中医科学院图书馆

【存世情况】孤本

1290　秘传良方

【分类】方书·清代方书·单方验方

【卷数】不分卷（二册）

【责任者】佚名

【年代】［清］

【类型】抄本

【藏馆】中国中医科学院图书馆

【存世情况】孤本

1291　秘方集异

【分类】方书·清代方书·单方验方

【卷数】不分卷（一册）

【责任者】佚名

【年代】［清］

【类型】抄本

【藏馆】上海中医药大学图书馆

【存世情况】孤本

1292　秘方随录

【分类】方书·清代方书·单方验方

【卷数】不分卷（一册）

【责任者】著者佚名；顾衍（字依仁）抄

【年代】［清］

【类型】抄本

【藏馆】上海中医药大学图书馆

【存世情况】孤本

1293　秘授良方

【分类】方书·清代方书·单方验方

【卷数】不分卷（一册）

【责任者】谭伯憨记

【年代】［清］

【类型】抄本

【藏馆】上海中医药大学图书馆

【存世情况】孤本

1294　秘授奇方

【分类】方书·清代方书·单方验方

【卷数】不分卷（一册）

【责任者】佚名

【年代】［清］

【类型】抄本

【藏馆】上海中医药大学图书馆

【存世情况】孤本

【备注】原为陈存仁藏书

1295　平安书验方集

【分类】方书·清代方书·单方验方

【卷数】不分卷（六册）

【责任者】原题处常子录

【年代】［清］

【类型】抄本

【藏馆】中国国家图书馆

【存世情况】孤本

【备注】蓝丝栏抄本

1296　青囊余录

【分类】方书·清代方书·单方验方

【卷数】不分卷

【责任者】佚名

【年代】［清］

【类型】抄本

【藏馆】广东省立中山图书馆

【存世情况】孤本

1297　清御脉方录

【分类】方书·清代方书·单方验方

【卷数】不分卷

【责任者】庄守和等撰

【年代】〔清〕

【类型】抄本

【藏馆】中国医科大学图书馆

【存世情况】孤本

1298　仁寿录

【分类】方书·清代方书·单方验方

【卷数】不分卷

【责任者】佚名

【年代】〔清〕

【类型】抄本

【藏馆】中国中医科学院图书馆

【存世情况】孤本

1299　入门二十四剂（附：生生馆济世二
　　　　十四方治法、生生馆济世六十四方
　　　　治法）

【分类】方书·清代方书·单方验方

【卷数】不分卷

【责任者】佚名

【年代】〔清〕

【类型】抄本

【藏馆】中国中医科学院图书馆

【存世情况】孤本

1300　神效秘验处方第一良方

【分类】方书·清代方书·单方验方

【卷数】不分卷

【责任者】著者佚名；〔清〕程秉均抄录

【年代】〔清〕

【类型】抄本

【藏馆】陕西中医药大学图书馆

【存世情况】孤本

1301　试验良方

【分类】方书·清代方书·单方验方

【卷数】不分卷（二册）

【责任者】佚名

【年代】〔清〕

【类型】抄本

【藏馆】中国中医科学院图书馆

【存世情况】孤本

【备注】宾羲阁抄本

1302　寿世奇方（又名资生堂诚修诸门应
　　　　症丸散总目）

【分类】方书·清代方书·单方验方

【卷数】不分卷

【责任者】佚名

【年代】〔清〕

【类型】抄本

【藏馆】首都图书馆

【存世情况】孤本

1303　万宝家传秘方

【分类】方书·清代方书·单方验方

【卷数】不分卷

【责任者】佚名

【年代】〔清〕

【类型】抄本

【藏馆】天津医学高等专科学校图书馆

【存世情况】孤本

1304　万病良方

【分类】方书·清代方书·单方验方

【卷数】不分卷

【责任者】佚名

【年代】[清]

【类型】抄本

【藏馆】中国中医科学院图书馆

【存世情况】孤本

1305　万金方

【分类】方书·清代方书·单方验方

【卷数】不分卷

【责任者】佚名

【年代】[清]

【类型】抄本

【藏馆】中国中医科学院图书馆

【存世情况】孤本

1306　万应神方

【分类】方书·清代方书·单方验方

【卷数】不分卷（一册）

【责任者】佚名

【年代】[清]

【类型】抄本

【藏馆】上海图书馆

【存世情况】孤本

1307　仙方外传（附：良方抄本、应验良方抄本）

【分类】方书·清代方书·单方验方

【卷数】不分卷

【责任者】〔清〕汪献瑄（字凤台）编

【年代】[清]

【类型】抄本

【藏馆】上海市医学会图书馆

【存世情况】孤本

【备注】《总目》题名"仙传外方"，又作"（清）王献瑄编"，而原书题名"仙方外传"，并题"钱塘汪凤台鉴定"与"钱塘汪献瑄鉴定"，据此改正

1308　先人遗传内外秘方

【分类】方书·清代方书·单方验方

【卷数】不分卷

【责任者】邵氏撰

【年代】[清]

【类型】抄本

【藏馆】中国中医科学院图书馆

【存世情况】孤本

1309　验方集锦

【分类】方书·清代方书·单方验方

【卷数】不分卷（一册）

【责任者】佚名

【年代】[清]

【类型】抄本

【藏馆】上海图书馆

【存世情况】孤本。后有2019年上海科学技术文献出版社"上海图书馆藏中医稿抄本丛刊"收录的影印本

【备注】《总目》误作民国抄本，经查后定为"[清]抄本"

1310　验方杂录

【分类】方书·清代方书·单方验方

【卷数】不分卷

【责任者】佚名

【年代】[清]

【类型】抄本

【藏馆】中国中医科学院图书馆

【存世情况】孤本

1311 药到回春

【分类】方书·清代方书·单方验方

【卷数】不分卷

【责任者】谭卓之书

【年代】［清］

【类型】抄本

【藏馆】上海图书馆

【存世情况】孤本

1312 要方选粹

【分类】方书·清代方书·单方验方

【卷数】不分卷（一册）

【责任者】朱育勤编

【年代】［清］

【类型】抄本

【藏馆】中国中医科学院图书馆

【存世情况】孤本

1313 伊尹汤液经仲景广为大法

【分类】方书·清代方书·单方验方

【卷数】不分卷

【责任者】佚名

【年代】［清］

【类型】抄本

【藏馆】浙江中医药大学图书馆

【存世情况】抄本2部

【备注】同馆藏同名抄本两部：一部为"绍
兴王好古编，甲午夏六月抄本"；一部
为"不著撰人，抄本"

1314 医方秘要

【分类】方书·清代方书·单方验方

【卷数】不分卷

【责任者】佚名

【年代】［清］

【类型】抄本

【藏馆】黑龙江中医药大学图书馆

【存世情况】孤本

1315 医方杂录

【分类】方书·清代方书·单方验方

【卷数】不分卷

【责任者】佚名

【年代】［清］

【类型】抄本

【藏馆】陕西省中医药研究院陕西省中医医
院图书馆

【存世情况】孤本

1316 医方杂拾

【分类】方书·清代方书·单方验方

【卷数】不分卷（一册）

【责任者】〔清〕许士晋（字锡蕃、用康）编

【年代】［清］

【类型】抄本

【藏馆】中国中医科学院图书馆

【存世情况】孤本

1317 医方摘要

【分类】方书·清代方书·单方验方

【卷数】不分卷

【责任者】功本堂编

【年代】［清］

【类型】抄本

【藏馆】中国中医科学院图书馆

【存世情况】孤本

1318　医学各门验方

【分类】方书·清代方书·单方验方

【卷数】不分卷

【责任者】佚名

【年代】［清］

【类型】抄本

【藏馆】中国中医科学院图书馆

【存世情况】孤本

1319　医验良方汇录

【分类】方书·清代方书·单方验方

【卷数】不分卷

【责任者】王心原编

【年代】［清］

【类型】抄本

【藏馆】浙江省中医药研究院图书馆

【存世情况】孤本

1320　应病良方

【分类】方书·清代方书·单方验方

【卷数】不分卷

【责任者】佚名

【年代】［清］

【类型】抄本

【藏馆】南京图书馆

【存世情况】孤本

1321　应验方（附：内景图说）

【分类】方书·清代方书·单方验方

【卷数】不分卷

【责任者】袁济安、朱柏林合撰

【年代】［清］

【类型】抄本

【藏馆】苏州大学图书馆

【存世情况】孤本

1322　应验良方

【分类】方书·清代方书·单方验方

【卷数】不分卷（二册）

【责任者】佚名

【年代】［清］

【类型】抄本

【藏馆】上海图书馆

【存世情况】孤本。后有 2019 年上海科学技术文献出版社"上海图书馆藏中医稿抄本丛刊"收录的影印本

1323　应验良方

【分类】方书·清代方书·单方验方

【卷数】不分卷（一册）

【责任者】〔清〕杨古林编

【年代】［清］

【类型】抄本

【藏馆】苏州大学图书馆

【存世情况】孤本

1324　应验奇方

【分类】方书·清代方书·单方验方

【卷数】不分卷

【责任者】佚名

【年代】［清］

【类型】抄本

【藏馆】苏州大学图书馆

【存世情况】孤本

1325　应验神方

【分类】方书·清代方书·单方验方

【卷数】不分卷

【责任者】厚甫氏编

【年代】〔清〕

【类型】抄本

【藏馆】浙江省中医药研究院图书馆

【存世情况】孤本

1326　御医大内奇验秘方

【分类】方书·清代方书·单方验方

【卷数】不分卷

【责任者】佚名

【年代】〔清〕

【类型】抄本

【藏馆】中国科学院国家科学图书馆

【存世情况】孤本

【备注】残本

1327　岳氏秘传

【分类】方书·清代方书·单方验方

【卷数】不分卷

【责任者】佚名

【年代】〔清〕

【类型】抄本

【藏馆】苏州大学图书馆

【存世情况】孤本

1328　郑杏林轩经验良方

【分类】方书·清代方书·单方验方

【卷数】不分卷

【责任者】〔清〕郑杏林撰

【年代】〔清〕

【类型】抄本

【藏馆】广东省立中山图书馆

【存世情况】孤本

1329　治验良方

【分类】方书·清代方书·单方验方

【卷数】不分卷

【责任者】佚名

【年代】〔清〕

【类型】抄本

【藏馆】中国中医科学院图书馆

【存世情况】孤本

4. 成方药目

1330　鹤年堂丸散汇集

【分类】方书·清代方书·成方药目

【卷数】四卷

【责任者】〔清〕王继揆撰

【年代】清乾隆二十三年（1758）

【类型】稿本

【藏馆】中国中医科学院图书馆

【存世情况】孤本

【备注】鹤年堂稿本

1331　丸药成方配本

【分类】方书·清代方书·成方药目

【卷数】不分卷（一册）

【责任者】佚名

【年代】清咸丰二年（1852）

【类型】抄本

【藏馆】中国国家图书馆

【存世情况】孤本

1332　长春堂丸散膏丹配本

【分类】方书·清代方书·成方药目

【卷数】不分卷

【责任者】佚名

【年代】清同治三年（1864）

【类型】抄本

【藏馆】北京中医药大学图书馆

【存世情况】孤本

1333　丸散求是

【分类】方书·清代方书·成方药目

【卷数】不分卷

【责任者】〔清〕胡求是编；绩甫抄

【年代】清同治年间（1862—1874）

【类型】抄本

【藏馆】中国中医科学院图书馆

【存世情况】孤本

【备注】广陵守素斋抄本

1334　秘传丸散方

【分类】方书·清代方书·成方药目

【卷数】不分卷（一册）

【责任者】佚名

【年代】清同治至光绪初年（1862—1876）

【类型】抄本

【藏馆】上海图书馆

【存世情况】孤本。后有 2019 年上海科学技术文献出版社"上海图书馆藏中医稿抄本丛刊"收录的影印本

【备注】书中有散页书信一封，题"光绪两年"，推测与成书年代相近

1335　胡庆余堂丸散全集（又名丸散膏丹方）

【分类】方书·清代方书·成方药目

【卷数】不分卷

【责任者】〔清〕胡庆余堂主人编

【年代】原书约成于清光绪三年（1877）抄写年代不详

【类型】抄本

【藏馆】浙江省中医药研究院图书馆

【存世情况】孤本

【备注】光绪三年（1877）杭州胡庆余堂有刻本《胡庆余堂丸散膏丹全集》，后又有民国重印本，该抄本应是本于刻本抄录的

1336　膏药

【分类】方书·清代方书·成方药目

【卷数】不分卷（一册）

【责任者】佚名

【年代】清光绪七年（1881）

【类型】抄本

【藏馆】上海图书馆

【存世情况】孤本

1337　丸散集方

【分类】方书·清代方书·成方药目

【卷数】不分卷（一册）

【责任者】佚名

【年代】清光绪十年（1884）

【类型】抄本

【藏馆】中国中医科学院图书馆

【存世情况】孤本

1338　三百灵丹制炼效用谱

【分类】方书·清代方书·成方药目

【卷数】三卷（三册）

【责任者】〔清〕叶寿芬撰

【年代】清光绪十五年至十七年（1889—

1891）

【类型】抄本

【藏馆】上海图书馆

【存世情况】孤本

【备注】扉页有门人何松轩光绪十五年
（1889）题辞，卷末有叶氏后记，言此
书编撰时间"自同治壬申至光绪辛卯"，
即 1872—1891 年

1339　丸散膏丹类书

【分类】方书·清代方书·成方药目

【卷数】不分卷（一册）

【责任者】原题〔清〕钱仲阳撰；〔清〕黄
福申（字寿南，号沁梅）编抄

【年代】清光绪二十三年（1897）至民国
前期

【类型】抄本

【藏馆】生命科学图书馆

【存世情况】孤本

【备注】该书序作于"光绪丁酉"（1897），
但书中有光绪二十五年（1899）与
1919 年的日期和内容出现

1340　家用膏丹丸散方

【分类】方书·清代方书·成方药目

【卷数】不分卷

【责任者】佚名

【年代】清光绪三十四年（1908）

【类型】抄本

【藏馆】中国中医科学院图书馆

【存世情况】孤本

1341　丸散膏丹集

【分类】方书·清代方书·成方药目

【卷数】不分卷

【责任者】佚名

【年代】原书成于清宣统元年（1909）
抄写年代均不详

【类型】抄本

【藏馆】①中国中医科学院图书馆
　　　　②天津医学高等专科学校图书馆
　　　　③生命科学图书馆

【存世情况】抄本 3 部

1342　成方汇录

【分类】方书·清代方书·成方药目

【卷数】二卷

【责任者】佚名

【年代】清

【类型】抄本

【藏馆】中国中医科学院图书馆

【存世情况】孤本

1343　膏方

【分类】方书·清代方书·成方药目

【卷数】不分卷

【责任者】〔清〕曹元恒（字智涵，号沧
州）撰

【年代】清

【类型】抄本

【藏馆】苏州图书馆

【存世情况】孤本

1344　顾允若膏丸方

【分类】方书·清代方书·成方药目

【卷数】不分卷

【责任者】〔清〕顾思湛（字允若）编

【年代】清

【类型】抄本

【藏馆】苏州图书馆

【存世情况】孤本

1345　墨药丸散簿

【分类】方书·清代方书·成方药目

【卷数】不分卷（一册）

【责任者】佚名

【年代】清

【类型】抄本

【藏馆】中国中医科学院图书馆

【存世情况】孤本

1346　丸散方集

【分类】方书·清代方书·成方药目

【卷数】不分卷（二册）

【责任者】佚名

【年代】清

【类型】抄本

【藏馆】中国中医科学院图书馆

【存世情况】孤本

1347　太医院秘藏膏丹丸散方剂

【分类】方书·清代方书·成方药目

【卷数】不分卷（四册）

【责任者】佚名

【年代】清末

【类型】抄本

【藏馆】中国中医科学院图书馆

【存世情况】孤本

1348　曹沧洲膏方

【分类】方书·清代方书·成方药目

【卷数】不分卷

【责任者】〔清〕曹元恒（字智涵，号沧州）元撰

【年代】〔清〕

【类型】抄本

【藏馆】苏州大学图书馆

【存世情况】孤本

1349　成药配方

【分类】方书·清代方书·成方药目

【卷数】不分卷

【责任者】佚名

【年代】〔清〕

【类型】抄本

【藏馆】中国中医科学院图书馆

【存世情况】孤本

1350　膏药书

【分类】方书·清代方书·成方药目

【卷数】不分卷

【责任者】佚名

【年代】〔清〕

【类型】抄本

【藏馆】安徽省图书馆

【存世情况】孤本

1351　马春霭堂丸散膏丹经验良方

【分类】方书·清代方书·成方药目

【卷数】二卷（二册）

【责任者】佚名

【年代】〔清〕

【类型】抄本

【藏馆】南京图书馆

【存世情况】孤本

【备注】《总目》载有广西壮族自治区图书

馆所藏抄本，经查未见

1352　秘传配制丸散膏丹神效方

【分类】方书·清代方书·成方药目

【卷数】不分卷（十册）

【责任者】佚名

【年代】［清］

【类型】抄本

【藏馆】天津图书馆

【存世情况】孤本

【备注】《总目》书名误作"秘传配装丸散膏丹神效方"

1353　丸散膏丹方剂总录

【分类】方书·清代方书·成方药目

【卷数】不分卷（二册）

【责任者】著者佚名；马震山抄

【年代】［清］

【类型】抄本

【藏馆】成都中医药大学图书馆

【存世情况】孤本

1354　丸散膏丹遗方录

【分类】方书·清代方书·成方药目

【卷数】不分卷

【责任者】风月主人编

【年代】［清］

【类型】抄本

【藏馆】黑龙江中医药大学图书馆

【存世情况】孤本

1355　御制丸散膏丹真方

【分类】方书·清代方书·成方药目

【卷数】不分卷

【责任者】佚名

【年代】［清］

【类型】抄本

【藏馆】首都医科大学图书馆

【存世情况】孤本

（五）近代方书

1. 一般方书

1356　古方撷粹

【分类】方书·近代方书·一般方书

【卷数】不分卷

【责任者】曹炳章（字赤电）编

【年代】1937 年

【类型】稿本

【藏馆】浙江省中医药研究院图书馆

【存世情况】孤本

1357　杨氏集方

【分类】方书·近代方书·一般方书

【卷数】不分卷（五册）

【责任者】杨涤生撰

【年代】1938 年

【类型】稿本

【藏馆】上海中医药大学图书馆

【存世情况】孤本

1358　临诊抄方

【分类】方书·近代方书·一般方书

【卷数】不分卷

【责任者】张庆编

【年代】民国（1927—1938）

【类型】稿本

【藏馆】上海图书馆

【存世情况】孤本

1359 医方集注

【分类】方书·近代方书·一般方书

【卷数】不分卷

【责任者】佚名

【年代】1912 年

【类型】抄本

【藏馆】①中国中医科学院图书馆
②广西壮族自治区图书馆

【存世情况】抄本 2 部

【备注】崇石轩抄本

1360 郁金堂疗治真传

【分类】方书·近代方书·一般方书

【卷数】不分卷

【责任者】佚名

【年代】1913 年

【类型】抄本

【藏馆】中国中医科学院图书馆

【存世情况】孤本

1361 医方随笔录

【分类】方书·近代方书·一般方书

【卷数】六卷

【责任者】李树清（字毓榕）编

【年代】1916 年

【类型】抄本

【藏馆】中国中医科学院图书馆

【存世情况】孤本

1362 内外济世良方汇选

【分类】方书·近代方书·一般方书

【卷数】不分卷

【责任者】著者佚名；吴振麟抄

【年代】1917 年

【类型】抄本

【藏馆】中国中医科学院图书馆

【存世情况】孤本

1363 本草择方辑要

【分类】方书·近代方书·一般方书

【卷数】不分卷

【责任者】佚名

【年代】民国（1912—1927）

【类型】抄本

【藏馆】山东中医药大学图书馆

【存世情况】孤本

1364 崇德堂医方抄

【分类】方书·近代方书·一般方书

【卷数】不分卷（一册）

【责任者】佚名

【年代】民国（1912—1927）

【类型】抄本

【藏馆】上海图书馆

【存世情况】孤本

1365 古方医书

【分类】方书·近代方书·一般方书

【卷数】不分卷

【责任者】佚名

【年代】民国（1912—1927）

【类型】抄本

【藏馆】天津医学高等专科学校图书馆

【存世情况】孤本

1366　古方摘选

【分类】方书·近代方书·一般方书

【卷数】二卷

【责任者】佚名

【年代】民国（1912—1927）

【类型】抄本

【藏馆】生命科学图书馆

【存世情况】孤本

1367　经方类聚

【分类】方书·近代方书·一般方书

【卷数】二卷

【责任者】佚名

【年代】民国（1912—1927）

【类型】抄本

【藏馆】浙江省中医药研究院图书馆

【存世情况】孤本

1368　经验良方随笔

【分类】方书·近代方书·一般方书

【卷数】不分卷

【责任者】佚名

【年代】民国（1912—1927）

【类型】抄本

【藏馆】中国中医科学院中医医史文献研究所

【存世情况】孤本

1369　脉学药方

【分类】方书·近代方书·一般方书

【卷数】不分卷

【责任者】佚名

【年代】民国（1912—1927）

【类型】抄本

【藏馆】天津医学高等专科学校图书馆

【存世情况】孤本

1370　劝善堂脉证方书

【分类】方书·近代方书·一般方书

【卷数】六卷

【责任者】赵枭撰

【年代】民国（1912—1927）

【类型】抄本

【藏馆】山东中医药大学图书馆

【存世情况】孤本

1371　撷要方书

【分类】方书·近代方书·一般方书

【卷数】不分卷

【责任者】佚名

【年代】民国（1912—1927）

【类型】抄本

【藏馆】浙江图书馆

【存世情况】孤本

1372　医方汇编

【分类】方书·近代方书·一般方书

【卷数】不分卷

【责任者】佚名

【年代】民国（1912—1927）

【类型】抄本

【藏馆】陕西中医药大学图书馆

【存世情况】孤本

1373　医方捷要

【分类】方书·近代方书·一般方书

【卷数】不分卷

【责任者】佚名

【年代】民国（1912—1927）

【类型】抄本

【藏馆】陕西中医药大学图书馆

【存世情况】孤本

1374　医方通论

【分类】方书·近代方书·一般方书

【卷数】不分卷（一册）

【责任者】佚名

【年代】民国（1912—1927）

【类型】抄本

【藏馆】①中国国家图书馆

　　　　②南京图书馆

【存世情况】抄本2部

1375　摘古选今良方症治

【分类】方书·近代方书·一般方书

【卷数】八卷

【责任者】林桢参订；吴锦抄

【年代】民国（1912—1927）

【类型】抄本

【藏馆】新疆医科大学图书馆

【存世情况】孤本

【备注】残本

1376　正病伤寒汇方（附：时感寒病汇方）

【分类】方书·近代方书·一般方书

【卷数】不分卷（二册）

【责任者】佚名

【年代】民国（1912—1927）

【类型】抄本

【藏馆】上海图书馆

【存世情况】孤本

1377　诸方总登

【分类】方书·近代方书·一般方书

【卷数】不分卷

【责任者】佚名

【年代】民国（1912—1927）

【类型】抄本

【藏馆】陕西中医药大学图书馆

【存世情况】孤本

1378　方剂学讲义

【分类】方书·近代方书·一般方书

【卷数】不分卷

【责任者】王润民编

【年代】原书成于1934年

　　　　1948年抄

【类型】抄本

【藏馆】广西壮族自治区图书馆

【存世情况】孤本

1379　妇幼方书

【分类】方书·近代方书·一般方书

【卷数】不分卷（一册）

【责任者】佚名

【年代】民国（1927—1938）

【类型】抄本

【藏馆】上海中医药大学图书馆

【存世情况】孤本

1380　式谷堂古方

【分类】方书·近代方书·一般方书

【卷数】不分卷（一册）

【责任者】佚名

【年代】民国（1927—1938）

【类型】抄本

【藏馆】上海中医药大学图书馆

【存世情况】孤本

1381　选抄珍本医方论证

【分类】方书·近代方书·一般方书

【卷数】不分卷

【责任者】陈宾于选编

【年代】民国（1927—1938）

【类型】抄本

【藏馆】武汉大学图书馆

【存世情况】孤本

1382　丁甘仁先生家传珍方

【分类】方书·近代方书·一般方书

【卷数】不分卷（一册）

【责任者】佚名

【年代】民国（约1940）

【类型】抄本

【藏馆】上海中医药大学图书馆

【存世情况】孤本。后有2004年上海科学
　　技术出版社"中医古籍珍稀抄本精选"
　　收录的整理点校本

【备注】远志精舍抄本

1383　方集

【分类】方书·近代方书·一般方书

【卷数】二卷（二册）

【责任者】费伯仁编

【年代】1940年

【类型】抄本

【藏馆】上海图书馆

【存世情况】孤本

1384　辨证奇方

【分类】方书·近代方书·一般方书

【卷数】不分卷

【责任者】佚名

【年代】民国

【类型】抄本

【藏馆】河北医科大学图书馆

【存世情况】孤本

1385　病症方

【分类】方书·近代方书·一般方书

【卷数】不分卷（一册）

【责任者】佚名

【年代】民国

【类型】抄本

【藏馆】上海中医药大学图书馆

【存世情况】孤本

1386　博济医方

【分类】方书·近代方书·一般方书

【卷数】不分卷

【责任者】姚继山辑

【年代】民国

【类型】抄本

【藏馆】中国中医科学院图书馆

【存世情况】孤本

1387　抄本药方

【分类】方书·近代方书·一般方书

【卷数】不分卷

【责任者】佚名

【年代】民国

【类型】抄本

【藏馆】天津医学高等专科学校图书馆

【存世情况】孤本

1388　抄本医方

【分类】方书·近代方书·一般方书

【卷数】不分卷

【责任者】佚名

【年代】民国

【类型】抄本

【藏馆】新疆医科大学图书馆

【存世情况】孤本

1389　处方筌蹄

【分类】方书·近代方书·一般方书

【卷数】不分卷

【责任者】佚名

【年代】民国

【类型】日本抄本

【藏馆】中国医学科学院北京协和医学院医
　　学信息研究所图书馆

【存世情况】孤本

1390　方剂症药解合编

【分类】方书·近代方书·一般方书

【卷数】不分卷

【责任者】佚名

【年代】民国

【类型】抄本

【藏馆】天津医学高等专科学校图书馆

【存世情况】孤本

1391　方论萃精

【分类】方书·近代方书·一般方书

【卷数】不分卷（一册）

【责任者】佚名

【年代】民国

【类型】抄本

【藏馆】中国国家图书馆

【存世情况】孤本

1392　方书广集

【分类】方书·近代方书·一般方书

【卷数】不分卷

【责任者】佚名

【年代】民国

【类型】抄本

【藏馆】云南省图书馆

【存世情况】孤本

1393　方药碎锦

【分类】方书·近代方书·一般方书

【卷数】不分卷

【责任者】佚名

【年代】民国

【类型】抄本

【藏馆】生命科学图书馆

【存世情况】孤本

1394　古方摘验

【分类】方书·近代方书·一般方书

【卷数】不分卷

【责任者】佚名

【年代】民国

【类型】抄本

【藏馆】山东中医药大学图书馆

【存世情况】孤本

1395　集左方

【分类】方书·近代方书·一般方书

【卷数】不分卷

【责任者】佚名

【年代】民国

【类型】抄本

【藏馆】中国国家图书馆

【存世情况】孤本

1396　旧抄药方

【分类】方书·近代方书·一般方书

【卷数】不分卷

【责任者】佚名

【年代】民国

【类型】抄本

【藏馆】苏州图书馆

【存世情况】孤本

1397　立方要旨

【分类】方书·近代方书·一般方书

【卷数】不分卷

【责任者】佚名

【年代】民国

【类型】抄本

【藏馆】苏州大学图书馆

【存世情况】孤本

1398　内外杂治方选

【分类】方书·近代方书·一般方书

【卷数】四卷

【责任者】佚名

【年代】民国

【类型】抄本

【藏馆】中国中医科学院图书馆

【存世情况】孤本

1399　寿世青囊

【分类】方书·近代方书·一般方书

【卷数】不分卷

【责任者】卞莲乡辑

【年代】民国

【类型】抄本

【藏馆】中国中医科学院图书馆

【存世情况】孤本

1400　药方

【分类】方书·近代方书·一般方书

【卷数】不分卷

【责任者】佚名

【年代】民国

【类型】抄本

【藏馆】黑龙江中医药大学图书馆

【存世情况】孤本

1401　药方备要

【分类】方书·近代方书·一般方书

【卷数】不分卷

【责任者】佚名

【年代】民国

【类型】抄本

【藏馆】①扬州市图书馆

　　　　②温州市图书馆

【存世情况】抄本2部

1402　药方对症治法录

【分类】方书·近代方书·一般方书

【卷数】二卷（二册合订）

【责任者】佚名

【年代】民国

【类型】抄本

【藏馆】上海中医药大学图书馆

【存世情况】孤本

1403　药方类纂

【分类】方书·近代方书·一般方书

【卷数】不分卷（一册）

【责任者】佚名

【年代】民国

【类型】抄本

【藏馆】上海图书馆

【存世情况】孤本

1404　药性方

【分类】方书·近代方书·一般方书

【卷数】不分卷

【责任者】佚名

【年代】民国

【类型】抄本

【藏馆】天津医学高等专科学校图书馆

【存世情况】孤本

1405　要方备考

【分类】方书·近代方书·一般方书

【卷数】不分卷

【责任者】佚名

【年代】民国

【类型】抄本

【藏馆】浙江省中医药研究院图书馆

【存世情况】孤本

1406　医方

【分类】方书·近代方书·一般方书

【卷数】不分卷

【责任者】著者佚名；陈宏吾抄

【年代】民国

【类型】抄本

【藏馆】广西壮族自治区图书馆

【存世情况】孤本

1407　医方案

【分类】方书·近代方书·一般方书

【卷数】不分卷

【责任者】著者佚名；郑燕山抄

【年代】民国

【类型】抄本

【藏馆】广西壮族自治区图书馆

【存世情况】孤本

1408　医方备查

【分类】方书·近代方书·一般方书

【卷数】不分卷

【责任者】佚名

【年代】民国

【类型】抄本

【藏馆】陕西中医药大学图书馆

【存世情况】孤本

1409　医方抄

【分类】方书·近代方书·一般方书

【卷数】不分卷

【责任者】佚名

【年代】民国

【类型】抄本

【藏馆】山东省图书馆

【存世情况】孤本

1410　医方抄本

【分类】方书·近代方书·一般方书

【卷数】不分卷（一册）

【责任者】佚名

【年代】民国

【类型】抄本

【藏馆】上海图书馆

【存世情况】孤本

1411　医方钞

【分类】方书·近代方书·一般方书

【卷数】不分卷

【责任者】佚名

【年代】民国

【类型】抄本

【藏馆】济南市图书馆

【存世情况】孤本

1412　医方汇编

【分类】方书·近代方书·一般方书

【卷数】不分卷

【责任者】佚名

【年代】民国

【类型】抄本

【藏馆】苏州大学图书馆

【存世情况】孤本

【备注】瑞松堂抄本

1413　医方汇存

【分类】方书·近代方书·一般方书

【卷数】不分卷

【责任者】悟目老人增订

【年代】民国

【类型】抄本

【藏馆】苏州大学图书馆

【存世情况】孤本

1414　医方汇集

【分类】方书·近代方书·一般方书

【卷数】不分卷

【责任者】海阳金氏牛痘局抄

【年代】民国

【类型】抄本

【藏馆】黑龙江中医药大学图书馆

【存世情况】孤本

1415　医方集钞

【分类】方书·近代方书·一般方书

【卷数】不分卷

【责任者】佚名

【年代】民国

【类型】抄本

【藏馆】济南市图书馆

【存世情况】孤本

1416　医方集解节注

【分类】方书·近代方书·一般方书

【卷数】不分卷

【责任者】陈逸斋注

【年代】民国

【类型】抄本

【藏馆】中国中医科学院图书馆

【存世情况】孤本

1417　医方集锦

【分类】方书·近代方书·一般方书

【卷数】不分卷

【责任者】佚名

【年代】民国

【类型】抄本

【藏馆】①天津中医药大学图书馆
　　　　②广西壮族自治区图书馆

【存世情况】抄本 2 部

1418　医方集要

【分类】方书·近代方书·一般方书

【卷数】不分卷

【责任者】佚名

【年代】民国

【类型】抄本

【藏馆】①天津医学高等专科学校图书馆
　　　　②山东省图书馆

【存世情况】抄本 2 部

1419　医方简便

【分类】方书·近代方书·一般方书

【卷数】不分卷

【责任者】佚名

【年代】民国

【类型】抄本

【藏馆】广西壮族自治区图书馆

【存世情况】孤本

1420　医方考

【分类】方书·近代方书·一般方书

【卷数】二卷（四册）

【责任者】佚名

【年代】民国

【类型】抄本

【藏馆】上海图书馆

【存世情况】孤本

1421　医方配本

【分类】方书·近代方书·一般方书

【卷数】不分卷

【责任者】佚名

【年代】民国

【类型】抄本

【藏馆】山东中医药大学图书馆

【存世情况】孤本

1422　医方选抄

【分类】方书·近代方书·一般方书

【卷数】不分卷

【责任者】佚名

【年代】民国

【类型】抄本

【藏馆】广西壮族自治区桂林图书馆

【存世情况】孤本

1423　医方选粹

【分类】方书·近代方书·一般方书

【卷数】不分卷

【责任者】佚名

【年代】民国

【类型】抄本

【藏馆】广西壮族自治区桂林图书馆

【存世情况】孤本

1424　医方选集

【分类】方书·近代方书·一般方书

【卷数】不分卷

【责任者】佚名

【年代】民国

【类型】抄本

【藏馆】广东省立中山图书馆

【存世情况】孤本

1425　中国处方学讲义

【分类】方书·近代方书·一般方书

【卷数】不分卷

【责任者】杨则铭撰

【年代】民国

【类型】抄本

【藏馆】中国中医科学院图书馆

【存世情况】孤本

按：另有题名"医方"及"医方杂抄"的民国抄本多部，分布在多个藏馆。由于此类抄本不著撰者，书名亦多为藏馆自拟，内容和抄写质量均不高，故不一一录出。

2. 歌括便读

1426 （新编）医方歌括

【分类】方书·近代方书·歌括便读

【卷数】二卷

【责任者】天徒生编

【年代】民国（1927—1938）

【类型】稿本

【藏馆】扬州市图书馆

【存世情况】孤本

1427 汤头歌诀

【分类】方书·近代方书·歌括便读

【卷数】不分卷

【责任者】张结鲁辑

【年代】民国

【类型】稿本

【藏馆】中国中医科学院图书馆

【存世情况】孤本

1428 文种方歌

【分类】方书·近代方书·歌括便读

【卷数】不分卷

【责任者】佚名

【年代】民国（约1920）

【类型】抄本

【藏馆】天津医学高等专科学校图书馆

【存世情况】孤本

1429 重抄汤头歌诀暨八阵汤歌

【分类】方书·近代方书·歌括便读

【卷数】不分卷

【责任者】著者佚名；彭美扬抄

【年代】1935年

【类型】抄本

【藏馆】湖南图书馆

【存世情况】孤本

1430 摘录汤头歌诀秘方

【分类】方书·近代方书·歌括便读

【卷数】不分卷

【责任者】佚名

【年代】民国（1927—1938）

【类型】抄本

【藏馆】贵州中医药大学图书馆

【存世情况】孤本

1431 医方歌括

【分类】方书·近代方书·歌括便读

【卷数】不分卷

【责任者】佚名

【年代】民国（1927—1938）

【类型】抄本

【藏馆】广西壮族自治区图书馆

【存世情况】孤本

1432 （重编）医方歌括

【分类】方书·近代方书·歌括便读

【卷数】二卷

【责任者】卢鑫撰

【年代】民国（1927—1938）

【类型】抄本

【藏馆】广西壮族自治区图书馆

【存世情况】孤本

1433　名医验方歌括

【分类】方书·近代方书·歌括便读

【卷数】四卷

【责任者】佚名

【年代】民国

【类型】抄本

【藏馆】浙江省中医药研究院图书馆

【存世情况】孤本

1434　医治方歌

【分类】方书·近代方书·歌括便读

【卷数】不分卷（一册）

【责任者】佚名

【年代】民国

【类型】抄本

【藏馆】上海图书馆

【存世情况】孤本

1435　医药歌括

【分类】方书·近代方书·歌括便读

【卷数】不分卷

【责任者】佚名

【年代】民国

【类型】抄本

【藏馆】中国中医科学院图书馆

【存世情况】孤本

1436　诸方歌诀

【分类】方书·近代方书·歌括便读

【卷数】十九卷

【责任者】张结鲁辑

【年代】民国

【类型】抄本

【藏馆】苏州大学图书馆

【存世情况】孤本

1437　诸症汤散要诀

【分类】方书·近代方书·歌括便读

【卷数】不分卷（一册）

【责任者】俞宗灏撰

【年代】民国

【类型】抄本

【藏馆】上海图书馆

【存世情况】孤本

1438　诸方汤头歌括

【分类】方书·近代方书·歌括便读

【卷数】不分卷

【责任者】佚名

【年代】民国

【类型】抄本

【藏馆】陕西省中医药研究院陕西省中医医院图书馆

【存世情况】孤本

3. 单方验方

1439　碎锦集腋

【分类】方书·近代方书·单方验方

【卷数】不分卷

【责任者】唐竞成编

【年代】民国（约1918）

【类型】稿本

【藏馆】中国中医科学院图书馆

【存世情况】孤本

1440 汇集分类临症方案

【分类】方书·近代方书·单方验方

【卷数】四十八卷（四十八册）

【责任者】傅思恭编

【年代】1921 年

【类型】稿本

【藏馆】上海图书馆

【存世情况】孤本

1441 验方薪传录（又名初编经验薪传录）

【分类】方书·近代方书·单方验方

【卷数】不分卷（一册）

【责任者】沈鲐翁辑，周逢儒分类编次

【年代】1925 年

【类型】稿本

【藏馆】上海辞书出版社图书馆

【存世情况】孤本

1442 程仲平一味良方

【分类】方书·近代方书·单方验方

【卷数】不分卷

【责任者】程仲平编

【年代】1930 年

【类型】稿本

【藏馆】中国中医科学院图书馆

【存世情况】孤本

1443 经验随录方

【分类】方书·近代方书·单方验方

【卷数】不分卷

【责任者】曹炳章（字赤电）撰

【年代】民国

【类型】稿本

【藏馆】浙江省中医药研究院图书馆

【存世情况】孤本

1444 奇方选录

【分类】方书·近代方书·单方验方

【卷数】不分卷

【责任者】陈光雅编

【年代】民国

【类型】稿本

【藏馆】上海图书馆

【存世情况】孤本

1445 草本药方

【分类】方书·近代方书·单方验方

【卷数】不分卷

【责任者】佚名

【年代】民国

【类型】稿本

【藏馆】辽宁中医药大学图书馆

【存世情况】孤本

1446 诸方并集

【分类】方书·近代方书·单方验方

【卷数】不分卷

【责任者】陈蓉舫撰

【年代】1912 年抄

【类型】抄本

【藏馆】贵州中医药大学图书馆

【存世情况】孤本

1447 简易分科验方必读

【分类】方书·近代方书·单方验方

【卷数】不分卷

【责任者】佚名

【年代】1912 年

【类型】抄本

【藏馆】广东省立中山图书馆

【存世情况】孤本

1448　杂治良方

【分类】方书·近代方书·单方验方

【卷数】不分卷

【责任者】佚名

【年代】民国（约 1912）

【类型】抄本

【藏馆】中国中医科学院图书馆

【存世情况】孤本

1449　验方杂抄

【分类】方书·近代方书·单方验方

【卷数】不分卷

【责任者】佚名

【年代】民国（约 1912）

【类型】抄本

【藏馆】中国中医科学院图书馆

【存世情况】孤本

1450　秘方集

【分类】方书·近代方书·单方验方

【卷数】不分卷

【责任者】著者佚名；竹西抄

【年代】民国（约 1912）

【类型】抄本

【藏馆】中国中医科学院图书馆

【存世情况】孤本

1451　抄本验方（又名奇遇得方）

【分类】方书·近代方书·单方验方

【卷数】不分卷

【责任者】佚名

【年代】1913 年

【类型】抄本

【藏馆】中国中医科学院图书馆

【存世情况】孤本

1452　高氏流传集验良方

【分类】方书·近代方书·单方验方

【卷数】不分卷

【责任者】佚名

【年代】1914 年

【类型】抄本

【藏馆】中国中医科学院图书馆

【存世情况】孤本

1453　王氏秘传仙方

【分类】方书·近代方书·单方验方

【卷数】不分卷

【责任者】佚名

【年代】1915 年

【类型】抄本

【藏馆】中国中医科学院图书馆

【存世情况】孤本

1454　诸科秘方

【分类】方书·近代方书·单方验方

【卷数】不分卷

【责任者】佚名

【年代】1915 年

【类型】抄本

【藏馆】中国中医科学院图书馆

【存世情况】孤本

1455　合药清览（又名合药配制方）

【分类】方书·近代方书·单方验方

【卷数】不分卷

【责任者】佚名

【年代】1917 年抄

【类型】抄本

【藏馆】中国中医科学院图书馆

【存世情况】孤本

1456　总杂集验神方

【分类】方书·近代方书·单方验方

【卷数】不分卷

【责任者】著者佚名；郑乐生抄

【年代】1919 年

【类型】抄本

【藏馆】广东省立中山图书馆

【存世情况】孤本

1457　便记经验杂方

【分类】方书·近代方书·单方验方

【卷数】不分卷（一册）

【责任者】孙钟俊录

【年代】1919 年

【类型】抄本

【藏馆】上海图书馆

【存世情况】孤本

1458　便方备参

【分类】方书·近代方书·单方验方

【卷数】不分卷（一册）

【责任者】著者佚名；陈古民抄

【年代】民国（约 1920）

【类型】抄本

【藏馆】上海中医药大学图书馆

【存世情况】孤本

1459　秘传验方

【分类】方书·近代方书·单方验方

【卷数】不分卷

【责任者】刘成五编

【年代】1921 年抄

【类型】抄本

【藏馆】中国中医科学院图书馆

【存世情况】孤本

1460　辟谷方

【分类】方书·近代方书·单方验方

【卷数】不分卷

【责任者】陈芳生编

【年代】1922 年

【类型】抄本

【藏馆】中国科学院国家科学图书馆

【存世情况】孤本

1461　抄本集方

【分类】方书·近代方书·单方验方

【卷数】不分卷

【责任者】佚名

【年代】民国（约 1922）

【类型】抄本

【藏馆】中国中医科学院图书馆

【存世情况】孤本

1462　医抄

【分类】方书·近代方书·单方验方

【卷数】不分卷（一册）

【责任者】著者佚名；王叔重抄

【年代】1923 年

【类型】抄本

【藏馆】上海中医药大学图书馆

【存世情况】孤本

1463　选集良方

【分类】方书・近代方书・单方验方

【卷数】不分卷

【责任者】著者佚名；华子彬抄

【年代】1923 年

【类型】抄本

【藏馆】苏州大学图书馆

【存世情况】孤本

1464　青囊秘授

【分类】方书・近代方书・单方验方

【卷数】不分卷

【责任者】张布仁、张伯华辑

【年代】①1923 年辑者抄录

　　　　②抄写年代不详

【类型】抄本

【藏馆】①辽宁中医药大学图书馆

　　　　②苏州大学图书馆

【存世情况】抄本 2 部

1465　汇集良方

【分类】方书・近代方书・单方验方

【卷数】不分卷

【责任者】查绳舒编

【年代】1925 年

【类型】抄本

【藏馆】上海图书馆

【存世情况】孤本

1466　秘方

【分类】方书・近代方书・单方验方

【卷数】不分卷（一册）

【责任者】广积堂编

【年代】1925 年

【类型】抄本

【藏馆】上海图书馆

【存世情况】孤本

1467　医方备览

【分类】方书・近代方书・单方验方

【卷数】不分卷

【责任者】杨振棠（字荫南）编

【年代】民国（约 1925）

【类型】抄本

【藏馆】中国中医科学院图书馆

【存世情况】孤本

1468　秘传应验良方

【分类】方书・近代方书・单方验方

【卷数】不分卷（一册）

【责任者】张松泉编

【年代】民国（约 1925）

【类型】抄本

【藏馆】上海中医药大学图书馆

【存世情况】孤本

1469　零金碎玉

【分类】方书・近代方书・单方验方

【卷数】不分卷

【责任者】杨瑞斋辑

【年代】民国（约 1925）

【类型】抄本

【藏馆】中国中医科学院图书馆

【存世情况】孤本

1470 验方集成

【分类】方书·近代方书·单方验方

【卷数】不分卷

【责任者】佚名

【年代】1927 年

【类型】抄本

【藏馆】广东省立中山图书馆

【存世情况】孤本

1471 曹氏平远楼秘方

【分类】方书·近代方书·单方验方

【卷数】四卷

【责任者】曹维坤（字云洲，堂号平远楼）撰

【年代】民国（1912—1927）

【类型】抄本

【藏馆】苏州大学图书馆

【存世情况】孤本

1472 钞录验方

【分类】方书·近代方书·单方验方

【卷数】不分卷（一册）

【责任者】江南愚人编

【年代】民国（1912—1927）

【类型】抄本

【藏馆】上海图书馆

【存世情况】孤本

1473 单方随录

【分类】方书·近代方书·单方验方

【卷数】不分卷

【责任者】著者佚名；烟樵抄

【年代】民国（1912—1927）

【类型】抄本

【藏馆】上海图书馆

【存世情况】孤本

1474 集成良方

【分类】方书·近代方书·单方验方

【卷数】不分卷

【责任者】吕多保编

【年代】民国（1912—1927）

【类型】抄本

【藏馆】苏州市中医医院图书馆

【存世情况】孤本

1475 集闻见录

【分类】方书·近代方书·单方验方

【卷数】不分卷

【责任者】树珊氏编

【年代】民国（1912—1927）

【类型】抄本

【藏馆】山东中医药大学图书馆

【存世情况】孤本

1476 集选粹方时案

【分类】方书·近代方书·单方验方

【卷数】不分卷

【责任者】佚名

【年代】民国（1912—1927）

【类型】抄本

【藏馆】陕西中医药大学图书馆

【存世情况】孤本

1477 集验济世良方

【分类】方书·近代方书·单方验方

【卷数】不分卷（二册）

【责任者】佚名

【年代】民国（1912—1927）

【类型】抄本

【藏馆】上海中医药大学图书馆

【存世情况】孤本

1478　集验神方

【分类】方书·近代方书·单方验方

【卷数】不分卷

【责任者】佚名

【年代】民国（1912—1927）

【类型】抄本

【藏馆】苏州大学图书馆

【存世情况】孤本

1479　集腋成裘

【分类】方书·近代方书·单方验方

【卷数】不分卷（一册）

【责任者】佚名

【年代】民国（1912—1927）

【类型】抄本

【藏馆】①上海图书馆

　　　　②上海中医药大学图书馆

【存世情况】抄本2部

【备注】①上海图书馆藏本为周国林抄本。

　　　　②上海中医药大学图书馆藏本为姚

鸿寿抄本

1480　经验方

【分类】方书·近代方书·单方验方

【卷数】不分卷

【责任者】佚名

【年代】民国（1912—1927）

【类型】抄本

【藏馆】中国中医科学院图书馆

【存世情况】孤本

1481　录普济方

【分类】方书·近代方书·单方验方

【卷数】不分卷

【责任者】佚名

【年代】民国（1912—1927）

【类型】抄本

【藏馆】苏州图书馆

【存世情况】孤本

1482　孟河丁氏秘方录

【分类】方书·近代方书·单方验方

【卷数】不分卷

【责任者】佚名

【年代】民国（1912—1927）

【类型】抄本

【藏馆】中国中医科学院图书馆

【存世情况】孤本

1483　秘传急救法

【分类】方书·近代方书·单方验方

【卷数】不分卷

【责任者】倪春吾等编

【年代】民国（1912—1927）

【类型】抄本

【藏馆】辽宁中医药大学图书馆

【存世情况】孤本

1484　秘方

【分类】方书·近代方书·单方验方

【卷数】不分卷

【责任者】佚名

【年代】民国（1912—1927）

【类型】抄本

【藏馆】中国中医科学院图书馆

【存世情况】孤本

1485　秘方

【分类】方书·近代方书·单方验方

【卷数】不分卷（一册）

【责任者】左若仙编

【年代】民国（1912—1927）

【类型】抄本

【藏馆】上海图书馆

【存世情况】孤本

1486　七针仙丹方

【分类】方书·近代方书·单方验方

【卷数】不分卷

【责任者】佚名

【年代】民国（1912—1927）

【类型】抄本

【藏馆】上海图书馆

【存世情况】孤本

1487　慎思斋医方经验

【分类】方书·近代方书·单方验方

【卷数】不分卷（一册）

【责任者】佚名

【年代】民国（1912—1927）

【类型】抄本

【藏馆】上海中医药大学图书馆

【存世情况】孤本

1488　奚囊备用奇验方

【分类】方书·近代方书·单方验方

【卷数】不分卷（一册）

【责任者】佚名

【年代】民国（1912—1927）

【类型】抄本

【藏馆】上海中医药大学图书馆

【存世情况】孤本

1489　燕居杂录经验方

【分类】方书·近代方书·单方验方

【卷数】不分卷

【责任者】佚名

【年代】民国（1912—1927）

【类型】抄本

【藏馆】天津医学高等专科学校图书馆

【存世情况】孤本

1490　杨氏百方

【分类】方书·近代方书·单方验方

【卷数】不分卷

【责任者】著者佚名；浣香子抄

【年代】民国（1912—1927）

【类型】抄本

【藏馆】长春中医药大学图书馆

【存世情况】孤本

1491　杨氏秘方

【分类】方书·近代方书·单方验方

【卷数】不分卷

【责任者】佚名

【年代】民国（1912—1927）

【类型】抄本

【藏馆】陕西中医药大学图书馆

【存世情况】孤本

1492　医药与秘方

【分类】方书·近代方书·单方验方

【卷数】不分卷

【责任者】著者佚名；芸堂抄

【年代】民国（1912—1927）

【类型】抄本

【藏馆】上海中医药大学图书馆

【存世情况】孤本

1493　杂方汇钞

【分类】方书·近代方书·单方验方

【卷数】不分卷

【责任者】佚名

【年代】民国（1912—1927）

【类型】抄本

【藏馆】中国中医科学院图书馆

【存世情况】孤本

1494　摘抄医学乐知录要症秘方

【分类】方书·近代方书·单方验方

【卷数】不分卷（一册）

【责任者】佚名

【年代】民国（1912—1927）

【类型】抄本

【藏馆】上海中医药大学图书馆

【存世情况】孤本

1495　诸仙神方

【分类】方书·近代方书·单方验方

【卷数】不分卷

【责任者】佚名

【年代】民国（1912—1927）

【类型】抄本

【藏馆】四川省图书馆

【存世情况】孤本

1496　抄集应验良方

【分类】方书·近代方书·单方验方

【卷数】不分卷（一册）

【责任者】徐载清编

【年代】1928 年

【类型】抄本

【藏馆】上海中医药大学图书馆

【存世情况】孤本

1497　光烈医方指南

【分类】方书·近代方书·单方验方

【卷数】不分卷

【责任者】吴光烈编

【年代】1930 年

【类型】抄本

【藏馆】成都图书馆

【存世情况】孤本

1498　松江得胜港萧也秋先生秘方

【分类】方书·近代方书·单方验方

【卷数】不分卷（一册）

【责任者】萧也秋撰

【年代】1930 年

【类型】抄本

【藏馆】上海图书馆

【存世情况】孤本

【备注】《总目》书名误作"松记得胜萧也秋先生秘方"

1499　（秘藏）各症经验良方

【分类】方书·近代方书·单方验方

【卷数】不分卷

【责任者】何熙能编

【年代】1932 年

【类型】抄本

【藏馆】中国中医科学院图书馆

【存世情况】孤本

1500　胜莲华室简效方

【分类】方书·近代方书·单方验方

【卷数】不分卷（一册）

【责任者】骆印雄编

【年代】1932 年

【类型】抄本

【藏馆】中国国家图书馆

【存世情况】孤本

1501　抄本方书四种

【分类】方书·近代方书·单方验方

【卷数】不分卷

【责任者】著者佚名；张泽溥抄

【年代】1935 年

【类型】抄本

【藏馆】天津中医药大学图书馆

【存世情况】孤本

1502　内外科应验良方

【分类】方书·近代方书·单方验方

【卷数】不分卷

【责任者】吴质文编

【年代】1937 年

【类型】抄本

【藏馆】广东省立中山图书馆

【存世情况】孤本

1503　百病主治方

【分类】方书·近代方书·单方验方

【卷数】不分卷（四册）

【责任者】佚名

【年代】民国（1927—1938）

【类型】抄本

【藏馆】上海中医药大学图书馆

【存世情况】孤本

1504　掺药秘方

【分类】方书·近代方书·单方验方

【卷数】不分卷

【责任者】佚名

【年代】民国（1927—1938）

【类型】抄本

【藏馆】南京中医药大学图书馆

【存世情况】孤本

1505　抄集良方

【分类】方书·近代方书·单方验方

【卷数】不分卷

【责任者】佚名

【年代】民国（1927—1938）

【类型】抄本

【藏馆】山东中医药大学图书馆

【存世情况】孤本

1506　各恙奇方

【分类】方书·近代方书·单方验方

【卷数】不分卷

【责任者】佚名

【年代】民国（1927—1938）

【类型】抄本

【藏馆】陕西省中医药研究院陕西省中医医院图书馆

【存世情况】孤本

1507　各种良方

【分类】方书·近代方书·单方验方

【卷数】不分卷

【责任者】佚名

【年代】民国（1927—1938）

【类型】抄本

【藏馆】黑龙江中医药大学图书馆

【存世情况】孤本

1508　各种秘方

【分类】方书·近代方书·单方验方

【卷数】不分卷（三册）

【责任者】佚名

【年代】民国（1927—1938）

【类型】抄本

【藏馆】上海中医药大学图书馆

【存世情况】孤本

1509　各种验方

【分类】方书·近代方书·单方验方

【卷数】不分卷

【责任者】马凌云撰

【年代】民国（1927—1938）

【类型】抄本

【藏馆】广西壮族自治区图书馆

【存世情况】孤本

1510　各种医方

【分类】方书·近代方书·单方验方

【卷数】不分卷

【责任者】苇村氏撰

【年代】民国（1927—1938）

【类型】抄本

【藏馆】中国中医科学院图书馆

【存世情况】孤本

1511　顾氏祖传秘方

【分类】方书·近代方书·单方验方

【卷数】不分卷

【责任者】佚名

【年代】民国（1927—1938）

【类型】抄本

【藏馆】成都中医药大学图书馆

【存世情况】孤本

1512　后山王氏家传

【分类】方书·近代方书·单方验方

【卷数】不分卷（二册）

【责任者】佚名

【年代】民国（1927—1938）

【类型】抄本

【藏馆】上海中医药大学图书馆

【存世情况】孤本

1513　怀德堂舟车征信秘方遗补

【分类】方书·近代方书·单方验方

【卷数】不分卷（一册）

【责任者】佚名

【年代】民国（1927—1938）

【类型】抄本

【藏馆】上海中医药大学图书馆

【存世情况】孤本

1514　济患神效异方

【分类】方书·近代方书·单方验方

【卷数】不分卷

【责任者】佚名

【年代】民国（1927—1938）

【类型】抄本

【藏馆】苏州大学图书馆

【存世情况】孤本

1515　济世良方

【分类】方书·近代方书·单方验方

【卷数】不分卷

【责任者】汤鸣皋编

【年代】民国（1927—1938）

【类型】抄本

【藏馆】北京中医药大学图书馆

【存世情况】孤本

1516　济世偏方

【分类】方书·近代方书·单方验方

【卷数】不分卷

【责任者】著者佚名；悦堂氏抄

【年代】民国（1927—1938）

【类型】抄本

【藏馆】山东中医药大学图书馆

【存世情况】孤本

1517　经验方汇集

【分类】方书·近代方书·单方验方

【卷数】不分卷

【责任者】佚名

【年代】民国（1927—1938）

【类型】抄本

【藏馆】浙江省中医药研究院图书馆

【存世情况】孤本

1518　经验方药集

【分类】方书·近代方书·单方验方

【卷数】不分卷

【责任者】佚名

【年代】民国（1927—1938）

【类型】抄本

【藏馆】浙江省中医药研究院图书馆

【存世情况】孤本

1519　经验选方

【分类】方书·近代方书·单方验方

【卷数】不分卷

【责任者】佚名

【年代】民国（1927—1938）

【类型】抄本

【藏馆】浙江省中医药研究院图书馆

【存世情况】孤本

1520　经验药方

【分类】方书·近代方书·单方验方

【卷数】不分卷（一册）

【责任者】佚名

【年代】民国（1927—1938）

【类型】抄本

【藏馆】上海中医药大学图书馆

【存世情况】孤本

1521　精选验方

【分类】方书·近代方书·单方验方

【卷数】不分卷

【责任者】佚名

【年代】民国（1927—1938）

【类型】抄本

【藏馆】山东中医药大学图书馆

【存世情况】孤本

1522　类集良方

【分类】方书·近代方书·单方验方

【卷数】不分卷

【责任者】佚名

【年代】民国（1927—1938）

【类型】抄本

【藏馆】山东中医药大学图书馆

【存世情况】孤本

1523　林氏家传秘方

【分类】方书·近代方书·单方验方

【卷数】不分卷（一册）

【责任者】王惟宠编

【年代】民国（1927—1938）

【类型】抄本

【藏馆】上海中医药大学图书馆

【存世情况】孤本

1524　灵方秘要

【分类】方书·近代方书·单方验方

【卷数】不分卷

【责任者】佚名

【年代】民国（1927—1938）

【类型】抄本

【藏馆】苏州大学图书馆

【存世情况】孤本

1525　六经方余论

【分类】方书·近代方书·单方验方

【卷数】不分卷

【责任者】佚名

【年代】民国（1927—1938）

【类型】抄本

【藏馆】广西壮族自治区图书馆

【存世情况】孤本

1526　秘药方书

【分类】方书·近代方书·单方验方

【卷数】不分卷

【责任者】佚名

【年代】民国（1927—1938）

【类型】抄本

【藏馆】黑龙江中医药大学图书馆

【存世情况】孤本

1527　内外各症医方

【分类】方书·近代方书·单方验方

【卷数】不分卷

【责任者】佚名

【年代】民国（1927—1938）

【类型】抄本

【藏馆】广西壮族自治区图书馆

【存世情况】孤本

1528　内外科方抄

【分类】方书·近代方书·单方验方

【卷数】不分卷

【责任者】佚名

【年代】民国（1927—1938）

【类型】抄本

【藏馆】天津中医药大学图书馆

【存世情况】孤本

1529　内外科验方

【分类】方书·近代方书·单方验方

【卷数】不分卷

【责任者】佚名

【年代】民国（1927—1938）

【类型】抄本

【藏馆】①内蒙古医科大学图书馆

②广东省立中山图书馆

【存世情况】同名抄本 2 部

1530　内幼科经验方

【分类】方书·近代方书·单方验方

【卷数】不分卷（二册）

【责任者】佚名

【年代】民国（1927—1938）

【类型】抄本

【藏馆】上海中医药大学图书馆

【存世情况】孤本

1531　农村简便方

【分类】方书·近代方书·单方验方

【卷数】不分卷

【责任者】佚名

【年代】民国（1927—1938）

【类型】抄本

【藏馆】陕西省中医药研究院陕西省中医医
　　　　院图书馆

【存世情况】孤本

1532　千金不易简便良方

【分类】方书·近代方书·单方验方

【卷数】不分卷

【责任者】佚名

【年代】民国（1927—1938）

【类型】抄本

【藏馆】黑龙江中医药大学图书馆

【存世情况】孤本

1533　青囊萃颖

【分类】方书·近代方书·单方验方

【卷数】不分卷

【责任者】佚名

【年代】民国（1927—1938）

【类型】抄本

【藏馆】苏州大学图书馆

【存世情况】孤本

1534　青囊济世

【分类】方书·近代方书·单方验方

【卷数】不分卷（一册）

【责任者】佚名

【年代】民国（1927—1938）

【类型】抄本

【藏馆】上海图书馆

【存世情况】孤本

1535　青囊秘宝

【分类】方书·近代方书·单方验方

【卷数】不分卷

【责任者】佚名

【年代】民国（1927—1938）

【类型】抄本

【藏馆】苏州大学图书馆

【存世情况】孤本

1536　青囊秘术

【分类】方书·近代方书·单方验方

【卷数】不分卷

【责任者】李静田撰；秦积余抄

【年代】民国（1927—1938）

【类型】抄本

【藏馆】①苏州图书馆
　　　　②镇江市图书馆

【存世情况】同名抄本 2 部

1537 群方警要

【分类】方书·近代方书·单方验方

【卷数】不分卷（一册）

【责任者】朱兆麟编

【年代】民国（1927—1938）

【类型】抄本

【藏馆】上海中医药大学图书馆

【存世情况】孤本

1538 神效秘方

【分类】方书·近代方书·单方验方

【卷数】不分卷

【责任者】佚名

【年代】民国（1927—1938）

【类型】抄本

【藏馆】山东中医药大学图书馆

【存世情况】孤本

1539 神效奇方

【分类】方书·近代方书·单方验方

【卷数】不分卷

【责任者】佚名

【年代】民国（1927—1938）

【类型】抄本

【藏馆】苏州大学图书馆

【存世情况】孤本

1540 外妇儿眼科汇集秘方

【分类】方书·近代方书·单方验方

【卷数】不分卷

【责任者】佚名

【年代】民国（1927—1938）

【类型】抄本

【藏馆】成都中医药大学图书馆

【存世情况】孤本

1541 活命仙方饮

【分类】方书·近代方书·单方验方

【卷数】不分卷（一册）

【责任者】佚名

【年代】民国（1927—1938）

【类型】抄本

【藏馆】上海中医药大学图书馆

【存世情况】孤本

1542 验方

【分类】方书·近代方书·单方验方

【卷数】不分卷

【责任者】佚名

【年代】民国（1927—1938）

【类型】抄本

【藏馆】①天津医学高等专科学校图书馆

　　　　②山东中医药大学图书馆

　　　　③上海图书馆

　　　　④上海中医药大学图书馆

【存世情况】同名抄本4部

1543 验方抄

【分类】方书·近代方书·单方验方

【卷数】不分卷（一册）

【责任者】佚名

【年代】民国（1927—1938）

【类型】抄本

【藏馆】上海图书馆

【存世情况】孤本

1544 验方篇

【分类】方书·近代方书·单方验方

【卷数】不分卷

【责任者】佚名

【年代】民国（1927—1938）

【类型】抄本

【藏馆】黑龙江中医药大学图书馆

【存世情况】孤本

1545 验方选

【分类】方书·近代方书·单方验方

【卷数】不分卷

【责任者】佚名

【年代】民国（1927—1938）

【类型】抄本

【藏馆】南通大学图书馆

【存世情况】孤本

1546 洋虫方及各症服用药引

【分类】方书·近代方书·单方验方

【卷数】不分卷

【责任者】佚名

【年代】民国（1927—1938）

【类型】抄本

【藏馆】山东中医药大学图书馆

【存世情况】孤本

【备注】积善堂抄本

1547 药方杂记

【分类】方书·近代方书·单方验方

【卷数】不分卷

【责任者】佚名

【年代】民国（1927—1938）

【类型】抄本

【藏馆】天津医学高等专科学校图书馆

【存世情况】孤本

1548 医方杂抄

【分类】方书·近代方书·单方验方

【卷数】不分卷

【责任者】著者佚名；韩佑廷抄

【年代】民国（1927—1938）

【类型】抄本

【藏馆】山东省图书馆

【存世情况】孤本

1549 医方杂录

【分类】方书·近代方书·单方验方

【卷数】不分卷（一册）

【责任者】佚名

【年代】民国（1927—1938）

【类型】抄本

【藏馆】上海中医药大学图书馆

【存世情况】孤本

1550 医验秘籍

【分类】方书·近代方书·单方验方

【卷数】不分卷（二册合订）

【责任者】佚名

【年代】民国（1927—1938）

【类型】抄本

【藏馆】上海中医药大学图书馆

【存世情况】孤本

1551 因症用药诸方

【分类】方书·近代方书·单方验方

【卷数】不分卷

【责任者】佚名

【年代】民国（1927—1938）

【类型】抄本

【藏馆】苏州大学图书馆

【存世情况】孤本

1552 俞氏秘方

【分类】方书·近代方书·单方验方

【卷数】四卷

【责任者】佚名

【年代】民国（1927—1938）

【类型】抄本

【藏馆】辽宁省图书馆

【存世情况】孤本

1553 杂方

【分类】方书·近代方书·单方验方

【卷数】不分卷

【责任者】佚名

【年代】民国（1927—1938）

【类型】抄本

【藏馆】①上海中医药大学图书馆

②苏州大学图书馆

【存世情况】同名抄本 2 部

1554 杂方汇集

【分类】方书·近代方书·单方验方

【卷数】不分卷

【责任者】佚名

【年代】民国（1927—1938）

【类型】抄本

【藏馆】天津医学高等专科学校图书馆

【存世情况】孤本

1555 杂选内外科秘传良方

【分类】方书·近代方书·单方验方

【卷数】不分卷

【责任者】佚名

【年代】民国（1927—1938）

【类型】抄本

【藏馆】成都中医药大学图书馆

【存世情况】孤本

1556 杂证类方

【分类】方书·近代方书·单方验方

【卷数】不分卷

【责任者】佚名

【年代】民国（1927—1938）

【类型】抄本

【藏馆】苏州大学图书馆

【存世情况】孤本

1557 杂治各良方

【分类】方书·近代方书·单方验方

【卷数】不分卷

【责任者】著者佚名；秋衡氏抄

【年代】民国（1927—1938）

【类型】抄本

【藏馆】广东省立中山图书馆

【存世情况】孤本

1558 杂治奇方

【分类】方书·近代方书·单方验方

【卷数】不分卷

【责任者】佚名

【年代】民国（1927—1938）

【类型】抄本

【藏馆】云南省图书馆

【存世情况】孤本

1559 摘抄验方

【分类】方书·近代方书·单方验方

【卷数】不分卷

【责任者】佚名

【年代】民国（1927—1938）

【类型】抄本

【藏馆】山东中医药大学图书馆

【存世情况】孤本

1560　指南家传秘方

【分类】方书·近代方书·单方验方

【卷数】不分卷（一册）

【责任者】佚名

【年代】民国（1927—1938）

【类型】抄本

【藏馆】上海图书馆

【存世情况】孤本

1561　中医验方

【分类】方书·近代方书·单方验方

【卷数】不分卷

【责任者】佚名

【年代】民国（1927—1938）

【类型】抄本

【藏馆】陕西中医药大学图书馆

【存世情况】孤本

1562　中医药方

【分类】方书·近代方书·单方验方

【卷数】不分卷

【责任者】佚名

【年代】民国（1927—1938）

【类型】抄本

【藏馆】山东省图书馆

【存世情况】孤本

1563　中医杂方

【分类】方书·近代方书·单方验方

【卷数】不分卷

【责任者】佚名

【年代】民国（1927—1938）

【类型】抄本

【藏馆】广西壮族自治区图书馆

【存世情况】孤本

1564　众方汇钞

【分类】方书·近代方书·单方验方

【卷数】不分卷

【责任者】佚名

【年代】民国（1927—1938）

【类型】抄本

【藏馆】黑龙江中医药大学图书馆

【存世情况】孤本

1565　诸品丹方

【分类】方书·近代方书·单方验方

【卷数】不分卷

【责任者】佚名

【年代】民国（1927—1938）

【类型】抄本

【藏馆】苏州大学图书馆

【存世情况】孤本

1566　药方簿

【分类】方书·近代方书·单方验方

【卷数】不分卷

【责任者】徐思允等编

【年代】1939 年

【类型】抄本

【藏馆】辽宁省图书馆

【存世情况】孤本

1567 朱氏百一选方

【分类】方书·近代方书·单方验方

【卷数】不分卷

【责任者】朱文煜编

【年代】约 1939 年

【类型】抄本

【藏馆】中国中医科学院图书馆

【存世情况】孤本

1568 戒烟方说

【分类】方书·近代方书·单方验方

【卷数】不分卷

【责任者】著者佚名；杨诚村抄

【年代】约 1939 年

【类型】抄本

【藏馆】北京大学医学图书馆

【存世情况】孤本

1569 奇疾方解

【分类】方书·近代方书·单方验方

【卷数】三卷（一册）

【责任者】崇汗青撰

【年代】约 1941 年

【类型】抄本

【藏馆】上海中医药大学图书馆

【存世情况】孤本

1570 经验良方

【分类】方书·近代方书·单方验方

【卷数】不分卷（三册合订）

【责任者】佛仁编

【年代】约 1943 年

【类型】抄本

【藏馆】上海中医药大学图书馆

【存世情况】孤本

1571 （秘传）各种奇疾单方

【分类】方书·近代方书·单方验方

【卷数】不分卷

【责任者】佚名

【年代】约 1944 年

【类型】抄本

【藏馆】中国中医科学院图书馆

【存世情况】孤本

1572 拣选良方

【分类】方书·近代方书·单方验方

【卷数】不分卷

【责任者】佚名

【年代】1948 年

【类型】抄本

【藏馆】天津中医药大学图书馆

【存世情况】孤本

1573 （秘授）经验良方

【分类】方书·近代方书·单方验方

【卷数】不分卷

【责任者】著者佚名；瀛洲鲍氏抄

【年代】民国

【类型】抄本

【藏馆】中国中医科学院图书馆

【存世情况】孤本

1574 百种救急良方

【分类】方书·近代方书·单方验方

【卷数】不分卷（一册）

【责任者】佚名

【年代】民国

【类型】抄本

【藏馆】南京图书馆

【存世情况】孤本

1575　病症方治

【分类】方书·近代方书·单方验方

【卷数】不分卷（四册合订）

【责任者】佚名

【年代】民国

【类型】抄本

【藏馆】上海中医药大学图书馆

【存世情况】孤本

1576　补益心肾方

【分类】方书·近代方书·单方验方

【卷数】不分卷

【责任者】佚名

【年代】民国

【类型】抄本

【藏馆】中国中医科学院图书馆

【存世情况】孤本

1577　草药配伍方集（附：杂治方）

【分类】方书·近代方书·单方验方

【卷数】不分卷

【责任者】佚名

【年代】民国

【类型】抄本

【藏馆】浙江省中医药研究院图书馆

【存世情况】孤本

1578　抄本秘方

【分类】方书·近代方书·单方验方

【卷数】不分卷

【责任者】佚名

【年代】民国

【类型】抄本

【藏馆】①河南中医药大学图书馆

　　　　②黑龙江中医药大学图书馆

【存世情况】同名抄本 2 部

1579　抄本药方

【分类】方书·近代方书·单方验方

【卷数】不分卷

【责任者】佚名

【年代】民国

【类型】抄本

【藏馆】山西省图书馆

【存世情况】孤本

1580　抄方

【分类】方书·近代方书·单方验方

【卷数】不分卷

【责任者】佚名

【年代】民国

【类型】抄本

【藏馆】①浙江省中医药研究院图书馆

　　　　②四川大学医学图书馆

【存世情况】同名抄本 2 部

1581　抄录秘方

【分类】方书·近代方书·单方验方

【卷数】不分卷

【责任者】佚名

【年代】民国

【类型】抄本

【藏馆】苏州大学图书馆

【存世情况】孤本

1582　抄录杂方

【分类】方书·近代方书·单方验方

【卷数】不分卷

【责任者】佚名

【年代】民国

【类型】抄本

【藏馆】山东省图书馆

【存世情况】孤本

1583　成方

【分类】方书·近代方书·单方验方

【卷数】不分卷

【责任者】佚名

【年代】民国

【类型】抄本

【藏馆】中国中医科学院图书馆

【存世情况】孤本

1584　丹方

【分类】方书·近代方书·单方验方

【卷数】不分卷

【责任者】佚名

【年代】民国

【类型】抄本

【藏馆】①苏州图书馆

　　　　②苏州大学图书馆

【存世情况】同名抄本 2 部

1585　丹方杂录

【分类】方书·近代方书·单方验方

【卷数】不分卷（四册）

【责任者】佚名

【年代】民国

【类型】抄本

【藏馆】上海图书馆

【存世情况】孤本

1586　单方

【分类】方书·近代方书·单方验方

【卷数】不分卷

【责任者】朱瑞华编

【年代】民国

【类型】抄本

【藏馆】长春中医药大学图书馆

【存世情况】孤本

1587　单方便览

【分类】方书·近代方书·单方验方

【卷数】不分卷

【责任者】佚名

【年代】民国

【类型】抄本

【藏馆】济南市图书馆

【存世情况】孤本

1588　单方汇抄

【分类】方书·近代方书·单方验方

【卷数】不分卷

【责任者】佚名

【年代】民国

【类型】抄本

【藏馆】广东省立中山图书馆

【存世情况】孤本

1589　单方杂录

【分类】方书·近代方书·单方验方

【卷数】不分卷

【责任者】肖林馨抄

【年代】民国

【类型】抄本

【藏馆】广西壮族自治区图书馆

【存世情况】孤本

1590 恩善堂医方

【分类】方书·近代方书·单方验方

【卷数】不分卷

【责任者】佚名

【年代】民国

【类型】抄本

【藏馆】天津医学高等专科学校图书馆

【存世情况】孤本

1591 各方目录

【分类】方书·近代方书·单方验方

【卷数】不分卷

【责任者】佚名

【年代】民国

【类型】抄本

【藏馆】中国中医科学院图书馆

【存世情况】孤本

1592 各门方附论

【分类】方书·近代方书·单方验方

【卷数】不分卷

【责任者】佚名

【年代】民国

【类型】抄本

【藏馆】黑龙江省图书馆

【存世情况】孤本

1593 古方杂录

【分类】方书·近代方书·单方验方

【卷数】不分卷

【责任者】佚名

【年代】民国

【类型】抄本

【藏馆】上海图书馆

【存世情况】孤本

1594 古今秘苑要方

【分类】方书·近代方书·单方验方

【卷数】不分卷

【责任者】佚名

【年代】民国

【类型】抄本

【藏馆】中国中医科学院图书馆

【存世情况】孤本

1595 骨鲠奇方

【分类】方书·近代方书·单方验方

【卷数】不分卷

【责任者】佚名

【年代】民国

【类型】抄本

【藏馆】中国中医科学院图书馆

【存世情况】孤本

1596 怪疾奇方

【分类】方书·近代方书·单方验方

【卷数】不分卷

【责任者】佚名

【年代】民国

【类型】抄本

【藏馆】中国中医科学院图书馆

【存世情况】孤本

1597　华佗秘传验方

【分类】方书·近代方书·单方验方

【卷数】不分卷（二册）

【责任者】佚名

【年代】民国

【类型】抄本

【藏馆】上海中医药大学图书馆

【存世情况】孤本

1598　汇选简易救急单方

【分类】方书·近代方书·单方验方

【卷数】不分卷（二册）

【责任者】原题守中子编

【年代】民国

【类型】抄本

【藏馆】南京图书馆

【存世情况】孤本

1599　积善堂秘方

【分类】方书·近代方书·单方验方

【卷数】不分卷

【责任者】佚名

【年代】民国

【类型】抄本

【藏馆】苏州大学图书馆

【存世情况】孤本

1600　急救方

【分类】方书·近代方书·单方验方

【卷数】不分卷

【责任者】佚名

【年代】民国

【类型】抄本

【藏馆】济南市图书馆

【存世情况】孤本

1601　急救良方

【分类】方书·近代方书·单方验方

【卷数】不分卷

【责任者】佚名

【年代】民国

【类型】抄本

【藏馆】浙江省中医药研究院图书馆

【存世情况】孤本

1602　急救时方

【分类】方书·近代方书·单方验方

【卷数】不分卷

【责任者】佚名

【年代】民国

【类型】抄本

【藏馆】中国中医科学院图书馆

【存世情况】孤本

1603　济生堂秘方

【分类】方书·近代方书·单方验方

【卷数】不分卷

【责任者】佚名

【年代】民国

【类型】抄本

【藏馆】天津医学高等专科学校图书馆

【存世情况】孤本

1604　济世会集录

【分类】方书·近代方书·单方验方

【卷数】不分卷

【责任者】佚名

【年代】民国

【类型】抄本

【藏馆】中国中医科学院图书馆

【存世情况】孤本

1605　济世良方

【分类】方书·近代方书·单方验方

【卷数】不分卷

【责任者】佚名

【年代】民国

【类型】抄本

【藏馆】中国中医科学院图书馆

【存世情况】孤本

1606　济世良方

【分类】方书·近代方书·单方验方

【卷数】不分卷

【责任者】乐善堂编

【年代】民国

【类型】抄本

【藏馆】山东中医药大学图书馆

【存世情况】孤本

1607　家常药本

【分类】方书·近代方书·单方验方

【卷数】不分卷（一册）

【责任者】陆裕源辑

【年代】民国

【类型】抄本

【藏馆】上海图书馆

【存世情况】孤本

1608　家居录验

【分类】方书·近代方书·单方验方

【卷数】不分卷

【责任者】佚名

【年代】民国

【类型】抄本

【藏馆】浙江省中医药研究院图书馆

【存世情况】孤本

1609　家居医方录

【分类】方书·近代方书·单方验方

【卷数】不分卷

【责任者】佚名

【年代】民国

【类型】抄本

【藏馆】中国中医科学院图书馆

【存世情况】孤本

【备注】仁寿堂抄本

1610　嘉水氏医方

【分类】方书·近代方书·单方验方

【卷数】不分卷

【责任者】佚名

【年代】民国

【类型】抄本

【藏馆】中国中医科学院图书馆

【存世情况】孤本

1611　简便方

【分类】方书·近代方书·单方验方

【卷数】不分卷

【责任者】佚名

【年代】民国

【类型】抄本

【藏馆】山东中医药大学图书馆

【存世情况】孤本

1612　简便方抄

【分类】方书·近代方书·单方验方

【卷数】不分卷

【责任者】佚名

【年代】民国

【类型】抄本

【藏馆】中国中医科学院图书馆

【存世情况】孤本

1613　简效方

【分类】方书·近代方书·单方验方

【卷数】不分卷

【责任者】佚名

【年代】民国

【类型】抄本

【藏馆】中国中医科学院图书馆

【存世情况】孤本

1614　经验方

【分类】方书·近代方书·单方验方

【卷数】不分卷

【责任者】佚名

【年代】民国

【类型】抄本

【藏馆】黑龙江省图书馆

【存世情况】孤本

1615　经验方选

【分类】方书·近代方书·单方验方

【卷数】不分卷

【责任者】佚名

【年代】民国

【类型】抄本

【藏馆】浙江省中医药研究院图书馆

【存世情况】孤本

1616　经验简便医方

【分类】方书·近代方书·单方验方

【卷数】二卷

【责任者】王金城编

【年代】民国

【类型】抄本

【藏馆】中国中医科学院中国医史文献研
　　究所

【存世情况】孤本

1617　经验良方

【分类】方书·近代方书·单方验方

【卷数】不分卷

【责任者】王安洲录

【年代】民国

【类型】抄本

【藏馆】上海辞书出版社图书馆

【存世情况】孤本

1618　经验良方汇钞

【分类】方书·近代方书·单方验方

【卷数】不分卷

【责任者】佚名

【年代】民国

【类型】抄本

【藏馆】广东省立中山图书馆

【存世情况】孤本

1619　精选良方

【分类】方书·近代方书·单方验方

【卷数】不分卷

【责任者】佚名

【年代】民国

【类型】抄本

【藏馆】中国中医科学院图书馆

【存世情况】孤本

1620　救毒良方

【分类】方书·近代方书·单方验方

【卷数】不分卷

【责任者】佚名

【年代】民国

【类型】抄本

【藏馆】浙江省中医药研究院图书馆

【存世情况】孤本

1621　良方抄

【分类】方书·近代方书·单方验方

【卷数】不分卷

【责任者】佚名

【年代】民国

【类型】抄本

【藏馆】云南省图书馆

【存世情况】孤本

1622　良方集钞

【分类】方书·近代方书·单方验方

【卷数】不分卷

【责任者】佚名

【年代】民国

【类型】抄本

【藏馆】①山东中医药大学图书馆

　　　　②上海图书馆

【存世情况】同名抄本2部

1623　良方散记

【分类】方书·近代方书·单方验方

【卷数】不分卷

【责任者】佚名

【年代】民国

【类型】抄本

【藏馆】浙江省中医药研究院图书馆

【存世情况】孤本

1624　良方杂抄

【分类】方书·近代方书·单方验方

【卷数】不分卷（一册）

【责任者】佚名

【年代】民国

【类型】抄本

【藏馆】上海图书馆

【存世情况】孤本

1625　良方杂录

【分类】方书·近代方书·单方验方

【卷数】不分卷

【责任者】佚名

【年代】民国

【类型】抄本

【藏馆】陕西中医药大学图书馆

【存世情况】孤本

1626　良方摘要

【分类】方书·近代方书·单方验方

【卷数】不分卷

【责任者】佚名

【年代】民国

【类型】抄本

【藏馆】①中国中医科学院图书馆

　　　　②苏州大学图书馆

　　　　③江西中医药大学图书馆

【存世情况】同名抄本 3 部

1627　良方总集

【分类】方书·近代方书·单方验方

【卷数】不分卷（二册）

【责任者】佚名

【年代】民国

【类型】抄本

【藏馆】上海中医药大学图书馆

【存世情况】孤本

1628　良朋集验

【分类】方书·近代方书·单方验方

【卷数】不分卷

【责任者】佚名

【年代】民国

【类型】抄本

【藏馆】中国中医科学院图书馆

【存世情况】孤本

1629　秘抄药方

【分类】方书·近代方书·单方验方

【卷数】不分卷

【责任者】佚名

【年代】民国

【类型】抄本

【藏馆】中国医科大学图书馆

【存世情况】孤本

1630　秘传杏林方钞

【分类】方书·近代方书·单方验方

【卷数】不分卷

【责任者】佚名

【年代】民国

【类型】抄本

【藏馆】浙江省中医药研究院图书馆

【存世情况】孤本

1631　秘方

【分类】方书·近代方书·单方验方

【卷数】不分卷

【责任者】佚名

【年代】民国

【类型】抄本

【藏馆】①上海中医药大学图书馆

　　　　②苏州大学图书馆

　　　　③安徽省图书馆

【存世情况】同名抄本 3 部

1632　秘方抄录

【分类】方书·近代方书·单方验方

【卷数】不分卷

【责任者】佚名

【年代】民国

【类型】抄本

【藏馆】①中国中医科学院图书馆

　　　　②陕西省中医药研究院陕西省中医

　　医院图书馆

【存世情况】同名抄本 2 部

1633　秘方汇钞

【分类】方书·近代方书·单方验方

【卷数】不分卷（一册）

【责任者】佚名

【年代】民国

【类型】抄本

【藏馆】上海图书馆

【存世情况】孤本

1634　秘方汇集

【分类】方书·近代方书·单方验方

【卷数】不分卷

【责任者】佚名

【年代】民国

【类型】抄本

【藏馆】陕西省中医药研究院陕西省中医医院图书馆

【存世情况】孤本

1635　秘方集

【分类】方书·近代方书·单方验方

【卷数】不分卷

【责任者】佚名

【年代】民国

【类型】抄本

【藏馆】云南省图书馆

【存世情况】孤本

1636　秘方杂抄

【分类】方书·近代方书·单方验方

【卷数】不分卷（一册）

【责任者】佚名

【年代】民国

【类型】抄本

【藏馆】上海图书馆

【存世情况】孤本

1637　秘方杂记录

【分类】方书·近代方书·单方验方

【卷数】不分卷

【责任者】佚名

【年代】民国

【类型】抄本

【藏馆】黑龙江中医药大学图书馆

【存世情况】孤本

1638　民间单方

【分类】方书·近代方书·单方验方

【卷数】不分卷

【责任者】佚名

【年代】民国

【类型】抄本

【藏馆】陕西省中医药研究院陕西省中医医院图书馆

【存世情况】孤本

1639　名医良方

【分类】方书·近代方书·单方验方

【卷数】不分卷

【责任者】佚名

【年代】民国

【类型】抄本

【藏馆】浙江省中医药研究院图书馆

【存世情况】孤本

1640　普济应验良方

【分类】方书·近代方书·单方验方

【卷数】不分卷

【责任者】佚名

【年代】民国

【类型】抄本

【藏馆】中国中医科学院图书馆

【存世情况】孤本

1641　岐黄全编抄本秘方

【分类】方书·近代方书·单方验方

【卷数】不分卷

【责任者】泗源编

【年代】民国

【类型】抄本

【藏馆】浙江图书馆

【存世情况】孤本

1642　千金不换

【分类】方书·近代方书·单方验方

【卷数】不分卷

【责任者】佚名

【年代】民国

【类型】抄本

【藏馆】天津中医药大学图书馆

【存世情况】孤本

1643　千金珍秘

【分类】方书·近代方书·单方验方

【卷数】不分卷（四册）

【责任者】巢峻（字崇山）撰，巢元瑞（字
　　凤初）续编，巢念修（又名祖德）补辑

【年代】民国

【类型】抄本

【藏馆】上海中医药大学图书馆

【存世情况】孤本

1644　时方录验

【分类】方书·近代方书·单方验方

【卷数】不分卷

【责任者】佚名

【年代】民国

【类型】抄本

【藏馆】浙江省中医药研究院图书馆

【存世情况】孤本

1645　实验良方

【分类】方书·近代方书·单方验方

【卷数】三卷

【责任者】佚名

【年代】民国

【类型】抄本

【藏馆】浙江省中医药研究院图书馆

【存世情况】孤本

1646　实验秘方要素草稿

【分类】方书·近代方书·单方验方

【卷数】不分卷

【责任者】佚名

【年代】民国

【类型】抄本

【藏馆】陕西省中医药研究院陕西省中医医
　　院图书馆

【存世情况】孤本

1647　速效神方

【分类】方书·近代方书·单方验方

【卷数】不分卷

【责任者】佚名

【年代】民国

【类型】抄本

【藏馆】上海中医药大学图书馆

【存世情况】孤本

1648　藤萝馆验方抄

【分类】方书·近代方书·单方验方

【卷数】不分卷（一册）

【责任者】梦禅辑

【年代】民国

【类型】抄本

【藏馆】杭州图书馆

【存世情况】孤本

1649　剔拣良方

【分类】方书·近代方书·单方验方

【卷数】不分卷

【责任者】佚名

【年代】民国

【类型】抄本

【藏馆】甘肃省图书馆

【存世情况】孤本

1650　王氏经验良方

【分类】方书·近代方书·单方验方

【卷数】不分卷（一册）

【责任者】王雪斋订

【年代】民国

【类型】抄本

【藏馆】浙江图书馆

【存世情况】孤本

1651　文厚庵先生朱墨手集方

【分类】方书·近代方书·单方验方

【卷数】不分卷（一册）

【责任者】文厚庵编

【年代】民国

【类型】抄本

【藏馆】上海中医药大学图书馆

【存世情况】孤本

1652　吴氏集方

【分类】方书·近代方书·单方验方

【卷数】不分卷（一册）

【责任者】吴渭臣撰

【年代】民国

【类型】抄本

【藏馆】上海中医药大学图书馆

【存世情况】孤本

1653　西山杨凤阁秘诀

【分类】方书·近代方书·单方验方

【卷数】不分卷（一册）

【责任者】佚名

【年代】民国

【类型】抄本

【藏馆】杭州图书馆

【存世情况】孤本

1654　夏氏九芝山馆集方

【分类】方书·近代方书·单方验方

【卷数】不分卷（二册）

【责任者】佚名

【年代】民国

【类型】抄本

【藏馆】上海中医药大学图书馆

【存世情况】孤本

1655　徐氏经验方

【分类】方书·近代方书·单方验方

【卷数】不分卷

【责任者】徐步云编

【年代】民国

【类型】抄本

【藏馆】天津医学高等专科学校图书馆

【存世情况】孤本

1656　选抄良方

【分类】方书·近代方书·单方验方

【卷数】不分卷

【责任者】佚名

【年代】民国

【类型】抄本

【藏馆】山东中医药大学图书馆

【存世情况】孤本

1657　验方

【分类】方书·近代方书·单方验方

【卷数】不分卷

【责任者】佚名

【年代】民国

【类型】抄本

【藏馆】①浙江省中医药研究院图书馆
　　　　②江西中医药大学图书馆

【存世情况】同名抄本 2 部

1658　验方回春

【分类】方书·近代方书·单方验方

【卷数】不分卷

【责任者】佚名

【年代】民国

【类型】抄本

【藏馆】嘉兴市图书馆

【存世情况】孤本

1659　验方汇编

【分类】方书·近代方书·单方验方

【卷数】不分卷

【责任者】佚名

【年代】民国

【类型】抄本

【藏馆】浙江省中医药研究院图书馆

【存世情况】孤本

1660　验方汇钞

【分类】方书·近代方书·单方验方

【卷数】不分卷

【责任者】悉国老人编

【年代】民国

【类型】抄本

【藏馆】陕西中医药大学图书馆

【存世情况】孤本

1661　验方集成

【分类】方书·近代方书·单方验方

【卷数】不分卷

【责任者】佚名

【年代】民国

【类型】抄本

【藏馆】上海中医药大学图书馆

【存世情况】孤本

1662　验方秘方单方汇编

【分类】方书·近代方书·单方验方

【卷数】不分卷

【责任者】佚名

【年代】民国

【类型】抄本

【藏馆】陕西省中医药研究院陕西省中医医
　　　　院图书馆

【存世情况】孤本

1663　验方杂录

【分类】方书·近代方书·单方验方

【卷数】不分卷

【责任者】佚名

【年代】民国

【类型】抄本

【藏馆】浙江省中医药研究院图书馆

【存世情况】孤本

1664 药方

【分类】方书·近代方书·单方验方

【卷数】不分卷

【责任者】佚名

【年代】民国

【类型】抄本

【藏馆】中国中医科学院图书馆

【存世情况】孤本

1665 药方笔记

【分类】方书·近代方书·单方验方

【卷数】不分卷（一册）

【责任者】佚名

【年代】民国

【类型】抄本

【藏馆】上海中医药大学图书馆

【存世情况】孤本

1666 药方集

【分类】方书·近代方书·单方验方

【卷数】不分卷

【责任者】佚名

【年代】民国

【类型】抄本

【藏馆】中国中医科学院图书馆

【存世情况】孤本

1667 药方秘录

【分类】方书·近代方书·单方验方

【卷数】不分卷

【责任者】佚名

【年代】民国

【类型】抄本

【藏馆】浙江省中医药研究院图书馆

【存世情况】孤本

1668 药方杂抄

【分类】方书·近代方书·单方验方

【卷数】不分卷

【责任者】佚名

【年代】民国

【类型】抄本

【藏馆】首都图书馆

【存世情况】孤本

1669 药酒良方

【分类】方书·近代方书·单方验方

【卷数】不分卷

【责任者】佚名

【年代】民国

【类型】抄本

【藏馆】山东中医药大学图书馆

【存世情况】孤本

1670 要治病看看

【分类】方书·近代方书·单方验方

【卷数】不分卷

【责任者】佚名

【年代】民国

【类型】抄本

【藏馆】济南市图书馆

【存世情况】孤本

1671 医方汇集

【分类】方书·近代方书·单方验方

【卷数】不分卷

【责任者】倚梅居士录

【年代】民国

【类型】抄本

【藏馆】中国中医科学院图书馆

【存世情况】孤本

1672　医方杂录

【分类】方书·近代方书·单方验方

【卷数】不分卷

【责任者】佚名

【年代】民国

【类型】抄本

【藏馆】中国中医科学院图书馆

【存世情况】孤本

1673　遗忍堂汇纂验过神效秘方

【分类】方书·近代方书·单方验方

【卷数】不分卷

【责任者】梅汉翔撰

【年代】民国

【类型】抄本

【藏馆】上海图书馆

【存世情况】孤本

1674　应验奇方

【分类】方书·近代方书·单方验方

【卷数】不分卷

【责任者】佚名

【年代】民国

【类型】抄本

【藏馆】成都图书馆

【存世情况】孤本

1675　应用良方（附：外科症治）

【分类】方书·近代方书·单方验方

【卷数】不分卷

【责任者】佚名

【年代】民国

【类型】抄本

【藏馆】浙江图书馆

【存世情况】孤本

1676　玉峰郑氏家藏八十二秘良方选抄

【分类】方书·近代方书·单方验方

【卷数】不分卷

【责任者】苁庵老人录

【年代】民国

【类型】抄本

【藏馆】苏州图书馆

【存世情况】孤本

1677　杂病奇方

【分类】方书·近代方书·单方验方

【卷数】不分卷

【责任者】佚名

【年代】民国

【类型】抄本

【藏馆】中国中医科学院图书馆

【存世情况】孤本

【备注】聚星堂抄本

1678　杂病全方

【分类】方书·近代方书·单方验方

【卷数】不分卷

【责任者】佚名

【年代】民国

【类型】抄本

【藏馆】中国中医科学院图书馆

【存世情况】孤本

1679　杂方

【分类】方书·近代方书·单方验方

【卷数】不分卷

【责任者】佚名

【年代】民国

【类型】抄本

【藏馆】中国中医科学院图书馆

【存世情况】孤本

1680　杂方抄

【分类】方书·近代方书·单方验方

【卷数】不分卷

【责任者】佚名

【年代】民国

【类型】抄本

【藏馆】中国中医科学院图书馆

【存世情况】孤本

1681　杂方方本

【分类】方书·近代方书·单方验方

【卷数】不分卷

【责任者】佚名

【年代】民国

【类型】抄本

【藏馆】济南市图书馆

【存世情况】孤本

1682　杂方随录

【分类】方书·近代方书·单方验方

【卷数】不分卷

【责任者】佚名

【年代】民国

【类型】抄本

【藏馆】①中国中医科学院图书馆

　　　　②浙江省中医药研究院图书馆

【存世情况】孤本

1683　杂秘方

【分类】方书·近代方书·单方验方

【卷数】不分卷

【责任者】佚名

【年代】民国

【类型】抄本

【藏馆】上海中医药大学图书馆

【存世情况】孤本

【备注】焕记抄本

1684　杂选良方

【分类】方书·近代方书·单方验方

【卷数】不分卷

【责任者】佚名

【年代】民国

【类型】抄本

【藏馆】①中国中医科学院图书馆

　　　　②浙江省中医药研究院图书馆

【存世情况】同名抄本 2 部

1685　诸方

【分类】方书·近代方书·单方验方

【卷数】不分卷

【责任者】佚名

【年代】民国

【类型】抄本

【藏馆】中国中医科学院图书馆

【存世情况】孤本

1686　诸症汇抄

【分类】方书·近代方书·单方验方

【卷数】不分卷

【责任者】佚名

【年代】民国

【类型】抄本

【藏馆】中国中医科学院图书馆

【存世情况】孤本

按：由于民国时期类似单方、验方抄本较多，因此存在同名异书情况，尤其是以"验方""秘方""杂方""良方"等命名的书籍，书名多为藏馆所拟，而内容并不相同，须辨。

4. 成方药目

1687　膏方底稿

【分类】方书·近代方书·成方药目

【卷数】不分卷（一册）

【责任者】佚名

【年代】民国（约1931）

【类型】稿本

【藏馆】上海图书馆

【存世情况】孤本

1688　丸散膏丹方集

【分类】方书·近代方书·成方药目

【卷数】不分卷

【责任者】曹炳章（字赤电）编

【年代】民国（约1936）

【类型】稿本

【藏馆】浙江省中医药研究院图书馆

【存世情况】孤本

1689　崇本堂丸散膏丹

【分类】方书·近代方书·成方药目

【卷数】不分卷

【责任者】崇本堂编

【年代】1949年

【类型】稿本

【藏馆】中国中医科学院图书馆

【存世情况】孤本

1690　丸散膏引

【分类】方书·近代方书·成方药目

【卷数】不分卷

【责任者】佚名

【年代】民国

【类型】稿本

【藏馆】上海图书馆

【存世情况】孤本

1691　奚氏丸散集

【分类】方书·近代方书·成方药目

【卷数】不分卷（一册）

【责任者】〔清〕奚昇初撰

【年代】民国（约1912）

【类型】抄本

【藏馆】中国国家图书馆

【存世情况】孤本

1692　丸散簿

【分类】方书·近代方书·成方药目

【卷数】不分卷

【责任者】佚名

【年代】1914年

【类型】抄本

【藏馆】黑龙江省图书馆

【存世情况】孤本

1693 侯氏合药簿

【分类】方书·近代方书·成方药目

【卷数】不分卷（一册）

【责任者】著者佚名；侯荣抄

【年代】1919 年

【类型】抄本

【藏馆】上海中医药大学图书馆

【存世情况】孤本

1694 陈氏配制内外丸散膏丹秘集

【分类】方书·近代方书·成方药目

【卷数】九卷

【责任者】佚名

【年代】民国（约 1920）

【类型】抄本

【藏馆】①南京图书馆
　　　　②苏州图书馆

【存世情况】抄本 2 部

【备注】①南京图书馆藏本仅存一卷

1695 丸散膏丹方

【分类】方书·近代方书·成方药目

【卷数】不分卷

【责任者】佚名

【年代】民国（约 1920）

【类型】抄本

【藏馆】中国中医科学院图书馆

【存世情况】孤本

1696 丸散集要录

【分类】方书·近代方书·成方药目

【卷数】不分卷

【责任者】聚古堂编

【年代】1923 年

【类型】抄本

【藏馆】齐齐哈尔市图书馆

【存世情况】孤本

1697 常用丸散辑要

【分类】方书·近代方书·成方药目

【卷数】不分卷

【责任者】佚名

【年代】民国（1912—1927）

【类型】抄本

【藏馆】湖北中医药大学图书馆

【存世情况】孤本

1698 丸丹膏散方

【分类】方书·近代方书·成方药目

【卷数】不分卷（二册）

【责任者】佚名

【年代】民国（1912—1927）

【类型】抄本

【藏馆】上海中医药大学图书馆

【存世情况】孤本

1699 丸散大成

【分类】方书·近代方书·成方药目

【卷数】不分卷

【责任者】佚名

【年代】民国（1912—1927）

【类型】抄本

【藏馆】苏州大学图书馆

【存世情况】孤本

1700 丸散丹方

【分类】方书·近代方书·成方药目

【卷数】不分卷

【责任者】佚名

【年代】民国（1912—1927）

【类型】抄本

【藏馆】上海图书馆

【存世情况】孤本

1701　丸散单方

【分类】方书·近代方书·成方药目

【卷数】不分卷

【责任者】佚名

【年代】民国（1912—1927）

【类型】抄本

【藏馆】河南中医药大学图书馆

【存世情况】孤本

1702　丸散方

【分类】方书·近代方书·成方药目

【卷数】不分卷（二册）

【责任者】佚名

【年代】民国（1912—1927）

【类型】抄本

【藏馆】上海中医药大学图书馆

【存世情况】孤本

1703　丸散膏丹大全

【分类】方书·近代方书·成方药目

【卷数】不分卷

【责任者】佚名

【年代】民国（1912—1927）

【类型】抄本

【藏馆】苏州大学图书馆

【存世情况】孤本

1704　丸散集要
　　　　丸散集要续编

【分类】方书·近代方书·成方药目

【卷数】不分卷

【责任者】佚名

【年代】民国（1912—1927）

【类型】抄本

【藏馆】①江西中医药大学图书馆
　　　　②生命科学图书馆

【存世情况】抄本2部

【备注】①江西中医药大学图书馆藏本为寿芝山房抄本。
　　　　②生命科学图书馆藏本缺《丸散集要续编》

1705　丸散总目（附：膏丹全目）

【分类】方书·近代方书·成方药目

【卷数】不分卷

【责任者】佚名

【年代】民国（1912—1927）

【类型】抄本

【藏馆】广西壮族自治区图书馆

【存世情况】孤本

1706　万应膏方

【分类】方书·近代方书·成方药目

【卷数】不分卷

【责任者】佚名

【年代】民国（1912—1927）

【类型】抄本

【藏馆】苏州大学图书馆

【存世情况】孤本

1707　应验丸散方

【分类】方书·近代方书·成方药目

【卷数】不分卷

【责任者】佚名

【年代】民国（1912—1927）

【类型】抄本

【藏馆】浙江省中医药研究院图书馆

【存世情况】孤本

1708　北京市国药业同业公会古方配本

【分类】方书·近代方书·成方药目

【卷数】不分卷

【责任者】北京市国药业同业公会编

【年代】约1928年

【类型】抄本

【藏馆】中国中医科学院图书馆

【存世情况】孤本

1709　丸散膏丹

【分类】方书·近代方书·成方药目

【卷数】不分卷

【责任者】佚名

【年代】①1929年

　　　　②抄写年代不详

【类型】抄本

【藏馆】①陕西省图书馆

　　　　②上海中医药大学图书馆

【存世情况】抄本2部

1710　杂录医方

【分类】方书·近代方书·成方药目

【卷数】不分卷（一册）

【责任者】双百益斋辑抄

【年代】1931年

【类型】抄本

【藏馆】上海图书馆

【存世情况】孤本

1711　膏丸方存稿

【分类】方书·近代方书·成方药目

【卷数】不分卷

【责任者】陈霖生编

【年代】1932年

【类型】抄本

【藏馆】贵州中医药大学图书馆

【存世情况】孤本

1712　补益药酒

【分类】方书·近代方书·成方药目

【卷数】不分卷

【责任者】佚名

【年代】民国（1927—1938）

【类型】抄本

【藏馆】天津医学高等专科学校图书馆

【存世情况】孤本

1713　膏丹散集方

【分类】方书·近代方书·成方药目

【卷数】不分卷

【责任者】佚名

【年代】民国（1927—1938）

【类型】抄本

【藏馆】苏州市中医医院图书馆

【存世情况】孤本

1714　膏方

【分类】方书·近代方书·成方药目

【卷数】不分卷（一册）

【责任者】佚名

【年代】民国（1927—1938）

【类型】抄本

【藏馆】上海中医药大学图书馆

【存世情况】孤本

【备注】残本

1715 膏方存查

【分类】方书·近代方书·成方药目

【卷数】不分卷

【责任者】佚名

【年代】民国（1927—1938）

【类型】抄本

【藏馆】苏州大学图书馆

【存世情况】孤本

1716 膏散丸丹方

【分类】方书·近代方书·成方药目

【卷数】不分卷（五册）

【责任者】佚名

【年代】民国（1927—1938）

【类型】抄本

【藏馆】上海中医药大学图书馆

【存世情况】孤本

1717 膏丸方选录

【分类】方书·近代方书·成方药目

【卷数】不分卷

【责任者】佚名

【年代】民国（1927—1938）

【类型】抄本

【藏馆】广西壮族自治区图书馆

【存世情况】孤本

1718 膏丸选方

【分类】方书·近代方书·成方药目

【卷数】不分卷

【责任者】佚名

【年代】民国（1927—1938）

【类型】抄本

【藏馆】黑龙江中医药大学图书馆

【存世情况】孤本

1719 姜衍泽堂药目

【分类】方书·近代方书·成方药目

【卷数】不分卷（一册）

【责任者】佚名

【年代】民国（1927—1938）

【类型】抄本

【藏馆】上海中医药大学图书馆

【存世情况】孤本

1720 经验丸散膏丹

【分类】方书·近代方书·成方药目

【卷数】不分卷

【责任者】佚名

【年代】民国（1927—1938）

【类型】抄本

【藏馆】山东中医药大学图书馆

【存世情况】孤本

1721 寿康医院丸方集存

【分类】方书·近代方书·成方药目

【卷数】不分卷

【责任者】寿康医院编

【年代】民国（1927—1938）

【类型】抄本

【藏馆】辽宁省图书馆

【存世情况】孤本

1722 乾元堂配本

【分类】方书·近代方书·成方药目

【卷数】不分卷

【责任者】国药业同业公会编；刘之庠、徐宝元抄

【年代】1940 年编

1941 年抄

【类型】抄本

【藏馆】中国中医科学院图书馆

【存世情况】孤本

1723 膏丹丸散方

【分类】方书·近代方书·成方药目

【卷数】不分卷

【责任者】佚名

【年代】1945 年

【类型】抄本

【藏馆】中国中医科学院图书馆

【存世情况】孤本

1724 虎治丸散膏丹

【分类】方书·近代方书·成方药目

【卷数】不分卷

【责任者】杨钧辉录

【年代】1947 年

【类型】抄本

【藏馆】成都中医药大学图书馆

【存世情况】孤本

1725 成方药目

【分类】方书·近代方书·成方药目

【卷数】不分卷

【责任者】佚名

【年代】民国

【类型】抄本

【藏馆】天津中医药大学图书馆

【存世情况】孤本

1726 存性堂经验方

【分类】方书·近代方书·成方药目

【卷数】四卷

【责任者】佚名

【年代】民国

【类型】抄本

【藏馆】中国中医科学院图书馆

【存世情况】孤本

1727 丹药方录

【分类】方书·近代方书·成方药目

【卷数】不分卷

【责任者】佚名

【年代】民国

【类型】抄本

【藏馆】中国中医科学院图书馆

【存世情况】孤本

1728 方药

【分类】方书·近代方书·成方药目

【卷数】四卷

【责任者】佚名

【年代】民国

【类型】抄本

【藏馆】中国中医科学院图书馆

【存世情况】孤本

【备注】卷石居抄本

1729 分类药目

【分类】方书·近代方书·成方药目

【卷数】不分卷

【责任者】佚名

【年代】民国

【类型】抄本

【藏馆】中国科学院国家科学图书馆

【存世情况】孤本

1730　福缘堂方抄

【分类】方书·近代方书·成方药目

【卷数】不分卷

【责任者】福缘堂编

【年代】民国

【类型】抄本

【藏馆】辽宁中医药大学图书馆

【存世情况】孤本

1731　膏丸方选

【分类】方书·近代方书·成方药目

【卷数】二卷

【责任者】佚名

【年代】民国

【类型】抄本

【藏馆】浙江省中医药研究院图书馆

【存世情况】孤本

1732　各科膏丹丸散

【分类】方书·近代方书·成方药目

【卷数】不分卷

【责任者】佚名

【年代】民国

【类型】抄本

【藏馆】上海中医药大学图书馆

【存世情况】孤本

1733　恒仁斋集医方

【分类】方书·近代方书·成方药目

【卷数】不分卷

【责任者】恒仁斋编

【年代】民国

【类型】抄本

【藏馆】辽宁中医药大学图书馆

【存世情况】孤本

1734　林广生堂医方

【分类】方书·近代方书·成方药目

【卷数】不分卷

【责任者】佚名

【年代】民国

【类型】抄本

【藏馆】中国中医科学院图书馆

【存世情况】孤本

1735　散丸集要

【分类】方书·近代方书·成方药目

【卷数】不分卷

【责任者】佚名

【年代】民国

【类型】抄本

【藏馆】上海中医药大学图书馆

【存世情况】孤本

1736　丸散簿本

【分类】方书·近代方书·成方药目

【卷数】不分卷

【责任者】全生堂编

【年代】民国

【类型】抄本

【藏馆】上海图书馆

【存世情况】孤本

1737　丸散膏丹簿
【分类】方书·近代方书·成方药目
【卷数】不分卷
【责任者】佚名
【年代】民国
【类型】抄本
【藏馆】上海市医学会图书馆
【存世情况】孤本

1738　丸散膏丹配制秘本
【分类】方书·近代方书·成方药目
【卷数】不分卷
【责任者】佚名
【年代】民国
【类型】抄本
【藏馆】天津医学高等专科学校图书馆
【存世情况】孤本

1739　丸散膏丹药方抄本
【分类】方书·近代方书·成方药目
【卷数】不分卷
【责任者】佚名
【年代】民国
【类型】抄本
【藏馆】中国科学院国家科学图书馆
【存世情况】孤本

1740　丸散集录
【分类】方书·近代方书·成方药目
【卷数】四卷
【责任者】佚名
【年代】民国

【类型】抄本
【藏馆】中国中医科学院图书馆
【存世情况】孤本

1741　丸散全录
【分类】方书·近代方书·成方药目
【卷数】不分卷
【责任者】佚名
【年代】民国
【类型】抄本
【藏馆】云南省图书馆
【存世情况】孤本

1742　药方方目
【分类】方书·近代方书·成方药目
【卷数】不分卷
【责任者】佚名
【年代】民国
【类型】抄本
【藏馆】上海图书馆
【存世情况】孤本

1743　隐庐居膏药秘方
【分类】方书·近代方书·成方药目
【卷数】不分卷
【责任者】佚名
【年代】民国
【类型】抄本
【藏馆】中国中医科学院图书馆
【存世情况】孤本
【备注】李氏家藏抄本

1744　有兰堂丸方（又名丸方）
【分类】方书·近代方书·成方药目

【卷数】不分卷

【责任者】有兰堂编

【年代】民国

【类型】抄本

【藏馆】生命科学图书馆

【存世情况】孤本

1745　育宁堂成药配本

【分类】方书·近代方书·成方药目

【卷数】不分卷

【责任者】佚名

【年代】民国

【类型】抄本

【藏馆】首都医科大学图书馆

【存世情况】孤本

1746　中药成方

【分类】方书·近代方书·成方药目

【卷数】不分卷

【责任者】佚名

【年代】民国

【类型】抄本

【藏馆】贵州中医药大学图书馆

【存世情况】孤本

（六）国外方书

1747　仁和寺宝库日本神药书记（又名仁和寺宝库大日本神药书记）

【分类】方书·国外方书

【卷数】不分卷（一册）

【责任者】佚名

【年代】原书约成于日本大同三年（808）

　　　　①日本明治二十八年（1895）伯

来抄

　　　　②抄写年代不详

【类型】日本抄本

【藏馆】①上海中医药大学图书馆

　　　　②上海市医学会图书馆

【存世情况】抄本 2 部

【备注】该抄本所载方剂均出自日本平安时代初期出云广贞、安倍真直编撰的《大同类聚方》及《神惠方》。书中有日本假名注音，故定为日本抄本。《总目》将其归入"医史·史料"类，按其内容，今归入"方书·国外方书"类

1748　顿医抄

【分类】方书·国外方书

【卷数】五十卷

【责任者】〔日〕梶原性全编

【年代】原书成于日本正和四年（1315）

　　　　抄写年代不详

【类型】日本抄本

【藏馆】中国医学科学院北京协和医学院医学信息研究所图书馆

【存世情况】孤本

1749　医方问余

【分类】方书·国外方书

【卷数】九卷

【责任者】〔日〕名古屋玄医（字富润，晚号丹水子）撰

【年代】原书约成于日本延宝七年（1679）

　　　　日本明治末期（约1911）抄

【类型】日本抄本

【藏馆】生命科学图书馆

【存世情况】孤本

1750　捧心方

【分类】方书·国外方书

【卷数】二卷

【责任者】〔日〕中川子公撰

【年代】原书成于日本宝德三年（1451）
日本文政六年（1823）抄

【类型】日本抄本

【藏馆】北京大学图书馆

【存世情况】孤本

【备注】逍遥轩抄本

1751　常山方

【分类】方书·国外方书

【卷数】十二卷

【责任者】〔日〕曲直濑正绍撰

【年代】原书成于日本贞享三年（1686）
抄写年代不详

【类型】日本抄本

【藏馆】中国医学科学院北京协和医学院医
学信息研究所图书馆

【存世情况】孤本

1752　读类聚方（附：类聚方讲录、类聚
方存疑）

【分类】方书·国外方书

【卷数】二卷

【责任者】〔日〕邨井柸撰

【年代】原书约成于日本宝历十二年（1762）
抄写年代不详

【类型】日本抄本

【藏馆】中国中医科学院图书馆

【存世情况】孤本

1753　随证方

【分类】方书·国外方书

【卷数】不分卷（一册）

【责任者】〔日〕浅井南溟（又名和气正
路）撰

【年代】原书成于日本明和元年（1764）
抄写年代不详

【类型】日本抄本

【藏馆】上海交通大学医学院图书馆

【存世情况】孤本

【备注】由义堂抄本

1754　备用方

【分类】方书·国外方书

【卷数】十卷

【责任者】〔日〕冈西养亭编撰

【年代】原书成于日本宽政十年（1798）
抄写年代不详

【类型】日本抄本

【藏馆】上海中医药大学图书馆

【存世情况】孤本

【备注】《总目》作稿本，但据内容与抄写
情况，作抄本为妥

1755　吉益为则十二律方（附：家藏方、
丸散方、煎汤抄、杂方）

【分类】方书·国外方书

【卷数】不分卷（一册）

【责任者】〔日〕吉益为则（字公言、号东
洞）撰；〔日〕今村抄

【年代】原书成于日本文化十年（1813）
抄写年代不详

【类型】日本抄本

【藏馆】中国中医科学院图书馆

【存世情况】孤本

1756　类聚方庸

【分类】方书·国外方书

【卷数】不分卷

【责任者】〔日〕吉益猷（字修夫，号南涯）撰

【年代】原书成于日本文化十年（1813）抄写年代均不详

【类型】①抄本

　　　　②日本抄本

【藏馆】①吉林大学图书馆医学馆

　　　　②上海中医药大学图书馆

【存世情况】抄本 2 部

1757　华冈氏方函

【分类】方书·国外方书

【卷数】不分卷

【责任者】佚名

【年代】日本文化十一年（1814）

【类型】日本抄本

【藏馆】北京大学图书馆

【存世情况】孤本

【备注】惜阴斋抄本

1758　医方絜领

【分类】方书·国外方书

【卷数】不分卷

【责任者】〔日〕丹波元简（字廉夫，号桂山、栎窗）撰

【年代】原书成于日本文化十二年（1815）抄写年代不详

【类型】日本抄本

【藏馆】中国中医科学院图书馆

【存世情况】孤本

1759　春林轩法方录

【分类】方书·国外方书

【卷数】不分卷

【责任者】佚名

【年代】日本文政四年（1821）

【类型】日本抄本

【藏馆】吉林大学图书馆医学馆

【存世情况】孤本

1760　处方便览

【分类】方书·国外方书

【卷数】不分卷（一册）

【责任者】〔日〕大鹤定香（又名尾张定香，字君馨，号东海散人）辑；志水道光抄

【年代】日本文政七年（1824）

【类型】日本抄本

【藏馆】上海中医药大学图书馆

【存世情况】孤本

1761　百百先生方函

【分类】方书·国外方书

【卷数】不分卷

【责任者】〔日〕百百俊德编

【年代】日本文政十年（1827）

【类型】日本抄本

【藏馆】吉林大学图书馆医学馆

【存世情况】孤本

1762　集验医粹方函

【分类】方书·国外方书

【卷数】不分卷

【责任者】〔日〕百百俊德编

【年代】日本文政十年（1827）

【类型】日本抄本

【藏馆】吉林大学图书馆医学馆

【存世情况】孤本

1763 渊渊斋方函

【分类】方书·国外方书

【卷数】不分卷

【责任者】〔日〕渊渊斋主人口授；渊渊斋门人抄录

【年代】日本文政十二年（1829）

【类型】日本抄本

【藏馆】吉林大学图书馆医学馆

【存世情况】孤本

1764 兰轩外台方标记

【分类】方书·国外方书

【卷数】不分卷

【责任者】〔日〕伊泽信恬（字澹甫，号兰轩）撰

【年代】原书成于日本江户时代后期（1829年前）

　　　　清末（约1911）抄

【类型】抄本

【藏馆】南京中医药大学图书馆

【存世情况】另有日本浅妻屋书店据富士川游藏伊泽氏稿本影印的版本，该本藏于上海市医学会图书馆

【备注】著者伊泽兰轩，生卒年为1777—1829。该书手稿本为富士川游所收藏，现藏于日本京都大学图书馆富士川文库，为诸抄本的原本。上海市医学会图书馆（原中华医学会上海分会图书馆）藏本为稿本影印本，扉页题"富士川游寄赠本，伊泽兰轩手稿本"字样，可能是富士川游寄赠与中华医学会的收藏本

1765 养寿院方函

【分类】方书·国外方书

【卷数】不分卷

【责任者】〔日〕长崎文四郎编

【年代】日本天保十二年（1841）

【类型】日本抄本

【藏馆】吉林大学图书馆医学馆

【存世情况】孤本

1766 医方漫录

【分类】方书·国外方书

【卷数】不分卷（二册）

【责任者】〔日〕锦霞卜元学辑

【年代】日本弘化二年（1845）

【类型】日本抄本

【藏馆】上海市医学会图书馆

【存世情况】孤本

1767 观宜堂日用二十四方

【分类】方书·国外方书

【卷数】不分卷

【责任者】〔日〕浅井氏撰；若松金三郎合抄

【年代】日本弘化四年（1847）

【类型】日本抄本

【藏馆】中国医学科学院北京协和医学院医学信息研究所图书馆

【存世情况】孤本

1768 古方汇纂

【分类】方书·国外方书

【卷数】七卷

【责任者】〔日〕小西友邦编

【年代】原书成于日本明治四十四年（1911）抄写年代不详

【类型】日本抄本

【藏馆】中国医学科学院北京协和医学院医学信息研究所图书馆

【存世情况】孤本

1769　关白集

【分类】方书·国外方书

【卷数】不分卷

【责任者】佚名

【年代】日本明治末期（约1911）

【类型】日本抄本

【藏馆】北京大学图书馆

【存世情况】孤本

1770　明医知方（又名明医方）

【分类】方书·国外方书

【卷数】不分卷

【责任者】原题知足叟撰

【年代】日本明治末期（约1911）

【类型】抄本

【藏馆】上海市医学会图书馆

【存世情况】孤本

【备注】《总目》书名作"明医方存"

1771　禁方小牍经验方

【分类】方书·国外方书

【卷数】不分卷（一册）

【责任者】佚名

【年代】日本明治末期（约1911）

【类型】日本抄本

【藏馆】上海市医学会图书馆

【存世情况】孤本

【备注】范行准栖芬室藏书。《总目》作稿本，但据内容与抄写情况，作抄本为

妥。又据书籍内容推测，著者疑似日本医家华冈青州（1760—1835）

1772　方钤

【分类】方书·国外方书

【卷数】不分卷

【责任者】〔日〕北陆荻凯撰

【年代】约日本大正十一年（1922）

【类型】日本抄本

【藏馆】北京大学图书馆

【存世情况】孤本

1773　杂证方论丛抄（附：玄德堂丸散秘录续方）

【分类】方书·国外方书

【卷数】不分卷

【责任者】佚名

【年代】约日本大正十二年（1923）

【类型】日本抄本

【藏馆】中国中医科学院图书馆

【存世情况】孤本

1774　宝函方林

【分类】方书·国外方书

【卷数】不分卷

【责任者】〔日〕竹岛簧山编

【年代】约日本大正十二年（1923）

【类型】抄本

【藏馆】中国中医科学院图书馆

【存世情况】孤本

1775　含章斋常用方函

【分类】方书·国外方书

【卷数】不分卷

【责任者】佚名

【年代】约日本大正十二年（1923）

【类型】日本抄本

【藏馆】中国中医科学院图书馆

【存世情况】孤本

1776　集验良方

【分类】方书·国外方书

【卷数】不分卷

【责任者】佚名

【年代】约日本大正十二年（1923）

【类型】日本抄本

【藏馆】北京大学图书馆

【存世情况】孤本

【备注】金兰馆抄本

1777　奇功良方

【分类】方书·国外方书

【卷数】不分卷

【责任者】佚名

【年代】约日本大正十二年（1923）

【类型】日本抄本

【藏馆】北京大学图书馆

【存世情况】孤本

【备注】残本

1778　杂方集

【分类】方书·国外方书

【卷数】不分卷

【责任者】佚名

【年代】约日本大正十二年（1923）

【类型】日本抄本

【藏馆】北京大学图书馆

【存世情况】孤本

1779　二百方

【分类】方书·国外方书

【卷数】二卷

【责任者】佚名

【年代】约日本大正十三年（1924）

【类型】日本抄本

【藏馆】北京大学图书馆

【存世情况】孤本

1780　秘本医方

【分类】方书·国外方书

【卷数】不分卷

【责任者】佚名

【年代】约日本大正十三年（1924）

【类型】日本抄本

【藏馆】南京图书馆

【存世情况】孤本

1781　春林轩丸散录

【分类】方书·国外方书

【卷数】不分卷

【责任者】佚名

【年代】约日本大正十三年（1924）

【类型】日本抄本

【藏馆】①中国中医科学院图书馆

　　　　②吉林大学图书馆医学馆

【存世情况】抄本 2 部

1782　玄德堂丸散方

【分类】方书·国外方书

【卷数】不分卷

【责任者】佚名

【年代】约日本大正十三年（1924）

【类型】日本抄本

【藏馆】中国中医科学院图书馆

【存世情况】孤本

1783　莿菲录

【分类】方书·国外方书

【卷数】不分卷

【责任者】佚名

【年代】约日本大正十三年（1924）

【类型】日本抄本

【藏馆】中国中医科学院图书馆

【存世情况】孤本

1784　古方选

【分类】方书·国外方书

【卷数】不分卷

【责任者】〔日〕小野常建撰

【年代】1927 年

【类型】抄本

【藏馆】浙江省中医药研究院图书馆

【存世情况】孤本

1785　杂方分类

【分类】方书·国外方书

【卷数】不分卷

【责任者】〔日〕吉田秀编

【年代】1927 年

【类型】抄本

【藏馆】北京中医药大学图书馆

【存世情况】孤本

七、针灸推拿

（一）针　灸

1. 针灸通论

1786　扁鹊针灸纂要

【分类】针灸推拿·针灸·针灸通论

【卷数】四卷

【责任者】〔清〕金松亭、张鹤鸣合撰

【年代】清同治十三年（1874）

【类型】稿本

【藏馆】辽宁中医药大学图书馆

【存世情况】孤本

【备注】金氏三和堂稿本。残本，存卷
　　一、二

1787　汇选针灸益览

【分类】针灸推拿·针灸·针灸通论

【卷数】五卷、补遗一卷

【责任者】〔清〕马璘辑

【年代】清

【类型】稿本

【藏馆】中国科学院国家科学图书馆

【存世情况】孤本

【备注】藏馆信息记为抄本

1788　针灸问答

【分类】针灸推拿·针灸·针灸通论

【卷数】不分卷

【责任者】谭志光撰

【年代】1923 年

【类型】稿本

【藏馆】中国中医科学院图书馆

【存世情况】另有民国时期湖南针灸讲习所
　　铅印本（残）

1789　（顾氏）汉和古今针灸汇编

【分类】针灸推拿·针灸·针灸通论

【卷数】不分卷（四册）

【责任者】顾坤一编

【年代】1945 年

【类型】稿本

【藏馆】上海中医药大学图书馆

【存世情况】孤本

【备注】《总目》作抄本。经核原书，见有
　　“常熟补溪草堂顾坤一底稿”字样及
　　“常熟顾坤一印”，故定为稿本

1790　针灸腧穴辞典

【分类】针灸推拿·针灸·针灸通论

【卷数】不分卷

【责任者】陈液华编

【年代】民国

【类型】稿本

【藏馆】天津中医药大学图书馆

【存世情况】孤本

1791　针经指南（附：针灸杂说）

【分类】针灸推拿·针灸·针灸通论

【卷数】不分卷

【责任者】〔金〕窦杰（字汉卿，后改名窦
　　默，字子声）撰

【年代】原书成于金正大九年（即元太宗四
　　年，1232）

抄写年代不详

【类型】日本抄本

【藏馆】中国中医科学院图书馆

【存世情况】另见于"针灸四书"

1792 玉龙歌

【分类】针灸推拿·针灸·针灸通论

【卷数】不分卷（一册）

【责任者】佚名

【年代】原书成于元末明初（约1368）

抄写年代不详

【类型】节抄本

【藏馆】中国中医科学院图书馆

【存世情况】孤本

1793 针灸集书

【分类】针灸推拿·针灸·针灸通论

【卷数】二卷

【责任者】〔明〕杨珣撰

【年代】原书成于明正德十年（1515）

日本江户时期（1603—1868）抄写

【类型】写本复制本

【藏馆】中国中医科学院图书馆

【存世情况】另有朝鲜刻本（残）

1794 针灸六赋

【分类】针灸推拿·针灸·针灸通论

【卷数】不分卷

【责任者】佚名

【年代】明末（约1643）

【类型】抄本

【藏馆】中国中医科学院图书馆

【存世情况】孤本。后有1988年中医古籍

出版社据明抄本影印的版本

【备注】广仁集抄本

1795 仙传针灸直指秘奥

【分类】针灸推拿·针灸·针灸通论

【卷数】四卷

【责任者】佚名

【年代】原书成于清康熙年间（1662—1722）

抄写年代不详

【类型】抄本

【藏馆】中国中医科学院图书馆

【存世情况】孤本

1796 针灸要略

【分类】针灸推拿·针灸·针灸通论

【卷数】八卷（八册）

【责任者】〔清〕俞明鉴（字世徵）编；马

绥之抄

【年代】原书成于清雍正至乾隆年间（约

1750）

清光绪五年（1879）抄

【类型】抄本

【藏馆】上海中医药大学图书馆

【存世情况】孤本

1797 针灸要略

【分类】针灸推拿·针灸·针灸通论

【卷数】不分卷（一册）

【责任者】佚名

【年代】①清咸丰二年（1852）抄

②抄写年代不详

【类型】抄本

【藏馆】①上海图书馆

②南京图书馆

【存世情况】抄本2部

【备注】②南京图书馆藏本为残本，存卷三至五。

另有〔清〕俞明鉴编撰同名书籍八卷，内容与此本不同

1798 刺针家鉴集

【分类】针灸推拿·针灸·针灸通论

【卷数】二卷

【责任者】著者佚名；〔日〕稻川播磨宇抄

【年代】日本安政元年（1854）

【类型】日本抄本

【藏馆】吉林大学图书馆医学馆

【存世情况】孤本

【备注】残本，存下卷

1799 针灸要法

【分类】针灸推拿·针灸·针灸通论

【卷数】二卷

【责任者】佚名

【年代】原书成于清同治至光绪年间（约1875）

清抄

【类型】抄本

【藏馆】中国中医科学院图书馆

【存世情况】孤本

1800 针灸集要

【分类】针灸推拿·针灸·针灸通论

【卷数】不分卷

【责任者】佚名

【年代】原书成于清光绪十三年（1887）前

1921 年抄

【类型】抄本

【藏馆】中国中医科学院图书馆

【存世情况】孤本

【备注】吉兴裕红格抄本。《总目》记载中国医科大学图书馆藏有清光绪十三年（1887）抄本，经查未见。又据清《遂初堂文集》，明末清初医家凌贞侯撰有《针灸集要》一书，已佚

1801 针家要旨

【分类】针灸推拿·针灸·针灸通论

【卷数】不分卷

【责任者】〔清〕薛夜来撰

【年代】清光绪十八年（1892）

【类型】抄本

【藏馆】陕西中医药大学图书馆

【存世情况】孤本

1802 邹氏针灸

【分类】针灸推拿·针灸·针灸通论

【卷数】不分卷

【责任者】佚名

【年代】原书成于清光绪年间（1875—1908）

1914 年抄

【类型】抄本

【藏馆】中国中医科学院图书馆

【存世情况】孤本

1803 安化弥圆祖遗针灸秘本

【分类】针灸推拿·针灸·针灸通论

【卷数】不分卷

【责任者】〔清〕黄宗赞撰；唐济时（字成之，号求是庐主人）抄

【年代】原书成于清

1915 年抄

【类型】抄本

【藏馆】湖南图书馆

【存世情况】孤本

1804　针灸图说

【分类】针灸推拿·针灸·针灸通论

【卷数】不分卷

【责任者】佚名

【年代】原书成于清宣统二年（1910）
　　　　抄写年代不详

【类型】抄本

【藏馆】中国中医科学院图书馆

【存世情况】孤本

1805　针灸摘要

【分类】针灸推拿·针灸·针灸通论

【卷数】不分卷

【责任者】佚名

【年代】原书成于清
　　　　①清务本堂抄本
　　　　②龙怀玉抄，年代不详
　　　　③清抄
　　　　④⑤抄写年代不详

【类型】抄本

【藏馆】①中国中医科学院图书馆
　　　　②苏州市中医医院图书馆
　　　　③四川省图书馆
　　　　④山东省图书馆
　　　　⑤内蒙古医科大学图书馆

【存世情况】仅见抄本

【备注】③四川省图书馆藏本题名"灸法摘要"
　　　　④山东省图书馆藏本共二册

1806　玉版金针

【分类】针灸推拿·针灸·针灸通论

【卷数】二卷（二册）

【责任者】〔清〕吕立诚（字邦孚，号鱼吉）撰

【年代】清

【类型】抄本

【藏馆】浙江图书馆

【存世情况】孤本

1807　针灸必读

【分类】针灸推拿·针灸·针灸通论

【卷数】不分卷（一册）

【责任者】〔清〕释普玄子集；鹤影山人抄

【年代】清

【类型】抄本

【藏馆】中国中医科学院图书馆

【存世情况】孤本

1808　亲验针灸汇录

【分类】针灸推拿·针灸·针灸通论

【卷数】不分卷

【责任者】佚名

【年代】清

【类型】抄本复制本

【藏馆】中国中医科学院图书馆

【存世情况】孤本

1809　针灸秘传

【分类】针灸推拿·针灸·针灸通论

【卷数】不分卷

【责任者】佚名

【年代】［清〕

【类型】抄本

【藏馆】①中国科学院国家科学图书馆
　　　　②浙江省中医药研究院图书馆

【存世情况】抄本 2 部

1810　针灸穴法

【分类】针灸推拿·针灸·针灸通论

【卷数】不分卷（一册）

【责任者】佚名

【年代】［清］

【类型】抄本

【藏馆】中国中医科学院图书馆

【存世情况】孤本

【备注】同馆另藏清光绪元年（1875）冯
　　　文轩同名抄本一部。天津医学高等专科
　　　学校图书馆藏民国佚名抄本一部。以上
　　　二本皆归入"针灸推拿·针灸·经络孔
　　　穴"类

1811　针灸拾录

【分类】针灸推拿·针灸·针灸通论

【卷数】四卷（十二册）

【责任者】佚名

【年代】［清］

【类型】抄本

【藏馆】上海中医药大学图书馆

【存世情况】孤本

【备注】蓝丝栏抄本。《总目》作"十二
　　　卷"，经核为四卷（十二册）。封面题
　　　"杏苏氏"

1812　针灸录要

【分类】针灸推拿·针灸·针灸通论

【卷数】不分卷（一册）

【责任者】佚名

【年代】［清］

【类型】抄本

【藏馆】长春中医药大学图书馆

【存世情况】孤本

1813　奇传针灸（附：针法论、窦太师真
　　　传通晓总目）

【分类】针灸推拿·针灸·针灸通论

【卷数】三卷（三册合订）

【责任者】佚名

【年代】［清］

【类型】抄本

【藏馆】上海中医药大学图书馆

【存世情况】孤本

1814　针灸摘粹

【分类】针灸推拿·针灸·针灸通论

【卷数】不分卷

【责任者】佚名

【年代】［清］

【类型】抄本

【藏馆】山东省图书馆

【存世情况】孤本

1815　针灸全书

【分类】针灸推拿·针灸·针灸通论

【卷数】不分卷（一册）

【责任者】佚名

【年代】［清］

【类型】抄本

【藏馆】长春中医药大学图书馆

【存世情况】孤本

1816　（手抄）针灸秘本（附：药粉方）

【分类】针灸推拿·针灸·针灸通论

【卷数】不分卷（一册）

【责任者】佚名

【年代】［清］

【类型】抄本

【藏馆】上海中医药大学图书馆

【存世情况】孤本

【备注】书首题"一如居士"字样并有印
　　章，疑为抄写者

1817　针灸指元

【分类】针灸推拿·针灸·针灸通论

【卷数】不分卷

【责任者】佚名

【年代】［清］

【类型】抄本

【藏馆】陕西省中医药研究院陕西省中医医
　　院图书馆

【存世情况】孤本

1818　针灸指要

【分类】针灸推拿·针灸·针灸通论

【卷数】不分卷（一册）

【责任者】佚名

【年代】［清］

【类型】抄本

【藏馆】中国中医科学院图书馆

【存世情况】孤本

1819　针家正眼

【分类】针灸推拿·针灸·针灸通论

【卷数】不分卷（一册）

【责任者】佚名

【年代】［清］

【类型】抄本

【藏馆】上海中医药大学图书馆

【存世情况】孤本

【备注】藏馆信息记为清抄本，《总目》记
　　为民国抄本

1820　针灸灵法

【分类】针灸推拿·针灸·针灸通论

【卷数】二卷

【责任者】程兴阳撰

【年代】民国（约1912）

【类型】抄本

【藏馆】中国中医科学院图书馆

【存世情况】另有1933年石印本，残本

1821　针灸便用

【分类】针灸推拿·针灸·针灸通论

【卷数】不分卷

【责任者】佚名

【年代】民国（约1914）

【类型】抄本

【藏馆】中国中医科学院图书馆

【存世情况】孤本

1822　针灸菁华

【分类】针灸推拿·针灸·针灸通论

【卷数】不分卷

【责任者】佚名

【年代】民国（约1915）

【类型】抄本

【藏馆】中国中医科学院图书馆

【存世情况】孤本

1823　针石之宝

【分类】针灸推拿·针灸·针灸通论

【卷数】不分卷（一册）

【责任者】佚名

【年代】1919 年

【类型】抄本

【藏馆】中国国家图书馆

【存世情况】孤本

1824 针灸变化精微（附：方剂歌括）

【分类】针灸推拿·针灸·针灸通论

【卷数】不分卷

【责任者】佚名

【年代】民国（约 1920）

【类型】抄本

【藏馆】中国中医科学院图书馆

【存世情况】孤本

1825 中国针灸学配穴精义

【分类】针灸推拿·针灸·针灸通论

【卷数】不分卷

【责任者】罗兆琚撰

【年代】民国（约 1935）

【类型】抄本

【藏馆】广西壮族自治区桂林图书馆

【存世情况】孤本

1826 实用针灸学指要

【分类】针灸推拿·针灸·针灸通论

【卷数】不分卷

【责任者】罗兆琚撰；刘玉阶抄

【年代】1937 年

【类型】抄本

【藏馆】广西壮族自治区桂林图书馆

【存世情况】孤本

1827 针灸选要

【分类】针灸推拿·针灸·针灸通论

【卷数】不分卷（一册）

【责任者】许少华撰

【年代】民国

【类型】抄本

【藏馆】浙江图书馆

【存世情况】孤本

1828 济世金针

【分类】针灸推拿·针灸·针灸通论

【卷数】不分卷

【责任者】耀如撰

【年代】民国

【类型】抄本

【藏馆】山西省中医药研究院图书馆

【存世情况】孤本

1829 针灸必读

【分类】针灸推拿·针灸·针灸通论

【卷数】不分卷（一册）

【责任者】周华岳撰

【年代】民国

【类型】抄本

【藏馆】南京图书馆

【存世情况】孤本

1830 内外针灸秘传

【分类】针灸推拿·针灸·针灸通论

【卷数】不分卷

【责任者】任辛岩撰

【年代】民国

【类型】抄本

【藏馆】浙江省中医药研究院图书馆

【存世情况】孤本

1831　内外针灸图解

【分类】针灸推拿·针灸·针灸通论

【卷数】不分卷

【责任者】任辛岩撰

【年代】民国

【类型】抄本

【藏馆】浙江省中医药研究院图书馆

【存世情况】孤本

1832　针灸集成

【分类】针灸推拿·针灸·针灸通论

【卷数】五卷

【责任者】俞可及撰

【年代】民国

【类型】抄本

【藏馆】浙江省中医药研究院图书馆

【存世情况】孤本

1833　博罗针范

【分类】针灸推拿·针灸·针灸通论

【卷数】不分卷

【责任者】卢恭武撰

【年代】民国

【类型】抄本

【藏馆】广东省医学学术交流中心（广东省
　　医学情报研究所）

【存世情况】孤本

1834　针灸歌赋三种

【分类】针灸推拿·针灸·针灸通论

【卷数】不分卷（一册）

【责任者】佚名

【年代】民国

【类型】抄本

【藏馆】上海中医药大学图书馆

【存世情况】孤本

1835　针灸精华

【分类】针灸推拿·针灸·针灸通论

【卷数】不分卷

【责任者】佚名

【年代】民国

【类型】抄本

【藏馆】天津中医药大学图书馆

【存世情况】另有民国济南稷门针灸研究所
　　石印本

1836　针灸读本

【分类】针灸推拿·针灸·针灸通论

【卷数】不分卷

【责任者】江静波撰

【年代】民国

【类型】抄本

【藏馆】广西壮族自治区桂林图书馆

【存世情况】孤本

2. 经络孔穴

1837　考定经穴

【分类】针灸推拿·针灸·经络孔穴

【卷数】不分卷（一册）

【责任者】〔清〕吴超士撰

【年代】原书成于清乾隆二十九年（1764）

【类型】稿本

【藏馆】浙江图书馆

【存世情况】孤本

【备注】有徐大椿（字灵胎，晚号洄溪老
　　人）跋

1838　经俞须知

【分类】针灸推拿·针灸·经络孔穴

【卷数】不分卷（一册）

【责任者】〔清〕贾飞编

【年代】清乾隆五十四年（1789）

【类型】稿本

【藏馆】上海图书馆

【存世情况】孤本。后有 2019 年上海科学技术文献出版社"上海图书馆藏中医稿抄本丛刊"收录的影印本

【备注】《总目》作 1911 年抄本，经核后明确年代并定为稿本

1839　铜人经穴骨度图

【分类】针灸推拿·针灸·经络孔穴

【卷数】不分卷

【责任者】张寿颐（字山雷）撰

【年代】1925 年

　　　　①1927 年据稿本影印

　　　　②抄写年代不详

【类型】①稿本影印本

　　　　②抄本

【藏馆】①安徽省图书馆

　　　　②中国中医科学院图书馆

【存世情况】另有民国石印本

1840　中国针灸经穴学讲义

【分类】针灸推拿·针灸·经络孔穴

【卷数】不分卷

【责任者】罗兆琚撰

【年代】1935 年

【类型】稿本

【藏馆】广西壮族自治区桂林图书馆

【存世情况】孤本

1841　黄帝明堂经（又名黄帝内经明堂）

【分类】针灸推拿·针灸·经络孔穴

【卷数】十三卷（存一卷）

【责任者】〔唐〕杨上善撰注

【年代】原书成于隋唐时期（约 619）

　　　　抄写年代均不详

【类型】日本影抄卷子本

【藏馆】①北京大学图书馆

　　　　②中国中医科学院图书馆

　　　　③上海中医药大学图书馆

【存世情况】浙江中医药大学图书馆藏有据该日本影抄卷子本所抄版本。该书又见于《黄帝内经太素》附录，及"渐西村舍汇刊""六译馆丛书""丛书集成初编"等丛书中，并有清刻本存世

【备注】②中国中医科学院图书馆藏本为残本

1842　十四经穴歌

【分类】针灸推拿·针灸·经络孔穴

【卷数】不分卷

【责任者】〔元〕滑寿（字伯仁，晚号撄宁生）撰

【年代】原书成于元至正元年（1341）

　　　　抄写年代不详

【类型】日本抄本

【藏馆】①中国中医科学院图书馆

　　　　②中国医科大学图书馆

【存世情况】日本抄本 2 部

1843　十四经发挥

【分类】针灸推拿·针灸·经络孔穴

【卷数】三卷

【责任者】〔元〕滑寿（字伯仁，晚号撄宁

生）撰

【年代】原书成于元至正二十八年（1368）
明抄

【类型】抄本

【藏馆】南京图书馆

【存世情况】该本为所见最早存本。后有日
本宽永二年（1625）洛阳二条梅寿刻
本、日本安庆二年（1649）大阪河内屋
喜兵卫刻本、日本宽政五年（1665）山
本长兵卫刻本、日本延宝三年（1675）
松会刻本、日本宝永六年己丑（1709）
芳野屋权兵卫刻本、清书业堂刻本、清
东溪堂刻本、1921 年大成书局石印本、
1936 年无锡中国针灸学研究社铅印本、
民国石印本等多种，又见于"薛氏医按
二十四种""医学集览"等丛书

【备注】《总目》记载广东省立中山图书馆
藏有抄本，抄写年代不详，经查未见

1844　明堂图（四幅）

【分类】针灸推拿·针灸·经络孔穴

【卷数】不分卷（一册）

【责任者】〔元〕滑寿（字伯仁，晚号撄宁
生）撰，〔明〕吴昆（字山甫，号鹤皋
山人，又号参黄子）校；吴郡魏玉麟抄

【年代】原书约成于元至正二十八年（1368）
清乾隆四十七年（1782）抄

【类型】抄本

【藏馆】中国国家图书馆

【存世情况】孤本

1845　经络穴法

【分类】针灸推拿·针灸·经络孔穴

【卷数】二卷（一册）

【责任者】佚名

【年代】明洪熙元年（1425）

【类型】彩绘本

【藏馆】上海图书馆

【存世情况】孤本

【备注】残本

1846　灵枢经脉翼

【分类】针灸推拿·针灸·经络孔穴

【卷数】三卷

【责任者】〔明〕夏英（字时彦）编

【年代】原书成于明成化十五年（1479）
抄写年代不详

【类型】抄本

【藏馆】中国中医科学院图书馆

【存世情况】孤本。后有 1984 年中医古籍
出版社出版的影印本

【备注】《总目》记载山东省图书馆藏有抄
本，经查未见

1847　经络汇编

【分类】针灸推拿·针灸·经络孔穴

【卷数】不分卷

【责任者】〔明〕翟良（字玉华）撰，〔清〕
林起龙（字北海）鉴定

【年代】①明万历四十年（1612）抄
②③抄写年代不详

【类型】抄本

【藏馆】①中国国家图书馆
②天津中医药大学图书馆
③上海中医药大学图书馆

【存世情况】明抄本（一册）为所见最早
存本。后有清康熙六年（1667）天绘阁
刻本、清康熙刻本及清刻本等，又见于

"翟氏医书五种汇刻"

【备注】③上海中医药大学图书馆藏本共二册，残本

1848　循经考穴编（附：欧希范五脏图）

【分类】针灸推拿·针灸·经络孔穴

【卷数】二卷

【责任者】佚名

【年代】原书成于明万历四十七年（1619）

　　　　清康熙年间（1662—1722）抄

【类型】抄本

【藏馆】中国中医科学院图书馆

【存世情况】后有 1955 年群联出版社据清

　　　　康熙抄本出版的影印本

【备注】《总目》记载中国科学院国家科学

　　　　图书馆亦藏有清康熙抄本，经查未见

1849　经络图说

【分类】针灸推拿·针灸·经络孔穴

【卷数】不分卷

【责任者】〔明〕张明编绘

【年代】原书成于明崇祯三年（1630）

　　　　①清初彩绘

　　　　②清初抄

【类型】①彩绘本

　　　　②抄本

【藏馆】①北京大学图书馆

　　　　②湖北中医药大学图书馆

【存世情况】原仅见清初彩绘本与抄本各 1

　　　　部，后有 1993 年中医古籍出版社"中

　　　　医古籍孤本大全"据清初彩绘本出版的

　　　　影印本

1850　经学会宗

【分类】针灸推拿·针灸·经络孔穴

【卷数】二卷（四册）

【责任者】〔明〕凌云（字汉章，别号卧

　　　　岩）撰，凌士麟（字成孺，号振湖）

　　　　汇编，凌一鹄（字序贤）订正

【年代】原书成于明崇祯十七年（1644）

　　　　抄写年代不详

【类型】抄本

【藏馆】南京图书馆

【存世情况】孤本

【备注】残本

1851　足经图

【分类】针灸推拿·针灸·经络孔穴

【卷数】不分卷（一册）

【责任者】佚名

【年代】〔明〕

【类型】抄绘本

【藏馆】中国国家图书馆

【存世情况】孤本

【备注】残本

1852　经络相法

【分类】针灸推拿·针灸·经络孔穴

【卷数】不分卷

【责任者】〔明〕滕千里撰

【年代】〔明〕

【类型】抄本复制本

【藏馆】中国中医科学院图书馆

【存世情况】孤本

1853　经络穴道歌（又名十四经络三百五十四穴道歌括）（附：内景仿真说）

【分类】针灸推拿·针灸·经络孔穴

【卷数】不分卷

【责任者】〔清〕汪昂（字讱庵）编；鲁
　　氏抄

【年代】原书成于清康熙三十三年（1694）
　　抄写年代不详

【类型】抄本

【藏馆】中国中医科学院图书馆

【存世情况】孤本

1854　隧输通考

【分类】针灸推拿·针灸·经络孔穴

【卷数】六卷

【责任者】〔日〕崛元厚、衢昌柏合编

【年代】原书成于日本江户中期（约1706）
　　抄写年代均不详

【类型】日本抄本

【藏馆】①北京大学图书馆
　　②中国中医科学院图书馆

【存世情况】日本抄本2部

1855　经络正统（附：引经口诀）

【分类】针灸推拿·针灸·经络孔穴

【卷数】二卷（附二卷）

【责任者】〔日〕浅井正纯撰

【年代】日本正德元年（1711）

【类型】日本抄本

【藏馆】中国医学科学院北京协和医学院医
　　学信息研究所图书馆

【存世情况】孤本

1856　引经口诀

【分类】针灸推拿·针灸·经络孔穴

【卷数】二卷

【责任者】〔日〕浅井正纯撰；杉山氏抄

【年代】日本正德元年（1711）

【类型】日本抄本

【藏馆】中国医学科学院北京协和医学院医
　　学信息研究所图书馆

【存世情况】又见于《经络正统》附录

1857　经穴考

【分类】针灸推拿·针灸·经络孔穴

【卷数】不分卷

【责任者】佚名

【年代】日本安永九年（1780）

【类型】日本抄本

【藏馆】上海市医学会图书馆

【存世情况】孤本

1858　凌门传授铜人指穴

【分类】针灸推拿·针灸·经络孔穴

【卷数】不分卷

【责任者】佚名

【年代】清乾隆年间（1736—1796）

【类型】抄本

【藏馆】中国中医科学院图书馆

【存世情况】孤本。后有1985年中医古籍
　　出版社出版的影印本

【备注】经折装精抄本

1859　人体经穴脏腑图

【分类】针灸推拿·针灸·经络孔穴

【卷数】不分卷

【责任者】佚名

【年代】清乾隆年间（1736—1796）

【类型】彩绘本

【藏馆】浙江图书馆

【存世情况】孤本

【备注】《总目》记载该书原藏于天一阁博

物院

1860　周氏经络大全

【分类】针灸推拿·针灸·经络孔穴

【卷数】不分卷

【责任者】〔清〕周孔四撰

【年代】清嘉庆元年（1796）

【类型】抄本

【藏馆】中国中医科学院图书馆

【存世情况】孤本。后有1996年中医古籍
　　　　出版社据此抄本出版的影印本

1861　针灸内篇
　　　　经络图歌

【分类】针灸推拿·针灸·经络孔穴

【卷数】不分卷

【责任者】〔清〕江上外史撰，凌声臣、宣
　　　　佩九传

【年代】原书约成于清道光初年（1821）
　　　　清抄

【类型】抄本

【藏馆】中国中医科学院图书馆

【存世情况】孤本。后有1984年中医古籍
　　　　出版社据此抄本出版的影印本

1862　十四经穴法识

【分类】针灸推拿·针灸·经络孔穴

【卷数】不分卷

【责任者】〔日〕相忘亭本履（字俊伯）撰

【年代】日本文政十二年（1829）

【类型】日本抄本

【藏馆】中国中医科学院图书馆

【存世情况】孤本

【备注】赤山堂抄本。另有〔日〕谷其章

（字元圭）编《经穴指掌》一书，《总
目》载有中国医学科学院北京协和医学
院医学信息研究所图书馆所藏同年日本
赤山堂抄本，经查未见

1863　经穴备要

【分类】针灸推拿·针灸·经络孔穴

【卷数】不分卷

【责任者】〔日〕谷其章（字元圭）编

【年代】原书约成于日本天保二年（1831）
　　　　①清抄
　　　　②抄写年代不详

【类型】①抄本
　　　　②日本抄本

【藏馆】①中国中医科学院图书馆
　　　　②上海中医药大学图书馆

【存世情况】抄本2部

1864　藏府经络指掌（附：藏府经络补遗
　　　　弁言）

【分类】针灸推拿·针灸·经络孔穴

【卷数】二卷（附一卷）（二册）

【责任者】佚名

【年代】原书成于清道光十四年（1834）
　　　　抄写年代不详

【类型】抄本

【藏馆】上海中医药大学图书馆

【存世情况】孤本

1865　针灸穴法

【分类】针灸推拿·针灸·经络孔穴

【卷数】不分卷（一册）

【责任者】著者佚名；〔清〕冯文轩抄

【年代】清光绪元年（1875）

【类型】抄本

【藏馆】中国中医科学院图书馆

【存世情况】孤本

【备注】有同名抄本3种，各自信息不同

1866　医学秘本

【分类】针灸推拿·针灸·经络孔穴

【卷数】不分卷（一册）

【责任者】〔清〕仲山氏编

【年代】清光绪五年（1879）

【类型】抄本

【藏馆】上海中医药大学图书馆

【存世情况】孤本

【备注】《总目》书名作"经络穴位"

1867　杨氏家传针经图像

【分类】针灸推拿·针灸·经络孔穴

【卷数】不分卷（一册）

【责任者】佚名

【年代】清光绪三十四年（1908）

【类型】抄本

【藏馆】中国中医科学院图书馆

【存世情况】孤本

1868　十四经穴发挥
　　　奇方萃录

【分类】针灸推拿·针灸·经络孔穴

【卷数】不分卷（一册）

【责任者】佚名

【年代】清宣统三年（1911）

【类型】抄本

【藏馆】中国中医科学院图书馆

【存世情况】孤本

1869　针灸穴道图

【分类】针灸推拿·针灸·经络孔穴

【卷数】不分卷

【责任者】佚名

【年代】清

【类型】彩绘本

【藏馆】南京图书馆

【存世情况】孤本

1870　十二经总歌

【分类】针灸推拿·针灸·经络孔穴

【卷数】不分卷

【责任者】〔清〕王熙帆（希凡道人）手录

【年代】清

【类型】抄本

【藏馆】中国科学院国家科学图书馆

【存世情况】孤本

1871　脏腑经络图注（附：针灸大成诸穴
　　　异名录、脏腑改错图辑）

【分类】针灸推拿·针灸·经络孔穴

【卷数】不分卷

【责任者】〔清〕缪云亭抄辑

【年代】清

【类型】抄本

【藏馆】中国科学院国家科学图书馆

【存世情况】孤本

【备注】《总目》载有四川省图书馆所藏抄
　　　本，经查未见

1872　奇经八脉总说

【分类】针灸推拿·针灸·经络孔穴

【卷数】不分卷

【责任者】佚名

【年代】清

【类型】抄本

【藏馆】吉林省图书馆

【存世情况】孤本

1873 节穴身镜

【分类】针灸推拿·针灸·经络孔穴

【卷数】二卷（四册）

【责任者】张星余撰

【年代】清

【类型】抄本

【藏馆】中国国家图书馆

【存世情况】孤本

1874 十二经络图典义

【分类】针灸推拿·针灸·经络孔穴

【卷数】不分卷（二册）

【责任者】佚名

【年代】清末

【类型】抄本

【藏馆】中国中医科学院图书馆

【存世情况】孤本

1875 脏腑总论经穴起止

【分类】针灸推拿·针灸·经络孔穴

【卷数】不分卷

【责任者】佚名

【年代】清末

【类型】抄本

【藏馆】中国中医科学院图书馆

【存世情况】孤本

1876 经穴辑要

【分类】针灸推拿·针灸·经络孔穴

【卷数】不分卷

【责任者】佚名

【年代】〔清〕

【类型】抄本

【藏馆】①上海市医学会图书馆

②浙江省中医药研究院图书馆

【存世情况】抄本2部

【备注】上海市医学会图书馆藏本共四册，第一册题"疡医心法"，后三册题"经穴辑要"，字体一致，内容连贯，同属一书

1877 明堂脏腑经络图解

【分类】针灸推拿·针灸·经络孔穴

【卷数】不分卷

【责任者】佚名

【年代】〔清〕

【类型】抄本

【藏馆】上海市医学会图书馆

【存世情况】孤本

1878 十二经分寸歌（附：脉诀入门）

【分类】针灸推拿·针灸·经络孔穴

【卷数】不分卷（一册）

【责任者】〔清〕陈秉钧（字莲舫，号庸叟，又号乐余老人）编；许鼎安抄

【年代】〔清〕

【类型】抄本

【藏馆】上海中医药大学图书馆

【存世情况】孤本

1879 十二经奇经循行图

【分类】针灸推拿·针灸·经络孔穴

【卷数】不分卷（一册）

【责任者】著者佚名；汪锡嘏抄

【年代】［清］

【类型】抄本

【藏馆】上海中医药大学图书馆

【存世情况】孤本

【备注】《总目》书名误作"十二奇经循行图"

1880　经络歌

【分类】针灸推拿·针灸·经络孔穴

【卷数】不分卷（一册）

【责任者】佚名

【年代】［清］

【类型】抄本

【藏馆】上海中医药大学图书馆

【存世情况】孤本

1881　奇经八脉总论

【分类】针灸推拿·针灸·经络孔穴

【卷数】不分卷（一册）

【责任者】佚名

【年代】［清］

【类型】抄本

【藏馆】中国科学院国家科学图书馆

【存世情况】孤本

1882　经络总括附方

【分类】针灸推拿·针灸·经络孔穴

【卷数】不分卷

【责任者】佚名

【年代】［清］

【类型】抄本

【藏馆】河南中医药大学图书馆

【存世情况】孤本

1883　医学简粹十二经脉起止诀

【分类】针灸推拿·针灸·经络孔穴

【卷数】不分卷（一册）

【责任者】佚名

【年代】［清］

【类型】抄本

【藏馆】上海中医药大学图书馆

【存世情况】孤本

【备注】书首题"折桂斋秘本"

1884　内经藏府经络穴名绘考

【分类】针灸推拿·针灸·经络孔穴

【卷数】二卷（二册）

【责任者】佚名

【年代】［清］

【类型】抄本

【藏馆】上海中医药大学图书馆

【存世情况】孤本

1885　十二经脉碎金

【分类】针灸推拿·针灸·经络孔穴

【卷数】不分卷（一册）

【责任者】佚名

【年代】［清］

【类型】抄本

【藏馆】上海中医药大学图书馆

【存世情况】孤本

1886　藏腑经络摘要

【分类】针灸推拿·针灸·经络孔穴

【卷数】不分卷

【责任者】佚名

【年代】［清］

【类型】抄本

【藏馆】陕西省中医药研究院陕西省中医医院图书馆

【存世情况】孤本

1887　脏腑经络辑要

【分类】针灸推拿·针灸·经络孔穴

【卷数】不分卷

【责任者】毋自欺斋主人辑

【年代】［清］

【类型】抄本

【藏馆】浙江省中医药研究院图书馆

【存世情况】孤本

1888　奇经八脉图歌（附：内景图）

【分类】针灸推拿·针灸·经络孔穴

【卷数】不分卷（一册）

【责任者】佚名

【年代】［清］

【类型】抄本

【藏馆】上海中医药大学图书馆

【存世情况】孤本

1889　经脉直指

【分类】针灸推拿·针灸·经络孔穴

【卷数】不分卷（一册）

【责任者】佚名

【年代】［清］

【类型】抄本

【藏馆】上海中医药大学图书馆

【存世情况】孤本

1890　经穴摘要（附：虚劳论治）

【分类】针灸推拿·针灸·经络孔穴

【卷数】不分卷

【责任者】佚名

【年代】［清］

【类型】抄本

【藏馆】云南省图书馆

【存世情况】孤本

1891　十二经脉篇（附：医学三字经）

【分类】针灸推拿·针灸·经络孔穴

【卷数】不分卷（一册）

【责任者】佚名

【年代】［清］

【类型】抄本

【藏馆】上海图书馆

【存世情况】孤本

【备注】《总目》载有浙江省中医药研究院图书馆所藏抄本，经查未见

1892　铜人图考正穴法

【分类】针灸推拿·针灸·经络孔穴

【卷数】不分卷

【责任者】佚名

【年代】［清］

【类型】抄本

【藏馆】四川省图书馆

【存世情况】孤本

1893　经脉图

【分类】针灸推拿·针灸·经络孔穴

【卷数】不分卷（一册）

【责任者】佚名

【年代】［清］

【类型】抄本

【藏馆】上海图书馆

【存世情况】孤本

【备注】《总目》载有广东省立中山图书馆
　　所藏同名抄本，经查未见。该本《总
　　目》失载，今补

1894　十二经络奇经八脉

【分类】针灸推拿·针灸·经络孔穴

【卷数】不分卷

【责任者】佚名

【年代】［清］

【类型】抄本

【藏馆】中国中医科学院图书馆

【存世情况】孤本

1895　经俞选

【分类】针灸推拿·针灸·经络孔穴

【卷数】三卷

【责任者】〔日〕源常或撰，源常斌校，源
　　常言等重订

【年代】［清］

【类型】日本抄本

【藏馆】中国医学科学院北京协和医学院医
　　学信息研究所图书馆

【存世情况】孤本

【备注】残本

1896　十四经考

【分类】针灸推拿·针灸·经络孔穴

【卷数】不分卷

【责任者】〔日〕宫本家传

【年代】［清］

【类型】抄本

【藏馆】吉林大学图书馆医学馆

【存世情况】孤本

1897　铜人图经络纂要

【分类】针灸推拿·针灸·经络孔穴

【卷数】不分卷（二册）

【责任者】著者佚名；时敬斋抄

【年代】［清］

【类型】抄本

【藏馆】中国国家图书馆

【存世情况】孤本

1898　素灵约选经穴歌括

【分类】针灸推拿·针灸·经络孔穴

【卷数】不分卷（一册）

【责任者】佚名

【年代】清末民初

【类型】抄本

【藏馆】中国国家图书馆

【存世情况】孤本

1899　经穴图考

【分类】针灸推拿·针灸·经络孔穴

【卷数】不分卷

【责任者】佚名

【年代】民国（约1917）

【类型】抄本

【藏馆】中国中医科学院图书馆

【存世情况】孤本

【备注】残本

1900　针灸穴道经验汇编（又名针灸经验穴症汇编）

【分类】针灸推拿·针灸·经络孔穴

【卷数】不分卷（二册）

【责任者】黄云章撰，罗祖铨注

【年代】1928 年

【类型】抄本

【藏馆】上海中医药大学图书馆

【存世情况】孤本

1901　针灸经穴分寸穴俞治疗歌合编

【分类】针灸推拿·针灸·经络孔穴

【卷数】不分卷

【责任者】罗兆琚撰

【年代】1935 年

【类型】抄本

【藏馆】广西壮族自治区桂林图书馆

【存世情况】孤本

1902　仲景针灸图经注

【分类】针灸推拿·针灸·经络孔穴

【卷数】二卷

【责任者】赵树棠注；孙世德抄

【年代】1938 年

【类型】抄本

【藏馆】广西壮族自治区桂林图书馆

【存世情况】孤本

1903　针灸经穴编

【分类】针灸推拿·针灸·经络孔穴

【卷数】不分卷

【责任者】著者佚名；盘溪子杭抄

【年代】1946 年抄

【类型】抄本

【藏馆】苏州大学图书馆

【存世情况】孤本

1904　十四经经穴总编

【分类】针灸推拿·针灸·经络孔穴

【卷数】不分卷

【责任者】佚名

【年代】1949 年

【类型】抄本

【藏馆】中国中医科学院图书馆

【存世情况】孤本

1905　针灸要穴选

【分类】针灸推拿·针灸·经络孔穴

【卷数】不分卷

【责任者】江静波编

【年代】1949 年

【类型】抄本

【藏馆】中国中医科学院图书馆

【存世情况】孤本

1906　中国针灸经穴学

【分类】针灸推拿·针灸·经络孔穴

【卷数】三卷

【责任者】承澹盦撰

【年代】民国

【类型】抄本

【藏馆】成都图书馆

【存世情况】孤本

1907　十四经脉歌

【分类】针灸推拿·针灸·经络孔穴

【卷数】不分卷

【责任者】佚名

【年代】民国

【类型】抄本

【藏馆】中国中医科学院图书馆

【存世情况】孤本

1908　铜人经穴分寸图表

【分类】针灸推拿·针灸·经络孔穴

【卷数】不分卷（一册）

【责任者】卫道摹绘

【年代】民国

【类型】摹绘本

【藏馆】上海中医药大学图书馆

【存世情况】孤本

【备注】卫氏宗祠墨线钩摹本

1909 针灸图

【分类】针灸推拿·针灸·经络孔穴

【卷数】不分卷

【责任者】佚名

【年代】民国

【类型】抄绘本

【藏馆】安徽省图书馆

【存世情况】孤本

1910 脏腑经络各穴部位图

【分类】针灸推拿·针灸·经络孔穴

【卷数】不分卷

【责任者】佚名

【年代】民国

【类型】抄绘本

【藏馆】上海市医学会图书馆

【存世情况】孤本

1911 十二经治症主客原络

【分类】针灸推拿·针灸·经络孔穴

【卷数】不分卷

【责任者】佚名

【年代】民国

【类型】抄本

【藏馆】上海中医药大学图书馆

【存世情况】孤本

1912 铜人俞穴分寸图

【分类】针灸推拿·针灸·经络孔穴

【卷数】不分卷

【责任者】佚名

【年代】民国

【类型】抄本

【藏馆】浙江大学图书馆医学分馆

【存世情况】孤本

【备注】有批注

1913 经穴图解

【分类】针灸推拿·针灸·经络孔穴

【卷数】不分卷（一册）

【责任者】佚名

【年代】民国

【类型】抄本

【藏馆】上海中医药大学图书馆

【存世情况】孤本

1914 针灸歌图

【分类】针灸推拿·针灸·经络孔穴

【卷数】不分卷

【责任者】佚名

【年代】民国

【类型】抄本

【藏馆】上海中医药大学图书馆

【存世情况】孤本

1915 取穴图解

【分类】针灸推拿·针灸·经络孔穴

【卷数】不分卷

【责任者】佚名

【年代】民国

【类型】彩绘本

【藏馆】天津中医药大学图书馆

【存世情况】孤本

1916　经穴学
孔穴学

【分类】针灸推拿·针灸·经络孔穴

【卷数】不分卷

【责任者】佚名

【年代】民国

【类型】抄本

【藏馆】镇江市图书馆

【存世情况】孤本

1917　针灸穴法

【分类】针灸推拿·针灸·经络孔穴

【卷数】不分卷

【责任者】佚名

【年代】民国

【类型】抄本

【藏馆】天津医学高等专科学校图书馆

【存世情况】孤本

1918　奇经八脉病歌

【分类】针灸推拿·针灸·经络孔穴

【卷数】不分卷

【责任者】佚名

【年代】民国

【类型】抄本

【藏馆】成都中医药大学图书馆

【存世情况】孤本

1919　经络说

【分类】针灸推拿·针灸·经络孔穴

【卷数】二卷

【责任者】佚名

【年代】民国

【类型】日本抄本

【藏馆】中国医学科学院北京协和医学院医学信息研究所图书馆

【存世情况】孤本

1920　针灸要穴图

【分类】针灸推拿·针灸·经络孔穴

【卷数】不分卷（一册）

【责任者】雪庚编

【年代】民国

【类型】抄本

【藏馆】上海中医药大学图书馆

【存世情况】孤本

1921　脉络分明

【分类】针灸推拿·针灸·经络孔穴

【卷数】不分卷

【责任者】佚名

【年代】民国

【类型】抄本

【藏馆】哈尔滨医科大学图书馆

【存世情况】孤本

【备注】亦女轩汇抄本

1922　经穴全集

【分类】针灸推拿·针灸·经络孔穴

【卷数】不分卷（四册）

【责任者】徐青岑撰

【年代】民国

【类型】抄本

【藏馆】南京图书馆

【存世情况】孤本

3. 针灸方法

（1）针法

1923　针科全书妙诀
【分类】针灸推拿·针灸·针灸方法·针法
【卷数】不分卷
【责任者】〔清〕李昌仁（号离尘子）评订
【年代】清
【类型】抄本
【藏馆】上海市医学会图书馆
【存世情况】孤本

1924　针灸法
【分类】针灸推拿·针灸·针灸方法·针法
【卷数】不分卷
【责任者】佚名
【年代】〔清〕
【类型】抄本
【藏馆】南京图书馆
【存世情况】孤本

1925　针法入门
【分类】针灸推拿·针灸·针灸方法·针法
【卷数】不分卷
【责任者】罗兆琚撰；刘玉阶抄
【年代】1938 年
【类型】抄本
【藏馆】广西壮族自治区桂林图书馆
【存世情况】孤本

1926　针法偶钞
【分类】针灸推拿·针灸·针灸方法·针法
【卷数】不分卷（一册）

【责任者】佚名
【年代】民国
【类型】抄本
【藏馆】中国国家图书馆
【存世情况】孤本

（2）其他针法

1927　子午流注针经
【分类】针灸推拿·针灸·针灸方法·其他
　　　针法
【卷数】三卷
【责任者】〔金〕何若愚撰，阎明广编
【年代】原书成于金（1115—1234）
　　　抄写年代不详
【类型】抄本
【藏馆】中国中医科学院图书馆
【存世情况】另见于"针灸四书"

1928　太乙神针方（又名太乙神针）
【分类】针灸推拿·针灸·针灸方法·其他
　　　针法
【卷数】不分卷
【责任者】〔清〕范毓䢵（号培兰）编
【年代】原书成于清雍正十三年（1735）
　　　①清道光二十四年（1844）刘集
　　信抄
　　　②清萝月轩抄本
　　　③抄写年代不详
【类型】抄本
【藏馆】①②③天津中医药大学图书馆
【存世情况】抄本 3 部
【备注】此 3 部抄本均藏于天津中医药大学
　　　图书馆：〔清〕刘集信抄本（二册）、
　　　清萝月轩抄本（一册）、年代不详抄本

（一册，附《眼科良方》）。《总目》所载清道光十六年（1836）李琼山抄本未见，可能登记信息有误。《总目》载有中国中医科学院图书馆所藏清抄本，经查未见

1929　仙传神针
【分类】针灸推拿·针灸·针灸方法·其他针法
【卷数】不分卷（一册）
【责任者】〔清〕范毓骎（培兰）著
【年代】清道光二十年（1840）抄
【类型】抄本
【藏馆】上海市医学会图书馆
【存世情况】孤本
【备注】彝铭堂抄本

1930　大全神针灸诀
【分类】针灸推拿·针灸·针灸方法·其他针法
【卷数】不分卷（三册）
【责任者】佚名
【年代】民国
【类型】抄本
【藏馆】上海中医药大学图书馆
【存世情况】孤本

1931　神针简要图（又名神针简要图秘本）
【分类】针灸推拿·针灸·针灸方法·其他针法
【卷数】不分卷（一册）
【责任者】佚名
【年代】民国
【类型】抄本

【藏馆】上海中医药大学图书馆
【存世情况】孤本

（3）灸法

1932　传悟灵济录
【分类】针灸推拿·针灸·针灸方法·灸法
【卷数】二卷
【责任者】〔清〕张衍恩（字有恒）撰
【年代】清同治八年（1869）
【类型】彩绘稿本
【藏馆】中国中医科学院图书馆
【存世情况】孤本。后有2005年中医古籍出版社"中医古籍孤本大全"收录的影印本

1933　灸膏肓腧穴法（又名膏肓灸法）
【分类】针灸推拿·针灸·针灸方法·灸法
【卷数】不分卷
【责任者】〔宋〕庄绰（字季裕）撰
【年代】原书约成于南宋建炎二年（1128）抄写年代不详
【类型】抄本
【藏馆】中国中医科学院图书馆
【存世情况】另见于"针灸四书"

1934　灸关元谱
【分类】针灸推拿·针灸·针灸方法·灸法
【卷数】不分卷（一册）
【责任者】〔清〕王耕心（字茂才）撰
【年代】原书成于清乾隆年间（1736—1796）清抄
【类型】抄本
【藏馆】中国国家图书馆
【存世情况】孤本

1935　日爇灸法

【分类】针灸推拿·针灸·针灸方法·灸法

【卷数】不分卷（一册）

【责任者】〔清〕王耕心（字茂才）撰

【年代】原书成于清乾隆年间（1736—1796）
　　　　清抄

【类型】抄本

【藏馆】中国国家图书馆

【存世情况】孤本

1936　经验灸法独本

【分类】针灸推拿·针灸·针灸方法·灸法

【卷数】不分卷

【责任者】佚名

【年代】清

【类型】抄本

【藏馆】四川省图书馆

【存世情况】孤本

1937　灸法纂要

【分类】针灸推拿·针灸·针灸方法·灸法

【卷数】不分卷

【责任者】梅迟居士录

【年代】民国（约1912）

【类型】抄本

【藏馆】四川省图书馆

【存世情况】孤本

1938　秘传灸书

【分类】针灸推拿·针灸·针灸方法·灸法

【卷数】不分卷（一册）

【责任者】客荠氏录

【年代】民国

【类型】抄本

【藏馆】上海中医药大学图书馆

【存世情况】孤本

1939　灸点图解

【分类】针灸推拿·针灸·针灸方法·灸法

【卷数】不分卷（一册）

【责任者】佚名

【年代】民国

【类型】抄本

【藏馆】①上海图书馆
　　　　②浙江中医药大学图书馆

【存世情况】抄本2部

1940　（秘传）经验灸法

【分类】针灸推拿·针灸·针灸方法·灸法

【卷数】不分卷

【责任者】佚名

【年代】民国

【类型】抄本

【藏馆】浙江省中医药研究院图书馆

【存世情况】孤本

4. 针灸临床

1941　针灸问答

【分类】针灸推拿·针灸·针灸临床

【卷数】不分卷（一册）

【责任者】佚名

【年代】明

【类型】抄本

【藏馆】中国中医科学院图书馆

【存世情况】孤本

1942　推拿针灸仙术活幼良方简编

【分类】针灸推拿·针灸·针灸临床

【卷数】二卷（二册）

【责任者】〔清〕范其天（字士浩）撰录

【年代】原书成于清康熙五十年（1711）
　　　　抄写年代不详

【类型】抄本

【藏馆】上海市医学会图书馆

【存世情况】孤本

【备注】《总目》失载，今补。封面题"幼
　　　科针灸穴法"，内容以小儿推拿与灸法
　　　为主。书前自序言该书为其师谈守印所
　　　传，经摘要简编后公行于世

1943　马丹阳十二穴治杂病歌

【分类】针灸推拿·针灸·针灸临床

【卷数】不分卷（一册）

【责任者】原题〔金〕马丹阳（初名从义，
　　　字宜甫，号丹阳子）撰

【年代】约清宣统二年（1910）

【类型】抄本

【藏馆】中国中医科学院图书馆

【存世情况】孤本

1944　各经外症图

【分类】针灸推拿·针灸·针灸临床

【卷数】不分卷

【责任者】佚名

【年代】清

【类型】抄本

【藏馆】辽宁中医药大学图书馆

【存世情况】孤本

1945　针灸治法

【分类】针灸推拿·针灸·针灸临床

【卷数】不分卷

【责任者】佚名

【年代】清

【类型】抄本

【藏馆】四川省图书馆

【存世情况】孤本

1946　（抄本）推穴针灸药书

【分类】针灸推拿·针灸·针灸临床

【卷数】不分卷（一册）

【责任者】佚名

【年代】清

【类型】抄本

【藏馆】中国国家图书馆

【存世情况】孤本

1947　针灸要诀

【分类】针灸推拿·针灸·针灸临床

【卷数】不分卷

【责任者】佚名

【年代】清末

【类型】抄本

【藏馆】吉林省图书馆

【存世情况】孤本

1948　针灸症治诀要（附：针灸八法讲义）

【分类】针灸推拿·针灸·针灸临床

【卷数】二卷（附二卷）

【责任者】著者佚名；蔡蔚华抄

【年代】〔清〕

【类型】抄本

【藏馆】河南中医药大学图书馆

【存世情况】孤本

1949　十二经络症治合编

【分类】针灸推拿·针灸·针灸临床

【卷数】不分卷

【责任者】佚名

【年代】民国

【类型】抄本

【藏馆】山东省图书馆

【存世情况】孤本

1950　针灸要方

【分类】针灸推拿·针灸·针灸临床

【卷数】不分卷

【责任者】佚名

【年代】民国

【类型】抄本

【藏馆】①广东省立中山图书馆

　　　　②中山大学图书馆

【存世情况】抄本2部

1951　针灸问答

【分类】针灸推拿·针灸·针灸临床

【卷数】不分卷

【责任者】佚名

【年代】民国

【类型】抄本

【藏馆】中国中医科学院图书馆

【存世情况】孤本

【备注】有同名书籍多部

1952　历代针灸医案选按

【分类】针灸推拿·针灸·针灸临床

【卷数】二卷

【责任者】孔蔼如撰

【年代】民国

【类型】抄本

【藏馆】浙江省中医药研究院图书馆

【存世情况】孤本

1953　针灸医案

【分类】针灸推拿·针灸·针灸临床

【卷数】三卷

【责任者】佚名

【年代】民国

【类型】抄本

【藏馆】浙江省中医药研究院图书馆

【存世情况】孤本

【备注】另有同名医书，存民国石印本

1954　针灸治病要诀

【分类】针灸推拿·针灸·针灸临床

【卷数】三卷

【责任者】佚名

【年代】民国

【类型】抄本

【藏馆】中国中医科学院图书馆

【存世情况】孤本

（二）推拿按摩

1955　小儿推拿直录（又名推拿直录）

【分类】针灸推拿·推拿按摩

【卷数】不分卷（一册）

【责任者】〔清〕钱檫村编

【年代】清乾隆五十八年（1793）

【类型】稿本

【藏馆】中国中医科学院图书馆

【存世情况】孤本

【备注】乐志堂钱氏稿本

1956　华氏按摩术

【分类】针灸推拿·推拿按摩

【卷数】不分卷

【责任者】杨华亭撰，黄维翰（字竹斋）校

【年代】1934 年

【类型】稿本

【藏馆】中国中医科学院图书馆

【存世情况】孤本

【备注】有插图

1957 秘传推拿妙诀（附：推拿妙诀补遗）

【分类】针灸推拿·推拿按摩

【卷数】不分卷（附一卷）

【责任者】〔明〕周于蕃（字岳夫）辑注，
钱汝明（字用晦）参订

【年代】原书成于明万历四十年（1612）
①清乾隆年间（1736—1796）抄
②清抄
③抄写年代不详

【类型】抄本

【藏馆】①天津图书馆
②北京大学图书馆
③中国中医科学院图书馆

【存世情况】抄本 3 部

【备注】③中国中医科学院图书馆藏本所抄
底本即北京大学图书馆所藏清抄本

1958 推拿纂正

【分类】针灸推拿·推拿按摩

【卷数】不分卷

【责任者】〔明〕周于蕃（字岳夫）撰，
〔清〕宋池化增删

【年代】原书成于明末清初（约 1644）
抄写年代不详

【类型】抄本复制本

【藏馆】中国中医科学院图书馆

【存世情况】孤本

1959 按摩经

【分类】针灸推拿·推拿按摩

【卷数】不分卷

【责任者】佚名

【年代】清康熙三年（1664）

【类型】抄本

【藏馆】山东中医药大学图书馆

【存世情况】孤本

1960 秘传推拿捷法

【分类】针灸推拿·推拿按摩

【卷数】不分卷

【责任者】〔清〕余飞鳞撰

【年代】原书成于清康熙三十八年（1699）
抄写年代不详

【类型】抄本

【藏馆】浙江省中医药研究院图书馆

【存世情况】孤本

1961 推拿舌形

【分类】针灸推拿·推拿按摩

【卷数】不分卷

【责任者】佚名

【年代】清光绪元年（1875）

【类型】抄本

【藏馆】广西壮族自治区桂林图书馆

【存世情况】孤本

【备注】汾封堂抄本

1962 推拿总诀仿歌

【分类】针灸推拿·推拿按摩

【卷数】不分卷

【责任者】佚名

【年代】清光绪三年丁丑（1877）

【类型】抄本

【藏馆】中国中医科学院图书馆

【存世情况】孤本

1963　徐谦光推拿全集（又名小儿推拿全
书、推拿三字经）

【分类】针灸推拿·推拿按摩

【卷数】不分卷

【责任者】〔清〕徐宗礼（字谦光，号秋堂
公）撰

【年代】原书成于清光绪年间（约1877）
抄写年代不详

【类型】抄本复制本

【藏馆】中国中医科学院图书馆

【存世情况】孤本。另有传本流于海外，在
2016年被中华书局收录进"海外中医
珍善本古籍丛刊"

【备注】该书内容于民国后流传较广，尤以
含眉批的三字经最为出名，故常被称为
"推拿三字经"。2019年上海浦江教育
出版社出版的"推拿名著珍本整理丛
刊"中有点校本

1964　推拿传家宝三字经

【分类】针灸推拿·推拿按摩

【卷数】不分卷

【责任者】〔清〕徐宗礼（字谦光，号秋堂
公）撰

【年代】原书成于清光绪年间（约1877）
抄写年代不详

【类型】抄本复制本

【藏馆】中国中医科学院图书馆

【存世情况】孤本

【备注】该本当为"徐谦光推拿全集"另
一传本的复制本

1965　幼科推拿

【分类】针灸推拿·推拿按摩

【卷数】不分卷

【责任者】佚名

【年代】原书成于清光绪十年（1884）
清抄

【类型】抄本

【藏馆】中国中医科学院图书馆

【存世情况】孤本

1966　推拿述略

【分类】针灸推拿·推拿按摩

【卷数】不分卷

【责任者】〔清〕夏鼎（字禹铸）原撰，余
懋（字啸松）删编

【年代】原书成于清光绪十三年（1887）
抄写年代不详

【类型】抄本

【藏馆】中国中医科学院图书馆

【存世情况】另见于"白岳盦杂缀医书"

1967　姚若愚夫子推拿秘法

【分类】针灸推拿·推拿按摩

【卷数】不分卷（一册）

【责任者】〔清〕赵季笛（字增恪）编；林
月华手录

【年代】原书成于清光绪十九年（1893）
抄写年代不详

【类型】抄本

【藏馆】上海中医药大学图书馆

【存世情况】孤本

【备注】《总目》失载

1968　推拿揉穴秘书

【分类】针灸推拿·推拿按摩

【卷数】不分卷

【责任者】佚名

【年代】清光绪二十一年（1895）

【类型】抄本

【藏馆】苏州大学图书馆

【存世情况】孤本

1969　儿科推拿摘要辨症指南（附：哑科总要）

【分类】针灸推拿·推拿按摩

【卷数】不分卷

【责任者】著者佚名；〔清〕沈清卿抄

【年代】清光绪二十四年（1898）

【类型】抄本

【藏馆】上海图书馆

【存世情况】孤本。有 2019 年上海科学技术文献出版社"上海图书馆藏中医稿抄本丛刊"收录的影印本

【备注】《总目》记该书附"汤头歌诀"，篇名实即"哑科总要"，内容为儿科常用汤头歌诀。《总目》另载上海图书馆藏有〔清〕王兆鼇（原误作汪兆鼇）辑《推拿摘要辨证指南》抄本，经查未见

1970　医学玄枢推拿秘诀

【分类】针灸推拿·推拿按摩

【卷数】不分卷

【责任者】著者佚名；汪显文抄

【年代】清光绪三十二年（1906）

【类型】抄本

【藏馆】中国中医科学院图书馆

【存世情况】孤本

1971　推拿秘法

【分类】针灸推拿·推拿按摩

【卷数】不分卷

【责任者】佚名

【年代】清

【类型】抄本

【藏馆】苏州图书馆

【存世情况】孤本

【备注】《总目》未载，而载有同馆所藏清抄本《推拿秘方》，经查未见，疑即一书

1972　小儿推拿

【分类】针灸推拿·推拿按摩

【卷数】不分卷

【责任者】佚名

【年代】清

【类型】抄本

【藏馆】中国中医科学院图书馆

【存世情况】孤本

【备注】残本

1973　十八穴部位疗病法

【分类】针灸推拿·推拿按摩

【卷数】不分卷（一册）

【责任者】佚名

【年代】清

【类型】抄本

【藏馆】中国中医科学院图书馆

【存世情况】孤本

【备注】《总目》书名作"十八穴部位疗法"

1974　小儿推拿秘诀（又名秘传男女小儿
推拿秘诀）

【分类】针灸推拿·推拿按摩

【卷数】不分卷（一册）

【责任者】佚名

【年代】清

【类型】抄本

【藏馆】①中国国家图书馆

　　　　②中国中医科学院图书馆

【存世情况】抄本 2 部

1975　推拿秘诀（又名秘传推拿小儿诀）

【分类】针灸推拿·推拿按摩

【卷数】不分卷

【责任者】佚名

【年代】清

【类型】抄本

【藏馆】苏州市中医医院图书馆

【存世情况】孤本

【备注】题"小于舟丛抄本"

1976　幼科推拿秘诀（附：卓溪家传秘诀、
推拿代药赋）

【分类】针灸推拿·推拿按摩

【卷数】不分卷（一册）

【责任者】佚名

【年代】清

【类型】抄本

【藏馆】上海图书馆

【存世情况】孤本

1977　推拿秘要

【分类】针灸推拿·推拿按摩

【卷数】二卷

【责任者】佚名

【年代】①清抄

　　　　②抄写年代不详

【类型】抄本

【藏馆】①浙江省中医药研究院图书馆

　　　　②苏州大学图书馆

【存世情况】抄本 2 部

1978　推拿小儿秘诀

【分类】针灸推拿·推拿按摩

【卷数】不分卷（二册）

【责任者】佚名

【年代】清末

【类型】抄本

【藏馆】中国中医科学院图书馆

【存世情况】孤本

1979　小儿科推拿秘诀仙术（又名秘传男
女小儿科推拿）

【分类】针灸推拿·推拿按摩

【卷数】不分卷

【责任者】佚名

【年代】清末

【类型】抄本

【藏馆】中国中医科学院图书馆

【存世情况】孤本

1980　秘传小儿推拿要诀（附：秘诀妙方、
婴儿论）

【分类】针灸推拿·推拿按摩

【卷数】不分卷（二册）

【责任者】佚名

【年代】［清］

【类型】抄本

【藏馆】中国中医科学院图书馆

【存世情况】孤本

1981　小儿推拿全书（附：治疗诸症方药）

【分类】针灸推拿·推拿按摩

【卷数】不分卷

【责任者】佚名

【年代】［清］

【类型】抄本

【藏馆】中国中医科学院图书馆

【存世情况】孤本

1982　小儿推拿法

【分类】针灸推拿·推拿按摩

【卷数】不分卷

【责任者】佚名

【年代】［清］

【类型】抄本

【藏馆】北京中医药大学图书馆

【存世情况】孤本

1983　推拿要诀

【分类】针灸推拿·推拿按摩

【卷数】不分卷

【责任者】佚名

【年代】［清］

【类型】抄本

【藏馆】①苏州市中医医院图书馆
　　　　②浙江省中医药研究院图书馆

【存世情况】抄本 2 部

1984　（秘本）小儿推拿

【分类】针灸推拿·推拿按摩

【卷数】不分卷

【责任者】佚名

【年代】［清］

【类型】抄本

【藏馆】中国科学院国家科学图书馆

【存世情况】孤本

1985　幼科推拿全诀

【分类】针灸推拿·推拿按摩

【卷数】不分卷

【责任者】佚名

【年代】［清］

【类型】抄本

【藏馆】南京图书馆

【存世情况】孤本

1986　保婴推拿秘诀

【分类】针灸推拿·推拿按摩

【卷数】不分卷（一册）

【责任者】佚名

【年代】［清］

【类型】抄本

【藏馆】中国中医科学院图书馆

【存世情况】孤本

1987　十二按摩图法（附遵生八笺图、节
　　　气图）

【分类】针灸推拿·推拿按摩

【卷数】不分卷（附篇各一卷）（一册）

【责任者】佚名

【年代】［清］

【类型】彩绘本

【藏馆】浙江图书馆

【存世情况】孤本

1988　保婴神术

【分类】针灸推拿·推拿按摩

【卷数】不分卷（一册）

【责任者】佚名

【年代】［清］

【类型】抄本

【藏馆】浙江省中医药研究院图书馆

【存世情况】孤本

【备注】《总目》书名作"保婴要术"

1989　推拿手法要诀

【分类】针灸推拿·推拿按摩

【卷数】不分卷

【责任者】佚名

【年代】［清］

【类型】抄本

【藏馆】浙江省中医药研究院图书馆

【存世情况】孤本

1990　小儿推拿秘法

【分类】针灸推拿·推拿按摩

【卷数】不分卷（二册）

【责任者】佚名

【年代】［清］

【类型】抄本

【藏馆】中国中医科学院图书馆

【存世情况】孤本

1991　急救小儿推拿秘传手法

【分类】针灸推拿·推拿按摩

【卷数】不分卷

【责任者】佚名

【年代】民国（1912—1927）

【类型】抄本

【藏馆】中国中医科学院图书馆

【存世情况】孤本

1992　小儿推拿辑要

【分类】针灸推拿·推拿按摩

【卷数】不分卷

【责任者】罗兆琚编；刘星阶抄

【年代】民国（约1945）

【类型】抄本

【藏馆】广西壮族自治区桂林图书馆

【存世情况】孤本

1993　推拿玄秘

【分类】针灸推拿·推拿按摩

【卷数】不分卷

【责任者】云海野士录

【年代】民国

【类型】抄本

【藏馆】苏州图书馆

【存世情况】孤本

【备注】《总目》作清抄本，现据藏馆信息改

1994　秘传推拿小儿病原赋

【分类】针灸推拿·推拿按摩

【卷数】不分卷

【责任者】李畴人撰，祝仲舫编

【年代】民国

【类型】抄本

【藏馆】苏州市中医医院图书馆

【存世情况】孤本

1995　古法推拿图

【分类】针灸推拿·推拿按摩

【卷数】不分卷

【责任者】著者佚名；戴文莲抄

【年代】民国

【类型】抄本

【藏馆】镇江市图书馆

【存世情况】孤本

1996　儿科推拿至宝全书

【分类】针灸推拿·推拿按摩

【卷数】不分卷

【责任者】佚名

【年代】民国

【类型】抄本

【藏馆】中国中医科学院图书馆

【存世情况】孤本

1997　推拿幼科秘传

【分类】针灸推拿·推拿按摩

【卷数】不分卷

【责任者】葛三高编

【年代】民国

【类型】抄本

【藏馆】中国中医科学院图书馆

【存世情况】孤本

1998　推拿小儿秘法

【分类】针灸推拿·推拿按摩

【卷数】不分卷（一册）

【责任者】佚名

【年代】民国

【类型】抄本

【藏馆】中国国家图书馆

【存世情况】孤本

八、临证各科

（一）临证综合

1999　脉药玄微

【分类】临证各科·临证综合

【卷数】不分卷（一册）

【责任者】〔明〕盛寅（字启东）编

【年代】明永乐至正统初期（1403—1441）

【类型】稿本

【藏馆】上海中医药大学图书馆

【存世情况】孤本

2000　脉证方治存式

【分类】临证各科·临证综合

【卷数】不分卷（一册）

【责任者】〔清〕金硕祊（字介石）撰

【年代】清乾隆九年（1744）

【类型】稿本

【藏馆】上海中医药大学图书馆

【存世情况】孤本

【备注】王兰坪于1914年重订。根据该书
　　　　内容，亦可归入"医话医论"类

2001　医林宝鉴

【分类】临证各科·临证综合

【卷数】不分卷

【责任者】〔清〕王之故（字献廷，号九
　　　　峰）撰

【年代】清乾隆后期（约1795）

【类型】稿本

【藏馆】上海市医学会图书馆

【存世情况】孤本

2002　家学渊源（附：医案二则）

【分类】临证各科·临证综合

【卷数】四卷

【责任者】〔清〕作德主人撰

【年代】清嘉庆八年（1803）

【类型】稿本

【藏馆】中国中医科学院图书馆

【存世情况】孤本

2003　内美含章

【分类】临证各科·临证综合

【卷数】十二卷（十二册）

【责任者】〔清〕高拙修（号自在老人）编

【年代】清嘉庆七年至嘉庆十年（1802—
　　　　1805）

【类型】稿本

【藏馆】上海中医药大学图书馆

【存世情况】孤本

2004　杂症总括（又名杂症歌括）（附：杂
　　　　症中风歌括）

【分类】临证各科·临证综合

【卷数】二卷

【责任者】〔清〕何其伟（字韦人，又字书
　　　　田，晚号竹簳山人）撰

【年代】①清嘉庆二十五年（1820）何子
　　　　愚录

　　　　　②清光绪二十三年（1897）陈晋
　　　　泰抄

　　　　　③清何绅书抄

　　　　　④抄写年代不详

【类型】①稿本

②③④抄本

【藏馆】①③中国中医科学院图书馆

②山西省图书馆

④陕西中医药大学图书馆

【存世情况】原仅见抄本，后有1981年上海古籍书店据稿本影印的版本及1894年学林出版社据何绅书抄本出版的影印本

2005 医学精义

【分类】临证各科·临证综合

【卷数】不分卷（四册）

【责任者】〔清〕陈念祖（字修园）撰

【年代】清嘉庆年间（1796—1820）

【类型】稿本

【藏馆】中国医学科学院北京协和医学院医学信息研究所图书馆

【存世情况】孤本

2006 明医要诀

【分类】临证各科·临证综合

【卷数】二卷

【责任者】〔清〕张桢（字尊楼）订

【年代】清道光元年（1821）

【类型】稿本

【藏馆】中国中医科学院图书馆

【存世情况】孤本

2007 （重校）杂证要旨总赋

【分类】临证各科·临证综合

【卷数】不分卷（一册）

【责任者】〔清〕郭诚勋（字云台）编；钱敏捷（字勤民）重校

【年代】清道光三年（1823）

【类型】稿本

【藏馆】上海中医药大学图书馆

【存世情况】孤本

2008 医镜增补

【分类】临证各科·临证综合

【卷数】不分卷

【责任者】〔清〕冯世征（字邠孙）增补，汪克让继增

【年代】清道光初期（约1824）

【类型】稿本

【藏馆】北京大学图书馆

【存世情况】孤本

2009 医范

【分类】临证各科·临证综合

【卷数】不分卷

【责任者】佚名

【年代】清道光后期（约1850）

【类型】稿本

【藏馆】中国中医科学院图书馆

【存世情况】孤本

2010 医法指要（又名脉法指要）（附：经方衍义）

【分类】临证各科·临证综合

【卷数】不分卷（一册）

【责任者】〔清〕史树骏（字庸庵）编，蒋趾真辑

【年代】①清咸丰三年（1853）

②清抄

【类型】①稿本

②抄本

313

【藏馆】①中国中医科学院图书馆
　　　　②湖北中医药大学图书馆

【存世情况】稿本与抄本各 1 部

【备注】①《总目》将中国中医科学院图
　　　书馆藏本记作抄本，据藏馆信息改

2011　医学集存

【分类】临证各科·临证综合

【卷数】不分卷

【责任者】〔清〕俞世球（字得琈）辑

【年代】清咸丰五年（1855）

【类型】稿本

【藏馆】中国中医科学院图书馆

【存世情况】孤本

2012　病家须知

【分类】临证各科·临证综合

【卷数】不分卷（一册）

【责任者】〔清〕陆懋修（字九芝，号江左
　　　下工，又号林屋山人）撰

【年代】清同治至光绪年间（1862—1886）

【类型】稿本

【藏馆】中国国家图书馆

【存世情况】孤本

2013　名论集览

【分类】临证各科·临证综合

【卷数】六卷

【责任者】〔清〕王吉谦（字椒园）撰

【年代】清光绪元年（1875）

【类型】稿本

【藏馆】中国中医科学院图书馆

【存世情况】孤本

【备注】《总目》作抄本，据藏馆信息改

2014　济生津梁

【分类】临证各科·临证综合

【卷数】八卷

【责任者】〔清〕马人镜（字鉴心）撰

【年代】清光绪六年（1880）

【类型】稿本

【藏馆】天津中医药大学图书馆

【存世情况】孤本

【备注】该本为马氏萝月轩稿本。《总目》
　　　作抄本，据藏馆信息改

2015　仙方遗迹

【分类】临证各科·临证综合

【卷数】二卷

【责任者】〔清〕程正通（又名衍道，字敬
　　　通）撰，程曦（字锦雯）释，江倬
　　　参注

【年代】①清光绪九年（1883）
　　　　②敏芳抄，年代不详

【类型】①稿本
　　　　②抄本

【藏馆】①中国中医科学院图书馆
　　　　②上海中医药大学图书馆

【存世情况】稿本与抄本各 1 部

【备注】②上海中医药大学图书馆藏本（二
　　　册）抄于印有"上海世界出版合作社监
　　　制"的红色栏纸上，应为民国时期抄
　　　本。此书内容为医案的注释分析，亦可
　　　归入"医案"或"医论医话"类

2016　勤慎堂医学甲集稿（又名医学甲集稿）

【分类】临证各科·临证综合

【卷数】不分卷（一册）

【责任者】〔清〕夏希灵撰

【年代】①清光绪十年（1884）

　　　　②抄写年代不详

【类型】①稿本

　　　　②抄本

【藏馆】①上海中医药大学图书馆

　　　　②中国中医科学院图书馆

【存世情况】稿本与抄本各 1 部

【备注】《总目》另载有安徽中医药大学图书馆所藏抄本，经查未见

2017　医门要诀

【分类】临证各科·临证综合

【卷数】不分卷（二册合订）

【责任者】〔清〕吴锡圭（字介府）撰

【年代】清光绪十一年（1885）

【类型】稿本

【藏馆】上海中医药大学图书馆

【存世情况】后有 1923 年油印二卷本

2018　医家秘诀

【分类】临证各科·临证综合

【卷数】不分卷

【责任者】佚名

【年代】清光绪十六年（1890）

【类型】稿本

【藏馆】中国中医科学院图书馆

【存世情况】孤本

2019　医学捷径

【分类】临证各科·临证综合

【卷数】不分卷（一册）

【责任者】〔清〕周宗越重订

【年代】①清光绪十七年（1891）

　　　　②抄写年代不详

【类型】①稿本

　　　　②抄本

【藏馆】①中国中医科学院图书馆

　　　　②山东中医药大学图书馆

【存世情况】稿本与抄本各 1 部

【备注】《总目》另载有扬州市图书馆所藏抄本，经查未见

2020　韩氏医书六种

【分类】临证各科·临证综合

【卷数】十四卷（六册）

【责任者】〔清〕韩善征（字止轩）撰

【年代】清光绪二十三年（1897）

【类型】稿本

【藏馆】上海中医药大学图书馆

【存世情况】孤本

【备注】子目：

　　　　（1）疟疾论（三卷）

　　　　（2）痢疾论（四卷）

　　　　（3）时病撮要（一卷）

　　　　（4）阳痿论（二卷）

　　　　（5）金匮杂病辨（三卷）

　　　　（6）醒世琐言（一卷）

2021　沈氏遗稿二种

【分类】临证各科·临证综合

【卷数】三卷

【责任者】〔清〕沈夏霖（字柳桥）撰

【年代】清光绪二十三年（1897）

【类型】稿本

【藏馆】中国中医科学院图书馆

【存世情况】孤本

【备注】子目：

　　　　（1）医法汇编

（2）医则（二卷）

2022　医林集览

【分类】临证各科·临证综合

【卷数】不分卷（三十二册）

【责任者】〔清〕来雍撰

【年代】清光绪三十年（1904）

【类型】稿本

【藏馆】上海中医药大学图书馆

【存世情况】孤本

2023　医窟

【分类】临证各科·临证综合

【卷数】十卷

【责任者】〔清〕许士晋（字锡蕃、永康）传

【年代】清宣统三年（1911）

【类型】稿本

【藏馆】中国中医科学院图书馆

【存世情况】孤本

2024　医学汇粹

【分类】临证各科·临证综合

【卷数】不分卷（一册）

【责任者】〔清〕汲古后人香樵氏纂辑，孙
　　君修校订

【年代】清

【类型】稿本

【藏馆】上海中医药大学图书馆

【存世情况】孤本

2025　管窥述粹录

【分类】临证各科·临证综合

【卷数】三十卷（存二十二卷，二十四册）

【责任者】〔清〕高锡祚编

【年代】〔清〕

【类型】稿本

【藏馆】上海中医药大学图书馆

【存世情况】孤本

【备注】残本，缺卷四至六、九、十三、十
　　五、十八、二十五

2026　一砚斋医镜

【分类】临证各科·临证综合

【卷数】不分卷（二册）

【责任者】佚名

【年代】〔清〕

【类型】稿本

【藏馆】上海市医学会图书馆

【存世情况】孤本

2027　证治秘考

【分类】临证各科·临证综合

【卷数】不分卷

【责任者】原题〔清〕梅邨居士撰

【年代】〔清〕

【类型】稿本

【藏馆】中国人民解放军医学图书馆

【存世情况】孤本

2028　医林撷秀

【分类】临证各科·临证综合

【卷数】不分卷

【责任者】佚名

【年代】民国（约1912）

【类型】稿本

【藏馆】苏州大学图书馆

【存世情况】孤本

2029　日知录

【分类】临证各科·临证综合

【卷数】不分卷

【责任者】唐乃楠撰

【年代】1916 年

【类型】稿本

【藏馆】中国中医科学院图书馆

【存世情况】孤本

2030　医学金针集

【分类】临证各科·临证综合

【卷数】不分卷

【责任者】阿恒臣编

【年代】1916 年

【类型】稿本

【藏馆】中国中医科学院图书馆

【存世情况】孤本

2031　梅城刘氏编医书六种

【分类】临证各科·临证综合

【卷数】不分卷

【责任者】刘鳞（字疾鳌）编

【年代】1917 年

【类型】稿本

【藏馆】中国中医科学院图书馆

【存世情况】孤本

【备注】子目：

  （1）寒温三字诀

  （2）六经定法

  （3）杂病论

  （4）痢疾三字诀

  （5）小儿吐泻证治

  （6）痘诊真诠

2032　医学正轨

【分类】临证各科·临证综合

【卷数】不分卷（一册）

【责任者】冯性之撰

【年代】1925 年

【类型】稿本

【藏馆】上海中医药大学图书馆

【存世情况】孤本

2033　苍石山房医稿

【分类】临证各科·临证综合

【卷数】不分卷

【责任者】佚名

【年代】1926 年

【类型】稿本

【藏馆】中国中医科学院图书馆

【存世情况】孤本

2034　症治要略

【分类】临证各科·临证综合

【卷数】不分卷（一册）

【责任者】佚名

【年代】民国（1927—1936）

【类型】稿本

【藏馆】上海图书馆

【存世情况】孤本

2035　百尺楼医书

【分类】临证各科·临证综合

【卷数】不分卷

【责任者】佚名

【年代】民国（1927—1937）

【类型】稿本

【藏馆】上海市医学会图书馆

【存世情况】孤本

2036　医家要略

【分类】临证各科·临证综合

【卷数】不分卷

【责任者】沈寿留辑

【年代】民国

【类型】稿本

【藏馆】中国中医科学院图书馆

【存世情况】孤本

【备注】题"古赵沈氏鞠书屋稿本"

2037　罗太无口授三法

【分类】临证各科·临证综合

【卷数】不分卷（一册）

【责任者】〔元〕朱震亨（字彦修，世称丹溪先生）撰

【年代】原书成于元泰定四年（1327）

　　　　①清光绪元年（1875）陆鸿逵抄

　　　　②清光绪十四年（1888）卓颖抄

　　　　③清抄

　　　　④抄写年代不详

【类型】抄本

【藏馆】①中国中医科学院图书馆

　　　　②上海中医药大学图书馆

　　　　③中国国家图书馆

　　　　④苏州市中医医院图书馆

【存世情况】原仅见抄本；后有 2006 年上海中医药大学出版社据上海中医药大学图书馆所藏抄本出版的影印本，及 2015 年中国中医药出版社出版的整理点校本

【备注】③中国国家图书馆所藏清抄本题名"罗太无口授三诀"

2038　医学门径

【分类】临证各科·临证综合

【卷数】不分卷

【责任者】佚名

【年代】原书成于元末（约 1358）明抄

【类型】抄本

【藏馆】中国中医科学院图书馆

【存世情况】孤本

2039　医学要解集注

【分类】临证各科·临证综合

【卷数】不分卷（一册）

【责任者】〔越〕朱光烈撰

【年代】原书成于明初（约 1400）抄写年代不详

【类型】越南抄本

【藏馆】中国中医科学院图书馆

【存世情况】孤本

2040　医学撮要

【分类】临证各科·临证综合

【卷数】不分卷

【责任者】〔明〕程希洛编，薛己（字新甫，号立斋）撰；〔清〕素漪氏抄

【年代】原书成于明嘉靖年间（1522—1566）清抄

【类型】抄本

【藏馆】江西省图书馆

【存世情况】孤本

2041　（新刊）医家必用类选

【分类】临证各科·临证综合

【卷数】四卷

【责任者】〔明〕孙应奎（字文宿，号东
　　　　谷）纂辑，〔明〕丁选（字汝贤）等同
　　　　订，吕子惠正讹

【年代】原书成于明嘉靖三十二年（1553）
　　　　日本江户年间（1603—1868）抄

【类型】抄本复制本

【藏馆】中国中医科学院图书馆

【存世情况】另有明嘉靖三十二年（1553）
　　　　刻本

【备注】明嘉靖刻本唯上海中医药大学图书
　　　　馆有藏，且为残本，仅存卷一

2042　周慎斋医书（又名周慎斋医旨）

【分类】临证各科·临证综合

【卷数】四卷（四册）

【责任者】〔明〕周之干（字慎斋，一说号
　　　　慎斋）撰

【年代】原书成于明万历元年（1573）
　　　　清抄

【类型】抄本

【藏馆】①中国中医科学院图书馆
　　　　②上海中医药大学图书馆

【存世情况】抄本2部

【备注】②上海中医药大学图书馆藏本题名
　　　　"周慎斋医旨"，原为巢念修藏本

2043　丹溪衣钵

【分类】临证各科·临证综合

【卷数】不分卷（一册）

【责任者】佚名

【年代】原书成于明万历年间（1573—1620）
　　　　明抄

【类型】抄本

【藏馆】中国中医科学院图书馆

【存世情况】孤本

【备注】万卷楼抄本

2044　杂病赋注解

【分类】临证各科·临证综合

【卷数】不分卷（一册）

【责任者】〔明〕龚廷贤（字子才，号云
　　　　林）撰；戴明森抄

【年代】原书成于明末（约1628）
　　　　1914年抄

【类型】抄本

【藏馆】成都中医药大学图书馆

【存世情况】孤本

2045　秦御医景明大方折衷（又名大方折
　　　　衷）

【分类】临证各科·临证综合

【卷数】二卷（二册）

【责任者】〔明〕秦昌遇（字景明，号广野
　　　　道人）撰

【年代】原书成于明末（约1641）
　　　　抄写年代不详

【类型】抄本

【藏馆】上海图书馆

【存世情况】孤本

【备注】该书卷首题"后学李士材、施笠泽
　　　　同阅"字样，但年代存疑，藏馆信息作
　　　　"近代（1840—1949）抄本"。同馆又
　　　　藏题名为"大方折衷"的抄本，三卷
　　　　（五册），撰者与成书年代均不详

2046　证治心传

【分类】临证各科·临证综合

【卷数】不分卷

【责任者】〔明〕袁班（字体庵）撰

【年代】原书成于明崇祯十六年（1643）
抄写年代均不详

【类型】抄本

【藏馆】①上海市医学会图书馆
②上海辞书出版社图书馆

【存世情况】后有1930年上海国医书局铅
印本。又被收入"三三医书""国医小
丛书"

2047　证治理会

【分类】临证各科·临证综合

【卷数】不分卷（二册）

【责任者】〔明〕周丕显编，许其仁（字宅
真，号甚远）校

【年代】原书成于明末（约1643）
抄写年代均不详

【类型】抄本

【藏馆】①上海图书馆
②浙江大学图书馆医学分馆

【存世情况】抄本2部

【备注】②浙江大学图书馆医学分馆所藏清
抄本为十卷本。
另有叶应昌撰同名抄本十卷，及撰
者不详的同名抄本二十四卷

2048　诸病论

【分类】临证各科·临证综合

【卷数】不分卷

【责任者】佚名

【年代】原书成于明末（约1643）
抄写年代不详

【类型】抄本

【藏馆】苏州图书馆

【存世情况】另见于明末医学丛书"医要
集览"

2049　五方宜范（附：用药提纲、火候）

【分类】临证各科·临证综合

【卷数】不分卷（一册）

【责任者】〔明〕芮养仁（字六吉）撰

【年代】原书成于明末清初（约1644）
约清顺治十一年（1654）抄

【类型】抄本

【藏馆】上海中医药大学图书馆

【存世情况】孤本

【备注】书前有后人题加的书名、引自"图
书集成医部全录"的作者小传及目次等

2050　各科证治选编

【分类】临证各科·临证综合

【卷数】不分卷

【责任者】佚名

【年代】〔明〕

【类型】抄本

【藏馆】中国中医科学院图书馆

【存世情况】孤本

【备注】残本

2051　杂证论治

【分类】临证各科·临证综合

【卷数】不分卷

【责任者】佚名

【年代】〔明〕

【类型】抄本

【藏馆】中国中医科学院图书馆

【存世情况】孤本

2052 治病便览

【分类】临证各科·临证综合

【卷数】不分卷（一册）

【责任者】佚名

【年代】〔明〕

【类型】抄本

【藏馆】中国中医科学院图书馆

【存世情况】孤本

2053 医林新论

【分类】临证各科·临证综合

【卷数】二卷

【责任者】〔清〕陆丽京撰，吴重元校

【年代】原书成于清初（约1653）

抄写年代不详

【类型】抄本

【藏馆】苏州市中医医院图书馆

【存世情况】孤本

2054 医疗歌括

【分类】临证各科·临证综合

【卷数】六卷

【责任者】〔清〕蒋示吉（字仲芳，号自了汉）撰

【年代】原书成于清康熙二年（1663）

清抄

【类型】抄本

【藏馆】南京图书馆

【存世情况】孤本

2055 杂症纂要（又名武陵张卿子先生杂症纂要）

【分类】临证各科·临证综合

【卷数】不分卷（一册）

【责任者】〔清〕张遂辰（字卿子，号相期、西农老人）撰，郑日新订

【年代】原书成于清康熙七年（1668）

清抄

【类型】抄本

【藏馆】上海中医药大学图书馆

【存世情况】孤本

【备注】残本

2056 玉机辨证（附：鹤圃堂治验）

【分类】临证各科·临证综合

【卷数】不分卷

【责任者】原题〔清〕柯琴（字韵伯，号似峰）、改斋氏撰

【年代】原书成于清康熙前期（约1669）

抄写年代均不详

【类型】抄本

【藏馆】①中国中医科学院图书馆

②苏州图书馆

【存世情况】后有泰州新华书店古籍部影印本

2057 医药手册

【分类】临证各科·临证综合

【卷数】不分卷（二册）

【责任者】〔清〕袁坦（字尚礼）编

【年代】清康熙十九年（1680）

【类型】抄本

【藏馆】上海中医药大学图书馆

【存世情况】孤本

2058 医宗指要

【分类】临证各科·临证综合

【卷数】不分卷（二册）

【责任者】〔清〕汪昂（字讱庵）撰；〔清〕
　　程照抄

【年代】原书成于清康熙中期（约1682）
　　清抄

【类型】抄本

【藏馆】中国中医科学院图书馆

【存世情况】孤本

2059　医学切要

【分类】临证各科·临证综合

【卷数】六卷（二十册）

【责任者】〔清〕托名傅山（字青主，号啬
　　庐）撰

【年代】原书成于清康熙中期（约1684）
　　清抄

【类型】抄本

【藏馆】上海图书馆

【存世情况】孤本

2060　医家宝鉴

【分类】临证各科·临证综合

【卷数】不分卷

【责任者】佚名

【年代】原书成于清康熙中期（约1687）
　　抄写年代不详

【类型】抄本

【藏馆】中国科学院国家科学图书馆

【存世情况】孤本

2061　重编医经小学（附：医经小学问）

【分类】临证各科·临证综合

【卷数】九卷

【责任者】〔明〕刘纯（字宗厚）撰

【年代】原书成于清康熙三十三年（1694）

抄写年代不详

【类型】日本抄本

【藏馆】北京中医药大学图书馆

【存世情况】原为孤本，后有1988年中医
　　古籍出版社据此抄本出版的影印本

【备注】称意堂抄本

2062　医通纂要

【分类】临证各科·临证综合

【卷数】不分卷（十五册）

【责任者】〔清〕张璐（字路玉，晚号石顽
　　老人）纂述

【年代】原书成于清康熙三十四年（1695）
　　清末抄

【类型】抄本

【藏馆】天津中医药大学图书馆

【存世情况】孤本

2063　医林口谱六法秘书

【分类】临证各科·临证综合

【卷数】不分卷（八册）

【责任者】〔清〕周笙古编

【年代】清康熙三十七年（1698）

【类型】抄本

【藏馆】浙江省中医药研究院图书馆

【存世情况】孤本

2064　壶中天

【分类】临证各科·临证综合

【卷数】五卷

【责任者】〔清〕王孚辑

【年代】原书成于清康熙后期（约1711）
　　抄写年代不详

【类型】抄本

【藏馆】天津中医药大学图书馆

【存世情况】孤本

2065　医籛通辨

【分类】临证各科·临证综合

【卷数】四卷

【责任者】〔清〕唐宏辑

【年代】原书成于清康熙五十八年（1719）
　　　　清抄

【类型】抄本

【藏馆】①中国中医科学院图书馆
　　　　②上海图书馆

【存世情况】抄本2部

【备注】②上海图书馆藏本题名"医籛通辨
　　　　续编一卷后编一卷终编一卷"，三卷
　　　　（三册）

2066　症方发明

【分类】临证各科·临证综合

【卷数】八卷

【责任者】〔清〕顾靖远（字松园，号花
　　　　洲）撰

【年代】原书成于清康熙五十八年（1719）
　　　　清抄

【类型】抄本

【藏馆】①天津医学高等专科学校图书馆
　　　　②山东中医药大学图书馆

【存世情况】另见于顾靖远编撰的医学丛书
　　　　"顾氏医镜"

【备注】①天津医学高等专科学校图书馆藏
　　　　本题"顾氏医镜抄本"。
　　　　②山东中医药大学图书馆藏本封面
　　　　题"松园医镜"。
　　　　以上两本应皆以"顾氏医镜"为原

本抄录

2067　医要（又名树滋堂秘传医要）

【分类】临证各科·临证综合

【卷数】不定

【责任者】佚名

【年代】①清康熙年间（1662—1722）
　　　　②抄写年代不详

【类型】抄本

【藏馆】①浙江图书馆
　　　　②辽宁中医药大学图书馆

【存世情况】抄本2部

【备注】①浙江图书馆藏本为清康熙古雪堂
　　　　抄本，包括《树滋堂秘传医要二十四
　　　　方》一卷、《方脉便览》四卷。
　　　　②辽宁中医药大学图书馆藏本为十
　　　　卷本

2068　得探青囊集

【分类】临证各科·临证综合

【卷数】三卷（三册）

【责任者】〔清〕方寰海（字季承）撰；
　　　　〔清〕张筠庭抄录

【年代】原书成于清康熙年间（1662—1722）
　　　　清咸丰四年（1854）抄

【类型】抄本

【藏馆】上海交通大学医学院图书馆

【存世情况】孤本

【备注】《总目》失载，今补

2069　医学指津

【分类】临证各科·临证综合

【卷数】五卷

【责任者】〔清〕张震（字子旭，号华右逸

士）汇集；张氏抄

【年代】清雍正五年（1727）

【类型】抄本

【藏馆】天津中医药大学图书馆

【存世情况】孤本

【备注】残本，存卷一

2070　普明子寒热虚实表里阴阳辨

【分类】临证各科·临证综合

【卷数】不分卷

【责任者】〔清〕程国彭（字钟龄，号恒阳
　　子、普明子）撰

【年代】原书约成于清雍正十年（1732）
　　抄写年代不详

【类型】抄本

【藏馆】中国科学院国家科学图书馆

【存世情况】孤本

2071　医门八法

【分类】临证各科·临证综合

【卷数】不分卷（一册）

【责任者】〔清〕程国彭（字钟龄，号恒阳
　　子、普明子）撰

【年代】原书约成于清雍正十年（1732）
　　抄写年代均不详

【类型】抄本

【藏馆】①上海图书馆
　　②上海中医药大学图书馆

【存世情况】另见于〔清〕翁藻编辑的
　　"医钞类编"

2072　医学心悟诸方歌括

【分类】临证各科·临证综合

【卷数】三卷

【责任者】佚名

【年代】原书约成于清雍正十年（1732）
　　抄写年代不详

【类型】抄本

【藏馆】中国科学院国家科学图书馆

【存世情况】孤本

2073　医学要览

【分类】临证各科·临证综合

【卷数】不分卷

【责任者】〔清〕法征麟（字仁源）撰

【年代】雍正至乾隆年间（约1736）

【类型】抄本

【藏馆】南京中医药大学图书馆

【存世情况】孤本

【备注】桥南老人藏本

2074　医林初基

【分类】临证各科·临证综合

【卷数】不分卷（二册）

【责任者】〔清〕撷秀园主人编

【年代】原书成于清乾隆前期（约1742）
　　抄写年代不详

【类型】抄本

【藏馆】中国中医科学院图书馆

【存世情况】孤本

2075　医林玉尺

【分类】临证各科·临证综合

【卷数】四卷

【责任者】〔清〕尤怡（字在泾，号饲鹤
　　山人）

【年代】原书成于清乾隆前期（约1749）
　　民国抄

【类型】抄本

【藏馆】苏州图书馆

【存世情况】孤本

2076 蒋氏脉诀真传

【分类】临证各科·临证综合

【卷数】二卷

【责任者】〔清〕蒋氏撰

【年代】原书成于清乾隆二十年（1755）

抄写年代不详

【类型】抄本

【藏馆】中国中医科学院图书馆

【存世情况】孤本

2077 临证真诠

【分类】临证各科·临证综合

【卷数】二卷（二册）

【责任者】〔清〕秦越傅撰

【年代】原书成于清乾隆二十三年（1758）

抄写年代均不详

【类型】抄本

【藏馆】①上海交通大学医学院图书馆

②中国中医科学院中国医史文献研

究所

【存世情况】孤本

【备注】①上海交通大学医学院图书馆藏

本，《总目》失载，今补。

②中国中医科学院中国医史文献研

究所藏本未著撰者、年代

2078 一见能医

【分类】临证各科·临证综合

【卷数】十卷（十册）

【责任者】〔清〕朱时进（字南珍）撰

【年代】原书成于清乾隆中期（约1769）

抄写年代不详

【类型】抄本

【藏馆】上海中医药大学图书馆

【存世情况】孤本

2079 徐氏医灵

【分类】临证各科·临证综合

【卷数】二卷

【责任者】〔清〕徐大椿（字灵胎，晚号洄

溪老人）撰

【年代】原书成于清乾隆中期（约1771）

抄写年代不详

【类型】抄本

【藏馆】陕西省中医药研究院陕西省中医医

院图书馆

【存世情况】孤本

【备注】有徐大椿钤印

2080 医法新编

【分类】临证各科·临证综合

【卷数】不分卷（一册）

【责任者】〔清〕陈先生撰；梅山骑鹿道人

手辑

【年代】原书成于清乾隆四十年（1775）

清抄

【类型】抄本

【藏馆】①上海中医药大学图书馆

②宁波图书馆

【存世情况】抄本2部

2081 济急便览

【分类】临证各科·临证综合

【卷数】不分卷（一册）

【责任者】佚名

【年代】原书成于清乾隆五十六年（1791）
　　　　抄写年代不详

【类型】抄本

【藏馆】上海中医药大学图书馆

【存世情况】孤本

【备注】《总目》将其归入"清代方书·单
　　　方验方"类，今据内容调整

2082　病名汇解

【分类】临证各科·临证综合

【卷数】七卷（四册）

【责任者】〔日〕桂洲撰

【年代】原书成于日本宽政五年（1793）
　　　　抄写年代不详

【类型】抄本

【藏馆】上海中医药大学图书馆

【存世情况】另有日本刻本

【备注】《总目》记载上海中医药大学图书
　　　馆藏有1921年日本抄本，经核查，该
　　　馆有日本宽政五年（1793）刻本1部，
　　　原为陈存仁医书库收藏，又有抄本1
　　　部，内容与刻本相同，但无序跋与目
　　　录，抄写年代不详，藏馆记为清抄本

2083　医药丛抄

【分类】临证各科·临证综合

【卷数】不分卷（一册）

【责任者】佚名

【年代】原书成于清乾隆后期（约1794）
　　　　抄写年代不详

【类型】抄本

【藏馆】中国中医科学院图书馆

【存世情况】孤本

2084　医薈全集

【分类】临证各科·临证综合

【卷数】一百卷（十六册）

【责任者】〔清〕朱之荆（字树田）辑定

【年代】清乾隆至嘉庆年间（约1795）

【类型】抄本

【藏馆】上海中医药大学图书馆

【存世情况】孤本

【备注】残本，缺第八十八至九十七卷

2085　聚珍编

【分类】临证各科·临证综合

【卷数】二卷（存一册）

【责任者】〔清〕徐苏甫编

【年代】清嘉庆三年（1798）

【类型】抄本

【藏馆】上海图书馆

【存世情况】孤本

【备注】残本，缺下卷

2086　（新刊）医学启原

【分类】临证各科·临证综合

【卷数】三卷（一册）

【责任者】佚名

【年代】原书约成于清嘉庆七年（1802）
　　　　抄写年代不详

【类型】抄本

【藏馆】上海中医药大学图书馆

【存世情况】孤本

【备注】全书有缺漏约30处

2087　医学经论（又名俞氏医学经）

【分类】临证各科·临证综合

【卷数】六卷

【责任者】〔清〕俞新（字浩明、超英）撰

【年代】清嘉庆二十二年（1817）

【类型】抄本

【藏馆】上海图书馆

【存世情况】孤本

2088　杂病分类

【分类】临证各科·临证综合

【卷数】二卷

【责任者】佚名

【年代】清嘉庆年间（1796—1820）

【类型】抄本

【藏馆】中国人民解放军医学图书馆

【存世情况】孤本

2089　医宗便读

【分类】临证各科·临证综合

【卷数】六卷

【责任者】〔清〕徐镛（字叶埙，号玉台）撰

【年代】原书成于清嘉庆年间（1796—1820）
　　　　清抄

【类型】抄本

【藏馆】①中国国家图书馆
　　　　②上海图书馆

【存世情况】抄本 2 部

【备注】①中国国家图书馆所藏抄本不分卷
　　　（一册）。
　　　　②上海图书馆藏本共六卷（四册）

2090　方脉权衡

【分类】临证各科·临证综合

【卷数】不分卷

【责任者】〔清〕江一维编，〔清〕刘元晖
　　　（号易门）整理增补

【年代】原书成于清道光元年（1821）
　　　　抄写年代不详

【类型】抄本

【藏馆】中国中医科学院图书馆

【存世情况】孤本

2091　叶真人传世内外各科秘本（附：麻疹）

【分类】临证各科·临证综合

【卷数】不分卷

【责任者】〔清〕孙奇逢编

【年代】清道光二年（1822）

【类型】抄本

【藏馆】山东中医药大学图书馆

【存世情况】孤本

2092　杂症钞

【分类】临证各科·临证综合

【卷数】不分卷

【责任者】佚名

【年代】原书成于清道光前期（约1822）
　　　　抄写年代不详

【类型】抄本

【藏馆】中国中医科学院图书馆

【存世情况】孤本

2093　证治类纂

【分类】临证各科·临证综合

【卷数】不分卷

【责任者】〔清〕端甫氏撰，章襄辑

【年代】清道光四年（1824）

【类型】抄本

【藏馆】首都医科大学图书馆

【存世情况】孤本

2094　江笔花撮要

【分类】临证各科·临证综合

【卷数】不分卷

【责任者】原题〔清〕江涵暾（字笔花）撰

【年代】原书成于清道光前期（约1824）
　　　　抄写年代不详

【类型】抄本

【藏馆】黑龙江中医药大学图书馆

【存世情况】孤本

2095　医镜心得

【分类】临证各科·临证综合

【卷数】不分卷（一册）

【责任者】原题〔清〕江涵暾（字笔花）撰

【年代】原书成于清道光前期（约1824）
　　　　抄写年代不详

【类型】抄本

【藏馆】中国中医科学院图书馆

【存世情况】孤本

2096　普济内外全书（附：治痧全编）

【分类】临证各科·临证综合

【卷数】八卷（附二卷）（五册）

【责任者】原题〔清〕杨泄峰（号桂林主
　　　　人）鉴定

【年代】原书成于清道光十一年（1831）
　　　　抄写年代不详

【类型】抄本

【藏馆】上海中医药大学图书馆

【存世情况】孤本

【备注】该书卷首题"曲躬斋秘录"，有清道
　　　　光十一年（1831）序，附《治痧全编》
　　　　二卷，题高杲（亭午）增著，陈启怀
　　　　（清远）纂辑，后有道光元年（1821）跋

2097　何氏杂证

【分类】临证各科·临证综合

【卷数】三卷

【责任者】〔清〕何其伟（字韦人，又字书
　　　　田，晚号竹簳山人）撰

【年代】原书约成于清道光十七年（1837）
　　　　抄写年代不详

【类型】抄本

【藏馆】苏州市中医医院图书馆

【存世情况】孤本

2098　仙方秘录

【分类】临证各科·临证综合

【卷数】六卷（六册）

【责任者】〔清〕魏宝霖辑

【年代】清道光二十年（1840）

【类型】抄本

【藏馆】中国中医科学院中国医史文献研
　　　　究所

【存世情况】孤本

2099　晴川心镜（附：晴川心镜续编）

【分类】临证各科·临证综合

【卷数】三卷

【责任者】〔清〕晴川子撰

【年代】清道光二十年（1840）

【类型】抄本

【藏馆】天津中医药大学图书馆

【存世情况】孤本

2100　云间包继宗杂证论

【分类】临证各科·临证综合

【卷数】三卷

【责任者】〔清〕包继宗撰

【年代】原书成于清道光二十年（1840）
抄写年代不详

【类型】抄本

【藏馆】中国中医科学院图书馆

【存世情况】孤本

2101 汇聚增补庭训

【分类】临证各科·临证综合

【卷数】不分卷（八册）

【责任者】原题〔清〕妙香主人辑

【年代】清道光二十七年（1847）

【类型】抄本

【藏馆】黑龙江中医药大学图书馆

【存世情况】孤本

2102 纯臣纂要

【分类】临证各科·临证综合

【卷数】不分卷

【责任者】〔清〕赵廷儒（字纯臣）编

【年代】原书成于清道光后期（约1848）
抄写年代不详

【类型】抄本

【藏馆】四川省图书馆

【存世情况】孤本

【备注】残本

2103 症药会要

【分类】临证各科·临证综合

【卷数】二卷

【责任者】〔清〕王镇辑

【年代】清道光三十年（1850）

【类型】抄本

【藏馆】首都医科大学图书馆

【存世情况】孤本

2104 程尔资抄辑临症医书

【分类】临证各科·临证综合

【卷数】不分卷（一册）

【责任者】〔清〕程尔资辑

【年代】清道光年间（1821—1850）

【类型】抄本

【藏馆】中国中医科学院图书馆

【存世情况】孤本

【备注】《总目》记载中国中医科学院图书
馆藏有"程尔资抄辑医书八种"合抄，
包括《伤寒摘粹秘览》《秘传哑科症
治》《经验治蛊奇方》《女科》《幼科》
《痘疮切要总说》《治痘真诀》《痘疮解
惑论》，属综合性著作。今见"程尔资
抄辑临症医书"一函一册

2105 医学杂抄

【分类】临证各科·临证综合

【卷数】不分卷（一册）

【责任者】〔清〕姚椿（字春木，号樗寮
生）编抄

【年代】约清咸丰三年（1853）

【类型】抄本

【藏馆】上海图书馆

【存世情况】孤本

【备注】《总目》书名误作"医学集抄"

2106 医学便览

【分类】临证各科·临证综合

【卷数】不分卷

【责任者】〔清〕陆受诗（字篆云）编

【年代】原书成于清咸丰三年（1853）

民国抄

【类型】抄本

【藏馆】中国人民解放军医学图书馆

【存世情况】孤本

2107 折肱心悟明辨（又名痢疾明辨）

【分类】临证各科·临证综合

【卷数】不分卷

【责任者】〔清〕吴士瑛（字甫恬，号阳壶
山人）撰

【年代】原书约成于清咸丰七年（1857）
抄写年代不详

【类型】抄本

【藏馆】苏州大学图书馆

【存世情况】孤本

2108 医学会纂

【分类】临证各科·临证综合

【卷数】四卷

【责任者】原题〔清〕晚香氏编

【年代】清咸丰十年（1860）

【类型】抄本

【藏馆】中国中医科学院图书馆

【存世情况】孤本

2109 医学枢要

【分类】临证各科·临证综合

【卷数】六卷

【责任者】〔清〕李临安（号玉峰闲士、真
一子）编

【年代】清咸丰十年（1860）

【类型】抄本

【藏馆】中国科学院国家科学图书馆

【存世情况】孤本

2110 医贩

【分类】临证各科·临证综合

【卷数】不分卷（三十一册）

【责任者】佚名

【年代】原书成于清咸丰十年（1860）
抄写年代不详

【类型】抄本

【藏馆】中国中医科学院图书馆

【存世情况】孤本

【备注】后潜研堂抄本

2111 医宗三法百证图

【分类】临证各科·临证综合

【卷数】三卷

【责任者】佚名

【年代】原书成于清同治元年（1862）
抄写年代不详

【类型】抄本

【藏馆】中国中医科学院图书馆

【存世情况】孤本

【备注】残本

2112 脉证要诀（附：药性、伤寒十劝、
月经论）

【分类】临证各科·临证综合

【卷数】二卷

【责任者】佚名

【年代】原书成于清咸丰至同治年间（约
1862）
抄写年代不详

【类型】抄本

【藏馆】中国人民解放军医学图书馆

【存世情况】孤本

2113　医门集锦

【分类】临证各科·临证综合

【卷数】不分卷

【责任者】著者佚名；〔清〕程文波抄

【年代】清同治三年（1864）

【类型】抄本

【藏馆】苏州大学图书馆

【存世情况】孤本

2114　医学集要

【分类】临证各科·临证综合

【卷数】九卷（九册）

【责任者】〔清〕郑兆芬编

【年代】清同治五年（1866）

【类型】抄本

【藏馆】上海中医药大学图书馆

【存世情况】孤本

2115　学山学医

【分类】临证各科·临证综合

【卷数】不分卷（三册）

【责任者】〔清〕高学山（字汉峙）撰

【年代】原书成于清同治十一年（1872）
　　　　清抄

【类型】抄本

【藏馆】中国中医科学院图书馆

【存世情况】孤本

2116　医学课读

【分类】临证各科·临证综合

【卷数】十卷

【责任者】〔清〕朱绍基（字丹林）编

【年代】原书成于清同治十二年（1873）
　　　　①清光绪二十四年（1898）新安

杨绍柱（觉非散人砥亭氏）抄
　　②抄写年代不详

【类型】抄本

【藏馆】①上海中医药大学图书馆
　　　　②中国人民解放军医学图书馆

【存世情况】抄本2部

【备注】《总目》将编撰者误作"梁绍基"。
　　　　①上海中医药大学图书馆藏本存前
　　　　九卷（九册），由胡寿南题写书名，为
　　　　师古山房藏本

2117　诊脉医方

【分类】临证各科·临证综合

【卷数】不分卷

【责任者】佚名

【年代】原书成于清同治末年（约1874）
　　　　清抄

【类型】抄本

【藏馆】中国中医科学院图书馆

【存世情况】孤本

2118　寥悟轩脉症秘传

【分类】临证各科·临证综合

【卷数】不分卷

【责任者】佚名

【年代】原书成于清光绪元年（1875）
　　　　抄写年代不详

【类型】抄本

【藏馆】中国中医科学院图书馆

【存世情况】孤本

2119　医术精华

【分类】临证各科·临证综合

【卷数】不分卷（一册）

【责任者】〔清〕罗越峰撰

【年代】原书成于清同治至光绪年间（约
　　　　1875）

　　　　抄写年代不详

【类型】抄本

【藏馆】中国中医科学院图书馆

【存世情况】孤本

2120　医学宗传

【分类】临证各科·临证综合

【卷数】不分卷

【责任者】佚名

【年代】原书成于清同治至光绪年间（约
　　　　1875）

　　　　抄写年代不详

【类型】抄本

【藏馆】中国科学院国家科学图书馆

【存世情况】孤本

2121　杂病方案

【分类】临证各科·临证综合

【卷数】不分卷

【责任者】佚名

【年代】原书成于清同治至光绪年间（约
　　　　1875）

　　　　抄写年代不详

【类型】抄本

【藏馆】中国中医科学院图书馆

【存世情况】孤本

2122　证治心得（又名证治集腋）

【分类】临证各科·临证综合

【卷数】十二卷（六册合订二册）

【责任者】〔清〕吴炳（字云峰）撰，吴仁

　　培（字树人）校订

【年代】原书成于清光绪二年（1876）

　　　　①清宣统三年（1911）抄

　　　　②抄写年代不详

【类型】抄本

【藏馆】①上海中医药大学图书馆

　　　　②河南中医药大学图书馆

【存世情况】后有1926年惜阴轩书屋铅印
　　　　本、1926年商务印书馆铅印本

2123　诸症赋

【分类】临证各科·临证综合

【卷数】不分卷（一册）

【责任者】〔清〕李厚堃（字小亭）、曹伯
　　　　玉合编；范莘儒抄

【年代】清光绪三年（1877）

【类型】抄本

【藏馆】中国中医科学院图书馆

【存世情况】孤本

2124　医学提要

【分类】临证各科·临证综合

【卷数】不详（存一册）

【责任者】著者佚名；费伯仁抄

【年代】清光绪六年（1880）

【类型】抄本

【藏馆】上海图书馆

【存世情况】孤本

【备注】残本，存下卷上。《总目》失载，
　　　　今补

2125　朱氏实法（附：伤寒科一卷、幼科
　　　　五卷）

【分类】临证各科·临证综合

【卷数】四卷（附六卷）

【责任者】〔清〕朱廷嘉（字心柏）撰

【年代】清光绪九年（1883）

【类型】抄本

【藏馆】苏州图书馆

【存世情况】孤本

2126　中西医合纂

【分类】临证各科·临证综合

【卷数】不分卷

【责任者】〔清〕唐宗海（字容川）撰

【年代】原书成于清光绪十年（1884）

　　　　抄写年代不详

【类型】抄本

【藏馆】山西省图书馆

【存世情况】孤本

2127　医理捷径真传秘旨

【分类】临证各科·临证综合

【卷数】不分卷（一册）

【责任者】〔清〕心一子（字芝阶）编

【年代】原书成于清光绪十一年（1885）

　　　　①清宣统三年（1911）沈祝宸抄

　　　　②民国远志精舍抄本

【类型】抄本

【藏馆】①上海中医药大学图书馆

　　　　②中国中医科学院图书馆

【存世情况】抄本2部

2128　医机会要

【分类】临证各科·临证综合

【卷数】十卷

【责任者】佚名

【年代】原书成于清光绪中期（约1889）

抄写年代不详

【类型】抄本

【藏馆】中国科学院国家科学图书馆

【存世情况】孤本

2129　脉症治三要

【分类】临证各科·临证综合

【卷数】六卷

【责任者】〔清〕孔胤（字八桂）撰；长白
　　　　山人抄

【年代】清光绪十八年（1892）

【类型】抄本

【藏馆】中国中医科学院图书馆

【存世情况】孤本

【备注】隆竹轩抄本

2130　医学心鉴

【分类】临证各科·临证综合

【卷数】十三卷

【责任者】佚名

【年代】清光绪十九年（1893）

【类型】抄本

【藏馆】中国中医科学院图书馆

【存世情况】孤本

2131　芸窗集艺

【分类】临证各科·临证综合

【卷数】六卷

【责任者】〔清〕易少华编

【年代】清光绪十九年（1893）

【类型】抄本

【藏馆】中国中医科学院图书馆

【存世情况】孤本

2132　回春集

【分类】临证各科·临证综合

【卷数】不分卷

【责任者】〔清〕张峻豫辑

【年代】清光绪年间（1875—1908）

【类型】抄本

【藏馆】苏州大学图书馆

【存世情况】孤本

【备注】百忍堂抄本

2133　医门精华

【分类】临证各科·临证综合

【卷数】六卷

【责任者】〔清〕徐召南、叶桂（字天士，号香岩，别号南阳先生）、马元仪等撰

【年代】清光绪年间（1875—1908）

【类型】抄本

【藏馆】苏州大学图书馆

【存世情况】孤本

【备注】《总目》书名作"医门精萃"，记为〔清〕王照芹、王福照辑。今据藏馆信息改

2134　医宗摘要

【分类】临证各科·临证综合

【卷数】不分卷

【责任者】〔清〕林子峰编

【年代】原书成于清光绪二十一年（1895）抄写年代不详

【类型】抄本

【藏馆】生命科学图书馆

【存世情况】孤本

【备注】《总目》载有贵州中医药大学图书馆所藏清光绪二十一年（1895）林氏抄

本，经查未见

2135　医宗简要

【分类】临证各科·临证综合

【卷数】十八卷

【责任者】〔清〕任锡庚（字修如）撰

【年代】①清光绪二十二年（1896）抄

②抄写年代不详

【类型】抄本

【藏馆】①中国人民解放军医学图书馆

②中国中医科学院图书馆

【存世情况】抄本 2 部

【备注】②中国中医科学院图书馆藏本为十二卷

2136　医旨遗珠

【分类】临证各科·临证综合

【卷数】不分卷（一册）

【责任者】〔清〕张心悟撰

【年代】①清光绪二十三年（1897）抄

②蒋论元抄，年代不详

③抄写年代不详

【类型】抄本

【藏馆】①中国医学科学院北京协和医学院医学信息研究所图书馆

②中国中医科学院图书馆

③浙江省中医药研究院图书馆

【存世情况】抄本 3 部

2137　抄本医书五种

【分类】临证各科·临证综合

【卷数】不分卷（九册）

【责任者】佚名

【年代】清光绪二十五年（1899）

【类型】抄本

【藏馆】中国中医科学院图书馆

【存世情况】孤本

【备注】子目：

    （1）验方集腋

    （2）伤科秘本

    （3）外科藏书

    （4）痧症针灸推拿备考

    （5）异授眼科七十二症

2138　医录

【分类】临证各科·临证综合

【卷数】不分卷（二册）

【责任者】佚名

【年代】原书成于清光绪二十六年（1900）

    抄写年代不详

【类型】抄本

【藏馆】中国中医科学院图书馆

【存世情况】孤本

2139　证治撮要

【分类】临证各科·临证综合

【卷数】不分卷（一册）

【责任者】〔清〕吴香玲编

【年代】原书成于清光绪二十七年（1901）

    抄写年代不详

【类型】抄本

【藏馆】上海中医药大学图书馆

【存世情况】孤本

2140　医学摘要

【分类】临证各科·临证综合

【卷数】四卷

【责任者】〔清〕林凤翥（字翀霄）撰

【年代】清光绪三十年（1904）

【类型】抄本

【藏馆】中国中医科学院图书馆

【存世情况】孤本

2141　医学精华

【分类】临证各科·临证综合

【卷数】十四卷（十四册）

【责任者】〔清〕汪允伯编

【年代】原书成于清光绪三十年（1904）

    清宣统元年（1909）抄

【类型】抄本

【藏馆】上海中医药大学图书馆

【存世情况】孤本

2142　新医宗必读

【分类】临证各科·临证综合

【卷数】不分卷

【责任者】〔清〕何炳元（字廉臣，号印

    岩，晚号越中老朽）撰

【年代】清光绪三十三年（1907）

【类型】抄本

【藏馆】苏州图书馆

【存世情况】孤本

2143　医纲切要

【分类】临证各科·临证综合

【卷数】不分卷

【责任者】〔清〕蒋金墉撰

【年代】清光绪末年（约1908）

【类型】抄本

【藏馆】中国国家图书馆

【存世情况】孤本

2144　医门初步

【分类】临证各科·临证综合

【卷数】不分卷（一册）

【责任者】〔清〕孙符泰撰

【年代】原书成于清光绪末年（约1908）
　　　　清抄

【类型】抄本

【藏馆】①中国国家图书馆
　　　　②中国中医科学院图书馆

【存世情况】孤本

2145　医学杂抄

【分类】临证各科·临证综合

【卷数】不分卷（一册）

【责任者】佚名

【年代】原书成于清光绪末年（约1908）
　　　　①民国张景栻抄
　　　　②③④⑤⑥抄写年代均不详

【类型】抄本

【藏馆】①济南市图书馆
　　　　②中国中医科学院图书馆
　　　　③上海中医药大学图书馆
　　　　④浙江中医药大学图书馆
　　　　⑤浙江省中医药研究院图书馆
　　　　⑥云南中医药大学图书馆

【存世情况】仅见抄本

【备注】⑥云南中医药大学图书馆藏本共三
　　　册，题民国初年抄本，著者云南郑钦安。
　　　《总目》另载有中山大学图书馆藏
　　　本，经查未见

2146　伤寒金口诀

【分类】临证各科·临证综合

【卷数】不分卷

【责任者】佚名

【年代】原书成于清光绪末年（约1908）
　　　　抄写年代不详

【类型】抄本

【藏馆】中国中医科学院图书馆

【存世情况】孤本

2147　医学外篇

【分类】临证各科·临证综合

【卷数】七卷

【责任者】〔清〕意琴氏编

【年代】原书成于清光绪末年（约1908）
　　　　抄写年代不详

【类型】抄本

【藏馆】南通大学图书馆

【存世情况】孤本

2148　医学迻言

【分类】临证各科·临证综合

【卷数】不分卷

【责任者】〔清〕善之氏（号细柳山房主
　　　　人）撰

【年代】清宣统元年（1909）

【类型】抄本

【藏馆】北京中医药大学图书馆

【存世情况】孤本

2149　医理

【分类】临证各科·临证综合

【卷数】不分卷

【责任者】〔清〕余国佩（字春山）撰

【年代】原书成于清宣统元年（1909）
　　　　①蒋希元抄，年代不详
　　　　②抄写年代不详

【类型】抄本

【藏馆】①安徽中医药大学图书馆

②苏州大学图书馆

【存世情况】抄本 2 部

2150 医学采要

【分类】临证各科·临证综合

【卷数】不分卷（十二册）

【责任者】〔清〕方庆熺编

【年代】清宣统三年（1911）

【类型】抄本

【藏馆】上海中医药大学图书馆

【存世情况】孤本

2151 中医学堂讲义

【分类】临证各科·临证综合

【卷数】不分卷

【责任者】〔清〕汪则明撰；赖鸿赞抄

【年代】清宣统三年（1911）

【类型】抄本

【藏馆】河南中医药大学图书馆

【存世情况】孤本

2152 医书杂录

【分类】临证各科·临证综合

【卷数】不分卷

【责任者】〔清〕郑彦丞编

【年代】原书成于清宣统三年（1911）

①清古仆抄

②抄写年代不详

【类型】抄本

【藏馆】①中国中医科学院图书馆

②广西壮族自治区桂林图书馆

【存世情况】抄本 2 部

2153 旅医宝鉴

【分类】临证各科·临证综合

【卷数】七卷

【责任者】〔清〕安宗允撰

【年代】原书成于清宣统三年（1911）

抄写年代不详

【类型】日本抄本

【藏馆】中国中医科学院图书馆

【存世情况】孤本

2154 医门摘要（附：经验方）

【分类】临证各科·临证综合

【卷数】不分卷（一册）

【责任者】〔清〕陈明卿（字云庄）原辑

【年代】原书成于清宣统三年（1911）

抄写年代不详

【类型】抄本

【藏馆】中国中医科学院图书馆

【存世情况】孤本

【备注】种福堂藏本

2155 医书

【分类】临证各科·临证综合

【卷数】不分卷

【责任者】佚名

【年代】原书成于清宣统三年（1911）

抄写年代不详

【类型】抄本

【藏馆】①济南市图书馆

②陕西省中医药研究院陕西省中医医院图书馆

③安徽省图书馆

【存世情况】抄本 3 部

【备注】疑有同名异书现象

2156 检验集抄

【分类】临证各科·临证综合

【卷数】不分卷（一册）

【责任者】佚名

【年代】原书成于清宣统年间（1909—1911）
抄写年代不详

【类型】抄本

【藏馆】中国中医科学院图书馆

【存世情况】孤本

2157 明医宝镜

【分类】临证各科·临证综合

【卷数】不分卷（一册）

【责任者】〔清〕沈冗发撰

【年代】原书成于清宣统年间（1909—1911）
抄写年代不详

【类型】抄本

【藏馆】天津医学高等专科学校图书馆

【存世情况】孤本

2158 医方金镜（附：医门八法）

【分类】临证各科·临证综合

【卷数】不分卷

【责任者】佚名

【年代】原书成于清宣统年间（1909—1911）
抄写年代不详

【类型】抄本

【藏馆】中国中医科学院图书馆

【存世情况】孤本

2159 医学宝筏全书

【分类】临证各科·临证综合

【卷数】十卷（十五册）

【责任者】佚名

【年代】原书成于清宣统年间（1909—1911）
抄写年代不详

【类型】抄本

【藏馆】上海图书馆

【存世情况】孤本

【备注】前略残

2160 杂证明辨篇

【分类】临证各科·临证综合

【卷数】不分卷（三册）

【责任者】佚名

【年代】原书成于清宣统年间（1909—1911）
抄写年代不详

【类型】抄本

【藏馆】苏州大学图书馆

【存世情况】孤本

2161 杂症条辨

【分类】临证各科·临证综合

【卷数】不分卷（二册）

【责任者】佚名

【年代】原书成于清宣统年间（1909—1911）
抄写年代不详

【类型】抄本

【藏馆】上海中医药大学图书馆

【存世情况】孤本

2162 周慎斋先生经验秘传

【分类】临证各科·临证综合

【卷数】二卷

【责任者】佚名

【年代】原书成于清宣统年间（1909—1911）
抄写年代不详

【类型】抄本

【藏馆】山东中医药大学图书馆

【存世情况】孤本

2163　证治理会

【分类】临证各科·临证综合

【卷数】十卷

【责任者】〔清〕叶应昌撰

【年代】①清卢氏抄

　　　　②抄写年代不详

【类型】抄本

【藏馆】①苏州大学图书馆

　　　　②南京中医药大学图书馆

【存世情况】抄本 2 部

【备注】①苏州大学图书馆藏本为裕后堂

　　　抄本。

　　　另有同名抄本

2164　医学要旨

【分类】临证各科·临证综合

【卷数】不分卷（一册）

【责任者】〔清〕蔡鸿勋撰

【年代】①清抄

　　　　②抄写年代不详

【类型】抄本

【藏馆】①中国国家图书馆

　　　　②云南省图书馆

【存世情况】抄本 2 部

2165　辨症引方

【分类】临证各科·临证综合

【卷数】三卷（二册）

【责任者】佚名

【年代】清

【类型】抄本

【藏馆】中国国家图书馆

【存世情况】孤本

2166　病病集

【分类】临证各科·临证综合

【卷数】不分卷（八册）

【责任者】佚名

【年代】清

【类型】抄本

【藏馆】中国中医科学院图书馆

【存世情况】孤本

2167　病诊必读

【分类】临证各科·临证综合

【卷数】不分卷

【责任者】佚名

【年代】清

【类型】抄本

【藏馆】中国中医科学院图书馆

【存世情况】孤本

2168　抄本医书

【分类】临证各科·临证综合

【卷数】不分卷（一册）

【责任者】佚名

【年代】清

【类型】抄本

【藏馆】①中国国家图书馆

　　　　②中国中医科学院图书馆

　　　　③生命科学图书馆

【存世情况】抄本 3 部

【备注】书名皆为藏馆所拟

2169　回春堂精选医宗心法

【分类】临证各科·临证综合

【卷数】四卷

【责任者】佚名

【年代】清

【类型】抄本

【藏馆】山东中医药大学图书馆

【存世情况】孤本

2170 记瘟原委录

【分类】临证各科·临证综合

【卷数】不分卷（一册）

【责任者】〔清〕李万清等撰

【年代】清

【类型】抄本

【藏馆】中国国家图书馆

【存世情况】孤本

2171 沙阳趣庐医学合参

【分类】临证各科·临证综合

【卷数】不分卷（一册）

【责任者】佚名

【年代】清

【类型】抄本

【藏馆】中国中医科学院图书馆

【存世情况】孤本

2172 慎斋证治全书

【分类】临证各科·临证综合

【卷数】不分卷（一册）

【责任者】佚名

【年代】清

【类型】抄本

【藏馆】中国国家图书馆

【存世情况】孤本

2173 事亲须知

【分类】临证各科·临证综合

【卷数】不分卷

【责任者】佚名

【年代】清

【类型】抄本

【藏馆】上海图书馆

【存世情况】孤本

2174 铁画银钩

【分类】临证各科·临证综合

【卷数】不分卷（一册）

【责任者】佚名

【年代】清

【类型】抄本

【藏馆】上海图书馆

【存世情况】孤本

【备注】《总目》失载，今补

2175 医范杂症

【分类】临证各科·临证综合

【卷数】不分卷（八册）

【责任者】佚名

【年代】清

【类型】抄本

【藏馆】上海中医药大学图书馆

【存世情况】孤本

2176 医家秘要

【分类】临证各科·临证综合

【卷数】不分卷（一册）

【责任者】著者佚名；徐心宁抄

【年代】清

【类型】抄本

【藏馆】上海图书馆

【存世情况】孤本

2177　医经发蒙（又名朱氏家珍）（附：单
　　　　方验方）

【分类】临证各科·临证综合

【卷数】不分卷（一册）

【责任者】原题〔清〕朱氏撰

【年代】清

【类型】抄本

【藏馆】中国中医科学院图书馆

【存世情况】孤本

2178　医镜集要

【分类】临证各科·临证综合

【卷数】不分卷（二册）

【责任者】佚名

【年代】清

【类型】抄本

【藏馆】中国国家图书馆

【存世情况】孤本

2179　医诀

【分类】临证各科·临证综合

【卷数】不分卷（一册）

【责任者】佚名

【年代】清

【类型】抄本

【藏馆】上海图书馆

【存世情况】孤本

2180　医林择要备览
　　　　分类本草方要

【分类】临证各科·临证综合

【卷数】二卷

【责任者】佚名

【年代】清

【类型】抄本

【藏馆】中国国家图书馆

【存世情况】孤本

2181　医门汇选

【分类】临证各科·临证综合

【卷数】不分卷

【责任者】〔清〕汪宗淦（字稚琢）编

【年代】清

【类型】抄本

【藏馆】苏州大学图书馆

【存世情况】孤本

【备注】残本

2182　医药杂论

【分类】临证各科·临证综合

【卷数】不分卷

【责任者】〔清〕邱茂荣（字节斋）编

【年代】清

【类型】抄本

【藏馆】中国中医科学院图书馆

【存世情况】孤本

2183　医指

【分类】临证各科·临证综合

【卷数】不分卷（一册）

【责任者】佚名

【年代】清

【类型】抄本

【藏馆】上海图书馆

【存世情况】孤本

2184　钟孝存方案

【分类】临证各科·临证综合

【卷数】不分卷

【责任者】佚名

【年代】清

【类型】抄本

【藏馆】苏州市中医医院图书馆

【存世情况】孤本

2185　诸病论要

【分类】临证各科·临证综合

【卷数】不分卷（一册）

【责任者】〔清〕赵永辑

【年代】清

【类型】抄本

【藏馆】中国国家图书馆

【存世情况】孤本

2186　阳湖龙在田茂才心脑合论（附：幼
　　　　科要略摘录）

【分类】临证各科·临证综合

【卷数】不分卷

【责任者】〔清〕龙在田撰

【年代】清末民初

【类型】抄本

【藏馆】中国国家图书馆

【存世情况】孤本

2187　医学汇抄

【分类】临证各科·临证综合

【卷数】不分卷

【责任者】佚名

【年代】原书成于清

　　　　　①1912年朱一鹤抄

　　　　　②③抄写年代均不详

【类型】抄本

【藏馆】①上海中医药大学图书馆

　　　　　②③中国中医科学院图书馆

【存世情况】抄本3部

【备注】中国中医科学院图书馆所藏的2部抄
　　　　本年代均不详，其中一部亦题朱一鹤抄

2188　医脉摘要

【分类】临证各科·临证综合

【卷数】二卷（一册）

【责任者】〔清〕萧涣唐撰；陈氏抄

【年代】原书成于清

　　　　　1922年抄

【类型】抄本

【藏馆】南京图书馆

【存世情况】后被收入"三三医书"

【备注】守一阁抄本

2189　赵氏集要

【分类】临证各科·临证综合

【卷数】八卷

【责任者】〔清〕赵守成撰

【年代】原书成于清

　　　　　民国抄

【类型】抄本

【藏馆】成都中医药大学图书馆

【存世情况】孤本

2190　（家传）医宗大成

【分类】临证各科·临证综合

【卷数】六卷

【责任者】〔清〕黄显（字永达）编

【年代】〔清〕

【类型】抄本

【藏馆】中国中医科学院图书馆

【存世情况】孤本

2191　辨证汇抄

【分类】临证各科·临证综合

【卷数】不分卷（一册）

【责任者】佚名

【年代】〔清〕

【类型】抄本

【藏馆】中国中医科学院图书馆

【存世情况】孤本

2192　辨证秘录

【分类】临证各科·临证综合

【卷数】不分卷

【责任者】佚名

【年代】〔清〕

【类型】抄本

【藏馆】云南省图书馆

【存世情况】孤本

2193　程氏医径

【分类】临证各科·临证综合

【卷数】不分卷（一册）

【责任者】佚名

【年代】〔清〕

【类型】抄本

【藏馆】上海图书馆

【存世情况】孤本

【备注】《总目》失载，今补

2194　大方折衷

【分类】临证各科·临证综合

【卷数】不定

【责任者】佚名

【年代】〔清〕

【类型】抄本

【藏馆】①陕西中医药大学图书馆

　　　　②上海图书馆

【存世情况】抄本 2 部

【备注】②上海图书馆藏本共三卷（五册），为两节本，其中内容有缺残，篇章编次混乱。同馆又藏《秦御医景明大方折衷》二卷，内容不同

2195　范氏医籍丛抄

【分类】临证各科·临证综合

【卷数】不分卷（十五册）

【责任者】〔清〕范赓治辑；范氏门人抄

【年代】〔清〕

【类型】抄本

【藏馆】宁波图书馆

【存世情况】孤本

【备注】《总目》记载该书包括子目十种，经查实为十二种：

（1）四明宋博川产后全书

（2）叶天士家传课徒草

（3）济阴元机辑要（七卷）

（4）疫痧草

（5）咽喉全书

（6）同仁堂秘授喉科十八症

（7）白喉全生集

（8）白喉忌表抉微

（9）尤氏喉科

（10）白喉附方

（11）时疫白喉捷要

（12）外科围药录

2196 方脉摘要

【分类】临证各科·临证综合

【卷数】四卷

【责任者】〔清〕汪受安等撰

【年代】[清]

【类型】抄本

【藏馆】广州中医药大学图书馆

【存世情况】孤本

2197 内外两科诸病杂证统论纲目

【分类】临证各科·临证综合

【卷数】不分卷

【责任者】佚名

【年代】[清]

【类型】抄本

【藏馆】山西省图书馆

【存世情况】孤本

2198 青瑶玙

【分类】临证各科·临证综合

【卷数】不分卷（一册）

【责任者】金有恒（字子久）编撰，刘默
　　生集

【年代】[清]

【类型】抄本

【藏馆】上海中医药大学图书馆

【存世情况】孤本

2199 仁术录

【分类】临证各科·临证综合

【卷数】不分卷

【责任者】〔清〕王荣编

【年代】[清]

【类型】抄本

【藏馆】苏州大学图书馆

【存世情况】孤本

2200 随证分治

【分类】临证各科·临证综合

【卷数】不分卷（二册）

【责任者】〔清〕赵桂甫（号抱琴居士）编

【年代】[清]

【类型】抄本

【藏馆】南京图书馆

【存世情况】孤本

2201 万金一统

【分类】临证各科·临证综合

【卷数】不分卷

【责任者】佚名

【年代】[清]

【类型】①②抄本
　　　　③日本抄本

【藏馆】①中国中医科学院图书馆
　　　　②陕西中医药大学图书馆
　　　　③北京中医药大学图书馆

【存世情况】抄本3部

【备注】③《总目》载北京中医药大学图
　　书馆藏本为朝鲜抄本，今据藏馆信息改
　　为日本抄本

2202 玄学论治

【分类】临证各科·临证综合

【卷数】不分卷（二册）

【责任者】佚名

【年代】[清]

【类型】抄本

【藏馆】天津医学高等专科学校图书馆

【存世情况】孤本

2203　养生堂耕余必读

【分类】临证各科·临证综合

【卷数】不分卷（三册）

【责任者】〔清〕羊征氏编

【年代】〔清〕

【类型】抄本

【藏馆】中国中医科学院图书馆

【存世情况】孤本

2204　医传真要

【分类】临证各科·临证综合

【卷数】不分卷（一册）

【责任者】著者佚名；杨士廷抄

【年代】〔清〕

【类型】抄本

【藏馆】中国中医科学院图书馆

【存世情况】孤本

2205　医粹

【分类】临证各科·临证综合

【卷数】二卷（四册）

【责任者】〔清〕米遹伊（字苍葭）撰

【年代】〔清〕

【类型】抄本

【藏馆】①上海市医学会图书馆

　　　　②上海中医药大学图书馆

【存世情况】抄本 2 部

【备注】①上海市医学会图书馆藏本仅见上

　　卷（一册），原为裘吉生藏书。

　　　　②上海中医药大学图书馆藏本共

四册

2206　医法金丹

【分类】临证各科·临证综合

【卷数】不分卷

【责任者】佚名

【年代】〔清〕

【类型】抄本

【藏馆】首都医科大学图书馆

【存世情况】孤本

【备注】残本

2207　医门八法主治分类合订

【分类】临证各科·临证综合

【卷数】不分卷（一册）

【责任者】佚名

【年代】〔清〕

【类型】抄本

【藏馆】上海中医药大学图书馆

【存世情况】孤本

【备注】藏兰室抄本

2208　医门集要

【分类】临证各科·临证综合

【卷数】八卷

【责任者】〔清〕昌龄氏编

【年代】〔清〕

【类型】抄本

【藏馆】镇江市图书馆

【存世情况】孤本

【备注】润德堂抄本，残本。藏馆信息作民

　　国抄本

2209　医门揭要

【分类】临证各科·临证综合

【卷数】不分卷（一册）

【责任者】听彝辑录

【年代】〔清〕

【类型】抄本

【藏馆】天津医学高等专科学校图书馆

【存世情况】孤本

2210　医门枢要（又名行远堂新纂医门枢要）（附：修真养生法）

【分类】临证各科·临证综合

【卷数】不分卷

【责任者】佚名

【年代】〔清〕

【类型】抄本

【藏馆】中国中医科学院图书馆

【存世情况】孤本

【备注】行远堂抄本

2211　医学炳麟集

【分类】临证各科·临证综合

【卷数】不分卷（一册）

【责任者】佚名

【年代】〔清〕

【类型】抄本

【藏馆】上海图书馆

【存世情况】孤本

2212　医学集成

【分类】临证各科·临证综合

【卷数】不分卷（二册）

【责任者】佚名

【年代】〔清〕

【类型】抄本

【藏馆】上海图书馆

【存世情况】孤本

【备注】《总目》失载，今补

2213　医学讲义

【分类】临证各科·临证综合

【卷数】不分卷（二册）

【责任者】〔清〕萧炳炎撰

【年代】〔清〕

【类型】抄本

【藏馆】天津中医药大学图书馆

【存世情况】孤本

【备注】藏馆信息记著者佚名

2214　医学经眼录

【分类】临证各科·临证综合

【卷数】不分卷（一册）

【责任者】佚名

【年代】〔清〕

【类型】抄本

【藏馆】天津医学高等专科学校图书馆

【存世情况】孤本

2215　医学摘要

【分类】临证各科·临证综合

【卷数】不分卷

【责任者】佚名

【年代】〔清〕

【类型】抄本

【藏馆】①中国中医科学院图书馆
②陕西省中医药研究院陕西省中医医院图书馆
③广西壮族自治区图书馆

【存世情况】抄本3部

2216　医验

【分类】临证各科·临证综合

【卷数】不分卷（四册）

【责任者】〔清〕何氏辑

【年代】〔清〕

【类型】抄本

【藏馆】生命科学图书馆

【存世情况】孤本

2217　医要汇录

【分类】临证各科·临证综合

【卷数】四卷（四册）

【责任者】〔清〕邱心堂编

【年代】〔清〕

【类型】抄本

【藏馆】上海图书馆

【存世情况】孤本

2218　张氏简明要言

【分类】临证各科·临证综合

【卷数】不分卷（一册）

【责任者】〔清〕张氏撰；程鉴湖抄

【年代】〔清〕

【类型】抄本

【藏馆】上海中医药大学图书馆

【存世情况】孤本

2219　证治汇通

【分类】临证各科·临证综合

【卷数】六十五卷

【责任者】佚名

【年代】〔清〕

【类型】抄本

【藏馆】①上海图书馆

　　　　②上海中医药大学图书馆

【存世情况】抄本 2 部

【备注】皆为残本。

　　①上海图书馆藏本现存四十五卷（二册），分别为卷十八至四十二、卷四十五至六十四。

　　②上海中医药大学图书馆藏本现存十七卷（一册）

2220　拙憩稿

【分类】临证各科·临证综合

【卷数】不分卷（二十册）

【责任者】拙憩斋主人撰

【年代】〔清〕

【类型】抄本

【藏馆】生命科学图书馆

【存世情况】孤本

【备注】《总目》书名误作"拙息稿"，今正

2221　医门秘法

【分类】临证各科·临证综合

【卷数】不分卷

【责任者】佚名

【年代】原书成于民国（约 1912）

　　　　①颂南抄，年代不详

　　　　②抄写年代不详

【类型】抄本

【藏馆】①黑龙江中医药大学图书馆

　　　　②镇江市图书馆

【存世情况】抄本 2 部

2222　百忍堂张氏医通

【分类】临证各科·临证综合

【卷数】不分卷

【责任者】张氏编

【年代】民国（约 1912）

【类型】抄本

【藏馆】辽宁中医药大学图书馆

【存世情况】孤本

2223 林氏医通

【分类】临证各科·临证综合

【卷数】八卷

【责任者】佚名

【年代】民国（约1912）

【类型】抄本

【藏馆】天津中医药大学图书馆

【存世情况】孤本

【备注】残本，存卷一、二

2224 临症金鉴医案

【分类】临证各科·临证综合

【卷数】不分卷（五册）

【责任者】佚名

【年代】民国（约1912）

【类型】抄本

【藏馆】中国国家图书馆

【存世情况】孤本

2225 强种秘窍

【分类】临证各科·临证综合

【卷数】不分卷

【责任者】徐之潭（字述卿）编

【年代】民国（约1912）

【类型】抄本

【藏馆】天津医学高等专科学校图书馆

【存世情况】孤本

【备注】子目（三种）：

（1）临证秘诀——徐之潭编

（2）烂喉丹痧辑要——〔清〕金

德鉴撰

（3）咽喉秘集——〔清〕吴氏、张氏编

2226 医门撮要

【分类】临证各科·临证综合

【卷数】不分卷

【责任者】佚名

【年代】民国（约1912）

【类型】抄本

【藏馆】苏州大学图书馆

【存世情况】孤本

2227 医学备要

【分类】临证各科·临证综合

【卷数】不分卷

【责任者】佚名

【年代】民国（约1912）

【类型】抄本

【藏馆】河南中医药大学图书馆

【存世情况】孤本

2228 证治辨真

【分类】临证各科·临证综合

【卷数】不分卷

【责任者】著者佚名；黄松如抄

【年代】民国（约1912）

【类型】抄本

【藏馆】成都中医药大学图书馆

【存世情况】孤本

2229 证治理会

【分类】临证各科·临证综合

【卷数】二十四卷（二十四册）

【责任者】佚名

【年代】民国（约 1912）

【类型】抄本

【藏馆】上海中医药大学图书馆

【存世情况】孤本

【备注】另有同名抄本

2230　岐黄妙术

【分类】临证各科·临证综合

【卷数】不分卷

【责任者】沈际云撰

【年代】1914 年

【类型】抄本

【藏馆】广西壮族自治区桂林图书馆

【存世情况】孤本

2231　鹤寿轩医书秘传

【分类】临证各科·临证综合

【卷数】二十卷

【责任者】唐济时（字成之，号求是庐主
　　人）辑

【年代】1915 年

【类型】抄本

【藏馆】中国中医科学院图书馆

【存世情况】孤本

2232　黄氏传染病四种

【分类】临证各科·临证综合

【卷数】不分卷

【责任者】黄在福（字介圃）编

【年代】原书成于 1915 年
　　　　1917 年唐济时影抄

【类型】影抄本

【藏馆】中国中医科学院图书馆

【存世情况】孤本

【备注】子目：

　　（1）白喉捷要

　　（2）温病撮要

　　（3）治痢慈航

　　（4）鼠疫症治

2233　医学撮要

【分类】临证各科·临证综合

【卷数】不分卷

【责任者】黄扫云撰

【年代】1916 年

【类型】抄本

【藏馆】黑龙江省图书馆

【存世情况】后有 1931 年中医研究社石印本

【备注】慎独斋抄本

2234　病症药性辨源

【分类】临证各科·临证综合

【卷数】二卷

【责任者】佚名

【年代】1917 年

【类型】抄本

【藏馆】中国中医科学院图书馆

【存世情况】孤本

2235　万病求源

【分类】临证各科·临证综合

【卷数】不分卷

【责任者】文痴佛撰

【年代】1917 年

【类型】抄本

【藏馆】中国中医科学院图书馆

【存世情况】孤本

2236 医铎

【分类】临证各科·临证综合

【卷数】不分卷

【责任者】张谓撰

【年代】1918 年

【类型】抄本

【藏馆】成都中医药大学图书馆

【存世情况】孤本

2237 医林广见

【分类】临证各科·临证综合

【卷数】不分卷

【责任者】佚名

【年代】1920 年

【类型】抄本

【藏馆】中国中医科学院图书馆

【存世情况】孤本

2238 医学演义初集

【分类】临证各科·临证综合

【卷数】不分卷

【责任者】叶仁编

【年代】1920 年

【类型】抄本

【藏馆】中国医学科学院北京协和医学院医
学信息研究所图书馆

【存世情况】孤本

2239 簏庐三篇

【分类】临证各科·临证综合

【卷数】三卷、续集一卷

【责任者】原题应我山人撰

【年代】民国（1912—1921）

【类型】抄本

【藏馆】南京图书馆

【存世情况】孤本

2240 医书备要

【分类】临证各科·临证综合

【卷数】不分卷

【责任者】佚名

【年代】民国（1912—1921）

【类型】抄本

【藏馆】中国中医科学院图书馆

【存世情况】孤本

2241 杂症论治汇编

【分类】临证各科·临证综合

【卷数】不分卷

【责任者】佚名

【年代】民国（1912—1921）

【类型】抄本

【藏馆】中国中医科学院图书馆

【存世情况】孤本

2242 诸症赋汇抄

【分类】临证各科·临证综合

【卷数】二卷

【责任者】佚名

【年代】民国（1912—1921）

【类型】抄本

【藏馆】中国中医科学院图书馆

【存世情况】孤本

2243 医门便读

【分类】临证各科·临证综合

【卷数】不分卷

【责任者】佚名

【年代】1923 年

【类型】抄本

【藏馆】陕西中医药大学图书馆

【存世情况】孤本

2244　医学汇通说约

【分类】临证各科·临证综合

【卷数】不分卷

【责任者】佚名

【年代】1924 年

【类型】抄本

【藏馆】中国中医科学院图书馆

【存世情况】孤本

2245　守约施博

【分类】临证各科·临证综合

【卷数】不分卷

【责任者】吴启贤口授，李绍臣辑；袁苓抄

【年代】原书成于 1925 年

　　　　1930 年抄

【类型】抄本

【藏馆】中国中医科学院图书馆

【存世情况】孤本

2246　中医课卷

【分类】临证各科·临证综合

【卷数】不分卷（一册）

【责任者】中医专校函授部编

【年代】约 1925 年

【类型】抄本

【藏馆】上海图书馆

【存世情况】孤本

2247　医学指南

【分类】临证各科·临证综合

【卷数】不分卷

【责任者】佚名

【年代】约 1927 年

【类型】抄本

【藏馆】中国中医科学院图书馆

【存世情况】孤本

2248　证治汇集

【分类】临证各科·临证综合

【卷数】不分卷（一册）

【责任者】健庵民辑

【年代】1929 年

【类型】抄本

【藏馆】上海图书馆

【存世情况】孤本

2249　症治论读

【分类】临证各科·临证综合

【卷数】不分卷

【责任者】王念岐撰

【年代】1930 年

【类型】抄本

【藏馆】长春中医药大学图书馆

【存世情况】孤本

2250　西园医品心余验录

【分类】临证各科·临证综合

【卷数】不分卷

【责任者】姜世勋（字云台）编

【年代】约 1930 年

【类型】抄本

【藏馆】中国中医科学院图书馆

【存世情况】孤本

2251 临证录

【分类】临证各科·临证综合

【卷数】不分卷

【责任者】恽树珏（字铁樵）撰，章成之
（字次公，号之盦）等录

【年代】1934 年

【类型】抄本

【藏馆】浙江中医药大学图书馆

【存世情况】孤本

2252 病脉证并治法

【分类】临证各科·临证综合

【卷数】不分卷

【责任者】佚名

【年代】民国（1927—1936）

【类型】抄本

【藏馆】吉林大学图书馆医学馆

【存世情况】孤本

2253 采珍集

【分类】临证各科·临证综合

【卷数】不分卷

【责任者】胡连克辑

【年代】民国（1927—1936）

【类型】抄本

【藏馆】中国中医科学院图书馆

【存世情况】孤本

2254 静与心谋

【分类】临证各科·临证综合

【卷数】不分卷（一册）

【责任者】佚名

【年代】民国（1927—1936）

【类型】抄本

【藏馆】上海中医药大学图书馆

【存世情况】孤本

2255 课侄心法

【分类】临证各科·临证综合

【卷数】不分卷

【责任者】著者佚名；华仁基抄

【年代】民国（1927—1936）

【类型】抄本

【藏馆】苏州大学图书馆

【存世情况】孤本

2256 临证便览

【分类】临证各科·临证综合

【卷数】不分卷

【责任者】佚名

【年代】民国（1927—1936）

【类型】抄本

【藏馆】广东省立中山图书馆

【存世情况】孤本

2257 留云妙诀

【分类】临证各科·临证综合

【卷数】不分卷

【责任者】王凤侣（字留云）撰

【年代】民国（1927—1936）

【类型】抄本

【藏馆】苏州大学图书馆

【存世情况】孤本

2258 脉体论治

【分类】临证各科·临证综合

【卷数】不分卷（一册）

【责任者】著者佚名；程鉴湖抄

【年代】民国（1927—1936）

【类型】抄本

【藏馆】上海中医药大学图书馆

【存世情况】孤本

2259　医广集要

【分类】临证各科·临证综合

【卷数】三卷

【责任者】佚名

【年代】民国（1927—1936）

【类型】抄本

【藏馆】苏州大学图书馆

【存世情况】孤本

2260　医林秘录

【分类】临证各科·临证综合

【卷数】不分卷

【责任者】佚名

【年代】民国（1927—1936）

【类型】抄本

【藏馆】①陕西中医药大学图书馆

　　　　②黑龙江省图书馆

【存世情况】抄本 2 部

2261　医临撮要

【分类】临证各科·临证综合

【卷数】不分卷

【责任者】佚名

【年代】民国（1927—1936）

【类型】抄本

【藏馆】河南中医药大学图书馆

【存世情况】孤本

2262　医学初步

【分类】临证各科·临证综合

【卷数】不分卷

【责任者】金清桂（字兰升，号石如，晚号　　冬青老人）撰

【年代】民国（1927—1936）

【类型】抄本

【藏馆】陕西中医药大学图书馆

【存世情况】孤本

2263　医学丛抄

【分类】临证各科·临证综合

【卷数】不分卷

【责任者】佚名

【年代】民国（1927—1936）

【类型】抄本

【藏馆】①北京中医药大学图书馆

　　　　②成都中医药大学图书馆

【存世情况】抄本 2 部

2264　医学始基

　　　　择选医学报论说

【分类】临证各科·临证综合

【卷数】不分卷（二册）

【责任者】佚名

【年代】民国（1927—1936）

【类型】抄本

【藏馆】上海中医药大学图书馆

【存世情况】孤本

【备注】《总目》书名误作"医学极论说"，今正。《总目》另载有《外伤金镜录》《霍乱论摘要》《微理精妙论》等附篇，经查未见

2265　医学要录

【分类】临证各科·临证综合

【卷数】不分卷

【责任者】佚名

【年代】民国（1927—1936）

【类型】抄本

【藏馆】云南省图书馆

【存世情况】孤本

【备注】残本

2266 （编辑）医宗心法

【分类】临证各科·临证综合

【卷数】十卷（一册）

【责任者】佚名

【年代】1936 年

【类型】抄本

【藏馆】上海中医药大学图书馆

【存世情况】孤本

2267 授受集

【分类】临证各科·临证综合

【卷数】不分卷（二册）

【责任者】佚名

【年代】1936 年

【类型】抄本

【藏馆】上海中医药大学图书馆

【存世情况】孤本

2268 辨症录

【分类】临证各科·临证综合

【卷数】不分卷

【责任者】胡修甫编

【年代】民国（1927—1937）

【类型】抄本

【藏馆】长春中医药大学图书馆

【存世情况】孤本

2269 辨症入药镜

【分类】临证各科·临证综合

【卷数】不分卷（四册）

【责任者】佚名

【年代】民国（1927—1937）

【类型】抄本

【藏馆】上海中医药大学图书馆

【存世情况】孤本

2270 病症脉方药节抄

【分类】临证各科·临证综合

【卷数】不分卷（一册）

【责任者】佚名

【年代】民国（1927—1937）

【类型】抄本

【藏馆】上海中医药大学图书馆

【存世情况】孤本

2271 存验录

【分类】临证各科·临证综合

【卷数】不分卷

【责任者】佚名

【年代】民国（1927—1937）

【类型】抄本

【藏馆】云南省图书馆

【存世情况】孤本

2272 师学渊源初编

【分类】临证各科·临证综合

【卷数】二卷

【责任者】佚名

【年代】民国（1927—1937）

【类型】抄本

【藏馆】山西省图书馆

【存世情况】孤本

2273　杂病要诀

【分类】临证各科·临证综合

【卷数】不分卷

【责任者】佚名

【年代】民国（1927—1937）

【类型】抄本

【藏馆】浙江省中医药研究院图书馆

【存世情况】孤本

2274　杂证歌诀二集

【分类】临证各科·临证综合

【卷数】不分卷

【责任者】佚名

【年代】民国（1927—1937）

【类型】抄本

【藏馆】①上海图书馆

　　　　②苏州图书馆

【存世情况】抄本 2 部

【备注】①上海图书馆藏本共二册。

　　　　②苏州图书馆藏本为残本

2275　证治汇编

【分类】临证各科·临证综合

【卷数】四卷

【责任者】佚名

【年代】民国（1927—1937）

【类型】抄本

【藏馆】浙江省中医药研究院图书馆

【存世情况】孤本

2276　朱氏宝法

【分类】临证各科·临证综合

【卷数】不分卷

【责任者】佚名

【年代】民国（1927—1937）

【类型】抄本

【藏馆】陕西中医药大学图书馆

【存世情况】孤本

2277　各科歌诀

【分类】临证各科·临证综合

【卷数】不分卷

【责任者】佚名

【年代】1940 年

【类型】抄本

【藏馆】中国中医科学院图书馆

【存世情况】孤本

2278　杂病心法名医方论

【分类】临证各科·临证综合

【卷数】不分卷

【责任者】佚名

【年代】约 1941 年

【类型】抄本

【藏馆】陕西中医药大学图书馆

【存世情况】孤本

2279　医方集腋

【分类】临证各科·临证综合

【卷数】不分卷

【责任者】佚名

【年代】1943 年

【类型】抄本

【藏馆】中国中医科学院图书馆

【存世情况】孤本

2280　医语讲义

【分类】临证各科·临证综合

【卷数】不分卷（一册）

【责任者】程门雪（又名振辉，字九如，号
壶公）编

【年代】1943 年

【类型】抄本

【藏馆】上海中医药大学图书馆

【存世情况】孤本

2281　方脉辨症

【分类】临证各科·临证综合

【卷数】不分卷

【责任者】吟舫氏撰

【年代】约 1947 年

【类型】抄本

【藏馆】江西省图书馆

【存世情况】孤本

2282　青囊琐记

【分类】临证各科·临证综合

【卷数】不分卷

【责任者】著者佚名；张觉人抄

【年代】约 1947 年

【类型】抄本

【藏馆】杭州图书馆

【存世情况】孤本

2283　医书杂抄

【分类】临证各科·临证综合

【卷数】不分卷

【责任者】季念如编

【年代】1948 年

【类型】抄本

【藏馆】①中国中医科学院图书馆
②云南中医药大学图书馆

【存世情况】抄本 2 部

2284　医学述囊

【分类】临证各科·临证综合

【卷数】不分卷

【责任者】佚名

【年代】1948 年

【类型】抄本

【藏馆】中国中医科学院图书馆

【存世情况】孤本

2285　五秘金丹

【分类】临证各科·临证综合

【卷数】不分卷

【责任者】佚名

【年代】1949 年

【类型】抄本

【藏馆】内蒙古图书馆

【存世情况】孤本

【备注】子目（五种）：
(1) 男女眼科
(2) 室女经闭眼科
(3) 男女肿症
(4) 男女中风
(5) 产宝金丹

2286　撮要杂症歌必读

【分类】临证各科·临证综合

【卷数】不分卷（一册）

【责任者】佚名

【年代】民国

【类型】抄本

【藏馆】上海中医药大学图书馆

【存世情况】孤本

2287　古今汇要

【分类】临证各科·临证综合

【卷数】不分卷（五册）

【责任者】陈鉁编

【年代】民国

【类型】抄本

【藏馆】上海中医药大学图书馆

【存世情况】孤本

2288　黄氏回春秘录

【分类】临证各科·临证综合

【卷数】不分卷（九册）

【责任者】黄宇龄（字芝仙）编

【年代】民国

【类型】抄本

【藏馆】上海中医药大学图书馆

【存世情况】孤本

2289　济世三书

【分类】临证各科·临证综合

【卷数】不分卷

【责任者】佚名

【年代】民国

【类型】抄本

【藏馆】河北医科大学图书馆

【存世情况】孤本

2290　金丹对病全愈

【分类】临证各科·临证综合

【卷数】不详（二册合订）

【责任者】高和、高宇传

【年代】民国

【类型】抄本

【藏馆】上海中医药大学图书馆

【存世情况】孤本

【备注】残本，仅见卷三

2291　临床便览

【分类】临证各科·临证综合

【卷数】不分卷

【责任者】蒋颂南撰

【年代】民国

【类型】抄本

【藏馆】扬州市图书馆

【存世情况】孤本

2292　卢氏临证实验录（附：卢氏药性）

【分类】临证各科·临证综合

【卷数】五卷（附一卷）

【责任者】卢全寿撰

【年代】民国

【类型】抄本

【藏馆】成都图书馆

【存世情况】孤本

2293　秘本医书

【分类】临证各科·临证综合

【卷数】不分卷

【责任者】佚名

【年代】民国

【类型】抄本

【藏馆】陕西省中医药研究院陕西省中医医院图书馆

【存世情况】孤本

2294　名医治参

【分类】临证各科·临证综合

【卷数】不分卷

【责任者】佚名

【年代】民国

【类型】抄本

【藏馆】河北医科大学图书馆

【存世情况】孤本

2295　南海潘氏医诀（又名南海潘九芝堂
　　　　医著）

【分类】临证各科·临证综合

【卷数】二卷

【责任者】潘九芝撰；李文田抄

【年代】民国

【类型】抄本

【藏馆】辽宁中医药大学图书馆

【存世情况】孤本

2296　内外妇幼痧科类案备查

【分类】临证各科·临证综合

【卷数】不分卷

【责任者】佚名

【年代】民国

【类型】抄本

【藏馆】河北医科大学图书馆

【存世情况】孤本

2297　内外科探源

【分类】临证各科·临证综合

【卷数】不分卷

【责任者】佚名

【年代】民国

【类型】抄本

【藏馆】天津中医药大学图书馆

【存世情况】孤本

【备注】残本

2298　青囊游艺（附：滑伯仁脉诀）

【分类】临证各科·临证综合

【卷数】不分卷

【责任者】佚名

【年代】民国

【类型】抄本

【藏馆】苏州市中医医院图书馆

【存世情况】孤本

2299　人生日用常识

【分类】临证各科·临证综合

【卷数】不分卷

【责任者】佚名

【年代】民国

【类型】抄本

【藏馆】中国中医科学院图书馆

【存世情况】孤本

2300　任凤波医书抄本

【分类】临证各科·临证综合

【卷数】二卷（二册）

【责任者】任凤波辑

【年代】民国

【类型】抄本

【藏馆】上海中医药大学图书馆

【存世情况】孤本

2301　时医方论案

【分类】临证各科·临证综合

【卷数】不分卷

【责任者】佚名

【年代】民国

【类型】抄本

【藏馆】①中国中医科学院图书馆

②山东中医药大学图书馆

【存世情况】抄本 2 部

2302　王氏体生济世录

【分类】临证各科·临证综合

【卷数】二卷

【责任者】王润吉撰

【年代】民国

【类型】抄本

【藏馆】中国中医科学院中国医史文献研究所

【存世情况】孤本

2303　夏氏医论

【分类】临证各科·临证综合

【卷数】不分卷

【责任者】佚名

【年代】民国

【类型】抄本

【藏馆】中国中医科学院图书馆

【存世情况】孤本

2304　行医心得

【分类】临证各科·临证综合

【卷数】不分卷

【责任者】佚名

【年代】民国

【类型】抄本

【藏馆】中国中医科学院图书馆

【存世情况】孤本

2305　学医入门

【分类】临证各科·临证综合

【卷数】不分卷

【责任者】佚名

【年代】民国

【类型】抄本

【藏馆】中国中医科学院图书馆

【存世情况】孤本

2306　医道略扬

【分类】临证各科·临证综合

【卷数】不分卷

【责任者】合盛仁编

【年代】民国

【类型】抄本

【藏馆】长春中医药大学图书馆

【存世情况】孤本

2307　医科

【分类】临证各科·临证综合

【卷数】不分卷（一册）

【责任者】周孟京编

【年代】民国

【类型】抄本

【藏馆】上海中医药大学图书馆

【存世情况】孤本

2308　医理录要

【分类】临证各科·临证综合

【卷数】不分卷（四册合订）

【责任者】佚名

【年代】民国

【类型】抄本

【藏馆】上海中医药大学图书馆

【存世情况】孤本

2309　医理摘要

【分类】临证各科·临证综合

【卷数】不分卷

【责任者】佚名

【年代】民国

【类型】抄本

【藏馆】贵州中医药大学图书馆

【存世情况】孤本

2310　医论原编

【分类】临证各科·临证综合

【卷数】不分卷

【责任者】佚名

【年代】民国

【类型】抄本

【藏馆】中国中医科学院图书馆

【存世情况】孤本

2311　医门方案

【分类】临证各科·临证综合

【卷数】不分卷

【责任者】佚名

【年代】民国

【类型】抄本

【藏馆】贵州中医药大学图书馆

【存世情况】孤本

2312　医门集要

【分类】临证各科·临证综合

【卷数】不分卷

【责任者】佚名

【年代】民国

【类型】抄本

【藏馆】中国中医科学院图书馆

【存世情况】孤本

2313　医书抄本

【分类】临证各科·临证综合

【卷数】不分卷

【责任者】佚名

【年代】民国

【类型】抄本

【藏馆】江西省图书馆

【存世情况】孤本

2314　医学大纲

【分类】临证各科·临证综合

【卷数】不分卷（一册）

【责任者】佚名

【年代】民国

【类型】抄本

【藏馆】上海中医药大学图书馆

【存世情况】孤本

2315　医学导窾赛锦囊

【分类】临证各科·临证综合

【卷数】二卷

【责任者】施兴士撰

【年代】民国

【类型】抄本

【藏馆】上海市医学会图书馆

【存世情况】孤本

2316　医学钩沉

【分类】临证各科·临证综合

【卷数】六卷

【责任者】佚名

【年代】民国

【类型】抄本

【藏馆】山西省图书馆

【存世情况】孤本

2317　医学集粹

【分类】临证各科·临证综合

【卷数】不分卷

【责任者】张林莫撰

【年代】民国

【类型】抄本

【藏馆】河北医科大学图书馆

【存世情况】孤本

2318　医学简要录

【分类】临证各科·临证综合

【卷数】不分卷（一册）

【责任者】周华国编

【年代】民国

【类型】抄本

【藏馆】中国国家图书馆

【存世情况】孤本

2319　医学门径抄略

【分类】临证各科·临证综合

【卷数】不分卷

【责任者】佚名

【年代】民国

【类型】抄本

【藏馆】中国中医科学院图书馆

【存世情况】孤本

2320　医学入门

【分类】临证各科·临证综合

【卷数】不分卷

【责任者】赵芝彰撰

【年代】民国

【类型】抄本

【藏馆】天津医学高等专科学校图书馆

【存世情况】孤本

2321　医学入门小品

【分类】临证各科·临证综合

【卷数】不分卷（一册）

【责任者】佚名

【年代】民国

【类型】抄本

【藏馆】①上海图书馆

②上海中医药大学图书馆

【存世情况】抄本 2 部

2322　医学实验录

【分类】临证各科·临证综合

【卷数】不分卷（一册）

【责任者】佚名

【年代】民国

【类型】抄本

【藏馆】上海中医药大学图书馆

【存世情况】孤本

【备注】残本

2323　医学渊源外篇

【分类】临证各科·临证综合

【卷数】二卷（八册合订）

【责任者】佚名

【年代】民国

【类型】抄本

【藏馆】上海中医药大学图书馆

【存世情况】孤本

2324 医约

【分类】临证各科·临证综合

【卷数】不分卷

【责任者】章海艘编

【年代】民国

【类型】抄本

【藏馆】南通大学图书馆

【存世情况】孤本

2325 杂症要论

【分类】临证各科·临证综合

【卷数】不分卷

【责任者】佚名

【年代】民国

【类型】抄本

【藏馆】中国中医科学院图书馆

【存世情况】孤本

2326 针病指要等医钞七种

【分类】临证各科·临证综合

【卷数】二卷（二册）

【责任者】佚名

【年代】民国

【类型】抄本

【藏馆】上海中医药大学图书馆

【存世情况】孤本

【备注】子目：

  （1）针病指要

  （2）便方拔尤

  （3）治妇人胎前一十八证

  （4）产后二十一证

  （5）治小儿诸症

  （6）外科独步

  （7）外科正宗

  《总目》书名作"针病指要等医钞六种"，子目缺"便方拔尤"；藏馆题名作"针病指要（附小儿诸症）"。今核原书后补充修改

2327 证治分类读本

【分类】临证各科·临证综合

【卷数】三卷

【责任者】著者佚名；颜农抄

【年代】民国

【类型】抄本

【藏馆】山东中医药大学图书馆

【存世情况】孤本

2328 治病学

【分类】临证各科·临证综合

【卷数】不分卷

【责任者】佚名

【年代】民国

【类型】抄本

【藏馆】上海图书馆

【存世情况】孤本

2329 治病要法

【分类】临证各科·临证综合

【卷数】不分卷（四册）

【责任者】佚名

【年代】民国

【类型】抄本

【藏馆】上海中医药大学图书馆

【存世情况】孤本

2330　治法提纲

【分类】临证各科·临证综合

【卷数】不分卷

【责任者】佚名

【年代】民国

【类型】抄本

【藏馆】云南省图书馆

【存世情况】孤本

（二）温　病

1. 四时温病

2331　叶香岩外感温热正辅篇

【分类】临证各科·温病·四时温病

【卷数】不分卷

【责任者】〔清〕欧阳勋（字贵如）辑录

【年代】清道光元年（1821）

【类型】稿本

【藏馆】辽宁中医药大学图书馆

【存世情况】孤本

2332　伤感合编

【分类】临证各科·温病·四时温病

【卷数】八卷（四册）

【责任者】〔清〕刘谦吉（字益斋）撰

【年代】清咸丰九年（1859）

【类型】稿本

【藏馆】上海图书馆

【存世情况】孤本

2333　温热类编

【分类】临证各科·温病·四时温病

【卷数】六卷（附绪论一卷）

【责任者】〔清〕凌德（字嘉六，号蛰
　　　　　庵）撰

【年代】原书成于清同治五年（1866）

　　　　　①清同治九年（1870）

　　　　　②清修业庐写本，年代不详

　　　　　③抄写年代不详

【类型】①稿本

　　　　　②③抄本

【藏馆】①②中国中医科学院图书馆

　　　　　③浙江省中医药研究院

【存世情况】后有 1926、1927 年杭州三三
　　　　　医社铅印本

【备注】中国中医科学院图书馆所藏稿本为
　　　　　八卷本，抄本（写本）为三卷本

2334　（增订）伤暑全书

【分类】临证各科·温病·四时温病

【卷数】二卷

【责任者】〔明〕张鹤腾（字元汉，又作元
　　　　　翰，号凤逵）撰，叶霖（字子雨，号石
　　　　　林旧隐）增订

【年代】①原书成于明天启三年（1623），
　　　　　清光绪十六年（1890）增订

　　　　　②1922 年

　　　　　③抄写年代不详

【类型】①稿本

　　　　　②③抄本

【藏馆】①南京图书馆

　　　　　②上海中医药大学图书馆

　　　　　③河南中医药大学图书馆

【存世情况】有 1917 年绍兴医药学报社铅
　　　　　印本。又被收入"珍本医书集成""中
　　　　　国医学大成"

【备注】①南京图书馆藏有稿本二册。

②上海中医药大学图书馆所藏1922年抄本为守一斋抄藏本，并非叶霖增订《伤暑全书》，而是据明天启三年（1623）刊印的《伤暑全书》精抄的二卷本，书前有"古邗陈龙池书"题款

2335　温热论

【分类】临证各科·温病·四时温病

【卷数】不分卷（一册）

【责任者】〔清〕费涵（字养庄）撰，莫文亭订

【年代】清光绪十五年（1889）

【类型】稿本

【藏馆】上海中医药大学图书馆

【存世情况】孤本

【备注】《总目》记载该书的年代有误，今据藏馆信息改正。另，此书内容与叶天士《温热论》不同

2336　六淫直径

【分类】临证各科·温病·四时温病

【卷数】不分卷（一册）

【责任者】〔清〕刘恒瑞（字吉人，号丙生）撰

【年代】①清光绪二十四年（1898）
　　　　②抄写年代不详

【类型】①稿本
　　　　②抄本

【藏馆】①上海中医药大学图书馆
　　　　②上海辞书出版社图书馆

【存世情况】稿本与抄本各1部

2337　伤暑论

【分类】临证各科·温病·四时温病

【卷数】六卷（五册）

【责任者】〔清〕徐鹤（字子石）撰

【年代】清光绪三十二年（1906）

【类型】稿本

【藏馆】上海中医药大学图书馆

【存世情况】孤本

【备注】该书为成书后再经誊抄的稿本，待付印用。作者自序作于清光绪三十二年（1906）。另有宣统元年（1909）杨维元序与1922年丁泽周（字甘仁）序

2338　伤寒大法

【分类】临证各科·温病·四时温病

【卷数】不分卷（二册）

【责任者】佚名

【年代】清宣统三年（1911）

【类型】稿本

【藏馆】中国中医科学院图书馆

【存世情况】孤本

2339　温病条辨歌括

【分类】临证各科·温病·四时温病

【卷数】不分卷

【责任者】〔清〕刘云搏（字百一）撰

【年代】清末

【类型】稿本

【藏馆】中国中医科学院图书馆

【存世情况】孤本

【备注】题"古藤荫馆稿本"

2340　时病条辨

【分类】临证各科·温病·四时温病

【卷数】不分卷（二册）

【责任者】古瀛隐名氏著；卫文田、钱雅乐
　　（字韵之）合订

【年代】清末

【类型】稿本

【藏馆】上海中医药大学图书馆

【存世情况】孤本

【备注】《总目》失载，今补

2341　时症简要

【分类】临证各科·温病·四时温病

【卷数】二卷

【责任者】张树华（字相臣）编

【年代】民国（1911—1927）

【类型】稿本

【藏馆】天津中医药大学图书馆

【存世情况】孤本

2342　湿温研究总论

【分类】临证各科·温病·四时温病

【卷数】不分卷

【责任者】刘晓东撰

【年代】1933年

【类型】稿本

【藏馆】河南中医药大学图书馆

【存世情况】后有1935年上海千顷堂书局
　　铅印本

2343　存仁斋医语伤寒时病杂证歌

【分类】临证各科·温病·四时温病

【卷数】不分卷

【责任者】李肖帆撰

【年代】1941年

【类型】稿本

【藏馆】中国中医科学院图书馆

【存世情况】孤本

2344　湿暑杂稿

【分类】临证各科·温病·四时温病

【卷数】不分卷

【责任者】曹炳章（字赤电）撰

【年代】1947年

【类型】稿本

【藏馆】浙江省中医药研究院图书馆

【存世情况】孤本

2345　春温

【分类】临证各科·温病·四时温病

【卷数】不分卷（二册）

【责任者】原题〔清〕喻昌（字嘉言，晚
　　号西昌老人）撰

【年代】原书成于清初（约1648）
　　抄写年代不详

【类型】抄本

【藏馆】天津图书馆

【存世情况】孤本

2346　西塘感症

【分类】临证各科·温病·四时温病

【卷数】三卷

【责任者】〔清〕董废翁撰，杨乘六（字以
　　行，号云峰）评；黄福申（字寿南，号
　　沁梅）抄

【年代】原书约成于清雍正三年（1725）
　　清光绪三十一年（1905）抄

【类型】抄本

【藏馆】生命科学图书馆

【存世情况】另见于〔清〕杨乘六所辑医
　　学丛书"医宗己任编"

2347 存省斋温热论（又名存省斋温热论注）

【分类】临证各科·温病·四时温病

【卷数】不分卷

【责任者】〔清〕叶桂（字天士，号香岩，别号南阳先生）原撰；赵思诚注，赵斌校；蔡鼎勋录

【年代】原书成于清乾隆前期（约1746）

清光绪八年（1882）抄

【类型】抄本

【藏馆】生命科学图书馆

【存世情况】孤本

2348 叶香岩先生温证论治

【分类】临证各科·温病·四时温病

【卷数】不分卷

【责任者】〔清〕叶桂（字天士，号香岩，别号南阳先生）撰；〔清〕宋兆淇辑注

【年代】原书成于清乾隆前期（约1746）

抄写年代不详

【类型】抄本

【藏馆】苏州大学图书馆

【存世情况】另见于宋兆淇所编医学丛书"南病别鉴"

【备注】《总目》失载，今补

2349 温症指归（又名温证指归）

【分类】临证各科·温病·四时温病

【卷数】四卷

【责任者】〔清〕周魁（字构元、苟园，号澹然子）撰

【年代】原书约成于清嘉庆四年（1799）

抄写年代均不详

【类型】抄本

【藏馆】①上海市医学会图书馆

②上海中医药大学图书馆

【存世情况】另有1936年上海大东书局铅印本。又被收入"三三医书""中国医学大成"

【备注】②上海中医药大学图书馆藏本前有"静居草堂梓行"字样，应是根据更早的刻本所抄

2350 伤寒经正附（附：会记）

【分类】临证各科·温病·四时温病

【卷数】不分卷

【责任者】〔清〕薛公望撰；姜秋农抄

【年代】原书成于清嘉庆七年（1802）

嘉庆前期至道光年间（1802—1850）抄

【类型】抄本

【藏馆】中国中医科学院图书馆

【存世情况】孤本

【备注】姜秋农为曹存心（1767—1834）弟子，潘道根（1788—1858）好友。由此推测该书约抄于19世纪上半叶

2351 温热说

【分类】临证各科·温病·四时温病

【卷数】二卷（二册）

【责任者】〔清〕金位撰

【年代】清嘉庆七年（1802）

【类型】抄本

【藏馆】浙江图书馆

【存世情况】孤本

2352 温病大旨

【分类】临证各科·温病·四时温病

【卷数】不分卷

【责任者】〔清〕章楠（字虚谷）撰

【年代】原书成于清道光五年（1825）

清抄

【类型】抄本

【藏馆】浙江省中医药研究院图书馆

【存世情况】孤本

2353 薛一瓢先生湿热论批本（附：考证古方权量说）

【分类】临证各科·温病·四时温病

【卷数】不分卷（一册）

【责任者】〔清〕薛雪（字生白，号一瓢）撰，潘道根（字确潜，号晚香，又号徐村老农）补注

【年代】原书成于清道光十一年（1831）

清咸丰二年（1852）抄

【类型】抄本

【藏馆】中国中医科学院图书馆

【存世情况】孤本

2354 温热暑疫节要

【分类】临证各科·温病·四时温病

【卷数】不分卷

【责任者】〔清〕周扬俊（字禹载）原编，何其伟（字韦人，又字书田，晚号竹簳山人）节录

【年代】原书约成于清道光十七年（1837）

①〔清〕何运亨（字眉寿，一字守讷，号八愚）抄

②抄写年代不详

【类型】抄本

【藏馆】①中国中医科学院图书馆

②上海中医药大学图书馆

【存世情况】抄本 2 部

2355 温热举要

时病救急

诸症撮要

【分类】临证各科·温病·四时温病

【卷数】不分卷

【责任者】〔清〕江锡（字雨湄）编

【年代】原书成于清道光十八年（1838）

抄写年代不详

【类型】抄本

【藏馆】中国中医科学院图书馆

【存世情况】孤本

2356 温热病名论汇抄

【分类】临证各科·温病·四时温病

【卷数】不分卷（一册）

【责任者】佚名辑

【年代】原书成于清同治五年（1866）

清抄

【类型】抄本

【藏馆】中国国家图书馆

【存世情况】孤本

【备注】有陆懋修眉批

2357 温病合编

【分类】临证各科·温病·四时温病

【卷数】四卷、卷首一卷

【责任者】〔清〕石寿棠（字芾南，号湛棠）编

【年代】原书成于清同治六年（1867）

抄写年代不详

【类型】抄本

【藏馆】中国中医科学院图书馆

【存世情况】孤本

【备注】后有1985年中医古籍出版社出版的影印本

2358 伤寒类辨

【分类】临证各科·温病·四时温病

【卷数】不详

【责任者】〔清〕黄福申（字寿南，号沁梅）编

【年代】原书成于清同治九年（1870）
抄写年代不详

【类型】抄本

【藏馆】黑龙江省图书馆

【存世情况】另见于"黄寿南抄辑医书二十种"

【备注】与丛书本相比，抄本似为残本，仅存卷五（一册），无附录，且未著撰者

2359 时邪日知录

【分类】临证各科·温病·四时温病

【卷数】不分卷（一册）

【责任者】〔清〕江梓（字问琴，号否否子）撰

【年代】原书成于清光绪十二年（1886）
清光绪年间（1886—1908）抄

【类型】抄本

【藏馆】上海中医药大学图书馆

【存世情况】孤本

【备注】三槐堂藏本

2360 温热论

【分类】临证各科·温病·四时温病

【卷数】不分卷（一册）

【责任者】〔清〕叶桂（字天士，号香岩，

别号南阳先生）撰，周学海（字澄之）注

【年代】原书约成于光绪十七年（1891）
抄写年代均不详

【类型】抄本

【藏馆】①中国中医科学院图书馆
②苏州市中医医院图书馆

【存世情况】另见于"周氏医学丛书""古今医学会通""中西医学群书"等丛书

2361 温病方歌

【分类】临证各科·温病·四时温病

【卷数】不分卷（一册）

【责任者】〔清〕韩氏原撰，韩鸿（字印秋）校；程氏抄

【年代】原书成于清光绪二十三年（1897）
抄写年代不详

【类型】抄本

【藏馆】上海图书馆

【存世情况】另见于"韩氏医课"

2362 六淫疠气证治异同辨

【分类】临证各科·温病·四时温病

【卷数】二卷

【责任者】〔清〕吴士锜编

【年代】清光绪三十一年（1905）

【类型】抄本

【藏馆】中国中医科学院图书馆

【存世情况】另有浙江中医药大学图书馆所藏1983年抄本

【备注】《总目》记载天津中医药大学图书馆、甘肃中医药大学图书馆、安徽中医药大学图书馆皆藏有抄本，经查均未见。浙江中医药大学图书馆所藏抄本信

息记为"据清光绪乙巳刻本抄",可见
有 1905 年刻本,但诸目录未见

2363　六因条辨旁证摘要

【分类】临证各科·温病·四时温病
【卷数】不分卷
【责任者】〔清〕陆廷珍（字子贤）撰
【年代】原书成于清光绪三十二年（1906）
　　　　1938 年抄
【类型】抄本
【藏馆】浙江省中医药研究院图书馆
【存世情况】孤本

2364　温病条辨汤方歌

【分类】临证各科·温病·四时温病
【卷数】不分卷
【责任者】〔清〕邓坤元（字乾庆）编
【年代】〔清〕
【类型】抄本
【藏馆】黑龙江中医药大学图书馆
【存世情况】孤本

2365　温病条辨方歌（附：霍乱说、霍乱辨）

【分类】临证各科·温病·四时温病
【卷数】不分卷（二册）
【责任者】佚名
【年代】〔清〕
【类型】抄本
【藏馆】中国中医科学院图书馆
【存世情况】孤本
【备注】榆荫草堂抄本

2366　温病条辨方歌合辑

【分类】临证各科·温病·四时温病
【卷数】不分卷（一册）
【责任者】〔清〕刘维之、丁企儒撰
【年代】〔清〕
【类型】抄本
【藏馆】①中国中医科学院图书馆
　　　　②云南中医药大学图书馆
【存世情况】抄本 2 部
【备注】①中国中医科学院图书馆藏本题
　　　　"鼎九抄"。
　　　　②云南中医药大学图书馆藏本题
　　　　名为"温病条辨歌括　温病方歌",
　　　　共二册。泰州市图书馆据该馆藏抄本
　　　　传抄。
　　　　《总目》另载有安徽中医药大学图
　　　　书馆所藏抄本,经查未见

2367　温病一得

【分类】临证各科·温病·四时温病
【卷数】不分卷（一册）
【责任者】〔清〕张壶隐撰
【年代】〔清〕
【类型】抄本
【藏馆】上海中医药大学图书馆
【存世情况】孤本
【备注】巢念修藏本

2368　醴泉湿温医案

【分类】临证各科·温病·四时温病
【卷数】不分卷（一册）
【责任者】〔清〕黄醴泉撰,张寿颐（字山雷）评
【年代】〔清〕
　　　　1946 年抄
【类型】抄本

【藏馆】上海中医药大学图书馆

【存世情况】孤本

2369　温病汤头歌

【分类】临证各科·温病·四时温病

【卷数】不分卷

【责任者】佚名

【年代】1921 年

【类型】抄本

【藏馆】中国中医科学院图书馆

【存世情况】孤本

2370　温病审证表

【分类】临证各科·温病·四时温病

【卷数】不分卷

【责任者】何仲皋（字汝夔）撰

【年代】1921 年

【类型】抄本

【藏馆】河南中医药大学图书馆

【存世情况】孤本

2371　暑症发原

【分类】临证各科·温病·四时温病

【卷数】不分卷

【责任者】李识侯编

【年代】1923 年

【类型】抄本

【藏馆】上海辞书出版社图书馆

【存世情况】后被收入"三三医书"

2372　温病条辨汤头歌诀

【分类】临证各科·温病·四时温病

【卷数】不分卷

【责任者】赵奏言撰

【年代】民国（1911—1927）

【类型】抄本

【藏馆】中国中医科学院图书馆

【存世情况】孤本

2373　温病条辨汤头歌

【分类】临证各科·温病·四时温病

【卷数】不分卷

【责任者】原题李厚堃撰

【年代】1930 年

【类型】抄本

【藏馆】南京中医药大学图书馆

【存世情况】孤本

2374　湿温演绎

【分类】临证各科·温病·四时温病

【卷数】不分卷（一册）

【责任者】宋爱人撰，林炳华校

【年代】1934 年

【类型】抄本

【藏馆】上海中医药大学图书馆

【存世情况】孤本

2375　时病讲义

【分类】临证各科·温病·四时温病

【卷数】不分卷

【责任者】王润民编

【年代】1936 年

【类型】抄本

【藏馆】天津中医药大学图书馆

【存世情况】孤本

2376　温病方歌

【分类】临证各科·温病·四时温病

【卷数】不分卷

【责任者】佚名

【年代】1937 年

【类型】抄本

【藏馆】中国中医科学院图书馆

【存世情况】孤本

2377　温病指要

【分类】临证各科·温病·四时温病

【卷数】不分卷

【责任者】佚名

【年代】民国（1927—1937）

【类型】抄本

【藏馆】浙江省中医药研究院图书馆

【存世情况】孤本

2378　温病条辨汤头

【分类】临证各科·温病·四时温病

【卷数】不分卷

【责任者】佚名

【年代】民国（1927—1937）

【类型】抄本

【藏馆】广西壮族自治区图书馆

【存世情况】孤本

2379　寒湿证治

【分类】临证各科·温病·四时温病

【卷数】不分卷

【责任者】佚名

【年代】民国（1927—1937）

【类型】抄本

【藏馆】浙江省中医药研究院图书馆

【存世情况】孤本

2380　湿热证治

【分类】临证各科·温病·四时温病

【卷数】二卷

【责任者】佚名

【年代】民国（1927—1937）

【类型】抄本

【藏馆】浙江省中医药研究院图书馆

【存世情况】孤本

2381　温病新义

【分类】临证各科·温病·四时温病

【卷数】二卷（二册）

【责任者】张堃（字方舆）撰；盐山李曰纶抄

【年代】1943 年

【类型】抄本

【藏馆】上海中医药大学图书馆

【存世情况】孤本

2382　湿温纲要

【分类】临证各科·温病·四时温病

【卷数】不分卷

【责任者】程门雪（又名振辉，字九如，号壶公）撰

【年代】1947 年

【类型】抄本

【藏馆】成都中医药大学图书馆

【存世情况】孤本

2383　暑病证治要略

【分类】临证各科·温病·四时温病

【卷数】二卷

【责任者】曹炳章（字赤电）撰

【年代】1948 年

【类型】抄本

【藏馆】浙江省中医药研究院图书馆

【存世情况】孤本

2384　时症捷法

【分类】临证各科·温病·四时温病

【卷数】不分卷

【责任者】曹炳章（字赤电）撰

【年代】1949 年

【类型】抄本

【藏馆】浙江省中医药研究院图书馆

【存世情况】孤本

2385　叶氏外感温热论歌

【分类】临证各科·温病·四时温病

【卷数】不分卷（一册）

【责任者】翁克荷撰

【年代】1949 年

【类型】抄本

【藏馆】上海中医药大学图书馆

【存世情况】孤本

2386　温病条辨方症歌

【分类】临证各科·温病·四时温病

【卷数】不分卷

【责任者】王心圃编

【年代】1949 年

【类型】抄本

【藏馆】天津中医药大学图书馆

【存世情况】孤本

2387　伏气时感

【分类】临证各科·温病·四时温病

【卷数】二卷（二册）

【责任者】佚名

【年代】民国

【类型】抄本

【藏馆】上海图书馆

【存世情况】孤本

2388　时气要诀

【分类】临证各科·温病·四时温病

【卷数】不分卷（一册）

【责任者】佚名

【年代】民国

【类型】抄本

【藏馆】上海中医药大学图书馆

【存世情况】孤本

2389　温病热病暑病疫病

【分类】临证各科·温病·四时温病

【卷数】四卷（一册）

【责任者】佚名

【年代】民国

【类型】抄本

【藏馆】上海图书馆

【存世情况】孤本

2390　评注温热经纬

【分类】临证各科·温病·四时温病

【卷数】不分卷

【责任者】佚名

【年代】民国

【类型】抄本

【藏馆】浙江省中医药研究院图书馆

【存世情况】孤本

2391　温寒浅说（附：内经择要）

【分类】临证各科·温病·四时温病

【卷数】不分卷

【责任者】毛桐云编

【年代】民国

【类型】抄本

【藏馆】南京中医药大学图书馆

【存世情况】孤本

2392　温热辨证

【分类】临证各科·温病·四时温病

【卷数】不分卷

【责任者】佚名

【年代】民国

【类型】抄本

【藏馆】浙江省中医药研究院图书馆

【存世情况】孤本

2393　方案备查湿温症

【分类】临证各科·温病·四时温病

【卷数】不分卷

【责任者】佚名

【年代】民国

【类型】抄本

【藏馆】中国中医科学院图书馆

【存世情况】孤本

【备注】隐庐居抄本

2. 瘟疫

2394　吴又可温疫论节要

【分类】临证各科·温病·瘟疫

【卷数】不分卷（一册）

【责任者】〔明〕吴有性（字又可，号澹斋）原撰，〔清〕潘道根（字确潜，号晚香，又号徐村老农）删润

【年代】清道光二十七年（1847）

【类型】稿本

【藏馆】上海图书馆

【存世情况】孤本

2395　伤寒瘟疫考

【分类】临证各科·温病·瘟疫

【卷数】不分卷（一册）

【责任者】〔日〕雨森宗信撰

【年代】日本嘉永五年，清咸丰二年（1852）

【类型】日本稿本

【藏馆】上海中医药大学图书馆

【存世情况】孤本

2396　重较（校）瘟疫论

【分类】临证各科·温病·瘟疫

【卷数】不分卷（六册）

【责任者】〔明〕吴有性（字又可，号澹斋）原撰；〔清〕邱乐川评阅，钱兰陔鉴定，钱雅乐（字韵之）等校

【年代】清光绪十六年（1890）

【类型】稿本

【藏馆】上海中医药大学图书馆

【存世情况】孤本

【备注】《总目》失载，今补

2397　痧疹一得（又名瘟疫全书痧疹一得）

【分类】临证各科·温病·瘟疫

【卷数】二卷（一册）

【责任者】〔清〕萧霆（字健恒）撰，萧矗参订

【年代】原书成于清雍正十年（1732）
①清咸丰二年（1852）潘道根抄
②抄写年代不详

【类型】抄本

【藏馆】①上海中医药大学图书馆

②成都中医药大学图书馆

【存世情况】抄本 2 部

【备注】①上海中医药大学图书馆藏本原为巢念修藏本,《总目》将其归入"临证各科·儿科·痘疹"类

2398 疫疹一得

【分类】临证各科·温病·瘟疫

【卷数】二卷

【责任者】〔清〕余霖(字师愚)撰

【年代】原书成于清乾隆五十年(1785)

①清嘉庆十六年(1811)抄

②清咸丰三年(1853)抄

③④⑤⑥清抄

⑦1927 年陈在山抄

【类型】抄本

【藏馆】①中国医学科学院北京协和医学院医学信息研究所图书馆

②③中国国家图书馆

④⑦中国中医科学院图书馆

⑤上海市医学会图书馆

⑥南京图书馆

【存世情况】另有清道光八年(1828)延庆堂刻本、清光绪五年(1879)刻本、清光绪十年(1884)敬直堂刻本等清刻本多种,后有 1958 年人民卫生出版社据清道光延庆堂刻本出版的影印本

【备注】《总目》记载该书最早存本为清乾隆五十九年(1794)抄本,藏于中国医学科学院北京协和医学院医学信息研究所图书馆,经查未见,而见有清嘉庆十六年(1811)序的抄本,疑信息有误

2399 辨瘟疫论

【分类】临证各科·温病·瘟疫

【卷数】二卷

【责任者】〔日〕源惟和撰

【年代】原书成于日本宽政十二年(1800)

日本文政九年(1826)抄

【类型】抄本

【藏馆】中国中医科学院图书馆

【存世情况】孤本

2400 瘟疫编要

【分类】临证各科·温病·瘟疫

【卷数】不分卷

【责任者】〔清〕何其伟(字韦人,又字书田,晚号竹簳山人)编

【年代】原书约成于清道光十七年(1837)

清抄

【类型】抄本

【藏馆】苏州图书馆

【存世情况】孤本

2401 温疫编诀摘要

【分类】临证各科·温病·瘟疫

【卷数】不分卷(一册)

【责任者】〔清〕何昌福编,何长治(字补之,号鸿舫,晚号横柳病鸿)校注,何运亭录订;何履亭抄

【年代】原书成于清咸丰八年(1858)

清抄

【类型】抄本

【藏馆】中国中医科学院图书馆

【存世情况】孤本

2402 温疫编诀

【分类】临证各科·温病·瘟疫

【卷数】不分卷（一册）

【责任者】〔清〕何其伟（字韦人，又字书田，晚号竹簳山人）编，严钰峰注

【年代】原书成于清咸丰十年（1860）
　　　　抄写年代不详

【类型】抄本

【藏馆】上海中医药大学图书馆

【存世情况】孤本

2403　广温热论

【分类】临证各科·温病·瘟疫

【卷数】四卷（方一卷）（一册）

【责任者】〔清〕戴天章（字麟郊，晚号北山）撰，陆懋修（字九芝，号江左下工，又号林屋山人）删订；冯汝玖抄

【年代】原书约成于清同治五年（1866）
　　　　清光绪三十四年（1908）抄

【类型】抄本

【藏馆】中国国家图书馆

【存世情况】后有 1912 年上海江东书局石印本、民国上海千顷堂书局石印本。另见于陆懋修"世补斋医书"

2404　治四时瘟疫症

【分类】临证各科·温病·瘟疫

【卷数】不分卷

【责任者】佚名

【年代】清光绪二十年（1894）

【类型】抄本

【藏馆】广东省立中山图书馆

【存世情况】孤本

2405　瘟疫病

【分类】临证各科·温病·瘟疫

【卷数】不分卷（一册）

【责任者】〔清〕王趾周撰

【年代】原书成于清宣统三年（1911）
　　　　抄写年代不详

【类型】抄本

【藏馆】天津医学高等专科学校图书馆

【存世情况】孤本

2406　各界须知之时疫

【分类】临证各科·温病·瘟疫

【卷数】不分卷（一册）

【责任者】〔清〕徐尚志（字相任）撰

【年代】原书成于清宣统三年（1911）
　　　　清末民初抄

【类型】抄本

【藏馆】中国国家图书馆

【存世情况】孤本

2407　伤寒温疫诸方

【分类】临证各科·温病·瘟疫

【卷数】不分卷

【责任者】佚名

【年代】〔清〕

【类型】抄本

【藏馆】中国中医科学院中国医史文献研究所

【存世情况】孤本

2408　五疫论

【分类】临证各科·温病·瘟疫

【卷数】不分卷

【责任者】李六钦撰

【年代】1922 年

【类型】抄本

【藏馆】成都中医药大学图书馆

【存世情况】孤本

2409　温病疫疠源流辑要

【分类】临证各科·温病·瘟疫

【卷数】不分卷（一册）

【责任者】朱振声编

【年代】1937 年

【类型】抄本

【藏馆】上海图书馆

【存世情况】孤本

2410　疫症大全

【分类】临证各科·温病·瘟疫

【卷数】不分卷（一册）

【责任者】佚名

【年代】民国

【类型】抄本

【藏馆】上海图书馆

【存世情况】孤本

3. 疟痢

2411　痢疾丛谈

【分类】临证各科·温病·疟痢

【卷数】不分卷

【责任者】王涛仙编

【年代】1933 年

【类型】稿本

【藏馆】福建中医药大学图书馆

【存世情况】孤本

2412　痢疾别裁

【分类】临证各科·温病·疟痢

【卷数】不分卷（一册）

【责任者】〔清〕陈治庵撰

【年代】原书成于清康熙六十一年（1722）
　　　　抄写年代不详

【类型】抄本

【藏馆】中国中医科学院图书馆

【存世情况】孤本

2413　疟疾审病定经

【分类】临证各科·温病·疟痢

【卷数】不分卷

【责任者】佚名

【年代】原书成于清乾隆二十四年（1759）
　　　　抄写年代不详

【类型】抄本

【藏馆】中国中医科学院图书馆

【存世情况】孤本

【备注】淇园医室抄本

2414　痢证秘诀要略

【分类】临证各科·温病·疟痢

【卷数】不分卷（一册）

【责任者】〔清〕周文宁（字尔皇），吴开育删补

【年代】原书成于清嘉庆十年（1805）
　　　　抄写年代不详

【类型】抄本

【藏馆】上海中医药大学图书馆

【存世情况】孤本

2415　薛一瓢疟论

【分类】临证各科·温病·疟痢

【卷数】不分卷（一册）

【责任者】〔清〕薛雪（字生白，号一瓢）撰

【年代】原书成于清道光十一年（1831）

抄写年代不详

【类型】抄本

【藏馆】上海中医药大学图书馆

【存世情况】孤本

2416 痢疾明辨

【分类】临证各科·温病·疟痢

【卷数】不分卷

【责任者】〔清〕吴士瑛（字甫恬，号阳壶山人）撰

【年代】原书成于清咸丰七年（1857）

民国抄

【类型】抄本

【藏馆】吉林省图书馆

【存世情况】后被收入"三三医书"

【备注】《总目》载有天津中医药大学图书馆所藏甘济群抄本与辽宁中医药大学图书馆所藏抄本，经查皆未见

2417 疟痢中风秘要

【分类】临证各科·温病·疟痢

【卷数】不分卷（一册）

【责任者】〔清〕金清桂（字兰升，号石如，晚号冬青老人）撰；张雄喜抄

【年代】清宣统三年（1911）

【类型】抄本

【藏馆】上海中医药大学图书馆

【存世情况】孤本

2418 治疟初起验方

【分类】临证各科·温病·疟痢

【卷数】不分卷

【责任者】〔清〕王垣奎撰；吴考槃抄

【年代】〔清〕

民国抄

【类型】抄本

【藏馆】中国中医科学院图书馆

【存世情况】孤本

2419 痢疾泄泻杂抄（又名秋季痢疾）

【分类】临证各科·温病·疟痢

【卷数】不分卷（一册）

【责任者】〔清〕谢鹤洲编；谢正常抄

【年代】〔清〕

【类型】抄本

【藏馆】成都中医药大学图书馆

【存世情况】孤本

2420 痢疾论丛

【分类】临证各科·温病·疟痢

【卷数】不分卷（一册）

【责任者】佚名

【年代】〔清〕

【类型】抄本

【藏馆】上海中医药大学图书馆

【存世情况】孤本

2421 痢疾之中治西诊

【分类】临证各科·温病·疟痢

【卷数】不分卷

【责任者】王震（字志霖）撰

【年代】1936年

【类型】抄本

【藏馆】山东中医药大学图书馆

【存世情况】孤本

2422 三疟得心集

【分类】临证各科·温病·疟痢

【卷数】二卷（二册）

【责任者】屠用仪撰

【年代】1937 年

【类型】抄本

【藏馆】上海图书馆

【存世情况】孤本

2423　治疟疾方

【分类】临证各科·温病·疟痢

【卷数】不分卷

【责任者】佚名

【年代】民国

【类型】抄本

【藏馆】故宫博物院图书馆

【存世情况】孤本

2424　疟疾论歌括

【分类】临证各科·温病·疟痢

【卷数】不分卷

【责任者】佚名

【年代】民国

【类型】抄本

【藏馆】天津医学高等专科学校图书馆

【存世情况】孤本

4. 痧胀霍乱鼠疫

2425　专治麻痧述编（又名专治麻痧初编）

【分类】临证各科·温病·痧胀霍乱鼠疫

【卷数】六卷（一册）

【责任者】〔清〕凌德（字嘉六，号蛰庵）编

【年代】清光绪十六年（1890）

【类型】稿本

【藏馆】上海辞书出版社图书馆

【存世情况】后被收入"三三医书"

【备注】此本可能为编撰"三三医书"过程中的誊清稿本，具体誊抄年代在 1924 年前

2426　（穆氏家传）痧症辨疑全书

【分类】临证各科·温病·痧胀霍乱鼠疫

【卷数】不分卷

【责任者】〔明〕穆世锡撰

【年代】［明］

　　　　清抄

【类型】抄本

【藏馆】辽宁省图书馆

【存世情况】孤本

2427　治痧要略

【分类】临证各科·温病·痧胀霍乱鼠疫

【卷数】不分卷（一册）

【责任者】〔清〕郭志邃（字右陶）撰

【年代】原书成于清康熙十四年（1675）

　　　　抄写年代不详

【类型】抄本

【藏馆】上海辞书出版社图书馆

【存世情况】孤本

【备注】疑为《痧胀玉衡》摘抄本。另有上海中医药大学图书馆所藏〔清〕徐德铨（字春泉）撰同名抄本与天津医学高等专科学校图书馆所藏民国朱廖庄撰同名抄本

2428　痧科

【分类】临证各科·温病·痧胀霍乱鼠疫

【卷数】二卷

【责任者】著者佚名；〔清〕邹裕果抄

【年代】清嘉庆六年（1801）

【类型】抄本

【藏馆】中国中医科学院图书馆

【存世情况】孤本

2429 痧症指微

【分类】临证各科·温病·痧胀霍乱鼠疫

【卷数】不分卷

【责任者】〔清〕释普净撰

【年代】原书成于清道光元年（1821）

①清道光年间（1821—1850）抄

②清光绪十三年（1887）邹峻山（字国桢）抄

③水仓山房陈氏抄，年代不详

【类型】抄本

【藏馆】①中国国家图书馆

②上海中医药大学图书馆

③宁波图书馆

【存世情况】上海图书馆藏有同名抄本，另有清同治至民国时期刻印本多种。又见于释普净撰《痧症汇要》附录

2430 治痧要略

【分类】临证各科·温病·痧胀霍乱鼠疫

【卷数】二卷（一册）

【责任者】〔清〕徐德铨（字春泉）撰

【年代】原书成于清道光年间（1821—1850）抄写年代不详

【类型】抄本

【藏馆】上海中医药大学图书馆

【存世情况】孤本

【备注】有同名抄本

2431 霍乱麻痧辨证

【分类】临证各科·温病·痧胀霍乱鼠疫

【卷数】不分卷

【责任者】〔清〕赵履鳌（字海仙）撰

【年代】原书成于清同治十一年（1872）抄写年代不详

【类型】抄本

【藏馆】天津医学高等专科学校图书馆

【存世情况】孤本

【备注】《总目》记载《霍乱麻痧辨证》《霍乱麻疹辨证》二书皆为赵海仙所撰，分别藏于成都中医药大学图书馆与天津医学高等专科学校图书馆。经核，天津医学高等专科学校图书馆藏本的书名为"霍乱麻痧辨证"，而成都中医药大学图书馆藏本经查未见

2432 七十二痧症仙方

【分类】临证各科·温病·痧胀霍乱鼠疫

【卷数】不分卷

【责任者】〔清〕龙宗树编

【年代】清光绪三年（1877）

【类型】抄本

【藏馆】安徽省图书馆

【存世情况】孤本

2433 痧症治疗

【分类】临证各科·温病·痧胀霍乱鼠疫

【卷数】二卷

【责任者】佚名

【年代】原书约成于清光绪十六年（1890）1932 年抄

【类型】抄本

【藏馆】中国中医科学院图书馆

【存世情况】孤本

2434 痧症秘传歌诀

【分类】临证各科·温病·痧胀霍乱鼠疫

【卷数】二卷

【责任者】佚名

【年代】原书约成于清光绪二十二年（1896）
抄写年代不详

【类型】抄本

【藏馆】中国中医科学院图书馆

【存世情况】孤本

2435 视痧管见

【分类】临证各科·温病·痧胀霍乱鼠疫

【卷数】不分卷

【责任者】〔清〕刘济亨撰

【年代】〔清〕

【类型】抄本

【藏馆】苏州大学图书馆

【存世情况】孤本

2436 痧症秘录全书

【分类】临证各科·温病·痧胀霍乱鼠疫

【卷数】不分卷

【责任者】杨静安编

【年代】1940 年

【类型】抄本

【藏馆】成都中医药大学图书馆

【存世情况】孤本

2437 针灸七十二痧辨证刺穴

【分类】临证各科·温病·痧胀霍乱鼠疫

【卷数】不分卷

【责任者】佚名

【年代】1944 年

【类型】抄本

【藏馆】①黑龙江省图书馆
②齐齐哈尔市图书馆

【存世情况】抄本 2 部

2438 痧症辨

【分类】临证各科·温病·痧胀霍乱鼠疫

【卷数】二卷

【责任者】昆山氏撰

【年代】民国

【类型】抄本

【藏馆】中国中医科学院图书馆

【存世情况】孤本

2439 治痧要略

【分类】临证各科·温病·痧胀霍乱鼠疫

【卷数】不分卷

【责任者】朱廖庄撰

【年代】民国

【类型】抄本

【藏馆】天津医学高等专科学校图书馆

【存世情况】孤本

【备注】有同名抄本

2440 斑痧寻源

【分类】临证各科·温病·痧胀霍乱鼠疫

【卷数】二卷（一册）

【责任者】沈大章（字金南）编

【年代】民国

【类型】抄本

【藏馆】上海中医药大学图书馆

【存世情况】孤本

【备注】《总目》书名误作"斑疹寻源"

2441 治痧症并验方

【分类】临证各科·温病·痧胀霍乱鼠疫

【卷数】不分卷

【责任者】佚名

【年代】民国

【类型】抄本

【藏馆】山东中医药大学图书馆

【存世情况】孤本

2442　痧疹

【分类】临证各科·温病·痧胀霍乱鼠疫

【卷数】不分卷

【责任者】佚名

【年代】民国

【类型】抄本

【藏馆】天津医学高等专科学校图书馆

【存世情况】孤本

2443　痧症针法要方

【分类】临证各科·温病·痧胀霍乱鼠疫

【卷数】不分卷

【责任者】佚名

【年代】民国

【类型】抄本

【藏馆】山东中医药大学图书馆

【存世情况】孤本

2444　翻症类治（附：总方）

【分类】临证各科·温病·痧胀霍乱鼠疫

【卷数】不分卷

【责任者】佚名

【年代】民国

【类型】抄本

【藏馆】山东中医药大学图书馆

【存世情况】孤本

2445　痧症摘要

【分类】临证各科·温病·痧胀霍乱鼠疫

【卷数】不分卷

【责任者】佚名

【年代】民国

【类型】抄本

【藏馆】①中国中医科学院图书馆

　　　　②浙江省中医药研究院图书馆

【存世情况】抄本 2 部

（三）内　科

1. 内科通论

2446　证治济世编

【分类】临证各科·内科·内科通论

【卷数】不分卷

【责任者】〔清〕顾祖亮（字汉明）编

【年代】清康熙十一年（1672）

【类型】稿本

【藏馆】中国科学院国家科学图书馆

【存世情况】孤本

2447　内科分治指掌陆地仙经合抄

【分类】临证各科·内科·内科通论

【卷数】不分卷（一册）

【责任者】〔清〕江涵暾（字笔花）撰；马齐辑录

【年代】清道光初期（约 1824）

【类型】稿本

【藏馆】上海图书馆

【存世情况】孤本

2448　医林神宝书

【分类】临证各科·内科·内科通论

【卷数】不分卷（四册）

【责任者】〔清〕有庵老人辑

【年代】清道光二十九年（1849）

【类型】稿本

【藏馆】中国中医科学院图书馆

【存世情况】孤本

2449　杂病广要

【分类】临证各科·内科·内科通论

【卷数】三十三卷

【责任者】〔日〕丹波元坚（字亦柔，号茝庭）撰

【年代】日本嘉永六年（1853）

【类型】稿本

【藏馆】中国中医科学院图书馆

【存世情况】后有日本跻寿馆活字本（四十卷）

2450　医学提要

【分类】临证各科·内科·内科通论

【卷数】二卷（二册合订）

【责任者】〔清〕陈文灏编

【年代】①清咸丰四年（1854）

　　　　②清光绪十一年（1885）康雪香抄

【类型】①稿本

　　　　②抄本

【藏馆】①②上海中医药大学图书馆

【存世情况】稿本与抄本各1部

【备注】另有费伯仁抄同名抄本

2451　杂症六气分治辨论

【分类】临证各科·内科·内科通论

【卷数】十卷（四册）

【责任者】〔清〕洪瞻陛（字子升，号雨芗）撰

【年代】约清咸丰四年（1854）

【类型】稿本

【藏馆】上海图书馆

【存世情况】孤本

【备注】该书内容有缺残，并有装订错误

2452　医学举要

【分类】临证各科·内科·内科通论

【卷数】六卷

【责任者】〔清〕徐镛（字叶壎，号玉台）撰

【年代】①清光绪五年（1879）

　　　　②③④抄写年代均不详

【类型】①稿本

　　　　②③④抄本

【藏馆】①上海交通大学医学院图书馆

　　　　②中国中医科学院图书馆

　　　　③北京中医药大学图书馆

　　　　④黑龙江省图书馆

【存世情况】有清光绪十七年（1891）铅印本。又被收入"中国医学大成"

2453　医学宗要

【分类】临证各科·内科·内科通论

【卷数】二卷（四册）

【责任者】佚名

【年代】清末（约1910）

【类型】稿本

【藏馆】上海中医药大学图书馆

【存世情况】孤本

2454　证治心法指南医论

【分类】临证各科·内科·内科通论

【卷数】不分卷（二册）
【责任者】董松年撰
【年代】［清］
【类型】稿本
【藏馆】上海中医药大学图书馆
【存世情况】孤本
【备注】《总目》书名作"证治心法"

2455　医药撮要
【分类】临证各科·内科·内科通论
【卷数】不分卷
【责任者】杜宝田撰
【年代】民国（约1912）
【类型】稿本
【藏馆】浙江省中医药研究院图书馆
【存世情况】孤本

2456　临证一力
【分类】临证各科·内科·内科通论
【卷数】不分卷
【责任者】周岐隐（原名利川，字薇泉）撰
【年代】1932年
【类型】稿本
【藏馆】浙江省中医药研究院图书馆
【存世情况】孤本

2457　杂症摘要
【分类】临证各科·内科·内科通论
【卷数】不分卷
【责任者】孙汝南撰
【年代】①1937年
　　　　②抄写年代不详
【类型】①稿本
　　　　②抄本

【藏馆】①上海中医药大学图书馆
　　　　②南京图书馆
【存世情况】稿本与抄本各1部

2458　程斋医抄秘本
【分类】临证各科·内科·内科通论
【卷数】七卷、目录一卷（八册）
【责任者】原题〔明〕盛瑞明（号玉华子）编
【年代】原书成于明嘉靖十二年（1533）
　　　　清抄
【类型】抄本
【藏馆】中国国家图书馆
【存世情况】孤本
【备注】宝善堂乌丝栏抄本

2459　丹溪摘玄
【分类】临证各科·内科·内科通论
【卷数】二十卷
【责任者】佚名
【年代】明万历年间（1573—1620）
【类型】抄本
【藏馆】①中国中医科学院图书馆
　　　　②天一阁博物院
【存世情况】后有2005年中医古籍出版社"中医古籍孤本大全"据中国中医科学院图书馆所藏抄本出版的影印本
【备注】①中国中医科学院图书馆藏本共十册，为范行准栖芬室旧藏。
　　　　②天一阁博物院藏本题为"明抄本"，残本，存第一至第十四卷，共十六册。《总目》失载，今补

2460　暴证知要
【分类】临证各科·内科·内科通论

【卷数】二卷

【责任者】〔明〕沈野（字从先）编

【年代】原书成于明崇祯十七年（1644）

　　①民国巢念修抄

　　②抄写年代不详

【类型】抄本

【藏馆】①上海中医药大学图书馆

　　②上海市医学会图书馆

【存世情况】抄本2部

2461　余氏诸证析疑

【分类】临证各科·内科·内科通论

【卷数】四卷

【责任者】〔明〕余淙（字午亭）编著，〔清〕余士冕（字子敬）校订

【年代】原书成于明末（约1644）

　　①清抄

　　②抄写年代不详

【类型】抄本

【藏馆】①上海中医药大学图书馆

　　②安徽省图书馆

【存世情况】抄本2部

【备注】②安徽省图书馆藏本为残本，仅存卷三

2462　医学传灯

【分类】临证各科·内科·内科通论

【卷数】二卷

【责任者】〔清〕陈岐（字德求）撰

【年代】原书成于清康熙三十九年（1700）

　　抄写年代不详

【类型】抄本

【藏馆】上海市医学会图书馆

【存世情况】后被收入"珍本医书集成"

2463　吴门尤北田在泾氏大方杂证集议

【分类】临证各科·内科·内科通论

【卷数】四卷

【责任者】〔清〕尤怡（字在泾，号饲鹤山人）撰

【年代】原书成于清雍正年间（1723—1735）

　　抄写年代不详

【类型】抄本

【藏馆】中国中医科学院图书馆

【存世情况】孤本

2464　各证集说诸方备用并五脏六腑各论

（又名叶天士家传各证集说诸方备用并五脏各论）

【分类】临证各科·内科·内科通论

【卷数】不分卷

【责任者】原题〔清〕叶桂（字天士，号香岩，别号南阳先生）家传抄本

【年代】原书成于清乾隆十一年（1746）

　　抄写年代不详

【类型】抄本

【藏馆】北京大学图书馆

【存世情况】孤本

2465　叶天士杂症口诀

【分类】临证各科·内科·内科通论

【卷数】不分卷

【责任者】〔清〕叶桂（字天士，号香岩，别号南阳先生）撰

【年代】原书成于清乾隆十一年（1746）

　　抄写年代不详

【类型】抄本

【藏馆】广西壮族自治区图书馆

【存世情况】孤本

2466　杂症抉微

【分类】临证各科·内科·内科通论

【卷数】不分卷（二册）

【责任者】〔清〕俞明鉴（字世徽）撰

【年代】原书成于清乾隆年间（约1750）
　　　　抄写年代不详

【类型】抄本

【藏馆】南京图书馆

【存世情况】孤本

2467　分门辨证

【分类】临证各科·内科·内科通论

【卷数】不分卷

【责任者】〔清〕杨凤庭（字瑞虞，号西山）撰

【年代】原书成于清乾隆二十四年（1759）
　　　　清道光二十七年（1847）抄

【类型】抄本

【藏馆】中国科学院国家科学图书馆

【存世情况】孤本

2468　脾胃总论

【分类】临证各科·内科·内科通论

【卷数】不分卷（一册）

【责任者】〔清〕杨凤庭（字瑞虞，号西山）撰

【年代】原书成于清乾隆二十四年（1759）
　　　　①清抄
　　　　②抄写年代不详

【类型】抄本

【藏馆】①河南中医药大学图书馆
　　　　②中国科学院国家科学图书馆

【存世情况】抄本2部

2469　医门切要

【分类】临证各科·内科·内科通论

【卷数】不分卷

【责任者】〔清〕杨凤庭（字瑞虞，号西山）撰

【年代】原书成于清乾隆二十四年（1759）
　　　　抄写年代不详

【类型】抄本

【藏馆】中国中医科学院图书馆

【存世情况】孤本

2470　薛氏杂证口诀

【分类】临证各科·内科·内科通论

【卷数】不分卷（一册）

【责任者】〔清〕薛雪（字生白，号一瓢）撰；〔清〕赵履鳌（字海仙）抄

【年代】原书成于清乾隆中期（约1770）
　　　　清末抄

【类型】抄本

【藏馆】中国中医科学院图书馆

【存世情况】孤本

【备注】抄写者赵履鳌（1830—1904），清末江淮人，抄写时间约为19世纪下半叶

2471　内科心典

【分类】临证各科·内科·内科通论

【卷数】五卷（四册）

【责任者】〔清〕徐时进（字学山）撰

【年代】原书成于清乾隆三十六年（1771）
　　　　①清咸丰四年（1854）郑灿如抄
　　　　②③抄写年代不详

【类型】抄本

【藏馆】①上海中医药大学图书馆
　　　　②苏州图书馆

③苏州大学图书馆

【存世情况】抄本 3 部

2472 七松岩集

【分类】临证各科·内科·内科通论

【卷数】二卷

【责任者】〔清〕郑树珪（字桐山）撰

【年代】原书成于清乾隆三十六年（1771）

　　　　①清同治四年（1865）抄

　　　　②清光绪三十年（1904）抄

　　　　③清抄

　　　　④抄写年代不详

【类型】抄本

【藏馆】①苏州市中医医院图书馆

　　　　②中国中医科学院图书馆

　　　　③辽宁中医药大学图书馆

　　　　④苏州大学图书馆

【存世情况】抄本 4 部

【备注】③辽宁中医药大学图书馆藏本为八

　　卷本。

　　　　④苏州大学图书馆藏本题"三卷，

　　〔清〕郑树珪述，顾鸿录"。

　　　　《总目》载有南通大学图书馆所藏

　　抄本，经查未见

2473 医学萃要

【分类】临证各科·内科·内科通论

【卷数】三卷（二册）

【责任者】〔清〕许式南编

【年代】原书成于清乾隆四十三年（1778）

　　　　约同时期抄

【类型】抄本

【藏馆】上海中医药大学图书馆

【存世情况】孤本

【备注】残本，缺卷中

2474 大方脉

【分类】临证各科·内科·内科通论

【卷数】不分卷（一册）

【责任者】〔清〕郑玉坛（字彤园）撰

【年代】原书成于清乾隆六十年（1795）

　　　　抄写年代不详

【类型】抄本

【藏馆】上海辞书出版社图书馆

【存世情况】孤本

2475 摘录景岳杂症论

【分类】临证各科·内科·内科通论

【卷数】不分卷（一册）

【责任者】〔清〕朱廷铨编

【年代】清道光二十五年（1845）

【类型】抄本

【藏馆】安徽省图书馆

【存世情况】孤本

2476 冰鉴集杂症便览

【分类】临证各科·内科·内科通论

【卷数】二卷

【责任者】佚名

【年代】原书成于清道光后期（约1845）

　　　　清抄

【类型】抄本

【藏馆】中国科学院国家科学图书馆

【存世情况】孤本

2477 杂症汇纂

【分类】临证各科·内科·内科通论

【卷数】不分卷

【责任者】佚名

【年代】原书成于清道光二十九年（1849）
　　　　　抄写年代不详

【类型】抄本

【藏馆】中国中医科学院图书馆

【存世情况】孤本

2478　医学指迷贯革集

【分类】临证各科·内科·内科通论

【卷数】不分卷

【责任者】〔清〕赵琪（字东间）

【年代】原书成于清咸丰元年（1851）
　　　　　清抄

【类型】抄本

【藏馆】中国人民解放军医学图书馆

【存世情况】孤本

【备注】残本

2479　疗难百则

【分类】临证各科·内科·内科通论

【卷数】不分卷

【责任者】〔日〕川濑东羽撰

【年代】日本安政二年（1855）

【类型】日本抄本

【藏馆】吉林大学图书馆医学馆

【存世情况】孤本

2480　内科医案（又名内科方案）（附：膏方四张）

【分类】临证各科·内科·内科通论

【卷数】不分卷（一册）

【责任者】著者佚名；兰石山庄怀周手录

【年代】约清咸丰十一年（1861）

【类型】抄本

【藏馆】上海中医药大学图书馆

【存世情况】孤本

【备注】封面题"辛酉暮春"。该书亦可归入"医案"类

2481　内科摘要方

【分类】临证各科·内科·内科通论

【卷数】不分卷

【责任者】佚名

【年代】原书成于清同治年间（约1866）
　　　　　抄写年代不详

【类型】抄本

【藏馆】中国人民解放军医学图书馆

【存世情况】孤本

2482　证因通考

【分类】临证各科·内科·内科通论

【卷数】十卷

【责任者】〔清〕王藻墀（字振之）编

【年代】清同治九年（1870）

【类型】抄本

【藏馆】中国科学院国家科学图书馆

【存世情况】孤本

2483　内科病症便检

【分类】临证各科·内科·内科通论

【卷数】不分卷（八册）

【责任者】佚名

【年代】原书成于清光绪前期（约1884）
　　　　　抄写年代不详

【类型】抄本

【藏馆】中国中医科学院图书馆

【存世情况】孤本

2484 马培之内科医案

【分类】临证各科·内科·内科通论

【卷数】不分卷（二册）

【责任者】〔清〕马文植（字培之）撰

【年代】原书成于清光绪十八年（1892）

　　　清末抄

【类型】抄本

【藏馆】中国中医科学院图书馆

【存世情况】孤本

2485 内科证治歌括

【分类】临证各科·内科·内科通论

【卷数】不分卷（一册）

【责任者】佚名

【年代】清光绪二十三年（1897）

【类型】抄本

【藏馆】中国中医科学院图书馆

【存世情况】孤本

2486 内科疾患

【分类】临证各科·内科·内科通论

【卷数】不分卷（二册）

【责任者】佚名

【年代】原书成于清光绪二十六年（1900）

　　　抄写年代不详

【类型】抄本

【藏馆】中国中医科学院图书馆

【存世情况】孤本

2487 逐病论治

【分类】临证各科·内科·内科通论

【卷数】二卷（二册）

【责任者】〔清〕何仲皋（字汝夔）撰

【年代】清光绪三十三年（1907）

【类型】抄本

【藏馆】河南中医药大学图书馆

【存世情况】后有 1915 年四川高等国医学

　　　校铅印本

2488 证治活法

【分类】临证各科·内科·内科通论

【卷数】不分卷（一册）

【责任者】佚名

【年代】清同治至光绪年间（1862—1908）

【类型】抄本

【藏馆】中国中医科学院图书馆

【存世情况】孤本

2489 医髓

【分类】临证各科·内科·内科通论

【卷数】二卷

【责任者】佚名

【年代】原书约成于清光绪末年（1908）

　　　清抄

【类型】抄本

【藏馆】中国人民解放军医学图书馆

【存世情况】另有清刻本，年代不详

2490 急救杂症

【分类】临证各科·内科·内科通论

【卷数】不分卷

【责任者】〔清〕陈春山编

【年代】清

【类型】抄本复制本

【藏馆】中国中医科学院图书馆

【存世情况】孤本

2491 内科辨症用药法

【分类】临证各科·内科·内科通论

【卷数】不分卷（三册）

【责任者】著者佚名；金小春抄

【年代】清

【类型】抄本

【藏馆】苏州大学图书馆

【存世情况】孤本

2492 内科贯唯集（又名贯唯集内科）

【分类】临证各科·内科·内科通论

【卷数】不分卷（一册）

【责任者】著者佚名；河南布衣均望录

【年代】清

【类型】抄本

【藏馆】苏州大学图书馆

【存世情况】孤本

2493 内科秘书

【分类】临证各科·内科·内科通论

【卷数】不定

【责任者】〔清〕张祖良撰

【年代】清

【类型】抄本

【藏馆】浙江中医药大学图书馆

【存世情况】同馆藏抄本 2 部，分别为三卷
　　本与不分卷本

2494 内科证论

【分类】临证各科·内科·内科通论

【卷数】不分卷

【责任者】佚名

【年代】清

【类型】抄本

【藏馆】中国中医科学院图书馆

【存世情况】孤本

2495 医经斑见（又名医学偶存）（附：甫
　　里医案）

【分类】临证各科·内科·内科通论

【卷数】不分卷

【责任者】〔清〕赵娄东（字学眉）撰

【年代】清

【类型】抄本

【藏馆】江西中医药大学图书馆

【存世情况】孤本

2496 杂症

【分类】临证各科·内科·内科通论

【卷数】二卷（二册）

【责任者】佚名

【年代】清

【类型】抄本

【藏馆】安徽省图书馆

【存世情况】孤本

2497 证治诸方

【分类】临证各科·内科·内科通论

【卷数】不分卷（二册）

【责任者】佚名

【年代】清

【类型】抄本

【藏馆】中国中医科学院图书馆

【存世情况】孤本

2498 京江蔡氏十三章

【分类】临证各科·内科·内科通论

【卷数】不分卷（二册）

【责任者】佚名

【年代】清末

【类型】抄本

【藏馆】上海市医学会图书馆

【存世情况】孤本

2499　内科撮要

【分类】临证各科·内科·内科通论

【卷数】三卷

【责任者】佚名

【年代】清末

【类型】抄本

【藏馆】苏州市中医医院图书馆

【存世情况】孤本

2500　内科全书验方汇录

【分类】临证各科·内科·内科通论

【卷数】不分卷（十册）

【责任者】潘子平编

【年代】清末

【类型】抄本

【藏馆】中国中医科学院图书馆

【存世情况】孤本

2501　医学明理论

【分类】临证各科·内科·内科通论

【卷数】不分卷

【责任者】胤漳审定

【年代】清末

【类型】抄本

【藏馆】北京中医药大学图书馆

【存世情况】孤本

2502　医学要览

【分类】临证各科·内科·内科通论

【卷数】不分卷（一册）

【责任者】良士撰

【年代】清末

【类型】抄本

【藏馆】上海中医药大学图书馆

【存世情况】孤本

2503　证治微义

【分类】临证各科·内科·内科通论

【卷数】不分卷

【责任者】佚名

【年代】清末

【类型】抄本

【藏馆】中国中医科学院图书馆

【存世情况】孤本

2504　医指（附：女科纂要）

【分类】临证各科·内科·内科通论

【卷数】不分卷（一册）

【责任者】佚名

【年代】①清末陈莲舫抄

　　　　②抄写年代不详

【类型】抄本

【藏馆】①上海图书馆

　　　　②上海中医药大学图书馆

【存世情况】抄本2部

2505　病脉证治录要——肝经

【分类】临证各科·内科·内科通论

【卷数】不分卷（一册）

【责任者】佚名

【年代】［清］

【类型】抄本

【藏馆】中国中医科学院图书馆

【存世情况】孤本

2506　顾氏内科医案汇存

【分类】临证各科·内科·内科通论

【卷数】七卷（一册）

【责任者】顾景亭撰，陈鉴衡编

【年代】［清］

【类型】抄本

【藏馆】南京图书馆

【存世情况】孤本

【备注】该书亦可归入"医案"类

2507　何氏十三篇

【分类】临证各科·内科·内科通论

【卷数】不分卷

【责任者】佚名

【年代】［清］

【类型】抄本

【藏馆】上海市医学会图书馆

【存世情况】孤本

2508　六气为病

【分类】临证各科·内科·内科通论

【卷数】不分卷

【责任者】佚名

【年代】［清］

【类型】抄本

【藏馆】中国中医科学院图书馆

【存世情况】孤本

2509　内科备用诸方

【分类】临证各科·内科·内科通论

【卷数】不分卷

【责任者】佚名

【年代】［清］

【类型】抄本

【藏馆】苏州大学图书馆

【存世情况】孤本

2510　内科脉证

【分类】临证各科·内科·内科通论

【卷数】不分卷

【责任者】佚名

【年代】［清］

【类型】抄本

【藏馆】苏州大学图书馆

【存世情况】孤本

2511　内科秘传

【分类】临证各科·内科·内科通论

【卷数】不分卷（一册）

【责任者】佚名

【年代】［清］

【类型】抄本

【藏馆】生命科学图书馆

【存世情况】孤本

2512　内科医经便览

【分类】临证各科·内科·内科通论

【卷数】不分卷（一册）

【责任者】佚名

【年代】［清］

【类型】抄本

【藏馆】中国中医科学院图书馆

【存世情况】孤本

2513　内科证治汇粹

【分类】临证各科·内科·内科通论

【卷数】不分卷（三册）

【责任者】佚名

【年代】［清］

【类型】抄本

【藏馆】中国中医科学院图书馆

【存世情况】孤本

2514　医学心印（又名风科心印）

【分类】临证各科·内科·内科通论

【卷数】不分卷（一册）

【责任者】佚名

【年代】［清］

【类型】抄本

【藏馆】上海中医药大学图书馆

【存世情况】孤本

2515　杂病论集

【分类】临证各科·内科·内科通论

【卷数】不分卷

【责任者】鉴渊氏撰

【年代】［清］

【类型】抄本

【藏馆】中国中医科学院图书馆

【存世情况】孤本

2516　杂病心法

【分类】临证各科·内科·内科通论

【卷数】二卷

【责任者】佚名

【年代】［清］

【类型】抄本

【藏馆】上海市医学会图书馆

【存世情况】孤本

2517　杂症集解

【分类】临证各科·内科·内科通论

【卷数】不分卷

【责任者】佚名

【年代】［清］

【类型】抄本

【藏馆】生命科学图书馆

【存世情况】孤本

2518　陈氏内科秘集（又名丸药类方）

【分类】临证各科·内科·内科通论

【卷数】不分卷

【责任者】佚名

【年代】民国（约1912）

【类型】抄本

【藏馆】苏州图书馆

【存世情况】孤本

2519　传心集

【分类】临证各科·内科·内科通论

【卷数】二卷

【责任者】佚名

【年代】民国（约1912）

【类型】抄本

【藏馆】浙江省中医药研究院图书馆

【存世情况】孤本

【备注】残本，存卷二

2520　内科外感辨

【分类】临证各科·内科·内科通论

【卷数】不分卷

【责任者】佚名

【年代】民国（约1912）

【类型】抄本

【藏馆】广西壮族自治区图书馆

【存世情况】孤本

2521　内科心得良方

【分类】临证各科·内科·内科通论

【卷数】不分卷

【责任者】佚名

【年代】民国（约1912）

【类型】抄本

【藏馆】云南省图书馆

【存世情况】孤本

【备注】残本

2522　内科杂记

【分类】临证各科·内科·内科通论

【卷数】不分卷

【责任者】佚名

【年代】民国（约1912）

【类型】抄本

【藏馆】天津医学高等专科学校图书馆

【存世情况】孤本

2523　内外科医药（附：赋一卷）

【分类】临证各科·内科·内科通论

【卷数】不分卷（一册）

【责任者】佚名

【年代】民国（约1912）

【类型】抄本

【藏馆】上海中医药大学图书馆

【存世情况】孤本

2524　内外证治

【分类】临证各科·内科·内科通论

【卷数】不分卷（一册）

【责任者】佚名

【年代】民国（约1912）

【类型】抄本

【藏馆】上海图书馆

【存世情况】孤本

2525　七情六气方案

【分类】临证各科·内科·内科通论

【卷数】不分卷

【责任者】曹茂椿撰；陈锡康抄

【年代】民国（约1912）

【类型】抄本

【藏馆】苏州大学图书馆

【存世情况】孤本

2526　医林拨云

【分类】临证各科·内科·内科通论

【卷数】不分卷（二册）

【责任者】李真人撰

【年代】民国（约1912）

【类型】抄本

【藏馆】南京图书馆

【存世情况】孤本

2527　杂症歌诀二集

【分类】临证各科·内科·内科通论

【卷数】不分卷（二册）

【责任者】佚名

【年代】民国（约1912）

【类型】抄本

【藏馆】上海图书馆

【存世情况】孤本

2528　杂症汇要

【分类】临证各科·内科·内科通论

【卷数】二卷（二册）

【责任者】陈信撰

【年代】民国（约1912）

【类型】抄本

【藏馆】上海图书馆

【存世情况】孤本

2529　杂症医书

【分类】临证各科·内科·内科通论

【卷数】不分卷

【责任者】佚名

【年代】民国（约1912）

【类型】抄本

【藏馆】广西壮族自治区图书馆

【存世情况】孤本

【备注】残本

2530　证治权衡

【分类】临证各科·内科·内科通论

【卷数】二卷

【责任者】佚名

【年代】民国（约1912）

【类型】抄本

【藏馆】①天津中医药大学图书馆
　　　　②安徽中医药大学图书馆

【存世情况】抄本2部

2531　证治要论

【分类】临证各科·内科·内科通论

【卷数】不分卷

【责任者】佚名

【年代】民国（约1912）

【类型】抄本

【藏馆】浙江省中医药研究院图书馆

【存世情况】孤本

2532　诸病分经主治

【分类】临证各科·内科·内科通论

【卷数】不分卷

【责任者】何仲皋（字汝夔）撰

【年代】1915年

【类型】抄本

【藏馆】河南中医药大学图书馆

【存世情况】孤本

2533　证治因时录

【分类】临证各科·内科·内科通论

【卷数】不分卷

【责任者】李六钦撰

【年代】1920年

【类型】抄本

【藏馆】成都中医药大学图书馆

【存世情况】孤本

2534　临症须知

【分类】临证各科·内科·内科通论

【卷数】不分卷

【责任者】著者佚名；善和居士抄

【年代】约1920年

【类型】抄本

【藏馆】中国中医科学院图书馆

【存世情况】孤本

2535　诸证疗法

【分类】临证各科·内科·内科通论

【卷数】不分卷

【责任者】佚名

【年代】民国（1912—1927）

【类型】抄本

【藏馆】中国中医科学院图书馆

【存世情况】孤本

2536　内科卒中似痹

【分类】临证各科·内科·内科通论

【卷数】不分卷

【责任者】张寿颐（字山雷）撰集

【年代】民国（约1934）

【类型】抄本

【藏馆】浙江省中医药研究院图书馆

【存世情况】孤本

2537　内科病方选

【分类】临证各科·内科·内科通论

【卷数】不分卷

【责任者】曹炳章（字赤电）编

【年代】1935年

【类型】抄本

【藏馆】浙江省中医药研究院图书馆

【存世情况】孤本

2538　医学哲理

【分类】临证各科·内科·内科通论

【卷数】不分卷

【责任者】曹炳章（字赤电）编

【年代】1935年

【类型】抄本

【藏馆】浙江省中医药研究院图书馆

【存世情况】孤本

2539　杂病讲义

【分类】临证各科·内科·内科通论

【卷数】不分卷

【责任者】程门雪（又名振辉，字九如，号
　　壶公）撰

【年代】1938年

【类型】抄本

【藏馆】上海中医药大学图书馆

【存世情况】孤本

2540　秘传医鉴

【分类】临证各科·内科·内科通论

【卷数】不详

【责任者】佚名

【年代】1945年

【类型】抄本

【藏馆】中国中医科学院图书馆

【存世情况】孤本

【备注】残本，存卷下

2541　内科方抄

【分类】临证各科·内科·内科通论

【卷数】不详

【责任者】佚名

【年代】民国

【类型】抄本

【藏馆】中国中医科学院图书馆

【存世情况】孤本

2542　杂病讲义

【分类】临证各科·内科·内科通论

【卷数】不详

【责任者】佚名

【年代】民国

【类型】抄本

【藏馆】广西壮族自治区桂林图书馆

【存世情况】孤本

【备注】残本

2. 风痨臌膈

2543　虚劳证治论略

【分类】临证各科·内科·风痨臌膈

【卷数】不分卷（一册）

【责任者】金涛（字长康）撰

【年代】民国（约1912）

【类型】稿本

【藏馆】上海中医药大学图书馆

【存世情况】孤本

2544　痨瘵秘治

【分类】临证各科·内科·风痨臌膈

【卷数】不分卷

【责任者】养晦主人撰

【年代】1918年

【类型】稿本

【藏馆】浙江省中医药研究院图书馆

【存世情况】孤本

2545　奔豚释

【分类】临证各科·内科·风痨臌膈

【卷数】不分卷

【责任者】严澄（字益澄，号一萍）撰，陆
　　　　　彭年（字渊雷）评阅

【年代】1941年

【类型】稿本

【藏馆】辽宁中医药大学图书馆

【存世情况】孤本

2546　臌胀证治秘方

【分类】临证各科·内科·风痨臌膈

【卷数】不分卷

【责任者】曹炳章（字赤电）撰

【年代】民国

【类型】稿本

【藏馆】浙江省中医药研究院图书馆

【存世情况】孤本

2547　上清紫庭追痨仙方

【分类】临证各科·内科·风痨臌膈

【卷数】二卷

【责任者】佚名

【年代】原书成于明洪武二十九年（1396）
　　　　　抄写年代不详

【类型】抄本

【藏馆】中国中医科学院图书馆

【存世情况】另见于〔明〕邵以正编撰的
　　　　　医学丛书"青囊杂纂"和〔清〕何梦
　　　　　瑶编撰的医学丛书"医方全书"

2548　何氏心传（又名何氏虚劳心传）

【分类】临证各科·内科·风痨臌膈

【卷数】不分卷（一册）

【责任者】〔清〕何炫（字令昭，号嗣宗）撰

【年代】原书约成于清康熙六十一年（1722）
　　　　　①清咸丰七年（1857）何长治抄
　　　　　②清光绪二年（1876）梅华庐抄
　　　　　③清抄
　　　　　④⑤⑥抄写年代不详

【类型】抄本

【藏馆】①中国中医科学院图书馆
　　　　　②⑤苏州图书馆
　　　　　③中国国家图书馆
　　　　　④上海中医药大学图书馆
　　　　　⑥成都中医药大学图书馆

【存世情况】有清光绪十五年（1889）吴
　　　　　县朱氏槐庐行素草堂刻本。后有1994

年上海书店出版社影印本。又见于"槐庐丛书""中国医学大成"等丛书

2549　红炉点雪

【分类】临证各科·内科·风痨臌膈

【卷数】不分卷（一册）

【责任者】著者佚名；〔清〕周国林抄

【年代】约清同治七年（1868）

【类型】抄本

【藏馆】上海图书馆

【存世情况】孤本

【备注】封面题"戊辰年"字样。内容即〔明〕龚居中《痰火点血》卷一、二的节抄，以医论为主，并增加了9篇内容

2550　痉书备览

【分类】临证各科·内科·风痨臌膈

【卷数】不分卷（一册）

【责任者】〔清〕俞锡禧撰录

【年代】原书成于清光绪十年（1884）

【类型】抄本

【藏馆】中国国家图书馆

【存世情况】孤本

【备注】涵春堂蓝丝栏抄本

2551　疯痨臌膈辨

【分类】临证各科·内科·风痨臌膈

【卷数】不分卷（一册）

【责任者】〔清〕林翼臣（字济清）撰

【年代】原书成于清光绪十九年（1893）抄写年代不详

【类型】抄本

【藏馆】上海图书馆

【存世情况】有1930年上海中医书局铅印本及上海文瑞楼石印本

【备注】《总目》载有长春中医药大学图书馆所藏抄本，经查未见

2552　中风诸门证治方

【分类】临证各科·内科·风痨臌膈

【卷数】不分卷（四册）

【责任者】佚名

【年代】原书成于清光绪二十六年（1900）清末抄

【类型】抄本

【藏馆】中国中医科学院图书馆

【存世情况】孤本

2553　杂病方诀

【分类】临证各科·内科·风痨臌膈

【卷数】不分卷（一册）

【责任者】〔日〕江村宗民撰

【年代】原书成于日本明治末期（约1910）抄写年代不详

【类型】日本抄本

【藏馆】中国国家图书馆

【存世情况】孤本

2554　痹湿二症合编

【分类】临证各科·内科·风痨臌膈

【卷数】不分卷（二册）

【责任者】〔清〕孟翰撰

【年代】清

【类型】抄本

【藏馆】中国国家图书馆

【存世情况】孤本

2555　西园风病全书

【分类】临证各科·内科·风痨臌膈

【卷数】不分卷（一册）

【责任者】〔清〕孟翰撰

【年代】清

【类型】抄本

【藏馆】中国国家图书馆

【存世情况】孤本

2556 风科摘要

【分类】临证各科·内科·风痨臌膈

【卷数】不分卷（一册）

【责任者】佚名

【年代】［清〕

【类型】抄本

【藏馆】上海中医药大学图书馆

【存世情况】孤本

2557 中风证治集要

【分类】临证各科·内科·风痨臌膈

【卷数】二卷（一册）

【责任者】〔清〕魏永猷撰

【年代】［清〕

【类型】抄本

【藏馆】上海中医药大学图书馆

【存世情况】孤本

2558 风劳臌膈四证医案选粹

【分类】临证各科·内科·风痨臌膈

【卷数】不分卷

【责任者】周岐隐（原名利川，字薇泉）撰

【年代】1930 年

【类型】抄本

【藏馆】浙江省中医药研究院图书馆

【存世情况】孤本

2559 中风记

【分类】临证各科·内科·风痨臌膈

【卷数】不分卷

【责任者】曹炳章（字赤电）撰

【年代】民国

【类型】抄本

【藏馆】浙江省中医药研究院图书馆

【存世情况】孤本

2560 中风伤寒各症类抄

【分类】临证各科·内科·风痨臌膈

【卷数】不分卷（一册）

【责任者】佚名

【年代】民国

【类型】抄本

【藏馆】上海图书馆

【存世情况】孤本

3. 其他内科疾病

2561 痰饮与带下

【分类】临证各科·内科·其他内科疾病

【卷数】不分卷（一册）

【责任者】佚名

【年代】清光绪六年（1880）

【类型】稿本

【藏馆】中国中医科学院图书馆

【存世情况】孤本

2562 痰火证治要略

【分类】临证各科·内科·其他内科疾病

【卷数】不分卷

【责任者】曹炳章（字赤电）撰

【年代】1936 年

【类型】稿本

【藏馆】中国中医科学院图书馆

【存世情况】孤本

2563 胃肠病理论

【分类】临证各科·内科·其他内科疾病

【卷数】不分卷（一册）

【责任者】史介生编撰

【年代】1939 年

【类型】稿本

【藏馆】上海中医药大学图书馆

【存世情况】另见于 1939 年《国医砥柱》
月刊第二卷第九、十期

【备注】《总目》作抄本。据该书封面史介
生题识，此稿刊于民国二十八年十月十
五日出版之《国医砥柱》月刊第二卷第
九、十期，但因错字甚多，故呈原稿以
便校正，可见此本为作者原稿本

2564 内伤劳倦饮食水饮汇编

【分类】临证各科·内科·其他内科疾病

【卷数】不分卷（一册）

【责任者】佚名

【年代】民国

【类型】稿本

【藏馆】上海图书馆

【存世情况】孤本

2565 脚气治法总要

【分类】临证各科·内科·其他内科疾病

【卷数】二卷

【责任者】〔宋〕董汲（字及之）撰

【年代】原书成于北宋元祐八年（1093）

　　　　①清抄

　　　　②守一斋抄本，年代不详

③④⑤⑥⑦⑧抄写年代均不详

【类型】抄本

【藏馆】①③南京图书馆

　　　　②天津中医药大学图书馆

　　　　④中国中医科学院中国医史文献研
究所

　　　　⑤生命科学图书馆

　　　　⑥上海市医学会图书馆

　　　　⑦浙江省中医药研究院图书馆

　　　　⑧广东省立中山图书馆

【存世情况】被收入"四库全书""三三
医书"

【备注】④中国中医科学院中国医史文献研
究所、⑤生命科学图书馆、⑥上海市医
学会图书馆、⑦浙江省中医药研究院图
书馆、⑧广东省立中山图书馆等所藏抄
本，均据"四库全书"抄录

2566 嗽证知原

【分类】临证各科·内科·其他内科疾病

【卷数】五卷

【责任者】〔清〕林之翰（字宪百，号慎
庵、苕东逸老）撰

【年代】原书成于清康熙至雍正年间（约
1723）

　　　　①清抄

　　　　②抄写年代不详

【类型】抄本

【藏馆】①中国科学院国家科学图书馆

　　　　②中国中医科学院图书馆

【存世情况】抄本 2 部

2567 汇集海滨湿证

【分类】临证各科·内科·其他内科疾病

【卷数】不分卷（一册）

【责任者】〔清〕黄道敩辑

【年代】清道光年间（1821—1850）

【类型】抄本

【藏馆】中国国家图书馆

【存世情况】孤本

2568 咳论经旨

【分类】临证各科·内科·其他内科疾病

【卷数】四卷（一册）

【责任者】〔清〕凌德（字嘉六，号蛰庵）撰

【年代】原书约成于清同治五年（1866）

抄写年代不详

【类型】抄本

【藏馆】上海中医药大学图书馆

【存世情况】后被收入"三三医书"

【备注】版心印有"修业庐写本"字样

2569 肾水虚劳论

【分类】临证各科·内科·其他内科疾病

【卷数】不分卷（一册）

【责任者】〔清〕金枝铧（字鄂湑）撰

【年代】原书约成于清光绪十九年（1893）

约清光绪二十二年（1896）抄

【类型】抄本

【藏馆】上海中医药大学图书馆

【存世情况】孤本

【备注】书前有张荣序，作于光绪甲午年
（1894），序后补记有"丙申三月，先
生已成故人"之语，故该书抄写年代应
在1896年后

2570 人体虫病通考

【分类】临证各科·内科·其他内科疾病

【卷数】四卷

【责任者】〔清〕郑奋扬（字肖岩）撰

【年代】原书成于清光绪后期（1900—1908）

清宣统三年（1911）抄

【类型】抄本

【藏馆】浙江省中医药研究院图书馆

【存世情况】孤本

2571 血症

【分类】临证各科·内科·其他内科疾病

【卷数】不分卷

【责任者】佚名

【年代】清宣统三年（1911）

【类型】抄本

【藏馆】中国中医科学院图书馆

【存世情况】孤本

2572 卒患心痛秘方

【分类】临证各科·内科·其他内科疾病

【卷数】不分卷

【责任者】佚名

【年代】清宣统三年（1911）

【类型】抄本

【藏馆】苏州图书馆

【存世情况】孤本

2573 （恒堂周氏家抄）癫狂病

【分类】临证各科·内科·其他内科疾病

【卷数】不分卷（一册）

【责任者】〔清〕章芝山撰

【年代】清

【类型】抄本

【藏馆】上海图书馆

【存世情况】孤本

【备注】原为黄裳来燕榭藏本

2574 湿热论治
【分类】临证各科·内科·其他内科疾病
【卷数】不分卷（一册）
【责任者】佚名
【年代】清
【类型】抄本
【藏馆】中国国家图书馆
【存世情况】孤本

2575 痰门总括歌
【分类】临证各科·内科·其他内科疾病
【卷数】不分卷
【责任者】著者佚名；允之氏抄
【年代】清末
【类型】抄本
【藏馆】镇江市图书馆
【存世情况】孤本

2576 劳伤湿肿七言歌
【分类】临证各科·内科·其他内科疾病
【卷数】不分卷
【责任者】著者佚名；庄子英抄
【年代】［清］
【类型】抄本
【藏馆】广西壮族自治区图书馆
【存世情况】孤本
【备注】残本

2577 下焦诸病药方
【分类】临证各科·内科·其他内科疾病
【卷数】不分卷
【责任者】佚名

【年代】［清］
【类型】抄本
【藏馆】中国中医科学院图书馆
【存世情况】孤本

2578 出身传
【分类】临证各科·内科·其他内科疾病
【卷数】六卷
【责任者】佚名
【年代】民国（约1912）
【类型】抄本
【藏馆】中国中医科学院图书馆
【存世情况】孤本

2579 失血总论
【分类】临证各科·内科·其他内科疾病
【卷数】不分卷
【责任者】佚名
【年代】民国（约1912）
【类型】抄本
【藏馆】中国科学院国家科学图书馆
【存世情况】孤本

2580 血证丛抄
【分类】临证各科·内科·其他内科疾病
【卷数】不分卷
【责任者】唐恂（字退省）辑录
【年代】1917年
【类型】抄本
【藏馆】中国中医科学院图书馆
【存世情况】孤本

2581 杂病论
【分类】临证各科·内科·其他内科疾病

【卷数】不分卷

【责任者】刘鳞（字疾鳌）编

【年代】原书成于1917年

民国抄

【类型】抄本

【藏馆】辽宁省图书馆

【存世情况】另见于"梅城刘氏编医书六种"（有1917年稿本）

2582　单腹胀验方

【分类】临证各科·内科·其他内科疾病

【卷数】不分卷

【责任者】周亚南撰

【年代】民国（1912—1927）

【类型】抄本

【藏馆】天津医学高等专科学校图书馆

【存世情况】孤本

2583　和胃方

【分类】临证各科·内科·其他内科疾病

【卷数】不分卷

【责任者】佚名

【年代】民国（1912—1927）

【类型】抄本

【藏馆】山东中医药大学图书馆

【存世情况】孤本

2584　痰饮集方

【分类】临证各科·内科·其他内科疾病

【卷数】不分卷（一册）

【责任者】佚名

【年代】民国（1912—1927）

【类型】抄本

【藏馆】上海图书馆

【存世情况】孤本

2585　头疾图翼

【分类】临证各科·内科·其他内科疾病

【卷数】不分卷

【责任者】佚名

【年代】民国（1912—1927）

【类型】抄本

【藏馆】河南中医药大学图书馆

【存世情况】孤本

2586　血证论诗

【分类】临证各科·内科·其他内科疾病

【卷数】不分卷（一册）

【责任者】佚名

【年代】民国（1912—1927）

【类型】抄本

【藏馆】上海中医药大学图书馆

【存世情况】孤本

2587　朱氏血症医案

【分类】临证各科·内科·其他内科疾病

【卷数】不分卷（一册）

【责任者】朱氏撰

【年代】民国（1912—1927）

【类型】抄本

【藏馆】上海中医药大学图书馆

【存世情况】孤本

2588　惊痫

【分类】临证各科·内科·其他内科疾病

【卷数】不分卷

【责任者】曹炳章（字赤电）撰

【年代】1934年

【类型】抄本

【藏馆】浙江省中医药研究院图书馆

【存世情况】孤本

2589　七液丹治愈肠炎之证验

【分类】临证各科·内科·其他内科疾病

【卷数】不分卷（一册）

【责任者】薛逸山撰

【年代】1943年

【类型】抄本

【藏馆】上海中医药大学图书馆

【存世情况】孤本

2590　咳嗽证

【分类】临证各科·内科·其他内科疾病

【卷数】不分卷

【责任者】著者佚名；松亭抄

【年代】民国

【类型】抄本

【藏馆】陕西省中医药研究院陕西省中医医院图书馆

【存世情况】孤本

2591　肿瘘

【分类】临证各科·内科·其他内科疾病

【卷数】不分卷

【责任者】佚名

【年代】民国

【类型】抄本

【藏馆】陕西省中医药研究院陕西省中医医院图书馆

【存世情况】孤本

2592　庄氏知新集论急病治法

【分类】临证各科·内科·其他内科疾病

【卷数】不分卷

【责任者】庄省躬撰

【年代】民国

【类型】抄本

【藏馆】中国中医科学院图书馆

【存世情况】孤本

（四）女　科

1. 女科通论

2593　妇科稿本

【分类】临证各科·女科·女科通论

【卷数】不分卷（二册）

【责任者】佚名

【年代】明末清初（约1644）

【类型】稿本

【藏馆】中国中医科学院图书馆

【存世情况】孤本

【备注】残本

2594　郑氏女科

【分类】临证各科·女科·女科通论

【卷数】不分卷

【责任者】〔清〕郑假山撰

【年代】①清宣统三年（1911）

②清抄

③抄写年代不详

【类型】①稿本

②③抄本

【藏馆】①苏州大学图书馆

②山东中医药大学图书馆

③上海市医学会图书馆

【存世情况】稿本1部，抄本2部

【备注】①苏州大学图书馆藏本题名"郑氏女科八十三治"。

②山东中医药大学图书馆藏本题名"郑氏女科秘传胎前产后问答方书"，二册

2595　妇科三字经

【分类】临证各科·女科·女科通论

【卷数】六卷（一册）

【责任者】刘让撰

【年代】1914 年

【类型】稿本

【藏馆】上海中医药大学图书馆

【存世情况】孤本

2596　女科学笺疏

【分类】临证各科·女科·女科通论

【卷数】不分卷（二册）

【责任者】张寿颐（字山雷）撰

【年代】1922 年

【类型】稿本

【藏馆】上海中医药大学图书馆

【存世情况】另见于民国《绍兴医药月报》铅印本（四卷）

2597　女科知要

【分类】临证各科·女科·女科通论

【卷数】不分卷（二册合订）

【责任者】夏福康编

【年代】1939 年

【类型】稿本

【藏馆】上海中医药大学图书馆

【存世情况】孤本

2598　女科医案

【分类】临证各科·女科·女科通论

【卷数】二卷（二册合订）

【责任者】夏福康编

【年代】1939 年

【类型】稿本

【藏馆】上海中医药大学图书馆

【存世情况】孤本

2599　女科知要拾遗

【分类】临证各科·女科·女科通论

【卷数】不分卷（一册）

【责任者】夏福康编

【年代】1939 年

【类型】稿本

【藏馆】上海中医药大学图书馆

【存世情况】孤本

2600　女科济阴要语万金方

【分类】临证各科·女科·女科通论

【卷数】二卷

【责任者】〔宋〕郑春敷编

【年代】原书约成于南宋乾道元年（1165）

①清抄（题徐大椿录）

②③④抄写年代不详

【类型】抄本

【藏馆】①②中国中医科学院图书馆

③中国科学院国家科学图书馆

④辽宁中医药大学图书馆

【存世情况】抄本 4 部

【备注】③中国科学院国家科学图书馆藏本题名"妇科济阴要语万金方"。

④辽宁中医药大学图书馆藏本为十卷本，题〔宋〕郑春敷编，〔宋〕薛

辛辑

2601　坤元是保

【分类】临证各科·女科·女科通论

【卷数】三卷（附录一卷）

【责任者】〔宋〕薛轩（字仲昂）、郑春敷编

【年代】原书约成于南宋乾道元年（1165）

　　　　①清抄

　　　　②清荥阳书屋抄本

　　　　③④⑤⑥⑦⑧⑨抄写年代不详

【类型】抄本

【藏馆】①⑤上海图书馆

　　　　②天津中医药大学图书馆

　　　　③中国科学院国家科学图书馆

　　　　④中国中医科学院图书馆

　　　　⑥上海辞书出版社图书馆

　　　　⑦上海中医药大学图书馆

　　　　⑧苏州市中医医院图书馆

　　　　⑨苏州大学图书馆

【存世情况】抄本多部

【备注】①②上海图书馆与天津中医药大学
　　　图书馆藏本皆为二卷本。

　　　　⑤上海图书馆所藏不明年代抄本附
　　　《李医郑氏家传万全秘书》。

　　　　⑨苏州大学图书馆藏本题名"坤元
　　　是保全书秘本"，二卷

2602　女科万金方

【分类】临证各科·女科·女科通论

【卷数】不分卷

【责任者】〔宋〕薛辛（字将仕，号古愚）撰

【年代】原书约成于南宋咸淳元年（1265）

　　　　①明崇祯二年（1629）抄

　　　　②清康熙五十六年（1717）抄

　　　　③清抄

　　　　④抄写年代不详

【类型】抄本

【藏馆】①中国国家图书馆

　　　　②上海中医药大学图书馆

　　　　③苏州大学图书馆

　　　　④黑龙江中医药大学图书馆

【存世情况】另有民国石印本、影印本

【备注】①中国国家图书馆藏本为缩微胶
　　　卷，经查未见

2603　薛氏济阴万金书

【分类】临证各科·女科·女科通论

【卷数】三卷（二册）

【责任者】〔宋〕薛辛（字将仕，号古愚）
　　　原撰，〔明〕郑敷政等编；〔清〕潘道
　　　根（字确潜，号晚香，又号徐村老农）、
　　　王汾阳抄

【年代】原书约成于南宋咸淳元年（1265）
　　　清光绪年间（约1891）抄

【类型】抄本

【藏馆】上海中医药大学图书馆

【存世情况】孤本

2604　妇科约囊万金方

【分类】临证各科·女科·女科通论

【卷数】二卷（二册）

【责任者】〔宋〕郑氏撰，任树仁（字晒
　　　含，号月峤）订

【年代】原书成于南宋末年（约1279）
　　　清抄

【类型】抄本

【藏馆】中国中医科学院图书馆

【存世情况】孤本

2605 存橘戈氏秘用女科伤寒一袖钗（又名女科伤寒秘要）

【分类】临证各科·女科·女科通论

【卷数】不分卷（二册）

【责任者】〔明〕陶华（字尚文，号节庵、节庵道人）撰；孙鼎抄

【年代】原书成于明正统十年（1445）抄写年代不详

【类型】抄本

【藏馆】上海市医学会图书馆

【存世情况】孤本

2606 安亭茅氏世传女科（又名茅氏女科秘方）

【分类】临证各科·女科·女科通论

【卷数】不分卷

【责任者】〔明〕茅友芝撰

【年代】原书约成于明弘治二年（1489）
①清嘉庆八年（1803）抄
②清光绪六年（1880）森秀林抄
③④抄写年代不详

【类型】抄本

【藏馆】①②上海中医药大学图书馆
③上海图书馆
④中国中医科学院中国医史文献研究所

【存世情况】抄本4部

【备注】①上海中医药大学图书馆所藏嘉庆抄本题"镕斋潘采瑞鼎望氏藏本"，《总目》失载，今补

2607 天傀论

【分类】临证各科·女科·女科通论

【卷数】不分卷

【责任者】原题〔明〕李时珍（字东璧，号濒湖）撰

【年代】原书成于明万历六年（1578）抄写年代不详

【类型】抄本

【藏馆】上海市医学会图书馆

【存世情况】孤本

【备注】内容即《本草纲目》卷五十二"人傀"一节

2608 宋氏女科秘书（又名四明宋林皋先生女科秘书、精理宋氏女科、宋氏女科撮要）

【分类】临证各科·女科·女科通论

【卷数】不分卷

【责任者】〔明〕宋林皋（字养吾）撰

【年代】原书成于明万历四十年（1612）
①明万历年间（1612—1620）抄
②清光绪八年（1882）抄
③1932年曹炳章抄

【类型】抄本

【藏馆】①中国中医科学院图书馆
②③浙江省中医药研究院图书馆

【存世情况】另有1932年上海万有书局铅印本

2609 邯郸遗稿

【分类】临证各科·女科·女科通论

【卷数】四卷

【责任者】〔明〕赵献可（字养葵，号医巫闾子）撰

【年代】原书成于万历后期（约1617）抄写年代均不详

【类型】抄本

【藏馆】①中国医学科学院北京协和医学院医学信息研究所图书馆

②③上海中医药大学图书馆

④安徽中医药大学图书馆

【存世情况】另有清嘉庆元年（1796）灵兰阁刻本

【备注】①中国医学科学院北京协和医学院医学信息研究所图书馆藏本为瑞竹堂抄本。

②③上海中医药大学图书馆所藏抄本 2 部，一为瑞竹堂抄本，残本；一为巢念修抄本

2610　郑氏万金方（又名郑栎庵先生女科万金方）

【分类】临证各科·女科·女科通论

【卷数】九卷（二册）

【责任者】〔明〕郑良（字尧臣，号栎庵）原撰

【年代】原书成于明后期（1644 年前）

清初（1644—1722）抄

【类型】抄本

【藏馆】上海市医学会图书馆

【存世情况】孤本

【备注】题"芝田氏珍藏"。"芝田氏"为康熙年间常熟人许玉森，号芝田。

《总目》失载，今补。郑氏女科医书传抄本较多

2611　郑氏世传女科指要

【分类】临证各科·女科·女科通论

【卷数】不分卷（二册）

【责任者】〔明〕郑荣山录；〔清〕毛达抄

【年代】原书成于明末（约 1644）

清嘉庆十二年（1807）抄

【类型】抄本

【藏馆】中国中医科学院图书馆

【存世情况】孤本

2612　陈素庵妇科补解（又名陈氏秘兰全书妇科补解）

【分类】临证各科·女科·女科通论

【卷数】五卷（三册）

【责任者】〔宋〕陈沂（字素庵）撰，〔明〕陈文昭补解

【年代】原书成于明末（约 1644）

抄写年代不详

【类型】抄本

【藏馆】上海中医药大学图书馆

【存世情况】原为孤本。后有 1980 年影印抄本

2613　妇科百辨

【分类】临证各科·女科·女科通论

【卷数】六卷（一册）

【责任者】〔明〕庄履严（字若旸）撰；庄憩樵抄

【年代】原书成于明末（约 1644）

抄写年代不详

【类型】抄本

【藏馆】上海中医药大学图书馆

【存世情况】孤本

2614　妇科宝案（附：四言脉诀）

【分类】临证各科·女科·女科通论

【卷数】不分卷（附一卷）（一册）

【责任者】〔明〕李中梓（字士材，号念莪、尽凡居士）撰；吴锡麟抄

【年代】原书成于明末（约1644）

　　　　抄写年代不详

【类型】抄本

【藏馆】苏州大学图书馆

【存世情况】孤本

2615　女科切要

【分类】临证各科·女科·女科通论

【卷数】不分卷（一册）

【责任者】〔清〕秦之桢（字皇土、思烜）撰，须用恒（字晞黄）编，陈曰寿（字全五）增订

【年代】清康熙十六年（1677）

【类型】抄本

【藏馆】上海图书馆

【存世情况】孤本

【备注】《总目》作"清康熙56年丁酉（1717）抄本"

2616　郑氏女科家传秘方

【分类】临证各科·女科·女科通论

【卷数】不分卷（一册）

【责任者】〔清〕郑燕山撰

【年代】原书成于清康熙三十六年（1697）抄写年代不详

【类型】抄本

【藏馆】①上海中医药大学图书馆

　　　　②苏州大学图书馆

【存世情况】抄本2部

【备注】②苏州大学图书馆藏本题名"郑氏秘传女科方"。

　　　　《总目》载有苏州图书馆所藏抄本，经查未见

2617　郑燕山女科医案（附：名医医案拾零）

【分类】临证各科·女科·女科通论

【卷数】不分卷

【责任者】〔清〕郑燕山撰

【年代】原书约成于清康熙三十六年（1697）抄写年代不详

【类型】抄本

【藏馆】辽宁中医药大学图书馆

【存世情况】孤本

2618　郑氏女科秘方（又名女科心法）

【分类】临证各科·女科·女科通论

【卷数】不分卷

【责任者】〔清〕郑钦谕（字三山、保御）撰

【年代】清康熙三十六年（1697）

【类型】抄本

【藏馆】辽宁中医药大学图书馆

【存世情况】原为孤本。后有2005年中医古籍出版社"中医古籍孤本大全"收录的影印抄本

【备注】嘉庆堂抄本

2619　竹林寺妙手回春

【分类】临证各科·女科·女科通论

【卷数】不分卷（一册）

【责任者】〔清〕竹林寺僧撰

【年代】原书成于清康熙年间（1662—1722）清抄

【类型】抄本

【藏馆】天津中医药大学图书馆

【存世情况】孤本

【备注】醉竹轩抄本

2620　萃芳集（附：罗田万密斋家藏妇人秘科三卷、竹林寺女科一卷）

【分类】临证各科·女科·女科通论

【卷数】九卷（附四卷）

【责任者】〔清〕高斗魁（字旦中，号鼓峰）等撰

【年代】原书成于清雍正三年（1725）
　　　　清嘉庆年间（1796—1820）抄

【类型】抄本

【藏馆】浙江大学图书馆医学分馆

【存世情况】孤本

【备注】石竹斋抄本

2621　妇科心法要诀

【分类】临证各科·女科·女科通论

【卷数】六卷

【责任者】〔清〕吴谦（字六吉）等撰

【年代】原书成于清乾隆七年（1742）
　　　　①清陈兆梅抄
　　　　②③抄写年代不详

【类型】抄本

【藏馆】①山东中医药大学图书馆
　　　　②中国科学院国家科学图书馆
　　　　③中国中医科学院图书馆

【存世情况】另见于"（御纂）医宗金鉴""（编辑）金鉴心法歌诀"

【备注】②中国科学院国家科学图书馆藏本不分卷。内容即"（御纂）医宗金鉴"卷四十四至四十九《妇科心法要诀》

2622　女科成书

【分类】临证各科·女科·女科通论

【卷数】三卷（一册）

【责任者】原题〔清〕叶桂（字天士，号

香岩，别号南阳先生）手书

【年代】原书成于清乾隆前期（1736—1746）
　　　　清抄

【类型】抄本

【藏馆】中国中医科学院图书馆

【存世情况】孤本

2623　妇科一盘珠

【分类】临证各科·女科·女科通论

【卷数】十卷、卷首一卷（一册）

【责任者】〔清〕洪金鼎（字玉友，号杏园）撰

【年代】原书成于清乾隆十四年（1749）
　　　　抄写年代不详

【类型】抄本

【藏馆】陕西省图书馆

【存世情况】孤本

【备注】细柳山房抄本

2624　女科枢

【分类】临证各科·女科·女科通论

【卷数】不分卷

【责任者】〔清〕杨凤庭（字瑞虞，号西山）撰

【年代】原书成于清乾隆二十四年（1759）
　　　　抄写年代不详

【类型】抄本

【藏馆】中国科学院国家科学图书馆

【存世情况】孤本

2625　女科秘方

【分类】临证各科·女科·女科通论

【卷数】不分卷（一册）

【责任者】〔清〕黄体端（字临庭，号砚

楷）编

【年代】原书成于清乾隆三十九年（1774）

　　　　①清抄

　　　　②抄写年代不详

【类型】抄本

【藏馆】①莱阳市图书馆

　　　　②浙江省中医药研究院图书馆

【存世情况】抄本2部

【备注】《总目》载有南京图书馆所藏抄本，经查未见。该书内容来自黄体端编四卷本《验方汇辑》，有清乾隆三十九年著者自刻本

2626　妇科冰鉴

【分类】临证各科·女科·女科通论

【卷数】八卷

【责任者】〔清〕柴得华（字丽东）撰

【年代】①清乾隆四十一年（1776）抄

　　　　②抄写年代不详

【类型】抄本

【藏馆】①长春中医药大学图书馆

　　　　②中国中医科学院图书馆

【存世情况】抄本2部。后有1987年中医古籍出版社据清乾隆四十一年抄本出版的影印本，及1995年中医古籍出版社出版的整理点校本

2627　竹林寺女科全书

【分类】临证各科·女科·女科通论

【卷数】不分卷（一册）

【责任者】〔清〕释静光禅师等编

【年代】原书约成于清乾隆五十一年（1786）

　　　　清光绪十四年（1888）抄

【类型】抄本

【藏馆】中国中医科学院图书馆

【存世情况】孤本

2628　竹林寺妇科胎产摘要

【分类】临证各科·女科·女科通论

【卷数】不分卷（一册）

【责任者】佚名

【年代】原书约成于清乾隆五十一年（1786）

　　　　清抄

【类型】抄本

【藏馆】中国国家图书馆

【存世情况】孤本

【备注】《总目》载有浙江省中医药研究院图书馆所藏年代不详的抄本，经查未见

2629　女科旨要（又名竹林寺女科要旨）（附：方证补遗十种）

【分类】临证各科·女科·女科通论

【卷数】四卷

【责任者】〔清〕竹林寺僧撰，雪岩禅师增广

【年代】原书约成于清乾隆五十一年（1786）

　　　　抄写年代不详

【类型】抄本

【藏馆】中国中医科学院图书馆

【存世情况】另见于"竹林寺三禅师女科三种"

2630　竹林妇女幼科秘传

【分类】临证各科·女科·女科通论

【卷数】不分卷（二册）

【责任者】佚名

【年代】原书约成于清乾隆五十一年（1786）

抄写年代不详

【类型】抄本

【藏馆】中国中医科学院图书馆

【存世情况】孤本

2631 竹林寺秘传女科切要

【分类】临证各科·女科·女科通论

【卷数】不分卷（一册）

【责任者】佚名

【年代】原书约成于清乾隆五十一年（1786）

抄写年代不详

【类型】抄本

【藏馆】上海图书馆

【存世情况】孤本

2632 竹林寺女科闺阁仙方（附：仲贻胡
公经验广育神方）

【分类】临证各科·女科·女科通论

【卷数】二卷

【责任者】佚名

【年代】原书约成于清乾隆五十一年（1786）

抄写年代不详

【类型】抄本

【藏馆】宁波图书馆

【存世情况】孤本

2633 凤林寺传遗女科

【分类】临证各科·女科·女科通论

【卷数】不分卷

【责任者】〔清〕释慧明撰；魏心小抄

【年代】原书约成于清乾隆五十五年（1790）

抄写年代不详

【类型】抄本

【藏馆】中国中医科学院图书馆

【存世情况】孤本

2634 女科类方（附：儿科、牙科类方）

【分类】临证各科·女科·女科通论

【卷数】不分卷（一册）

【责任者】佚名

【年代】清乾隆年间（1736—1795）

【类型】抄本

【藏馆】中国中医科学院图书馆

【存世情况】孤本

2635 女科录要

【分类】临证各科·女科·女科通论

【卷数】不分卷

【责任者】著者佚名；王卓若抄

【年代】原书成于清嘉庆元年（1796）

抄写年代不详

【类型】抄本

【藏馆】苏州市中医医院图书馆

【存世情况】孤本

2636 秘抄女科

【分类】临证各科·女科·女科通论

【卷数】不分卷

【责任者】著者佚名；越地香林寺衲乾方
抄录

【年代】清嘉庆八年（1803）

【类型】抄本

【藏馆】上海辞书出版社图书馆

【存世情况】孤本

2637 妇科采珍

【分类】临证各科·女科·女科通论

【卷数】不分卷

【责任者】〔清〕冯郿（字晋台）辑；杨氏抄

【年代】清嘉庆十四年（1809）

【类型】抄本

【藏馆】长春中医药大学图书馆

【存世情况】孤本

2638　妇科传薪

【分类】临证各科·女科·女科通论

【卷数】六十四卷（三十二册）

【责任者】〔清〕傅尔范编

【年代】清嘉庆年间（1796—1820）

【类型】抄本

【藏馆】中国国家图书馆

【存世情况】孤本

2639　女科集义（又名郑氏女科集义）

【分类】临证各科·女科·女科通论

【卷数】不分卷（三册）

【责任者】〔清〕郑祥征（字继善，号少遇，晚号念山）编

【年代】清道光元年（1821）

【类型】抄本

【藏馆】上海中医药大学图书馆

【存世情况】孤本

2640　女科粹言

【分类】临证各科·女科·女科通论

【卷数】不分卷

【责任者】〔清〕何其伟（字韦人，又字书田，晚号竹籍山人）撰

【年代】原书约成于清道光十七年（1837）抄写年代不详

【类型】抄本

【藏馆】中国中医科学院图书馆

【存世情况】孤本

2641　女科三种

【分类】临证各科·女科·女科通论

【卷数】不分卷（一册）

【责任者】编者佚名

【年代】原书成于清道光三十年（1850）清抄

【类型】抄本

【藏馆】中国中医科学院图书馆

【存世情况】孤本

【备注】子目：

　　（1）女科

　　（2）女科方

　　（3）产宝新书

2642　傅青主女科考略

【分类】临证各科·女科·女科通论

【卷数】不分卷（一册）

【责任者】〔清〕江雨田编

【年代】清道光年间（1821—1850）

【类型】抄本

【藏馆】中国中医科学院图书馆

【存世情况】孤本

2643　女科集说

【分类】临证各科·女科·女科通论

【卷数】二卷（二册）

【责任者】〔清〕醒道人撰

【年代】原书成于清咸丰元年（1851）清咸丰年间（1851—1861）抄

【类型】抄本

【藏馆】中国中医科学院图书馆

【存世情况】孤本

2644 治妇科一百二十症（又名妇科百二十症方）

【分类】临证各科·女科·女科通论

【卷数】不分卷（一册）

【责任者】著者佚名；〔清〕陆建枝抄

【年代】清咸丰二年（1852）

【类型】抄本

【藏馆】天津中医药大学图书馆

【存世情况】孤本

2645 红线女博识摘腴

【分类】临证各科·女科·女科通论

【卷数】二卷（一册）

【责任者】佚名

【年代】原书成于清咸丰二年（1852）

清抄

【类型】抄本

【藏馆】中国中医科学院图书馆

【存世情况】同馆藏抄本 2 部

2646 医学纂要妇人科

【分类】临证各科·女科·女科通论

【卷数】不分卷

【责任者】〔清〕朱教（字斌彩）摘录

【年代】原书成于清咸丰二年（1852）

抄写年代不详

【类型】抄本

【藏馆】中国中医科学院图书馆

【存世情况】孤本

2647 郑氏女科要领

【分类】临证各科·女科·女科通论

【卷数】不分卷（一册）

【责任者】〔清〕张爱庐、周芸岩撰

【年代】原书成于清咸丰九年（1859）

抄写年代不详

【类型】抄本

【藏馆】上海图书馆

【存世情况】孤本

【备注】《总目》失载，今补

2648 妇婴良方

【分类】临证各科·女科·女科通论

【卷数】二卷

【责任者】〔清〕屠道和（字燮臣）撰

【年代】原书成于清同治二年（1863）

抄写年代不详

【类型】抄本

【藏馆】浙江省中医药研究院图书馆

【存世情况】另见于屠道和编撰的医学丛书
"医学六种"（有清同治二年刻本）

2649 妇婴方书

【分类】临证各科·女科·女科通论

【卷数】不分卷（一册）

【责任者】佚名

【年代】原书成于清同治十三年（1874）

清抄

【类型】抄本

【藏馆】中国中医科学院图书馆

【存世情况】孤本

2650 妇科医方一得

【分类】临证各科·女科·女科通论

【卷数】不分卷（一册）

【责任者】〔清〕朱书（字拥予，号绁城）撰

【年代】原书约成于清光绪三年（1877）

清抄

【类型】抄本

【藏馆】中国国家图书馆

【存世情况】孤本

2651 妇科宝筏

【分类】临证各科·女科·女科通论

【卷数】不分卷

【责任者】佚名

【年代】清光绪六年（1880）

【类型】抄本复制本

【藏馆】浙江中医药大学图书馆

【存世情况】原为孤本。后有 1987 年浙江
中医学院（浙江中医药大学前身）据光
绪抄本复制本

2652 女科锦囊

【分类】临证各科·女科·女科通论

【卷数】四卷

【责任者】〔清〕刘渭川（字浊翁）撰

【年代】原书约成于清光绪七年（1881）
清光绪三十年（1904）抄

【类型】抄本

【藏馆】辽宁中医药大学图书馆

【存世情况】孤本

【备注】三槐堂抄本

2653 坤宁集

【分类】临证各科·女科·女科通论

【卷数】不分卷

【责任者】佚名

【年代】原书成于清光绪十二年（1886）
清抄

【类型】抄本

【藏馆】中国中医科学院图书馆

【存世情况】孤本

2654 资生集

【分类】临证各科·女科·女科通论

【卷数】六卷（六册）

【责任者】佚名

【年代】清光绪十九年（1893）

【类型】抄本

【藏馆】上海中医药大学图书馆

【存世情况】孤本

2655 长生草妇科

【分类】临证各科·女科·女科通论

【卷数】四卷（四册）

【责任者】〔清〕刘荣枝（字桂荃）撰

【年代】原书成于清光绪二十年（1894）
清抄

【类型】抄本

【藏馆】中国中医科学院图书馆

【存世情况】孤本

2656 竹林遗书

【分类】临证各科·女科·女科通论

【卷数】不分卷（一册）

【责任者】佚名

【年代】清光绪二十三年（1897）

【类型】抄本

【藏馆】中国中医科学院图书馆

【存世情况】孤本

【备注】独山莫屋台读奇书斋抄本

2657 （秘传）内府经验女科

【分类】临证各科·女科·女科通论

【卷数】五卷（一册）

【责任者】〔清〕吴悔庵编；〔清〕橘泉氏抄

【年代】清光绪二十四年（1898）

【类型】抄本

【藏馆】上海中医药大学图书馆

【存世情况】孤本

2658　妇科总括

【分类】临证各科·女科·女科通论

【卷数】不分卷（一册）

【责任者】著者佚名；〔清〕筱轩氏抄

【年代】清光绪二十五年（1899）

【类型】抄本

【藏馆】上海中医药大学图书馆

【存世情况】孤本

2659　妇科

【分类】临证各科·女科·女科通论

【卷数】不分卷（六册）

【责任者】〔美〕汤麦斯著

【年代】原书成于清光绪二十六年（1900）
　　　　抄写年代不详

【类型】抄本

【藏馆】中国中医科学院中国医史文献研
　　究所

【存世情况】孤本

【备注】另有郑州图书馆所藏清抄本

2660　妇科良方

【分类】临证各科·女科·女科通论

【卷数】四卷（二册）

【责任者】〔清〕曾懿（字伯渊，又名朗秋）撰

【年代】原书成于清光绪三十二年（1906）
　　　　抄写年代不详

【类型】抄本

【藏馆】山东中医药大学图书馆

【存世情况】另有上海书局铅印本

2661　妇人科纂集（附：病案数则）

【分类】临证各科·女科·女科通论

【卷数】不分卷

【责任者】唐济时（字成之，号求是庐主
　　　　人）集

【年代】原书成于清光绪三十二年（1906）
　　　　抄写年代不详

【类型】抄本

【藏馆】中国中医科学院图书馆

【存世情况】孤本

2662　妇产婴惊治疗法

【分类】临证各科·女科·女科通论

【卷数】不分卷

【责任者】佚名

【年代】原书成于清光绪三十四年（1908）
　　　　抄写年代不详

【类型】抄本

【藏馆】中国中医科学院图书馆

【存世情况】孤本

2663　女科秘要

【分类】临证各科·女科·女科通论

【卷数】不分卷

【责任者】〔清〕郑氏撰

【年代】清光绪年间（1875—1908）

【类型】抄本

【藏馆】苏州市中医医院图书馆

【存世情况】孤本

2664　妇病撮要

【分类】临证各科·女科·女科通论

【卷数】不分卷（一册）

【责任者】著者佚名；陈秉钧（字莲舫，号庸叟，又号乐余老人）抄

【年代】清宣统元年（1909）

【类型】抄本

【藏馆】上海图书馆

【存世情况】孤本

2665　妇科心法

【分类】临证各科·女科·女科通论

【卷数】不分卷

【责任者】佚名

【年代】①清抄
　　　　②③抄写年代不详

【类型】抄本

【藏馆】①中国国家图书馆
　　　　②生命科学图书馆
　　　　③安徽省图书馆

【存世情况】抄本 3 部

2666　（西山先生）女科集真（附：唐容川先生抱儿痨论并治法、治杂证汤方）

【分类】临证各科·女科·女科通论

【卷数】不分卷（附一卷）（一册）

【责任者】佚名

【年代】清

【类型】抄本

【藏馆】中国国家图书馆

【存世情况】孤本

2667　调经刺要

【分类】临证各科·女科·女科通论

【卷数】不分卷（二册）

【责任者】〔清〕吴钢辑

【年代】清

【类型】抄本

【藏馆】中国国家图书馆

【存世情况】孤本

2668　妇科

【分类】临证各科·女科·女科通论

【卷数】不分卷（一册）

【责任者】佚名

【年代】清

【类型】抄本

【藏馆】郑州图书馆

【存世情况】孤本

【备注】另有中国中医科学院中国医史文献研究所所藏同名光绪庚子年（1900）抄本，二者并非同一书

2669　妇科参考

【分类】临证各科·女科·女科通论

【卷数】不分卷（一册）

【责任者】佚名

【年代】清

【类型】抄本

【藏馆】中国国家图书馆

【存世情况】孤本

2670　妇科集要

【分类】临证各科·女科·女科通论

【卷数】不分卷

【责任者】原题〔清〕王集编

【年代】清

【类型】抄本

【藏馆】中山大学图书馆

【存世情况】孤本

2671 妇科摘钞

【分类】临证各科·女科·女科通论

【卷数】不分卷

【责任者】佚名

【年代】清

【类型】抄本

【藏馆】济南市图书馆

【存世情况】孤本

2672 妇女科治方

【分类】临证各科·女科·女科通论

【卷数】不分卷（一册）

【责任者】佚名

【年代】清

【类型】抄本

【藏馆】中国中医科学院图书馆

【存世情况】孤本

2673 妇孺传真（附：诊杂病脉法）

【分类】临证各科·女科·女科通论

【卷数】不分卷（一册）

【责任者】佚名

【年代】清

【类型】抄本

【藏馆】中国国家图书馆

【存世情况】孤本

2674 济阴摘要备览

【分类】临证各科·女科·女科通论

【卷数】不分卷（一册）

【责任者】佚名

【年代】清

【类型】抄本

【藏馆】中国国家图书馆

【存世情况】孤本

2675 龙江茅氏女科

【分类】临证各科·女科·女科通论

【卷数】不分卷（一册）

【责任者】〔清〕茅氏撰

【年代】清

【类型】抄本

【藏馆】中国中医科学院图书馆

【存世情况】孤本

2676 秘传妇人科

【分类】临证各科·女科·女科通论

【卷数】不分卷（二册）

【责任者】〔清〕汤锡三撰；〔清〕杨润斋抄

【年代】清

【类型】抄本

【藏馆】中国中医科学院图书馆

【存世情况】孤本

2677 女科宝藏神书（附：胎产女科经验方）

【分类】临证各科·女科·女科通论

【卷数】不分卷（一册）

【责任者】〔清〕吴翡撰

【年代】清

【类型】抄本

【藏馆】浙江图书馆

【存世情况】孤本

2678 钱氏祖传女科秘诀

【分类】临证各科·女科·女科通论

【卷数】不分卷（一册）

【责任者】佚名

【年代】清

【类型】抄本

【藏馆】中国中医科学院图书馆

【存世情况】孤本

2679　杏林必读——妇科

【分类】临证各科·女科·女科通论

【卷数】不分卷（一册）

【责任者】〔清〕郑载山撰

【年代】清

【类型】抄本

【藏馆】中国中医科学院图书馆

【存世情况】孤本

2680　玉峰郑氏家藏八十二秘方选钞（又名玉峰薛医产宅郑氏家藏八十二秘方选钞）

【分类】临证各科·女科·女科通论

【卷数】不分卷（二册）

【责任者】〔清〕郑氏撰；苾庵老人录

【年代】清

【类型】抄本

【藏馆】苏州图书馆

【存世情况】同馆藏抄本 2 部

【备注】《总目》失载，今补

2681　妇科全书

【分类】临证各科·女科·女科通论

【卷数】不分卷（二册）

【责任者】佚名

【年代】清末

【类型】抄本

【藏馆】苏州图书馆

【存世情况】孤本

2682　妇科心法要诀（又名妇科要诀）

【分类】临证各科·女科·女科通论

【卷数】二卷

【责任者】〔清〕刘弘智辑

【年代】清末

【类型】抄本

【藏馆】吉林省图书馆

【存世情况】孤本

2683　济阴全生集

【分类】临证各科·女科·女科通论

【卷数】三卷（附录一卷）

【责任者】〔清〕刘起运（字泰来）撰；〔清〕古峪马会远抄

【年代】清末

【类型】抄本

【藏馆】浙江大学图书馆医学分馆

【存世情况】孤本

2684　济阴元机辑要

【分类】临证各科·女科·女科通论

【卷数】七卷（六册）

【责任者】〔清〕阮国兴编，阮瑞贤（字东阳）参订，阮贵堂（字登廉）、叶学洙（字圣源）合校

【年代】清末

【类型】抄本

【藏馆】上海图书馆

【存世情况】另见于〔清〕范赓治辑"范氏医籍丛抄"（有范氏门人抄本）

2685　秘兰全书（附：女科十八症、经验良方、十二经络脏腑病情药性）

【分类】临证各科·女科·女科通论

【卷数】不分卷

【责任者】佚名

【年代】清末

【类型】抄本

【藏馆】中国中医科学院图书馆

【存世情况】孤本

【备注】残本

2686 女科病情

【分类】临证各科·女科·女科通论

【卷数】不分卷（一册）

【责任者】〔清〕干臣编

【年代】清末

【类型】抄本

【藏馆】中国国家图书馆

【存世情况】孤本

2687 女科汇方歌括

【分类】临证各科·女科·女科通论

【卷数】不分卷（一册）

【责任者】佚名

【年代】清末

【类型】抄本

【藏馆】上海图书馆

【存世情况】孤本

2688 女科全书秘本

【分类】临证各科·女科·女科通论

【卷数】二卷

【责任者】著者佚名；〔清〕郑一桂抄

【年代】清末

【类型】抄本

【藏馆】中国科学院国家科学图书馆

【存世情况】孤本

2689 女科杂症

【分类】临证各科·女科·女科通论

【卷数】不分卷（一册）

【责任者】佚名

【年代】清末

【类型】抄本

【藏馆】陕西省图书馆

【存世情况】孤本

【备注】《总目》书名作"女科要症"

2690 女科指明

【分类】临证各科·女科·女科通论

【卷数】二卷（一册）

【责任者】佚名

【年代】清末

【类型】抄本

【藏馆】吉林省图书馆

【存世情况】孤本

2691 洞元妇人科

【分类】临证各科·女科·女科通论

【卷数】不分卷（一册）

【责任者】佚名

【年代】原书成于清
民国抄

【类型】抄本

【藏馆】上海图书馆

【存世情况】孤本

2692 病理要知女科

【分类】临证各科·女科·女科通论

【卷数】不分卷（二册）

【责任者】〔清〕董若仙撰；俞南氏抄

【年代】〔清〕

【类型】抄本

【藏馆】上海图书馆

【存世情况】孤本

2693　凤林寺女科秘宝（又名凤林寺女科秘书）

【分类】临证各科·女科·女科通论

【卷数】不分卷

【责任者】〔清〕凤林寺僧传

【年代】［清〕

【类型】抄本

【藏馆】①上海中医药大学图书馆
②浙江省中医药研究院图书馆

【存世情况】抄本2部

2694　妇儿病症撮要

【分类】临证各科·女科·女科通论

【卷数】不分卷

【责任者】〔清〕王振声编

【年代】［清〕

【类型】抄本

【藏馆】中国中医科学院图书馆

【存世情况】孤本

2695　何氏女科百十三方秘授要术

【分类】临证各科·女科·女科通论

【卷数】不分卷

【责任者】著者佚名；吴筱岩抄

【年代】［清〕

【类型】抄本

【藏馆】中国中医科学院图书馆

【存世情况】孤本

2696　女科经纶补方

【分类】临证各科·女科·女科通论

【卷数】不分卷（一册）

【责任者】佚名

【年代】［清〕

【类型】抄本

【藏馆】上海中医药大学图书馆

【存世情况】孤本

【备注】瑞竹堂抄本

2697　女科秘传

【分类】临证各科·女科·女科通论

【卷数】不分卷

【责任者】佚名

【年代】［清〕

【类型】抄本

【藏馆】中国中医科学院中国医史文献研究所

【存世情况】孤本

2698　女科胜览全集

【分类】临证各科·女科·女科通论

【卷数】不分卷（七册）

【责任者】〔清〕窦渭（字熊占）编

【年代】［清〕

【类型】抄本

【藏馆】陕西省中医药研究院陕西省中医医院图书馆

【存世情况】孤本

2699　女科心传

【分类】临证各科·女科·女科通论

【卷数】不分卷

【责任者】佚名

【年代】［清〕

【类型】抄本

【藏馆】中国中医科学院图书馆

【存世情况】孤本

2700　女科选录秘阁藏书

【分类】临证各科·女科·女科通论

【卷数】五卷（一册）

【责任者】编者佚名

【年代】〔清〕

【类型】抄本

【藏馆】生命科学图书馆

【存世情况】孤本

【备注】子目（三种）：

（1）秘传验效女科选录秘阁藏书（不分卷）——何仁元传，黄永念集

（2）内府传授胎前产后女科选录（三卷）——于鼎氏录

（3）京传试验产后良方选录秘阁藏书（不分卷）——佚名

有缺残

2701　真山老夫子女科八十症

【分类】临证各科·女科·女科通论

【卷数】二卷

【责任者】原题〔清〕真山老夫子撰

【年代】〔清〕

【类型】抄本

【藏馆】山东中医药大学图书馆

【存世情况】孤本

2702　妇科方歌

【分类】临证各科·女科·女科通论

【卷数】不分卷

【责任者】佚名

【年代】原书成于1912年

民国初抄

【类型】抄本

【藏馆】中国中医科学院图书馆

【存世情况】孤本

2703　妇科备要

【分类】临证各科·女科·女科通论

【卷数】不分卷

【责任者】刘孝友撰

【年代】民国（约1912）

【类型】抄本

【藏馆】广东省立中山图书馆

【存世情况】孤本

2704　妇科节要

【分类】临证各科·女科·女科通论

【卷数】二卷

【责任者】徐泽民编

【年代】民国（约1912）

【类型】抄本

【藏馆】浙江省中医药研究院图书馆

【存世情况】孤本

2705　妇人枕秘

【分类】临证各科·女科·女科通论

【卷数】不分卷

【责任者】双朴主人撰

【年代】民国（约1912）

【类型】抄本

【藏馆】天津医学高等专科学校图书馆

【存世情况】孤本

2706　傅氏女科证治

【分类】临证各科·女科·女科通论

【卷数】不分卷

【责任者】佚名

【年代】民国（约 1912）

【类型】抄本

【藏馆】浙江省中医药研究院图书馆

【存世情况】孤本

2707　济阴纂要方

【分类】临证各科·女科·女科通论

【卷数】不分卷

【责任者】佚名

【年代】民国（约 1912）

【类型】抄本

【藏馆】浙江省中医药研究院图书馆

【存世情况】孤本

2708　女科摘要

【分类】临证各科·女科·女科通论

【卷数】不分卷

【责任者】丁淦可编

【年代】民国（约 1912）

【类型】抄本

【藏馆】浙江省中医药研究院图书馆

【存世情况】孤本

2709　妇科

【分类】临证各科·女科·女科通论

【卷数】六卷

【责任者】佚名

【年代】①1921 年京都姚氏抄

　　　　②③抄写年代不详

【类型】抄本

【藏馆】①首都图书馆

　　　　②陕西省中医药研究院陕西省中医

　　　　　医院图书馆

　　　　③浙江省中医药研究院图书馆

【存世情况】抄本 3 部

【备注】①首都图书馆藏本为残本

2710　妇科至要（附：幼科证治）

【分类】临证各科·女科·女科通论

【卷数】二卷

【责任者】周鼎撰

【年代】1924 年

【类型】抄本

【藏馆】浙江大学图书馆医学分馆

【存世情况】孤本

【备注】汝南玉记抄本

2711　秘传女科原病要言

【分类】临证各科·女科·女科通论

【卷数】不分卷

【责任者】佚名

【年代】民国（1912—1927）

【类型】抄本

【藏馆】中国中医科学院图书馆

【存世情况】孤本

2712　坤道指南

【分类】临证各科·女科·女科通论

【卷数】不分卷（一册）

【责任者】根心堂主人编

【年代】民国（1912—1927）

【类型】抄本

【藏馆】上海中医药大学图书馆

【存世情况】孤本

2713　妇人科

【分类】临证各科·女科·女科通论

【卷数】不分卷

【责任者】刘栋臣辑

【年代】1930 年

【类型】抄本

【藏馆】济南市图书馆

【存世情况】孤本

2714 妇科方案

【分类】临证各科·女科·女科通论

【卷数】不分卷（一册）

【责任者】王慎轩撰

【年代】1933 年

【类型】抄本

【藏馆】上海中医药大学图书馆

【存世情况】孤本

2715 得安医集（附：乾坤锦囊）

【分类】临证各科·女科·女科通论

【卷数】三卷、补遗八卷

【责任者】钱得安撰

【年代】1934 年

【类型】抄本

【藏馆】河南中医药大学图书馆

【存世情况】孤本

2716 妇科杂治方

【分类】临证各科·女科·女科通论

【卷数】不分卷

【责任者】著者佚名；曹炳章（字赤电）抄

【年代】1935 年

【类型】抄本

【藏馆】浙江省中医药研究院图书馆

【存世情况】孤本

2717 竹林女科旨要

【分类】临证各科·女科·女科通论

【卷数】不分卷

【责任者】著者佚名；曹炳章（字赤电）抄

【年代】1935 年

【类型】抄本

【藏馆】浙江省中医药研究院图书馆

【存世情况】孤本

2718 刘氏妇儿证据

【分类】临证各科·女科·女科通论

【卷数】不分卷

【责任者】刘九皋撰

【年代】约 1937 年

【类型】抄本

【藏馆】上海市医学会图书馆

【存世情况】孤本

2719 经验救生录妇科

【分类】临证各科·女科·女科通论

【卷数】不分卷

【责任者】佚名

【年代】1949 年

【类型】抄本

【藏馆】云南省图书馆

【存世情况】孤本

2720 女科钞

【分类】临证各科·女科·女科通论

【卷数】不分卷

【责任者】张清廉辑

【年代】1949 年

【类型】抄本

【藏馆】中国中医科学院图书馆

【存世情况】孤本

2721　孝思堂妇人良方

【分类】临证各科·女科·女科通论

【卷数】不分卷

【责任者】史良誉撰

【年代】1949 年

【类型】抄本

【藏馆】上海市医学会图书馆

【存世情况】孤本

2722　存验录女科

【分类】临证各科·女科·女科通论

【卷数】不分卷

【责任者】佚名

【年代】民国

【类型】抄本

【藏馆】浙江省中医药研究院图书馆

【存世情况】孤本

2723　邓氏女科

【分类】临证各科·女科·女科通论

【卷数】不分卷

【责任者】佚名

【年代】民国

【类型】抄本

【藏馆】上海市医学会图书馆

【存世情况】孤本

2724　方案存查——淋浊、子痛

【分类】临证各科·女科·女科通论

【卷数】不分卷

【责任者】佚名

【年代】民国

【类型】抄本

【藏馆】中国中医科学院图书馆

【存世情况】孤本

【备注】隐庐居抄本

2725　妇产科症方

【分类】临证各科·女科·女科通论

【卷数】不分卷

【责任者】佚名

【年代】民国

【类型】抄本

【藏馆】天津医学高等专科学校图书馆

【存世情况】孤本

2726　妇科百问

【分类】临证各科·女科·女科通论

【卷数】不分卷（一册）

【责任者】佚名

【年代】民国

【类型】抄本

【藏馆】上海图书馆

【存世情况】孤本

2727　妇科方

【分类】临证各科·女科·女科通论

【卷数】不分卷

【责任者】佚名

【年代】民国

【类型】抄本

【藏馆】宁波图书馆

【存世情况】孤本

2728　妇科方书

【分类】临证各科·女科·女科通论

【卷数】不分卷

【责任者】佚名

【年代】民国

【类型】抄本

【藏馆】浙江省中医药研究院图书馆

【存世情况】孤本

2729　妇科黑神丸方引（又名观音普济丹）

【分类】临证各科·女科·女科通论

【卷数】不分卷

【责任者】佚名

【年代】民国

【类型】抄本

【藏馆】①山东中医药大学图书馆

　　　　②黑龙江中医药大学图书馆

【存世情况】抄本 2 部

2730　妇科金针

【分类】临证各科·女科·女科通论

【卷数】不分卷

【责任者】佚名

【年代】民国

【类型】抄本

【藏馆】天津中医药大学图书馆

【存世情况】孤本

2731　妇科经带讲义

【分类】临证各科·女科·女科通论

【卷数】不分卷

【责任者】杨子钧编

【年代】民国

【类型】写印本

【藏馆】中国中医科学院图书馆

【存世情况】孤本

2732　妇科秘本

【分类】临证各科·女科·女科通论

【卷数】不分卷

【责任者】著者佚名；黄岩陈梦来抄

【年代】民国

【类型】抄本复制本

【藏馆】浙江中医药大学图书馆

【存世情况】孤本

2733　妇科秘传

【分类】临证各科·女科·女科通论

【卷数】不分卷

【责任者】佚名

【年代】民国

【类型】抄本

【藏馆】山东中医药大学图书馆

【存世情况】孤本

2734　妇科秘籍

【分类】临证各科·女科·女科通论

【卷数】不分卷

【责任者】佚名

【年代】民国

【类型】抄本

【藏馆】苏州大学图书馆

【存世情况】孤本

2735　妇科秘室

【分类】临证各科·女科·女科通论

【卷数】不分卷

【责任者】佚名

【年代】民国

【类型】抄本

【藏馆】浙江省中医药研究院图书馆

【存世情况】孤本

2736　妇科秘书
【分类】临证各科·女科·女科通论
【卷数】不分卷
【责任者】佚名
【年代】民国
【类型】抄本
【藏馆】浙江省中医药研究院图书馆
【存世情况】孤本

2737　妇科秘效方
【分类】临证各科·女科·女科通论
【卷数】不分卷
【责任者】佚名
【年代】民国
【类型】抄本
【藏馆】浙江省中医药研究院图书馆
【存世情况】孤本

2738　妇科奇方
【分类】临证各科·女科·女科通论
【卷数】不分卷
【责任者】佚名
【年代】民国
【类型】抄本
【藏馆】浙江省中医药研究院图书馆
【存世情况】孤本

2739　妇科三要
【分类】临证各科·女科·女科通论
【卷数】不分卷
【责任者】刘文元集
【年代】民国

【类型】抄本
【藏馆】中国中医科学院图书馆
【存世情况】孤本

2740　妇科通书
【分类】临证各科·女科·女科通论
【卷数】不分卷
【责任者】佚名
【年代】民国
【类型】抄本
【藏馆】浙江省中医药研究院图书馆
【存世情况】孤本

2741　妇科通套方
【分类】临证各科·女科·女科通论
【卷数】不分卷
【责任者】佚名
【年代】民国
【类型】抄本
【藏馆】安徽中医药大学图书馆
【存世情况】孤本

2742　妇科问答
【分类】临证各科·女科·女科通论
【卷数】不分卷
【责任者】佚名
【年代】民国
【类型】抄本
【藏馆】浙江省中医药研究院图书馆
【存世情况】孤本

2743　妇科要诀论
【分类】临证各科·女科·女科通论
【卷数】不分卷（一册）

【责任者】佚名

【年代】民国

【类型】抄本

【藏馆】上海中医药大学图书馆

【存世情况】孤本

2744　妇科要略

【分类】临证各科·女科·女科通论

【卷数】不分卷

【责任者】佚名

【年代】民国

【类型】抄本

【藏馆】中国中医科学院图书馆

【存世情况】孤本

2745　妇科一百十三证

【分类】临证各科·女科·女科通论

【卷数】不分卷

【责任者】佚名

【年代】民国

【类型】抄本

【藏馆】天津医学高等专科学校图书馆

【存世情况】孤本

2746　妇科摘要

【分类】临证各科·女科·女科通论

【卷数】不分卷

【责任者】佚名

【年代】民国

【类型】抄本

【藏馆】浙江省中医药研究院图书馆

【存世情况】孤本

2747　妇科至宝

【分类】临证各科·女科·女科通论

【卷数】不分卷

【责任者】佚名

【年代】民国

【类型】抄本

【藏馆】①南京图书馆

　　　　②云南省图书馆

【存世情况】抄本 2 部

2748　妇科治验案

【分类】临证各科·女科·女科通论

【卷数】不分卷

【责任者】佚名

【年代】民国

【类型】抄本

【藏馆】首都图书馆

【存世情况】孤本

2749　妇科诸症

【分类】临证各科·女科·女科通论

【卷数】不分卷

【责任者】佚名

【年代】民国

【类型】抄本

【藏馆】天津医学高等专科学校图书馆

【存世情况】孤本

2750　妇科主方

【分类】临证各科·女科·女科通论

【卷数】不分卷

【责任者】佚名

【年代】民国

【类型】抄本

【藏馆】浙江图书馆

【存世情况】孤本

【备注】九千卷楼抄本

2751 妇女各种杂症方

【分类】临证各科·女科·女科通论

【卷数】不分卷

【责任者】佚名

【年代】民国

【类型】抄本

【藏馆】杭州图书馆

【存世情况】孤本

2752 妇女婴童脉歌

【分类】临证各科·女科·女科通论

【卷数】不分卷

【责任者】佚名

【年代】民国

【类型】抄本

【藏馆】陕西省中医药研究院陕西省中医医院图书馆

【存世情况】孤本

2753 妇人调经论

【分类】临证各科·女科·女科通论

【卷数】不分卷

【责任者】佚名

【年代】民国

【类型】抄本

【藏馆】天津医学高等专科学校图书馆

【存世情况】孤本

2754 妇人方

【分类】临证各科·女科·女科通论

【卷数】不分卷

【责任者】佚名

【年代】民国

【类型】抄本

【藏馆】浙江省中医药研究院图书馆

【存世情况】孤本

2755 妇人方论

【分类】临证各科·女科·女科通论

【卷数】不分卷

【责任者】佚名

【年代】民国

【类型】抄本

【藏馆】浙江省中医药研究院图书馆

【存世情况】孤本

2756 妇人经验方

【分类】临证各科·女科·女科通论

【卷数】不分卷

【责任者】佚名

【年代】民国

【类型】抄本

【藏馆】浙江省中医药研究院图书馆

【存世情况】孤本

2757 妇人科经验方

【分类】临证各科·女科·女科通论

【卷数】不分卷（八册）

【责任者】佚名

【年代】民国

【类型】抄本

【藏馆】上海中医药大学图书馆

【存世情况】孤本

【备注】残本

2758 妇人验方

【分类】临证各科·女科·女科通论

【卷数】不分卷

【责任者】佚名

【年代】民国

【类型】抄本

【藏馆】天津医学高等专科学校图书馆

【存世情况】孤本

2759　妇婴全书（附：胎漏下血）

【分类】临证各科·女科·女科通论

【卷数】不分卷

【责任者】佚名

【年代】民国

【类型】抄本

【藏馆】上海交通大学医学院图书馆

【存世情况】孤本

2760　妇婴杂治方

【分类】临证各科·女科·女科通论

【卷数】不分卷

【责任者】佚名

【年代】民国

【类型】抄本

【藏馆】浙江省中医药研究院图书馆

【存世情况】孤本

2761　济阴录

【分类】临证各科·女科·女科通论

【卷数】不分卷

【责任者】佚名

【年代】民国

【类型】抄本

【藏馆】浙江图书馆

【存世情况】孤本

2762　济阴要略

【分类】临证各科·女科·女科通论

【卷数】不分卷（一册）

【责任者】佚名

【年代】民国

【类型】抄本

【藏馆】上海中医药大学图书馆

【存世情况】孤本

2763　家传女科经验摘奇

【分类】临证各科·女科·女科通论

【卷数】三卷

【责任者】佚名

【年代】民国

【类型】抄本

【藏馆】浙江省中医药研究院图书馆

【存世情况】孤本

2764　脉诀方歌——妇科方

【分类】临证各科·女科·女科通论

【卷数】不分卷

【责任者】佚名

【年代】民国

【类型】抄本

【藏馆】浙江省中医药研究院图书馆

【存世情况】孤本

2765　明易妇产诸症医方

【分类】临证各科·女科·女科通论

【卷数】八卷（一册）

【责任者】佚名

【年代】民国

【类型】抄本

【藏馆】上海中医药大学图书馆

【存世情况】孤本

2766　宁坤宝航

【分类】临证各科·女科·女科通论

【卷数】不分卷

【责任者】佚名

【年代】民国

【类型】抄本

【藏馆】浙江省中医药研究院图书馆

【存世情况】孤本

2767　女科备要

【分类】临证各科·女科·女科通论

【卷数】不分卷

【责任者】佚名

【年代】民国

【类型】抄本

【藏馆】浙江省中医药研究院图书馆

【存世情况】孤本

2768　女科方案

【分类】临证各科·女科·女科通论

【卷数】不分卷（一册）

【责任者】佚名

【年代】民国

【类型】抄本

【藏馆】上海中医药大学图书馆

【存世情况】孤本

2769　女科方书

【分类】临证各科·女科·女科通论

【卷数】不分卷

【责任者】佚名

【年代】民国

【类型】抄本

【藏馆】浙江省中医药研究院图书馆

【存世情况】孤本

2770　女科或问

【分类】临证各科·女科·女科通论

【卷数】不分卷

【责任者】佚名

【年代】民国

【类型】抄本

【藏馆】上海图书馆

【存世情况】孤本

2771　女科集要

【分类】临证各科·女科·女科通论

【卷数】不分卷

【责任者】佚名

【年代】民国

【类型】抄本

【藏馆】上海市医学会图书馆

【存世情况】孤本

2772　女科简要方

【分类】临证各科·女科·女科通论

【卷数】不分卷

【责任者】佚名

【年代】民国

【类型】抄本

【藏馆】浙江省中医药研究院图书馆

【存世情况】孤本

2773　女科经产百问

【分类】临证各科·女科·女科通论

【卷数】不分卷

【责任者】佚名

【年代】民国

【类型】抄本

【藏馆】浙江省中医药研究院图书馆

【存世情况】孤本

2774 女科神效秘传

【分类】临证各科·女科·女科通论

【卷数】不分卷

【责任者】佚名

【年代】民国

【类型】抄本

【藏馆】甘肃省图书馆

【存世情况】孤本

2775 女科绳尺

【分类】临证各科·女科·女科通论

【卷数】不分卷

【责任者】佚名

【年代】民国

【类型】抄本

【藏馆】浙江省中医药研究院图书馆

【存世情况】孤本

2776 女科真言

【分类】临证各科·女科·女科通论

【卷数】不分卷（一册）

【责任者】佚名

【年代】民国

【类型】抄本

【藏馆】上海中医药大学图书馆

【存世情况】孤本

2777 女科总论

【分类】临证各科·女科·女科通论

【卷数】不分卷

【责任者】佚名

【年代】民国

【类型】抄本

【藏馆】浙江省中医药研究院图书馆

【存世情况】孤本

2778 石函嘉秘妇科良方

【分类】临证各科·女科·女科通论

【卷数】不分卷

【责任者】原题鹤州野人编

【年代】民国

【类型】抄本

【藏馆】四川省图书馆

【存世情况】孤本

2779 医案集句

【分类】临证各科·女科·女科通论

【卷数】不分卷

【责任者】佚名

【年代】民国

【类型】抄本

【藏馆】浙江省中医药研究院图书馆

【存世情况】孤本

2780 医林纂要妇科

【分类】临证各科·女科·女科通论

【卷数】不分卷

【责任者】佚名

【年代】民国

【类型】抄本

【藏馆】浙江省中医药研究院图书馆

【存世情况】孤本

2781　医筬理言妇病要诀

【分类】临证各科·女科·女科通论

【卷数】不分卷

【责任者】佚名

【年代】民国

【类型】抄本

【藏馆】浙江省中医药研究院图书馆

【存世情况】孤本

2782　张氏妇科

【分类】临证各科·女科·女科通论

【卷数】不分卷

【责任者】佚名

【年代】民国

【类型】抄本

【藏馆】浙江省中医药研究院图书馆

【存世情况】孤本

2783　郑氏女科八十三治

【分类】临证各科·女科·女科通论

【卷数】不分卷

【责任者】佚名

【年代】民国

【类型】抄本

【藏馆】苏州大学图书馆

【存世情况】孤本

2784　郑氏女科真传

【分类】临证各科·女科·女科通论

【卷数】不分卷（一册）

【责任者】著者佚名；厉石庵抄

【年代】民国

【类型】抄本

【藏馆】上海中医药大学图书馆

【存世情况】孤本

2785　专治妇女血分要症

【分类】临证各科·女科·女科通论

【卷数】不分卷（一册）

【责任者】佚名

【年代】民国

【类型】抄本

【藏馆】上海图书馆

【存世情况】孤本

2. 产科

2786　胎产秘方（又名胎前产后神效秘方）

【分类】临证各科·女科·产科

【卷数】四卷

【责任者】〔清〕方金山撰

【年代】清光绪三年（1877）

【类型】稿本

【藏馆】中国中医科学院图书馆

【存世情况】孤本

2787　胎产辨证

【分类】临证各科·女科·产科

【卷数】不分卷

【责任者】邹代权纂

【年代】民国

【类型】稿本

【藏馆】中国中医科学院图书馆

【存世情况】孤本

2788　注解胎产大通论

【分类】临证各科·女科·产科

【卷数】不分卷

【责任者】原题〔梁〕杨康侯（字子建，号

退修）撰，〔宋〕张声道（字声之）注

【年代】原书成于北宋天圣三年（1025）

　　　　明抄

【类型】抄本

【藏馆】中国中医科学院图书馆

【存世情况】另见于医学丛书"医苑"（有清光绪初年抄本）

2789　妇科秘兰全书

【分类】临证各科·女科·产科

【卷数】不分卷（一册）

【责任者】原题〔宋〕陈选撰

【年代】原书成于南宋绍兴三年（1133）

　　　　清抄

【类型】抄本

【藏馆】上海中医药大学图书馆

【存世情况】孤本

2790　家传产后歌诀治验录

【分类】临证各科·女科·产科

【卷数】不分卷

【责任者】〔宋〕薛辛（字将仕，号古愚）撰

【年代】原书成于南宋祥兴二年（1279）

　　　　抄写年代不详

【类型】抄本

【藏馆】南京中医药大学图书馆

【存世情况】孤本

2791　女科胎产问答要旨（又名妇科胎产问答要旨）

【分类】临证各科·女科·产科

【卷数】三卷（三册）

【责任者】〔宋〕薛辛（字将仕，号古愚）撰

【年代】原书成于南宋祥兴二年（1279）

抄写年代不详

【类型】抄本

【藏馆】上海交通大学医学院图书馆

【存世情况】孤本

【备注】《总目》载有浙江图书馆所藏清乾隆三十七年（1772）查氏砚秋书屋抄本，经查未见

2792　凤林寺胎产

【分类】临证各科·女科·产科

【卷数】不分卷

【责任者】原题〔宋〕释明慧传；王膺天抄

【年代】原书成于南宋末年（约1279）

　　　　抄写年代不详

【类型】抄本

【藏馆】中国中医科学院图书馆

【存世情况】孤本

【备注】墅后留余堂抄本。

　　　　《总目》另载有浙江省中医药研究院图书馆所藏曹炳章抄本，经查未见

2793　孕育玄机

【分类】临证各科·女科·产科

【卷数】三卷（二册）

【责任者】〔明〕陶本学撰；〔清〕乾尧抄

【年代】原书成于明天启元年（1621）

　　　　清康熙五十二年（1713）抄

【类型】抄本

【藏馆】上海中医药大学图书馆

【存世情况】孤本

2794　产宝百问

【分类】临证各科·女科·产科

【卷数】不定

【责任者】〔明〕郑文康（字时文，号介庵）编，〔清〕陈犹兴重订

【年代】原书成于明末（约1644），清康熙二十七年（1688）重订

　　　　①清道光三年（1823）张定邦抄

　　　　②清道光二十一年（1841）海宁连批正抄

　　　　③④清抄

　　　　⑤⑥抄写年代不详

【类型】抄本

【藏馆】①天津医学高等专科学校图书馆

　　　　②上海中医药大学图书馆

　　　　③中国中医科学院图书馆

　　　　④吉林省图书馆

　　　　⑤南京图书馆

　　　　⑥苏州市中医医院图书馆

【存世情况】抄本多部

【备注】①天津医学高等专科学校图书馆藏本题"花氏家藏本"，一册。

　　　　②上海中医药大学图书馆藏本为二卷本，二册。

　　　　④吉林省图书馆藏本为一卷本

2795　大生秘旨

【分类】临证各科·女科·产科

【卷数】三卷（一册）

【责任者】〔明〕钱氏撰

【年代】原书成于明末（约1644）

　　　　清抄

【类型】抄本

【藏馆】中国中医科学院图书馆

【存世情况】孤本

2796　产后诸症论辨方脉

【分类】临证各科·女科·产科

【卷数】不分卷（一册）

【责任者】佚名

【年代】明崇祯年间（1628—1644）

【类型】抄本

【藏馆】中国国家图书馆

【存世情况】孤本

2797　产科一得

【分类】临证各科·女科·产科

【卷数】不分卷

【责任者】〔清〕负从云（字震生）编，陈尧道（字素中）鉴定

【年代】原书成于清康熙十八年（1679）

　　　　清抄

【类型】抄本

【藏馆】①中国中医科学院图书馆

　　　　②上海图书馆

【存世情况】抄本2部

2798　产宝百问方论

【分类】临证各科·女科·产科

【卷数】不分卷（三册）

【责任者】〔清〕薛仲甫撰

【年代】清康熙十九年（1680）

【类型】抄本

【藏馆】云南中医药大学图书馆

【存世情况】孤本

【备注】悠然斋抄本

2799　旃檀保产万全经

【分类】临证各科·女科·产科

【卷数】不分卷

【责任者】〔清〕冯兆张（字楚瞻）撰

【年代】原书成于清康熙三十三年（1694）

①清道光十年（1830）泰州王联三抄

②抄写年代不详

【类型】抄本

【藏馆】①上海中医药大学图书馆

②南通大学图书馆

【存世情况】另有清咸丰二年（1852）刻本及年代不详清刻本等

2800　明易产科（又名单南山明易产科）

（附：广嗣真诠）

【分类】临证各科·女科·产科

【卷数】六卷（二册）

【责任者】〔清〕单南山撰

【年代】原书成于清康熙年间（1662—1722）

清抄

【类型】抄本

【藏馆】上海中医药大学图书馆

【存世情况】孤本

2801　胎产要诀

【分类】临证各科·女科·产科

【卷数】二卷

【责任者】〔清〕张岱宗撰

【年代】原书成于清雍正四年（1726）

抄写年代不详

【类型】抄本

【藏馆】浙江省中医药研究院图书馆

【存世情况】孤本

2802　胎产方（又名汪广期先生胎产方）

【分类】临证各科·女科·产科

【卷数】不分卷（一册）

【责任者】〔清〕汪广期撰

【年代】原书成于清乾隆二年（1737）

清光绪年间（1875—1908）抄

【类型】抄本

【藏馆】中国国家图书馆

【存世情况】另有清刻本

2803　达生园方縠（又名贺川方縠）

【分类】临证各科·女科·产科

【卷数】不分卷

【责任者】〔日〕柴原子敬、山成子恭同辑

【年代】原书约成于日本安永四年（1775）

抄写年代不详

【类型】抄本

【藏馆】上海市医学会图书馆

【存世情况】孤本

【备注】《总目》失载，今补

2804　竹林寺秘传产科

【分类】临证各科·女科·产科

【卷数】四卷

【责任者】佚名

【年代】原书成于清乾隆五十一年（1786）

①清光绪二十四年（1898）抄

②曹炳章抄，年代不详

③抄写年代不详

【类型】抄本

【藏馆】①③中国中医科学院图书馆

②浙江省中医药研究院图书馆

【存世情况】抄本 3 部

【备注】①③中国中医科学院图书馆所藏抄本 2 部，清光绪抄本题名"竺林寺产科秘传"，年代不明抄本题名"竹林寺产科"

2805 竹林寺胎前产后症治

【分类】临证各科·女科·产科

【卷数】不分卷（一册）

【责任者】佚名

【年代】原书成于清乾隆五十一年（1786）
清末抄

【类型】抄本

【藏馆】上海图书馆

【存世情况】孤本

【备注】南湖书屋抄本。
《总目》另载有浙江省中医药研究
院图书馆所藏曹炳章抄本，经查未见

2806 产科秘录

【分类】临证各科·女科·产科

【卷数】不分卷（一册）

【责任者】〔清〕明志宗师撰

【年代】原书成于清乾隆五十一年（1786）
抄写年代不详

【类型】抄本

【藏馆】上海中医药大学图书馆

【存世情况】孤本

2807 明易胎产要鉴

【分类】临证各科·女科·产科

【卷数】十一卷

【责任者】〔清〕竹林寺僧原撰

【年代】原书约成于清乾隆五十一年（1786）
抄写年代不详

【类型】抄本

【藏馆】中国中医科学院图书馆

【存世情况】孤本

【备注】清氏堂抄本

2808 萧邑竹林寺世传产科经验良方

【分类】临证各科·女科·产科

【卷数】不分卷

【责任者】佚名

【年代】原书成于清乾隆五十一年（1786）
抄写年代不详

【类型】抄本

【藏馆】中国科学院国家科学图书馆

【存世情况】孤本

2809 胎产至宝

【分类】临证各科·女科·产科

【卷数】三卷

【责任者】〔清〕蔡璘编

【年代】原书成于清乾隆五十四年（1789）
抄写年代不详

【类型】抄本

【藏馆】中国中医科学院图书馆

【存世情况】孤本

2810 保产经验神方

【分类】临证各科·女科·产科

【卷数】不分卷（一册）

【责任者】〔清〕蔡松盯撰

【年代】原书成于清嘉庆二十三年（1818）
清光绪十六年（1890）抄

【类型】抄本

【藏馆】上海图书馆

【存世情况】后有清光绪二十七年（1901）
刻本（附急救咽喉各症万应等四方）

【备注】豫轩抄本

2811 胎产症治录

【分类】临证各科·女科·产科

【卷数】二卷

【责任者】〔清〕王兰谷撰

【年代】清道光九年（1829）

【类型】抄本

【藏馆】浙江省中医药研究院图书馆

【存世情况】另有清刻本

2812 胎产珍庆集

【分类】临证各科·女科·产科

【卷数】六卷（八册）

【责任者】〔清〕宋若昂编

【年代】原书成于清道光十五年（1835）
清抄

【类型】抄本

【藏馆】上海中医药大学图书馆

【存世情况】孤本

2813 益生堂医学心镜录

【分类】临证各科·女科·产科

【卷数】不分卷

【责任者】佚名

【年代】原书成于清咸丰十一年（1861）
抄写年代不详

【类型】抄本

【藏馆】中国科学院国家科学图书馆

【存世情况】孤本

2814 李氏产科（附：李氏产科问答万金方）

【分类】临证各科·女科·产科

【卷数】不分卷（一册）

【责任者】著者佚名；〔清〕李瑞安抄

【年代】清光绪三年（1877）

【类型】抄本

【藏馆】中国中医科学院图书馆

【存世情况】孤本

2815 保产万全经

【分类】临证各科·女科·产科

【卷数】二卷

【责任者】〔清〕冯兆张（字楚瞻）辑；
〔清〕王山氏抄

【年代】清光绪十六年（1890）

【类型】抄本

【藏馆】天津医学高等专科学校图书馆

【存世情况】孤本

【备注】《总目》载有长春中医药大学图书
馆所藏抄本，经查未见

2816 明易胎前辨论诸症医方

【分类】临证各科·女科·产科

【卷数】不定

【责任者】佚名

【年代】原书成于清光绪三十年（1904）
抄写年代均不详

【类型】抄本

【藏馆】①中国中医科学院图书馆
②内蒙古图书馆
③上海中医药大学图书馆

【存世情况】抄本3部

【备注】②内蒙古图书馆藏本为四卷本。
③上海中医药大学图书馆藏本题名
"明易胎前论辨诸症医方"，七卷本，
一册

2817 产育案（附：经期咳嗽吐血赤白带郁结虚热）

【分类】临证各科·女科·产科

【卷数】不分卷

【责任者】〔清〕叶氏撰

【年代】原书成于清宣统二年（1910）
　　　　　抄写年代不详

【类型】抄本

【藏馆】中国中医科学院图书馆

【存世情况】孤本

2818　产宝百问

【分类】临证各科·女科·产科

【卷数】不分卷

【责任者】〔清〕诸寿麟撰

【年代】清

【类型】抄本

【藏馆】苏州大学图书馆

【存世情况】孤本

【备注】有〔明〕郑文康撰同名医书

2819　临产须知方论
　　　　产后诸证方论

【分类】临证各科·女科·产科

【卷数】不分卷

【责任者】佚名

【年代】清

【类型】抄本

【藏馆】中国医学科学院北京协和医学院医
　　　　学信息研究所图书馆

【存世情况】孤本

2820　明易调经胎产秘书

【分类】临证各科·女科·产科

【卷数】八卷

【责任者】〔清〕钱登谷撰，钱绳英补

【年代】原书成于清乾隆四十七年（1782）

抄写年代不详

【类型】抄本

【藏馆】①中国国家图书馆
　　　　②上海交通大学医学院图书馆

【存世情况】抄本 2 部

2821　明易胎产医方

【分类】临证各科·女科·产科

【卷数】八卷

【责任者】佚名

【年代】清

【类型】抄本

【藏馆】中山大学图书馆

【存世情况】孤本

2822　胎产书

【分类】临证各科·女科·产科

【卷数】不分卷（一册）

【责任者】佚名

【年代】清

【类型】抄本

【藏馆】安徽省图书馆

【存世情况】孤本

2823　胎孕杂症方

【分类】临证各科·女科·产科

【卷数】不分卷

【责任者】佚名

【年代】清

【类型】抄本

【藏馆】苏州图书馆

【存世情况】孤本

【备注】《总目》书名作"胎孕杂病方"

2824 医学备考——产育类

【分类】临证各科·女科·产科

【卷数】不分卷（一册）

【责任者】〔清〕陈光汉编

【年代】清

【类型】抄本

【藏馆】中国医学科学院北京协和医学院医学信息研究所图书馆

【存世情况】孤本

2825 医学汇编——胎孕

【分类】临证各科·女科·产科

【卷数】不分卷（一册）

【责任者】〔清〕陈光汉编

【年代】清

【类型】抄本

【藏馆】中国医学科学院北京协和医学院医学信息研究所图书馆

【存世情况】孤本

2826 青囊家秘——女科胎产

【分类】临证各科·女科·产科

【卷数】不详（存一册）

【责任者】〔清〕鲁宋机撰

【年代】清末

【类型】抄本

【藏馆】中国中医科学院图书馆

【存世情况】孤本

【备注】残本，存卷二

2827 医【荛】胎产证治方

【分类】临证各科·女科·产科

【卷数】不分卷（一册）

【责任者】佚名

【年代】清末

【类型】抄本

【藏馆】中国中医科学院图书馆

【存世情况】孤本

2828 产后三十六论

【分类】临证各科·女科·产科

【卷数】不分卷（一册）

【责任者】佚名

【年代】〔清〕

【类型】抄本

【藏馆】天津医学高等专科学校图书馆

【存世情况】孤本

【备注】《总目》载有山东中医药大学图书馆所藏抄本，经查未见

2829 凤雏集

【分类】临证各科·女科·产科

【卷数】不分卷（一册）

【责任者】佚名

【年代】〔清〕

【类型】抄本

【藏馆】天津医学高等专科学校图书馆

【存世情况】孤本

2830 临证胎产医案

【分类】临证各科·女科·产科

【卷数】五卷

【责任者】〔清〕曹大周撰；陈君焓抄

【年代】〔清〕

【类型】抄本

【藏馆】宁波图书馆

【存世情况】孤本

2831　明易胎产秘书

【分类】临证各科·女科·产科

【卷数】六卷（二册）

【责任者】佚名

【年代】［清］

【类型】抄本

【藏馆】上海市医学会图书馆

【存世情况】孤本

【备注】《总目》失载，今补

2832　胎产秘方

【分类】临证各科·女科·产科

【卷数】不分卷（一册）

【责任者】著者佚名；曹炳章（字赤电）抄

【年代】［清］

【类型】抄本

【藏馆】浙江省中医药研究院图书馆

【存世情况】孤本

2833　胎孕

【分类】临证各科·女科·产科

【卷数】不分卷（一册）

【责任者】〔清〕陈光汉编

【年代】［清］

【类型】抄本

【藏馆】中国医学科学院北京协和医学院医
　　学信息研究所图书馆

【存世情况】孤本

2834　闲集（附：产后要录）

【分类】临证各科·女科·产科

【卷数】不分卷（一册）

【责任者】佚名

【年代】［清］

【类型】抄本

【藏馆】天津医学高等专科学校图书馆

【存世情况】孤本

2835　宝产秘书

【分类】临证各科·女科·产科

【卷数】不分卷（一册）

【责任者】佚名

【年代】民国（约1912）

【类型】抄本

【藏馆】天津医学高等专科学校图书馆

【存世情况】孤本

2836　产宝治元

【分类】临证各科·女科·产科

【卷数】不分卷（一册）

【责任者】佚名

【年代】民国（约1912）

【类型】抄本

【藏馆】内蒙古图书馆

【存世情况】孤本

2837　单氏胎产全书秘旨

【分类】临证各科·女科·产科

【卷数】不分卷（一册）

【责任者】佚名

【年代】民国（约1912）

【类型】抄本

【藏馆】浙江省中医药研究院图书馆

【存世情况】孤本

2838　葛生初产科

【分类】临证各科·女科·产科

【卷数】三卷

【责任者】葛纯青撰

【年代】民国（约 1913）

【类型】抄本

【藏馆】中国中医科学院图书馆

【存世情况】孤本

2839　高氏胎产秘书

【分类】临证各科·女科·产科

【卷数】二卷

【责任者】高莲溪（字淑濂）撰

【年代】1934 年

【类型】抄本

【藏馆】浙江中医药大学图书馆

【存世情况】孤本

【备注】残本

2840　女科产宝百问（附：妇人胎前产后并妇人百病方药）

【分类】临证各科·女科·产科

【卷数】不分卷

【责任者】佚名

【年代】1937 年

【类型】抄本

【藏馆】上海图书馆

【存世情况】孤本

2841　保产集

【分类】临证各科·女科·产科

【卷数】不分卷

【责任者】佚名

【年代】民国（1927—1937）

【类型】抄本

【藏馆】浙江省中医药研究院图书馆

【存世情况】孤本

2842　胎产方选

【分类】临证各科·女科·产科

【卷数】不分卷

【责任者】佚名

【年代】民国（1927—1937）

【类型】抄本

【藏馆】云南省图书馆

【存世情况】孤本

2843　胎产要书

【分类】临证各科·女科·产科

【卷数】不分卷

【责任者】佚名

【年代】民国（1927—1937）

【类型】抄本

【藏馆】陕西省中医药研究院陕西省中医医院图书馆

【存世情况】孤本

2844　胎前产后调经丸

【分类】临证各科·女科·产科

【卷数】不分卷

【责任者】佚名

【年代】民国（1927—1937）

【类型】抄本

【藏馆】广东省立中山图书馆

【存世情况】孤本

2845　越城钱氏秘传产科方书（附：痢疾吐血论）

【分类】临证各科·女科·产科

【卷数】不分卷

【责任者】佚名

【年代】民国（1927—1937）

【类型】抄本

【藏馆】浙江省中医药研究院图书馆

【存世情况】孤本

2846　易明济坤录

【分类】临证各科·女科·产科

【卷数】不分卷

【责任者】佚名

【年代】1943 年

【类型】抄本

【藏馆】河南中医药大学图书馆

【存世情况】孤本

2847　才产集

【分类】临证各科·女科·产科

【卷数】不分卷

【责任者】佚名

【年代】民国

【类型】抄本

【藏馆】中国中医科学院图书馆

【存世情况】孤本

2848　产妇科方

【分类】临证各科·女科·产科

【卷数】不分卷（二册）

【责任者】佚名

【年代】民国

【类型】抄本

【藏馆】上海图书馆

【存世情况】孤本

2849　产后方

【分类】临证各科·女科·产科

【卷数】不分卷

【责任者】佚名

【年代】民国

【类型】抄本

【藏馆】天津医学高等专科学校图书馆

【存世情况】孤本

2850　产后六十问产后十八论

【分类】临证各科·女科·产科

【卷数】二卷

【责任者】佚名

【年代】民国

【类型】抄本

【藏馆】上海图书馆

【存世情况】孤本

2851　产家要诀

【分类】临证各科·女科·产科

【卷数】不分卷

【责任者】著者佚名；金梦石抄

【年代】民国

【类型】抄本

【藏馆】南京中医药大学图书馆

【存世情况】孤本

2852　产科秘方

【分类】临证各科·女科·产科

【卷数】不分卷

【责任者】著者佚名；曹炳章（字赤电）抄

【年代】民国

【类型】抄本

【藏馆】浙江省中医药研究院图书馆

【存世情况】孤本

2853　产科药方

【分类】临证各科·女科·产科

【卷数】不分卷

【责任者】佚名

【年代】民国

【类型】抄本

【藏馆】黑龙江中医药大学图书馆

【存世情况】孤本

2854　急救应验难产仙方

【分类】临证各科·女科·产科

【卷数】不分卷

【责任者】佚名

【年代】民国

【类型】抄本

【藏馆】生命科学图书馆

【存世情况】孤本

2855　女科司南

【分类】临证各科·女科·产科

【卷数】不分卷

【责任者】佚名

【年代】民国

【类型】抄本

【藏馆】中国中医科学院图书馆

【存世情况】孤本

2856　胎产秘书

【分类】临证各科·女科·产科

【卷数】不分卷

【责任者】佚名

【年代】民国

【类型】抄本

【藏馆】中国中医科学院图书馆

【存世情况】孤本

【备注】养心精舍抄本

2857　胎产摘要

【分类】临证各科·女科·产科

【卷数】不分卷

【责任者】郑昆山撰

【年代】民国

【类型】抄本

【藏馆】山东中医药大学图书馆

【存世情况】孤本

2858　胎产指要

【分类】临证各科·女科·产科

【卷数】不分卷

【责任者】佚名

【年代】民国

【类型】抄本

【藏馆】中国中医科学院图书馆

【存世情况】孤本

2859　万氏胎产秘传

【分类】临证各科·女科·产科

【卷数】不分卷

【责任者】万生永撰

【年代】民国

【类型】抄本

【藏馆】浙江省中医药研究院图书馆

【存世情况】孤本

2860　下胎衣法救小儿法救临产产后眩晕婴童护养法集抄

【分类】临证各科·女科·产科

【卷数】不分卷

【责任者】佚名

【年代】民国

【类型】抄本

【藏馆】广东省立中山图书馆

【存世情况】孤本

2861　谢氏胎产备要

【分类】临证各科·女科·产科

【卷数】不分卷

【责任者】佚名

【年代】民国

【类型】抄本

【藏馆】上海市医学会图书馆

【存世情况】孤本

3. 广嗣

2862　广嗣要语

【分类】临证各科·女科·广嗣

【卷数】不分卷

【责任者】〔明〕俞桥（字子木，号溯洄道
　　人）撰

【年代】原书成于明嘉靖二十三年（1544）
　　抄写年代不详

【类型】抄本

【藏馆】①中国中医科学院图书馆
　　②上海中医药大学图书馆

【存世情况】后被收入"珍本医书集成"

【备注】①②中国中医科学院图书馆与上海
　　中医药大学图书馆藏本皆为濂溪书院抄
　　本，上海中医药大学图书馆藏本为二
　　卷，题名又作"周氏秘传广嗣要语"
　　　《总目》另载有生命科学图书馆所
　　藏抄本，经查未见

2863　广嗣须知

【分类】临证各科·女科·广嗣

【卷数】不分卷（一册）

【责任者】〔明〕胡文焕（字德甫，号全
　　庵、洞玄子、抱琴居士、西湖醉渔）编

【年代】原书成于明万历二十年（1592）
　　抄写年代不详

【类型】抄本

【藏馆】上海中医药大学图书馆

【存世情况】孤本

2864　种子心法（附：保产心法）

【分类】临证各科·女科·广嗣

【卷数】不分卷（一册）

【责任者】〔清〕石成金（字天基，号惺庵
　　愚人）撰

【年代】原书成于清康熙年间（1662—1722）
　　抄写年代不详

【类型】抄本

【藏馆】天津中医药大学图书馆

【存世情况】孤本

2865　体生集

【分类】临证各科·女科·广嗣

【卷数】六卷（三册）

【责任者】〔清〕庄一夔（字在田）辑；
　　〔清〕沈清臣（字丐人）抄

【年代】原书成于清嘉庆十五年（1810）
　　清咸丰十年（1860）抄

【类型】抄本

【藏馆】中国中医科学院图书馆

【存世情况】孤本

【备注】子目（四种）：

　　（1）宜麟策（一卷，续编一卷）

　　（2）达生编（二卷）

　　（3）福幼编（一卷）

　　（4）遂生编（一卷）（附：稀痘

良方）

2866 延龄广嗣

【分类】临证各科·女科·广嗣

【卷数】不分卷（一册）

【责任者】王建章撰

【年代】〔清〕

【类型】抄本

【藏馆】天津医学高等专科学校图书馆

【存世情况】孤本

2867 医学正印种子篇

【分类】临证各科·女科·广嗣

【卷数】不分卷（三册）

【责任者】〔清〕丘莆嘉撰

【年代】〔清〕

【类型】抄本

【藏馆】浙江省中医药研究院图书馆

【存世情况】孤本

【备注】《总目》书名作"（二妙居士）医
学正印种子篇"，〔清〕二妙居士撰。
　　《总目》载有故宫博物院图书馆所
藏抄本，经查未见

2868 广嗣秘要方

【分类】临证各科·女科·广嗣

【卷数】不分卷

【责任者】佚名

【年代】民国

【类型】抄本

【藏馆】浙江省中医药研究院图书馆

【存世情况】孤本

2869 化生篇

【分类】临证各科·女科·广嗣

【卷数】不分卷

【责任者】佚名

【年代】民国

【类型】抄本

【藏馆】中国中医科学院图书馆

【存世情况】孤本

2870 继嗣秘本

【分类】临证各科·女科·广嗣

【卷数】不分卷

【责任者】佚名

【年代】民国

【类型】抄本

【藏馆】浙江图书馆

【存世情况】孤本

2871 求嗣得孕法

【分类】临证各科·女科·广嗣

【卷数】不分卷

【责任者】佚名

【年代】民国

【类型】抄本

【藏馆】中国科学院国家科学图书馆

【存世情况】孤本

2872 嗣子秘诀

【分类】临证各科·女科·广嗣

【卷数】不分卷

【责任者】佚名

【年代】民国

【类型】抄本

【藏馆】宁波图书馆

【存世情况】孤本

2873　毓麟验方

【分类】临证各科·女科·广嗣

【卷数】不分卷

【责任者】佚名

【年代】民国

【类型】抄本

【藏馆】浙江省中医药研究院图书馆

【存世情况】孤本

2874　种子方

【分类】临证各科·女科·广嗣

【卷数】不分卷

【责任者】佚名

【年代】民国

【类型】抄本

【藏馆】中国中医科学院图书馆

【存世情况】孤本

（五）儿　科

1. 儿科通论

2875　幼科医验

【分类】临证各科·儿科·儿科通论

【卷数】二卷

【责任者】〔明〕秦昌遇（字景明，号广野
道人）撰，秦沆（字载明）辑

【年代】①原书成于明末（约1641），辑录
年代不详

②抄写年代不详

【类型】①稿本

②抄本

【藏馆】①②上海中医药大学图书馆

【存世情况】同馆所藏稿本与抄本各1部

【备注】《总目》载有陕西中医药大学图书
馆所藏抄本，经查未见

2876　秘传幼科万家春

【分类】临证各科·儿科·儿科通论

【卷数】不分卷

【责任者】〔明〕立翁撰

【年代】〔明〕

【类型】稿本

【藏馆】中国中医科学院图书馆

【存世情况】孤本

2877　幼科入室

【分类】临证各科·儿科·儿科通论

【卷数】不分卷（一册）

【责任者】〔清〕胡之球（字登之）编

【年代】①清康熙九年（1670）

②清康熙九年（1670）抄

【类型】①稿本

②抄本

【藏馆】①②中国中医科学院图书馆

【存世情况】同馆所藏稿本与抄本各1部

【备注】该书稿本《总目》失载，今补

2878　活幼指南全书

【分类】临证各科·儿科·儿科通论

【卷数】不分卷（二册）

【责任者】〔清〕詹瑞（字廷五）编，胡光
寓（字瑞寰）重校

【年代】清雍正五年（1727）

【类型】稿本

【藏馆】上海中医药大学图书馆

【存世情况】孤本

2879　惺庐秘籍

【分类】临证各科·儿科·儿科通论

【卷数】四卷

【责任者】〔清〕惺庐撰

【年代】清

【类型】稿本

【藏馆】杭州图书馆

【存世情况】孤本

【备注】藏馆信息作"清抄本"

2880　小儿杂症便蒙

【分类】临证各科·儿科·儿科通论

【卷数】不分卷

【责任者】佚名

【年代】民国（约1912）

【类型】稿本

【藏馆】苏州大学图书馆

【存世情况】孤本

2881　沈望桥先生幼科心法

【分类】临证各科·儿科·儿科通论

【卷数】不分卷

【责任者】沈望桥撰

【年代】民国

【类型】稿本

【藏馆】浙江中医药大学图书馆

【存世情况】孤本

2882　儿科夏秋杂著

【分类】临证各科·儿科·儿科通论

【卷数】不分卷

【责任者】雪渔氏撰

【年代】民国

【类型】稿本

【藏馆】中国中医科学院图书馆

【存世情况】孤本

2883　幼科治疗全书

【分类】临证各科·儿科·儿科通论

【卷数】不分卷

【责任者】葛绥撰

【年代】民国

【类型】稿本

【藏馆】中国中医科学院图书馆

【存世情况】孤本

2884　颅囟经

【分类】临证各科·儿科·儿科通论

【卷数】二卷

【责任者】佚名

【年代】原书成于唐末至宋初（约960）

　　　　①清乾隆年间（1736—1795）抄

　　　　②清抄

　　　　③④⑤抄写年代不详

【类型】抄本

【藏馆】①南京图书馆

　　　　②中国国家图书馆

　　　　③上海市医学会图书馆

　　　　④浙江图书馆

　　　　⑤长春中医药大学图书馆

【存世情况】另有清道光五年（1825）李氏万卷楼刻本、清光绪四年（1878）丁氏当归草堂刻本、清道光七年（1881）广汉钟登甲乐道斋刻本等清刻本及1919年上海扫叶山房石印本、1933年上海国医书局石印本、1956年人民卫生出版社影印本等。该书又见于"古今医学会通""四库全书""函海""中西医学

群书""中国医药汇海"等丛书

【备注】①南京图书馆藏本为陈鳣家抄本，
有陈鳣、丁丙跋。

③④上海市医学会图书馆、浙江图
书馆藏本均据"四库全书"抄。

《总目》另载甘肃省图书馆所藏据
函海本抄本，经查未见

2885　幼幼新书

【分类】临证各科·儿科·儿科通论

【卷数】四十卷、目录一卷

【责任者】〔南宋〕刘昉（字方明）撰，
〔明〕陈履端（字于始）校

【年代】原书成于南宋绍兴二十年（1150），
明万历十四年（1586）重订
抄写年代不详

【类型】日本影抄本

【藏馆】中国中医科学院图书馆

【存世情况】孤本

【备注】据宋墨书真本影抄

2886　（新刊）仁斋直指小儿方论

【分类】临证各科·儿科·儿科通论

【卷数】五卷

【责任者】杨士瀛（字登父，号仁斋）撰

【年代】原书成于南宋景定五年（1264）
抄写年代不详

【类型】日本抄本

【藏馆】中国医学科学院北京协和医学院医
学信息研究所图书馆

【存世情况】另见于"（新刊）仁斋直指"

2887　痘轴总论

【分类】临证各科·儿科·儿科通论

【卷数】不分卷（六册）

【责任者】〔元〕吴德音述，〔明〕陈培
之校

【年代】原书成于元末（约1368）
明天启年间（1621—1627）抄

【类型】抄本

【藏馆】中国中医科学院图书馆

【存世情况】孤本

2888　保婴良方

【分类】临证各科·儿科·儿科通论

【卷数】不分卷

【责任者】〔越〕阮直撰

【年代】原书约成于越南大和三年，即明正
统十年（1445）
抄写年代不详

【类型】越南抄本

【藏馆】中国中医科学院图书馆

【存世情况】孤本

2889　原幼心法（附：幼科快捷方式）

【分类】临证各科·儿科·儿科通论

【卷数】三卷（六册合订三册）

【责任者】〔明〕彭用光撰

【年代】原书成于明弘治十八年（1505）
抄写年代不详

【类型】抄本

【藏馆】上海中医药大学图书馆

【存世情况】孤本

【备注】《总目》记为明正德七年（1512）
夏珊抄本，但原书中未见依据。该书曾
为民国谢光甫藏本，有"余姚谢氏永耀
楼藏书"钤印

2890　夏氏小儿良方（又名芜湖夏氏小儿科）

【分类】临证各科·儿科·儿科通论

【卷数】不分卷

【责任者】〔明〕李辉撰

【年代】原书成于明正德七年（1512）

　　　　①②明抄

【类型】抄本

【藏馆】①中国中医科学院图书馆

　　　　②上海辞书出版社图书馆

【存世情况】抄本 2 部

2891　育婴至宝

【分类】临证各科·儿科·儿科通论

【卷数】不分卷

【责任者】〔明〕赵本善撰

【年代】原书成于明万历年间（约1608）

　　　　抄写年代不详

【类型】日本抄本复制本

【藏馆】中国中医科学院图书馆

【存世情况】孤本

2892　慈幼心传

【分类】临证各科·儿科·儿科通论

【卷数】二卷

【责任者】〔明〕朱惠民（字济川）撰

【年代】原书成于明万历末年（约1619）

　　　　抄写年代不详

【类型】抄本

【藏馆】上海中医药大学图书馆

【存世情况】孤本

2893　小儿诸证补遗

【分类】临证各科·儿科·儿科通论

【卷数】不分卷（一册）

【责任者】〔明〕张昶（字甲弘、海澄）撰

【年代】明崇祯九年（1636）

【类型】抄本

【藏馆】上海中医药大学图书馆

【存世情况】孤本

2894　幼科折衷

【分类】临证各科·儿科·儿科通论

【卷数】二卷

【责任者】〔明〕秦昌遇（字景明，号广野
　　　　道人）编

【年代】原书成于明末（约1641）

　　　　①②清乾隆年间（1736—1795）抄

　　　　③④⑤⑥清抄

　　　　⑦民国抄

　　　　⑧高吉如抄，年代不详

　　　　⑨远志精舍抄本，年代不详

【类型】抄本

【藏馆】①⑦上海图书馆

　　　　②上海市医学会图书馆

　　　　③中国中医科学院图书馆

　　　　④陕西中医药大学图书馆

　　　　⑤辽宁中医药大学图书馆

　　　　⑥苏州大学图书馆

　　　　⑧黑龙江中医药大学图书馆

　　　　⑨上海中医药大学图书馆

【存世情况】另有年代不详的抄本多部。后
　　　　有 1980 年上海古籍书店影印本

2895　幼科增补折衷

【分类】临证各科·儿科·儿科通论

【卷数】不分卷

【责任者】佚名

【年代】原书成于明末（约1641）

抄写年代不详

【类型】抄本

【藏馆】中国中医科学院图书馆

【存世情况】孤本

2896 小儿诸经等症

【分类】临证各科·儿科·儿科通论

【卷数】不分卷（一册）

【责任者】〔明〕周子番释，孙伯坚订

【年代】原书成于明末（约1643）

清抄

【类型】抄本

【藏馆】河南中医药大学图书馆

【存世情况】孤本

2897 儿科杂症治验

【分类】临证各科·儿科·儿科通论

【卷数】不分卷

【责任者】佚名

【年代】〔明〕

【类型】抄本

【藏馆】中国中医科学院图书馆

【存世情况】孤本

2898 济世幼科经验全方

【分类】临证各科·儿科·儿科通论

【卷数】不分卷（一册）

【责任者】佚名

【年代】〔明〕

【类型】抄本

【藏馆】中国中医科学院图书馆

【存世情况】孤本

【备注】日本高乌藏抄本

2899 明抄幼科

【分类】临证各科·儿科·儿科通论

【卷数】不分卷（二册）

【责任者】佚名

【年代】〔明〕

【类型】抄本

【藏馆】中国中医科学院图书馆

【存世情况】孤本

2900 难科易览

【分类】临证各科·儿科·儿科通论

【卷数】不分卷（三册）

【责任者】佚名

【年代】〔明〕

【类型】抄本

【藏馆】中国中医科学院图书馆

【存世情况】孤本

2901 保婴摘要

【分类】临证各科·儿科·儿科通论

【卷数】不分卷

【责任者】〔清〕游宗鲁摘录

【年代】清顺治十一年（1654）

【类型】抄本

【藏馆】浙江中医药大学图书馆

【存世情况】同馆所藏抄本2部

【备注】《总目》载有浙江省中医药研究院
图书馆所藏抄本，经查未见

2902 医宗说约小儿科节抄

【分类】临证各科·儿科·儿科通论

【卷数】不分卷（全一册）

【责任者】〔清〕蒋示吉（字仲芳，号自了
汉）原撰；〔清〕林钟节录

【年代】原书成于清康熙二年（1663）

清嘉庆二十年（1815）抄

【类型】抄本

【藏馆】中国中医科学院图书馆

【存世情况】孤本

2903 小儿科

【分类】临证各科·儿科·儿科通论

【卷数】不分卷（一册）

【责任者】著者佚名；李惺庵抄

【年代】原书成于清康熙二十六年（1687）

抄写年代不详

【类型】抄本

【藏馆】上海图书馆

【存世情况】孤本

2904 幼科金鉴

【分类】临证各科·儿科·儿科通论

【卷数】不分卷（一册）

【责任者】〔清〕夏鼎（字禹铸）撰

【年代】原书成于清康熙中期（约1695）

抄写年代不详

【类型】抄本

【藏馆】中国中医科学院图书馆

【存世情况】孤本

2905 小儿秘传妙方

【分类】临证各科·儿科·儿科通论

【卷数】不分卷（一册）

【责任者】〔清〕张兆梅、王宾如编；〔清〕

江进玉抄

【年代】清康熙四十八年（1709）

【类型】抄本

【藏馆】中国中医科学院图书馆

【存世情况】孤本

2906 秘传活幼心术

【分类】临证各科·儿科·儿科通论

【卷数】不分卷（一册）

【责任者】佚名

【年代】清初（1644—1722）

【类型】抄本

【藏馆】中国中医科学院图书馆

【存世情况】孤本

2907 活幼金科

【分类】临证各科·儿科·儿科通论

【卷数】不分卷（三册合订）

【责任者】著者佚名；潘春元（字贤爱，号

德洋）录

【年代】原书成于清雍正十年（1732）

抄写年代不详

【类型】抄本

【藏馆】上海中医药大学图书馆

【存世情况】孤本

【备注】《总目》书名误作"活幼全科"

2908 保婴秘书

【分类】临证各科·儿科·儿科通论

【卷数】二卷

【责任者】〔清〕李氏家传

【年代】原书成于清乾隆十七年（1752）

抄写年代不详

【类型】抄本

【藏馆】浙江省中医药研究院图书馆

【存世情况】孤本

【备注】诚守堂抄本

2909 幼科新书

【分类】临证各科·儿科·儿科通论

【卷数】四卷（一册）

【责任者】〔清〕姚球（字颐真）撰

【年代】原书成于清乾隆三十二年（1767）
　　　　清抄

【类型】抄本

【藏馆】中国中医科学院图书馆

【存世情况】孤本

2910 儿科七种

【分类】临证各科·儿科·儿科通论

【卷数】不分卷

【责任者】〔清〕李廷筠等编

【年代】原书成于清乾隆三十四年（1769）
　　　　抄写年代不详

【类型】抄本

【藏馆】中国中医科学院图书馆

【存世情况】孤本

【备注】子目：

　　　　（1）医方——〔清〕汪林安编

　　　　（2）幼科摘要——佚名

　　　　（3）慈幼玄机——佚名

　　　　（4）选抄小儿科医书——佚名

　　　　（5）医方粹言——佚名

　　　　（6）摘选幼科传旨——佚名

　　　　（7）秘受小儿科心法不传人——
〔清〕汪靖信编

2911 全氏家藏幼科指南

【分类】临证各科·儿科·儿科通论

【卷数】四卷

【责任者】〔清〕全兆龙（字乘六）撰

【年代】原书成于清乾隆三十六年（1771）

①清道光九年（1829）汉皋抄

②清光绪二十六年（1900）抄

③抄写年代不详

【类型】抄本

【藏馆】①②③中国中医科学院图书馆

【存世情况】同馆所藏抄本3部

【备注】②清光绪抄本，《总目》失载，今补。
　　　　③年代不详抄本不分卷

2912 慈幼全书

【分类】临证各科·儿科·儿科通论

【卷数】八卷（四册）

【责任者】〔清〕宋中撰；毛瑞抄

【年代】原书成于清乾隆四十六年（1781）
　　　　抄写年代不详

【类型】抄本

【藏馆】上海图书馆

【存世情况】孤本

2913 幼科辨证心法

【分类】临证各科·儿科·儿科通论

【卷数】二卷

【责任者】〔清〕郑荣彩撰

【年代】清乾隆四十八年（1783）

【类型】抄本

【藏馆】中国人民解放军医学图书馆

【存世情况】孤本

2914 镜波秘录

【分类】临证各科·儿科·儿科通论

【卷数】四卷

【责任者】佚名

【年代】清乾隆年间（1736—1795）

【类型】抄本

【藏馆】中国中医科学院图书馆

【存世情况】孤本

2915　保婴总论集要

【分类】临证各科·儿科·儿科通论

【卷数】不分卷（四册）

【责任者】〔清〕周振飞录

【年代】清嘉庆十七年（1812）

【类型】抄本

【藏馆】上海辞书出版社图书馆

【存世情况】孤本

2916　儿科家秘宝箴心法要集

【分类】临证各科·儿科·儿科通论

【卷数】二卷（二册）

【责任者】〔清〕陈宏照（字云柯，号郁
　　斋、松雪道人）编

【年代】原书成于清嘉庆十九年（1814）
　　抄写年代不详

【类型】抄本

【藏馆】上海中医药大学图书馆

【存世情况】孤本

【备注】书前有落款"道光二十三年九月既
　　望云柯松雪道人沈郁斋书于梅之雪香书
　　屋"的弁言

2917　陈叶两氏秘要小儿科

【分类】临证各科·儿科·儿科通论

【卷数】不分卷（一册）

【责任者】编者佚名；钱梦雄抄

【年代】原书约成于清道光三年（1823）
　　抄写年代不详

【类型】抄本

【藏馆】中国中医科学院图书馆

【存世情况】孤本

2918　幼科心法

【分类】临证各科·儿科·儿科通论

【卷数】不分卷（一册）

【责任者】著者佚名；〔清〕奚少能抄

【年代】清道光十五年（1835）

【类型】抄本

【藏馆】上海中医药大学图书馆

【存世情况】孤本

2919　保婴秘旨

【分类】临证各科·儿科·儿科通论

【卷数】不分卷（一册）

【责任者】〔清〕李廷筠辑

【年代】清道光十九年（1839）

【类型】抄本

【藏馆】中国中医科学院图书馆

【存世情况】孤本

2920　保婴神术

【分类】临证各科·儿科·儿科通论

【卷数】二卷（一册）

【责任者】著者佚名；〔清〕梁怡黄抄

【年代】清道光二十八年（1848）

【类型】抄本

【藏馆】上海中医药大学图书馆

【存世情况】孤本

2921　慈幼秘诀图像秘要

【分类】临证各科·儿科·儿科通论

【卷数】不分卷（一册）

【责任者】佚名

【年代】清咸丰二年（1852）

【类型】抄本

【藏馆】上海市医学会图书馆

【存世情况】孤本

2922　小儿书

【分类】临证各科·儿科·儿科通论

【卷数】不分卷

【责任者】著者佚名；〔清〕刘正隆抄

【年代】清同治六年（1867）

【类型】抄本

【藏馆】广西壮族自治区桂林图书馆

【存世情况】孤本

2923　杨氏小儿科

【分类】临证各科·儿科·儿科通论

【卷数】不分卷（二册）

【责任者】佚名

【年代】原书成于清同治九年（1870）
　　　　清抄

【类型】抄本

【藏馆】中国中医科学院图书馆

【存世情况】孤本

2924　陈氏家传幼科医案

【分类】临证各科·儿科·儿科通论

【卷数】二卷

【责任者】〔清〕陈标（字少霞）辑

【年代】原书约成于清同治十年（1871）
　　　　①②清抄

【类型】抄本

【藏馆】①辽宁中医药大学图书馆
　　　　②上海中医药大学图书馆

【存世情况】孤本

【备注】②上海中医药大学图书馆藏本题名

“陈氏幼科医案”，不分卷（一册）。

《总目》另载有中国中医科学院图书馆所藏清残抄本与苏州图书馆所藏清抄本，经查未见

2925　保赤心筌

【分类】临证各科·儿科·儿科通论

【卷数】八卷

【责任者】〔清〕胡凤昌（字芸谷）

【年代】原书成于清同治十一年（1872）
　　　　抄写年代不详

【类型】抄本

【藏馆】①中国中医科学院图书馆
　　　　②上海辞书出版社图书馆

【存世情况】孤本

【备注】②上海辞书出版社图书馆藏本为残
　　　　本，存卷五、六，一册

2926　医学纂要儿科（附：竹林寺胎产真传）

【分类】临证各科·儿科·儿科通论

【卷数】不分卷

【责任者】原题〔清〕黄敦（字斌彩）编

【年代】原书成于清同治十二年（1873）
　　　　抄写年代不详

【类型】抄本

【藏馆】中国中医科学院图书馆

【存世情况】孤本

2927　慈幼大全

【分类】临证各科·儿科·儿科通论

【卷数】不分卷

【责任者】〔清〕胡松云校

【年代】清同治十三年（1874）

【类型】抄本

【藏馆】中国中医科学院图书馆

【存世情况】孤本

2928　益生编

【分类】临证各科·儿科·儿科通论

【卷数】不分卷（一册）

【责任者】佚名

【年代】清光绪四年（1878）

【类型】抄本

【藏馆】中国中医科学院图书馆

【存世情况】孤本

2929　活幼万家春

【分类】临证各科·儿科·儿科通论

【卷数】二卷（二册）

【责任者】佚名

【年代】清光绪四年（1878）

【类型】抄本

【藏馆】中国中医科学院图书馆

【存世情况】孤本

2930　朱氏实法幼科

【分类】临证各科·儿科·儿科通论

【卷数】五卷（二册）

【责任者】〔清〕朱廷嘉（字心柏）撰

【年代】原书成于清光绪九年（1883）
　　　　抄写年代不详

【类型】抄本

【藏馆】上海中医药大学图书馆

【存世情况】孤本

2931　孩儿药

【分类】临证各科·儿科·儿科通论

【卷数】二卷（二册）

【责任者】佚名

【年代】原书成于清光绪十一年（1885）
　　　　清抄

【类型】抄本

【藏馆】中国中医科学院图书馆

【存世情况】孤本

2932　马氏小儿珍科（又名大医马氏小儿脉珍科）

【分类】临证各科·儿科·儿科通论

【卷数】二卷（一册）

【责任者】著者佚名；〔清〕丁芝亭抄

【年代】清光绪十一年（1885）

【类型】抄本

【藏馆】上海中医药大学图书馆

【存世情况】孤本

2933　幼幼菁华篇

【分类】临证各科·儿科·儿科通论

【卷数】不分卷

【责任者】佚名

【年代】原书成于清光绪十五年（1889）
　　　　抄写年代不详

【类型】抄本

【藏馆】中国中医科学院图书馆

【存世情况】孤本

2934　保赤要目

【分类】临证各科·儿科·儿科通论

【卷数】二卷（二册）

【责任者】佚名

【年代】清光绪十六年（1890）

【类型】抄本

【藏馆】中国中医科学院图书馆

【存世情况】孤本

2935 幼科折衷总括秘传真本（又名幼科折衷秘传）

【分类】临证各科·儿科·儿科通论

【卷数】不分卷（一册）

【责任者】著者佚名；〔清〕孟作霖抄

【年代】清光绪十八年（1892）

【类型】抄本

【藏馆】上海中医药大学图书馆

【存世情况】孤本

2936 佛海庵哑科精蕴

【分类】临证各科·儿科·儿科通论

【卷数】不分卷（四册）

【责任者】佚名

【年代】原书成于清光绪二十年（1894）清抄

【类型】抄本

【藏馆】中国中医科学院图书馆

【存世情况】孤本

2937 幼科捷径

【分类】临证各科·儿科·儿科通论

【卷数】不分卷（一册）

【责任者】佚名

【年代】清光绪二十年（1894）

【类型】抄本

【藏馆】中国中医科学院图书馆

【存世情况】孤本

2938 儿科治

【分类】临证各科·儿科·儿科通论

【卷数】不分卷（一册）

【责任者】〔清〕张峻豫抄录

【年代】清光绪二十三年（1897）

【类型】抄本

【藏馆】苏州大学图书馆

【存世情况】孤本

2939 医学精要奇症便览

【分类】临证各科·儿科·儿科通论

【卷数】不分卷（一册）

【责任者】〔清〕卧云轩主人撰

【年代】原书成于清光绪二十八年（1902）清抄

【类型】抄本

【藏馆】上海中医药大学图书馆

【存世情况】孤本

【备注】封面题"虞阳山人沈宗和氏"

2940 幼科仁寿录

【分类】临证各科·儿科·儿科通论

【卷数】不分卷

【责任者】〔清〕孙光业撰

【年代】清光绪三十一年（1905）

【类型】抄本

【藏馆】中国中医科学院图书馆

【存世情况】孤本

2941 订补幼科折衷

【分类】临证各科·儿科·儿科通论

【卷数】十二卷（十二册）

【责任者】〔明〕秦昌遇（字景明，号广野道人）编，〔清〕徐象初补

【年代】原书成于清光绪末年（约1908）清抄

【类型】抄本

【藏馆】上海图书馆

【存世情况】孤本

2942　儿科证治秘诀

【分类】临证各科·儿科·儿科通论

【卷数】不分卷

【责任者】著者佚名；袁亮松抄

【年代】原书成于清光绪末年（约1908）
　　　　抄写年代不详

【类型】抄本

【藏馆】中国中医科学院图书馆

【存世情况】孤本

2943　幼科心鉴

【分类】临证各科·儿科·儿科通论

【卷数】二卷

【责任者】孟河马氏秘传，〔清〕刘行周录

【年代】清光绪年间（1875—1908）

【类型】抄本

【藏馆】苏州大学图书馆

【存世情况】孤本

2944　保赤会通全集

【分类】临证各科·儿科·儿科通论

【卷数】不分卷（一册）

【责任者】佚名

【年代】清

【类型】抄本

【藏馆】中国中医科学院图书馆

【存世情况】孤本

2945　保婴真传

【分类】临证各科·儿科·儿科通论

【卷数】不分卷（一册）

【责任者】佚名

【年代】清

【类型】抄本

【藏馆】中国中医科学院图书馆

【存世情况】孤本

2946　诚求集

【分类】临证各科·儿科·儿科通论

【卷数】不分卷（四册）

【责任者】〔清〕朱世扬（字淇瞻）编

【年代】清

【类型】抄本

【藏馆】上海中医药大学图书馆

【存世情况】孤本

【备注】承志书屋抄本

2947　儿科十三诀

【分类】临证各科·儿科·儿科通论

【卷数】不分卷

【责任者】佚名

【年代】清

【类型】抄本

【藏馆】浙江省中医药研究院图书馆

【存世情况】孤本

2948　儿科医书

【分类】临证各科·儿科·儿科通论

【卷数】不分卷（一册）

【责任者】佚名

【年代】清

【类型】抄本

【藏馆】中国国家图书馆

【存世情况】孤本

2949 活幼纂集

【分类】临证各科·儿科·儿科通论

【卷数】四卷（一册）

【责任者】〔清〕胡允遐撰

【年代】清

【类型】抄本

【藏馆】安徽省图书馆

【存世情况】孤本

2950 秘传育婴杂症论治

【分类】临证各科·儿科·儿科通论

【卷数】二卷（一册）

【责任者】〔清〕汪守安编

【年代】清

【类型】抄本

【藏馆】安徽省图书馆

【存世情况】孤本

2951 秘授幼科

【分类】临证各科·儿科·儿科通论

【卷数】二卷

【责任者】〔清〕陆元芳编

【年代】清

【类型】抄本

【藏馆】①上海图书馆

②中国中医科学院图书馆

【存世情况】抄本2部

【备注】②中国中医科学院图书馆藏本，

《总目》失载，今补

2952 鸣斋集纂儿科痘疹全书

【分类】临证各科·儿科·儿科通论

【卷数】十二卷（四册）

【责任者】〔清〕沈复撰

【年代】清

【类型】抄本

【藏馆】南京图书馆

【存世情况】孤本

【备注】藏馆目录题名"鸣惊集纂儿科痘疹

全书"，叶氏敦宿好斋抄本

2953 普慈秘要

【分类】临证各科·儿科·儿科通论

【卷数】不分卷（一册）

【责任者】〔清〕释如惺编

【年代】清

【类型】抄本

【藏馆】中国医学科学院北京协和医学院医

学信息研究所图书馆

【存世情况】孤本

【备注】《总目》载有中国中医科学院图书

馆所藏抄本，经查未见

2954 小儿辨证秘书

【分类】临证各科·儿科·儿科通论

【卷数】不分卷（一册）

【责任者】佚名

【年代】清

【类型】抄本

【藏馆】中国中医科学院图书馆

【存世情况】孤本

2955 小儿科前集

【分类】临证各科·儿科·儿科通论

【卷数】不分卷（一册）

【责任者】佚名

【年代】清

【类型】抄本

【藏馆】上海交通大学医学院图书馆

【存世情况】孤本

【备注】《总目》失载，今补

2956 小儿科治方

【分类】临证各科·儿科·儿科通论

【卷数】不分卷（一册）

【责任者】佚名

【年代】清

【类型】抄本

【藏馆】中国中医科学院图书馆

【存世情况】孤本

2957 小儿诸方

【分类】临证各科·儿科·儿科通论

【卷数】不分卷（一册）

【责任者】佚名

【年代】清

【类型】抄本

【藏馆】上海交通大学医学院图书馆

【存世情况】孤本

【备注】《总目》失载，今补

2958 新编保赤大全

【分类】临证各科·儿科·儿科通论

【卷数】四卷（四册）

【责任者】佚名

【年代】清

【类型】抄本

【藏馆】中国国家图书馆

【存世情况】孤本

2959 徐小圃幼科医案

【分类】临证各科·儿科·儿科通论

【卷数】不分卷

【责任者】〔清〕徐小圃撰

【年代】清

【类型】抄本

【藏馆】辽宁中医药大学图书馆

【存世情况】孤本

2960 瑶笥秘典

【分类】临证各科·儿科·儿科通论

【卷数】二卷

【责任者】〔清〕秦镜明撰，陈见田录

【年代】清

【类型】抄本

【藏馆】黑龙江省图书馆

【存世情况】孤本

【备注】残本，存卷一。

《总目》失载。《总目》载有上海
图书馆所藏清抄本，经查未见

2961 医书纂要幼科

【分类】临证各科·儿科·儿科通论

【卷数】不分卷（二册）

【责任者】〔清〕薛光国辑

【年代】清

【类型】抄本

【藏馆】中国中医科学院图书馆

【存世情况】孤本

2962 婴科辑要

【分类】临证各科·儿科·儿科通论

【卷数】不分卷（一册）

【责任者】佚名

【年代】清

【类型】抄本

【藏馆】中国中医科学院图书馆

【存世情况】孤本

2963　幼科秘诀

【分类】临证各科·儿科·儿科通论

【卷数】不分卷（一册）

【责任者】佚名

【年代】清

【类型】抄本

【藏馆】上海图书馆

【存世情况】孤本

2964　幼科推拿秘书

【分类】临证各科·儿科·儿科通论

【卷数】不分卷

【责任者】著者佚名；程钧抄录

【年代】清

【类型】抄本

【藏馆】上海图书馆

【存世情况】孤本

【备注】《总目》失载。有〔清〕骆如龙
撰，骆民新订同名刻本（五卷），清康
熙年间成书，另存有乾隆年间刻本多种

2965　幼科泄蕴

【分类】临证各科·儿科·儿科通论

【卷数】不分卷（一册）

【责任者】佚名

【年代】清

【类型】抄本

【藏馆】中国国家图书馆

【存世情况】孤本

【备注】《总目》书名作"幼科蕴泄"

2966　幼科要旨

【分类】临证各科·儿科·儿科通论

【卷数】不分卷（四册）

【责任者】佚名

【年代】清

【类型】抄本

【藏馆】中国中医科学院图书馆

【存世情况】孤本

2967　幼科医按

【分类】临证各科·儿科·儿科通论

【卷数】不分卷（一册）

【责任者】著者佚名；雨庭抄录

【年代】清

【类型】抄本

【藏馆】上海图书馆

【存世情况】孤本

【备注】《总目》失载，今补

2968　治小儿心法十三诀

【分类】临证各科·儿科·儿科通论

【卷数】不分卷（一册）

【责任者】佚名

【年代】清

【类型】抄本

【藏馆】中国中医科学院图书馆

【存世情况】孤本

2969　小儿杂治验方

【分类】临证各科·儿科·儿科通论

【卷数】十六卷

【责任者】佚名

【年代】清末

【类型】抄本

【藏馆】中国中医科学院图书馆

【存世情况】孤本

【备注】《总目》载有长春中医药大学图书
　　馆所藏抄本，经查未见

2970　钱氏家宝

【分类】临证各科·儿科·儿科通论

【卷数】不分卷（四册）

【责任者】佚名

【年代】清末民初

【类型】抄本

【藏馆】苏州大学图书馆

【存世情况】孤本

2971　保赤潜藏大全

【分类】临证各科·儿科·儿科通论

【卷数】不分卷（一册）

【责任者】佚名

【年代】［清］

【类型】抄本

【藏馆】上海图书馆

【存世情况】孤本

2972　保赤玄机

【分类】临证各科·儿科·儿科通论

【卷数】不分卷（二册）

【责任者】佚名

【年代】［清］

【类型】抄本

【藏馆】上海中医药大学图书馆

【存世情况】孤本

2973　保赤指南

【分类】临证各科·儿科·儿科通论

【卷数】不分卷

【责任者】佚名

【年代】［清］

【类型】抄本

【藏馆】①中国中医科学院图书馆
　　　　②黑龙江省图书馆

【存世情况】抄本 2 部

【备注】据丰溪朱氏德滋堂本抄

2974　保童水鉴

【分类】临证各科·儿科·儿科通论

【卷数】不分卷

【责任者】佚名

【年代】［清］

【类型】抄本复制本

【藏馆】中国中医科学院图书馆

【存世情况】孤本

【备注】据日本内阁文库所藏抄本复制

2975　保婴秘书

【分类】临证各科·儿科·儿科通论

【卷数】不分卷（一册）

【责任者】佚名

【年代】［清］

【类型】抄本

【藏馆】中国中医科学院图书馆

【存世情况】孤本

2976　诚求录

【分类】临证各科·儿科·儿科通论

【卷数】四卷（一册）

【责任者】佚名

【年代】［清］

【类型】抄本

【藏馆】上海中医药大学图书馆

【存世情况】孤本

2977　慈幼传心说

【分类】临证各科·儿科·儿科通论

【卷数】不分卷（三册）

【责任者】潘树滋撰

【年代】［清］

【类型】抄本

【藏馆】陕西中医药大学图书馆

【存世情况】孤本

2978　儿科单方

【分类】临证各科·儿科·儿科通论

【卷数】不分卷（一册）

【责任者】佚名

【年代】［清］

【类型】抄本

【藏馆】中国中医科学院图书馆

【存世情况】孤本

2979　活幼心方

【分类】临证各科·儿科·儿科通论

【卷数】不分卷

【责任者】佚名

【年代】［清］

【类型】抄本

【藏馆】上海辞书出版社图书馆

【存世情况】孤本

2980　济婴秘诀（附：千金赋）

【分类】临证各科·儿科·儿科通论

【卷数】二卷（一册）

【责任者】佚名

【年代】［清］

【类型】抄本

【藏馆】上海中医药大学图书馆

【存世情况】孤本

2981　金婴秘诀纂要

【分类】临证各科·儿科·儿科通论

【卷数】不分卷

【责任者】朱天宠纂

【年代】［清］

【类型】抄本

【藏馆】首都医科大学图书馆

【存世情况】孤本

2982　陆氏家言

【分类】临证各科·儿科·儿科通论

【卷数】二卷（二册）

【责任者】〔清〕陆元芳补订；问天氏抄

【年代】［清］

【类型】抄本

【藏馆】上海中医药大学图书馆

【存世情况】孤本

2983　秘传护幼心法

【分类】临证各科·儿科·儿科通论

【卷数】不分卷

【责任者】〔清〕胡敬轩编

【年代】［清］

【类型】抄本

【藏馆】中国中医科学院图书馆

【存世情况】孤本

2984　秘授跳皮顶串样色派头验方

【分类】临证各科·儿科·儿科通论

【卷数】不分卷

【责任者】佚名

【年代】［清］

【类型】抄本

【藏馆】中国中医科学院图书馆

【存世情况】孤本

2985　秘授婴科纂要

【分类】临证各科·儿科·儿科通论

【卷数】不分卷

【责任者】佚名

【年代】［清］

【类型】抄本

【藏馆】中国中医科学院图书馆

【存世情况】孤本

2986　秘授幼科

【分类】临证各科·儿科·儿科通论

【卷数】不分卷

【责任者】佚名

【年代】［清］

【类型】抄本

【藏馆】中国中医科学院图书馆

【存世情况】孤本

2987　内府秘授幼科心法

【分类】临证各科·儿科·儿科通论

【卷数】不分卷（一册）

【责任者】佚名

【年代】［清］

【类型】抄本

【藏馆】上海中医药大学图书馆

【存世情况】孤本

2988　全幼心鉴

【分类】临证各科·儿科·儿科通论

【卷数】不分卷（四册）

【责任者】佚名

【年代】［清］

【类型】抄本

【藏馆】生命科学图书馆

【存世情况】孤本

2989　三十六舌辨论诀（附：二十四惊推 拿治法、小儿诊治杂抄）

【分类】临证各科·儿科·儿科通论

【卷数】不分卷（一册）

【责任者】佚名

【年代】［清］

【类型】抄本

【藏馆】成都中医药大学图书馆

【存世情况】孤本

2990　小儿方

【分类】临证各科·儿科·儿科通论

【卷数】三卷

【责任者】〔日〕柴田元养直编

【年代】［清］

【类型】抄本

【藏馆】中国人民解放军医学图书馆

【存世情况】孤本

2991　小儿原病赋

【分类】临证各科·儿科·儿科通论

【卷数】不分卷

【责任者】佚名

【年代】［清］

【类型】抄本

【藏馆】浙江省中医药研究院图书馆

【存世情况】孤本

2992　小儿症治

【分类】临证各科·儿科·儿科通论

【卷数】不分卷

【责任者】佚名

【年代】［清］

【类型】抄本

【藏馆】中国中医科学院图书馆

【存世情况】孤本

2993　医镜录要

【分类】临证各科·儿科·儿科通论

【卷数】不分卷（一册）

【责任者】佚名

【年代】［清］

【类型】抄本

【藏馆】上海中医药大学图书馆

【存世情况】孤本

2994　幼科分类方案

【分类】临证各科·儿科·儿科通论

【卷数】不分卷（一册）

【责任者】〔清〕许云来（字鹤飏）撰

【年代】［清］

【类型】抄本

【藏馆】上海中医药大学图书馆

【存世情况】孤本

2995　幼科心传

【分类】临证各科·儿科·儿科通论

【卷数】不分卷（四册）

【责任者】佚名

【年代】［清］

【类型】抄本

【藏馆】中国人民解放军医学图书馆

【存世情况】孤本

2996　幼科心授

【分类】临证各科·儿科·儿科通论

【卷数】不分卷（一册）

【责任者】仪山遗叟撰

【年代】［清］

【类型】抄本

【藏馆】上海中医药大学图书馆

【存世情况】孤本

2997　幼科心要

【分类】临证各科·儿科·儿科通论

【卷数】不分卷

【责任者】佚名

【年代】［清］

【类型】抄本

【藏馆】广西壮族自治区桂林图书馆

【存世情况】孤本

2998　幼科杂证心法

【分类】临证各科·儿科·儿科通论

【卷数】不分卷

【责任者】佚名

【年代】［清］

【类型】抄本

【藏馆】陕西省中医药研究院陕西省中医医院图书馆

【存世情况】孤本

2999　幼科杂症

【分类】临证各科·儿科·儿科通论

【卷数】二卷（一册）

【责任者】佚名

【年代】［清］

【类型】抄本

【藏馆】①苏州图书馆

②广西中医药大学图书馆

【存世情况】抄本 2 部

3000　幼幼全书

【分类】临证各科·儿科·儿科通论

【卷数】不分卷（一册）

【责任者】佚名

【年代】［清］

【类型】抄本

【藏馆】上海图书馆

【存世情况】孤本

3001　杂录方

【分类】临证各科·儿科·儿科通论

【卷数】不分卷

【责任者】佚名

【年代】［清］

【类型】抄本

【藏馆】中国中医科学院图书馆

【存世情况】孤本

3002　儿科至宝（附：儿科秘籍、痘疹精要录）

【分类】临证各科·儿科·儿科通论

【卷数】不分卷

【责任者】徐百川编

【年代】1912 年

【类型】抄本

【藏馆】中国中医科学院图书馆

【存世情况】孤本

3003　保婴集

【分类】临证各科·儿科·儿科通论

【卷数】不分卷（一册）

【责任者】佚名

【年代】民国（约 1912）

【类型】抄本

【藏馆】上海中医药大学图书馆

【存世情况】孤本

3004　传灯集医书

【分类】临证各科·儿科·儿科通论

【卷数】不分卷（一册）

【责任者】佚名

【年代】民国（约 1912）

【类型】抄本

【藏馆】上海中医药大学图书馆

【存世情况】孤本

3005　小儿脉诀

【分类】临证各科·儿科·儿科通论

【卷数】不分卷

【责任者】佚名

【年代】民国（约 1912）

【类型】抄本

【藏馆】成都中医药大学图书馆

【存世情况】孤本

3006　小儿诸科

【分类】临证各科·儿科·儿科通论

【卷数】不分卷

【责任者】佚名

【年代】民国（约 1912）

【类型】抄本

【藏馆】上海中医药大学图书馆

【存世情况】孤本

3007　幼儿集要

【分类】临证各科·儿科·儿科通论

【卷数】不分卷

【责任者】佚名

【年代】民国（约1912）

【类型】抄本

【藏馆】山东省图书馆

【存世情况】孤本

3008　幼科传心录

【分类】临证各科·儿科·儿科通论

【卷数】不分卷

【责任者】傅衡由撰

【年代】民国（约1912）

【类型】抄本

【藏馆】陕西中医药大学图书馆

【存世情况】孤本

3009　幼科集要杂证治法

【分类】临证各科·儿科·儿科通论

【卷数】不分卷

【责任者】吴都昶撰

【年代】民国（约1912）

【类型】抄本

【藏馆】上海中医药大学图书馆

【存世情况】孤本

3010　幼科秘录

【分类】临证各科·儿科·儿科通论

【卷数】不分卷（一册）

【责任者】佚名

【年代】民国（约1912）

【类型】抄本

【藏馆】上海中医药大学图书馆

【存世情况】孤本

3011　幼科秘旨

【分类】临证各科·儿科·儿科通论

【卷数】不分卷

【责任者】佚名

【年代】民国（约1912）

【类型】抄本

【藏馆】中国人民解放军医学图书馆

【存世情况】孤本

3012　幼科铁镜录摘要

【分类】临证各科·儿科·儿科通论

【卷数】不分卷

【责任者】葛仲红撰

【年代】民国（约1912）

【类型】抄本

【藏馆】浙江省中医药研究院图书馆

【存世情况】孤本

3013　幼科摘奇

【分类】临证各科·儿科·儿科通论

【卷数】不分卷

【责任者】佚名

【年代】民国（约1912）

【类型】抄本

【藏馆】广西中医药大学图书馆

【存世情况】孤本

3014　幼科证治传真

【分类】临证各科·儿科·儿科通论

【卷数】不分卷（一册）

【责任者】景佩玉撰

【年代】民国（约1912）

【类型】抄本

【藏馆】上海中医药大学图书馆

【存世情况】孤本

3015　幼科总要

【分类】临证各科·儿科·儿科通论

【卷数】不分卷

【责任者】佚名

【年代】民国（约1912）

【类型】抄本

【藏馆】苏州大学图书馆

【存世情况】孤本

3016　人之初（附：推拿诸法）

【分类】临证各科·儿科·儿科通论

【卷数】五卷

【责任者】著者佚名；唐济时（字成之，号求是庐主人）抄

【年代】约1916年

【类型】抄本

【藏馆】中国中医科学院图书馆

【存世情况】孤本

3017　小儿内科学

【分类】临证各科·儿科·儿科通论

【卷数】不分卷

【责任者】佚名

【年代】约1927年

【类型】抄本

【藏馆】中国中医科学院图书馆

【存世情况】孤本

3018　幼科要诀

【分类】临证各科·儿科·儿科通论

【卷数】不分卷

【责任者】著者佚名；蔡虞宾抄

【年代】1930年

【类型】抄本

【藏馆】广东省立中山图书馆

【存世情况】孤本

3019　枕藏幼科抄

【分类】临证各科·儿科·儿科通论

【卷数】不分卷

【责任者】唐济时（字成之，号求是庐主人）编

【年代】约1930年

【类型】抄本

【藏馆】中国中医科学院图书馆

【存世情况】孤本

3020　幼科秘方

【分类】临证各科·儿科·儿科通论

【卷数】不分卷（四册）

【责任者】陆时雍撰；惠芳抄

【年代】1932年

【类型】抄本

【藏馆】上海中医药大学图书馆

【存世情况】孤本

3021　秦氏医书

【分类】临证各科·儿科·儿科通论

【卷数】不分卷

【责任者】著者佚名；浦云龙抄

【年代】约1936年

【类型】抄本

【藏馆】山西省图书馆

【存世情况】孤本

3022　（绘图）儿科秘传

【分类】临证各科·儿科·儿科通论

【卷数】不分卷

【责任者】佚名

【年代】民国（1927—1937）

【类型】抄本

【藏馆】①中国中医科学院图书馆
　　　　②北京中医药大学图书馆

【存世情况】抄本2部

3023　（秘本）儿科

【分类】临证各科·儿科·儿科通论

【卷数】不分卷

【责任者】佚名

【年代】民国（1927—1937）

【类型】抄本

【藏馆】苏州大学图书馆

【存世情况】孤本

3024　（秘传）救婴绳墨全书

【分类】临证各科·儿科·儿科通论

【卷数】不分卷（一册）

【责任者】佚名

【年代】民国（1927—1937）

【类型】抄本

【藏馆】上海中医药大学图书馆

【存世情况】孤本

3025　（秘传）幼幼须知

【分类】临证各科·儿科·儿科通论

【卷数】不分卷（一册）

【责任者】佚名

【年代】民国（1927—1937）

【类型】抄本

【藏馆】上海图书馆

【存世情况】孤本

3026　新编幼幼集成各症及汤头歌括

【分类】临证各科·儿科·儿科通论

【卷数】不分卷（二册）

【责任者】佚名

【年代】民国（1927—1937）

【类型】抄本

【藏馆】上海中医药大学图书馆

【存世情况】孤本

3027　大观集

【分类】临证各科·儿科·儿科通论

【卷数】不分卷（一册）

【责任者】佚名

【年代】民国（1927—1937）

【类型】抄本

【藏馆】上海市医学会图书馆

【存世情况】孤本

3028　儿科集要

【分类】临证各科·儿科·儿科通论

【卷数】不分卷

【责任者】佚名

【年代】民国（1927—1937）

【类型】抄本

【藏馆】浙江省中医药研究院图书馆

【存世情况】孤本

3029　儿科金针

【分类】临证各科·儿科·儿科通论

【卷数】不分卷

【责任者】佚名

【年代】民国（1927—1937）

【类型】抄本

【藏馆】浙江省中医药研究院图书馆

【存世情况】孤本

3030 儿科奇方

【分类】临证各科·儿科·儿科通论

【卷数】不分卷

【责任者】佚名

【年代】民国（1927—1937）

【类型】抄本

【藏馆】浙江省中医药研究院图书馆

【存世情况】孤本

3031 儿科医抄

【分类】临证各科·儿科·儿科通论

【卷数】不分卷（一册）

【责任者】佚名

【年代】民国（1927—1937）

【类型】抄本

【藏馆】上海中医药大学图书馆

【存世情况】孤本

3032 儿科摘要

【分类】临证各科·儿科·儿科通论

【卷数】不分卷

【责任者】罗绍祥（字熙如）编

【年代】民国（1927—1937）

【类型】抄本

【藏馆】中国中医科学院图书馆

【存世情况】另有广东医学实习馆铅印本

3033 儿科总症备鉴

【分类】临证各科·儿科·儿科通论

【卷数】不分卷（一册）

【责任者】著者佚名；洪学浩抄

【年代】民国（1927—1937）

【类型】抄本

【藏馆】安徽省图书馆

【存世情况】孤本

【备注】《总目》书名误作"儿科总症备览"

3034 经验小儿杂症

【分类】临证各科·儿科·儿科通论

【卷数】不分卷

【责任者】佚名

【年代】民国（1927—1937）

【类型】抄本

【藏馆】①镇江市图书馆
②成都中医药大学图书馆

【存世情况】抄本 2 部

3035 救婴录

【分类】临证各科·儿科·儿科通论

【卷数】不分卷

【责任者】佚名

【年代】民国（1927—1937）

【类型】抄本

【藏馆】浙江省中医药研究院图书馆

【存世情况】孤本

3036 看婴儿诀

【分类】临证各科·儿科·儿科通论

【卷数】不分卷

【责任者】佚名

【年代】民国（1927—1937）

【类型】抄本

【藏馆】山东中医药大学图书馆

【存世情况】孤本

3037　小儿百病方

【分类】临证各科·儿科·儿科通论

【卷数】不分卷（一册）

【责任者】佚名

【年代】民国（1927—1937）

【类型】抄本

【藏馆】安徽省图书馆

【存世情况】孤本

3038　小儿推拿秘诀

【分类】临证各科·儿科·儿科通论

【卷数】不分卷

【责任者】佚名

【年代】民国（1927—1937）

【类型】抄本

【藏馆】上海图书馆

【存世情况】孤本

3039　小儿诊疗方

【分类】临证各科·儿科·儿科通论

【卷数】不分卷

【责任者】佚名

【年代】民国（1927—1937）

【类型】抄本

【藏馆】浙江省中医药研究院图书馆

【存世情况】孤本

3040　婴童心法

【分类】临证各科·儿科·儿科通论

【卷数】不分卷（一册）

【责任者】佚名

【年代】民国（1927—1937）

【类型】抄本

【藏馆】上海中医药大学图书馆

【存世情况】孤本

3041　幼科精义歌诀

【分类】临证各科·儿科·儿科通论

【卷数】不分卷

【责任者】龙大昕撰

【年代】民国（1927—1937）

【类型】抄本

【藏馆】广东省立中山图书馆

【存世情况】孤本

3042　治小儿金针

【分类】临证各科·儿科·儿科通论

【卷数】不分卷

【责任者】佚名

【年代】民国（1927—1937）

【类型】抄本

【藏馆】浙江省中医药研究院图书馆

【存世情况】孤本

3043　幼科玄语秘录

【分类】临证各科·儿科·儿科通论

【卷数】不分卷（一册）

【责任者】佚名

【年代】1938 年

【类型】抄本

【藏馆】上海中医药大学图书馆

【存世情况】孤本

3044　幼科成方切韵

【分类】临证各科·儿科·儿科通论

【卷数】不分卷

【责任者】王闻喜撰

【年代】约 1946 年

【类型】抄本

【藏馆】苏州市中医医院图书馆

【存世情况】孤本

3045 （抄本）儿科书

【分类】临证各科·儿科·儿科通论

【卷数】不分卷

【责任者】佚名

【年代】民国

【类型】抄本

【藏馆】中国中医科学院图书馆

【存世情况】孤本

3046 慈幼集儿科

【分类】临证各科·儿科·儿科通论

【卷数】四卷

【责任者】著者佚名；串卓氏抄

【年代】民国

【类型】抄本

【藏馆】上海辞书出版社图书馆

【存世情况】孤本

3047 慈幼微心录

【分类】临证各科·儿科·儿科通论

【卷数】不分卷（一册）

【责任者】佚名

【年代】民国

【类型】抄本

【藏馆】上海图书馆

【存世情况】孤本

3048 度小儿诸惊症法 歌诀掐法图

【分类】临证各科·儿科·儿科通论

【卷数】不分卷

【责任者】佚名

【年代】民国

【类型】抄本

【藏馆】中国中医科学院图书馆

【存世情况】孤本

3049 儿科

【分类】临证各科·儿科·儿科通论

【卷数】不分卷

【责任者】佚名

【年代】民国

【类型】抄本

【藏馆】山东中医药大学图书馆

【存世情况】孤本

3050 儿科病源论

【分类】临证各科·儿科·儿科通论

【卷数】不分卷（一册）

【责任者】董春雨编

【年代】民国

【类型】抄本

【藏馆】上海中医药大学图书馆

【存世情况】孤本

3051 儿科辑要

【分类】临证各科·儿科·儿科通论

【卷数】二卷

【责任者】魏世达撰

【年代】民国

【类型】抄本

【藏馆】浙江省中医药研究院图书馆

【存世情况】孤本

3052　儿科类集大全

【分类】临证各科·儿科·儿科通论

【卷数】不分卷

【责任者】佚名

【年代】民国

【类型】抄本

【藏馆】①天津中医药大学图书馆

　　　　②河北医科大学图书馆

【存世情况】抄本2部

3053　儿科秘方

【分类】临证各科·儿科·儿科通论

【卷数】不分卷

【责任者】佚名

【年代】民国

【类型】抄本

【藏馆】广州中医药大学图书馆

【存世情况】孤本

3054　儿科秘诀

【分类】临证各科·儿科·儿科通论

【卷数】不分卷

【责任者】佚名

【年代】民国

【类型】抄本

【藏馆】中国中医科学院图书馆

【存世情况】孤本

3055　儿科通论

【分类】临证各科·儿科·儿科通论

【卷数】不分卷

【责任者】佚名

【年代】民国

【类型】抄本

【藏馆】中国中医科学院图书馆

【存世情况】孤本

3056　儿科学

【分类】临证各科·儿科·儿科通论

【卷数】不分卷

【责任者】周自强编

【年代】民国

【类型】抄本

【藏馆】苏州图书馆

【存世情况】孤本

3057　儿科札要

【分类】临证各科·儿科·儿科通论

【卷数】不分卷

【责任者】佚名

【年代】民国

【类型】抄本

【藏馆】浙江省中医药研究院图书馆

【存世情况】孤本

3058　秘传小儿纂诀

【分类】临证各科·儿科·儿科通论

【卷数】不分卷

【责任者】佚名

【年代】民国

【类型】抄本

【藏馆】中国中医科学院图书馆

【存世情况】孤本

3059　襁褓录

【分类】临证各科·儿科·儿科通论

【卷数】不分卷

【责任者】佚名

【年代】民国

【类型】抄本

【藏馆】浙江图书馆

【存世情况】孤本

3060　小儿百病纂要

【分类】临证各科·儿科·儿科通论

【卷数】不分卷

【责任者】佚名

【年代】民国

【类型】抄本

【藏馆】南京中医药大学图书馆

【存世情况】孤本

3061　小儿科妇科

【分类】临证各科·儿科·儿科通论

【卷数】不分卷

【责任者】佚名

【年代】民国

【类型】抄本

【藏馆】济南市图书馆

【存世情况】孤本

3062　小儿科要略

【分类】临证各科·儿科·儿科通论

【卷数】不分卷

【责任者】潘勋赏撰

【年代】民国

【类型】抄本

【藏馆】中国中医科学院图书馆

【存世情况】孤本

3063　小儿杂症要诀

【分类】临证各科·儿科·儿科通论

【卷数】不分卷

【责任者】佚名

【年代】民国

【类型】抄本

【藏馆】中国中医科学院图书馆

【存世情况】孤本

3064　幼儿集录

【分类】临证各科·儿科·儿科通论

【卷数】不分卷

【责任者】佚名

【年代】民国

【类型】抄本

【藏馆】中国中医科学院图书馆

【存世情况】孤本

3065　幼儿医药

【分类】临证各科·儿科·儿科通论

【卷数】不分卷

【责任者】佚名

【年代】民国

【类型】抄本

【藏馆】中国中医科学院图书馆

【存世情况】孤本

3066　幼科腹症方

【分类】临证各科·儿科·儿科通论

【卷数】不分卷

【责任者】佚名

【年代】民国

【类型】抄本

【藏馆】中国中医科学院图书馆

【存世情况】孤本

3067　幼科金镜录札要

【分类】临证各科·儿科·儿科通论

【卷数】不分卷

【责任者】佚名

【年代】民国

【类型】抄本

【藏馆】浙江省中医药研究院图书馆

【存世情况】孤本

3068　幼科摘锦

【分类】临证各科·儿科·儿科通论

【卷数】不分卷

【责任者】佚名

【年代】民国

【类型】抄本

【藏馆】上海辞书出版社图书馆

【存世情况】孤本

3069　幼科证治要略

【分类】临证各科·儿科·儿科通论

【卷数】不分卷

【责任者】著者佚名；兰卿氏抄

【年代】民国

【类型】抄本

【藏馆】中国中医科学院图书馆

【存世情况】孤本

3070　纂集小儿肿病证治要诀并痘证要诀

【分类】临证各科·儿科·儿科通论

【卷数】不分卷

【责任者】佚名

【年代】民国

【类型】抄本

【藏馆】广东省立中山图书馆

【存世情况】孤本

2. 痘疹

3071　用中篇（附：麻疹辨明）

【分类】临证各科·儿科·痘疹

【卷数】四卷

【责任者】〔清〕曹秉直（字廉叔）撰

【年代】①清康熙六十一年（1722）

②抄写年代不详

【类型】①稿本

②抄本

【藏馆】①中国医学科学院北京协和医学院医学信息研究所图书馆

②陕西省中医药研究院陕西省中医医院图书馆

【存世情况】另有清乾隆二十二年（1757）敬业堂刻本

3072　痘疹大全指掌集

【分类】临证各科·儿科·痘疹

【卷数】八卷（四册）

【责任者】〔清〕李茂实（字萁其）编

【年代】清乾隆九年（1744）

【类型】稿本

【藏馆】中国中医科学院图书馆

【存世情况】孤本

3073　痘疹秘钥

【分类】临证各科·儿科·痘疹

【卷数】不分卷（四册）

【责任者】〔清〕田之丰（字登五）撰

【年代】清乾隆三十四年（1769）

【类型】稿本

【藏馆】中国中医科学院图书馆

【存世情况】孤本

3074 痘疮唇舌图

【分类】临证各科·儿科·痘疹

【卷数】不分卷（二册）

【责任者】〔明〕戴笠（字曼公，僧名独立、性易，号天外一闲人）撰，〔日〕斋滕顺绘图

【年代】日本天明八年（1788）

【类型】日本稿本

【藏馆】上海中医药大学图书馆

【存世情况】孤本

【备注】《总目》书名误作"痘疹唇舌图"

3075 痘疹衷要全书

【分类】临证各科·儿科·痘疹

【卷数】四卷（四册）

【责任者】〔清〕尹龙图撰

【年代】清嘉庆十七年（1812）

【类型】稿本

【藏馆】中国中医科学院图书馆

【存世情况】孤本

3076 痘科辑说

【分类】临证各科·儿科·痘疹

【卷数】十五卷（十五册）

【责任者】〔日〕池田晋（字柔行）撰，池田温直校

【年代】日本嘉永元年（1848）

【类型】稿本

【藏馆】上海中医药大学图书馆

【存世情况】孤本

【备注】《总目》作抄本，二十卷

3077 麻疹治例

【分类】临证各科·儿科·痘疹

【卷数】不分卷（一册）

【责任者】〔清〕蘜蒴公撰

【年代】清

【类型】稿本

【藏馆】上海中医药大学图书馆

【存世情况】孤本

【备注】藏馆信息作"抄本"

3078 太占瘄科要略

【分类】临证各科·儿科·痘疹

【卷数】二卷（一册）

【责任者】〔清〕黄维熊撰，黄镐京（字迁甫）、黄桂芳（字天杰）参订，王号贤校订

【年代】清

【类型】稿本

【藏馆】上海图书馆

【存世情况】孤本

【备注】《总目》失载，今补

3079 痘痧汇评

【分类】临证各科·儿科·痘疹

【卷数】不分卷

【责任者】佚名

【年代】1940 年

【类型】稿本

【藏馆】中国国家图书馆

【存世情况】孤本

3080 沈望桥先生瘄科心法

【分类】临证各科·儿科·痘疹

【卷数】不分卷

【责任者】沈望桥撰

【年代】民国

【类型】稿本

【藏馆】浙江中医药大学图书馆

【存世情况】孤本

3081 小儿痘疹八十一论方（附：江湖经验方一卷、小儿痘疹一宗方诀一卷）

【分类】临证各科·儿科·痘疹

【卷数】不分卷

【责任者】〔宋〕胡石壁（字大卿）撰，〔清〕吕鼎调编

【年代】原书约成于南宋景炎元年（1276）清康熙八年（1669）编次抄录

【类型】抄本

【藏馆】中国医学科学院北京协和医学院医学信息研究所图书馆

【存世情况】孤本

【备注】藏馆信息作"稿本"

3082 痘疹秘传

【分类】临证各科·儿科·痘疹

【卷数】四卷

【责任者】〔明〕陶华（字尚文，号节庵道人）撰

【年代】原书成于明正统年间（1436—1449）
　　①明万历四十一年（1613）李存济抄
　　②明抄

【类型】抄本

【藏馆】①②中国中医科学院图书馆

【存世情况】同馆所藏抄本2部

【备注】②不具名明抄本二卷，《总目》未载，今补

3083 疮疹集

【分类】临证各科·儿科·痘疹

【卷数】三卷（三册）

【责任者】〔朝〕任元浚、李克堪删定，〔朝〕李礼孙校正

【年代】原书成于明天顺元年（1457）抄写年代不详

【类型】朝鲜抄本

【藏馆】上海中医药大学图书馆

【存世情况】孤本

3084 类证陈氏小儿痘疹方论

【分类】临证各科·儿科·痘疹

【卷数】二卷

【责任者】〔宋〕陈文中（字文秀）撰，〔明〕熊均（字宗立、道轩，号勿听子）类证

【年代】原书成于明成化元年（1465）
　　①日本宽政五年（1793）抄
　　②据日本永禄六年（1563）刻本抄

【类型】抄本

【藏馆】①中国国家图书馆
　　②中国中医科学院图书馆

【存世情况】抄本2部

【备注】另有1921年上海大成书局铅印本

3085 痘疹全书（又名新编痘疹方药全书）

【分类】临证各科·儿科·痘疹

【卷数】二卷

【责任者】〔明〕胡民信（字汝立，号菊圃）撰，杨松校

【年代】原书成于明嘉靖十六年（1537）明万历年间（1573—1620）抄

【类型】抄本

【藏馆】上海市医学会图书馆

【存世情况】孤本

【备注】残本。《总目》题名"痘疹方药全书"

3086　锦囊痘疹麻症

【分类】临证各科·儿科·痘疹

【卷数】不分卷（一册）

【责任者】〔明〕雷氏撰

【年代】原书成于明嘉靖二十七年（1548）

　　　　明万历三年（1575）抄

【类型】抄本

【藏馆】上海图书馆

【存世情况】孤本

3087　痘疹碎金赋

【分类】临证各科·儿科·痘疹

【卷数】二卷

【责任者】〔明〕万全（字密斋）编

【年代】原书成于明嘉靖二十八年（1549）

　　　　抄写年代不详

【类型】抄本

【藏馆】广州中医药大学图书馆

【存世情况】另见于〔明〕万全编撰的"痘疹全书"（有明万历二年（1574）、明万历三十八年（1610）刻本及清刻本等）

3088　朱氏痘科全书（又名朱氏痘疹全书）

【分类】临证各科·儿科·痘疹

【卷数】不分卷

【责任者】〔明〕朱禄撰，朱师孔校正

【年代】原书成于明隆庆三年（1569）

清康熙四十六年（1707）抄

【类型】抄本

【藏馆】黑龙江省图书馆

【存世情况】孤本

【备注】《总目》载有吉林省图书馆与江西省图书馆所藏清抄本，经查未见

3089　朱氏痘疹方论

【分类】临证各科·儿科·痘疹

【卷数】不分卷（一册）

【责任者】〔明〕朱禄、朱师孔编撰

【年代】原书成于明隆庆三年（1569）

　　　　抄写年代不详

【类型】抄本

【藏馆】上海辞书出版社图书馆

【存世情况】孤本

【备注】疑即《朱氏痘科全书》另一抄本

3090　（新刊秘传）小儿痘疹释难

【分类】临证各科·儿科·痘疹

【卷数】不定

【责任者】〔明〕陈嘉文（字献园）撰

【年代】①明万历元年（1573）抄

　　　　②抄写年代不详

【类型】抄本

【藏馆】①上海中医药大学图书馆

　　　　②北京中医药大学图书馆

【存世情况】另有明刻本

【备注】①上海中医药大学图书馆所藏抄本共二册，未著卷数。

　　　　②北京中医药大学图书馆藏本题名"秘传小儿痘疹释难"，四卷本

3091　痘疹秘要

【分类】临证各科·儿科·痘疹

【卷数】不分卷（一册）

【责任者】〔明〕支秉中（字改斋，堂号仁寿）撰

【年代】原书成于明万历初年（约1574）抄写年代不详

【类型】抄本

【藏馆】中国中医科学院图书馆

【存世情况】同馆所藏抄本2部

3092 邵氏妙赛群医

【分类】临证各科·儿科·痘疹

【卷数】不分卷（一册）

【责任者】〔明〕宋镛编

【年代】原书约成于明万历四年（1576）清抄

【类型】抄本

【藏馆】上海图书馆

【存世情况】孤本

【备注】《总目》书名误作"邵氏妙宝群书"

3093 新订注释幼科金镜录

【分类】临证各科·儿科·痘疹

【卷数】四卷（八册）

【责任者】〔明〕翁仲仁（字嘉德）撰

【年代】原书成于明万历七年（1579）抄写年代不详

【类型】抄本

【藏馆】上海图书馆

【存世情况】即《增补痘疹玉髓金镜录》（又名痘疹金镜录、幼科金镜录）

【备注】该书题名各异，内容一致，有明清及民国多种刊刻本

3094 疹科真传

【分类】临证各科·儿科·痘疹

【卷数】不分卷

【责任者】〔明〕吕坤（字叔简，号新吾）编

【年代】原书成于明万历三十六年（1608）抄写年代不详

【类型】抄本

【藏馆】杭州图书馆

【存世情况】后有清道光刻本、清奎照楼刻本、民国宁波汲绠斋刻本等

【备注】《总目》作稿本，今按藏馆信息作抄本

3095 痘疹解疑

【分类】临证各科·儿科·痘疹

【卷数】二卷

【责任者】〔明〕倪有美撰，黄正达校正

【年代】原书成于明万历三十九年（1611）清抄

【类型】抄本

【藏馆】上海中医药大学图书馆

【存世情况】孤本

3096 清江聂氏痘科

【分类】临证各科·儿科·痘疹

【卷数】八卷（三册）

【责任者】〔明〕聂尚恒（字久吾、惟贞）撰

【年代】原书成于明万历四十四年（1616）清嘉庆十二年（1807）抄

【类型】抄本

【藏馆】中国中医科学院图书馆

【存世情况】孤本

【备注】题〔明〕聂尚恒所撰诸抄本，内容皆可看其撰著的《痘疹活幼心法》（八卷、卷末一卷），最早有万历年间刻本

3097 痘科良方

【分类】临证各科·儿科·痘疹

【卷数】不分卷

【责任者】〔明〕聂尚恒（字久吾、惟贞）撰

【年代】原书成于明万历四十四年（1616）
清抄

【类型】抄本

【藏馆】四川省图书馆

【存世情况】孤本

3098 活幼心法摘抄

【分类】临证各科·儿科·痘疹

【卷数】不分卷

【责任者】〔明〕聂尚恒（字久吾、惟贞）撰

【年代】原书成于明万历四十四年（1616）
抄写年代不详

【类型】抄本

【藏馆】中国中医科学院图书馆

【存世情况】孤本

3099 王氏痘疹诀疑

【分类】临证各科·儿科·痘疹

【卷数】二卷（一册）

【责任者】佚名

【年代】明天启三年（1623）

【类型】抄本

【藏馆】上海中医药大学图书馆

【存世情况】孤本

3100 （景岳）痘疮证治

【分类】临证各科·儿科·痘疹

【卷数】不分卷（一册）

【责任者】〔明〕张介宾（字会卿，号景
岳，别号通一子）撰

【年代】原书成于明天启四年（1624）
抄写年代不详

【类型】抄本

【藏馆】中国中医科学院图书馆

【存世情况】孤本

【备注】内容源自“景岳全书”卷四十二
至四十五《痘疹诠》及卷六十三《痘
疹诠古方》

3101 痘疹秘要

【分类】临证各科·儿科·痘疹

【卷数】不分卷（一册）

【责任者】〔明〕萧子之师（其名佚）辑，
陈楚瑜类订

【年代】原书成于明天启五年（1625）
抄写年代不详

【类型】抄本

【藏馆】上海中医药大学图书馆

【存世情况】日本内阁文库藏有明天启五年
（1625）刻本

3102 朱紫垣痘疹秘要

【分类】临证各科·儿科·痘疹

【卷数】不分卷（一册）

【责任者】〔明〕杨仙池编

【年代】原书成于明天启五年（1625）
抄写年代不详

【类型】抄本

【藏馆】上海中医药大学图书馆

【存世情况】另见于〔清〕吴世铠撰《本
草经疏辑要》附录（有清嘉庆十四年书
带草堂刊本）

3103 景岳痘疹

【分类】临证各科·儿科·痘疹

【卷数】不分卷

【责任者】佚名

【年代】原书成于明崇祯元年（1628）
抄写年代不详

【类型】抄本

【藏馆】陕西中医药大学图书馆

【存世情况】孤本

【备注】内容源自"景岳全书"卷四十二至四十五《痘疹诠》及卷六十三《痘疹诠古方》

3104 痘经（又名痘经大全）

【分类】临证各科·儿科·痘疹

【卷数】三卷（六册）

【责任者】〔明〕江旭奇（字舜升）编

【年代】明崇祯四年（1631）

【类型】抄本

【藏馆】上海中医药大学图书馆

【存世情况】孤本

3105 痘科切要

【分类】临证各科·儿科·痘疹

【卷数】不分卷（一册）

【责任者】〔明〕吴澄甫（字元溟）撰

【年代】原书成于明崇祯十年（1637）
抄写年代不详

【类型】抄本

【藏馆】上海中医药大学图书馆

【存世情况】孤本

3106 痘疹折衷

【分类】临证各科·儿科·痘疹

【卷数】二卷

【责任者】〔明〕秦昌遇（字景明，号广野

道人）撰

【年代】原书成于明末（约1641）
①清乾隆二十七年（1762）抄
②③④⑤⑥⑦⑧清抄
⑨抄写年代不详

【类型】抄本

【藏馆】①广东省立中山图书馆
②山西省图书馆
③辽宁省图书馆
④辽宁中医药大学图书馆
⑤黑龙江省图书馆
⑥黑龙江中医药大学图书馆
⑦上海图书馆
⑧苏州图书馆
⑨甘肃中医药大学图书馆

【存世情况】另有清嘉庆六年（1801）经艺堂刻本。该书又见于〔明〕施沛编撰的医学丛书"灵兰集"二集（最早有明崇祯刻本，现存复制本）

3107 痘疹保婴汇粹鉴衡集

【分类】临证各科·儿科·痘疹

【卷数】二卷

【责任者】〔明〕吴国翰集

【年代】原书成于明崇祯十六年（1643）
抄写年代不详

【类型】抄本复制本

【藏馆】中国中医科学院图书馆

【存世情况】孤本

【备注】据日本内阁文库所藏抄本复制

3108 徐氏仁端录痘疹

【分类】临证各科·儿科·痘疹

【卷数】十六卷

【责任者】〔明〕徐谦（字仲光，号澄观）编

【年代】原书成于明后期（1644年前）

　　　　①清康熙五十年（1711）乐闻子抄

　　　　②惜阴楼迎鹤轩抄本，年代不详

　　　　③④⑤⑥⑦抄写年代不详

【类型】抄本

【藏馆】①南京图书馆

　　　　②中国中医科学院图书馆

　　　　③中国医学科学院北京协和医学院

　　　　医学信息研究所图书馆

　　　　④上海图书馆

　　　　⑤上海市医学会图书馆

　　　　⑥宁波图书馆

　　　　⑦嘉兴市图书馆

【存世情况】另有清乾隆八年（1743）刻

　　　本。该书又见于"四库全书"

【备注】①南京图书馆所藏清康熙年间抄本

　　　为八卷本。

　　　　②中国中医科学院图书馆所藏抄本

　　　为十卷本。

　　　　④⑦上海图书馆与嘉兴市图书馆藏

　　　本皆为残本。

　　　　除清康熙年间抄本外，其余抄本疑

　　　皆源于"四库全书"

3109　沈虚明先生痘疹全集

【分类】临证各科·儿科·痘疹

【卷数】二卷

【责任者】〔明〕沈虚明撰；〔清〕姜琴舫抄

【年代】原书成于明后期（1644年前）

　　　　清光绪二十九年（1903）抄

【类型】抄本

【藏馆】广西壮族自治区桂林图书馆

【存世情况】孤本

【备注】《总目》载有新疆医科大学图书馆

　　　与广州中医药大学图书馆所藏抄本，经

　　　查皆未见。沈虚明生平无考，但根据清

　　　初史料信息，疑其主要生活于明末。

　　　《总目》作清代医家，欠妥

3110　痘疹正觉全书（又名沈虚明先生痘疹正觉全书）

【分类】临证各科·儿科·痘疹

【卷数】不定

【责任者】〔明〕沈虚明撰

【年代】原书成于明后期（1644年前）

　　　　①②清抄

【类型】抄本

【藏馆】①南京图书馆

　　　　②上海中医药大学图书馆

【存世情况】抄本2部

【备注】①南京图书馆藏本题名"选录痘疹

　　　正觉全书"，五卷，鲍氏困学斋抄本。

　　　　②上海中医药大学图书馆藏本六

　　　卷，封面题"戊寅年置朱曜东读"，抄

　　　成年代在清光绪二十一年（1895）前

3111　痘家心印

【分类】临证各科·儿科·痘疹

【卷数】不分卷（二册）

【责任者】〔明〕朱巽（字嘘万）撰

【年代】原书成于明后期（1644年前）

　　　　清抄

【类型】抄本

【藏馆】天津中医药大学图书馆

【存世情况】孤本

3112　痘疹集验

【分类】临证各科·儿科·痘疹

【卷数】不分卷

【责任者】〔明〕陈时澈（字三山）撰；〔清〕李靖白书

【年代】原书成于明后期（1644 年前）清抄

【类型】抄本

【藏馆】山东中医药大学图书馆

【存世情况】孤本

3113　痘疹天元玉髓

【分类】临证各科·儿科·痘疹

【卷数】二卷（一册）

【责任者】〔明〕潘启亮（字华明）原辑，〔明〕潘斗垣（字允中）增述，〔清〕朱锡三、奉希麟增补抄订

【年代】原书成于明后期（1644 年前）清抄

【类型】抄本

【藏馆】上海中医药大学图书馆

【存世情况】孤本

3114　赵继川秘藏痘疹验过症候方药痘子集宜

【分类】临证各科·儿科·痘疹

【卷数】不分卷（二册）

【责任者】〔明〕赵继川编

【年代】原书成于明后期（1644 年前）清抄

【类型】抄本

【藏馆】中国中医科学院图书馆

【存世情况】孤本

3115　（新编）痘疹全书（又名痘疹心源）

【分类】临证各科·儿科·痘疹

【卷数】四卷（三册）

【责任者】〔明〕朱国宾（字仰松）注

【年代】原书成于明后期（1644 年前）抄写年代不详

【类型】抄本

【藏馆】安徽省图书馆

【存世情况】孤本

3116　杂症仁端录

【分类】临证各科·儿科·痘疹

【卷数】四卷

【责任者】〔明〕徐谦（字仲光，号澄观）辑

【年代】原书成于明后期（1644 年前）抄写年代不详

【类型】抄本

【藏馆】①中国中医科学院图书馆
②上海交通大学医学院图书馆

【存世情况】抄本 2 部

【备注】当为徐谦《仁端录》的另一抄本

3117　（秘传）痘疹

【分类】临证各科·儿科·痘疹

【卷数】不分卷

【责任者】佚名

【年代】明

【类型】抄本

【藏馆】中国人民解放军医学图书馆

【存世情况】孤本

3118　痘疹秘传心法（又名秘传心法）

【分类】临证各科·儿科·痘疹

【卷数】二卷（一册）

【责任者】佚名

【年代】明

【类型】抄本

【藏馆】中国中医科学院图书馆

【存世情况】孤本

3119 痘治玉鉴

【分类】临证各科·儿科·痘疹

【卷数】不分卷

【责任者】佚名

【年代】明

【类型】抄本

【藏馆】中国中医科学院图书馆

【存世情况】孤本

3120 明悟斋痘科歌诀

【分类】临证各科·儿科·痘疹

【卷数】不分卷（一册）

【责任者】佚名

【年代】明

【类型】抄本

【藏馆】中国中医科学院图书馆

【存世情况】孤本

3121 （秘传）经验痘疹

【分类】临证各科·儿科·痘疹

【卷数】不分卷

【责任者】佚名

【年代】〔明〕

【类型】抄本

【藏馆】①内蒙古图书馆

②苏州大学图书馆

【存世情况】抄本2部

【备注】①内蒙古图书馆藏本又题名"科赤城安定云石祖传世医秘诀"，未载卷数、成书年代、撰者。

②苏州大学图书馆藏本又题名"秘传经验痘疹赋"，八卷，未载年代。

《总目》载有中国人民解放军医学图书馆所藏抄本，经核查为刻本

3122 治痘方函

【分类】临证各科·儿科·痘疹

【卷数】不分卷（一册）

【责任者】〔明〕戴笠（字曼公，僧名独立、性易，号天外一闲人）撰

【年代】〔明〕

【类型】抄本

【藏馆】吉林大学图书馆医学馆

【存世情况】孤本

3123 纂要痘疹治诀便览

【分类】临证各科·儿科·痘疹

【卷数】不分卷（一册）

【责任者】〔清〕徐德铿编

【年代】清顺治十六年（1659）

【类型】抄本

【藏馆】中国中医科学院图书馆

【存世情况】孤本

3124 痘疹醉缘

【分类】临证各科·儿科·痘疹

【卷数】四卷

【责任者】〔清〕费启亨撰

【年代】原书成于清顺治后期（约1659）清抄

【类型】抄本

【藏馆】北京大学图书馆

【存世情况】孤本

3125　痘疹元珠

【分类】临证各科·儿科·痘疹

【卷数】不分卷

【责任者】佚名

【年代】原书成于清顺治十七年（1660）

　　　　①清抄

　　　　②抄写年代不详

【类型】抄本

【藏馆】①甘肃中医药大学图书馆

　　　　②齐齐哈尔市图书馆

【存世情况】抄本 2 部

【备注】①甘肃中医药大学图书馆藏本的藏

　　馆信息作"清中期精抄本"。

　　　　《总目》载有河南中医药大学图书

　　馆所藏抄本，经查未见

3126　痘疹约囊金镜录摘要

【分类】临证各科·儿科·痘疹

【卷数】不分卷（一册）

【责任者】原题〔清〕黄序（字六苍）撰

【年代】原书成于清康熙七年（1668）

　　　　抄写年代不详

【类型】抄本

【藏馆】上海市医学会图书馆

【存世情况】孤本

【备注】内容即〔清〕黄序所撰《痘科约

　　囊》（五卷）的摘录

3127　麻痘

【分类】临证各科·儿科·痘疹

【卷数】不分卷（一册）

【责任者】〔清〕吴孔昭撰

【年代】原书成于清康熙十三年（1674）

　　　　清抄

【类型】抄本

【藏馆】中国中医科学院图书馆

【存世情况】同馆所藏抄本 2 部

3128　（秘授）痘疹科

【分类】临证各科·儿科·痘疹

【卷数】不分卷（一册）

【责任者】著者佚名；陶淑抄

【年代】清康熙十八年（1679）

【类型】抄本

【藏馆】中国中医科学院图书馆

【存世情况】孤本

3129　痘症通治（附：广布天花说）

【分类】临证各科·儿科·痘疹

【卷数】不分卷（三册）

【责任者】佚名

【年代】清康熙十八年（1679）

【类型】抄本

【藏馆】中国中医科学院图书馆

【存世情况】孤本

3130　痘疹指南

【分类】临证各科·儿科·痘疹

【卷数】不分卷（二册）

【责任者】佚名

【年代】原书成于清康熙中期（约 1695）

　　　　抄写年代不详

【类型】抄本

【藏馆】中国中医科学院图书馆

【存世情况】孤本

3131　种痘书

【分类】临证各科·儿科·痘疹

【卷数】不分卷（一册）

【责任者】〔清〕允肃氏撰

【年代】原书成于清康熙三十九年（1700）
　　　　清抄

【类型】抄本

【藏馆】中国中医科学院图书馆

【存世情况】孤本

3132　痘疹要略

【分类】临证各科·儿科·痘疹

【卷数】四卷

【责任者】〔清〕李菩（字东白，号梅山）撰

【年代】原书成于清康熙四十年（1701）
　　　　清抄

【类型】抄本复制本

【藏馆】中国中医科学院图书馆

【存世情况】孤本

【备注】据〔日〕丹波元胤所藏抄本复制

3133　醉玄痘疹

【分类】临证各科·儿科·痘疹

【卷数】二卷

【责任者】〔清〕严志行编抄

【年代】清康熙五十六年（1717）

【类型】抄本

【藏馆】陕西中医药大学图书馆

【存世情况】孤本

3134　痘疹秘诀

【分类】临证各科·儿科·痘疹

【卷数】不分卷

【责任者】〔清〕伍大华（字承橘）撰；
　　　　〔清〕朱立方抄

【年代】清康熙六十一年（1722）

【类型】抄本

【藏馆】苏州图书馆

【存世情况】孤本

3135　陶五松痘科秘本

【分类】临证各科·儿科·痘疹

【卷数】不分卷（一册）

【责任者】〔明〕陶五松撰

【年代】清康熙年间（1662—1722）

【类型】抄本

【藏馆】上海市医学会图书馆

【存世情况】孤本

3136　曹氏痘疹准则

【分类】临证各科·儿科·痘疹

【卷数】不分卷

【责任者】〔清〕曹祖健（字履实）编

【年代】清雍正三年（1725）

【类型】抄本

【藏馆】南京中医药大学图书馆

【存世情况】孤本

3137　痘疹汇诀直解

【分类】临证各科·儿科·痘疹

【卷数】三卷

【责任者】〔清〕魏鉴（字明远）编

【年代】原书成于清雍正四年（1726）
　　　　抄写年代均不详

【类型】抄本

【藏馆】①上海图书馆
　　　　②上海中医药大学图书馆

【存世情况】抄本 2 部

【备注】①上海图书馆藏本不分卷

3138 痘疹辨义

【分类】临证各科·儿科·痘疹

【卷数】不分卷（一册）

【责任者】〔日〕崛元厚撰

【年代】原书成于日本享保十五年（1730）
抄写年代不详

【类型】日本抄本

【藏馆】上海中医药大学图书馆

【存世情况】孤本

3139 危恶典言

【分类】临证各科·儿科·痘疹

【卷数】不分卷（一册）

【责任者】〔清〕汪廉夫撰；黄芹圃抄

【年代】原书成于清雍正十年（1732）
抄写年代不详

【类型】抄本

【藏馆】上海市医学会图书馆

【存世情况】孤本

【备注】《总目》失载，今补

3140 麻疹折衷

【分类】临证各科·儿科·痘疹

【卷数】不分卷

【责任者】佚名

【年代】清初（1644—1735）

【类型】抄本

【藏馆】上海交通大学医学院图书馆

【存世情况】孤本

【备注】《总目》失载，今补

3141 痧疹一得

【分类】临证各科·儿科·痘疹

【卷数】二卷（一册）

【责任者】〔清〕萧霆（字健恒）撰，萧蠹
参订；〔清〕潘道根（字确潜，号晚
香，又号徐村老农）抄

【年代】原书成于清乾隆七年（1742）
清咸丰二年（1852）抄

【类型】抄本

【藏馆】上海中医药大学图书馆

【存世情况】孤本

【备注】该书始撰于康熙五十九年（1720），
乾隆七年（1742）前后定稿，乾隆九年
（1744）钱志焕传抄，咸丰二年（1852）
潘道根从王子香处借抄，后又为钱景虞、
巢念修收藏。另有钱雅乐光绪二十九年
（1903）传抄本，称抄自王子香处，但与
该本稍异

3142 痘科慈幼选要

【分类】临证各科·儿科·痘疹

【卷数】不分卷（二册）

【责任者】佚名

【年代】清乾隆十一年（1746）

【类型】抄本

【藏馆】中国中医科学院图书馆

【存世情况】孤本

3143 叶氏痘疹锦囊

【分类】临证各科·儿科·痘疹

【卷数】不分卷

【责任者】〔清〕叶桂（字天士，号香岩，
别号南阳先生）撰

【年代】原书成于清乾隆十一年（1746）
抄写年代不详

【类型】抄本

【藏馆】中国中医科学院图书馆

【存世情况】孤本

3144　谢玉琼麻疹西江月

【分类】临证各科·儿科·痘疹

【卷数】不分卷（一册）

【责任者】佚名

【年代】原书约成于清乾隆十三年（1748）
　　　　清抄

【类型】抄本

【藏馆】中国中医科学院图书馆

【存世情况】孤本

3145　（仙传）麻疹秘要

【分类】临证各科·儿科·痘疹

【卷数】不分卷（二册）

【责任者】〔清〕江彤撰；〔清〕侯爵封次
　　　　陶抄

【年代】清乾隆十八年（1753）

【类型】抄本

【藏馆】中国中医科学院图书馆

【存世情况】孤本

3146　痘疹玉髓神书（附：痘疹秘传）

【分类】临证各科·儿科·痘疹

【卷数】三卷（附录一卷）

【责任者】佚名

【年代】清乾隆三十一年（1766）

【类型】抄本

【藏馆】辽宁中医药大学图书馆

【存世情况】孤本

3147　痘子治略

【分类】临证各科·儿科·痘疹

【卷数】不分卷

【责任者】〔清〕沈蓉江撰

【年代】清乾隆三十七年（1772）

【类型】抄本

【藏馆】陕西省图书馆

【存世情况】孤本

3148　（秘授）痘疹全书（附：秘传小儿痘疹治诀）

【分类】临证各科·儿科·痘疹

【卷数】不分卷（四册）

【责任者】〔清〕怀素居撰

【年代】原书成于清乾隆四十二年（1777）
　　　　清抄

【类型】抄本

【藏馆】中国中医科学院图书馆

【存世情况】孤本

3149　痘汇六捷

【分类】临证各科·儿科·痘疹

【卷数】二卷（二册）

【责任者】〔清〕喻念祖编；〔清〕姚淳抄

【年代】原书成于清乾隆四十四年（1779）
　　　　清嘉庆二十三年（1818）抄

【类型】抄本

【藏馆】上海中医药大学图书馆

【存世情况】孤本

3150　痘疹治术传

【分类】临证各科·儿科·痘疹

【卷数】不分卷

【责任者】〔明〕戴笠（字曼公，僧名独
　　　　立、性易，号天外一闲人）口授，
　　　　〔日〕池田正直笔记

【年代】原书约成于日本天明八年（1788）

抄写年代不详

【类型】抄本

【藏馆】中国中医科学院图书馆

【存世情况】同馆所藏抄本 2 部

3151 曼公先生痘疹唇舌诀

【分类】临证各科·儿科·痘疹

【卷数】二卷

【责任者】〔明〕戴笠（字曼公，僧名独立、性易，号天外一闲人）口授，〔日〕池田正直笔记

【年代】原书约成于日本天明八年（1788）抄写年代不详

【类型】抄本

【藏馆】中国中医科学院图书馆

【存世情况】孤本

3152 史氏实法痘疹

【分类】临证各科·儿科·痘疹

【卷数】不分卷（一册）

【责任者】〔清〕史大受（字春亭）撰

【年代】原书成于清嘉庆五年（1800）清嘉庆年间（1800—1820）抄

【类型】抄本

【藏馆】上海中医药大学图书馆

【存世情况】孤本

3153 痘疹真传（又名儿科全生集）

【分类】临证各科·儿科·痘疹

【卷数】八卷

【责任者】〔清〕曹光熙（字克安）撰

【年代】清嘉庆十九年（1814）

【类型】抄本

【藏馆】天津医学高等专科学校图书馆

【存世情况】后有清嘉庆二十二年（1817）刻本

3154 痘疹传薪

【分类】临证各科·儿科·痘疹

【卷数】七卷（八册）

【责任者】〔清〕孙德润（字慎之）撰

【年代】原书成于清嘉庆年间（1796—1820）清末抄

【类型】抄本

【藏馆】天津中医药大学图书馆

【存世情况】孤本

【备注】《总目》载有陕西中医药大学图书馆所藏抄本，经查未见

3155 痘法要录

【分类】临证各科·儿科·痘疹

【卷数】不分卷（一册）

【责任者】〔清〕邱熺（字浩川）撰；龙门后人琴香氏抄

【年代】原书成于清嘉庆年间（1796—1820）抄写年代不详

【类型】抄本

【藏馆】广东省立中山图书馆

【存世情况】孤本

3156 洋痘妙诀

【分类】临证各科·儿科·痘疹

【卷数】不分卷（一册）

【责任者】〔清〕邱熺（字浩川）撰；龙门后人琴香氏抄

【年代】原书成于清嘉庆年间（1796—1820）抄写年代不详

【类型】抄本

【藏馆】福建中医药大学图书馆

【存世情况】孤本

3157　恽西园痧麻痘三科定论

【分类】临证各科·儿科·痘疹

【卷数】不分卷（一册）

【责任者】〔清〕恽熊（字西园）撰

【年代】清道光六年（1826）

【类型】抄本

【藏馆】南京中医药大学图书馆

【存世情况】孤本

3158　痘疹直指方

【分类】临证各科·儿科·痘疹

【卷数】不分卷

【责任者】佚名

【年代】原书成于清道光前期（约1826）
　　　　日本江户后期（1826—1868）抄

【类型】日本抄本复制本

【藏馆】中国中医科学院图书馆

【存世情况】孤本

3159　痘科百问

【分类】临证各科·儿科·痘疹

【卷数】不分卷

【责任者】佚名

【年代】①清道光二十三年（1843）宽夫抄
　　　　②抄写年代不详

【类型】抄本

【藏馆】①广西壮族自治区桂林图书馆
　　　　②内蒙古图书馆

【存世情况】抄本2部

3160　痘疹

【分类】临证各科·儿科·痘疹

【卷数】不分卷

【责任者】〔清〕管玉衡（字侗人）撰；
　　　　〔日〕丹波元坚（字亦柔，号茝庭）抄

【年代】日本弘化三年（1846）

【类型】日本抄本

【藏馆】中国中医科学院图书馆

【存世情况】孤本

3161　痘疹危险录

【分类】临证各科·儿科·痘疹

【卷数】二卷（六册）

【责任者】〔清〕张潮青（字升蛟，别字检斋）撰

【年代】原书成于清嘉庆至道光年间（1796—1850）
　　　　抄写年代不详

【类型】抄本

【藏馆】上海辞书出版社图书馆

【存世情况】孤本

3162　王海旸痘书（又名海旸痘记）

【分类】临证各科·儿科·痘疹

【卷数】三卷

【责任者】〔清〕王道衡（字海旸，号海旸道人）撰

【年代】原书成于清道光年间（1821—1850）
　　　　①清抄
　　　　②③抄写年代不详

【类型】抄本

【藏馆】①天津医学高等专科学校图书馆
　　　　②中国中医科学院图书馆
　　　　③上海市医学会图书馆

【存世情况】抄本3部

3163　痘疹秘旨

【分类】临证各科·儿科·痘疹

【卷数】不分卷

【责任者】〔清〕王道衡（字海旸，号海旸道人）撰

【年代】原书成于清道光年间（1821—1850）清抄

【类型】抄本

【藏馆】苏州市中医医院图书馆

【存世情况】孤本

3164　痘科定形图

【分类】临证各科·儿科·痘疹

【卷数】不分卷（二册）

【责任者】佚名

【年代】原书成于清道光年间（1821—1850）清抄

【类型】抄本

【藏馆】中国中医科学院图书馆

【存世情况】孤本

3165　痘麻科全书

【分类】临证各科·儿科·痘疹

【卷数】不分卷（二册）

【责任者】佚名

【年代】原书成于清咸丰元年（1851）抄写年代不详

【类型】抄本

【藏馆】中国中医科学院图书馆

【存世情况】孤本

3166　癍疹必读

【分类】临证各科·儿科·痘疹

【卷数】不分卷

【责任者】〔清〕魏士芬（字芝汀）、徐荣达（字菊畦）撰；〔清〕王介眉传抄

【年代】原书成于清咸丰二年（1852）清光绪十一年（1885）抄

【类型】抄本

【藏馆】上海中医药大学图书馆

【存世情况】孤本

【备注】奚松如藏本

3167　痘花启蒙

【分类】临证各科·儿科·痘疹

【卷数】不分卷（一册）

【责任者】〔清〕董进材编

【年代】原书成于清咸丰三年（1853）抄写年代不详

【类型】抄本

【藏馆】上海中医药大学图书馆

【存世情况】孤本

3168　痘疹集注

【分类】临证各科·儿科·痘疹

【卷数】不分卷

【责任者】〔清〕欧阳秉信撰；〔清〕胡延龄等书

【年代】清咸丰四年（1854）

【类型】抄本

【藏馆】济南市图书馆

【存世情况】孤本

3169　治痘金镜录

【分类】临证各科·儿科·痘疹

【卷数】三卷（一册）

【责任者】佚名

【年代】原书成于清咸丰四年（1854）

清抄

【类型】抄本

【藏馆】中国中医科学院图书馆

【存世情况】孤本

3170　痘疹醉玄

【分类】临证各科·儿科·痘疹

【卷数】二卷

【责任者】〔清〕王道衡（字海旸，号海旸
　　道人）撰；〔清〕周安贫抄

【年代】清咸丰六年（1856）

【类型】抄本

【藏馆】长春中医药大学图书馆

【存世情况】孤本

3171　痘科秘传

【分类】临证各科·儿科·痘疹

【卷数】不分卷（一册）

【责任者】〔清〕邵氏撰

【年代】原书成于清咸丰年间（1851—1861）
　　抄写年代均不详

【类型】抄本

【藏馆】①②上海中医药大学图书馆

【存世情况】抄本2部

3172　痘疹简明编

【分类】临证各科·儿科·痘疹

【卷数】四卷

【责任者】〔清〕双泰编

【年代】原书成于清同治五年（1866）
　　抄写年代不详

【类型】抄本

【藏馆】中国中医科学院图书馆

【存世情况】孤本

3173　痘科抄本

【分类】临证各科·儿科·痘疹

【卷数】不分卷

【责任者】佚名

【年代】原书成于清同治九年（1870）
　　清抄

【类型】抄本

【藏馆】①中国中医科学院图书馆
　　②湖南中医药大学图书馆

【存世情况】抄本2部

3174　痧痘金针

【分类】临证各科·儿科·痘疹

【卷数】二卷

【责任者】〔清〕陈标（字少霞）撰

【年代】原书成于清同治九年（1870）
　　抄写年代均不详

【类型】抄本

【藏馆】①上海中医药大学图书馆
　　②苏州市中医医院图书馆

【存世情况】另见于"黄寿南抄辑医书二十
　　种"（有清同治九年至1914年抄本）

【备注】《总目》载有贵州中医药大学图书
　　馆所藏抄本，经查未见

3175　陈少霞痧症辑要

【分类】临证各科·儿科·痘疹

【卷数】不分卷（一册）

【责任者】〔清〕陈标（字少霞）撰

【年代】原书约成于清同治十年（1871）
　　抄写年代不详

【类型】节抄本

【藏馆】中国中医科学院图书馆

【存世情况】孤本

3176 （浙江淳安程氏秘传）**内府治痘方法**

【分类】临证各科·儿科·痘疹

【卷数】不分卷（一册）

【责任者】佚名

【年代】原书成于清同治年间（1862—1874）
　　　　清抄

【类型】抄本

【藏馆】中国中医科学院图书馆

【存世情况】孤本

3177　稀痘擦身验方

【分类】临证各科·儿科·痘疹

【卷数】不分卷

【责任者】佚名

【年代】原书成于清同治年间（1862—1874）
　　　　抄写年代不详

【类型】抄本

【藏馆】中国中医科学院图书馆

【存世情况】孤本

3178　痘疮分证辨难论

【分类】临证各科·儿科·痘疹

【卷数】不分卷

【责任者】佚名

【年代】原书成于清光绪十年（1884）
　　　　抄写年代不详

【类型】抄本

【藏馆】上海中医药大学图书馆

【存世情况】孤本

3179　病症杂抄

【分类】临证各科·儿科·痘疹

【卷数】不分卷（一册）

【责任者】著者佚名；〔清〕张吉兰抄录

【年代】清光绪十二年（1886）

【类型】抄本

【藏馆】上海图书馆

【存世情况】孤本

【备注】《总目》失载，今补

3180　（精选）**痘疹秘要**

【分类】临证各科·儿科·痘疹

【卷数】不分卷（一册）

【责任者】〔清〕谢曦（字晓川）撰

【年代】原书成于清光绪中期（约1890）
　　　　民国抄

【类型】抄本

【藏馆】成都中医药大学图书馆

【存世情况】孤本

3181　种痘秘诀

【分类】临证各科·儿科·痘疹

【卷数】不分卷（一册）

【责任者】〔清〕方少卿录

【年代】清光绪十八年（1892）

【类型】抄本

【藏馆】安徽省图书馆

【存世情况】孤本

3182　治痘总论

【分类】临证各科·儿科·痘疹

【卷数】不分卷

【责任者】著者佚名；易少华抄

【年代】原书成于清光绪中期（约1893）
　　　　抄写年代不详

【类型】抄本

【藏馆】陕西中医药大学图书馆

【存世情况】孤本

3183　贯一堂痘家普济秘要

【分类】临证各科·儿科·痘疹

【卷数】二卷

【责任者】〔清〕释如惺撰

【年代】原书成于清光绪二十一年（1895）

　　　　抄写年代不详

【类型】抄本

【藏馆】中国中医科学院图书馆

【存世情况】孤本

3184　痘科正宗验方

【分类】临证各科·儿科·痘疹

【卷数】不分卷（二册）

【责任者】〔清〕王怡亭注录

【年代】清光绪二十三年（1897）

【类型】抄本

【藏馆】南京中医药大学图书馆

【存世情况】孤本

3185　痘科秘集

【分类】临证各科·儿科·痘疹

【卷数】不分卷

【责任者】佚名

【年代】原书成于清光绪三十年（1904）

　　　　抄写年代不详

【类型】抄本

【藏馆】上海中医药大学图书馆

【存世情况】孤本

3186　痘科秘要

【分类】临证各科·儿科·痘疹

【卷数】不分卷（二册）

【责任者】佚名

【年代】原书成于清光绪末期（约1905）

抄写年代不详

【类型】抄本

【藏馆】中国中医科学院图书馆

【存世情况】孤本

3187　痘麻秘方全书

【分类】临证各科·儿科·痘疹

【卷数】不分卷

【责任者】佚名

【年代】原书成于清光绪末期（约1907）

　　　　抄写年代不详

【类型】抄本

【藏馆】中国中医科学院图书馆

【存世情况】孤本

3188　扁鹊游秦秘术

【分类】临证各科·儿科·痘疹

【卷数】二卷

【责任者】佚名

【年代】原书成于清光绪末期（约1908）

　　　　抄写年代均不详

【类型】抄本

【藏馆】①中国中医科学院图书馆

　　　　②内蒙古图书馆

【存世情况】抄本2部

【备注】《总目》载有广东省立中山图书馆

　　　　所藏抄本，经查未见

3189　痘疮要诀全书

【分类】临证各科·儿科·痘疹

【卷数】不分卷（二册）

【责任者】著者佚名；素经堂晋昌氏抄

【年代】原书成于清宣统二年（1910）

　　　　清末抄

【类型】抄本

【藏馆】中国中医科学院图书馆

【存世情况】孤本

3190 痘科秘诀

【分类】临证各科·儿科·痘疹

【卷数】不分卷

【责任者】佚名

【年代】①清抄

②③抄写年代不详

【类型】抄本

【藏馆】①中国国家图书馆

②内蒙古图书馆

③上海中医药大学图书馆

【存世情况】抄本3部

3191 保婴秘集痘疹

【分类】临证各科·儿科·痘疹

【卷数】不分卷（二册）

【责任者】佚名

【年代】清

【类型】抄本

【藏馆】中国中医科学院图书馆

【存世情况】孤本

3192 采集痘疹家藏至秘

【分类】临证各科·儿科·痘疹

【卷数】二卷

【责任者】〔清〕荫庭辑录

【年代】清

【类型】抄本

【藏馆】辽宁中医药大学图书馆

【存世情况】孤本

3193 传心录二十八种痘证论

【分类】临证各科·儿科·痘疹

【卷数】不分卷

【责任者】佚名

【年代】清

【类型】抄本

【藏馆】苏州图书馆

【存世情况】孤本

3194 瘄法要旨

【分类】临证各科·儿科·痘疹

【卷数】不分卷（一册）

【责任者】佚名

【年代】清

【类型】抄本

【藏馆】上海图书馆

【存世情况】孤本

【备注】《总目》失载，今补

3195 痘科撮要心法

【分类】临证各科·儿科·痘疹

【卷数】不分卷（一册）

【责任者】佚名

【年代】清

【类型】抄本

【藏馆】中国中医科学院图书馆

【存世情况】孤本

3196 痘科秘诀

【分类】临证各科·儿科·痘疹

【卷数】不分卷

【责任者】〔清〕胡和轩编

【年代】清

【类型】抄本

【藏馆】中国中医科学院图书馆

【存世情况】孤本

【备注】有同名抄本多部，责任者佚名

3197　痘科危症诀

【分类】临证各科·儿科·痘疹

【卷数】不分卷（二册）

【责任者】佚名

【年代】清

【类型】抄本

【藏馆】中国中医科学院图书馆

【存世情况】孤本

3198　痘科药性

【分类】临证各科·儿科·痘疹

【卷数】不分卷（一册）

【责任者】佚名

【年代】清

【类型】抄本

【藏馆】中国中医科学院图书馆

【存世情况】孤本

3199　痘科约言

【分类】临证各科·儿科·痘疹

【卷数】十卷

【责任者】〔清〕潘伦撰

【年代】清

【类型】抄本

【藏馆】安徽省图书馆

【存世情况】孤本

3200　痘科诸论

【分类】临证各科·儿科·痘疹

【卷数】不分卷（一册）

【责任者】佚名

【年代】清

【类型】抄本

【藏馆】中国中医科学院图书馆

【存世情况】孤本

3201　痘疹科杂抄

【分类】临证各科·儿科·痘疹

【卷数】不分卷（一册）

【责任者】编者佚名

【年代】清

【类型】抄本

【藏馆】中国国家图书馆

【存世情况】孤本

【备注】子目（八种）：

（1）论痘始终总要——〔清〕翁仲仁撰

（2）麻疹夹痘症论——〔清〕施如仲撰

（3）痘疹发斑论——〔清〕施如仲撰

（4）麻疹辨疑赋——〔明〕陆道元撰

（5）痘疹慈航——〔清〕欧阳调律撰

（6）（家传）痘疹探微——〔清〕黄中立撰

（7）痘疹坏眼论——〔清〕田尹三撰

（8）哑症论——〔清〕施如仲撰

3202　痘疹秘方

【分类】临证各科·儿科·痘疹

【卷数】不分卷

【责任者】佚名

【年代】清

【类型】抄本

【藏馆】中山大学图书馆

【存世情况】孤本

【备注】《总目》题名"痘科秘方"

3203　痘疹全生录

【分类】临证各科·儿科·痘疹

【卷数】三卷

【责任者】佚名

【年代】清

【类型】抄本

【藏馆】①辽宁中医药大学图书馆

　　　　②上海交通大学医学院图书馆

【存世情况】抄本2部

【备注】②上海交通大学医学院图书馆藏

　　本，《总目》失载，今补

3204　痘疹删润便览

【分类】临证各科·儿科·痘疹

【卷数】二卷（二册）

【责任者】〔清〕汪尚勋撰

【年代】清

【类型】抄本

【藏馆】中国国家图书馆

【存世情况】孤本

3205　痘疹天地

【分类】临证各科·儿科·痘疹

【卷数】不分卷

【责任者】佚名

【年代】清

【类型】抄本

【藏馆】中国中医科学院图书馆

【存世情况】孤本

3206　痘疹心传要诀

【分类】临证各科·儿科·痘疹

【卷数】不分卷（二册）

【责任者】佚名

【年代】清

【类型】抄本

【藏馆】中国中医科学院图书馆

【存世情况】孤本

3207　痘疹玄珠

【分类】临证各科·儿科·痘疹

【卷数】不分卷（一册）

【责任者】佚名

【年代】清

【类型】抄本

【藏馆】中国国家图书馆

【存世情况】孤本

3208　痘疹正传直指心法

【分类】临证各科·儿科·痘疹

【卷数】不分卷（一册）

【责任者】佚名

【年代】清

【类型】抄本

【藏馆】中国国家图书馆

【存世情况】孤本

3209　痘疹纂要

【分类】临证各科·儿科·痘疹

【卷数】不分卷（二册）

【责任者】佚名

【年代】清

【类型】抄本

【藏馆】上海图书馆

【存世情况】孤本

3210　麻痘脉诀

【分类】临证各科·儿科·痘疹

【卷数】不分卷（一册）

【责任者】佚名

【年代】清

【类型】抄本

【藏馆】天津中医药大学图书馆

【存世情况】孤本

3211　麻疹集成

【分类】临证各科·儿科·痘疹

【卷数】不分卷（一册）

【责任者】〔清〕徐珍上撰，柳克远补

【年代】清

【类型】抄本

【藏馆】上海中医药大学图书馆

【存世情况】孤本

【备注】《总目》作〔清〕俞文起撰

3212　麻疹证治两种

【分类】临证各科·儿科·痘疹

【卷数】不分卷（二册）

【责任者】佚名

【年代】清

【类型】抄本

【藏馆】中国中医科学院图书馆

【存世情况】孤本

3213　麻疹纂要（又名萧山谢氏世传麻疹纂要）

【分类】临证各科·儿科·痘疹

【卷数】不分卷

【责任者】〔清〕谢氏辑

【年代】清

【类型】抄本

【藏馆】①辽宁中医药大学图书馆
　　　　②上海图书馆

【存世情况】抄本 2 部

【备注】①辽宁中医药大学图书馆藏本为保和堂抄本

3214　麻症通考麻证活人全书合订

【分类】临证各科·儿科·痘疹

【卷数】不分卷（一册）

【责任者】〔清〕何古润编

【年代】清

【类型】抄本

【藏馆】天津医学高等专科学校图书馆

【存世情况】孤本

3215　秘传痘形

【分类】临证各科·儿科·痘疹

【卷数】不分卷（一册）

【责任者】佚名

【年代】清

【类型】抄本

【藏馆】中国中医科学院图书馆

【存世情况】孤本

3216　痧症要诀

【分类】临证各科·儿科·痘疹

【卷数】不分卷（一册）

【责任者】〔清〕蔡风歧纂辑

【年代】清

【类型】抄本

【藏馆】中国中医科学院图书馆

【存世情况】另有民国绍兴明达书庄石印本

3217 吴云岳自验痘疹医案

【分类】临证各科·儿科·痘疹

【卷数】不分卷（四册）

【责任者】〔清〕吴云岳撰

【年代】清

【类型】抄本

【藏馆】中国国家图书馆

【存世情况】孤本

3218 小补堂痘疹指迷录

【分类】临证各科·儿科·痘疹

【卷数】不分卷（二册）

【责任者】佚名

【年代】清

【类型】抄本

【藏馆】中国中医科学院图书馆

【存世情况】孤本

3219 叶氏五世家藏痘疹奇验二气编

【分类】临证各科·儿科·痘疹

【卷数】不分卷（三册）

【责任者】〔清〕叶作屏（字维藩）、叶桂屏（字祖鳌）合编

【年代】清

【类型】抄本

【藏馆】中国中医科学院图书馆

【存世情况】孤本

3220 原痘论

【分类】临证各科·儿科·痘疹

【卷数】不分卷（三册）

【责任者】佚名

【年代】清

【类型】抄本

【藏馆】中国中医科学院图书馆

【存世情况】孤本

3221 张沧鸥痘疹心得

【分类】临证各科·儿科·痘疹

【卷数】不分卷（一册）

【责任者】〔清〕张沧鸥撰

【年代】清

【类型】抄本

【藏馆】中国中医科学院图书馆

【存世情况】孤本

3222 中丞公手迹

【分类】临证各科·儿科·痘疹

【卷数】不分卷（一册）

【责任者】佚名

【年代】清

【类型】抄本

【藏馆】中国国家图书馆

【存世情况】孤本

3223 醉玄子痘疹（附：痘疹药性赋）

【分类】临证各科·儿科·痘疹

【卷数】二卷（一册）

【责任者】佚名

【年代】清

【类型】抄本

【藏馆】上海中医药大学图书馆

【存世情况】孤本

3224　痘科式略

【分类】临证各科·儿科·痘疹

【卷数】不分卷（一册）

【责任者】佚名

【年代】清末

【类型】抄本

【藏馆】中国国家图书馆

【存世情况】孤本

3225　痘形色图像

【分类】临证各科·儿科·痘疹

【卷数】不分卷（一册）

【责任者】佚名

【年代】清末

【类型】抄本

【藏馆】中国中医科学院图书馆

【存世情况】孤本

3226　（秘授）痧症指掌

【分类】临证各科·儿科·痘疹

【卷数】不分卷（一册）

【责任者】佚名

【年代】〔清〕

【类型】抄本

【藏馆】上海图书馆

【存世情况】孤本

3227　斑疹汇要

【分类】临证各科·儿科·痘疹

【卷数】不分卷（一册）

【责任者】佚名

【年代】〔清〕

【类型】抄本

【藏馆】上海市医学会图书馆

【存世情况】孤本

【备注】《总目》失载，今补

3228　陈先生痘科偶录

【分类】临证各科·儿科·痘疹

【卷数】不分卷（一册）

【责任者】〔清〕黄斌编

【年代】〔清〕

【类型】抄本

【藏馆】上海中医药大学图书馆

【存世情况】孤本

【备注】残本。《总目》题名"痘科偶录"

3229　痘疮活法

【分类】临证各科·儿科·痘疹

【卷数】不分卷

【责任者】〔日〕吉见元维撰

【年代】〔清〕

【类型】日本抄本

【藏馆】北京大学图书馆

【存世情况】孤本

3230　痘科金丹

【分类】临证各科·儿科·痘疹

【卷数】三卷（八册）

【责任者】〔清〕林燏（字梅仙）撰，林维乔校补，林延龄、林延绶修订

【年代】〔清〕

【类型】抄本

【藏馆】上海中医药大学图书馆

【存世情况】孤本

3231 痘科金鉴

【分类】临证各科·儿科·痘疹

【卷数】二卷

【责任者】佚名

【年代】［清］

【类型】抄本

【藏馆】①上海中医药大学图书馆

②鞍山市图书馆

【存世情况】抄本2部

【备注】①上海中医药大学图书馆藏本为

"懿文斋抄本"

3232 痘科金针

【分类】临证各科·儿科·痘疹

【卷数】不分卷（一册）

【责任者】佚名

【年代】［清］

【类型】抄本

【藏馆】上海图书馆

【存世情况】孤本

3233 痘科摅蕴

【分类】临证各科·儿科·痘疹

【卷数】不分卷（一册）

【责任者】佚名

【年代】［清］

【类型】抄本

【藏馆】上海中医药大学图书馆

【存世情况】孤本

3234 痘科形图式论法

【分类】临证各科·儿科·痘疹

【卷数】不分卷（一册）

【责任者】佚名

【年代】［清］

【类型】抄本

【藏馆】上海市医学会图书馆

【存世情况】孤本

3235 痘科玄珠

【分类】临证各科·儿科·痘疹

【卷数】不分卷（一册）

【责任者】佚名

【年代】［清］

【类型】抄本

【藏馆】安徽省图书馆

【存世情况】孤本

3236 痘科一斑

【分类】临证各科·儿科·痘疹

【卷数】不分卷（一册）

【责任者】著者佚名；一得子抄

【年代】［清］

【类型】抄本

【藏馆】上海中医药大学图书馆

【存世情况】孤本

3237 痘科摘抄

【分类】临证各科·儿科·痘疹

【卷数】二十三卷

【责任者】著者佚名；甄桐抄

【年代】［清］

【类型】抄本

【藏馆】山东大学医学院图书馆

【存世情况】孤本

3238 痘科证治八种

【分类】临证各科·儿科·痘疹

【卷数】不分卷（九册）

【责任者】佚名

【年代】［清］

【类型】抄本

【藏馆】中国中医科学院图书馆

【存世情况】孤本

3239 痘科注生经旨

【分类】临证各科·儿科·痘疹

【卷数】不分卷（一册）

【责任者】佚名

【年代】［清］

【类型】抄本

【藏馆】上海中医药大学图书馆

【存世情况】孤本

3240 痘科纂要

【分类】临证各科·儿科·痘疹

【卷数】不分卷（一册）

【责任者】佚名

【年代】［清］

【类型】抄本

【藏馆】天津医学高等专科学校图书馆

【存世情况】孤本

3241 痘学录要

【分类】临证各科·儿科·痘疹

【卷数】不分卷（一册）

【责任者】佚名

【年代】［清］

【类型】抄本

【藏馆】生命科学图书馆

【存世情况】孤本

3242 痘疹撮要

【分类】临证各科·儿科·痘疹

【卷数】二卷（一册）

【责任者】佚名

【年代】［清］

【类型】抄本

【藏馆】安徽省图书馆

【存世情况】孤本

3243 痘疹发微

【分类】临证各科·儿科·痘疹

【卷数】六卷

【责任者】佚名

【年代】［清］

【类型】抄本

【藏馆】中国中医科学院图书馆

【存世情况】孤本

3244 痘疹合纂

【分类】临证各科·儿科·痘疹

【卷数】不分卷（二册）

【责任者】〔清〕贝大馨撰

【年代】［清］

【类型】抄本

【藏馆】中国中医科学院图书馆

【存世情况】孤本

3245 痘疹喉眼

【分类】临证各科·儿科·痘疹

【卷数】不分卷（一册）

【责任者】佚名

【年代】［清］

【类型】抄本

【藏馆】天津医学高等专科学校图书馆

【存世情况】孤本

3246　痘疹紧要成方

【分类】临证各科·儿科·痘疹

【卷数】不分卷（一册）

【责任者】佚名

【年代】〔清〕

【类型】抄本

【藏馆】天津医学高等专科学校图书馆

【存世情况】孤本

3247　痘疹秘本

【分类】临证各科·儿科·痘疹

【卷数】不分卷

【责任者】佚名

【年代】〔清〕

【类型】抄本

【藏馆】①上海中医药大学图书馆
　　　　②广州中医药大学图书馆

【存世情况】抄本 2 部

3248　痘疹神仙镜

【分类】临证各科·儿科·痘疹

【卷数】四卷（四册）

【责任者】〔清〕卫奕良撰

【年代】〔清〕

【类型】抄本

【藏馆】上海市医学会图书馆

【存世情况】孤本

3249　痘疹万全赋

【分类】临证各科·儿科·痘疹

【卷数】不分卷

【责任者】佚名

【年代】〔清〕

【类型】抄本

【藏馆】中国中医科学院图书馆

【存世情况】孤本

【备注】残本

3250　痘疹异传秘录

【分类】临证各科·儿科·痘疹

【卷数】二卷（一册）

【责任者】〔清〕王紫九编

【年代】〔清〕

【类型】抄本

【藏馆】上海中医药大学图书馆

【存世情况】孤本

3251　痘疹真诀歌诀

【分类】临证各科·儿科·痘疹

【卷数】不分卷

【责任者】佚名

【年代】〔清〕

【类型】抄本

【藏馆】中国中医科学院中国医史文献研
　究所

【存世情况】孤本

3252　痘疹正宗

【分类】临证各科·儿科·痘疹

【卷数】不分卷（一册）

【责任者】佚名

【年代】〔清〕

【类型】抄本

【藏馆】上海图书馆

【存世情况】孤本

3253　痘症指南

【分类】临证各科·儿科·痘疹

【卷数】不分卷（一册）

【责任者】佚名

【年代】〔清〕

【类型】抄本

【藏馆】河南中医药大学图书馆

【存世情况】孤本

3254　痘症醉园（又名痘疹醉园）

【分类】临证各科·儿科·痘疹

【卷数】二卷（一册）

【责任者】刘俊编

【年代】〔清〕

【类型】抄本

【藏馆】上海中医药大学图书馆

【存世情况】孤本

【备注】该书封面与目录题名"痘疹醉园"，卷首题名"痘症醉园"。《总目》书名误作"痘症醉圆"

3255　冯氏痘疹秘传

【分类】临证各科·儿科·痘疹

【卷数】不分卷

【责任者】〔清〕朱琴川注

【年代】〔清〕

【类型】抄本

【藏馆】陕西省中医药研究院陕西省中医医院图书馆

【存世情况】孤本

【备注】《总目》载有甘肃中医药大学图书馆所藏抄本，经查未见

3256　红炉提编

【分类】临证各科·儿科·痘疹

【卷数】不分卷（一册）

【责任者】程希民撰

【年代】〔清〕

【类型】抄本

【藏馆】上海交通大学医学院图书馆

【存世情况】孤本

【备注】《总目》失载，今补

3257　季氏痘科百问

【分类】临证各科·儿科·痘疹

【卷数】不分卷

【责任者】佚名

【年代】〔清〕

【类型】抄本

【藏馆】中国中医科学院图书馆

【存世情况】孤本

3258　贾公先生痘疹唇舌口诀

【分类】临证各科·儿科·痘疹

【卷数】二卷

【责任者】佚名

【年代】〔清〕

【类型】抄本

【藏馆】吉林大学图书馆医学馆

【存世情况】孤本

3259　看痘总提图目说

【分类】临证各科·儿科·痘疹

【卷数】不分卷

【责任者】佚名

【年代】〔清〕

【类型】抄本

【藏馆】苏州大学图书馆

【存世情况】孤本

3260 刘氏痘疹全集（又名痘疹新书、刘氏痘疹新书）

【分类】临证各科·儿科·痘疹

【卷数】不分卷

【责任者】〔清〕刘宽通撰；刘兴隆抄

【年代】〔清〕

【类型】抄本

【藏馆】陕西省中医药研究院陕西省中医医院图书馆

【存世情况】孤本

3261 麻疹秘要

【分类】临证各科·儿科·痘疹

【卷数】不分卷

【责任者】佚名

【年代】〔清〕

【类型】抄本

【藏馆】黑龙江省图书馆

【存世情况】孤本

【备注】封面题"洪叙伦"

3262 秘本仙传痘疹奇书

【分类】临证各科·儿科·痘疹

【卷数】不分卷

【责任者】佚名

【年代】〔清〕

【类型】抄本

【藏馆】天津医学高等专科学校图书馆

【存世情况】孤本

3263 秘传痘科方略

【分类】临证各科·儿科·痘疹

【卷数】不分卷（一册）

【责任者】佚名

【年代】〔清〕

【类型】抄本

【藏馆】安徽省图书馆

【存世情况】孤本

3264 秘传痘疹集圣

【分类】临证各科·儿科·痘疹

【卷数】不分卷（四册）

【责任者】〔清〕土炳（杏庵）编

【年代】〔清〕

【类型】抄本

【藏馆】上海中医药大学图书馆

【存世情况】孤本

3265 七段锦

【分类】临证各科·儿科·痘疹

【卷数】不分卷（一册）

【责任者】陆森（字茂良）编

【年代】〔清〕

【类型】抄本

【藏馆】上海交通大学医学院图书馆

【存世情况】孤本

【备注】该书为小儿痘疹专书，《总目》误将其归入"养生·导引气功"类

3266 痧痘惊幼科秘诀

【分类】临证各科·儿科·痘疹

【卷数】二卷（二册合订）

【责任者】佚名

【年代】〔清〕

【类型】抄本

【藏馆】上海中医药大学图书馆

【存世情况】孤本

3267　痧证秘法要穴（附：小儿急慢惊灸法）

【分类】临证各科·儿科·痘疹

【卷数】不分卷

【责任者】〔清〕章芝仙撰

【年代】[清]

【类型】抄本

【藏馆】广州中医药大学图书馆

【存世情况】孤本

3268　痧症指微

【分类】临证各科·儿科·痘疹

【卷数】不分卷（一册）

【责任者】释普净撰，丘天编辑

【年代】[清]

【类型】抄本

【藏馆】上海图书馆

【存世情况】孤本

【备注】《总目》失载，今补

3269　仝氏痘疹摘锦

【分类】临证各科·儿科·痘疹

【卷数】十二卷（四册）

【责任者】〔清〕仝宾王撰

【年代】[清]

【类型】抄本

【藏馆】河南中医药大学图书馆

【存世情况】孤本

【备注】残本，存十卷（第一至四、第七至十二卷）

3270　翁朱痘科汤方合稿

【分类】临证各科·儿科·痘疹

【卷数】不分卷

【责任者】佚名

【年代】[清]

【类型】抄本

【藏馆】陕西省中医药研究院陕西省中医医院图书馆

【存世情况】孤本

3271　吴氏痘科秘本

【分类】临证各科·儿科·痘疹

【卷数】五卷（三册）

【责任者】〔清〕余彦编

【年代】[清]

【类型】抄本

【藏馆】上海图书馆

【存世情况】孤本

3272　吴氏痘疹秘方

【分类】临证各科·儿科·痘疹

【卷数】不分卷（一册）

【责任者】佚名

【年代】[清]

【类型】抄本

【藏馆】上海中医药大学图书馆

【存世情况】孤本

3273　燕山阉宦王秘传痘疹元珠妙诀

【分类】临证各科·儿科·痘疹

【卷数】不分卷（一册）

【责任者】佚名

【年代】[清]

【类型】抄本

【藏馆】上海图书馆

【存世情况】孤本

3274　幼科痘症指南集要

【分类】临证各科·儿科·痘疹

【卷数】不分卷（一册）

【责任者】佚名

【年代】〔清〕

【类型】抄本

【藏馆】中国国家图书馆

【存世情况】孤本

3275 疹科辑要

【分类】临证各科·儿科·痘疹

【卷数】不分卷（一册）

【责任者】〔清〕潘鲁玉等撰

【年代】〔清〕

【类型】抄本

【藏馆】上海市医学会图书馆

【存世情况】孤本

3276 疹类备旨

【分类】临证各科·儿科·痘疹

【卷数】不分卷

【责任者】佚名

【年代】〔清〕

【类型】抄本

【藏馆】苏州大学图书馆

【存世情况】孤本

3277 治瘄秘钥

【分类】临证各科·儿科·痘疹

【卷数】不分卷（四册）

【责任者】佚名

【年代】〔清〕

【类型】抄本

【藏馆】上海中医药大学图书馆

【存世情况】孤本

3278 治痘秘诀方歌

【分类】临证各科·儿科·痘疹

【卷数】不分卷

【责任者】佚名

【年代】〔清〕

【类型】抄本

【藏馆】上海图书馆

【存世情况】孤本

3279 治痘新言

【分类】临证各科·儿科·痘疹

【卷数】不分卷

【责任者】佚名

【年代】〔清〕

【类型】日本抄本

【藏馆】中国医学科学院北京协和医学院医学信息研究所图书馆

【存世情况】孤本

3280 治痘疹秘诀

【分类】临证各科·儿科·痘疹

【卷数】不分卷

【责任者】佚名

【年代】〔清〕

【类型】抄本

【藏馆】上海图书馆

【存世情况】孤本

3281 种痘心法

【分类】临证各科·儿科·痘疹

【卷数】不分卷

【责任者】〔清〕朱梁撰

【年代】〔清〕

【类型】抄本

【藏馆】中国中医科学院图书馆

【存世情况】孤本

3282　麻症专科撮要

【分类】临证各科·儿科·痘疹

【卷数】不分卷

【责任者】佚名

【年代】1912年

【类型】抄本

【藏馆】中国中医科学院图书馆

【存世情况】孤本

3283　痘科保赤大成

【分类】临证各科·儿科·痘疹

【卷数】不分卷（四册）

【责任者】周氏、许氏合编

【年代】民国（约1912）

【类型】抄本

【藏馆】上海中医药大学图书馆

【存世情况】孤本

3284　痘疹选抄秘诀

【分类】临证各科·儿科·痘疹

【卷数】不分卷

【责任者】佚名

【年代】民国（约1912）

【类型】抄本

【藏馆】中国中医科学院图书馆

【存世情况】孤本

3285　痘症奇书

【分类】临证各科·儿科·痘疹

【卷数】不分卷

【责任者】佚名

【年代】民国（约1912）

【类型】抄本

【藏馆】中国中医科学院图书馆

【存世情况】孤本

3286　麻痘抄本

【分类】临证各科·儿科·痘疹

【卷数】不分卷

【责任者】佚名

【年代】民国（约1912）

【类型】抄本

【藏馆】上海中医药大学图书馆

【存世情况】孤本

3287　小儿痘疹经验方

【分类】临证各科·儿科·痘疹

【卷数】不分卷（一册）

【责任者】佚名

【年代】民国（约1912）

【类型】抄本

【藏馆】中国国家图书馆

【存世情况】孤本

3288　小儿痘症要诀

【分类】临证各科·儿科·痘疹

【卷数】不分卷

【责任者】佚名

【年代】1921年

【类型】抄本

【藏馆】中国中医科学院图书馆

【存世情况】孤本

3289　麻痘问答

【分类】临证各科·儿科·痘疹

【卷数】不分卷

【责任者】著者佚名；唐济时（字成之，号求是庐主人）抄

【年代】1925 年

【类型】抄本

【藏馆】中国中医科学院图书馆

【存世情况】孤本

3290　（秘传）小儿痘疹

【分类】临证各科·儿科·痘疹

【卷数】不分卷

【责任者】佚名

【年代】民国（1912—1927）

【类型】抄本

【藏馆】中国中医科学院图书馆

【存世情况】孤本

3291　麻科药性

【分类】临证各科·儿科·痘疹

【卷数】不分卷

【责任者】黄侗辑；朱畅园抄

【年代】1932 年

【类型】抄本

【藏馆】中国中医科学院图书馆

【存世情况】孤本

3292　痘疹方集

【分类】临证各科·儿科·痘疹

【卷数】不分卷

【责任者】李仪来撰

【年代】民国（1927—1937）

【类型】抄本

【藏馆】北京中医药大学图书馆

【存世情况】孤本

3293　痘疹集

【分类】临证各科·儿科·痘疹

【卷数】不分卷

【责任者】佚名

【年代】民国（1927—1937）

【类型】抄本

【藏馆】上海市医学会图书馆

【存世情况】孤本

3294　痘疹书

【分类】临证各科·儿科·痘疹

【卷数】不分卷（一册）

【责任者】佚名

【年代】民国（1927—1937）

【类型】抄本

【藏馆】安徽省图书馆

【存世情况】孤本

3295　痘疹汤药

【分类】临证各科·儿科·痘疹

【卷数】不分卷

【责任者】佚名

【年代】民国（1927—1937）

【类型】抄本

【藏馆】陕西中医药大学图书馆

【存世情况】孤本

3296　痘疹要法

【分类】临证各科·儿科·痘疹

【卷数】不分卷

【责任者】佚名

【年代】民国（1927—1937）

【类型】抄本

【藏馆】浙江省中医药研究院图书馆

【存世情况】孤本

3297　痘疹总论

【分类】临证各科·儿科·痘疹

【卷数】不分卷（一册）

【责任者】佚名

【年代】民国（1927—1937）

【类型】抄本

【藏馆】上海中医药大学图书馆

【存世情况】孤本

3298　（太医院秘）痘症八十一问回生集

【分类】临证各科·儿科·痘疹

【卷数】不分卷

【责任者】佚名

【年代】民国（1927—1937）

【类型】抄本

【藏馆】上海图书馆

【存世情况】孤本

3299　痘症分类博抄

【分类】临证各科·儿科·痘疹

【卷数】不分卷

【责任者】佚名

【年代】民国（1927—1937）

【类型】抄本

【藏馆】天津医学高等专科学校图书馆

【存世情况】孤本

3300　看痘论

【分类】临证各科·儿科·痘疹

【卷数】不分卷

【责任者】佚名

【年代】民国（1927—1937）

【类型】抄本

【藏馆】河南中医药大学图书馆

【存世情况】孤本

3301　麻疹便览

【分类】临证各科·儿科·痘疹

【卷数】二卷（二册）

【责任者】沈晓庵、陈奕山撰

【年代】民国（1927—1937）

【类型】抄本

【藏馆】上海中医药大学图书馆

【存世情况】孤本

3302　麻疹药方

【分类】临证各科·儿科·痘疹

【卷数】不分卷

【责任者】佚名

【年代】民国（1927—1937）

【类型】抄本

【藏馆】广东省立中山图书馆

【存世情况】孤本

3303　麻疹治法

【分类】临证各科·儿科·痘疹

【卷数】不分卷

【责任者】佚名

【年代】民国（1927—1937）

【类型】抄本

【藏馆】上海市医学会图书馆

【存世情况】孤本

3304　麻疹总论

【分类】临证各科·儿科·痘疹

【卷数】不分卷

【责任者】佚名

【年代】民国（1927—1937）

【类型】抄本

【藏馆】四川省图书馆

【存世情况】孤本

3305 天花心镜

【分类】临证各科·儿科·痘疹

【卷数】不分卷

【责任者】佚名

【年代】民国（1927—1937）

【类型】抄本

【藏馆】浙江图书馆

【存世情况】孤本

3306 小儿痘方

【分类】临证各科·儿科·痘疹

【卷数】不分卷（一册）

【责任者】佚名

【年代】民国（1927—1937）

【类型】抄本

【藏馆】上海中医药大学图书馆

【存世情况】孤本

3307 选录痘科

【分类】临证各科·儿科·痘疹

【卷数】不分卷

【责任者】佚名

【年代】民国（1927—1937）

【类型】抄本

【藏馆】浙江省中医药研究院图书馆

【存世情况】孤本

3308 瘄科诊治分门指南

【分类】临证各科·儿科·痘疹

【卷数】不分卷（一册）

【责任者】陈哲夫编

【年代】1948年

【类型】抄本

【藏馆】上海中医药大学图书馆

【存世情况】孤本

3309 抄集诸家治痘秘诀治麻疹秘诀

【分类】临证各科·儿科·痘疹

【卷数】不分卷（六册）

【责任者】佚名

【年代】民国

【类型】抄本

【藏馆】上海图书馆

【存世情况】孤本

3310 陈氏痘疹方

【分类】临证各科·儿科·痘疹

【卷数】不分卷

【责任者】佚名

【年代】民国

【类型】抄本

【藏馆】中国中医科学院图书馆

【存世情况】孤本

3311 丹斑痧疹证治

【分类】临证各科·儿科·痘疹

【卷数】不分卷

【责任者】冯汝玖撰

【年代】民国

【类型】抄本

【藏馆】中国中医科学院图书馆

【存世情况】另有民国铅印本

3312　痘瘄汇要

【分类】临证各科·儿科·痘疹

【卷数】不分卷

【责任者】佚名

【年代】民国

【类型】抄本

【藏馆】中国中医科学院图书馆

【存世情况】孤本

3313　痘科

【分类】临证各科·儿科·痘疹

【卷数】不分卷

【责任者】佚名

【年代】民国

【类型】抄本

【藏馆】①陕西省中医药研究院陕西省中医
医院图书馆

②黑龙江中医药大学图书馆

③上海图书馆

④南通大学图书馆

【存世情况】抄本多部

【备注】内容或有差别

3314　痘科方

【分类】临证各科·儿科·痘疹

【卷数】不分卷

【责任者】佚名

【年代】民国

【类型】抄本

【藏馆】嘉兴市图书馆

【存世情况】孤本

3315　痘科辅辑全书

【分类】临证各科·儿科·痘疹

【卷数】不分卷

【责任者】佚名

【年代】民国

【类型】抄本

【藏馆】中国中医科学院图书馆

【存世情况】孤本

3316　痘科要略

【分类】临证各科·儿科·痘疹

【卷数】不分卷

【责任者】佚名

【年代】民国

【类型】抄本

【藏馆】中国中医科学院图书馆

【存世情况】孤本

3317　痘科正传摘要

【分类】临证各科·儿科·痘疹

【卷数】不分卷

【责任者】佚名

【年代】民国

【类型】抄本

【藏馆】中国中医科学院图书馆

【存世情况】孤本

3318　痘疹辨惑（附：摄正宗痘疹）

【分类】临证各科·儿科·痘疹

【卷数】二卷（附一卷）

【责任者】佚名

【年代】民国

【类型】抄本

【藏馆】宁波图书馆

【存世情况】孤本

3319 痘疹拣金

【分类】临证各科·儿科·痘疹

【卷数】不分卷

【责任者】周葆龄集

【年代】民国

【类型】抄本

【藏馆】中国中医科学院图书馆

【存世情况】孤本

3320 痘疹简捷（附：痔漏方）

【分类】临证各科·儿科·痘疹

【卷数】不分卷

【责任者】著者佚名；思补过斋门下生永抄

【年代】民国

【类型】抄本

【藏馆】宁波图书馆

【存世情况】孤本

3321 痘疹金言

【分类】临证各科·儿科·痘疹

【卷数】不分卷

【责任者】佚名

【年代】民国

【类型】抄本

【藏馆】宁波图书馆

【存世情况】孤本

3322 痘疹秘要

【分类】临证各科·儿科·痘疹

【卷数】不分卷

【责任者】丁小溪撰

【年代】民国

【类型】抄本

【藏馆】中国中医科学院图书馆

【存世情况】孤本

3323 痘疹治验

【分类】临证各科·儿科·痘疹

【卷数】不分卷

【责任者】佚名

【年代】民国

【类型】抄本

【藏馆】中国中医科学院图书馆

【存世情况】孤本

3324 痘症要诀

【分类】临证各科·儿科·痘疹

【卷数】不分卷

【责任者】佚名

【年代】民国

【类型】抄本

【藏馆】中国中医科学院图书馆

【存世情况】孤本

3325 痘症治法

【分类】临证各科·儿科·痘疹

【卷数】不分卷

【责任者】佚名

【年代】民国

【类型】抄本

【藏馆】黑龙江省图书馆

【存世情况】孤本

3326 儿科痘疹剔选摘要总诀秘要七十二症形从图

【分类】临证各科·儿科·痘疹

【卷数】不分卷

【责任者】佚名

【年代】民国

【类型】抄本

【藏馆】宁波图书馆

【存世情况】孤本

3327 广痘疫论

【分类】临证各科·儿科·痘疹

【卷数】不分卷

【责任者】佚名

【年代】民国

【类型】抄本

【藏馆】黑龙江省图书馆

【存世情况】孤本

3328 简明痘疹

【分类】临证各科·儿科·痘疹

【卷数】不分卷

【责任者】佚名

【年代】民国

【类型】抄本

【藏馆】甘肃省图书馆

【存世情况】孤本

3329 麻科

【分类】临证各科·儿科·痘疹

【卷数】不分卷

【责任者】佚名

【年代】民国

【类型】抄本

【藏馆】浙江省中医药研究院图书馆

【存世情况】孤本

3330 秘传痘科方论

【分类】临证各科·儿科·痘疹

【卷数】不分卷

【责任者】佚名

【年代】民国

【类型】抄本

【藏馆】黑龙江省图书馆

【存世情况】孤本

3331 秘传痘科妙诀

【分类】临证各科·儿科·痘疹

【卷数】不分卷

【责任者】佚名

【年代】民国

【类型】抄本

【藏馆】中国中医科学院图书馆

【存世情况】孤本

3332 秘传小儿痘疹

【分类】临证各科·儿科·痘疹

【卷数】不分卷

【责任者】佚名

【年代】民国

【类型】抄本

【藏馆】中国中医科学院图书馆

【存世情况】孤本

3333 痧痘丹疹斑毒等症

【分类】临证各科·儿科·痘疹

【卷数】不分卷

【责任者】佚名

【年代】民国

【类型】抄本

【藏馆】安徽省图书馆

【存世情况】孤本

3334　小儿痘疮篇

【分类】临证各科·儿科·痘疹

【卷数】不分卷

【责任者】佚名

【年代】民国

【类型】抄本

【藏馆】中国医学科学院北京协和医学院医
　　　学信息研究所图书馆

【存世情况】孤本

3335　小儿麻疹

【分类】临证各科·儿科·痘疹

【卷数】不分卷

【责任者】佚名

【年代】民国

【类型】抄本

【藏馆】中国中医科学院图书馆

【存世情况】孤本

3336　异人秘传痘疹全书

【分类】临证各科·儿科·痘疹

【卷数】二卷（一册）

【责任者】佚名

【年代】民国

【类型】抄本

【藏馆】上海图书馆

【存世情况】孤本

3337　张氏痘科案

【分类】临证各科·儿科·痘疹

【卷数】不分卷

【责任者】佚名

【年代】民国

【类型】抄本

【藏馆】南京中医药大学图书馆

【存世情况】孤本

3338　疹论

【分类】临证各科·儿科·痘疹

【卷数】不分卷（一册）

【责任者】佚名

【年代】民国

【类型】抄本

【藏馆】上海图书馆

【存世情况】孤本

3339　治瘄子大法

【分类】临证各科·儿科·痘疹

【卷数】不分卷

【责任者】佚名

【年代】民国

【类型】抄本

【藏馆】浙江中医药大学图书馆

【存世情况】孤本

3340　醉元痘疹纂要

【分类】临证各科·儿科·痘疹

【卷数】不分卷

【责任者】佚名

【年代】民国

【类型】抄本

【藏馆】中国中医科学院图书馆

【存世情况】孤本

3. 惊疳

3341　急慢惊风

【分类】临证各科·儿科·惊疳

【卷数】不分卷（一册）

【责任者】著者佚名；霞鑫抄录

【年代】清咸丰六年（1856）

【类型】抄本

【藏馆】苏州大学图书馆

【存世情况】孤本

3342 济婴集秘传看惊妙法

【分类】临证各科·儿科·惊痾

【卷数】不分卷（一册）

【责任者】佚名

【年代】清

【类型】抄本

【藏馆】中国中医科学院图书馆

【存世情况】孤本

3343 秘传急救小儿惊风手诀

【分类】临证各科·儿科·惊痾

【卷数】不分卷（二册）

【责任者】佚名

【年代】清

【类型】抄本

【藏馆】中国中医科学院图书馆

【存世情况】孤本

3344 秘传小儿拿惊法

【分类】临证各科·儿科·惊痾

【卷数】不分卷（二册）

【责任者】佚名

【年代】［清］

【类型】抄本

【藏馆】中国中医科学院图书馆

【存世情况】孤本

3345 随症治惊经验方

【分类】临证各科·儿科·惊痾

【卷数】不分卷（一册）

【责任者】佚名

【年代】［清］

【类型】抄本

【藏馆】上海中医药大学图书馆

【存世情况】孤本

3346 二十四惊推拿手法

【分类】临证各科·儿科·惊痾

【卷数】不分卷

【责任者】佚名

【年代】民国（约1912）

【类型】抄本

【藏馆】中国中医科学院图书馆

【存世情况】孤本

3347 保婴万记诸痾秘方

【分类】临证各科·儿科·惊痾

【卷数】不分卷

【责任者】佚名

【年代】民国

【类型】抄本

【藏馆】苏州大学图书馆

【存世情况】孤本

3348 惊风痘症秘本

【分类】临证各科·儿科·惊痾

【卷数】不分卷

【责任者】佚名

【年代】民国

【类型】抄本

【藏馆】四川省图书馆

【存世情况】孤本

3349 惊风内吊秘要

【分类】临证各科·儿科·惊痾

【卷数】不分卷

【责任者】张神殿撰写并抄录

【年代】民国

【类型】抄本

【藏馆】中国中医科学院图书馆

【存世情况】孤本

3350 惊痧合璧

【分类】临证各科·儿科·惊疳

【卷数】不分卷

【责任者】佚名

【年代】民国

【类型】抄本

【藏馆】中国中医科学院图书馆

【存世情况】孤本

3351 三十六症惊风

【分类】临证各科·儿科·惊疳

【卷数】不分卷

【责任者】佚名

【年代】民国

【类型】抄本

【藏馆】苏州大学图书馆

【存世情况】孤本

3352 小儿急慢惊风痘疹

【分类】临证各科·儿科·惊疳

【卷数】不分卷（一册）

【责任者】佚名

【年代】民国

【类型】抄本

【藏馆】安徽省图书馆

【存世情况】孤本

3353 小儿惊风医方

【分类】临证各科·儿科·惊疳

【卷数】不分卷（一册）

【责任者】佚名

【年代】民国

【类型】抄本

【藏馆】安徽省图书馆

【存世情况】孤本

（六）外 科

1. 外科通论

3354 外证医案汇编（又名外科临证指南医案、外科医案汇编）

【分类】临证各科·外科·外科通论

【卷数】四卷

【责任者】〔清〕余景和（字听鸿）撰

【年代】①②清光绪十七年（1891）

③抄写年代不详

【类型】①②稿本

【藏馆】①中国科学院国家科学图书馆

②辽宁中医药大学图书馆

【存世情况】稿本2部；另有清光绪年间刻本与民国刊印本多种

【备注】《总目》载有浙江省中医药研究院图书馆所藏抄本，经查未见

3355 外科秘传（又名外科秘方）

【分类】临证各科·外科·外科通论

【卷数】不分卷（二册）

【责任者】〔清〕陈万镒撰

【年代】清光绪二十九年（1903）

【类型】稿本

【藏馆】中国中医科学院图书馆

【存世情况】孤本

3356 外科一切杂症

【分类】临证各科·外科·外科通论

【卷数】不分卷（一册）

【责任者】〔清〕张尔康辑

【年代】清宣统三年（1911）

【类型】稿本

【藏馆】中国中医科学院图书馆

【存世情况】孤本

【备注】存耕堂稿本

3357 杏林春晓外科（附：杏林春晓痘科）

【分类】临证各科·外科·外科通论

【卷数】不分卷

【责任者】郝权氏编

【年代】1920 年

【类型】稿本

【藏馆】中国中医科学院图书馆

【存世情况】孤本

3358 外科准绳简纂

【分类】临证各科·外科·外科通论

【卷数】不分卷

【责任者】〔明〕王肯堂（字宇泰，号损庵，自号念西居士）撰

【年代】原书成于明万历三十年（1602）抄写年代不详

【类型】抄本

【藏馆】中国中医科学院图书馆

【存世情况】孤本

3359 外科尺木

【分类】临证各科·外科·外科通论

【卷数】四卷

【责任者】〔明〕陈实功（字毓仁，号若虚）等撰；曹炳章（字赤电）抄

【年代】原书约成于明万历四十五年（1617）抄写年代不详

【类型】抄本

【藏馆】浙江省中医药研究院图书馆

【存世情况】孤本

3360 外科钤（附：外科古方）

【分类】临证各科·外科·外科通论

【卷数】二卷（附一卷）

【责任者】〔明〕张介宾（字会卿，号景岳，别号通一子）撰

【年代】原书成于明天启四年（1624）抄写年代不详

【类型】抄本

【藏馆】陕西省中医药研究院陕西省中医医院图书馆

【存世情况】另见于"景岳全书"

【备注】内容来自"景岳全书"卷四十六、四十七、六十四

3361 医学秘奥

【分类】临证各科·外科·外科通论

【卷数】不分卷

【责任者】〔宋〕高德因原撰，〔明〕高梦麟编

【年代】原书成于明末（约1643）清乾隆三年（1738）抄

【类型】抄本影印本

【藏馆】①浙江中医药大学图书馆

②云南中医药大学图书馆

【存世情况】另有南京中医药大学图书馆所

藏明刻本，为残本

3362 外科心法
【分类】临证各科·外科·外科通论
【卷数】不分卷（二册）
【责任者】佚名
【年代】明崇祯十七年（1644）
【类型】抄本
【藏馆】中国中医科学院图书馆
【存世情况】孤本

3363 外科秘集
【分类】临证各科·外科·外科通论
【卷数】二卷（二册）
【责任者】〔明〕汪若谷撰
【年代】原书成于明
　　　　清顺治二年（1645）抄
【类型】抄本
【藏馆】中国中医科学院图书馆
【存世情况】孤本
【备注】残本

3364 外科图像注
【分类】临证各科·外科·外科通论
【卷数】不分卷
【责任者】著者佚名；〔清〕智林明果抄
【年代】原书成于清顺治十二年（1655）
　　　　清抄
【类型】抄本
【藏馆】辽宁中医药大学图书馆
【存世情况】孤本
【备注】精抄本

3365 应氏外科或问
【分类】临证各科·外科·外科通论

【卷数】二卷
【责任者】佚名
【年代】原书成于清康熙二十年（1681）
　　　　抄写年代不详
【类型】抄本
【藏馆】①中国中医科学院图书馆
　　　　②上海中医药大学图书馆
　　　　③浙江省中医药研究院图书馆
【存世情况】抄本3部

3366 外科安生集（附：外科精义疮肿诊候入式法）
【分类】临证各科·外科·外科通论
【卷数】四卷
【责任者】〔清〕周扬俊（字禹载）撰
【年代】原书成于清康熙二十二年（1683）
　　　　抄写年代不详
【类型】抄本
【藏馆】浙江省中医药研究院图书馆
【存世情况】孤本

3367 外科辨证奇闻
【分类】临证各科·外科·外科通论
【卷数】不分卷（一册）
【责任者】〔清〕陈士铎（字敬之，号远公）原撰；吴启淮（字柏源）辑录
【年代】原书成于清康熙二十六年（1687）
　　　　清抄
【类型】抄本
【藏馆】中国中医科学院图书馆
【存世情况】孤本

3368 外科秘授著要
【分类】临证各科·外科·外科通论

【卷数】不分卷（一册）

【责任者】〔清〕程让先撰；梅少庚抄

【年代】原书成于清康熙五十年（1711）
抄写年代不详

【类型】抄本

【藏馆】上海图书馆

【存世情况】孤本

3369　外科疮疡九种

【分类】临证各科·外科·外科通论

【卷数】八卷

【责任者】佚名

【年代】原书成于清雍正年间（1723—1735）
抄写年代不详

【类型】抄本

【藏馆】中国中医科学院图书馆

【存世情况】同馆所藏抄本 2 部

【备注】子目（实收八种）：

　　（1）外科要方

　　（2）秘传外科要方

　　（3）外科选方

　　（4）外科丸散膏方（附"臌胀"）

　　（5）外科十法

　　（6）外科药方

　　（7）秘传摘要

　　（8）外科五脏十二经总论

3370　外科秘本（附：良方集录图位仁寿
堂咽喉杂症秘方）

【分类】临证各科·外科·外科通论

【卷数】不分卷

【责任者】〔清〕徐大椿（字灵胎，晚号洄
溪老人）撰

【年代】原书成于清乾隆二十四年（1759）

清嘉庆八年（1803）抄

【类型】抄本

【藏馆】苏州市中医医院图书馆

【存世情况】孤本

3371　疡科集案类编

【分类】临证各科·外科·外科通论

【卷数】二卷

【责任者】〔清〕徐大椿（字灵胎，晚号洄
溪老人）编

【年代】原书成于清乾隆二十九年（1764）
抄写年代不详

【类型】抄本

【藏馆】南京中医药大学图书馆

【存世情况】孤本

3372　外科指南

【分类】临证各科·外科·外科通论

【卷数】四卷（四册）

【责任者】著者佚名；〔清〕杏庵抄

【年代】清乾隆四十五年（1780）

【类型】抄本

【藏馆】上海中医药大学图书馆

【存世情况】孤本

【备注】光裕堂藏本

3373　疡科会粹（又名啸风堂疡科会粹）

【分类】临证各科·外科·外科通论

【卷数】十卷

【责任者】〔清〕孙震元（字东掌）编

【年代】原书成于清嘉庆七年（1802）
抄写年代不详

【类型】抄本

【藏馆】中国中医科学院图书馆

【存世情况】孤本

3374　南翔宝籍堂外科秘本

【分类】临证各科·外科·外科通论

【卷数】不分卷

【责任者】佚名

【年代】①清嘉庆十年（1805）宝籍堂抄本
　　　　②抄写年代不详

【类型】抄本

【藏馆】①上海交通大学医学院图书馆
　　　　②中国中医科学院图书馆

【存世情况】抄本2部

3375　黄乐亭先生外科医案（又名乐亭医案）

【分类】临证各科·外科·外科通论

【卷数】二卷

【责任者】〔清〕黄钟（字乐亭）撰；范志尹抄

【年代】原书约成于清嘉庆二十一年（1816）抄写年代不详

【类型】抄本

【藏馆】上海市医学会图书馆

【存世情况】孤本

3376　疡科集要

【分类】临证各科·外科·外科通论

【卷数】二卷

【责任者】〔清〕黄钟（字乐亭）撰；伯誉抄

【年代】原书约成于清嘉庆二十一年（1816）1927年抄

【类型】抄本

【藏馆】南京中医药大学图书馆

【存世情况】孤本

3377　外症秘原

【分类】临证各科·外科·外科通论

【卷数】不分卷

【责任者】著者佚名；〔清〕金秉烈抄

【年代】清道光二十一年（1841）

【类型】抄本

【藏馆】吉林省图书馆

【存世情况】孤本

【备注】积善堂抄本

3378　超心录

【分类】临证各科·外科·外科通论

【卷数】三卷（二册）

【责任者】〔清〕赵观澜（字伯琴）撰

【年代】原书成于清道光二十八年（1848）抄写年代不详

【类型】抄本

【藏馆】上海中医药大学图书馆

【存世情况】孤本

【备注】《总目》与馆藏目录皆误载该书作者为赵术堂。赵术堂，高邮人，字双湖，号观澜，另著有《医学指归》；而此书作者名观澜，字伯琴，嘉定人。二人并非一人

3379　外科小补

【分类】临证各科·外科·外科通论

【卷数】不分卷

【责任者】〔日〕难波经直撰

【年代】原书成于日本安政四年（1857）抄写年代不详

【类型】日本抄本

【藏馆】中国中医科学院图书馆

【存世情况】孤本

3380 枫江名医陈莘田方案（又名疡医南针）【分类】临证各科·外科·外科通论

【卷数】不分卷（四册）

【责任者】〔清〕陈莘田撰；〔清〕杨寿山抄

【年代】清同治八年（1869）

【类型】抄本

【藏馆】上海中医药大学图书馆

【存世情况】孤本

【备注】《总目》失载，今补。陈莘田外科医案传抄本较多

3381 外科心法珠球

【分类】临证各科·外科·外科通论

【卷数】不分卷（一册）

【责任者】著者佚名；福生抄录

【年代】清同治八年（1869）

【类型】抄本

【藏馆】上海中医药大学图书馆

【存世情况】孤本

3382 （秘传）外科一串珠

【分类】临证各科·外科·外科通论

【卷数】不分卷（一册）

【责任者】原题刘邈遏撰

【年代】原书成于清同治十三年（1874）

　　　　①清尹君旭辑抄

　　　　②③抄写年代不详

【类型】抄本

【藏馆】①中国中医科学院图书馆

　　　　②天津中医药大学图书馆

　　　　③上海图书馆

【存世情况】抄本 3 部

3383 刘邈遏秘传外科

【分类】临证各科·外科·外科通论

【卷数】不分卷

【责任者】佚名

【年代】原书成于清同治年间（1862—1874）

　　　　抄写年代不详

【类型】抄本

【藏馆】苏州大学图书馆

【存世情况】孤本

3384 外科摘要诀法（附：彩绘形图）

【分类】临证各科·外科·外科通论

【卷数】不分卷（一册）

【责任者】〔清〕文树辑录

【年代】清光绪二年（1876）

【类型】抄本

【藏馆】中国中医科学院图书馆

【存世情况】孤本

3385 外科杂类

【分类】临证各科·外科·外科通论

【卷数】不分卷（一册）

【责任者】〔清〕陈云逵编

【年代】清光绪八年（1882）

【类型】抄本

【藏馆】中国中医科学院图书馆

【存世情况】孤本

3386 疡医指南

【分类】临证各科·外科·外科通论

【卷数】不分卷

【责任者】著者佚名；〔清〕袁用和抄

【年代】清光绪十年（1884）

【类型】抄本

【藏馆】安徽中医药大学图书馆

【存世情况】孤本

3387　外科集要论法

【分类】临证各科·外科·外科通论

【卷数】不分卷（一册）

【责任者】佚名

【年代】原书成于清光绪十六年（1890）
　　　　清抄

【类型】抄本

【藏馆】中国中医科学院图书馆

【存世情况】孤本

【备注】《总目》书名误作"外科集要论祛"

3388　外疡秘本

【分类】临证各科·外科·外科通论

【卷数】不分卷（一册）

【责任者】佚名

【年代】清光绪十七年（1891）

【类型】抄本

【藏馆】天津中医药大学图书馆

【存世情况】孤本

3389　陈莘田外科临证医案续集

【分类】临证各科·外科·外科通论

【卷数】不分卷

【责任者】〔清〕陈莘田撰

【年代】①清光绪十七年（1891）范良
　　　　臣抄
　　　　②清末王杏林抄
　　　　③抄写年代不详

【类型】抄本

【藏馆】①苏州大学图书馆

　　　　②③苏州图书馆

【存世情况】另见于"黄寿南抄辑医书二
　　　　十种"

【备注】①苏州大学图书馆藏本题名"陈莘
　　　　田先生外科临证"，四册

3390　陈莘田外科临证医案

【分类】临证各科·外科·外科通论

【卷数】不分卷

【责任者】〔清〕陈莘田撰

【年代】原书成于清光绪十八年（1892）
　　　　抄写年代不详

【类型】抄本

【藏馆】①中国中医科学院图书馆

　　　　②南京中医药大学图书馆

　　　　③苏州市中医医院图书馆

【存世情况】另见于"黄寿南抄辑医书二
　　　　十种"

【备注】①中国中医科学院图书馆藏本
　　　　三册。

　　　　②南京中医药大学图书馆藏本题名
　　　　"陈莘田外科方案"，五卷

3391　陈莘田医案（又名外科摘要集）

【分类】临证各科·外科·外科通论

【卷数】四卷

【责任者】〔清〕陈莘田撰

【年代】原书成于清光绪十八年（1892）
　　　　抄写年代不详

【类型】抄本

【藏馆】①中国中医科学院图书馆

　　　　②苏州市中医医院图书馆

【存世情况】抄本 2 部

3392　陈莘田外科方脉（又名陈氏医案）

【分类】临证各科·外科·外科通论

【卷数】三卷

【责任者】〔清〕陈莘田撰

【年代】原书成于清光绪十八年（1892）

　　　　抄写年代不详

【类型】抄本

【藏馆】长春中医药大学图书馆

【存世情况】孤本

【备注】清水竹居藏精抄本

3393　陈莘田外科方案

【分类】临证各科·外科·外科通论

【卷数】四卷

【责任者】〔清〕陈莘田撰；华企元抄

【年代】原书成于清光绪十八年（1892）

　　　　1939年抄

【类型】抄本

【藏馆】吉林省图书馆

【存世情况】孤本

3394　外科传薪集

【分类】临证各科·外科·外科通论

【卷数】不分卷（一册）

【责任者】〔清〕马文植（字培之）撰

【年代】原书成于清光绪十八年（1892）

　　　　抄写年代不详

【类型】抄本

【藏馆】上海辞书出版社图书馆

【存世情况】后被收入"珍本医书集成"

【备注】该本疑为编印"珍本医书集成"

　　　过程中的誊清稿本

3395　杨氏同仁类萃疡医

【分类】临证各科·外科·外科通论

【卷数】不分卷（二册）

【责任者】〔清〕杨承与（字石山）录

【年代】清光绪二十一年（1895）

【类型】抄本

【藏馆】中国中医科学院图书馆

【存世情况】孤本

3396　疡科指南医案（又名乐亭先生疡科
　　　　指南医按）

【分类】临证各科·外科·外科通论

【卷数】不分卷（一册）

【责任者】〔清〕黄钟（字乐亭）撰

【年代】①清光绪二十六年（1900）李耀
　　　　南（字维贤）辑抄
　　　　②抄写年代不详

【类型】抄本

【藏馆】①上海中医药大学图书馆
　　　　②安徽中医药大学图书馆

【存世情况】抄本2部

【备注】①上海中医药大学图书馆藏本封面
　　　题名又作"乐亭先生疡科指南医按"，
　　　并题"橘庵珍藏"，序后落款"光绪二
　　　十六年岁次庚子仲冬受业小门人耀
　　　南谨序于梁溪橘庵"。
　　　②安徽中医药大学图书馆藏本为据
　　　清光绪刻本抄本。
　　　《总目》作者作"王乐亭"，误

3397　疡科心传捷要

【分类】临证各科·外科·外科通论

【卷数】不分卷（一册）

【责任者】〔清〕李鹤舟撰

【年代】清光绪二十六年（1900）

【类型】抄本

【藏馆】中国中医科学院中国医史文献研究所

【存世情况】孤本

【备注】《总目》书名误作"疡科心传提要"

3398 外科秘传摘要

【分类】临证各科·外科·外科通论

【卷数】不分卷

【责任者】著者佚名；徐书（字简庵）录

【年代】原书成于清光绪二十九年（1903）抄写年代不详

【类型】抄本

【藏馆】中国中医科学院图书馆

【存世情况】孤本

3399 外科秘传（又名痈疽诸方）（附：秘传麻风三十六症）

【分类】临证各科·外科·外科通论

【卷数】不分卷（二册）

【责任者】佚名

【年代】清光绪三十年（1904）

【类型】抄本

【藏馆】中国中医科学院图书馆

【存世情况】孤本

3400 外科秘传（又名世妙真传应验丹方）

【分类】临证各科·外科·外科通论

【卷数】不分卷（一册）

【责任者】〔清〕程凤章编

【年代】清光绪三十三年（1907）

【类型】抄本

【藏馆】中国中医科学院图书馆

【存世情况】孤本

3401 外科亲言授录

【分类】临证各科·外科·外科通论

【卷数】不分卷（一册）

【责任者】佚名

【年代】原书成于清光绪三十四年（1908）清末抄

【类型】抄本

【藏馆】中国中医科学院图书馆

【存世情况】孤本

3402 枕藏秘录全集

【分类】临证各科·外科·外科通论

【卷数】不分卷（一册）

【责任者】盛祖庆（字微之）编抄

【年代】清宣统元年（1909）

【类型】抄本

【藏馆】上海中医药大学图书馆

【存世情况】孤本

3403 外科便录

【分类】临证各科·外科·外科通论

【卷数】不分卷

【责任者】佚名

【年代】原书成于清宣统二年（1910）抄写年代不详

【类型】抄本

【藏馆】中国中医科学院图书馆

【存世情况】孤本

3404 不二华佗秘书

【分类】临证各科·外科·外科通论

【卷数】不分卷（一册）

【责任者】佚名

【年代】清

【类型】抄本

【藏馆】中国中医科学院图书馆

【存世情况】孤本

3405 古疡科三种

【分类】临证各科·外科·外科通论

【卷数】三卷（三册）

【责任者】佚名

【年代】清

【类型】抄本

【藏馆】天津医学高等专科学校图书馆

【存世情况】孤本

【备注】子目：

    （1）古疡科病源论（一卷）

    （2）九江黄父痈疽论（一卷）

    （3）孙真人疖肿痈疽论（一卷）

3406 淮安堂秘授外科锦囊

【分类】临证各科·外科·外科通论

【卷数】不分卷

【责任者】佚名

【年代】清

【类型】抄本复制本

【藏馆】中国中医科学院图书馆

【存世情况】孤本

3407 秘本外科

【分类】临证各科·外科·外科通论

【卷数】不分卷（一册）

【责任者】著者佚名；成吾氏抄

【年代】清

【类型】抄本

【藏馆】中国中医科学院图书馆

【存世情况】孤本

3408 外科汇集

【分类】临证各科·外科·外科通论

【卷数】二卷

【责任者】〔清〕臧枚吉编

【年代】清

【类型】抄本

【藏馆】山东中医药大学图书馆

【存世情况】孤本

3409 外科汇选

【分类】临证各科·外科·外科通论

【卷数】不分卷

【责任者】佚名

【年代】清

【类型】抄本

【藏馆】中山大学图书馆

【存世情况】孤本

【备注】《总目》书名作"外科汇纂"

3410 外科秘略

【分类】临证各科·外科·外科通论

【卷数】不分卷（一册）

【责任者】佚名

【年代】清

【类型】抄本

【藏馆】苏州图书馆

【存世情况】孤本

3411 外科秘验要法

【分类】临证各科·外科·外科通论

【卷数】不分卷（二册）

【责任者】佚名

【年代】清

【类型】抄本

【藏馆】中国中医科学院图书馆

【存世情况】孤本

3412 外科神书

【分类】临证各科·外科·外科通论

【卷数】不分卷（一册）

【责任者】佚名

【年代】清

【类型】抄本

【藏馆】苏州图书馆

【存世情况】孤本

3413 外科审治法

【分类】临证各科·外科·外科通论

【卷数】三卷

【责任者】〔清〕沈健可撰

【年代】清

【类型】抄本

【藏馆】苏州大学图书馆

【存世情况】孤本

3414 外科要诀

【分类】临证各科·外科·外科通论

【卷数】不分卷

【责任者】〔清〕杨琇顽编

【年代】清

【类型】抄本复制本

【藏馆】中国中医科学院图书馆

【存世情况】孤本

3415 外科要略

【分类】临证各科·外科·外科通论

【卷数】不分卷（二册）

【责任者】佚名

【年代】清

【类型】抄本

【藏馆】中国中医科学院图书馆

【存世情况】孤本

3416 外科摘要

【分类】临证各科·外科·外科通论

【卷数】不分卷（一册）

【责任者】佚名

【年代】清

【类型】抄本

【藏馆】中国中医科学院图书馆

【存世情况】孤本

3417 外科摘要录

【分类】临证各科·外科·外科通论

【卷数】六卷

【责任者】〔清〕金辉辑

【年代】清

【类型】抄本

【藏馆】黑龙江中医药大学图书馆

【存世情况】孤本

【备注】日省斋抄本。残本，缺卷六

3418 外科正宗歌诀

【分类】临证各科·外科·外科通论

【卷数】二卷（二册）

【责任者】佚名

【年代】清

【类型】抄本

【藏馆】上海图书馆

【存世情况】孤本

3419 外科志林

【分类】临证各科·外科·外科通论

【卷数】不分卷（一册）

【责任者】〔清〕释梅亭撰

【年代】清

【类型】抄本

【藏馆】中国中医科学院图书馆

【存世情况】孤本

3420 疡科原委集

【分类】临证各科·外科·外科通论

【卷数】不分卷

【责任者】佚名

【年代】清

【类型】抄本

【藏馆】安徽省图书馆

【存世情况】孤本

3421 疡医统析

【分类】临证各科·外科·外科通论

【卷数】四卷（四册）

【责任者】〔清〕李翀辑

【年代】清

【类型】抄本

【藏馆】天津图书馆

【存世情况】孤本

3422 疡医指南

【分类】临证各科·外科·外科通论

【卷数】四卷

【责任者】〔清〕陈佑槐撰，李印云编；朱记荣（字懋之，号槐庐）抄

【年代】清

【类型】抄本

【藏馆】苏州市中医医院图书馆

【存世情况】孤本

3423 玉洞遗经（又名玉洞遗经——外科秘诀）

【分类】临证各科·外科·外科通论

【卷数】四卷（八册）

【责任者】佚名

【年代】清

【类型】抄本

【藏馆】①上海图书馆

②上海中医药大学图书馆

【存世情况】抄本2部

【备注】《总目》皆失载，今补。

《总目》另载有民国抄本《咽喉问答》，又名《玉洞遗经》，归入"咽喉通论"类，与此并非一书

3424 外科或问

【分类】临证各科·外科·外科通论

【卷数】不分卷（一册）

【责任者】佚名

【年代】〔清〕

【类型】抄本

【藏馆】上海中医药大学图书馆

【存世情况】孤本

【备注】《总目》认为此书即《应氏外科或问》，经核二书内容不同，现分列

3425 秘传内府经验外科

【分类】临证各科·外科·外科通论

【卷数】不分卷

【责任者】佚名

【年代】〔清〕

【类型】抄本

【藏馆】浙江图书馆

【存世情况】孤本

【备注】《总目》载有浙江大学图书馆医学分馆所藏抄本，经查未见

3426 秘授外科形证（附：外科须知）

【分类】临证各科·外科·外科通论

【卷数】二卷（二册）

【责任者】徐氏祖传

【年代】［清］

【类型】抄本

【藏馆】上海中医药大学图书馆

【存世情况】孤本

【备注】残本，前后皆有缺残

3427 外科便览

【分类】临证各科·外科·外科通论

【卷数】不分卷

【责任者】原题太上老人撰；无为子抄

【年代】［清］

【类型】抄本

【藏馆】中国科学院国家科学图书馆

【存世情况】孤本

3428 外科活人诀

【分类】临证各科·外科·外科通论

【卷数】二卷（一册）

【责任者】半霞道人撰

【年代】［清］

【类型】抄本

【藏馆】上海中医药大学图书馆

【存世情况】孤本

3429 外科集要

【分类】临证各科·外科·外科通论

【卷数】二卷

【责任者】佚名

【年代】［清］

【类型】抄本

【藏馆】湖南中医药大学图书馆

【存世情况】孤本

3430 外科人图论书

【分类】临证各科·外科·外科通论

【卷数】不分卷

【责任者】佚名

【年代】［清］

【类型】抄本

【藏馆】中国科学院国家科学图书馆

【存世情况】孤本

3431 外科症治方药

【分类】临证各科·外科·外科通论

【卷数】不分卷（一册）

【责任者】佚名

【年代】［清］

【类型】抄本

【藏馆】上海图书馆

【存世情况】孤本

【备注】《总目》书名作"外科证治方药"

3432 外证知要

【分类】临证各科·外科·外科通论

【卷数】不分卷

【责任者】佚名

【年代】［清］

【类型】抄本

【藏馆】生命科学图书馆

【存世情况】孤本

3433 疡科集验

【分类】临证各科·外科·外科通论

【卷数】不分卷

【责任者】佚名

【年代】［清］

【类型】抄本

【藏馆】浙江省中医药研究院图书馆

【存世情况】孤本

3434 疡科医案

【分类】临证各科·外科·外科通论

【卷数】不分卷

【责任者】佚名

【年代】［清］

【类型】抄本

【藏馆】生命科学图书馆

【存世情况】孤本

3435 疡科指箴

【分类】临证各科·外科·外科通论

【卷数】八卷

【责任者】佚名

【年代】［清］

【类型】抄本

【藏馆】苏州市中医医院图书馆

【存世情况】孤本

3436 疡科至宝

【分类】临证各科·外科·外科通论

【卷数】八卷（八册）

【责任者】佚名

【年代】［清］

【类型】抄本

【藏馆】上海中医药大学图书馆

【存世情况】孤本

3437 疡医秘诀

【分类】临证各科·外科·外科通论

【卷数】不分卷（一册）

【责任者】佚名

【年代】［清］

【类型】抄本

【藏馆】上海图书馆

【存世情况】孤本

3438 疡证歌诀

【分类】临证各科·外科·外科通论

【卷数】不分卷（一册）

【责任者】佚名

【年代】［清］

【类型】抄本

【藏馆】上海图书馆

【存世情况】孤本

3439 积恶类症汇集

【分类】临证各科·外科·外科通论

【卷数】不分卷

【责任者】俞钵隐编

【年代】1912 年

【类型】抄本

【藏馆】中国中医科学院图书馆

【存世情况】孤本

3440 三十六穴秘解用药之法

【分类】临证各科·外科·外科通论

【卷数】不分卷（一册）

【责任者】佚名

【年代】民国（约 1912）

【类型】抄本

【藏馆】上海中医药大学图书馆

【存世情况】孤本

3441　姚氏应验外科

【分类】临证各科·外科·外科通论

【卷数】七卷

【责任者】佚名

【年代】民国（约1912）

【类型】抄本

【藏馆】浙江图书馆

【存世情况】孤本

3442　外科便鉴

【分类】临证各科·外科·外科通论

【卷数】不分卷

【责任者】佚名

【年代】1913年

【类型】抄本

【藏馆】中国中医科学院图书馆

【存世情况】孤本

3443　洋湖萧氏疡医

【分类】临证各科·外科·外科通论

【卷数】五卷

【责任者】萧湘生编

【年代】1913年

【类型】抄本

【藏馆】中国中医科学院图书馆

【存世情况】孤本

3444　外科秘录

【分类】临证各科·外科·外科通论

【卷数】七卷

【责任者】陆质彬编；艾淳怿抄

【年代】1919年

【类型】抄本

【藏馆】天津中医药大学图书馆

【存世情况】孤本

3445　外科秘录

【分类】临证各科·外科·外科通论

【卷数】不分卷

【责任者】佚名

【年代】1920年

【类型】抄本

【藏馆】郑州图书馆

【存世情况】孤本

3446　外科辨症摘要（又名辨证摘要）

【分类】临证各科·外科·外科通论

【卷数】不分卷（一册）

【责任者】佚名

【年代】1920年

【类型】抄本

【藏馆】上海中医药大学图书馆

【存世情况】孤本

【备注】《总目》年代原作1949年，据该书
　　　原封面题有"庚申季春梅韵清识"字
　　　样，故定年代为1920年

3447　中国外科学纲要

【分类】临证各科·外科·外科通论

【卷数】不分卷

【责任者】佚名

【年代】1925年

【类型】抄本

【藏馆】苏州大学图书馆

【存世情况】孤本

3448　疮疡随笔

【分类】临证各科·外科·外科通论

【卷数】五卷

【责任者】佚名

【年代】民国（约 1926）

【类型】抄本

【藏馆】浙江省中医药研究院图书馆

【存世情况】孤本

3449　医案

【分类】临证各科·外科·外科通论

【卷数】不分卷

【责任者】佚名

【年代】1927 年

【类型】抄本

【藏馆】天津医学高等专科学校图书馆

【存世情况】孤本

3450　疡科大全

【分类】临证各科·外科·外科通论

【卷数】不分卷

【责任者】著者佚名；王寿康抄

【年代】1930 年

【类型】抄本

【藏馆】中国中医科学院图书馆

【存世情况】孤本

3451　外科辨治

【分类】临证各科·外科·外科通论

【卷数】二卷

【责任者】佚名

【年代】民国（约 1935）

【类型】抄本

【藏馆】浙江省中医药研究院图书馆

【存世情况】孤本

3452　（秘传）外科临症口诀

【分类】临证各科·外科·外科通论

【卷数】不分卷

【责任者】佚名

【年代】民国（1927—1936）

【类型】抄本

【藏馆】浙江省中医药研究院图书馆

【存世情况】孤本

3453　外科金鉴摘要（又名外科金鉴集方）

【分类】临证各科·外科·外科通论

【卷数】不分卷（四册）

【责任者】佚名

【年代】民国（1927—1936）

【类型】抄本

【藏馆】上海中医药大学图书馆

【存世情况】孤本

【备注】《总目》书名作"金鉴摘要"

3454　外科治要经验

【分类】临证各科·外科·外科通论

【卷数】不分卷

【责任者】佚名

【年代】民国（1927—1936）

【类型】抄本

【藏馆】浙江省中医药研究院图书馆

【存世情况】孤本

3455　疡科论治

【分类】临证各科·外科·外科通论

【卷数】不分卷

【责任者】佚名

【年代】民国（1927—1936）

【类型】抄本

【藏馆】陕西省中医药研究院陕西省中医医院图书馆

【存世情况】孤本

3456　外证志奇（又名临证志奇）

【分类】临证各科·外科·外科通论

【卷数】不分卷

【责任者】高斐霞撰

【年代】1937 年

【类型】抄本

【藏馆】南京中医药大学图书馆

【存世情况】孤本

3457　外科秘机

【分类】临证各科·外科·外科通论

【卷数】九卷、卷首一卷（七册）

【责任者】佚名

【年代】1937 年

【类型】抄本

【藏馆】上海中医药大学图书馆

【存世情况】孤本

【备注】《总目》记该书缺卷六至九，经核为全本

3458　外科秘要

【分类】临证各科·外科·外科通论

【卷数】不分卷

【责任者】佚名

【年代】1937 年

【类型】抄本

【藏馆】①内蒙古图书馆

　　　　②上海中医药大学图书馆

　　　　③南京中医药大学图书馆

【存世情况】抄本 3 部

3459　外科医案

　　　　外科杂要

【分类】临证各科·外科·外科通论

【卷数】不分卷

【责任者】胡济和编

【年代】1937 年

【类型】抄本

【藏馆】山东省图书馆

【存世情况】孤本

3460　外科杂症秘摘诸名

【分类】临证各科·外科·外科通论

【卷数】不分卷（一册）

【责任者】佚名

【年代】1937 年

【类型】抄本

【藏馆】上海中医药大学图书馆

【存世情况】孤本

【备注】《总目》书名作"外科杂症秘摘"

3461　外科诸症

【分类】临证各科·外科·外科通论

【卷数】不分卷

【责任者】佚名

【年代】1937 年

【类型】抄本

【藏馆】①山东中医药大学图书馆

　　　　②浙江省中医药研究院图书馆

【存世情况】抄本 2 部

3462　外科临证心得

【分类】临证各科·外科·外科通论

【卷数】不分卷

【责任者】佚名

【年代】民国（1927—1937）

【类型】抄本

【藏馆】浙江省中医药研究院图书馆

【存世情况】孤本

3463　外科选抄（附：药方）

【分类】临证各科·外科·外科通论

【卷数】不分卷

【责任者】佚名

【年代】民国（1927—1937）

【类型】抄本

【藏馆】广东省立中山图书馆

【存世情况】孤本

3464　外科要言

【分类】临证各科·外科·外科通论

【卷数】不分卷（一册）

【责任者】邱济时编

【年代】民国（1927—1937）

【类型】抄本

【藏馆】上海中医药大学图书馆

【存世情况】孤本

3465　外科医案

【分类】临证各科·外科·外科通论

【卷数】不分卷（二册）

【责任者】何步文编

【年代】民国（1927—1937）

【类型】抄本

【藏馆】上海图书馆

【存世情况】孤本

3466　痈疡论

【分类】临证各科·外科·外科通论

【卷数】不分卷（一册）

【责任者】佚名

【年代】民国（1927—1937）

【类型】抄本

【藏馆】上海中医药大学图书馆

【存世情况】孤本

3467　外科经验秘诀

【分类】临证各科·外科·外科通论

【卷数】不分卷（一册）

【责任者】唐天时（字向荣）编

【年代】1940 年

【类型】抄本

【藏馆】上海中医药大学图书馆

【存世情况】孤本

【备注】《总目》年代原作 1937 年，但书中
　　　　目录后记有"庚辰年"膏方，故定年代
　　　　为 1940 年

3468　紫阳方案外科

【分类】临证各科·外科·外科通论

【卷数】不分卷

【责任者】佚名

【年代】约 1940 年

【类型】抄本

【藏馆】苏州大学图书馆

【存世情况】孤本

3469　杜氏外疡节要

【分类】临证各科·外科·外科通论

【卷数】不分卷

【责任者】杜云门撰

【年代】民国

【类型】抄本

【藏馆】苏州大学图书馆

【存世情况】孤本

3470　潘氏外证医案

【分类】临证各科·外科·外科通论

【卷数】不分卷（一册）

【责任者】佚名

【年代】民国

【类型】抄本

【藏馆】上海中医药大学图书馆

【存世情况】孤本

3471　外科

【分类】临证各科·外科·外科通论

【卷数】不分卷

【责任者】佚名

【年代】民国

【类型】抄本

【藏馆】①山西省图书馆

　　　　②浙江中医药大学图书馆

　　　　③湖北中医药大学图书馆

【存世情况】抄本3部

3472　外科宝珍集

【分类】临证各科·外科·外科通论

【卷数】三卷

【责任者】佚名

【年代】民国

【类型】抄本

【藏馆】浙江图书馆

【存世情况】孤本

3473　外科方案

【分类】临证各科·外科·外科通论

【卷数】不分卷

【责任者】著者佚名；莲香山榭龚氏抄

【年代】民国

【类型】抄本

【藏馆】中国中医科学院图书馆

【存世情况】孤本

3474　外科集要济世青囊（又名疡科汤头歌括）

【分类】临证各科·外科·外科通论

【卷数】不分卷

【责任者】佚名

【年代】民国

【类型】抄本

【藏馆】上海中医药大学图书馆

【存世情况】孤本

3475　外科金针

【分类】临证各科·外科·外科通论

【卷数】不分卷

【责任者】佚名

【年代】民国

【类型】抄本

【藏馆】安徽中医药大学图书馆

【存世情况】孤本

3476　外科秘诀全书

【分类】临证各科·外科·外科通论

【卷数】不分卷

【责任者】佚名

【年代】民国

【类型】抄本

【藏馆】①上海图书馆

②上海中医药大学图书馆

【存世情况】抄本 2 部

3477　外科奇书

【分类】临证各科·外科·外科通论

【卷数】不分卷

【责任者】佚名

【年代】民国

【类型】抄本

【藏馆】中国科学院国家科学图书馆

【存世情况】孤本

3478　外科四大证论

【分类】临证各科·外科·外科通论

【卷数】不分卷

【责任者】佚名

【年代】民国

【类型】抄本

【藏馆】苏州大学图书馆

【存世情况】孤本

3479　外科医案

【分类】临证各科·外科·外科通论

【卷数】不分卷

【责任者】佚名

【年代】民国

【类型】抄本

【藏馆】①天津医学高等专科学校图书馆

②天津中医药大学图书馆

③苏州大学图书馆

【存世情况】抄本 3 部

【备注】疑内容有异

3480　外科医案留影

【分类】临证各科·外科·外科通论

【卷数】不分卷（一册）

【责任者】肇溪散人编

【年代】民国

【类型】抄本

【藏馆】上海图书馆

【存世情况】孤本

3481　外科杂记

【分类】临证各科·外科·外科通论

【卷数】不分卷

【责任者】佚名

【年代】民国

【类型】抄本

【藏馆】陕西省中医药研究院陕西省中医医
院图书馆

【存世情况】孤本

3482　外科摘要

【分类】临证各科·外科·外科通论

【卷数】不分卷

【责任者】佚名

【年代】民国

【类型】抄本

【藏馆】中国中医科学院图书馆

【存世情况】孤本

3483　外科直格

【分类】临证各科·外科·外科通论

【卷数】不分卷（一册）

【责任者】佚名

【年代】民国

【类型】抄本

【藏馆】上海中医药大学图书馆

【存世情况】孤本

3484　外科著要

【分类】临证各科·外科·外科通论

【卷数】不分卷（一册）

【责任者】佚名

【年代】民国

【类型】抄本

【藏馆】上海图书馆

【存世情况】孤本

3485　外疡良方

【分类】临证各科·外科·外科通论

【卷数】不分卷（一册）

【责任者】耕石氏撰

【年代】民国

【类型】抄本

【藏馆】上海中医药大学图书馆

【存世情况】孤本

3486　外疡摘要

【分类】临证各科·外科·外科通论

【卷数】不分卷（一册）

【责任者】佚名

【年代】民国

【类型】抄本

【藏馆】上海中医药大学图书馆

【存世情况】孤本

3487　王氏家传外科

【分类】临证各科·外科·外科通论

【卷数】不分卷

【责任者】佚名

【年代】民国

【类型】抄本

【藏馆】苏州大学图书馆

【存世情况】孤本

3488　中医外科治疗学

【分类】临证各科·外科·外科通论

【卷数】不分卷（一册）

【责任者】佚名

【年代】民国

【类型】抄本

【藏馆】上海中医药大学图书馆

【存世情况】孤本

2. 外科方

3489　玉泉镜（又名天都程氏选辑外科良方）

【分类】临证各科·外科·外科方

【卷数】七卷

【责任者】〔清〕程景耀（字介亭、玉泉）撰

【年代】清嘉庆十六年（1811）

【类型】稿本

【藏馆】中国中医科学院图书馆

【存世情况】孤本

3490　外科肿疡主治类方

【分类】临证各科·外科·外科方

【卷数】不分卷

【责任者】〔清〕钱国祥（字乙生，号吴下迁叟）撰

【年代】约清光绪二十四年（1898）

【类型】稿本

【藏馆】中国科学院国家科学图书馆

【存世情况】孤本

3491　外科捷径方

【分类】临证各科·外科·外科方

【卷数】二卷

【责任者】〔日〕洞庵撰

【年代】1925 年

【类型】日本稿本

【藏馆】上海市医学会图书馆

【存世情况】孤本

3492　外科膏丹丸散验方

【分类】临证各科·外科·外科方

【卷数】不分卷

【责任者】曹炳章（字赤电）撰

【年代】1936 年

【类型】稿本

【藏馆】浙江省中医药研究院图书馆

【存世情况】孤本

3493　外科纂要经验良方

【分类】临证各科·外科·外科方

【卷数】三卷

【责任者】〔明〕王大纶（字怡冈）集

【年代】原书成于明天启二年（1622）

　　　　日本江户时代（1603—1868）抄

【类型】抄本复制本

【藏馆】中国中医科学院图书馆

【存世情况】孤本

3494　治诸疮方

【分类】临证各科·外科·外科方

【卷数】不分卷（一册）

【责任者】佚名

【年代】原书成于明末（约 1643）

　　　　抄写年代不详

【类型】抄本

【藏馆】中国中医科学院图书馆

【存世情况】孤本

3495　外科验方

【分类】临证各科·外科·外科方

【卷数】不分卷

【责任者】〔清〕王天枢撰

【年代】原书成于清康熙五十四年（1715）

　　　　抄写年代不详

【类型】抄本

【藏馆】浙江省中医药研究院图书馆

【存世情况】孤本

【备注】积善堂抄本。

　　　　《总目》载有兰州大学图书馆医学馆所藏查华耕抄本，经查未见

3496　外科方论

【分类】临证各科·外科·外科方

【卷数】不分卷（一册）

【责任者】〔清〕赵延荣选辑

【年代】清雍正元年（1723）

【类型】抄本

【藏馆】浙江省中医药研究院图书馆

【存世情况】孤本

3497　外科或问附方

【分类】临证各科·外科·外科方

【卷数】不分卷

【责任者】原题武陵山人传

【年代】①清乾隆二十八年（1763）抄

②清焕章氏抄

③清抄，年代不详

【类型】抄本

【藏馆】①浙江省中医药研究院图书馆

②辽宁中医药大学图书馆

③中国中医科学院图书馆

【存世情况】抄本 3 部

【备注】《总目》载有浙江中医药大学图书馆所藏抄本，经查未见

3498　外科秘方（又名天都程氏选辑外科良方）

【分类】临证各科·外科·外科方

【卷数】不分卷

【责任者】〔清〕陈彬（字文贵）撰；〔日〕丹波元坚（字亦柔，号茞庭）抄

【年代】日本文化五年（1808）

【类型】日本抄本复制本

【藏馆】中国中医科学院图书馆

【存世情况】孤本

3499　疡科方笺（又名春林轩疡科方笺）

【分类】临证各科·外科·外科方

【卷数】不分卷

【责任者】〔日〕华冈震（字伯行，号随贤，别号青洲）撰

【年代】原书成于日本天保六年（1835）抄写年代不详

【类型】①②日本抄本

③抄本

【藏馆】①北京大学图书馆

②上海交通大学医学院图书馆

③中国医学科学院北京协和医学院医学信息研究所图书馆

【存世情况】抄本 3 部

【备注】①北京大学图书馆藏本为日本仁寿堂抄本。

②上海交通大学医学院图书馆藏本题名"春林轩疡科方笺"，原为上海孟河费氏医院医学图书馆藏本

3500　（天字号）秘授外科神方

【分类】临证各科·外科·外科方

【卷数】不分卷（一册）

【责任者】佚名

【年代】清道光二十三年（1843）

【类型】抄本

【藏馆】上海图书馆

【存世情况】孤本

3501　外科秘方

【分类】临证各科·外科·外科方

【卷数】不分卷

【责任者】〔清〕程廷玉辑抄

【年代】清同治七年（1868）

【类型】抄本

【藏馆】辽宁中医药大学图书馆

【存世情况】孤本

3502　外科各种良方（附：随得方）

【分类】临证各科·外科·外科方

【卷数】不分卷（一册）

【责任者】〔清〕高云甫辑

【年代】清同治十三年（1874）

【类型】抄本

【藏馆】中国中医科学院图书馆

【存世情况】孤本

3503 临证一得方（又名朱杏村外科医案）（附：疡医探源论、读《疡医探源记》、论疗疮对口发背治法、外科应用经验要方）

【分类】临证各科·外科·外科方

【卷数】四卷（一册）

【责任者】〔清〕朱费元撰；蔡谦吉辑抄

【年代】清光绪五年（1879）

【类型】抄本

【藏馆】上海中医药大学图书馆

【存世情况】孤本

【备注】书前序言两篇，分别作于清道光十九年（1839）与道光十五年（1835），作者引言作于道光十年（1830），小传作于道光十三年（1833）。书后附篇"读《疡医探源记》"作于同治十一年（1872），"论疗疮对口发背治法"后两篇跋分别作于清同治六年（1867）与同治十二年（1873），"外科应用经验要方"末题"光绪五年岁次己卯巧月蔡谦吉志于环绿小舍之南窗下"。后又经巢念修装藏。现取最晚年份为该书抄成年代

3504 外科秘方

【分类】临证各科·外科·外科方

【卷数】不分卷（一册）

【责任者】〔清〕炳安夫子授；汤敬如抄录

【年代】清光绪十年（1884）

【类型】抄本

【藏馆】上海中医药大学图书馆

【存世情况】孤本

【备注】《总目》记该书作者为〔清〕梅敦寿，年代为1875，经查无据，今按实核信息改。另，同馆又藏同名抄本，作者、年代均不详，内容与此不同

3505 外科良方

【分类】临证各科·外科·外科方

【卷数】不分卷

【责任者】佚名

【年代】①清光绪十二年（1886）周龙飞抄

　　　　②抄写年代不详

【类型】抄本

【藏馆】①山东中医药大学图书馆

　　　　②中国中医科学院图书馆

【存世情况】抄本 2 部

【备注】②中国中医科学院图书馆藏本原为曹炳章家藏抄本

3506 外科要方

【分类】临证各科·外科·外科方

【卷数】六卷

【责任者】〔清〕顾毓荫编

【年代】①清光绪十八年（1892）抄

　　　　②③民国抄

【类型】抄本

【藏馆】①中国中医科学院图书馆

　　　　②上海图书馆

　　　　③苏州图书馆

【存世情况】抄本 3 部

3507 外科便方

【分类】临证各科·外科·外科方

【卷数】五卷

【责任者】〔清〕钱国祥（字乙生，号吴下迂叟）撰

【年代】原书成于清光绪二十四年（1898）
　　　　抄写年代不详

【类型】抄本

【藏馆】中国科学院国家科学图书馆

【存世情况】孤本

3508　外科精要药方

【分类】临证各科·外科·外科方

【卷数】不分卷（一册）

【责任者】佚名

【年代】清

【类型】抄本

【藏馆】中国国家图书馆

【存世情况】孤本

3509　外科验方
　　　　外科良方

【分类】临证各科·外科·外科方

【卷数】不分卷（一册）

【责任者】佚名

【年代】清

【类型】抄本

【藏馆】中国国家图书馆

【存世情况】孤本

3510　外科药方

【分类】临证各科·外科·外科方

【卷数】不分卷（一册）

【责任者】佚名

【年代】清

【类型】抄本

【藏馆】中国国家图书馆

【存世情况】孤本

3511　外科治药秘术

【分类】临证各科·外科·外科方

【卷数】不分卷

【责任者】佚名

【年代】清

【类型】抄本

【藏馆】黑龙江中医药大学图书馆

【存世情况】孤本

【备注】退思轩抄本

3512　万方总括

【分类】临证各科·外科·外科方

【卷数】不分卷（一册）

【责任者】佚名

【年代】清

【类型】抄本

【藏馆】中国中医科学院图书馆

【存世情况】同馆所藏抄本 2 部

3513　分经外科方

【分类】临证各科·外科·外科方

【卷数】不分卷（一册）

【责任者】佚名

【年代】清末

【类型】抄本

【藏馆】中国中医科学院图书馆

【存世情况】孤本

3514　经验良方（疮疡）

【分类】临证各科·外科·外科方

【卷数】不分卷（一册）

【责任者】佚名

【年代】清末

【类型】抄本

【藏馆】中国中医科学院图书馆

【存世情况】孤本

3515 外科便方

【分类】临证各科·外科·外科方

【卷数】不分卷（一册）

【责任者】〔清〕蔡纯伯辑

【年代】清末

【类型】抄本

【藏馆】中国国家图书馆

【存世情况】孤本

3516 外科秘传良方

【分类】临证各科·外科·外科方

【卷数】不分卷（一册）

【责任者】著者佚名；许承栋抄

【年代】清末

【类型】抄本

【藏馆】中国中医科学院图书馆

【存世情况】孤本

3517 外科全生经验方

【分类】临证各科·外科·外科方

【卷数】不分卷（一册）

【责任者】佚名

【年代】清末

【类型】抄本

【藏馆】中国中医科学院图书馆

【存世情况】孤本

3518 外科验方汇集

【分类】临证各科·外科·外科方

【卷数】不分卷（一册）

【责任者】佚名

【年代】清末

【类型】抄本

【藏馆】中国中医科学院图书馆

【存世情况】孤本

3519 疮方集成

【分类】临证各科·外科·外科方

【卷数】不分卷

【责任者】佚名

【年代】〔清〕

【类型】抄本

【藏馆】中国科学院国家科学图书馆

【存世情况】孤本

3520 疮科经验良方

【分类】临证各科·外科·外科方

【卷数】不分卷（一册）

【责任者】佚名

【年代】〔清〕

【类型】抄本

【藏馆】广东省立中山图书馆

【存世情况】孤本

3521 见晓集附治一切恶疮方

【分类】临证各科·外科·外科方

【卷数】不分卷

【责任者】雪堂录

【年代】〔清〕

【类型】抄本

【藏馆】中国科学院国家科学图书馆

【存世情况】孤本

【备注】《总目》书名作"见晓集治一切恶疮方"

3522　外科方全录

【分类】临证各科·外科·外科方

【卷数】不分卷

【责任者】佚名

【年代】［清］

【类型】抄本

【藏馆】中国中医科学院图书馆

【存世情况】孤本

3523　外科丸散秘方

【分类】临证各科·外科·外科方

【卷数】不分卷

【责任者】佚名

【年代】［清］

【类型】抄本

【藏馆】上海中医药大学图书馆

【存世情况】孤本

【备注】《总目》载有安徽中医药大学图书
　　　馆所藏抄本，经查未见

3524　疡科集验方（又名疡科验方、疡科
集验良方）

【分类】临证各科·外科·外科方

【卷数】不分卷

【责任者】佚名

【年代】［清］

【类型】抄本

【藏馆】①陕西省中医药研究院陕西省中医
　　　医院图书馆

　　　　②浙江中医药大学图书馆

【存世情况】抄本 2 部

3525　枕藏外科要方

【分类】临证各科·外科·外科方

【卷数】不分卷（一册）

【责任者】佚名

【年代】［清］

【类型】抄本

【藏馆】浙江省中医药研究院图书馆

【存世情况】孤本

3526　外科汤头

【分类】临证各科·外科·外科方

【卷数】不分卷

【责任者】何亚韩撰

【年代】约 1920 年

【类型】抄本

【藏馆】嘉兴市图书馆

【存世情况】孤本

3527　蔡氏外科秘方

【分类】临证各科·外科·外科方

【卷数】不分卷

【责任者】佚名

【年代】1930 年

【类型】抄本

【藏馆】广西壮族自治区图书馆

【存世情况】孤本

3528　徐氏疡科外治秘方

【分类】临证各科·外科·外科方

【卷数】不分卷

【责任者】佚名

【年代】约 1930 年

【类型】抄本

【藏馆】苏州市中医医院图书馆

【存世情况】孤本

3529　外科验方

【分类】临证各科·外科·外科方

【卷数】不分卷（一册）

【责任者】著者佚名；全素山人抄

【年代】1933 年

【类型】抄本

【藏馆】上海图书馆

【存世情况】孤本

3530　疡科要方

【分类】临证各科·外科·外科方

【卷数】不分卷

【责任者】佚名

【年代】约 1936 年

【类型】抄本

【藏馆】中国人民解放军医学图书馆

【存世情况】孤本

3531　疡医秘方大全

【分类】临证各科·外科·外科方

【卷数】不分卷

【责任者】佚名

【年代】1937 年

【类型】抄本

【藏馆】苏州大学图书馆

【存世情况】孤本

3532　外科杂方随录

【分类】临证各科·外科·外科方

【卷数】不分卷

【责任者】佚名

【年代】约 1937 年

【类型】抄本

【藏馆】浙江省中医药研究院图书馆

【存世情况】孤本

3533　思补山房外科丸散膏丹

【分类】临证各科·外科·外科方

【卷数】十卷（一册）

【责任者】佚名

【年代】约 1940 年

【类型】抄本

【藏馆】上海中医药大学图书馆

【存世情况】孤本

【备注】"上海昆晨好友社创制"红格稿纸
　　　抄本

3534　疡科经验方

【分类】临证各科·外科·外科方

【卷数】不分卷（一册）

【责任者】佚名

【年代】约 1940 年

【类型】抄本

【藏馆】上海中医药大学图书馆

【存世情况】孤本

3535　摘录疡秘方

【分类】临证各科·外科·外科方

【卷数】不分卷

【责任者】著者佚名；东山岳生抄

【年代】约 1940 年

【类型】抄本

【藏馆】苏州市中医医院图书馆

【存世情况】孤本

3536　疡科秘方（附：痈疽治要）

【分类】临证各科·外科·外科方

【卷数】不分卷

【责任者】著者佚名；余岩（云岫，号百
　　之）抄

【年代】1948 年

【类型】抄本

【藏馆】中国中医科学院图书馆

【存世情况】孤本

3537　（袖里珍）外科药方

【分类】临证各科·外科·外科方

【卷数】不分卷

【责任者】佚名

【年代】1949 年

【类型】抄本

【藏馆】中国中医科学院图书馆

【存世情况】孤本

3538　中医外科方杂抄

【分类】临证各科·外科·外科方

【卷数】不分卷

【责任者】佚名

【年代】1949 年

【类型】抄本

【藏馆】广西壮族自治区桂林图书馆

【存世情况】孤本

3539　发物肿疡等方

【分类】临证各科·外科·外科方

【卷数】不分卷

【责任者】佚名

【年代】民国

【类型】抄本

【藏馆】广东省立中山图书馆

【存世情况】孤本

3540　外科必用方

【分类】临证各科·外科·外科方

【卷数】不分卷

【责任者】佚名

【年代】民国

【类型】抄本

【藏馆】中国人民解放军医学图书馆

【存世情况】孤本

3541　外科丹方

【分类】临证各科·外科·外科方

【卷数】不分卷

【责任者】佚名

【年代】民国

【类型】抄本

【藏馆】陕西省中医药研究院陕西省中医医
　　院图书馆

【存世情况】孤本

3542　外科膏丸方

【分类】临证各科·外科·外科方

【卷数】不分卷

【责任者】佚名

【年代】民国

【类型】抄本

【藏馆】浙江省中医药研究院图书馆

【存世情况】孤本

3543　外科各症妙方

【分类】临证各科·外科·外科方

【卷数】不分卷

【责任者】佚名

【年代】民国

【类型】抄本

【藏馆】广东省立中山图书馆

【存世情况】孤本

【备注】残本

3544 外科集方

【分类】临证各科·外科·外科方

【卷数】二卷

【责任者】佚名

【年代】民国

【类型】抄本

【藏馆】中国中医科学院中国医史文献研究所

【存世情况】孤本

3545 外科辑方抄

【分类】临证各科·外科·外科方

【卷数】不分卷

【责任者】佚名

【年代】民国

【类型】抄本

【藏馆】山东中医药大学图书馆

【存世情况】孤本

3546 外科经验单方

【分类】临证各科·外科·外科方

【卷数】不分卷

【责任者】佚名

【年代】民国

【类型】抄本

【藏馆】浙江省中医药研究院图书馆

【存世情况】孤本

3547 外科灵方

【分类】临证各科·外科·外科方

【卷数】不分卷（四册）

【责任者】佚名

【年代】民国

【类型】抄本

【藏馆】上海图书馆

【存世情况】孤本

3548 外科秘传

【分类】临证各科·外科·外科方

【卷数】不分卷

【责任者】佚名

【年代】民国

【类型】抄本

【藏馆】浙江省中医药研究院图书馆

【存世情况】孤本

3549 外科秘方

【分类】临证各科·外科·外科方

【卷数】不分卷

【责任者】佚名

【年代】民国

【类型】抄本

【藏馆】①中国中医科学院图书馆

②苏州大学图书馆

③浙江图书馆

④浙江省中医药研究院图书馆

【存世情况】抄本多部

【备注】同名抄本较多，内容有异

3550 外科秘旨选方

【分类】临证各科·外科·外科方

【卷数】不分卷

【责任者】陶大鸣辑

【年代】民国

【类型】抄本

【藏馆】浙江省中医药研究院图书馆

【存世情况】孤本

【备注】雅记藏本

3551　外科名方

【分类】临证各科·外科·外科方

【卷数】不分卷

【责任者】佚名

【年代】民国

【类型】抄本

【藏馆】中国中医科学院图书馆

【存世情况】孤本

3552　外科奇效真方

【分类】临证各科·外科·外科方

【卷数】不分卷

【责任者】佚名

【年代】民国

【类型】抄本

【藏馆】浙江省中医药研究院图书馆

【存世情况】孤本

3553　外科神效方

【分类】临证各科·外科·外科方

【卷数】不分卷

【责任者】佚名

【年代】民国

【类型】抄本

【藏馆】苏州图书馆

【存世情况】孤本

3554　外科验方

【分类】临证各科·外科·外科方

【卷数】不分卷

【责任者】佚名

【年代】民国

【类型】抄本

【藏馆】中国中医科学院图书馆

【存世情况】孤本

3555　外科验方条辨

【分类】临证各科·外科·外科方

【卷数】不分卷

【责任者】杜其美撰

【年代】民国

【类型】抄本

【藏馆】浙江省中医药研究院图书馆

【存世情况】孤本

3556　外科医方摘艳

【分类】临证各科·外科·外科方

【卷数】不分卷

【责任者】佚名

【年代】民国

【类型】抄本

【藏馆】中国科学院国家科学图书馆

【存世情况】孤本

3557　外科杂治方

【分类】临证各科·外科·外科方

【卷数】不分卷

【责任者】佚名

【年代】民国

【类型】抄本

【藏馆】浙江省中医药研究院图书馆

【存世情况】孤本

3558　外科摘要方

【分类】临证各科·外科·外科方

【卷数】不分卷

【责任者】佚名

【年代】民国

【类型】抄本

【藏馆】辽宁中医药大学图书馆

【存世情况】孤本

3559　外科诸疡应验必备神方

【分类】临证各科·外科·外科方

【卷数】不分卷（三册合订）

【责任者】佚名

【年代】民国

【类型】抄本

【藏馆】上海中医药大学图书馆

【存世情况】孤本

3560　外科主治十六方

【分类】临证各科·外科·外科方

【卷数】四卷

【责任者】佚名

【年代】民国

【类型】抄本

【藏馆】中国科学院国家科学图书馆

【存世情况】孤本

3561　外科酌要方歌便读

【分类】临证各科·外科·外科方

【卷数】不分卷（一册）

【责任者】沈水祥编

【年代】民国

【类型】抄本

【藏馆】上海中医药大学图书馆

【存世情况】孤本

3562　外科总方

【分类】临证各科·外科·外科方

【卷数】不分卷

【责任者】佚名

【年代】民国

【类型】抄本

【藏馆】中国中医科学院图书馆

【存世情况】孤本

3563　外科总集验方

【分类】临证各科·外科·外科方

【卷数】不分卷

【责任者】佚名

【年代】民国

【类型】抄本

【藏馆】浙江省中医药研究院图书馆

【存世情况】孤本

3564　肿疡主治类方

【分类】临证各科·外科·外科方

【卷数】不分卷

【责任者】佚名

【年代】民国

【类型】抄本

【藏馆】甘肃省图书馆

【存世情况】孤本

3565　众香盒外科方

【分类】临证各科·外科·外科方

【卷数】不分卷

【责任者】佚名

【年代】民国

【类型】抄本

【藏馆】中国中医科学院图书馆

【存世情况】孤本

3566　珠溪陈氏外科方

【分类】临证各科·外科·外科方

【卷数】不分卷

【责任者】王怡然录

【年代】民国

【类型】抄本

【藏馆】嘉兴市图书馆

【存世情况】孤本

3567　外科特效秘方

【分类】临证各科·外科·外科方

【卷数】二卷（二册）

【责任者】杨国桢撰；荆庵老人抄

【年代】1950 年

【类型】抄本

【藏馆】上海中医药大学图书馆

【存世情况】孤本

【备注】朵云轩朱丝栏纸抄本

3. 痈疽疗疮

3568　痈疽集方（附：疡科本草治要）

【分类】临证各科·外科·痈疽疗疮

【卷数】不分卷

【责任者】陈颐寿编

【年代】1918 年

【类型】稿本

【藏馆】宁波图书馆

【存世情况】孤本

3569　神仙遗论（又名刘涓子治痈疽神仙遗论）

【分类】临证各科·外科·痈疽疗疮

【卷数】不分卷

【责任者】〔刘宋〕刘涓子传，〔南齐〕龚庆宣编；〔五代〕东蜀刺史李顾录

【年代】原书成于南齐（479—502），五代时（907—979）整理辑录

　　　　抄写年代均不详

【类型】抄本

【藏馆】①中国中医科学院图书馆

　　　　②上海图书馆

　　　　③上海中医药大学图书馆

【存世情况】抄本 3 部

【备注】《刘涓子鬼遗方》的另一传本，最早记录见于宋陈振孙《直斋书录解题》

3570　痈疽辨疑论

【分类】临证各科·外科·痈疽疗疮

【卷数】二卷

【责任者】〔宋〕李世英（字少颖）撰

【年代】原书成于南宋淳佑二年（1242）

　　　　日本江户时代（1603—1868）抄写

【类型】写本复制本

【藏馆】中国中医科学院图书馆

【存世情况】孤本

3571　痈疽禁方录

【分类】临证各科·外科·痈疽疗疮

【卷数】不分卷

【责任者】〔清〕曹禾（字畸庵、青岩）撰

【年代】原书成于清咸丰二年（1852）

　　　　民国抄

【类型】抄本

【藏馆】南京中医药大学图书馆

【存世情况】孤本

3572　痈疽外篇（原名疡医蛾术录）

【分类】临证各科·外科·痈疽疔疮

【卷数】十二卷

【责任者】〔清〕曹禾（字畸庵、青岩）撰

【年代】原书成于清咸丰二年（1852）
　　　　抄写年代不详

【类型】抄本

【藏馆】南京中医药大学图书馆

【存世情况】孤本

【备注】残本，缺卷一、二

3573　疔疮要诀疔疮挑诀合抄（附：疔疮铜人图）

【分类】临证各科·外科·痈疽疔疮

【卷数】不分卷（一册）

【责任者】〔清〕应遵海（字味农）编

【年代】原书成于清同治十三年（1874）
　　　　清光绪八年（1882）抄

【类型】抄本

【藏馆】中国中医科学院图书馆

【存世情况】孤本

3574　痧疔济急合篇

【分类】临证各科·外科·痈疽疔疮

【卷数】不分卷（一册）

【责任者】著者佚名；葆生抄

【年代】清光绪末年（1908）

【类型】抄本

【藏馆】上海图书馆

【存世情况】孤本

3575　疔疮秘集

【分类】临证各科·外科·痈疽疔疮

【卷数】不分卷

【责任者】〔清〕蔡景锡录

【年代】清末

【类型】抄本

【藏馆】中国中医科学院图书馆

【存世情况】孤本

3576　外科疔疮辑要

【分类】临证各科·外科·痈疽疔疮

【卷数】不分卷（一册）

【责任者】〔清〕刘士浚辑

【年代】清末

【类型】抄本

【藏馆】中国中医科学院图书馆

【存世情况】孤本

3577　痈疽诸症疮名

【分类】临证各科·外科·痈疽疔疮

【卷数】不分卷

【责任者】〔清〕陈先茅编

【年代】清末

【类型】抄本

【藏馆】中国中医科学院图书馆

【存世情况】孤本

3578　诸痈肿毒

【分类】临证各科·外科·痈疽疔疮

【卷数】不分卷（一册）

【责任者】佚名

【年代】清末

【类型】抄本

【藏馆】上海图书馆

【存世情况】孤本

3579 （秘传）挑疗诀

【分类】临证各科·外科·痈疽疗疮

【卷数】不分卷（一册）

【责任者】〔清〕胡广佩传；朱继垣抄

【年代】［清］

【类型】抄本

【藏馆】上海中医药大学图书馆

【存世情况】孤本

3580 痈疽方

【分类】临证各科·外科·痈疽疗疮

【卷数】不分卷（一册）

【责任者】佚名

【年代】［清］

【类型】抄本

【藏馆】天津中医药大学图书馆

【存世情况】孤本

【备注】《总目》载有中国中医科学院图书
　　馆所藏清抄本，经查未见

3581 痈疽原论（附：师竹斋抄验疮疡内服秘方）

【分类】临证各科·外科·痈疽疗疮

【卷数】三卷（附二卷）（五册）

【责任者】佚名

【年代】［清］

【类型】抄本

【藏馆】生命科学图书馆

【存世情况】孤本

【备注】《总目》以《师竹斋抄验疮疡内服
　　秘方》二卷（附痈疽原论三卷）为名
　　收载，归入"外科方"类

3582 痈疽总论治法要诀

【分类】临证各科·外科·痈疽疗疮

【卷数】不分卷（一册）

【责任者】佚名

【年代】［清］

【类型】抄本

【藏馆】上海图书馆

【存世情况】孤本

3583 内外科杂录（又名痈疽杂录）

【分类】临证各科·外科·痈疽疗疮

【卷数】二卷

【责任者】佚名

【年代】1923 年

【类型】抄本

【藏馆】浙江大学图书馆医学分馆

【存世情况】孤本

【备注】汝南玉记抄本

3584 疗毒丛钞

【分类】临证各科·外科·痈疽疗疮

【卷数】不分卷

【责任者】唐济时（字成之，号求是庐主
　　人）编抄

【年代】1927 年

【类型】抄本

【藏馆】中国中医科学院图书馆

【存世情况】孤本

3585 （绘图）挑疗总法

【分类】临证各科·外科·痈疽疗疮

【卷数】不分卷

【责任者】佚名

【年代】民国

【类型】抄本

【藏馆】苏州大学图书馆

【存世情况】孤本

3586　疮疡疽痈

【分类】临证各科·外科·痈疽疗疮

【卷数】不分卷（一册）

【责任者】佚名

【年代】民国

【类型】抄本

【藏馆】上海图书馆

【存世情况】孤本

3587　刺疔图

【分类】临证各科·外科·痈疽疗疮

【卷数】不分卷

【责任者】佚名

【年代】民国

【类型】抄本

【藏馆】上海市医学会图书馆

【存世情况】孤本

3588　疔疮辨

【分类】临证各科·外科·痈疽疗疮

【卷数】不分卷

【责任者】佚名

【年代】民国

【类型】抄本

【藏馆】中国人民解放军医学图书馆

【存世情况】孤本

3589　疔疮全书

【分类】临证各科·外科·痈疽疗疮

【卷数】不分卷

【责任者】佚名

【年代】民国

【类型】抄本

【藏馆】中国中医科学院图书馆

【存世情况】孤本

3590　疔疮医案

【分类】临证各科·外科·痈疽疗疮

【卷数】不分卷（一册）

【责任者】佚名

【年代】民国

【类型】抄本

【藏馆】上海中医药大学图书馆

【存世情况】孤本

3591　疔痧二症挑法（附：杂方）

【分类】临证各科·外科·痈疽疗疮

【卷数】不分卷（一册）

【责任者】佚名

【年代】民国

【类型】抄本

【藏馆】上海图书馆

【存世情况】孤本

3592　恶疮

【分类】临证各科·外科·痈疽疗疮

【卷数】不分卷（一册）

【责任者】佚名

【年代】民国

【类型】抄本

【藏馆】上海中医药大学图书馆

【存世情况】孤本

3593　外科男妇小儿各种疽痈

【分类】临证各科·外科·痈疽疗疮

【卷数】不分卷

【责任者】佚名

【年代】民国

【类型】抄本

【藏馆】天津医学高等专科学校图书馆

【存世情况】孤本

3594　痈疽论

【分类】临证各科·外科·痈疽疔疮

【卷数】不分卷

【责任者】佚名

【年代】民国

【类型】抄本

【藏馆】浙江中医药大学图书馆

【存世情况】孤本

3595　治痈疽验方

【分类】临证各科·外科·痈疽疔疮

【卷数】不分卷

【责任者】佚名

【年代】民国

【类型】抄本

【藏馆】甘肃省图书馆

【存世情况】孤本

3596　治肿指南

【分类】临证各科·外科·痈疽疔疮

【卷数】二卷

【责任者】佚名

【年代】民国

【类型】日本抄本

【藏馆】中国医学科学院北京协和医学院医
　　学信息研究所图书馆

【存世情况】孤本

4. 疯症霉疮

3597　解围元薮

【分类】临证各科·外科·疯症霉疮

【卷数】四卷

【责任者】〔明〕沈之问编

【年代】原书成于明嘉靖二十九年（1550）
　　　　①清康熙十年（1671）抄
　　　　②③清抄
　　　　④⑤⑥⑦抄写年代不详

【类型】抄本

【藏馆】①中国中医科学院图书馆
　　　　②中国国家图书馆
　　　　③清华大学图书馆
　　　　④陕西中医药大学图书馆
　　　　⑤上海图书馆
　　　　⑥上海辞书出版社图书馆
　　　　⑦宁波图书馆

【存世情况】另有清嘉庆二十一年（1816）
　　黄钟校刻本及清刻本，又被收入"三三
　　医书"

3598　疯症论略

【分类】临证各科·外科·疯症霉疮

【卷数】不分卷（二册）

【责任者】佚名

【年代】原书成于清光绪三十四年（1908）
　　　　清抄

【类型】抄本

【藏馆】中国国家图书馆

【存世情况】孤本

3599　麻疯秘诀症

【分类】临证各科·外科·疯症霉疮

【卷数】不分卷

【责任者】佚名

【年代】①②清春林抄本

③抄写年代不详

【类型】抄本 3 部

【藏馆】①上海中医药大学图书馆

②苏州图书馆

③天津中医药大学图书馆

【存世情况】抄本 3 部

3600　（秘传）大麻疯方

【分类】临证各科·外科·疯症霉疮

【卷数】不分卷

【责任者】佚名

【年代】清末

【类型】抄本

【藏馆】上海市医学会图书馆

【存世情况】后被收入"珍本医书集成"

3601　疯症三十六秘传神方

【分类】临证各科·外科·疯症霉疮

【卷数】不分卷（一册）

【责任者】佚名

【年代】清末

【类型】抄本

【藏馆】上海图书馆

【存世情况】孤本

3602　疯科秘要

【分类】临证各科·外科·疯症霉疮

【卷数】二卷（一册）

【责任者】佚名

【年代】［清］

【类型】抄本

【藏馆】上海图书馆

【存世情况】孤本

3603　疯科选要

【分类】临证各科·外科·疯症霉疮

【卷数】不分卷（一册）

【责任者】佚名

【年代】［清］

【类型】抄本

【藏馆】上海中医药大学图书馆

【存世情况】孤本

【备注】残本

3604　三十六种疯症全方

【分类】临证各科·外科·疯症霉疮

【卷数】不分卷（一册）

【责任者】佚名

【年代】1921 年

【类型】抄本

【藏馆】上海中医药大学图书馆

【存世情况】孤本

【备注】《总目》书名误作"三十六种疯症全书"

3605　杂症（又名花柳疮方）

【分类】临证各科·外科·疯症霉疮

【卷数】不分卷

【责任者】著者佚名；谢珉珊抄

【年代】1936 年

【类型】抄本

【藏馆】广东省立中山图书馆

【存世情况】孤本

3606　麻疯撮要

【分类】临证各科·外科·疯症霉疮

【卷数】不分卷

【责任者】佚名

【年代】民国（约1937）

【类型】抄本

【藏馆】浙江大学图书馆医学分馆

【存世情况】孤本

3607　保和斋秘授外科三十六证麻疯全集

【分类】临证各科·外科·疯症霉疮

【卷数】不分卷（一册）

【责任者】佚名

【年代】民国

【类型】抄本

【藏馆】上海中医药大学图书馆

【存世情况】孤本

【备注】《总目》将"三十六证麻疯全集"作为《保和斋秘授外科》的附录，将其归入"外科通论"类，经核原书，书名即为《保和斋秘授外科三十六证麻疯全集》，为疯证专书

3608　花柳（附：外感与杂病）

【分类】临证各科·外科·疯症霉疮

【卷数】不分卷

【责任者】庄省躬撰，刘文杰编

【年代】民国

【类型】抄本

【藏馆】中国中医科学院图书馆

【存世情况】孤本

3609　癞症

【分类】临证各科·外科·疯症霉疮

【卷数】不分卷（一册）

【责任者】佚名

【年代】民国

【类型】抄本

【藏馆】上海中医药大学图书馆

【存世情况】孤本

3610　杨霉疮

【分类】临证各科·外科·疯症霉疮

【卷数】不分卷

【责任者】佚名

【年代】民国

【类型】抄本

【藏馆】湖南图书馆

【存世情况】孤本

5. 痔漏

3611　痔疮证治

【分类】临证各科·外科·痔漏

【卷数】不分卷

【责任者】曹炳章（字赤电）撰

【年代】1946年

【类型】稿本

【藏馆】浙江省中医药研究院图书馆

【存世情况】孤本

3612　痔漏疗法

【分类】临证各科·外科·痔漏

【卷数】不分卷

【责任者】佚名

【年代】民国

【类型】抄本

【藏馆】天津中医药大学图书馆

【存世情况】孤本

3613　痔漏治疗经验记

【分类】临证各科·外科·痔漏

【卷数】不分卷

【责任者】徐继高撰

【年代】民国

【类型】抄本

【藏馆】天津医学高等专科学校图书馆

【存世情况】另见务实斋铅印本

6. 其他外科病证

3614　乳岩辨

【分类】临证各科·外科·其他外科病证

【卷数】不分卷

【责任者】〔日〕华冈震（字伯行，号随
　　贤，别号青洲）撰；〔日〕佐藤氏抄

【年代】原书成于日本天保二年（1831）
　　日本安政二年（1855）抄

【类型】日本抄本

【藏馆】中国医学科学院北京协和医学院医
　　学信息研究所图书馆

【存世情况】另见于〔日〕佐藤氏辑医学丛
　　书"飧庭口诀等四种"

3615　血瘤

【分类】临证各科·外科·其他外科病证

【卷数】不分卷（一册）

【责任者】佚名

【年代】明治末年（约1911）

【类型】日本抄本

【藏馆】中国国家图书馆

【存世情况】孤本

3616　乳病辑要（附：觉觉斋食物笔记）

【分类】临证各科·外科·其他外科病证

【卷数】不分卷（一册）

【责任者】〔清〕力钧（字轩举，号医隐）辑

【年代】〔清〕

【类型】抄本

【藏馆】中国中医科学院图书馆

【存世情况】孤本

3617　乳证歌诀全书（附：杂治方）

【分类】临证各科·外科·其他外科病证

【卷数】不分卷

【责任者】佚名

【年代】约1940年

【类型】抄本

【藏馆】浙江省中医药研究院图书馆

【存世情况】孤本

3618　瘰疬秘方

【分类】临证各科·外科·其他外科病证

【卷数】不分卷

【责任者】佚名

【年代】民国

【类型】抄本

【藏馆】中国中医科学院图书馆

【存世情况】孤本

3619　瘰疬症论

【分类】临证各科·外科·其他外科病证

【卷数】不分卷

【责任者】佚名

【年代】民国

【类型】抄本

【藏馆】广东省立中山图书馆

【存世情况】孤本

3620　瘰疬治疗法

【分类】临证各科·外科·其他外科病证

【卷数】不分卷

【责任者】佚名

【年代】民国

【类型】抄本

【藏馆】中国中医科学院图书馆

【存世情况】孤本

（七）伤　科

3621　伤科汇纂

【分类】临证各科·伤科

【卷数】十二卷、卷首一卷

【责任者】〔清〕胡廷光（字耀山，号晴川主人）编

【年代】①清嘉庆二十年（1815）
　　　　②清嘉庆二十三年（1818）博施堂抄本

【类型】①稿本
　　　　②抄本

【藏馆】①中山大学图书馆
　　　　②北京大学图书馆

【存世情况】稿本与抄本各1部

3622　拳术家伤科

【分类】临证各科·伤科

【卷数】不分卷（一册）

【责任者】佚名

【年代】清宣统三年（1911）

【类型】稿本

【藏馆】浙江省中医药研究院图书馆

【存世情况】孤本

【备注】藏馆信息作"抄本"

3623　跌打秘传

【分类】临证各科·伤科

【卷数】不分卷

【责任者】作民居士传

【年代】清宣统三年（1911）

【类型】稿本

【藏馆】浙江省中医药研究院图书馆

【存世情况】孤本

【备注】藏馆信息作"抄本"

3624　秘传骨科

【分类】临证各科·伤科

【卷数】不分卷

【责任者】佚名

【年代】1936年

【类型】稿本

【藏馆】浙江省中医药研究院图书馆

【存世情况】孤本

3625　接骨入骱全书

【分类】临证各科·伤科

【卷数】不分卷

【责任者】〔元〕王承业、顾东甫撰

【年代】原书成于元元统三年（1335）
　　　　①清嘉庆二十二年（1817）抄
　　　　②抄写年代不详

【类型】抄本

【藏馆】①中国中医科学院图书馆
　　　　②北京中医药大学图书馆

【存世情况】抄本2部

3626　（秘传）刘青田先生家藏禁方（又名处州青田刘伯温先生跌打禁方）

【分类】临证各科·伤科

【卷数】不分卷

【责任者】原题〔明〕刘基（字伯温）撰

【年代】原书约成于明洪武八年（1375）

①明正统年间（1436—1449）陆子

纲抄

②清光绪二十八年（1902）抄

③民国抄

【类型】抄本

【藏馆】①上海图书馆

②中国中医科学院图书馆

③中国国家图书馆

【存世情况】抄本 3 部

3627 刘青田家藏军中神效接骨禁方

【分类】临证各科·伤科

【卷数】不分卷（一册）

【责任者】著者佚名；〔清〕王芳洲抄

【年代】原书约成于明洪武八年（1375）

清嘉庆元年（1796）抄

【类型】抄本

【藏馆】中国中医科学院图书馆

【存世情况】孤本

3628 金疮秘传禁方

【分类】临证各科·伤科

【卷数】不分卷（二册）

【责任者】原题〔明〕刘基（字伯温）撰

【年代】原书约成于明洪武八年（1375）

抄写年代不详

【类型】抄本

【藏馆】中国中医科学院图书馆

【存世情况】孤本

3629 劳氏家宝（附：宋氏伤科验方）

【分类】临证各科·伤科

【卷数】不分卷（一册）

【责任者】〔明〕劳天池撰

【年代】原书成于明嘉靖六年（1527）

1927 年抄

【类型】抄本

【藏馆】上海中医药大学图书馆

【存世情况】孤本

3630 跌打损伤秘方

【分类】临证各科·伤科

【卷数】不分卷（一册）

【责任者】原题罗氏秘传，〔明〕陈抱贞辑

【年代】原书约成于明万历十五年（1587）

抄写年代不详

【类型】抄本

【藏馆】中国中医科学院图书馆

【存世情况】孤本

3631 接骨手法

【分类】临证各科·伤科

【卷数】不分卷（一册）

【责任者】著者佚名；巢念修（又名祖德）、

石筱山（字熙侯）抄

【年代】原书成于明崇祯十六年（1643）

民国抄

【类型】抄本

【藏馆】上海中医药大学图书馆

【存世情况】孤本

3632 金疮跌打接骨秘方

【分类】临证各科·伤科

【卷数】不分卷

【责任者】〔明〕郑芝龙（字日甲，号飞

黄，一作飞虹）辑，〔清〕余自荣（字

维星）校

【年代】原书成于明末清初（约1644）

抄写年代均不详

【类型】抄本

【藏馆】①上海图书馆

②上海中医药大学图书馆

【存世情况】抄本2部

【备注】《总目》书名原作"接骨药性秘方"，民国抄本，经核原书后修正。《伤科秘书》《金疮跌打接骨药性秘书》《金疮跌打接骨秘方》三书撰辑者和校订者皆相同，内容类似，但部分语句与图画有差异，应是托名郑芝龙的伤科书籍的不同传抄本

3633　金疮跌打接骨药性秘书

【分类】临证各科·伤科

【卷数】不分卷

【责任者】〔明〕郑芝龙（字日甲，号飞黄，一作飞虹）辑，〔清〕余自荣（字维星）校

【年代】原书成于明末清初（约1644）

抄写年代均不详

【类型】抄本

【藏馆】①上海图书馆

②上海中医药大学图书馆

【存世情况】抄本2部

【备注】《总目》书名原作"金疮跌打痈疽发背神方"，民国抄本，经核原书后修正

3634　伤科秘书

【分类】临证各科·伤科

【卷数】不分卷（一册）

【责任者】〔明〕郑芝龙（字日甲，号飞黄，一作飞虹）撰，余自荣（字维星）校

【年代】原书成于明末清初（约1644）

抄写年代不详

【类型】抄本

【藏馆】上海中医药大学图书馆

【存世情况】孤本

【备注】《总目》作民国抄本

3635　沈元善先生伤科（又名沈元善先生伤科秘本）

【分类】临证各科·伤科

【卷数】三卷

【责任者】〔清〕沈昌惠（字元善）撰

【年代】原书成于清乾隆元年（1736）

抄写年代均不详

【类型】抄本

【藏馆】①中国中医科学院图书馆

②北京中医药大学图书馆

【存世情况】抄本2部

3636　正骨心法要旨

【分类】临证各科·伤科

【卷数】四卷

【责任者】〔清〕吴谦（字六吉）等撰

【年代】原书成于清乾隆七年（1742）

抄写年代不详

【类型】抄本

【藏馆】黑龙江省图书馆

【存世情况】另见于"（御纂）医宗金鉴"

【备注】内容即"（御纂）医宗金鉴"第八十七卷至九十卷。

《总目》载有中国中医科学院图书馆所藏抄本，经查未见

3637 伤科秘传

【分类】临证各科·伤科

【卷数】不分卷（一册）

【责任者】〔清〕甘边（字雨来）撰
胡宋有抄

【年代】清乾隆十一年（1746）

【类型】抄本

【藏馆】上海中医药大学图书馆

【存世情况】孤本

3638 甘氏伤科方论

【分类】临证各科·伤科

【卷数】不分卷（一册）

【责任者】〔清〕甘边（字雨来）撰；云间
封氏抄

【年代】原书成于清乾隆十一年（1746）
清抄

【类型】抄本

【藏馆】上海图书馆

【存世情况】孤本

3639 损伤科

【分类】临证各科·伤科

【卷数】不分卷（一册）

【责任者】〔清〕霍孔昭撰

【年代】清乾隆四十六年（1781）

【类型】抄本

【藏馆】中国中医科学院图书馆

【存世情况】原为孤本。后有 1996 年上海
古籍出版社影印本

3640 金疮铁扇散医案（附：解救溺缢服
毒方）

【分类】临证各科·伤科

【卷数】不分卷（一册）

【责任者】〔清〕沈大润（字雨苍）述

【年代】原书成于清乾隆年间（1736—1795）
抄写年代不详

【类型】抄本

【藏馆】上海图书馆

【存世情况】孤本

3641 韩氏金疮铁扇散经验医案

【分类】临证各科·伤科

【卷数】不分卷

【责任者】〔清〕韩士勇撰

【年代】清嘉庆八年（1803）

【类型】抄本

【藏馆】中国民族图书馆

【存世情况】孤本

3642 起死回生跌打损伤秘授

【分类】临证各科·伤科

【卷数】六卷（一册）

【责任者】著者佚名；〔清〕黄太琏抄

【年代】清嘉庆十九年（1814）

【类型】抄本

【藏馆】中国中医科学院图书馆

【存世情况】孤本

3643 伤科杂方

【分类】临证各科·伤科

【卷数】四卷（四册）

【责任者】佚名

【年代】原书成于清道光年间（1821—1850）
清抄

【类型】抄本

【藏馆】中国中医科学院图书馆

【存世情况】孤本

【备注】残本

3644　全身骨图考正（附：全身骸骨名异同考及伤科经验方）

【分类】临证各科·伤科

【卷数】不分卷

【责任者】〔清〕樨历撰；柏仙录

【年代】原书成于清咸丰年间（1851—1861）

　　　　抄写年代不详

【类型】抄本

【藏馆】中国中医科学院图书馆

【存世情况】孤本

3645　伤科要略（又名日本吉利禅师伤科秘本）

【分类】临证各科·伤科

【卷数】不分卷（一册）

【责任者】〔日〕吉利禅师撰

【年代】清同治三年（1864）

【类型】抄本

【藏馆】上海中医药大学图书馆

【存世情况】孤本

【备注】《总目》作"徽歙方义堂抄本"，经核原书，前有咸丰九年（1859）方义堂序，封面又题"甲子孟秋令三儿雍煊照高氏抄本录子缄手记"字样，可证方义堂为传抄者之一，该本为雍煊抄录

3646　伤医大全

【分类】临证各科·伤科

【卷数】不分卷（一册）

【责任者】〔清〕张炳南编

【年代】原书成于清同治八年（1869）

　　　　抄写年代不详

【类型】抄本

【藏馆】上海中医药大学图书馆

【存世情况】孤本

3647　少林寺跌打损伤奇验全方

【分类】临证各科·伤科

【卷数】不分卷（一册）

【责任者】佚名

【年代】原书成于清同治至光绪年间（约1875）

　　　　清抄

【类型】抄本

【藏馆】中国中医科学院图书馆

【存世情况】孤本

3648　伤科方书六种（附：朱君尚先生秘传跌打方）

【分类】临证各科·伤科

【卷数】不分卷

【责任者】〔清〕胡松等编

【年代】原书成于清光绪五年（1879）

　　　　抄写年代不详

【类型】抄本

【藏馆】中国中医科学院图书馆

【存世情况】孤本

【备注】子目：

（1）金龙师治跌打方

（2）秘传药书

（3）吴师真授跌打法门

（4）跌打损伤验方

（5）跌打伤科

（6）跌打损伤验方

3649　世传秘方

　　接骨入骱全书

　　伤科合药摘要

【分类】临证各科·伤科

【卷数】三卷（三册）

【责任者】辑者佚名；〔清〕朱韵香抄

【年代】清光绪六年（1880）

【类型】抄本

【藏馆】上海图书馆

【存世情况】孤本

3650　伤科要方

【分类】临证各科·伤科

【卷数】不分卷

【责任者】佚名

【年代】原书成于清光绪七年（1881）

　　　　抄写年代不详

【类型】抄本

【藏馆】浙江省中医药研究院图书馆

【存世情况】孤本

3651　接骨全书

【分类】临证各科·伤科

【卷数】不分卷

【责任者】〔清〕徐瑛撰

【年代】①清光绪九年（1883）抄

　　　　②清末抄

　　　　③清抄

　　　　④1921年恒兴堂抄本

　　　　⑤⑥抄写年代不详

【类型】抄本

【藏馆】①南京中医药大学图书馆

　　　　②中国国家图书馆

　　　　③天津医学高等专科学校图书馆

　　　　④⑥中国中医科学院图书馆

　　　　⑤中国科学院国家科学图书馆

【存世情况】仅见抄本

【备注】①南京中医药大学图书馆藏本题名

　　　　"徐氏接骨入骱全书"。

　　　　②中国国家图书馆藏本题名"接骨

　　　　入骱全书诸方"。

　　　　③天津医学高等专科学校图书馆藏

　　本共二册

3652　少林寺伤科

【分类】临证各科·伤科

【卷数】三卷

【责任者】原题妙月撰

【年代】原书成于清光绪前期（约1883）

　　　　清抄

【类型】抄本

【藏馆】浙江省中医药研究院图书馆

【存世情况】孤本

【备注】《总目》载有温州市图书馆所藏抄

　　　　本，经查未见

3653　伤科医书

【分类】临证各科·伤科

【卷数】不分卷（五册合订）

【责任者】佚名

【年代】清光绪十二年（1886）

【类型】抄本

【藏馆】上海中医药大学图书馆

【存世情况】孤本

3654　伤科诸方

【分类】临证各科·伤科

【卷数】不分卷（一册）

【责任者】著者佚名；汾溪夏镐抄

【年代】清光绪十七年（1891）

【类型】抄本

【藏馆】上海图书馆

【存世情况】孤本

3655　跌打损伤诸证治法

【分类】临证各科·伤科

【卷数】不分卷

【责任者】著者佚名，〔清〕蔡氏重修

【年代】清光绪二十一年（1895）重修
　　　　抄写年代不详

【类型】抄本

【藏馆】宁波图书馆

【存世情况】孤本

3656　伤科秘诀

【分类】临证各科·伤科

【卷数】不分卷

【责任者】佚名

【年代】①清光绪二十三年（1897）吴郡
　　蒋瀍抄
　　　　②③④抄写年代不详

【类型】抄本

【藏馆】①上海中医药大学图书馆
　　　　②天一阁博物院
　　　　③④浙江中医药大学图书馆

【存世情况】抄本4部

【备注】浙江中医药大学图书馆所藏抄本
　　2部

3657　伤科药方

【分类】临证各科·伤科

【卷数】不分卷

【责任者】佚名

【年代】原书成于清光绪三十四年（1908）
　　　　抄写年代不详

【类型】抄本

【藏馆】北京中医药大学图书馆

【存世情况】孤本

3658　伤科证治

【分类】临证各科·伤科

【卷数】不分卷

【责任者】佚名

【年代】原书成于清光绪末年（约1908）
　　　　清抄

【类型】抄本

【藏馆】中国中医科学院图书馆

【存世情况】孤本

3659　外伤验方汇集

【分类】临证各科·伤科

【卷数】不分卷（一册）

【责任者】佚名

【年代】原书成于清光绪末年（约1908）
　　　　清抄

【类型】抄本

【藏馆】中国中医科学院图书馆

【存世情况】孤本

3660　伤科杂录

【分类】临证各科·伤科

【卷数】不分卷

【责任者】佚名

【年代】原书成于清光绪末年（约1908）
　　　　抄写年代不详

【类型】抄本

【藏馆】中国中医科学院图书馆

【存世情况】孤本

3661　外科跌打

【分类】临证各科·伤科

【卷数】不分卷

【责任者】佚名

【年代】原书成于清光绪末年（约1908）
　　　　抄写年代不详

【类型】抄本

【藏馆】中国中医科学院图书馆

【存世情况】孤本

3662　论跌打损伤症

【分类】临证各科·伤科

【卷数】不分卷

【责任者】天都氏撰

【年代】①清宣统元年（1909）抄
　　　　②抄写年代不详

【类型】抄本

【藏馆】①中国中医科学院图书馆
　　　　②北京中医药大学图书馆

【存世情况】抄本2部

3663　龙源洪氏家传跌打秘方

【分类】临证各科·伤科

【卷数】不分卷

【责任者】洪氏传

【年代】原书成于清宣统年间（1909—1911）
　　　　抄写年代不详

【类型】抄本

【藏馆】中国中医科学院图书馆

【存世情况】孤本

3664　跌打药方（原名跌打药书）

【分类】临证各科·伤科

【卷数】不分卷

【责任者】著者佚名；方国贤抄

【年代】清宣统二年（1910）

【类型】抄本

【藏馆】中国中医科学院图书馆

【存世情况】孤本

3665　八穴图说

【分类】临证各科·伤科

【卷数】不分卷（一册）

【责任者】佚名

【年代】约清宣统三年（1911）

【类型】抄本

【藏馆】上海图书馆

【存世情况】孤本

3666　全体伤科提要（又名全体伤科、伤科提要）

【分类】临证各科·伤科

【卷数】三卷（一册）

【责任者】著者佚名；〔清〕王焕旗抄

【年代】约清宣统三年（1911）

【类型】抄本

【藏馆】上海中医药大学图书馆

【存世情况】另有据清抄本复制本，藏于中国中医科学院图书馆

3667　伤科

【分类】临证各科·伤科

【卷数】不分卷

【责任者】〔清〕董亦香辑抄

【年代】约清宣统三年（1911）

【类型】抄本

【藏馆】宁波图书馆

【存世情况】孤本

3668　伤科心典（附：接骨论）

【分类】临证各科·伤科

【卷数】不分卷

【责任者】〔清〕陈月明传

【年代】约清宣统三年（1911）

【类型】抄本

【藏馆】辽宁中医药大学图书馆

【存世情况】孤本

3669　少林寺跌打急救方

【分类】临证各科·伤科

【卷数】不分卷（一册）

【责任者】佚名

【年代】约清宣统三年（1911）

【类型】抄本

【藏馆】中国中医科学院图书馆

【存世情况】孤本

3670　硬伤验方

【分类】临证各科·伤科

【卷数】不分卷

【责任者】佚名

【年代】约清宣统三年（1911）

【类型】抄本（缩微胶卷）

【藏馆】中国中医科学院图书馆

【存世情况】孤本

3671　（吴氏秘传）伤科摘要

【分类】临证各科·伤科

【卷数】不分卷（一册）

【责任者】〔清〕吴氏撰

【年代】原书成于清宣统三年（1911）

　　　　抄写年代不详

【类型】抄本

【藏馆】上海图书馆

【存世情况】孤本

3672　秘传跌打钹方

【分类】临证各科·伤科

【卷数】不分卷

【责任者】〔清〕姚仰三、黄廷选辑

【年代】原书成于清宣统三年（1911）

　　　　抄写年代不详

【类型】抄本（缩微胶卷）

【藏馆】中国中医科学院图书馆

【存世情况】孤本

3673　祖传拳经伤科

【分类】临证各科·伤科

【卷数】不分卷

【责任者】〔清〕胡淳圃辑；胡仲荣录

【年代】原书成于清宣统三年（1911）

　　　　抄写年代不详

【类型】抄本

【藏馆】吉林省图书馆

【存世情况】孤本

3674　锦囊六部拳伤方

【分类】临证各科·伤科

【卷数】不分卷（一册）

【责任者】佚名

【年代】清

【类型】抄本

【藏馆】中国国家图书馆

【存世情况】孤本

3675　伤科良方

【分类】临证各科·伤科

【卷数】不分卷

【责任者】佚名

【年代】清

【类型】抄本

【藏馆】上海图书馆

【存世情况】孤本

3676　（秘本）跌打科

【分类】临证各科·伤科

【卷数】不分卷

【责任者】著者佚名；成吾氏抄

【年代】〔清〕

【类型】抄本

【藏馆】中国中医科学院图书馆

【存世情况】孤本

3677　（秘传）跌扑损伤精要全书

【分类】临证各科·伤科

【卷数】不分卷（一册）

【责任者】佚名

【年代】〔清〕

【类型】抄本

【藏馆】上海图书馆

【存世情况】孤本

3678　（秘传）伤科（附：保胎方）

【分类】临证各科·伤科

【卷数】不分卷

【责任者】〔清〕汪凤来撰

【年代】〔清〕

【类型】抄本

【藏馆】中国中医科学院图书馆

【存世情况】孤本

3679　（秘传）伤科接骨入骱穴堂科

【分类】临证各科·伤科

【卷数】不分卷（一册）

【责任者】佚名

【年代】〔清〕

【类型】抄本

【藏馆】上海中医药大学图书馆

【存世情况】孤本

3680　（秘传）神效骨镲科

【分类】临证各科·伤科

【卷数】不分卷（一册）

【责任者】佚名

【年代】〔清〕

【类型】抄本

【藏馆】上海中医药大学图书馆

【存世情况】孤本

3681　跌打秘方

【分类】临证各科·伤科

【卷数】不分卷

【责任者】〔清〕江昱编

【年代】〔清〕

【类型】抄本

【藏馆】中国中医科学院图书馆

【存世情况】孤本

3682　跌打损伤方

【分类】临证各科·伤科

【卷数】不分卷

【责任者】著者佚名；佐明抄

【年代】［清］

【类型】抄本

【藏馆】中国中医科学院图书馆

【存世情况】孤本

3683　跌打损伤妙药方

【分类】临证各科·伤科

【卷数】不分卷

【责任者】著者佚名；姜圣恩抄

【年代】［清］

【类型】抄本

【藏馆】中国中医科学院图书馆

【存世情况】孤本

3684　接骨方书五种

【分类】临证各科·伤科

【卷数】不分卷（一册）

【责任者】佚名

【年代】［清］

【类型】抄本

【藏馆】上海中医药大学图书馆

【存世情况】孤本

【备注】子目（五种）：

　　（1）接骨入骱金枪杖伤一切杂症

　　（2）秘传接骨金疮禁方

　　（3）叶宝太传接骨秘方

　　（4）秘传杖丹膏散丸末方

　　（5）稽氏家训与接骨方

3685　伤科方药集成

【分类】临证各科·伤科

【卷数】不分卷

【责任者】佚名

【年代】［清］

【类型】抄本

【藏馆】中国科学院国家科学图书馆

【存世情况】孤本

3686　伤科秘要

【分类】临证各科·伤科

【卷数】不分卷（一册）

【责任者】〔日〕海和传；孙明甫抄

【年代】［清］

【类型】抄本

【藏馆】上海中医药大学图书馆

【存世情况】孤本

3687　伤科总诀

【分类】临证各科·伤科

【卷数】不分卷（一册）

【责任者】著者佚名；郑海溶抄

【年代】［清］

【类型】抄本

【藏馆】上海图书馆

【存世情况】孤本

3688　少林伤科治要集要

【分类】临证各科·伤科

【卷数】不分卷

【责任者】〔清〕不退和尚传

【年代】［清］

【类型】抄本

【藏馆】浙江省中医药研究院图书馆

【存世情况】孤本

3689　少陵秘传

【分类】临证各科·伤科

【卷数】不分卷

【责任者】〔清〕不退和尚辑

【年代】［清］

【类型】抄本

【藏馆】①中国中医科学院图书馆
　　　　②上海中医药大学图书馆

【存世情况】抄本 2 部

3690　少陵伤科秘传妙诀良方

【分类】临证各科·伤科

【卷数】不分卷（一册）

【责任者】〔清〕不退和尚传

【年代】〔清〕

【类型】抄本

【藏馆】上海图书馆

【存世情况】孤本

3691　五论图（附：跌打杂病药方）

【分类】临证各科·伤科

【卷数】不分卷

【责任者】佚名

【年代】［清］

【类型】抄本

【藏馆】广东省立中山图书馆

【存世情况】孤本

3692　穴谱大全图（附：外科单方）

【分类】临证各科·伤科

【卷数】不分卷

【责任者】佚名

【年代】［清］

【类型】抄本

【藏馆】首都图书馆

【存世情况】孤本

3693　伤科药方（附：主要穴道图）

【分类】临证各科·伤科

【卷数】不分卷

【责任者】佚名

【年代】1914 年

【类型】抄本

【藏馆】中国中医科学院图书馆

【存世情况】孤本

3694　伤科偷录（又名少林祝少云遗方）

【分类】临证各科·伤科

【卷数】不分卷

【责任者】著者佚名；杨建刚抄

【年代】1915 年

【类型】抄本

【藏馆】辽宁中医药大学图书馆

【存世情况】孤本

3695　外损科秘诀

【分类】临证各科·伤科

【卷数】不分卷

【责任者】胡学鸿编

【年代】1915 年

【类型】抄本

【藏馆】中国中医科学院图书馆

【存世情况】孤本

3696　跌打方药

【分类】临证各科·伤科

【卷数】不分卷（一册）

【责任者】著者佚名；蓬莱氏抄

【年代】1921 年

【类型】抄本

【藏馆】广西壮族自治区桂林图书馆

【存世情况】孤本

【备注】据溪南吴氏家藏本抄

3697　名家跌打损伤真传

【分类】临证各科·伤科

【卷数】不分卷

【责任者】佚名

【年代】1927 年

【类型】抄本

【藏馆】中国中医科学院图书馆

【存世情况】孤本

3698　跌打药性

【分类】临证各科·伤科

【卷数】不分卷

【责任者】佚名

【年代】1937 年

【类型】抄本

【藏馆】中国中医科学院图书馆

【存世情况】孤本

3699　（秘传）跌打损伤方

【分类】临证各科·伤科

【卷数】不分卷

【责任者】曾氏秘传

【年代】民国（1927—1937）

【类型】抄本

【藏馆】南京中医药大学图书馆

【存世情况】孤本

3700　曾氏秘传跌打损伤神验方

【分类】临证各科·伤科

【卷数】不分卷

【责任者】曾氏传；徐仁霞抄

【年代】民国（1927—1937）

【类型】抄本

【藏馆】天津医学高等专科学校图书馆

【存世情况】孤本

3701　跌打驳骨书

【分类】临证各科·伤科

【卷数】不分卷

【责任者】佚名

【年代】民国（1927—1937）

【类型】抄本

【藏馆】广东省立中山图书馆

【存世情况】孤本

3702　跌打损伤外八卦经录

【分类】临证各科·伤科

【卷数】不分卷

【责任者】佚名

【年代】民国（1927—1937）

【类型】抄本

【藏馆】广东省立中山图书馆

【存世情况】孤本

3703　跌打损伤治法总论

【分类】临证各科·伤科

【卷数】不分卷（一册）

【责任者】佚名

【年代】民国（1927—1937）

【类型】抄本

【藏馆】上海中医药大学图书馆

【存世情况】孤本

3704　跌扑伤损全书

【分类】临证各科·伤科

【卷数】不分卷（五册）

【责任者】佚名

【年代】民国（1927—1937）

【类型】抄本

【藏馆】上海中医药大学图书馆

【存世情况】孤本

3705　跌闪秘传

【分类】临证各科·伤科

【卷数】不分卷

【责任者】著者佚名；徐周书抄

【年代】民国（1927—1937）

【类型】抄本

【藏馆】中国人民解放军医学图书馆

【存世情况】孤本

3706　定远张明府传跌打损伤丸方

【分类】临证各科·伤科

【卷数】不分卷

【责任者】佚名

【年代】民国（1927—1937）

【类型】抄本

【藏馆】苏州大学图书馆

【存世情况】孤本

3707　金疮跌打痈疽发背神方

【分类】临证各科·伤科

【卷数】不分卷

【责任者】佚名

【年代】民国（1927—1937）

【类型】抄本

【藏馆】上海交通大学医学院图书馆

【存世情况】孤本

3708　金创要诀

【分类】临证各科·伤科

【卷数】不分卷

【责任者】佚名

【年代】民国（1927—1937）

【类型】抄本

【藏馆】吉林大学图书馆医学馆

【存世情况】孤本

3709　劳氏伤科全书

【分类】临证各科·伤科

【卷数】不分卷

【责任者】佚名

【年代】民国（1927—1937）

【类型】抄本

【藏馆】浙江省中医药研究院图书馆

【存世情况】孤本

3710　秘传伤科

【分类】临证各科·伤科

【卷数】不分卷

【责任者】著者佚名，曹焕斗校订

【年代】民国（1927—1937）

【类型】抄本

【藏馆】广西壮族自治区桂林图书馆

【存世情况】孤本

3711　伤科集要

【分类】临证各科·伤科

【卷数】不分卷

【责任者】佚名

【年代】民国（1927—1937）

【类型】抄本

【藏馆】中国科学院国家科学图书馆

【存世情况】孤本

3712　伤科秘传

【分类】临证各科·伤科

【卷数】不分卷（一册）

【责任者】佚名

【年代】民国（1927—1937）

【类型】抄本

【藏馆】上海中医药大学图书馆

【存世情况】孤本

【备注】同馆有〔清〕甘雨来撰，胡宋有
　　　　抄录的同名抄本，内容不同

3713　伤科提要

【分类】临证各科·伤科

【卷数】三卷

【责任者】佚名

【年代】民国（1927—1937）

【类型】抄本

【藏馆】上海中医药大学图书馆

【存世情况】孤本

3714　伤科杂症（附：医方杂录、林文忠
　　　　公戒鸦片烟神效方）

【分类】临证各科·伤科

【卷数】不分卷（一册）

【责任者】娄门曾氏传

【年代】民国（1927—1937）

【类型】抄本

【藏馆】上海中医药大学图书馆

【存世情况】孤本

3715　伤科摘要秘方

【分类】临证各科·伤科

【卷数】不分卷

【责任者】佚名

【年代】民国（1927—1937）

【类型】抄本

【藏馆】浙江省中医药研究院图书馆

【存世情况】孤本

3716　损伤策

【分类】临证各科·伤科

【卷数】不分卷

【责任者】佚名

【年代】民国（1927—1937）

【类型】抄本

【藏馆】广东省立中山图书馆

【存世情况】孤本

3717　续伤接骨遗书

【分类】临证各科·伤科

【卷数】不分卷

【责任者】著者佚名，曹焕斗校订

【年代】民国（1927—1937）

【类型】抄本

【藏馆】中国中医科学院图书馆

【存世情况】孤本

3718　杂症并跌打伤方线

【分类】临证各科·伤科

【卷数】不分卷

【责任者】佚名

【年代】民国（1927—1937）

【类型】抄本

【藏馆】广东省立中山图书馆

【存世情况】孤本

3719　伤科秘传

【分类】临证各科·伤科

【卷数】不分卷

【责任者】佚名

【年代】1938 年

【类型】抄本

【藏馆】中国中医科学院图书馆

【存世情况】孤本

【备注】辅仁汪记抄本

3720　伤科全集（附：伤科秘本）

【分类】临证各科·伤科

【卷数】不分卷

【责任者】徐思晃（字方明）撰，雷隽（字南英）校正

【年代】①1938 年梅天雄抄
②1943 年富其中抄

【类型】抄本

【藏馆】①②上海中医药大学图书馆

【存世情况】抄本 2 部

【备注】同馆藏同一书的两部复本

3721　治跌打损伤方

【分类】临证各科·伤科

【卷数】不分卷

【责任者】佚名

【年代】1941 年

【类型】抄本

【藏馆】中国中医科学院图书馆

【存世情况】孤本

3722　伤科秘本

【分类】临证各科·伤科

【卷数】不分卷

【责任者】佚名

【年代】①1941 年梅敦寿抄
②抄写年代不详

【类型】抄本

【藏馆】①上海中医药大学图书馆
②华中科技大学同济医学院图书馆

【存世情况】抄本 2 部

3723　跌打损伤秘授全书

【分类】临证各科·伤科

【卷数】三卷（一册）

【责任者】著者佚名；俞志钧（自号仙灵山人）抄

【年代】1943 年

【类型】抄本

【藏馆】上海中医药大学图书馆

【存世情况】孤本

3724　跌打火烫刀伤蛇虫狗咬各种良方

【分类】临证各科·伤科

【卷数】不分卷

【责任者】佚名

【年代】民国

【类型】抄本

【藏馆】苏州图书馆

【存世情况】孤本

3725　跌打损伤方

【分类】临证各科·伤科

【卷数】不分卷

【责任者】佚名

【年代】民国

【类型】抄本

【藏馆】广东省立中山图书馆

【存世情况】孤本

3726 跌打损伤应验良方

【分类】临证各科·伤科

【卷数】不分卷（一册）

【责任者】徐宗显撰

【年代】民国

【类型】抄本

【藏馆】上海中医药大学图书馆

【存世情况】孤本

3727 跌打杂病方

【分类】临证各科·伤科

【卷数】不分卷

【责任者】佚名

【年代】民国

【类型】抄本

【藏馆】广东省立中山图书馆

【存世情况】孤本

3728 跌打杂症良方

【分类】临证各科·伤科

【卷数】不分卷

【责任者】佚名

【年代】民国

【类型】抄本

【藏馆】广东省立中山图书馆

【存世情况】孤本

3729 跌打杂症药方

【分类】临证各科·伤科

【卷数】不分卷

【责任者】佚名

【年代】民国

【类型】抄本

【藏馆】广东省立中山图书馆

【存世情况】孤本

3730 跌扑金疮生死秘本全书 跌打金疮治疗全书

【分类】临证各科·伤科

【卷数】不分卷

【责任者】佚名

【年代】民国

【类型】抄本

【藏馆】中国中医科学院图书馆

【存世情况】孤本

3731 接骨论

【分类】临证各科·伤科

【卷数】不分卷

【责任者】佚名

【年代】民国

【类型】抄本

【藏馆】山东大学医学院图书馆

【存世情况】孤本

3732 接骨秘论

【分类】临证各科·伤科

【卷数】不分卷

【责任者】徐英撰

【年代】民国

【类型】抄本

【藏馆】苏州市中医医院图书馆

【存世情况】孤本

3733　秘传跌打生死正穴部位
　　　　秘传跌打三十个穴道破解良方

【分类】临证各科·伤科

【卷数】不分卷

【责任者】佚名

【年代】民国

【类型】抄本

【藏馆】内蒙古图书馆

【存世情况】孤本

3734　拳法指明跌打损伤方

【分类】临证各科·伤科

【卷数】不分卷

【责任者】佚名

【年代】民国

【类型】抄本

【藏馆】广东省立中山图书馆

【存世情况】孤本

3735　伤科

【分类】临证各科·伤科

【卷数】不分卷（一册）

【责任者】佚名

【年代】民国

【类型】抄本

【藏馆】上海中医药大学图书馆

【存世情况】孤本

3736　伤科方

【分类】临证各科·伤科

【卷数】不分卷

【责任者】佚名

【年代】民国

【类型】抄本

【藏馆】浙江省中医药研究院图书馆

【存世情况】孤本

3737　伤科方选

【分类】临证各科·伤科

【卷数】不分卷

【责任者】佚名

【年代】民国

【类型】抄本

【藏馆】浙江省中医药研究院图书馆

【存世情况】孤本

3738　伤科绘图附方

【分类】临证各科·伤科

【卷数】不分卷（一册）

【责任者】佚名

【年代】民国

【类型】抄本

【藏馆】上海中医药大学图书馆

【存世情况】孤本

3739　伤科论治

【分类】临证各科·伤科

【卷数】不分卷（一册）

【责任者】佚名

【年代】民国

【类型】抄本

【藏馆】湖南图书馆

【存世情况】孤本

3740　伤科秘方

【分类】临证各科·伤科

【卷数】五卷

【责任者】佚名

【年代】民国

【类型】抄本

【藏馆】浙江省中医药研究院图书馆

【存世情况】孤本

3741 伤科秘录

【分类】临证各科·伤科

【卷数】不分卷

【责任者】佚名

【年代】民国

【类型】抄本

【藏馆】中国中医科学院图书馆

【存世情况】孤本

【备注】曹炳章家藏本

3742 伤科神方

【分类】临证各科·伤科

【卷数】不分卷（一册）

【责任者】佚名

【年代】民国

【类型】抄本

【藏馆】上海中医药大学图书馆

【存世情况】孤本

3743 伤外科

【分类】临证各科·伤科

【卷数】不分卷

【责任者】佚名

【年代】民国

【类型】抄本（缩微胶卷）

【藏馆】中国中医科学院图书馆

【存世情况】孤本

3744 伤外科方

【分类】临证各科·伤科

【卷数】不分卷（一册）

【责任者】佚名

【年代】民国

【类型】抄本

【藏馆】上海中医药大学图书馆

【存世情况】孤本

3745 十二时辰穴伤诊治图

【分类】临证各科·伤科

【卷数】不分卷

【责任者】佚名

【年代】民国

【类型】抄本（缩微胶卷）

【藏馆】中国中医科学院图书馆

【存世情况】孤本

3746 外科伤方

【分类】临证各科·伤科

【卷数】不分卷

【责任者】佚名

【年代】民国

【类型】抄本

【藏馆】上海中医药大学图书馆

【存世情况】孤本

3747 外科伤秘方

【分类】临证各科·伤科

【卷数】不分卷

【责任者】佚名

【年代】民国

【类型】抄本

【藏馆】上海中医药大学图书馆

【存世情况】孤本

3748　外伤治法

【分类】临证各科·伤科

【卷数】不分卷

【责任者】佚名

【年代】民国

【类型】抄本

【藏馆】天津医学高等专科学校图书馆

【存世情况】孤本

3749　玄机拳诀（附：伤科杂方）

【分类】临证各科·伤科

【卷数】不分卷

【责任者】张鸣鹗撰

【年代】民国

【类型】抄本

【藏馆】成都中医药大学图书馆

【存世情况】孤本

3750　杨成博先生遗留穴道秘方

【分类】临证各科·伤科

【卷数】不分卷

【责任者】杨成博撰

【年代】民国

【类型】抄本

【藏馆】广东省立中山图书馆

【存世情况】孤本

3751　张横秋伤科方

【分类】临证各科·伤科

【卷数】不分卷

【责任者】张横秋撰；周彬成抄

【年代】民国

【类型】抄本

【藏馆】苏州大学图书馆

【存世情况】孤本

3752　真传万应刀伤药方

【分类】临证各科·伤科

【卷数】不分卷

【责任者】冯润田辑

【年代】民国

【类型】抄本

【藏馆】宁波图书馆

【存世情况】孤本

3753　治跌打损伤用汤药论

【分类】临证各科·伤科

【卷数】不分卷

【责任者】佚名

【年代】民国

【类型】抄本

【藏馆】广东省立中山图书馆

【存世情况】孤本

3754　佐文秘集

【分类】临证各科·伤科

【卷数】二卷（二册合订）

【责任者】张鸣鹗撰

【年代】民国

【类型】抄本

【藏馆】上海中医药大学图书馆

【存世情况】孤本

（八）眼　科

3755　秘授眼科

【分类】临证各科·眼科

【卷数】不分卷（一册）

【责任者】〔清〕周赞亭传，王伯舆录

【年代】清嘉庆十六年（1811）

【类型】稿本

【藏馆】河南中医药大学图书馆

【存世情况】孤本

3756　眼科启明

【分类】临证各科·眼科

【卷数】二卷

【责任者】〔清〕邓鸿勋（一名雄勋，字捷
　　　卿）撰

【年代】①清光绪十一年（1885）
　　　　②清光绪十一年（1885）抄

【类型】①稿本
　　　　②抄本

【藏馆】广东省立中山图书馆

【存世情况】稿本与抄本各1部

3757　明瞖秘珍

【分类】临证各科·眼科

【卷数】不分卷（二册）

【责任者】佚名

【年代】清

【类型】稿本

【藏馆】上海图书馆

【存世情况】孤本

【备注】《总目》作"抄本"

3758　塘西十六世眼科秘本

【分类】临证各科·眼科

【卷数】不分卷

【责任者】游心济编

【年代】民国（约1913）

【类型】稿本

【藏馆】浙江图书馆

【存世情况】孤本

3759　龙树菩萨眼论

【分类】临证各科·眼科

【卷数】不分卷（一册）

【责任者】著者佚名，〔朝〕金礼蒙等辑；
　　　　〔日〕丹波元坚（字亦柔，号茝庭）录

【年代】原书成于唐末（约907）
　　　　日本文化七年（1810）抄

【类型】抄本

【藏馆】中国国家图书馆

【存世情况】孤本

3760　鸿飞集七十二问（附：丹方）

【分类】临证各科·眼科

【卷数】二卷（附一卷）（一册）

【责任者】原题〔五代〕田日华撰

【年代】原书成于北宋初年（约961）
　　　　清抄

【类型】抄本

【藏馆】中国中医科学院图书馆

【存世情况】孤本

3761　汇治眼目痛药性及治诸病之方

【分类】临证各科·眼科

【卷数】不分卷

【责任者】〔明〕程玠（字文玉，号松崖）撰

【年代】原书成于明成化年间（约1484）
　　　　抄写年代不详

【类型】抄本

【藏馆】湖南中医药大学图书馆

【存世情况】孤本

3762　异授眼科（又名异授眼科秘旨）

【分类】临证各科·眼科

【卷数】不分卷

【责任者】〔明〕李涿鹿撰

【年代】原书成于明崇祯十六年（1643）

　　①清初抄

　　②清康熙二十三年（1684）抄

　　③④⑤⑥⑦⑧⑨清抄

　　⑩1916年抄

【类型】抄本

【藏馆】①湖南图书馆

　　②广西壮族自治区图书馆

　　③中国国家图书馆

　　④中国科学院国家科学图书馆

　　⑤中国中医科学院图书馆

　　⑥⑩上海图书馆

　　⑦生命科学图书馆

　　⑧浙江省中医药研究院图书馆

　　⑨广西中医药大学图书馆

【存世情况】有清与民国刻印本多种，最早
　　见于清乾隆二十九年（1764）双桂堂刻
　　本，又有广州中医药大学图书馆所藏抄
　　本，题〔明〕程玠（字松崖）撰，据
　　光绪二年（1876）刻本抄

【备注】①湖南图书馆所藏清初抄本共四
　　册，为最早存本。

　　③中国国家图书馆藏本有傅山印

3763　青囊眼科

【分类】临证各科·眼科

【卷数】不分卷（一册）

【责任者】〔明〕徐大任（字寅生）撰

【年代】原书成于明末（约1644）

　　①清初抄

　　②清月桥公抄

【类型】抄本

【藏馆】①苏州图书馆

　　②南京中医药大学图书馆

【存世情况】抄本2部

【备注】②南京中医药大学图书馆藏本题名
　　"新选吴山果居徐寅生青囊眼科"

3764　新刊太医院秘传明目直指

【分类】临证各科·眼科

【卷数】三卷

【责任者】佚名

【年代】原书成于明末（约1644）

　　日本江户时代（1603—1868）抄

【类型】写本复制本

【藏馆】中国中医科学院图书馆

【存世情况】孤本

3765　秘传离娄经（附：小儿痘疹经验良
　　　　方、经验杂方）

【分类】临证各科·眼科

【卷数】不分卷（二册）

【责任者】佚名

【年代】明末

【类型】抄本

【藏馆】中国中医科学院图书馆

【存世情况】另见于医学丛书"医苑"（有
　　清光绪初抄本）

3766　眼科全书

【分类】临证各科·眼科

【卷数】三卷

【责任者】〔清〕王协（字恭男）辑

【年代】原书成于清初（约1667）

①清光绪二十二年（1896）万柏青抄

②日本江户时代（1603—1868）抄

【类型】①抄本

②日本写本复制本

【藏馆】①②中国中医科学院图书馆

【存世情况】抄本与写本复制本各1部

3767　青囊完璧（又名眼科全书）

【分类】临证各科·眼科

【卷数】七卷

【责任者】著者佚名，〔日〕多纪元昕（又名兆焘，通称安良，号晓湖）校

【年代】原书成于清康熙十二年（1673）

日本文政七年（1824）抄

【类型】日本抄本（缩微胶卷）

【藏馆】中国中医科学院图书馆

【存世情况】孤本

【备注】该本据清康熙十二年（1673）王协刻本抄

3768　眼科入门

【分类】临证各科·眼科

【卷数】不分卷

【责任者】〔清〕马化龙（字云从）撰

【年代】原书成于清康熙三十九年（1700）

①清张存鑫抄

②清抄

【类型】抄本

【藏馆】①济南市图书馆

②浙江省中医药研究院图书馆

【存世情况】另见于《孙真人眼科秘诀》附录

3769　眼科阐微

【分类】临证各科·眼科

【卷数】四卷

【责任者】〔清〕马化龙（字云从）撰

【年代】原书约成于清康熙三十九年（1700）

①②清抄

③④⑤⑥⑦⑧⑨抄写年代不详

【类型】抄本

【藏馆】①④天津医学高等专科学校图书馆

②山东中医药大学图书馆

③天津中医药大学第一附属医院图书馆

⑤中国科学院国家科学图书馆

⑥中国医学科学院北京协和医学院医学信息研究所图书馆

⑦中国中医科学院图书馆

⑧上海中医药大学图书馆

⑨广州中医药大学图书馆

【存世情况】另见于《孙真人眼科秘诀》附录

【备注】①天津医学高等专科学校图书馆所藏清抄本2部，一部四册，一部一册。

②山东中医药大学图书馆藏本为春和堂抄本。

①③天津医学高等专科学校图书馆与天津中医药大学第一附属医院图书馆藏本为泰州古里斋抄本。

《总目》载有天津中医药大学图书馆、安徽中医药大学图书馆、浙江省中医药研究院图书馆、湖南中医药大学图书馆、福建中医药大学图书馆、广西中医药大学图书馆等所藏抄本，经查均未见

3770 眼科指掌

【分类】临证各科·眼科

【卷数】四卷（四册）

【责任者】〔清〕杨陈允撰

【年代】清初（1645—1722）

【类型】抄本

【藏馆】中国中医科学院图书馆

【存世情况】孤本

3771 眼科秘传

【分类】临证各科·眼科

【卷数】不分卷

【责任者】佚名

【年代】原书成于清雍正六年（1728）

　　　①清同治七年（1868）抄

　　　②③④清抄

【类型】抄本

【藏馆】①上海图书馆

　　　②中国中医科学院图书馆

　　　③南京图书馆

　　　④广东省立中山图书馆

【存世情况】抄本4部

3772 金鉴眼科心法

【分类】临证各科·眼科

【卷数】不分卷（一册）

【责任者】〔清〕吴谦（字六吉）等编

【年代】原书成于清乾隆七年（1742）

　　　清抄

【类型】抄本

【藏馆】中国国家图书馆

【存世情况】另见于"（御纂）医宗金鉴"

【备注】《总目》书名作"眼科心法要诀"，

　　二卷。内容即"（御纂）医宗金鉴"第

七十七、七十八卷

3773 眼科要方

【分类】临证各科·眼科

【卷数】不分卷

【责任者】〔清〕岳望撰

【年代】清乾隆四十八年（1783）

【类型】抄本

【藏馆】苏州市中医医院图书馆

【存世情况】孤本

3774 眼科家传

【分类】临证各科·眼科

【卷数】不分卷（一册）

【责任者】佚名

【年代】清乾隆五十八年（1793）

【类型】抄本

【藏馆】中国中医科学院图书馆

【存世情况】孤本

3775 眼科总经要论

【分类】临证各科·眼科

【卷数】不分卷（二册）

【责任者】佚名

【年代】原书成于清乾隆至嘉庆年间（约

　　1795）

　　　清抄

【类型】抄本

【藏馆】中国中医科学院图书馆

【存世情况】孤本

3776 银海波抄

【分类】临证各科·眼科

【卷数】三卷（存二卷，一册）

【责任者】佚名

【年代】日本文政十年（1827）

【类型】日本抄本

【藏馆】上海中医药大学图书馆

【存世情况】孤本

【备注】残本，存卷上、中。钤"余姚谢氏
永耀楼藏书"印，原为民国谢光甫藏书

3777　秘传眼科七十二症

【分类】临证各科·眼科

【卷数】不分卷

【责任者】佚名

【年代】①清道光十五年（1835）抄
②民国抄

【类型】抄本

【藏馆】①②中国中医科学院图书馆

【存世情况】抄本2部

3778　（内府秘传）眼科全书

【分类】临证各科·眼科

【卷数】不分卷

【责任者】〔清〕仰山撰

【年代】原书成于清道光十五年（1835）
抄写年代均不详

【类型】抄本

【藏馆】①上海辞书出版社图书馆
②上海中医药大学图书馆

【存世情况】抄本2部

3779　眼科（又名眼科抄本）

【分类】临证各科·眼科

【卷数】二卷

【责任者】佚名

【年代】①清同治九年（1870）抄

②③④⑤抄写年代不详

【类型】抄本

【藏馆】①中国中医科学院图书馆
②山西省图书馆
③陕西省中医药研究院陕西省中
医医院图书馆
④上海中医药大学图书馆
⑤广东省立中山图书馆

【存世情况】抄本5部，有1922年铅印本

【备注】《总目》载有长春中医药大学图书
馆所藏抄本，经查未见

3780　广勤轩遗稿

【分类】临证各科·眼科

【卷数】不分卷（二册）

【责任者】佚名

【年代】原书成于清光绪元年（1875）
光绪年间（1875—1908）抄

【类型】抄本

【藏馆】中国中医科学院图书馆

【存世情况】孤本

3781　梁氏家藏至宝眼科备用良方

【分类】临证各科·眼科

【卷数】不分卷（一册）

【责任者】佚名

【年代】原书成于清光绪七年（1881）
抄写年代不详

【类型】抄本

【藏馆】天津中医药大学图书馆

【存世情况】孤本

3782　承机汇参

【分类】临证各科·眼科

【卷数】不分卷（一册）

【责任者】〔清〕胡燮卿辑

【年代】清光绪十年（1884）

【类型】抄本

【藏馆】中国中医科学院图书馆

【存世情况】孤本

3783　辨目疾拟治法

【分类】临证各科·眼科

【卷数】不分卷

【责任者】〔清〕瑞子珍撰；秀珊特达抄

【年代】清光绪十七年（1891）

【类型】抄本

【藏馆】首都医科大学图书馆

【存世情况】孤本

【备注】《总目》失载，今补

3784　眼科秘诀（疗眼症灼良方）

【分类】临证各科·眼科

【卷数】不分卷

【责任者】〔清〕瑞子珍撰；秀珊特达抄

【年代】清光绪十七年（1891）

【类型】抄本

【藏馆】首都医科大学图书馆

【存世情况】孤本

【备注】《总目》记载首都医科大学图书馆
　　藏《眼科溯源》二卷，其与《辨目疾
　　拟治法》《眼科秘诀（疗眼症灼良方）》
　　两部眼科抄本信息均不符，或为此两部
　　抄本的合称

3785　抄本眼科方（又名抄本眼科）

【分类】临证各科·眼科

【卷数】不分卷

【责任者】佚名

【年代】①清光绪二十六年（1900）陈子
　　　　健抄
　　　　②抄写年代不详

【类型】抄本

【藏馆】①北京中医药大学图书馆
　　　　②中国中医科学院图书馆

【存世情况】抄本2部

【备注】《总目》载有广东省立中山图书馆
　　所藏抄本，经查未见

3786　眼科外科灵方

【分类】临证各科·眼科

【卷数】不分卷（一册）

【责任者】著者佚名；懋芝录

【年代】清光绪三十三年（1907）

【类型】抄本

【藏馆】生命科学图书馆

【存世情况】孤本

3787　双燕草堂眼科

【分类】临证各科·眼科

【卷数】二卷

【责任者】佚名

【年代】原书成于清光绪三十三年（1907）
　　　　抄写年代不详

【类型】抄本

【藏馆】中国中医科学院图书馆

【存世情况】孤本

3788　太医院眼科秘真

【分类】临证各科·眼科

【卷数】不分卷（一册）

【责任者】佚名

【年代】原书成于清光绪三十四年（1908）
清末抄

【类型】抄本

【藏馆】中国国家图书馆

【存世情况】孤本

【备注】卷末残

3789　眼科什方

【分类】临证各科·眼科

【卷数】不分卷（一册）

【责任者】佚名

【年代】原书成于清光绪三十四年（1908）
清末抄

【类型】抄本

【藏馆】上海图书馆

【存世情况】孤本

3790　不空和尚目医三种

【分类】临证各科·眼科

【卷数】六卷

【责任者】〔清〕不空和尚撰

【年代】清宣统二年（1910）

【类型】抄本

【藏馆】中国中医科学院图书馆

【存世情况】孤本

3791　奇德新书北京盘山眼科秘诀

【分类】临证各科·眼科

【卷数】不分卷（一册）

【责任者】佚名

【年代】清宣统二年（1910）

【类型】抄本

【藏馆】中国中医科学院图书馆

【存世情况】孤本

3792　眼有七十二症医法

【分类】临证各科·眼科

【卷数】不分卷

【责任者】佚名

【年代】清宣统二年（1910）

【类型】抄本

【藏馆】中国科学院国家科学图书馆

【存世情况】孤本

【备注】残本

3793　（秘传湖州府双林镇）蔡寄寰眼科秘要

【分类】临证各科·眼科

【卷数】不分卷（一册）

【责任者】〔清〕蔡寄寰撰

【年代】清

【类型】抄本

【藏馆】安徽省图书馆

【存世情况】孤本

3794　鸿飞集论眼科（又名鸿飞集论）

【分类】临证各科·眼科

【卷数】不分卷（一册）

【责任者】著者佚名；邺仙氏录

【年代】清

【类型】抄本

【藏馆】上海中医药大学图书馆

【存世情况】孤本

【备注】《总目》书名作"鸿飞集眼科"，
并附"眼科捷赋"。今据核实信息改

3795　秘传眼科喉科

【分类】临证各科·眼科

【卷数】二卷（一册）

【责任者】佚名

【年代】清

【类型】抄本

【藏馆】上海图书馆

【存世情况】孤本

【备注】藏馆书名为"秘传喉科",《总目》
作"秘传喉科眼科",今据内容次序改

3796 目论

【分类】临证各科·眼科

【卷数】不分卷

【责任者】佚名

【年代】清

【类型】抄本

【藏馆】四川省图书馆

【存世情况】孤本

3797 眼科方

【分类】临证各科·眼科

【卷数】不分卷（一册）

【责任者】佚名

【年代】清

【类型】抄本

【藏馆】中国国家图书馆

【存世情况】孤本

3798 眼科经方

【分类】临证各科·眼科

【卷数】不分卷（一册）

【责任者】佚名

【年代】清

【类型】抄本

【藏馆】中国国家图书馆

【存世情况】孤本

3799 眼科秘方

【分类】临证各科·眼科

【卷数】不分卷（一册）

【责任者】佚名

【年代】清

【类型】抄本

【藏馆】上海图书馆

【存世情况】孤本

【备注】《总目》失载，今补

3800 眼科时方

【分类】临证各科·眼科

【卷数】不分卷

【责任者】佚名

【年代】清

【类型】抄本

【藏馆】浙江大学图书馆医学分馆

【存世情况】孤本

3801 眼科总论

【分类】临证各科·眼科

【卷数】不分卷

【责任者】佚名

【年代】清

【类型】抄本

【藏馆】浙江大学图书馆医学分馆

【存世情况】孤本

3802 眼目总论

【分类】临证各科·眼科

【卷数】不分卷（一册）

【责任者】佚名

【年代】清

【类型】抄本

【藏馆】中国国家图书馆

【存世情况】孤本

3803　钞录眼科

【分类】临证各科·眼科

【卷数】不分卷（一册）

【责任者】佚名

【年代】清末

【类型】抄本

【藏馆】安徽省图书馆

【存世情况】孤本

3804　男妇小儿眼科七十二症

【分类】临证各科·眼科

【卷数】不分卷

【责任者】佚名

【年代】清末

【类型】抄本

【藏馆】广东省立中山图书馆

【存世情况】孤本

3805　眼科精形鸿飞集

【分类】临证各科·眼科

【卷数】不分卷

【责任者】佚名

【年代】清末

【类型】抄本

【藏馆】中国科学院国家科学图书馆

【存世情况】孤本

3806　眼科秘方

【分类】临证各科·眼科

【卷数】不分卷（一册）

【责任者】〔清〕程正通撰；退川洪鉴斋抄

【年代】清末

【类型】抄本

【藏馆】中国国家图书馆

【存世情况】有清刻本存世

【备注】《总目》书名作“视传眼科秘方”，经查，该本为《歙西槐塘松崖程正通先生眼科家传秘本》的抄本

3807　（秘传）眼科

【分类】临证各科·眼科

【卷数】不分卷

【责任者】〔清〕释宝成编

【年代】〔清〕

【类型】抄本

【藏馆】①南京图书馆

　　　　②苏州图书馆

　　　　③安徽省图书馆

【存世情况】抄本3部

3808　（秘授）开瞖仙方

【分类】临证各科·眼科

【卷数】不分卷

【责任者】佚名

【年代】〔清〕

【类型】抄本

【藏馆】中国科学院国家科学图书馆

【存世情况】孤本

3809　（新纂）异人秘授眼科

【分类】临证各科·眼科

【卷数】不分卷

【责任者】〔清〕钱鸿来编

【年代】〔清〕

【类型】抄本

【藏馆】上海图书馆

【存世情况】孤本

3810　集验治目全书

【分类】临证各科·眼科

【卷数】不分卷（一册）

【责任者】佚名

【年代】［清］

【类型】抄本

【藏馆】上海图书馆

【存世情况】孤本

3811　李氏秘传眼科精要

【分类】临证各科·眼科

【卷数】不分卷

【责任者】范天英录

【年代】［清］

【类型】抄本

【藏馆】中国科学院国家科学图书馆

【存世情况】孤本

3812　明镜要归

【分类】临证各科·眼科

【卷数】不分卷（一册）

【责任者】佚名

【年代】［清］

【类型】抄本

【藏馆】上海辞书出版社图书馆

【存世情况】孤本

3813　明目方

【分类】临证各科·眼科

【卷数】不分卷

【责任者】佚名

【年代】［清］

【类型】抄本

【藏馆】天津医学高等专科学校图书馆

【存世情况】孤本

3814　七十二症眼科（又名七十二种眼症、七十二种眼症全科、七十二症方）

【分类】临证各科·眼科

【卷数】不分卷

【责任者】佚名

【年代】［清］

【类型】抄本

【藏馆】①广州中医药大学图书馆

　　　　②成都中医药大学图书馆

【存世情况】抄本2部

【备注】①广州中医药大学图书馆藏本附"秘传眼科海岛方"。

　　　　②成都中医药大学图书馆藏本作"民国抄本"。

　　　　《总目》载有安徽中医药大学图书馆与广西壮族自治区图书馆所藏抄本，经查未见。《七十二症眼科》类似传抄本较多

3815　师竹斋抄验眼科全集

【分类】临证各科·眼科

【卷数】不分卷

【责任者】佚名

【年代】［清］

【类型】抄本

【藏馆】南京图书馆

【存世情况】孤本

3816　石氏家传眼科应验良方

【分类】临证各科·眼科

【卷数】不分卷

【责任者】佚名

【年代】［清］

【类型】抄本

【藏馆】①中国中医科学院图书馆

②广东省立中山图书馆

【存世情况】抄本 2 部

3817　石氏四代家传眼科全书

【分类】临证各科·眼科

【卷数】不分卷

【责任者】佚名

【年代】［清］

【类型】抄本

【藏馆】中国中医科学院图书馆

【存世情况】孤本

3818　孙真人眼科（又名孙真人眼科秘诀）

【分类】临证各科·眼科

【卷数】二卷

【责任者】李贤璠订

【年代】［清］

【类型】抄本

【藏馆】①中国科学院国家科学图书馆

②山东中医药大学图书馆

【存世情况】抄本 2 部

3819　探眼真源全集

【分类】临证各科·眼科

【卷数】十八卷

【责任者】佚名

【年代】［清］

【类型】抄本

【藏馆】天津图书馆

【存世情况】孤本

【备注】残本，存卷一至十三

3820　天涯子看眼心法

【分类】临证各科·眼科

【卷数】不分卷

【责任者】佚名

【年代】［清］

【类型】抄本

【藏馆】内蒙古图书馆

【存世情况】孤本

3821　王氏眼学发挥摘要简义录

【分类】临证各科·眼科

【卷数】不分卷

【责任者】〔清〕王仰岐撰

【年代】［清］

【类型】抄本

【藏馆】浙江省中医药研究院图书馆

【存世情况】孤本

3822　眼科备要

【分类】临证各科·眼科

【卷数】不分卷（一册）

【责任者】佚名

【年代】［清］

【类型】抄本

【藏馆】浙江省中医药研究院图书馆

【存世情况】孤本

3823　眼科编要

【分类】临证各科·眼科

【卷数】不分卷（一册）

【责任者】佚名

【年代】〔清〕

【类型】抄本

【藏馆】上海图书馆

【存世情况】孤本

3824 眼科大旨

【分类】临证各科·眼科

【卷数】不分卷

【责任者】佚名

【年代】〔清〕

【类型】抄本

【藏馆】中国科学院国家科学图书馆

【存世情况】孤本

3825 眼科金针

【分类】临证各科·眼科

【卷数】不分卷（一册）

【责任者】佚名

【年代】〔清〕

【类型】抄本

【藏馆】上海图书馆

【存世情况】孤本

【备注】《总目》与藏馆著录书名均误作"眼科全针"

3826 眼科秘本

【分类】临证各科·眼科

【卷数】不分卷（一册）

【责任者】原题〔清〕叶桂（字天士，号香岩，别号南阳先生）撰；陈溶抄

【年代】〔清〕

【类型】抄本

【藏馆】天津医学高等专科学校图书馆

【存世情况】孤本

3827 眼科秘本

【分类】临证各科·眼科

【卷数】不分卷

【责任者】著者佚名；杜玉书录

【年代】〔清〕

【类型】抄本

【藏馆】①辽宁中医药大学图书馆
　　　　②上海图书馆

【存世情况】抄本2部

3828 眼科秘籍

【分类】临证各科·眼科

【卷数】二卷（二册）

【责任者】〔清〕林翘撰

【年代】〔清〕

【类型】抄本

【藏馆】上海图书馆

【存世情况】孤本

3829 眼科秘论

【分类】临证各科·眼科

【卷数】不分卷

【责任者】佚名

【年代】〔清〕

【类型】抄本

【藏馆】中国科学院国家科学图书馆

【存世情况】孤本

3830 眼科七十二症候总论

【分类】临证各科·眼科

【卷数】不分卷

【责任者】佚名

【年代】〔清〕

【类型】抄本

【藏馆】内蒙古图书馆

【存世情况】孤本

3831 眼科七十二症集要秘诀

【分类】临证各科·眼科

【卷数】不分卷（二册）

【责任者】佚名

【年代】［清］

【类型】抄本

【藏馆】中国中医科学院图书馆

【存世情况】孤本

【备注】《总目》载有成都中医药大学图书馆所藏抄本，经查未见

3832 眼科汤头

【分类】临证各科·眼科

【卷数】二卷（一册）

【责任者】佚名

【年代】［清］

【类型】抄本

【藏馆】上海辞书出版社图书馆

【存世情况】孤本

3833 眼科心法（又名金鉴眼科）

【分类】临证各科·眼科

【卷数】不分卷（一册）

【责任者】佚名

【年代】［清］

【类型】抄本

【藏馆】上海图书馆

【存世情况】孤本

3834 眼科药性摘录

【分类】临证各科·眼科

【卷数】不分卷

【责任者】佚名

【年代】［清］

【类型】抄本

【藏馆】广西壮族自治区桂林图书馆

【存世情况】孤本

3835 眼科要略

【分类】临证各科·眼科

【卷数】不分卷

【责任者】佚名

【年代】［清］

【类型】抄本

【藏馆】浙江省中医药研究院图书馆

【存世情况】孤本

3836 银海秘传

【分类】临证各科·眼科

【卷数】二卷

【责任者】佚名

【年代】［清］

【类型】抄本

【藏馆】广西壮族自治区图书馆

【存世情况】孤本

3837 玉峰指南世医眼科（又名玉峰指南眼科）

【分类】临证各科·眼科

【卷数】不分卷

【责任者】佚名

【年代】［清］

【类型】抄本

【藏馆】苏州大学图书馆

【存世情况】孤本

3838　治验存参

【分类】临证各科·眼科

【卷数】不分卷（三册）

【责任者】钱镜湖撰，谢之田、张济明校；

　　锦溪张春山抄

【年代】〔清〕

【类型】抄本

【藏馆】中国科学院国家科学图书馆

【存世情况】孤本

3839　眼科阐微摘要

【分类】临证各科·眼科

【卷数】不分卷

【责任者】佚名

【年代】①1912 年抄

　　　　②抄写年代不详

【类型】抄本

【藏馆】①中国中医科学院图书馆

　　　　②中国中医科学院中国医史文献研

　究所

【存世情况】抄本 2 部

3840　眼科七十二症问

【分类】临证各科·眼科

【卷数】不分卷

【责任者】著者佚名；邵长源抄

【年代】1912 年

【类型】抄本

【藏馆】中国中医科学院图书馆

【存世情况】孤本

3841　删述眼科要览

【分类】临证各科·眼科

【卷数】不分卷

【责任者】沈巨川编

【年代】民国（约 1912）

【类型】抄本

【藏馆】中国中医科学院图书馆

【存世情况】孤本

3842　神效眼科录

【分类】临证各科·眼科

【卷数】不分卷（一册）

【责任者】佚名

【年代】民国（约 1912）

【类型】抄本

【藏馆】上海图书馆

【存世情况】孤本

3843　眼科真传

【分类】临证各科·眼科

【卷数】不分卷

【责任者】佚名

【年代】1914 年

【类型】抄本

【藏馆】①天津中医药大学图书馆

　　　　②贵州中医药大学图书馆

【存世情况】抄本 2 部

3844　九峰张氏梦花馆眼科宝鉴

【分类】临证各科·眼科

【卷数】不分卷

【责任者】张笔生撰

【年代】原书成于 1914 年

　　　　1927 年抄

【类型】抄本

【藏馆】中国中医科学院图书馆

【存世情况】孤本

3845　眼科精选

【分类】临证各科·眼科

【卷数】不分卷

【责任者】垂裕堂辑抄

【年代】1923 年

【类型】抄本

【藏馆】中国中医科学院图书馆

【存世情况】孤本

3846　观眸集

【分类】临证各科·眼科

【卷数】不分卷（二册）

【责任者】佚名

【年代】1926 年

【类型】抄本

【藏馆】湖南图书馆

【存世情况】孤本

3847　洗云书屋眼科医案

【分类】临证各科·眼科

【卷数】五卷（五册）

【责任者】佚名

【年代】分别抄于1925年、1928年、1929年

【类型】抄本

【藏馆】上海中医药大学图书馆

【存世情况】孤本

【备注】原封面又题"临证摘要""临证留底""门诊留底""临证备考""症后留方"等字样，重订时间顺序已乱。据第三册封面宋可君1958年题识，该书为其师的部分医案存稿，原本数量至少五十九册

3848　眼科指南

【分类】临证各科·眼科

【卷数】不分卷

【责任者】曹炳章（字赤电）编

【年代】民国（约1930）

【类型】抄本

【藏馆】浙江省中医药研究院图书馆

【存世情况】孤本

3849　眼科心法应病煎方
　　　　秘传眼科心法纂要

【分类】临证各科·眼科

【卷数】不分卷

【责任者】陈龙飞辑；赵秀清抄

【年代】1931 年

【类型】抄本

【藏馆】上海图书馆

【存世情况】孤本

3850　裕氏眼科正宗

【分类】临证各科·眼科

【卷数】不分卷

【责任者】佚名

【年代】1931 年

【类型】抄本

【藏馆】中国中医科学院图书馆

【存世情况】孤本

3851　范卓亭眼科

【分类】临证各科·眼科

【卷数】不分卷（一册）

【责任者】佚名

【年代】民国（1927—1937）

【类型】抄本

【藏馆】上海中医药大学图书馆

【存世情况】孤本

3852　鸿雁眼科

【分类】临证各科·眼科

【卷数】不分卷

【责任者】佚名

【年代】民国（1927—1937）

【类型】抄本

【藏馆】苏州大学图书馆

【存世情况】孤本

3853　秘授眼科撮要

【分类】临证各科·眼科

【卷数】不分卷（一册）

【责任者】潘乐时撰

【年代】民国（1927—1937）

【类型】抄本

【藏馆】上海中医药大学图书馆

【存世情况】孤本

【备注】原封面题"丁酉岁重摹""仁术医
　　　庐备藏志"

3854　目疾须知

【分类】临证各科·眼科

【卷数】不分卷（四册）

【责任者】佚名

【年代】民国（1927—1937）

【类型】抄本

【藏馆】上海图书馆

【存世情况】孤本

3855　目科

【分类】临证各科·眼科

【卷数】不分卷（一册）

【责任者】佚名

【年代】民国（1927—1937）

【类型】抄本

【藏馆】上海中医药大学图书馆

【存世情况】孤本

3856　神秘眼书

【分类】临证各科·眼科

【卷数】不分卷

【责任者】佚名

【年代】民国（1927—1937）

【类型】抄本

【藏馆】湖南图书馆

【存世情况】孤本

3857　外障

【分类】临证各科·眼科

【卷数】不分卷

【责任者】佚名

【年代】民国（1927—1937）

【类型】抄本

【藏馆】浙江省中医药研究院图书馆

【存世情况】孤本

3858　洗眼仙方

【分类】临证各科·眼科

【卷数】不分卷

【责任者】佚名

【年代】民国（1927—1937）

【类型】抄本

【藏馆】山东中医药大学图书馆

【存世情况】孤本

3859　仙传神效点眼方

【分类】临证各科·眼科

【卷数】不分卷（二册合订）

【责任者】佚名

【年代】民国（1927—1937）

【类型】抄本

【藏馆】上海中医药大学图书馆

【存世情况】孤本

3860　眼科

【分类】临证各科·眼科

【卷数】不分卷

【责任者】方敬（字修斋）编

【年代】民国（1927—1937）

【类型】抄本

【藏馆】中国中医科学院图书馆

【存世情况】孤本

3861　眼科抄本

【分类】临证各科·眼科

【卷数】不分卷（四册合订）

【责任者】佚名

【年代】民国（1927—1937）

【类型】抄本

【藏馆】上海中医药大学图书馆

【存世情况】孤本

3862　眼科顶真

【分类】临证各科·眼科

【卷数】不分卷

【责任者】佚名

【年代】民国（1927—1937）

【类型】抄本

【藏馆】北京中医药大学图书馆

【存世情况】孤本

3863　眼科对症神方

【分类】临证各科·眼科

【卷数】不分卷

【责任者】黄琳韫撰

【年代】民国（1927—1937）

【类型】抄本

【藏馆】广西壮族自治区图书馆

【存世情况】孤本

3864　眼科精略

【分类】临证各科·眼科

【卷数】不分卷

【责任者】佚名

【年代】民国（1927—1937）

【类型】抄本

【藏馆】山东中医药大学图书馆

【存世情况】孤本

3865　眼科秘藏（附：针灸眼科穴位捷法）

【分类】临证各科·眼科

【卷数】不分卷（一册）

【责任者】佚名

【年代】民国（1927—1937）

【类型】抄本

【藏馆】上海中医药大学图书馆

【存世情况】孤本

3866　眼科秘要

【分类】临证各科·眼科

【卷数】不分卷

【责任者】佚名

【年代】民国（1927—1937）

【类型】抄本

【藏馆】①上海中医药大学图书馆

　　　　②浙江省中医药研究院图书馆

【存世情况】抄本 2 部

3867 眼科七十二问（又名眼科七十二症问答）

【分类】临证各科·眼科

【卷数】不分卷（一册）

【责任者】佚名

【年代】民国（1927—1937）

【类型】抄本

【藏馆】上海中医药大学图书馆

【存世情况】孤本

【备注】《总目》未载，今补

3868 眼科七十二症

【分类】临证各科·眼科

【卷数】不分卷（一册）

【责任者】佚名

【年代】民国（1927—1937）

【类型】抄本

【藏馆】上海中医药大学图书馆

【存世情况】孤本

【备注】醉竹轩藏本。《总目》书名原作"眼科七十二症汤散丸"

3869 眼科切要歌

【分类】临证各科·眼科

【卷数】不分卷

【责任者】佚名

【年代】民国（1927—1937）

【类型】抄本

【藏馆】河南中医药大学图书馆

【存世情况】孤本

3870 眼科图形

【分类】临证各科·眼科

【卷数】不分卷（一册）

【责任者】佚名

【年代】民国（1927—1937）

【类型】抄本

【藏馆】上海中医药大学图书馆

【存世情况】孤本

【备注】《总目》题名作"眼科图形""程松崖眼科""眼科七十二症"合抄本，经实地核查，该书封面题名作"眼科图形"，内容包括"重订眼科图形二十五""眼科七十二问"及部分杂方

3871 眼科仙方

【分类】临证各科·眼科

【卷数】不分卷

【责任者】刘镕经编

【年代】民国（1927—1937）

【类型】抄本

【藏馆】中国科学院国家科学图书馆

【存世情况】又有四川省印刷局石印本

3872 眼科效方

【分类】临证各科·眼科

【卷数】不分卷（一册）

【责任者】佚名

【年代】民国（1927—1937）

【类型】抄本

【藏馆】安徽省图书馆

【存世情况】孤本

3873 眼科要诀

【分类】临证各科·眼科

【卷数】不分卷

【责任者】佚名

【年代】民国（1927—1937）

【类型】抄本

【藏馆】①内蒙古图书馆

②上海中医药大学图书馆

【存世情况】抄本2部

3874 眼科医方

【分类】临证各科·眼科

【卷数】不分卷

【责任者】佚名

【年代】民国（1927—1937）

【类型】抄本

【藏馆】山西省图书馆

【存世情况】孤本

3875 眼科医书

【分类】临证各科·眼科

【卷数】不分卷

【责任者】佚名

【年代】民国（1927—1937）

【类型】抄本

【藏馆】广东省立中山图书馆

【存世情况】孤本

3876 眼科证治汇要

【分类】临证各科·眼科

【卷数】不分卷

【责任者】佚名

【年代】民国（1927—1937）

【类型】抄本

【藏馆】①浙江省中医药研究院图书馆

②云南省图书馆

【存世情况】抄本2部

3877 眼科症治汤头歌括

【分类】临证各科·眼科

【卷数】不分卷（一册）

【责任者】洪永修（字士存）编

【年代】民国（1927—1937）

【类型】抄本

【藏馆】上海中医药大学图书馆

【存世情况】孤本

3878 眼科诸方及黑神丸

【分类】临证各科·眼科

【卷数】不分卷

【责任者】陈溶撰

【年代】民国（1927—1937）

【类型】抄本

【藏馆】天津医学高等专科学校图书馆

【存世情况】孤本

3879 治眼金针

【分类】临证各科·眼科

【卷数】不分卷（一册）

【责任者】佚名

【年代】民国（1927—1937）

【类型】抄本

【藏馆】上海中医药大学图书馆

【存世情况】孤本

3880 诸病眼书

【分类】临证各科·眼科

【卷数】三卷

【责任者】佚名

【年代】民国（1927—1937）

【类型】日本抄本

【藏馆】北京大学图书馆

【存世情况】孤本

3881 眼科遗秘

【分类】临证各科·眼科

【卷数】不分卷

【责任者】著者佚名；温悦堂抄

【年代】1939 年

【类型】抄本

【藏馆】山东中医药大学图书馆

【存世情况】孤本

3882 知己眼科

【分类】临证各科·眼科

【卷数】不分卷

【责任者】赵宏道录

【年代】1941 年

【类型】抄本

【藏馆】山西省图书馆

【存世情况】孤本

【备注】嘉兴清正草堂抄本

3883 眼科秘录

【分类】临证各科·眼科

【卷数】不分卷

【责任者】李伯勋撰

【年代】1947 年

【类型】抄本

【藏馆】南京中医药大学图书馆

【存世情况】孤本

3884 眼科方（附：跌打损伤方）

【分类】临证各科·眼科

【卷数】不分卷

【责任者】佚名

【年代】1947 年

【类型】抄本

【藏馆】中国中医科学院图书馆

【存世情况】孤本

3885 眼科秘传

【分类】临证各科·眼科

【卷数】不分卷（一册）

【责任者】韩直撰

【年代】1949 年

【类型】抄本

【藏馆】中国中医科学院图书馆

【存世情况】孤本

3886 秘本眼科问答自疗法

【分类】临证各科·眼科

【卷数】不分卷

【责任者】佚名

【年代】民国

【类型】抄本

【藏馆】广东省医学情报研究所

【存世情况】孤本

3887 秘本眼科针灸

【分类】临证各科·眼科

【卷数】不分卷

【责任者】佚名

【年代】民国

【类型】抄本

【藏馆】中国中医科学院图书馆

【存世情况】孤本

3888 秘传眼科

【分类】临证各科·眼科

【卷数】不分卷

【责任者】佚名

【年代】民国

【类型】抄本

【藏馆】中国中医科学院图书馆

【存世情况】孤本

3889　世传眼科（又名寿春室世传眼科历代经验方药）

【分类】临证各科·眼科

【卷数】不分卷

【责任者】原题洪氏家传

【年代】民国

【类型】抄本

【藏馆】安徽中医药大学图书馆

【存世情况】孤本

3890　视学一步

【分类】临证各科·眼科

【卷数】不分卷

【责任者】〔日〕中环环中述

【年代】民国

【类型】抄本

【藏馆】中国医科大学图书馆

【存世情况】孤本

3891　尉氏家传眼科

【分类】临证各科·眼科

【卷数】不分卷

【责任者】佚名

【年代】民国

【类型】抄本

【藏馆】天津医学高等专科学校图书馆

【存世情况】孤本

3892　吴氏家传眼科

【分类】临证各科·眼科

【卷数】不分卷

【责任者】佚名

【年代】民国

【类型】抄本

【藏馆】北京中医药大学图书馆

【存世情况】孤本

3893　徐氏眼科

【分类】临证各科·眼科

【卷数】不分卷

【责任者】佚名

【年代】民国

【类型】抄本

【藏馆】苏州图书馆

【存世情况】孤本

3894　眼科汇录

【分类】临证各科·眼科

【卷数】不分卷

【责任者】佚名

【年代】民国

【类型】抄本

【藏馆】中国中医科学院图书馆

【存世情况】孤本

3895　眼科及杂病药方

【分类】临证各科·眼科

【卷数】不分卷

【责任者】佚名

【年代】民国

【类型】抄本

【藏馆】成都图书馆

【存世情况】孤本

3896 眼科秘本

【分类】临证各科·眼科

【卷数】不分卷

【责任者】佚名

【年代】民国

【类型】抄本

【藏馆】中国中医科学院图书馆

【存世情况】孤本

3897 眼科秘传

【分类】临证各科·眼科

【卷数】不分卷

【责任者】陈延香编

【年代】民国

【类型】抄本

【藏馆】①中国中医科学院图书馆

②山东省图书馆

③上海图书馆

④南京图书馆

⑤南京中医药大学图书馆

⑥苏州大学图书馆

⑦广东省立中山图书馆

【存世情况】抄本多部

【备注】内容有不一致处

3898 眼科探微

【分类】临证各科·眼科

【卷数】不分卷

【责任者】罗应成撰

【年代】民国

【类型】抄本

【藏馆】中国中医科学院图书馆

【存世情况】孤本

3899 眼科问答

【分类】临证各科·眼科

【卷数】不分卷

【责任者】佚名

【年代】民国

【类型】抄本

【藏馆】浙江省中医药研究院图书馆

【存世情况】孤本

3900 眼科仙方歌谣

【分类】临证各科·眼科

【卷数】不分卷

【责任者】梦禅撰

【年代】民国

【类型】抄本

【藏馆】杭州图书馆

【存世情况】孤本

3901 眼科须知

【分类】临证各科·眼科

【卷数】不分卷

【责任者】佚名

【年代】民国

【类型】抄本

【藏馆】天津中医药大学图书馆

【存世情况】孤本

3902 眼科摘要

【分类】临证各科·眼科

【卷数】不分卷

【责任者】佚名

【年代】民国

【类型】抄本

【藏馆】 黑龙江省图书馆

【存世情况】 孤本

3903 眼科真诠

【分类】 临证各科·眼科

【卷数】 四卷

【责任者】 杨济世编

【年代】 民国

【类型】 抄本

【藏馆】 江西省图书馆

【存世情况】 孤本

【备注】 吉水一贯堂抄本

3904 眼科治法要略

【分类】 临证各科·眼科

【卷数】 不分卷

【责任者】 佚名

【年代】 民国

【类型】 抄本

【藏馆】 安徽中医药大学图书馆

【存世情况】 孤本

3905 眼科诸论（附：十二经脉歌、金玉赋）

【分类】 临证各科·眼科

【卷数】 不分卷

【责任者】 著者佚名；宋福臣抄

【年代】 民国

【类型】 抄本

【藏馆】 中国中医科学院图书馆

【存世情况】 孤本

3906 治眼百病

【分类】 临证各科·眼科

【卷数】 不分卷

【责任者】 佚名

【年代】 民国

【类型】 抄本

【藏馆】 甘肃省图书馆

【存世情况】 孤本

3907 庄氏眼科全书

【分类】 临证各科·眼科

【卷数】 不分卷

【责任者】 佚名

【年代】 民国

【类型】 抄本

【藏馆】 安徽中医药大学图书馆

【存世情况】 孤本

3908 祖传眼科秘治

【分类】 临证各科·眼科

【卷数】 二卷（二册）

【责任者】 佚名

【年代】 民国

【类型】 抄本

【藏馆】 上海图书馆

【存世情况】 孤本

（九）咽喉口齿科

1. 咽喉通论

3909 咽喉指掌

【分类】 临证各科·咽喉口齿科·咽喉通论

【卷数】 不分卷（一册）

【责任者】 〔清〕周万清（字存伯）编

【年代】 清道光二十七年（1847）

【类型】稿本

【藏馆】浙江图书馆

【存世情况】孤本

3910　（重订）囊秘喉书

【分类】临证各科·咽喉口齿科·咽喉通论

【卷数】不分卷（一册）

【责任者】〔清〕杨龙九（字鸿山）撰，王景华重订

【年代】清光绪二十八年（1902）

【类型】稿本

【藏馆】河南中医药大学图书馆

【存世情况】后有清常熟俞氏刻本、清学福堂刻本、1936年大东书局铅印本等，又被收入"中国医学大成"

【备注】王景华重订本

3911　司喉指南

【分类】临证各科·咽喉口齿科·咽喉通论

【卷数】不分卷

【责任者】佚名

【年代】〔清〕

【类型】稿本

【藏馆】中国科学院国家科学图书馆

【存世情况】孤本

【备注】《总目》作"抄本"

3912　俞文虎秘传喉科

【分类】临证各科·咽喉口齿科·咽喉通论

【卷数】不分卷

【责任者】俞文虎撰

【年代】民国（1927—1934）

【类型】稿本

【藏馆】浙江省中医药研究院图书馆

【存世情况】孤本

3913　喉家宝筏

【分类】临证各科·咽喉口齿科·咽喉通论

【卷数】不分卷

【责任者】曹普（字年华）撰

【年代】1935年

【类型】稿本

【藏馆】中国中医科学院图书馆

【存世情况】孤本

3914　喉痹针灸

【分类】临证各科·咽喉口齿科·咽喉通论

【卷数】不分卷

【责任者】顾志同编

【年代】民国（1927—1937）

【类型】稿本

【藏馆】上海图书馆

【存世情况】孤本

3915　喉科秘录

【分类】临证各科·咽喉口齿科·咽喉通论

【卷数】不分卷

【责任者】曹炳章（字赤电）撰

【年代】民国

【类型】稿本

【藏馆】中国中医科学院图书馆

【存世情况】孤本

3916　喉科秘本

【分类】临证各科·咽喉口齿科·咽喉通论

【卷数】不分卷（一册）

【责任者】〔明〕郁凝祉撰

【年代】原书成于明嘉靖六年（1527）

清道光五年（1825）抄

【类型】抄本

【藏馆】中国中医科学院图书馆

【存世情况】孤本

3917　同仁堂秘授喉科十八证（附：尤氏秘传喉科真本、喉科全书）

【分类】临证各科·咽喉口齿科·咽喉通论

【卷数】不分卷

【责任者】佚名

【年代】原书成于清康熙初年（约1667）

　　①清抄

　　②冯青翔抄，年代不详

【类型】抄本

【藏馆】①中国中医科学院图书馆

　　②天津医学高等专科学校图书馆

【存世情况】抄本2部

3918　尤氏喉科大法

【分类】临证各科·咽喉口齿科·咽喉通论

【卷数】不分卷

【责任者】佚名

【年代】原书成于清康熙初年（约1667）

　　清抄

【类型】抄本（缩微胶卷）

【藏馆】中国国家图书馆

【存世情况】孤本

3919　喉科浅秘

【分类】临证各科·咽喉口齿科·咽喉通论

【卷数】不分卷

【责任者】〔清〕尤存隐撰

【年代】原书成于清康熙至乾隆年间

　　（1700—1750）

清乾隆三十六年（1771）抄

【类型】抄本

【藏馆】南京中医药大学图书馆

【存世情况】孤本

【备注】《总目》记尤存隐所撰喉科诸书的成书年代为清乾隆三十六年（1771），据今人考证，尤存隐所撰诸书的成稿年代约在清康熙三十九年至乾隆十五年（1700—1750）

3920　尤氏喉科

【分类】临证各科·咽喉口齿科·咽喉通论

【卷数】六卷

【责任者】〔清〕尤存隐撰

【年代】原书成于清康熙至乾隆年间（1700—1750）

　　清抄

【类型】抄本

【藏馆】①中国国家图书馆

　　②南京中医药大学图书馆

【存世情况】抄本2部

【备注】①中国国家图书馆藏本共一册，附"喉症图"。

　　②南京中医药大学图书馆藏本共二册

3921　喉症三书节钞

【分类】临证各科·咽喉口齿科·咽喉通论

【卷数】不分卷

【责任者】〔清〕顾世澄（字练江，号静斋）等撰

【年代】原书成于清乾隆二十五年（1760）

　　清抄

【类型】抄本

【藏馆】中国中医科学院图书馆

【存世情况】孤本

【备注】芥园瓶居抄本

3922 得小喉方钞（又名喉科小得）

【分类】临证各科·咽喉口齿科·咽喉通论

【卷数】不分卷（一册）

【责任者】佚名

【年代】原书成于清乾隆三十年（1765）

　　　　清抄

【类型】抄本

【藏馆】中国中医科学院图书馆

【存世情况】孤本

3923 喉科金针（又名喉症金针）

【分类】临证各科·咽喉口齿科·咽喉通论

【卷数】不分卷（一册）

【责任者】〔清〕尤氏撰，杨氏编；〔清〕

　　　　镇江张燃犀抄

【年代】清乾隆五十年（1785）

【类型】抄本

【藏馆】上海中医药大学图书馆

【存世情况】孤本

3924 黄氏家传喉科

【分类】临证各科·咽喉口齿科·咽喉通论

【卷数】不分卷（一册）

【责任者】〔清〕黄用卿撰

【年代】清乾隆五十三年（1788）

【类型】抄本

【藏馆】上海中医药大学图书馆

【存世情况】孤本

3925 尤氏喉科（真本）

【分类】临证各科·咽喉口齿科·咽喉通论

【卷数】不分卷（一册）

【责任者】〔清〕邵凤池（字竹泉）编，张

　　　　梦锡增订

【年代】原书成于清乾隆五十八年（1793）

　　　　嘉庆二十一年（1816）增订抄录

【类型】抄本

【藏馆】上海中医药大学图书馆

【存世情况】孤本

【备注】《总目》成书年代记"〔1915〕"

3926 名家喉科秘方

【分类】临证各科·咽喉口齿科·咽喉通论

【卷数】不分卷（一册）

【责任者】〔清〕程永培（字瘦樵）辑

【年代】原书成于清乾隆末年（约1794）

　　　　清抄

【类型】抄本

【藏馆】中国国家图书馆

【存世情况】孤本

3927 咽喉总论

【分类】临证各科·咽喉口齿科·咽喉通论

【卷数】不分卷（一册）

【责任者】佚名

【年代】原书成于清乾隆至嘉庆前期

　　（1736—1799）

　　　　①②清抄

　　　　③④⑤抄写年代不详

【类型】抄本

【藏馆】①中国国家图书馆

　　　　②③中国中医科学院图书馆

　　　　④上海辞书出版社图书馆

　　　　⑤上海中医药大学图书馆

【存世情况】另见于杨润校刊的医学丛书

"遵生集要"（又名"醒医六书"）［最早存为清嘉庆四年（1799）刻本）］

3928　咽喉险症丛编

【分类】临证各科·咽喉口齿科·咽喉通论

【卷数】不分卷（一册）

【责任者】〔清〕谭心田辑抄

【年代】清嘉庆七年（1802）

【类型】抄本

【藏馆】中国中医科学院图书馆

【存世情况】孤本

3929　紫珍集（又名喉症全科紫珍集图本）

【分类】临证各科·咽喉口齿科·咽喉通论

【卷数】三卷（三册）

【责任者】燕山窦氏原本，鄱杨黄梅溪秘传，云阳朱翔宇增补，江以忧再增补

【年代】原书成于清嘉庆十六年（1811）
抄写年代不详

【类型】抄本

【藏馆】上海图书馆

【存世情况】孤本

【备注】《总目》失载，今补。可与朱翔宇辑《喉症全科紫珍集》、江以忧著《喉科紫珍集补遗》等书互参

3930　窦氏喉科

【分类】临证各科·咽喉口齿科·咽喉通论

【卷数】三卷（三册）

【责任者】〔清〕仲雅辑

【年代】清嘉庆二十一年（1816）

【类型】抄本

【藏馆】苏州大学图书馆

【存世情况】孤本

3931　咽喉大纲论

【分类】临证各科·咽喉口齿科·咽喉通论

【卷数】不分卷（一册）

【责任者】〔清〕包永泰（字镇鲁）撰
橘隐居士抄

【年代】约清嘉庆二十五年（1820）

【类型】抄本

【藏馆】上海中医药大学图书馆

【存世情况】孤本

3932　杨氏咽喉要诀

【分类】临证各科·咽喉口齿科·咽喉通论

【卷数】不分卷

【责任者】〔清〕范云溪（字芳林）编

【年代】清道光三年（1823）

【类型】抄本

【藏馆】中国科学院国家科学图书馆

【存世情况】孤本

3933　喉科金丹

【分类】临证各科·咽喉口齿科·咽喉通论

【卷数】不分卷

【责任者】佚名

【年代】原书成于清道光十二年（1832）
抄写年代不详

【类型】抄本

【藏馆】黑龙江中医药大学图书馆

【存世情况】孤本

3934　养心小圃喉科

【分类】临证各科·咽喉口齿科·咽喉通论

【卷数】不分卷（一册）

【责任者】佚名

【年代】清道光十三年（1833）

【类型】抄本

【藏馆】中国中医科学院图书馆

【存世情况】孤本

3935　喉症治法

【分类】临证各科·咽喉口齿科·咽喉通论

【卷数】不分卷（一册）

【责任者】著者佚名；跂仙抄

【年代】清道光十四年（1834）

【类型】抄本

【藏馆】中国中医科学院图书馆

【存世情况】孤本

3936　喉症全书

【分类】临证各科·咽喉口齿科·咽喉通论

【卷数】二卷（一册）

【责任者】双桂居士撰；〔清〕孙师善抄

【年代】清道光十九年（1839）

【类型】抄本

【藏馆】上海中医药大学图书馆

【存世情况】孤本

3937　张吟香堂医喉秘诀（附：各种验方）

【分类】临证各科·咽喉口齿科·咽喉通论

【卷数】不分卷（一册）

【责任者】佚名

【年代】清道光二十四年（1844）

【类型】抄本

【藏馆】中国中医科学院图书馆

【存世情况】孤本

3938　喉口诸风秘论

【分类】临证各科·咽喉口齿科·咽喉通论

【卷数】不分卷（一册）

【责任者】〔清〕王金琳撰；程炳琳抄

【年代】清道光二十六年（1846）

【类型】抄本

【藏馆】中国中医科学院图书馆

【存世情况】孤本

3939　鹿英山房喉科秘传

【分类】临证各科·咽喉口齿科·咽喉通论

【卷数】不分卷（一册）

【责任者】〔清〕罗泾川传

【年代】清道光二十六年（1846）

【类型】抄本

【藏馆】中国中医科学院图书馆

【存世情况】孤本

【备注】鹿英山房抄本

3940　咽喉秘传

【分类】临证各科·咽喉口齿科·咽喉通论

【卷数】不分卷（一册）

【责任者】〔清〕封一愚撰

【年代】原书成于清咸丰元年（1851）

　　　　清咸丰年间（1851—1861）抄

【类型】抄本

【藏馆】上海中医药大学图书馆

【存世情况】孤本

3941　喉科秘诀

【分类】临证各科·咽喉口齿科·咽喉通论

【卷数】不分卷

【责任者】〔清〕黄真人撰

【年代】①清同治九年（1870）朱照吾抄

　　　　②1922年抄

　　　　③抄写年代不详

【类型】抄本

【藏馆】①中国中医科学院图书馆

②南京中医药大学图书馆

③上海辞书出版社图书馆

【存世情况】被收入"三三医书""国医小

丛书"

3942 咽喉痹证

【分类】临证各科·咽喉口齿科·咽喉通论

【卷数】不分卷（一册）

【责任者】〔清〕张绍修（字善吾）撰；杨

嘉谷节抄

【年代】清同治十一年（1872）

【类型】节抄本

【藏馆】中国中医科学院图书馆

【存世情况】孤本

3943 万丈悬崖阁喉病方

【分类】临证各科·咽喉口齿科·咽喉通论

【卷数】不分卷（一册）

【责任者】佚名

【年代】原书成于同治至光绪年间（约

1875）

清抄

【类型】抄本

【藏馆】中国中医科学院图书馆

【存世情况】孤本

3944 秘传喉科锦囊

【分类】临证各科·咽喉口齿科·咽喉通论

【卷数】不分卷（一册）

【责任者】〔清〕范杏南撰；殷拱辰抄

【年代】清光绪二年（1876）

【类型】抄本

【藏馆】中国中医科学院图书馆

【存世情况】孤本

3945 喉科拔萃

【分类】临证各科·咽喉口齿科·咽喉通论

【卷数】不分卷

【责任者】〔清〕潘江（字南轩）编；唐济

时（字成之，号求是庐主人）抄

【年代】原书成于清光绪三年（1877）

1918年抄

【类型】抄本

【藏馆】中国中医科学院图书馆

【存世情况】孤本

3946 咽喉口齿方论

【分类】临证各科·咽喉口齿科·咽喉通论

【卷数】不分卷

【责任者】佚名

【年代】原书成于清光绪六年（1880）

清抄

【类型】抄本

【藏馆】中国中医科学院图书馆

【存世情况】孤本

3947 喉科

【分类】临证各科·咽喉口齿科·咽喉通论

【卷数】不分卷（一册）

【责任者】佚名

【年代】原书成于清光绪前期（1875—

1884）

①清光绪十年（1884）抄

②③清抄

【类型】抄本

【藏馆】①广西壮族自治区图书馆

②中国中医科学院图书馆

③黑龙江中医药大学图书馆

【存世情况】抄本 3 部

【备注】①广西壮族自治区图书馆藏本题〔清〕张万全撰。

②中国中医科学院图书馆藏本附"杂症验方"。

《总目》另载有广东省立中山图书馆藏本，经查未见

3948 世传尤氏喉科秘授

【分类】临证各科·咽喉口齿科·咽喉通论

【卷数】不分卷（二册）

【责任者】〔明〕尤仲如家传；〔清〕吴中育手录

【年代】清光绪七年（1881）

【类型】抄本

【藏馆】生命科学图书馆

【存世情况】孤本

【备注】《总目》书名作"鸿溪尤氏仙授喉科"

3949 喉科汇录

【分类】临证各科·咽喉口齿科·咽喉通论

【卷数】不分卷（一册）

【责任者】〔清〕芷庭氏辑抄

【年代】清光绪九年（1883）

【类型】抄本

【藏馆】中国中医科学院图书馆

【存世情况】孤本

3950 青囊妙术

【分类】临证各科·咽喉口齿科·咽喉通论

【卷数】不分卷（一册）

【责任者】〔清〕慎斋辑；胡燮卿抄

【年代】清光绪十年（1884）

【类型】抄本

【藏馆】中国中医科学院图书馆

【存世情况】孤本

3951 白驹谷罗贞喉科

【分类】临证各科·咽喉口齿科·咽喉通论

【卷数】不分卷（一册）

【责任者】〔清〕罗贞撰

【年代】原书成于清光绪十年（1884）清抄

【类型】抄本

【藏馆】中国中医科学院图书馆

【存世情况】孤本

3952 喉科备要

【分类】临证各科·咽喉口齿科·咽喉通论

【卷数】不分卷（二册）

【责任者】佚名

【年代】原书成于清光绪十年（1884）抄写年代均不详

【类型】抄本

【藏馆】①中国中医科学院图书馆
②黑龙江中医药大学图书馆

【存世情况】抄本 2 部

3953 白海棠馆咽喉病治法

【分类】临证各科·咽喉口齿科·咽喉通论

【卷数】不分卷（一册）

【责任者】佚名

【年代】原书成于清光绪前期（1875—1884）清抄

【类型】抄本

【藏馆】中国中医科学院图书馆

【存世情况】孤本

3954　怀远白露村易氏喉科

【分类】临证各科·咽喉口齿科·咽喉通论

【卷数】不分卷（一册）

【责任者】佚名

【年代】原书成于清光绪前期（1875—1884）

　　　　清抄

【类型】抄本

【藏馆】中国中医科学院图书馆

【存世情况】孤本

3955　喉科秘书

【分类】临证各科·咽喉口齿科·咽喉通论

【卷数】不分卷

【责任者】佚名

【年代】清光绪十二年（1886）

【类型】抄本

【藏馆】浙江省中医药研究院图书馆

【存世情况】孤本

3956　本华堂喉科

【分类】临证各科·咽喉口齿科·咽喉通论

【卷数】三卷（一册）

【责任者】佚名

【年代】原书成于清光绪中期（约1888）

　　　　清抄

【类型】抄本

【藏馆】中国中医科学院图书馆

【存世情况】孤本

3957　喉科集腋

【分类】临证各科·咽喉口齿科·咽喉通论

【卷数】不分卷（一册）

【责任者】〔清〕沈青芝撰

【年代】原书成于清光绪中期（约1890）

　　　　①清广陵王文藻抄

　　　　②抄写年代不详

【类型】抄本

【藏馆】①上海图书馆

　　　　②上海中医药大学图书馆

【存世情况】原为孤本，后有1982年中医

　　　　古籍出版社出版的影印本

3958　赤松山樵喉科

【分类】临证各科·咽喉口齿科·咽喉通论

【卷数】不分卷（一册）

【责任者】佚名

【年代】原书成于清光绪中期（约1890）

　　　　清抄

【类型】抄本

【藏馆】中国中医科学院图书馆

【存世情况】孤本

3959　缪氏喉科

【分类】临证各科·咽喉口齿科·咽喉通论

【卷数】不分卷

【责任者】〔清〕缪氏撰

【年代】原书成于清光绪中期（约1890）

　　　　清抄

【类型】抄本

【藏馆】中国中医科学院图书馆

【存世情况】孤本

3960　长绮堂喉科

【分类】临证各科·咽喉口齿科·咽喉通论

【卷数】不分卷（二册）

【责任者】佚名

【年代】原书成于清光绪中期（约 1890）

清抄

【类型】抄本

【藏馆】中国中医科学院图书馆

【存世情况】孤本

3961　小长绮堂喉科

【分类】临证各科·咽喉口齿科·咽喉通论

【卷数】不分卷（一册）

【责任者】佚名

【年代】原书成于清光绪中期（约 1890）

清抄

【类型】抄本

【藏馆】中国中医科学院图书馆

【存世情况】孤本

3962　喉科玉钥

【分类】临证各科·咽喉口齿科·咽喉通论

【卷数】二卷（一册）

【责任者】〔清〕西园主人撰，田西老农补

【年代】原书成于清光绪中期（约 1891）

清抄

【类型】抄本

【藏馆】中国中医科学院图书馆

【存世情况】孤本

3963　石翁家传喉略抄（又名喉科秘传）

【分类】临证各科·咽喉口齿科·咽喉通论

【卷数】不分卷（一册）

【责任者】佚名

【年代】原书成于清光绪中期（约 1891）

清抄

【类型】抄本

【藏馆】中国中医科学院图书馆

【存世情况】孤本

3964　怡庵喉科治效方

【分类】临证各科·咽喉口齿科·咽喉通论

【卷数】不分卷（一册）

【责任者】〔清〕胡藏庭传；怡庵氏整理

【年代】清光绪二十年（1894）

【类型】抄本

【藏馆】中国中医科学院图书馆

【存世情况】孤本

3965　东泉青屋喉医

【分类】临证各科·咽喉口齿科·咽喉通论

【卷数】不分卷（一册）

【责任者】佚名

【年代】原书成于清光绪中期（约 1894）

清抄

【类型】抄本

【藏馆】中国中医科学院图书馆

【存世情况】孤本

3966　雨亭喉科秘本

【分类】临证各科·咽喉口齿科·咽喉通论

【卷数】不分卷（一册）

【责任者】佚名

【年代】原书成于清光绪中期（约 1894）

清抄

【类型】抄本

【藏馆】中国中医科学院图书馆

【存世情况】孤本

3967　喉科秘语

【分类】临证各科·咽喉口齿科·咽喉通论

【卷数】不分卷

【责任者】佚名

【年代】清光绪二十一年（1895）

【类型】抄本

【藏馆】中国中医科学院图书馆

【存世情况】孤本

3968　梨云堂治喉集验

【分类】临证各科·咽喉口齿科·咽喉通论

【卷数】不分卷（一册）

【责任者】佚名

【年代】原书成于清光绪中期（约1895）

　　　　清抄

【类型】抄本

【藏馆】中国中医科学院图书馆

【存世情况】孤本

3969　喉症回生集

【分类】临证各科·咽喉口齿科·咽喉通论

【卷数】不分卷

【责任者】佚名

【年代】原书成于清光绪中期（约1895）

　　　　抄写年代不详

【类型】抄本

【藏馆】中国中医科学院图书馆

【存世情况】孤本

3970　异授喉科

【分类】临证各科·咽喉口齿科·咽喉通论

【卷数】不分卷（一册）

【责任者】著者佚名；刘松龄抄

【年代】清光绪二十二年（1896）

【类型】抄本

【藏馆】中国中医科学院图书馆

【存世情况】孤本

3971　喉科秘要

【分类】临证各科·咽喉口齿科·咽喉通论

【卷数】不分卷

【责任者】佚名

【年代】①清光绪二十三年（1897）抄

　　　　②清抄

　　　　③1917年抄

　　　　④金国礼抄，年代不详

【类型】抄本

【藏馆】①中国中医科学院图书馆

　　　　②天津医学高等专科学校图书馆

　　　　③苏州大学图书馆

　　　　④上海中医药大学图书馆

【存世情况】抄本4部

【备注】②天津医学高等专科学校图书馆藏

　　　　本共一册。

　　　　④上海中医药大学图书馆藏本共一

　　　　册，附"看疔疮法"

3972　（秘传）喉齿要诀

【分类】临证各科·咽喉口齿科·咽喉通论

【卷数】不分卷

【责任者】佚名

【年代】清光绪二十六年（1900）

【类型】抄本

【藏馆】中国中医科学院图书馆

【存世情况】孤本

3973　喉症单方

【分类】临证各科·咽喉口齿科·咽喉通论

【卷数】不分卷

【责任者】〔清〕毕泽丰编抄

【年代】清光绪二十六年（1900）

【类型】抄本

【藏馆】中国中医科学院图书馆

【存世情况】孤本

3974　耀州喉科

【分类】临证各科·咽喉口齿科·咽喉通论

【卷数】不分卷（一册）

【责任者】佚名

【年代】原书成于清光绪后期（约1900）

　　　　清抄

【类型】抄本

【藏馆】中国中医科学院图书馆

【存世情况】孤本

3975　夜雨秋灯喉科摘录

【分类】临证各科·咽喉口齿科·咽喉通论

【卷数】不分卷

【责任者】佚名

【年代】原书成于清光绪后期（约1900）

　　　　抄写年代不详

【类型】抄本

【藏馆】中国中医科学院图书馆

【存世情况】孤本

3976　喉科真诀

【分类】临证各科·咽喉口齿科·咽喉通论

【卷数】不分卷（一册）

【责任者】〔清〕杨龙九（字鸿山）撰

【年代】清光绪二十八年（1902）

【类型】抄本

【藏馆】上海交通大学医学院图书馆

【存世情况】孤本

3977　喉科秘珍

【分类】临证各科·咽喉口齿科·咽喉通论

【卷数】不分卷

【责任者】〔清〕杨龙九（字鸿山）撰

【年代】原书成于清光绪后期（约1902）

　　　　抄写年代不详

【类型】抄本

【藏馆】黑龙江中医药大学图书馆

【存世情况】孤本

3978　咽喉急症秘书

【分类】临证各科·咽喉口齿科·咽喉通论

【卷数】不分卷（一册）

【责任者】〔清〕杨龙九（字鸿山）撰

【年代】原书成于清光绪后期（约1902）

　　　　抄写年代不详

【类型】抄本

【藏馆】上海中医药大学图书馆

【存世情况】孤本

【备注】华志诚藏抄本

3979　杨龙九喉科

【分类】临证各科·咽喉口齿科·咽喉通论

【卷数】不分卷

【责任者】〔清〕杨龙九（字鸿山）撰

【年代】原书成于清光绪后期（约1902）

　　　　抄写年代不详

【类型】抄本

【藏馆】辽宁中医药大学图书馆

【存世情况】孤本

【备注】华眉苏珍藏抄本

3980　应验咽喉秘科

【分类】临证各科·咽喉口齿科·咽喉通论

【卷数】不分卷（一册）

【责任者】〔清〕邢建明撰；范阳颂抄录

【年代】清光绪二十九年（1903）

【类型】抄本

【藏馆】上海中医药大学图书馆

【存世情况】孤本

【备注】书前题"古黔务本堂订"。《总目》
　　　书名作"咽喉秘授"

3981　石门冲刘氏喉科

【分类】临证各科·咽喉口齿科·咽喉通论

【卷数】不分卷（一册）

【责任者】〔清〕刘氏传

【年代】原书成于清光绪后期（约1904）
　　　清抄

【类型】抄本

【藏馆】中国中医科学院图书馆

【存世情况】孤本

3982　黄氏锦囊喉科集注

【分类】临证各科·咽喉口齿科·咽喉通论

【卷数】十二卷（五册）

【责任者】〔清〕黄政云撰

【年代】清光绪三十一年（1905）

【类型】抄本

【藏馆】中国中医科学院图书馆

【存世情况】孤本

【备注】残本

3983　喉科集学心镜（又名喉科心镜）

【分类】临证各科·咽喉口齿科·咽喉通论

【卷数】十卷（六册）

【责任者】佚名

【年代】清光绪三十二年（1906）

【类型】抄本

【藏馆】中国中医科学院图书馆

【存世情况】孤本

3984　喉科七种

【分类】临证各科·咽喉口齿科·咽喉通论

【卷数】不分卷（七册）

【责任者】〔清〕杨龙九（字鸿山）等撰

【年代】清光绪三十三年（1907）

【类型】抄本

【藏馆】中国中医科学院图书馆

【存世情况】孤本

【备注】子目：

　　　（1）喉科秘方（一）——〔清〕
杨龙九撰

　　　（2）喉科秘本——佚名

　　　（3）喉科抱珍集——佚名

　　　（4）喉科要领——佚名

　　　（5）曾氏世传喉科——曾氏撰

　　　（6）喉科秘方（二）——佚名

　　　（7）喉科全部——佚名

3985　尤氏喉科

【分类】临证各科·咽喉口齿科·咽喉通论

【卷数】不分卷（一册）

【责任者】〔清〕尤氏传

【年代】①清光绪末年（约1908）范赓治抄
　　　②清抄

【类型】抄本

【藏馆】①天一阁博物院
　　　②中国国家图书馆

【存世情况】抄本2部

3986　喉科枕秘

【分类】临证各科·咽喉口齿科·咽喉通论

【卷数】不分卷（一册）

【责任者】〔清〕丁润之撰

【年代】清光绪末年（约1908）

【类型】抄本

【藏馆】中国国家图书馆

【存世情况】孤本

3987 尤杨二氏喉科（附：湖海玄声——夜话医法捷要）

【分类】临证各科·咽喉口齿科·咽喉通论

【卷数】不分卷（一册）

【责任者】佚名

【年代】清光绪末年（约1908）

【类型】抄本

【藏馆】南京图书馆

【存世情况】孤本

3988 仙授喉科大法宝书

【分类】临证各科·咽喉口齿科·咽喉通论

【卷数】不分卷

【责任者】佚名

【年代】清末

【类型】抄本

【藏馆】辽宁中医药大学图书馆

【存世情况】孤本

3989 读有用书堂喉科

【分类】临证各科·咽喉口齿科·咽喉通论

【卷数】不分卷（一册）

【责任者】佚名

【年代】清

【类型】抄本

【藏馆】中国中医科学院图书馆

【存世情况】孤本

3990 瞽妪口授喉科

【分类】临证各科·咽喉口齿科·咽喉通论

【卷数】不分卷（一册）

【责任者】佚名

【年代】清

【类型】抄本

【藏馆】中国中医科学院图书馆

【存世情况】孤本

3991 喉科辨证

【分类】临证各科·咽喉口齿科·咽喉通论

【卷数】不分卷（一册）

【责任者】佚名

【年代】清

【类型】抄本

【藏馆】中国中医科学院图书馆

【存世情况】孤本

3992 喉科秘宗

【分类】临证各科·咽喉口齿科·咽喉通论

【卷数】不分卷

【责任者】原题〔清〕张宗良（字留仙）撰

【年代】清

【类型】抄本

【藏馆】苏州大学图书馆

【存世情况】孤本

【备注】《总目》书名作"咽喉秘宗"。

内容参见清乾隆年间医家张宗良撰《喉科指掌》（六卷）

3993 喉危治异（附：刘传危喉推拿法）

【分类】临证各科·咽喉口齿科·咽喉通论

【卷数】不分卷（一册）

【责任者】佚名

【年代】清

【类型】抄本

【藏馆】中国中医科学院图书馆

【存世情况】孤本

3994　家传喉科

【分类】临证各科·咽喉口齿科·咽喉通论

【卷数】不分卷（一册）

【责任者】佚名

【年代】清

【类型】抄本

【藏馆】中国中医科学院图书馆

【存世情况】孤本

3995　炼五石馆喉科

【分类】临证各科·咽喉口齿科·咽喉通论

【卷数】不分卷（一册）

【责任者】佚名

【年代】清

【类型】抄本

【藏馆】中国中医科学院图书馆

【存世情况】孤本

3996　刘氏祖传喉科书

【分类】临证各科·咽喉口齿科·咽喉通论

【卷数】不分卷（一册）

【责任者】〔清〕刘氏撰

【年代】清

【类型】抄本

【藏馆】中国中医科学院图书馆

【存世情况】孤本

3997　青囊秘传经验全书（又名喉科青囊秘传）

【分类】临证各科·咽喉口齿科·咽喉通论

【卷数】不分卷（一册）

【责任者】佚名

【年代】清

【类型】抄本

【藏馆】中国中医科学院图书馆

【存世情况】孤本

3998　少舫家藏喉科

【分类】临证各科·咽喉口齿科·咽喉通论

【卷数】不分卷（一册）

【责任者】佚名

【年代】清

【类型】抄本

【藏馆】中国中医科学院图书馆

【存世情况】孤本

3999　延龄堂喉科

【分类】临证各科·咽喉口齿科·咽喉通论

【卷数】不分卷（一册）

【责任者】〔清〕罗氏撰

【年代】清

【类型】抄本

【藏馆】中国中医科学院图书馆

【存世情况】孤本

4000　咽喉论（附：秘授喉科、眼科原始心要）

【分类】临证各科·咽喉口齿科·咽喉通论

【卷数】不分卷（一册）

【责任者】佚名

【年代】清

【类型】抄本

【藏馆】中国中医科学院图书馆

【存世情况】孤本

4001　咽喉要览

【分类】临证各科·咽喉口齿科·咽喉通论

【卷数】不分卷（一册）

【责任者】〔清〕李印集

【年代】清

【类型】抄本

【藏馆】中国中医科学院图书馆

【存世情况】孤本

4002　尤叶窦三氏喉科

【分类】临证各科·咽喉口齿科·咽喉通论

【卷数】不分卷（一册）

【责任者】佚名

【年代】清

【类型】抄本

【藏馆】中国国家图书馆

【存世情况】孤本

4003　月樵偶记喉科验

【分类】临证各科·咽喉口齿科·咽喉通论

【卷数】不分卷（一册）

【责任者】佚名

【年代】清

【类型】抄本

【藏馆】中国中医科学院图书馆

【存世情况】孤本

4004　祖传喉科

【分类】临证各科·咽喉口齿科·咽喉通论

【卷数】不分卷（一册）

【责任者】佚名

【年代】清

【类型】抄本

【藏馆】中国中医科学院图书馆

【存世情况】孤本

4005　喉科三十六症（附：刘传眼药方一首）

【分类】临证各科·咽喉口齿科·咽喉通论

【卷数】不分卷

【责任者】佚名

【年代】①清抄

　　　　②抄写年代不详

【类型】抄本

【藏馆】①中国国家图书馆

　　　　②中国中医科学院图书馆

【存世情况】抄本 2 部

【备注】①中国国家图书馆藏本题名"秘传喉科三十六症"。

　　　　《总目》载有辽宁中医药大学图书馆所藏抄本，经查未见

4006　（精选）喉科秘要诸方

【分类】临证各科·咽喉口齿科·咽喉通论

【卷数】不分卷（一册）

【责任者】佚名

【年代】〔清〕

【类型】抄本

【藏馆】①中国科学院国家科学图书馆

　　　　②中国中医科学院图书馆

【存世情况】抄本 2 部

4007　（重订）喉科家训

【分类】临证各科·咽喉口齿科·咽喉通论

【卷数】四卷（一册）

【责任者】〔清〕刁步忠（字惠三）撰，刁质明（字守愚）编

【年代】〔清〕

【类型】抄本

【藏馆】上海中医药大学图书馆

【存世情况】另有 1924 年杭州三三医社铅印本，又被收入"三三医书"

4008　冯氏治喉秘方

【分类】临证各科·咽喉口齿科·咽喉通论

【卷数】不分卷

【责任者】〔清〕冯氏撰

【年代】［清］

【类型】抄本

【藏馆】中国中医科学院图书馆

【存世情况】孤本

4009　喉风三十六症

【分类】临证各科·咽喉口齿科·咽喉通论

【卷数】不分卷（一册）

【责任者】佚名

【年代】［清］

【类型】抄本

【藏馆】天津医学高等专科学校图书馆

【存世情况】孤本

4010　喉科风症全书（又名经验立应家传便录喉科风症全书）

【分类】临证各科·咽喉口齿科·咽喉通论

【卷数】不分卷

【责任者】佚名

【年代】［清］

【类型】抄本

【藏馆】中国中医科学院图书馆

【存世情况】孤本

4011　喉科及针法全图

【分类】临证各科·咽喉口齿科·咽喉通论

【卷数】不分卷（一册）

【责任者】程威撰

【年代】［清］

【类型】抄本

【藏馆】中国科学院国家科学图书馆

【存世情况】孤本

4012　喉科集锦

【分类】临证各科·咽喉口齿科·咽喉通论

【卷数】不分卷（二册）

【责任者】原题尤仲如撰，蒋春田订

【年代】［清］

【类型】抄本

【藏馆】上海辞书出版社图书馆

【存世情况】孤本

【备注】题"文星堂抄藏"。尤冲如疑即明代喉科名家尤仲仁，又作尤仲如

4013　喉科精论

【分类】临证各科·咽喉口齿科·咽喉通论

【卷数】不分卷（一册）

【责任者】佚名

【年代】［清］

【类型】抄本

【藏馆】中国中医科学院图书馆

【存世情况】孤本

4014　喉科秘宝

【分类】临证各科·咽喉口齿科·咽喉通论

【卷数】不分卷（一册）

【责任者】佚名

【年代】［清］

【类型】抄本

【藏馆】上海市医学会图书馆

【存世情况】孤本

【备注】书前残缺

4015　喉科秘方

【分类】临证各科·咽喉口齿科·咽喉通论

【卷数】不分卷（一册）

【责任者】佚名

【年代】［清］

【类型】抄本

【藏馆】①中国中医科学院图书馆

　　　　②中国中医科学院中国医史文献研

　究所

【存世情况】抄本 2 部

4016　喉科全生集

【分类】临证各科·咽喉口齿科·咽喉通论

【卷数】不分卷（一册）

【责任者】佚名

【年代】［清］

【类型】抄本

【藏馆】上海图书馆

【存世情况】孤本

4017　喉科神方

【分类】临证各科·咽喉口齿科·咽喉通论

【卷数】不分卷（一册）

【责任者】佚名

【年代】［清］

【类型】抄本

【藏馆】湖南图书馆

【存世情况】孤本

4018　喉科验方

【分类】临证各科·咽喉口齿科·咽喉通论

【卷数】不分卷（二册）

【责任者】佚名

【年代】［清］

【类型】抄本

【藏馆】长春中医药大学图书馆

【存世情况】孤本

4019　喉科摘要

【分类】临证各科·咽喉口齿科·咽喉通论

【卷数】不分卷

【责任者】佚名

【年代】［清］

【类型】抄本

【藏馆】中国中医科学院图书馆

【存世情况】孤本

4020　喉科真谛

【分类】临证各科·咽喉口齿科·咽喉通论

【卷数】不分卷（一册）

【责任者】佚名

【年代】［清］

【类型】抄本

【藏馆】湖南图书馆

【存世情况】孤本

4021　喉科证治要诀图解

【分类】临证各科·咽喉口齿科·咽喉通论

【卷数】不分卷

【责任者】佚名

【年代】［清］

【类型】抄本

【藏馆】中国中医科学院图书馆

【存世情况】孤本

4022　喉科总论

【分类】临证各科·咽喉口齿科·咽喉通论

【卷数】不分卷（一册）

【责任者】佚名

【年代】［清］

【类型】抄本

【藏馆】上海市医学会图书馆

【存世情况】孤本

【备注】书前残缺，原书名不存，"喉科总论"为首篇医论标题。《总目》书名作"喉齿总论"，归入"口齿"类

4023　喉说（附：内、外、妇、儿各科诸病验方）

【分类】临证各科·咽喉口齿科·咽喉通论

【卷数】不分卷

【责任者】佚名

【年代】［清］

【类型】抄本

【藏馆】中国中医科学院图书馆

【存世情况】孤本

4024　秘传咽喉心法

【分类】临证各科·咽喉口齿科·咽喉通论

【卷数】不分卷

【责任者】佚名

【年代】［清］

【类型】抄本

【藏馆】内蒙古图书馆

【存世情况】孤本

4025　师竹友梅茆屋喉科方证秘录

【分类】临证各科·咽喉口齿科·咽喉通论

【卷数】不分卷

【责任者】〔清〕柳氏撰

【年代】［清］

【类型】抄本

【藏馆】中国中医科学院图书馆

【存世情况】孤本

4026　咽喉等症方

【分类】临证各科·咽喉口齿科·咽喉通论

【卷数】不分卷（一册）

【责任者】佚名

【年代】［清］

【类型】抄本

【藏馆】上海辞书出版社图书馆

【存世情况】孤本

【备注】《总目》书名作"咽喉集症方"

4027　咽喉经验秘书

【分类】临证各科·咽喉口齿科·咽喉通论

【卷数】不分卷

【责任者】佚名

【年代】［清］

【类型】抄本

【藏馆】上海辞书出版社图书馆

【存世情况】孤本

4028　咽喉说

【分类】临证各科·咽喉口齿科·咽喉通论

【卷数】不分卷

【责任者】佚名

【年代】［清］

【类型】抄本

【藏馆】湖南中医药大学图书馆

【存世情况】孤本

【备注】《总目》载有广东省立中山图书馆

所藏抄本，经查未见

4029　咽喉秘传

【分类】临证各科·咽喉口齿科·咽喉通论

【卷数】不分卷（一册）

【责任者】著者佚名；王照抄

【年代】原书成于清

　　　　民国抄

【类型】抄本

【藏馆】上海图书馆

【存世情况】孤本

4030　罗西溪喉科秘诀（附：黄敬老家传喉痛噙口药旧方笺）

【分类】临证各科·咽喉口齿科·咽喉通论

【卷数】不分卷

【责任者】罗西溪撰；唐济时（字成之，号求是庐主人）抄

【年代】1912 年

【类型】抄本

【藏馆】中国中医科学院图书馆

【存世情况】孤本

4031　喉科指掌论略法

【分类】临证各科·咽喉口齿科·咽喉通论

【卷数】不分卷

【责任者】佚名

【年代】民国（约 1912）

【类型】抄本

【藏馆】四川省图书馆

【存世情况】孤本

4032　咽喉急症秘书

【分类】临证各科·咽喉口齿科·咽喉通论

【卷数】不分卷（一册）

【责任者】著者佚名；莲溪居士抄

【年代】1916 年

【类型】抄本

【藏馆】中国国家图书馆

【存世情况】孤本

4033　喉症救生船

【分类】临证各科·咽喉口齿科·咽喉通论

【卷数】不分卷

【责任者】佚名

【年代】1918 年

【类型】抄本

【藏馆】中国中医科学院图书馆

【存世情况】孤本

4034　成都喉方

【分类】临证各科·咽喉口齿科·咽喉通论

【卷数】不分卷

【责任者】佚名

【年代】民国（1912—1921）

【类型】抄本

【藏馆】中国中医科学院图书馆

【存世情况】孤本

4035　方噎喉病集

【分类】临证各科·咽喉口齿科·咽喉通论

【卷数】不分卷

【责任者】佚名

【年代】民国（1912—1921）

【类型】抄本

【藏馆】中国中医科学院图书馆

【存世情况】孤本

4036　喉科

【分类】临证各科·咽喉口齿科·咽喉通论

【卷数】不分卷

【责任者】佚名

【年代】民国（1912—1921）

【类型】抄本

【藏馆】①天津医学高等专科学校图书馆

　　　　②③上海中医药大学图书馆

【存世情况】抄本 3 部

【备注】②③上海中医药大学图书馆所藏同

　　名抄本 2 部，著者均佚名，内容有异。

　　《总目》仅收载 1 部

4037　喉科

【分类】临证各科·咽喉口齿科·咽喉通论

【卷数】不分卷

【责任者】鲁氏撰，何亚韩订

【年代】民国（1912—1921）

【类型】抄本

【藏馆】①上海中医药大学图书馆

　　　　②嘉兴市图书馆

【存世情况】抄本 2 部

【备注】②嘉兴市图书馆藏本附"尤氏喉科

　　种痘心法"

4038　喉科

【分类】临证各科·咽喉口齿科·咽喉通论

【卷数】不分卷（一册）

【责任者】小兰公传

【年代】民国（1912—1921）

【类型】抄本

【藏馆】上海中医药大学图书馆

【存世情况】孤本

4039　喉症三方

【分类】临证各科·咽喉口齿科·咽喉通论

【卷数】不分卷

【责任者】佚名

【年代】民国（1912—1921）

【类型】抄本

【藏馆】嘉兴市图书馆

【存世情况】另有民国石印本

4040　太医院喉科三十六症

【分类】临证各科·咽喉口齿科·咽喉通论

【卷数】不分卷

【责任者】翁南泉撰

【年代】民国（1912—1921）

【类型】抄本

【藏馆】苏州大学图书馆

【存世情况】孤本

4041　推拿单双喉蛾神效方（附：疗喉可
　　法）

【分类】临证各科·咽喉口齿科·咽喉通论

【卷数】不分卷

【责任者】刘氏传；唐济时（字成之，号求
　　是庐主人）抄

【年代】民国（1912—1921）

【类型】抄本

【藏馆】中国中医科学院图书馆

【存世情况】孤本

4042　咽喉证治

【分类】临证各科·咽喉口齿科·咽喉通论

【卷数】不分卷

【责任者】佚名

【年代】民国（1912—1921）

【类型】抄本

【藏馆】中国中医科学院图书馆

【存世情况】孤本

4043　枕秘咽喉保命集

【分类】临证各科·咽喉口齿科·咽喉通论

【卷数】不分卷

【责任者】佚名

【年代】民国（1912—1921）

【类型】抄本

【藏馆】中国中医科学院图书馆

【存世情况】孤本

4044　喉证救危秘宝

【分类】临证各科·咽喉口齿科·咽喉通论

【卷数】不分卷

【责任者】佚名

【年代】约 1924 年

【类型】抄本

【藏馆】中国中医科学院图书馆

【存世情况】孤本

4045　喉方传秘

【分类】临证各科·咽喉口齿科·咽喉通论

【卷数】不分卷

【责任者】佚名

【年代】约 1927 年

【类型】抄本

【藏馆】中国中医科学院图书馆

【存世情况】孤本

4046　喉方抄要

【分类】临证各科·咽喉口齿科·咽喉通论

【卷数】不分卷

【责任者】唐济时（字成之，号求是庐主
人）编

【年代】1930 年

【类型】抄本

【藏馆】中国中医科学院图书馆

【存世情况】孤本

4047　医喉

【分类】临证各科·咽喉口齿科·咽喉通论

【卷数】不分卷

【责任者】佚名

【年代】1930 年

【类型】抄本

【藏馆】中国中医科学院图书馆

【存世情况】孤本

4048　春融堂疗喉漫笔

【分类】临证各科·咽喉口齿科·咽喉通论

【卷数】不分卷

【责任者】佚名

【年代】民国（1927—1934）

【类型】抄本

【藏馆】中国中医科学院图书馆

【存世情况】孤本

4049　咽喉杂症（附：救急名方）

【分类】临证各科·咽喉口齿科·咽喉通论

【卷数】不分卷

【责任者】佚名

【年代】民国（1927—1934）

【类型】抄本

【藏馆】中国中医科学院图书馆

【存世情况】孤本

4050 喉科大全（又名聊复集）

【分类】临证各科·咽喉口齿科·咽喉通论

【卷数】不分卷

【责任者】佚名

【年代】1935 年

【类型】抄本

【藏馆】安徽省图书馆

【存世情况】孤本

4051 喉症生药考

【分类】临证各科·咽喉口齿科·咽喉通论

【卷数】不分卷

【责任者】唐瓶居编

【年代】1937 年

【类型】抄本

【藏馆】中国中医科学院图书馆

【存世情况】孤本

4052 喉科方

【分类】临证各科·咽喉口齿科·咽喉通论

【卷数】不分卷

【责任者】佚名

【年代】民国（1927—1937）

【类型】抄本

【藏馆】山东中医药大学图书馆

【存世情况】孤本

4053 喉科灵方

【分类】临证各科·咽喉口齿科·咽喉通论

【卷数】不分卷

【责任者】佚名

【年代】民国（1927—1937）

【类型】抄本

【藏馆】苏州大学图书馆

【存世情况】孤本

4054 喉科秘传论

【分类】临证各科·咽喉口齿科·咽喉通论

【卷数】不分卷

【责任者】佚名

【年代】民国（1927—1937）

【类型】抄本

【藏馆】苏州大学图书馆

【存世情况】孤本

4055 喉科秘法

【分类】临证各科·咽喉口齿科·咽喉通论

【卷数】不分卷

【责任者】佚名

【年代】民国（1927—1937）

【类型】抄本

【藏馆】辽宁中医药大学图书馆

【存世情况】孤本

4056 喉科图诊

【分类】临证各科·咽喉口齿科·咽喉通论

【卷数】不分卷（一册）

【责任者】佚名

【年代】民国（1927—1937）

【类型】抄本

【藏馆】上海中医药大学图书馆

【存世情况】孤本

4057 喉科选要

【分类】临证各科·咽喉口齿科·咽喉通论

【卷数】不分卷

【责任者】佚名

【年代】民国（1927—1937）

【类型】抄本

【藏馆】上海中医药大学图书馆

【存世情况】孤本

4058　喉科医案

【分类】临证各科·咽喉口齿科·咽喉通论

【卷数】不分卷（一册）

【责任者】何步文编

【年代】民国（1927—1937）

【类型】抄本

【藏馆】上海图书馆

【存世情况】孤本

4059　喉科治法

【分类】临证各科·咽喉口齿科·咽喉通论

【卷数】不分卷

【责任者】佚名

【年代】民国（1927—1937）

【类型】抄本

【藏馆】河南中医药大学图书馆

【存世情况】孤本

4060　喉科总论

【分类】临证各科·咽喉口齿科·咽喉通论

【卷数】不分卷

【责任者】佚名

【年代】民国（1927—1937）

【类型】抄本

【藏馆】苏州大学图书馆

【存世情况】孤本

4061　喉症集录

【分类】临证各科·咽喉口齿科·咽喉通论

【卷数】不分卷（一册）

【责任者】佚名

【年代】民国（1927—1937）

【类型】抄本

【藏馆】上海中医药大学图书馆

【存世情况】孤本

4062　喉科集要

【分类】临证各科·咽喉口齿科·咽喉通论

【卷数】不分卷（一册）

【责任者】戴镜寿编

【年代】民国（1927—1937）

【类型】抄本

【藏馆】上海图书馆

【存世情况】孤本

4063　喉症秘方

【分类】临证各科·咽喉口齿科·咽喉通论

【卷数】不分卷

【责任者】曹炳章（字赤电）编

【年代】民国（1927—1937）

【类型】抄本

【藏馆】浙江省中医药研究院图书馆

【存世情况】孤本

4064　康健喉科集

【分类】临证各科·咽喉口齿科·咽喉通论

【卷数】不分卷（一册）

【责任者】贡企禹编

【年代】民国（1927—1937）

【类型】抄本

【藏馆】上海中医药大学图书馆

【存世情况】孤本

4065　咽喉急症必读

【分类】临证各科·咽喉口齿科·咽喉通论

【卷数】不分卷（一册）

【责任者】杨氏传

【年代】民国（1927—1937）

【类型】抄本

【藏馆】上海中医药大学图书馆

【存世情况】孤本

【备注】原封面又有"万金秘诀""五柳堂桂置传"字样

4066　咽喉脉诀

【分类】临证各科·咽喉口齿科·咽喉通论

【卷数】不分卷

【责任者】佚名

【年代】民国（1927—1937）

【类型】抄本

【藏馆】广西壮族自治区图书馆

【存世情况】孤本

4067　咽喉问答（又名玉洞遗经）

【分类】临证各科·咽喉口齿科·咽喉通论

【卷数】不分卷

【责任者】佚名

【年代】民国（1927—1937）

【类型】抄本

【藏馆】①上海图书馆

　　　　②云南省图书馆

【存世情况】抄本2部

【备注】①上海图书馆抄本附"喉证牙痛集方"

4068　咽喉要诀

【分类】临证各科·咽喉口齿科·咽喉通论

【卷数】不分卷

【责任者】著者佚名；汤庆云抄

【年代】民国（1927—1937）

【类型】抄本

【藏馆】苏州市中医医院图书馆

【存世情况】孤本

4069　咽喉治法

【分类】临证各科·咽喉口齿科·咽喉通论

【卷数】不分卷

【责任者】佚名

【年代】民国（1927—1937）

【类型】抄本

【藏馆】天津医学高等专科学校图书馆

【存世情况】孤本

4070　咽喉专科经验方（又名咽喉经验秘传）

【分类】临证各科·咽喉口齿科·咽喉通论

【卷数】不分卷（一册）

【责任者】佚名

【年代】民国（1927—1937）

【类型】抄本

【藏馆】上海中医药大学图书馆

【存世情况】孤本

【备注】《总目》书名作"咽喉经验秘传方"，今按原本改

4071　咽喉七十治

【分类】临证各科·咽喉口齿科·咽喉通论

【卷数】不分卷

【责任者】尘侨客辑

【年代】1940年

【类型】抄本

【藏馆】济南市图书馆

【存世情况】孤本

4072　咽喉摘要

【分类】临证各科·咽喉口齿科·咽喉通论

【卷数】不分卷

【责任者】佚名

【年代】约1945年

【类型】抄本

【藏馆】中国中医科学院图书馆

【存世情况】孤本

4073　喉症方论摘录

【分类】临证各科·咽喉口齿科·咽喉通论

【卷数】不分卷

【责任者】佚名

【年代】约1948年

【类型】抄本

【藏馆】中国中医科学院图书馆

【存世情况】孤本

4074　（无事为福轩）喉科

【分类】临证各科·咽喉口齿科·咽喉通论

【卷数】不分卷

【责任者】佚名

【年代】民国

【类型】抄本

【藏馆】中国中医科学院图书馆

【存世情况】孤本

4075　喉科疔症

【分类】临证各科·咽喉口齿科·咽喉通论

【卷数】不分卷

【责任者】佚名

【年代】民国

【类型】抄本

【藏馆】辽宁中医药大学图书馆

【存世情况】孤本

4076　咽喉三十六症

【分类】临证各科·咽喉口齿科·咽喉通论

【卷数】不分卷

【责任者】佚名

【年代】民国

【类型】抄本

【藏馆】辽宁中医药大学图书馆

【存世情况】孤本

4077　杨氏喉科总论

【分类】临证各科·咽喉口齿科·咽喉通论

【卷数】不分卷（一册）

【责任者】佚名

【年代】民国

【类型】抄本

【藏馆】上海图书馆

【存世情况】孤本

2. 疫喉

4078　疫痧草（又名疫痧草辨论章、疫痧草病象章）

【分类】临证各科·咽喉口齿科·疫喉

【卷数】二卷

【责任者】〔清〕陈耕道（字继宣）撰

【年代】①清嘉庆六年（1801）

②清灵兰秘室抄本

③清抄

④⑤⑥⑦⑧⑨⑩抄写年代不详

【类型】①稿本

②③④⑤⑥⑦⑧⑨⑩抄本

【藏馆】①②⑨上海图书馆

③中国国家图书馆

④上海中医药大学图书馆

⑤苏州图书馆

⑥镇江市图书馆

⑦苏州大学图书馆

⑧中国中医科学院图书馆

⑩天津医学高等专科学校图书馆

【存世情况】除稿本和抄本多部外，有清道光、咸丰、光绪、宣统年间刻本及民国时期铅印本、石印本三十余种，又见于"三余堂丛刻""国医小丛书"等丛书

4079　疫喉浅论

【分类】临证各科·咽喉口齿科·疫喉

【卷数】二卷、补遗一卷

【责任者】〔清〕夏云（字春农、继昭，别名湖村农隐，晚号耕云老人、拙庵稀叟）撰

【年代】①清光绪元年（1875）

②清抄

③抄写年代不详

【类型】①稿本

②③抄本

【藏馆】①中国中医科学院图书馆

②天津医学高等专科学校图书馆

③浙江中医药大学图书馆

【存世情况】后有清光绪三年（1877）、五年（1879）、二十六年（1900）、三十一年（1905）刻本，1912年耕心山房石印本，上海日新书局石印本等多种刊本

【备注】②天津医学高等专科学校图书馆所藏抄本2部，各一册。《总目》另载有浙江图书馆藏本，经查未见

4080　刘叔卿秘传白喉方

【分类】临证各科·咽喉口齿科·疫喉

【卷数】不分卷

【责任者】佚名

【年代】原书成于清同治年间（约1869）清抄

【类型】抄本

【藏馆】中国中医科学院图书馆

【存世情况】孤本

4081　精治白喉总诀（又名白喉总方）

【分类】临证各科·咽喉口齿科·疫喉

【卷数】不分卷

【责任者】佚名

【年代】清光绪十一年（1885）

【类型】抄本复制本

【藏馆】中国中医科学院图书馆

【存世情况】孤本

4082　白喉方法

【分类】临证各科·咽喉口齿科·疫喉

【卷数】不分卷（三册）

【责任者】佚名

【年代】原书成于清宣统二年（1910）抄写年代不详

【类型】抄本

【藏馆】中国中医科学院图书馆

【存世情况】孤本

4083　治喉秘法（附：救急良方）

【分类】临证各科·咽喉口齿科·疫喉

【卷数】不分卷（一册）

【责任者】佚名

【年代】清末

【类型】抄本

【藏馆】中国中医科学院图书馆

【存世情况】孤本

4084　白喉鹅喉方（附：小儿惊风方、太极通脉丸、妇科调经添丁丸）

【分类】临证各科·咽喉口齿科·疫喉

【卷数】二卷（一册）

【责任者】佚名

【年代】〔清〕

【类型】抄本

【藏馆】上海中医药大学图书馆

【存世情况】孤本

4085　痧喉药方

【分类】临证各科·咽喉口齿科·疫喉

【卷数】不分卷

【责任者】佚名

【年代】〔清〕

【类型】抄本

【藏馆】天津医学高等专科学校图书馆

【存世情况】孤本

4086　喉痧病案

【分类】临证各科·咽喉口齿科·疫喉

【卷数】不分卷

【责任者】丁泽周（字甘仁）撰

【年代】约1927年

【类型】抄本

【藏馆】生命科学图书馆

【存世情况】孤本

4087　喉痧证治会通

【分类】临证各科·咽喉口齿科·疫喉

【卷数】不分卷

【责任者】何炳元（字廉臣，号印岩，晚号

越中老朽）撰

【年代】约1929年

【类型】抄本

【藏馆】中国中医科学院图书馆

【存世情况】孤本

【备注】浙东印书局抄本

4088　痧喉表解

【分类】临证各科·咽喉口齿科·疫喉

【卷数】不分卷

【责任者】佚名

【年代】民国

【类型】抄本

【藏馆】长春中医药大学图书馆

【存世情况】孤本

3. 口齿

4089　中央录

【分类】临证各科·咽喉口齿科·口齿

【卷数】不分卷

【责任者】〔日〕丹家兼康撰

【年代】原书成于日本宽文四年（1664）
　　　　抄写年代不详

【类型】日本抄本

【藏馆】北京大学图书馆

【存世情况】孤本

4090　神仙舌科方

【分类】临证各科·咽喉口齿科·口齿

【卷数】不分卷（一册）

【责任者】著者佚名；〔清〕汪士群整理抄录

【年代】原书成于清乾隆元年（1736）
　　　　清道光九年（1829）抄

【类型】抄本

【藏馆】上海中医药大学图书馆

【存世情况】孤本

4091　林二官耳秘传书

【分类】临证各科·咽喉口齿科·口齿

【卷数】不分卷（一册）

【责任者】著者佚名；〔日〕小岛尚质抄

【年代】日本文政十三年（1830）

【类型】日本抄本

【藏馆】中国中医科学院图书馆

【存世情况】孤本

4092　口舌总论

【分类】临证各科·咽喉口齿科·口齿

【卷数】不分卷（一册）

【责任者】佚名

【年代】日本安政六年（1859）

【类型】日本抄本

【藏馆】中国国家图书馆

【存世情况】孤本

4093　喉风症

【分类】临证各科·咽喉口齿科·口齿

【卷数】不分卷

【责任者】〔清〕刘莹（字完石、顽石）编

【年代】原书成于清光绪二年（1876）
　　　　清抄

【类型】抄本

【藏馆】吉林省图书馆

【存世情况】另见于刘莹编撰《痢疟探源》
　　　　附录（有清光绪二年潼川会文堂刻本）

【备注】《总目》载有长春中医药大学图书
　　　　馆所藏抄本，经查未见

4094　牙齿总论
　　　　鼻症总论
　　　　耳疾总论
　　　　头疾总论

【分类】临证各科·咽喉口齿科·口齿

【卷数】不分卷（一册）

【责任者】佚名

【年代】清

【类型】抄本

【藏馆】中国国家图书馆

【存世情况】孤本

4095　七窍解（附：脉法）

【分类】临证各科·咽喉口齿科·口齿

【卷数】不分卷

【责任者】佚名

【年代】〔清〕

【类型】抄本

【藏馆】①中国中医科学院图书馆
　　　　②南京图书馆

【存世情况】抄本2部

4096　口科秘传

【分类】临证各科·咽喉口齿科·口齿

【卷数】不分卷

【责任者】〔日〕津田长安撰

【年代】日本明治末年（约1911）

【类型】日本抄本

【藏馆】中国医学科学院北京协和医学院医
　　　　学信息研究所图书馆

【存世情况】孤本

4097　口科要方

【分类】临证各科·咽喉口齿科·口齿

【卷数】不分卷

【责任者】〔日〕兼康丹轩撰

【年代】约 1925 年

【类型】日本抄本

【藏馆】北京大学图书馆

【存世情况】孤本

【备注】日本好生堂抄本

4098　喉舌口齿病丛抄

【分类】临证各科·咽喉口齿科·口齿

【卷数】不分卷

【责任者】著者佚名；唐济时（字成之，号求是庐主人）抄

【年代】原书成于 1929 年

　　　　1936 年抄

【类型】抄本

【藏馆】中国中医科学院图书馆

【存世情况】孤本

4099　耳鼻喉内科诸证

【分类】临证各科·咽喉口齿科·口齿

【卷数】不分卷

【责任者】佚名

【年代】约 1930 年

【类型】抄本

【藏馆】中国中医科学院图书馆

【存世情况】孤本

4100　方寸指南（又名喉科采览）

【分类】临证各科·咽喉口齿科·口齿

【卷数】不分卷（一册）

【责任者】著者佚名；潘乐时抄

【年代】1945 年

【类型】抄本

【藏馆】上海中医药大学图书馆

【存世情况】孤本

4101　喉齿全部

【分类】临证各科·咽喉口齿科·口齿

【卷数】不分卷

【责任者】著者佚名；延陵氏抄

【年代】1949 年

【类型】抄本

【藏馆】中国中医科学院图书馆

【存世情况】孤本

（十）祝由科

4102　天医符篆

【分类】临证各科·祝由科

【卷数】不分卷

【责任者】佚名

【年代】原书成于北宋宣和五年（1123）

　　　　抄写年代不详

【类型】抄本

【藏馆】中国中医科学院图书馆

【存世情况】孤本

【备注】封面题"抄本天医符咒"

4103　祝由科

【分类】临证各科·祝由科

【卷数】不分卷（四册）

【责任者】〔清〕张虚靖撰；庞韵堂辑抄

【年代】清道光十二年（1832）

【类型】抄本

【藏馆】辽宁中医药大学图书馆

【存世情况】孤本

4104　太上祝由科

【分类】临证各科·祝由科

【卷数】六卷

【责任者】原题张真人传

【年代】原书成于清光绪年间（1875—1908）
　　　　清抄

【类型】抄本

【藏馆】①中国国家图书馆
　　　　②中国中医科学院图书馆

【存世情况】抄本 2 部

【备注】《总目》另载辽宁省图书馆、天一
　　　阁博物院、安徽中医药大学图书馆等藏
　　　有抄本，经查皆未见

4105　祝由科

【分类】临证各科·祝由科

【卷数】八卷、卷末一卷

【责任者】佚名

【年代】清

【类型】抄本

【藏馆】①中国国家图书馆
　　　　②中国人民解放军医学图书馆

【存世情况】抄本 2 部

【备注】①中国国家图书馆藏本封面题"祝
　　　由科秘符"。
　　　　②中国人民解放军医学图书馆藏本
　　　不分卷

4106　祝由科

【分类】临证各科·祝由科

【卷数】六卷

【责任者】佚名

【年代】清

【类型】抄本

【藏馆】①中国国家图书馆
　　　　②天津图书馆

【存世情况】抄本 2 部

【备注】《总目》未见此六卷本《祝由科》，
　　　而有《祝由科续集》六卷，分别藏于天
　　　津图书馆和天一阁博物院，经查皆未
　　　见。可能在题名上有所混淆

4107　太上祝颥天医十三科

【分类】临证各科·祝由科

【卷数】不分卷（八册）

【责任者】佚名

【年代】清

【类型】抄本

【藏馆】中国国家图书馆

【存世情况】孤本

4108　鬼臾枢真君传

【分类】临证各科·祝由科

【卷数】不分卷（一册）

【责任者】佚名

【年代】清末

【类型】抄本

【藏馆】中国国家图书馆

【存世情况】孤本

4109　天医祝由科流传奥旨

【分类】临证各科·祝由科

【卷数】不分卷

【责任者】佚名

【年代】［清］

【类型】抄本

【藏馆】中国中医科学院图书馆

【存世情况】孤本

九、养　生

（一）养生通论

4110　清寤斋心赏编

【分类】养生·养生通论

【卷数】不分卷（一册）

【责任者】〔明〕王象晋(字荩臣，号康宇)编

【年代】明崇祯六年（1633）

【类型】稿本

【藏馆】上海中医药大学图书馆

【存世情况】另有明崇祯六年（1633）刻本及清刻本

4111　养生训衍义

【分类】养生·养生通论

【卷数】不分卷（一册）

【责任者】〔日〕贝原笃信（字益轩）撰，南拜山衍义

【年代】约日本元禄十四年（1701）

【类型】稿本

【藏馆】中国国家图书馆

【存世情况】另有日本弘化岩井寿乐刻本、1934 年东京贝原养生训普及会铅印本及 1942 年北京铅印本，八卷本

4112　卫生要诀

【分类】养生·养生通论

【卷数】不分卷

【责任者】〔清〕吴建钮（字铨庵）选注

【年代】清乾隆四十三年（1778）

复制时间不详

【类型】稿本复制本

【藏馆】中国中医科学院图书馆

【存世情况】孤本

4113　水饮治法

【分类】养生·养生通论

【卷数】不分卷（一册）

【责任者】〔清〕陆懋修（字九芝，号江左下工，又号林屋山人）撰

【年代】清同治八年（1869）

【类型】稿本

【藏馆】中国国家图书馆

【存世情况】孤本

【备注】林屋丹房稿本

4114　济世寿人养心集（又名养心集）

【分类】养生·养生通论

【卷数】二卷（二册）

【责任者】〔清〕葛绳镐撰

【年代】清光绪十六年（1890）

【类型】稿本

【藏馆】上海图书馆

【存世情况】孤本。后有 2019 年上海科学技术文献出版社"上海图书馆藏中医稿抄本丛刊"收录的影印本

【备注】原作"清抄本"，经核原书，定为作者手稿本

4115　小炷录

【分类】养生·养生通论

【卷数】二卷（四册）

【责任者】〔清〕丁爱庐撰

【年代】约清光绪二十六年（1900）

【类型】稿本

【藏馆】南京图书馆

【存世情况】孤本

4116　卫生择要

【分类】养生·养生通论

【卷数】三卷（三册）

【责任者】〔清〕张燮思编

【年代】清宣统二年（1910）

【类型】稿本

【藏馆】成都中医药大学图书馆

【存世情况】孤本

【备注】藏馆信息作"抄本"

4117　养生余论

【分类】养生·养生通论

【卷数】不分卷（一册）

【责任者】〔清〕姚椿(字春木，号樗寮生)辑

【年代】清

【类型】稿本

【藏馆】上海图书馆

【存世情况】孤本

4118　卫生合璧

【分类】养生·养生通论

【卷数】不分卷

【责任者】唐怀之编

【年代】1914 年

【类型】稿本

【藏馆】中国中医科学院图书馆

【存世情况】孤本

4119　唐孙思邈卫生歌(附：文昌帝君阴骘文)

【分类】养生·养生通论

【卷数】不分卷（二册）

【责任者】〔唐〕孙思邈原撰

【年代】原书成于唐初（约682）

　　　　抄写年代不详

【类型】抄本

【藏馆】南京图书馆

【存世情况】孤本

【备注】该本题"满汉合璧精写本"，当为清抄本

4120　素女经
　　　　素女方
　　　　玉房秘诀
　　　　洞玄子

【分类】养生·养生通论

【卷数】不分卷

【责任者】佚名

【年代】原书传于唐（618—907）

　　　　抄写年代不详

【类型】抄本

【藏馆】上海辞书出版社图书馆

【存世情况】见"双梅景闇丛书"①

【备注】房中术。当抄自 1903 年〔清〕叶德辉编辑出版的"双梅景闇丛书"，其内容辑自〔日〕丹波康赖《医心方》

4121　素女方
　　　　玉房秘诀
　　　　玉房指要
　　　　洞玄子

【分类】养生·养生通论

【卷数】不分卷

_____

① 闇字为暗的异体字，此字在该书名中，习惯作"闇"。

【责任者】佚名

【年代】原书传于唐（618—907）
　　　　抄写年代不详

【类型】抄本

【藏馆】上海图书馆

【存世情况】见《双梅景闇丛书》

【备注】房中术。当抄自 1903 年〔清〕叶
　　　德辉编辑出版的"双梅景闇丛书"，其
　　　内容辑自〔日〕丹波康赖《医心方》

4122　四时养生常用要方

【分类】养生·养生通论

【卷数】二卷

【责任者】〔宋〕虞世撰

【年代】原书成于南宋末年（约 1279）
　　　　抄写年代均不详

【类型】抄本

【藏馆】①天一阁博物院
　　　　②宁波图书馆

【存世情况】抄本 2 部

4123　摄生二种合抄

【分类】养生·养生通论

【卷数】不分卷（一册）

【责任者】〔明〕袁黄（初名表，后更名
　　　黄，字坤仪、了凡）、邓调元（号息斋
　　　居士）撰

【年代】原书成于明万历十九年（1591）
　　　　抄写年代不详

【类型】抄本

【藏馆】上海中医药大学图书馆

【存世情况】二种书分别见于〔清〕曹溶
　　　编辑、陶樾增订的养生丛书"学海类
　　　编"

【备注】子目：
　　　　（1）摄生要语——〔明〕邓调
　　　元辑
　　　　（2）摄生三要——〔明〕袁黄撰
　　　书口题"息尘盦所钞"

4124　仙灵卫生歌

【分类】养生·养生通论

【卷数】不分卷

【责任者】〔明〕高濂（字深甫，号瑞南道
　　　人）编撰

【年代】原书成于明万历年间（约 1591）
　　　　抄写年代不详

【类型】抄本

【藏馆】中国科学院国家科学图书馆

【存世情况】另见于〔清〕湖南漫士编辑
　　　的养生丛书"水边林下"

4125　摄生要义

【分类】养生·养生通论

【卷数】不分卷（一册）

【责任者】〔明〕王廷相（字子衡，号浚
　　　川、平厓，别号河滨丈人）编

【年代】原书成于明万历二十年（1592）
　　　　明抄

【类型】抄本

【藏馆】上海图书馆

【存世情况】另有明万历三十一年（1603）
　　　虎林胡氏文会堂校刻本，又见于"寿养
　　　丛书""格致丛书"等丛书

【备注】该本为范氏天一阁抄本，为所见最
　　　早存本

4126　香奁润色

【分类】养生·养生通论

【卷数】不分卷

【责任者】〔明〕胡文焕（字德甫，号全庵、洞玄子、抱琴居士、西湖醉渔）编

【年代】原书成于明万历二十年（1592）
日本江户时代（1603—1868）抄

【类型】日本抄本

【藏馆】中国中医科学院图书馆

【存世情况】孤本（缩微胶卷）

【备注】近年多有整理排印本出版

4127 （新镌）卫生真诀

【分类】养生·养生通论

【卷数】二卷（四册）

【责任者】〔明〕罗洪先（字达夫，号念庵，道号太玄散人）撰，辛丰居士校梓，林泉散人参订

【年代】原书成于明万历二十五年（1597）
明崇祯十一年（1638）抄

【类型】抄本

【藏馆】天津图书馆

【存世情况】孤本

【备注】该书原本《卫生真诀》，为嘉靖年间罗洪先受传于朱神仙，故又名《仙传四十九方》，后经辛丰居士校订为《（新镌）卫生真诀》，于明万历二十五年（1597）梓行，但今刻本已佚，仅见抄本存世。另外，《卫生真诀》内容又被曹若水辑入《万育仙书》中，有多种刻本和抄本传世

4128 养生两种

【分类】养生·养生通论

【卷数】三卷

【责任者】〔明〕龚居中（字应园，号如虚子）撰

【年代】原书成于明天启四年（1624）
抄写年代不详

【类型】抄本

【藏馆】中国中医科学院图书馆

【存世情况】孤本

【备注】子目：

（1）易筋经（一卷）

（2）万寿仙书（二卷）

残本，"万寿仙书"卷一残。

二书各有单行本，但撰著者不同。通行本《万寿仙书》四卷，题〔明〕罗洪先撰，曹若水增辑，约成于明嘉靖四十四年（1565），为最早存明刻本；通行本《易筋经》二卷，托名达摩祖师撰，最早见清道光九年（1829）刻本。而该书署名龚居中

4129 师利心

【分类】养生·养生通论

【卷数】不分卷

【责任者】〔清〕张璐（字路玉，晚号石顽老人）撰

【年代】清康熙十八年（1679）

【类型】抄本

【藏馆】杭州图书馆

【存世情况】孤本

4130 养春奇方

【分类】养生·养生通论

【卷数】不分卷

【责任者】〔清〕石成金（字天基，号惺庵愚人）撰

【年代】原书成于清康熙四十八年（1709）

抄写年代不详

【类型】抄本

【藏馆】北京中医药大学图书馆

【存世情况】孤本

【备注】藏馆信息记为清抄本，并与木刻本
　　　　《附功过格》合订为一册

4131　天医祛病玉函金匮济世全书（附：
　　　　三天秘旨、小演妙术、兰谷子仙阶
　　　　发挥天罡大法）

【分类】养生·养生通论

【卷数】四卷（二册）

【责任者】原题〔清〕静海道人编

【年代】原书约成于清康熙四十八年（1709）
　　　　清抄

【类型】抄本

【藏馆】中国国家图书馆

【存世情况】孤本

4132　延年却病书

【分类】养生·养生通论

【卷数】八卷（续录一卷）（三册）

【责任者】〔清〕澹庵老人辑

【年代】清康熙年间（1662—1722）

【类型】抄本

【藏馆】中国国家图书馆

【存世情况】孤本

4133　尊生镜

【分类】养生·养生通论

【卷数】二卷

【责任者】著者佚名；东皋荷夫抄

【年代】清雍正九年（1731）

【类型】抄本

【藏馆】中国科学院国家科学图书馆

【存世情况】孤本

【备注】墨寿轩抄本

4134　修真秘旨

【分类】养生·养生通论

【卷数】二卷

【责任者】〔清〕杨凤庭（字瑞虞，号西
　　　　山）撰

【年代】原书成于清乾隆二十四年（1759）
　　　　抄写年代不详

【类型】抄本

【藏馆】中国中医科学院图书馆

【存世情况】孤本

4135　保生秘钥

【分类】养生·养生通论

【卷数】四卷（四册）

【责任者】〔清〕俞汝翼撰；俞晋抄

【年代】清乾隆年间（1736—1796）

【类型】抄本

【藏馆】南京图书馆

【存世情况】孤本

4136　遵生汇要

【分类】养生·养生通论

【卷数】四卷

【责任者】〔清〕甘澍辑

【年代】原书成于清道光二十六年（1846）
　　　　抄写年代不详

【类型】抄本

【藏馆】中国中医科学院图书馆

【存世情况】孤本

【备注】残本，存卷一

4137　养生秘旨

【分类】养生·养生通论

【卷数】不分卷（一册）

【责任者】佚名

【年代】清光绪十九年（1893）

【类型】抄本

【藏馆】中国中医科学院图书馆

【存世情况】孤本

【备注】贻仁堂抄本

4138　无药疗病法

【分类】养生·养生通论

【卷数】不分卷

【责任者】〔清〕邵博强撰

【年代】清光绪二十六年（1900）

【类型】抄本

【藏馆】云南省图书馆

【存世情况】孤本

4139　采药秘诀

【分类】养生·养生通论

【卷数】不分卷

【责任者】佚名

【年代】原书成于清宣统二年（1910）
　　　　抄写年代不详

【类型】抄本

【藏馆】中国中医科学院图书馆

【存世情况】孤本

4140　寿养丛书辑要——调摄门

【分类】养生·养生通论

【卷数】不分卷

【责任者】佚名

【年代】原书成于清宣统三年（1911）

　　　　抄写年代不详

【类型】抄本

【藏馆】天津中医药大学图书馆

【存世情况】孤本

4141　养生经验良方

【分类】养生·养生通论

【卷数】不分卷（一册）

【责任者】佚名

【年代】清

【类型】抄本

【藏馆】中国国家图书馆

【存世情况】孤本

4142　寿命无穷

【分类】养生·养生通论

【卷数】八卷（八册）

【责任者】佚名

【年代】清

【类型】抄本

【藏馆】上海图书馆

【存世情况】孤本

4143　遵生秘笈

【分类】养生·养生通论

【卷数】不分卷

【责任者】佚名

【年代】清

【类型】抄本

【藏馆】中山大学图书馆

【存世情况】孤本

4144　养生论

【分类】养生·养生通论

【卷数】三卷

【责任者】原题〔晋〕嵇康撰；〔清〕夏僎
　　　俊手录

【年代】清末

【类型】抄本

【藏馆】辽宁中医药大学图书馆

【存世情况】孤本

【备注】经折装

4145　石莲谈麈

【分类】养生·养生通论

【卷数】二卷（二册）

【责任者】〔清〕吴重熹辑

【年代】清末

【类型】抄本

【藏馆】天津图书馆

【存世情况】孤本

4146　延寿和方汇函

【分类】养生·养生通论

【卷数】二卷（一册）

【责任者】〔日〕贞厚三宅意安编

【年代】日本明治晚期（约1910）

【类型】日本抄本

【藏馆】上海中医药大学图书馆

【存世情况】孤本

4147　修养杂录

【分类】养生·养生通论

【卷数】二卷（一册）

【责任者】〔清〕徐无隐撰

【年代】原书成于清
　　　民国抄

【类型】抄本

【藏馆】上海图书馆

【存世情况】孤本

4148　吕祖一枝梅

【分类】养生·养生通论

【卷数】不分卷（一册）

【责任者】佚名

【年代】〔清〕

【类型】抄本

【藏馆】上海辞书出版社图书馆

【存世情况】孤本

【备注】原为裘吉生"读有用书楼"藏书

4149　登岸捷径

【分类】养生·养生通论

【卷数】不分卷

【责任者】佚名

【年代】〔清〕

【类型】抄本

【藏馆】中国中医科学院图书馆

【存世情况】孤本

4150　乾坤元脉录

【分类】养生·养生通论

【卷数】不分卷（一册）

【责任者】原题逍遥子口授，释智修著述；
　　　槐荫书屋主人抄

【年代】〔清〕

【类型】抄本

【藏馆】上海中医药大学图书馆

【存世情况】孤本

【备注】《总目》误将其归入"诊法·其他
　　　诊法"类

4151　滋补门类

【分类】养生·养生通论

【卷数】不分卷

【责任者】佚名

【年代】1912 年

【类型】抄本

【藏馆】中国中医科学院图书馆

【存世情况】孤本

4152　养生便览

【分类】养生·养生通论

【卷数】不分卷

【责任者】瑞葆编

【年代】民国（约 1912）

【类型】抄本

【藏馆】中国中医科学院图书馆

【存世情况】孤本

4153　卫生撮要

【分类】养生·养生通论

【卷数】不分卷

【责任者】黄焕旗撰

【年代】1917 年

【类型】抄本

【藏馆】上海中医药大学图书馆

【存世情况】孤本

4154　医学真经卫生琐言

【分类】养生·养生通论

【卷数】不分卷

【责任者】佚名

【年代】民国（约 1921）

【类型】抄本

【藏馆】苏州市中医医院图书馆

【存世情况】孤本

4155　摘录觅尘子内集正辨篇

【分类】养生·养生通论

【卷数】不分卷（一册）

【责任者】陈朝相撰

【年代】民国（约 1936）

【类型】抄本

【藏馆】中国国家图书馆

【存世情况】孤本

4156　却老编

【分类】养生·养生通论

【卷数】不分卷（一册）

【责任者】佚名

【年代】民国（约 1938）

【类型】抄本

【藏馆】上海图书馆

【存世情况】孤本

4157　修养要诀

【分类】养生·养生通论

【卷数】不分卷

【责任者】佚名

【年代】民国（约 1938）

【类型】抄本

【藏馆】陕西省中医药研究院陕西省中医医
　　　院图书馆

【存世情况】孤本

4158　中国养生古说新义

【分类】养生·养生通论

【卷数】不分卷

【责任者】吴兴业撰

【年代】1945 年

【类型】抄本

【藏馆】上海中医药大学图书馆

【存世情况】孤本

4159　修养真诠

【分类】养生·养生通论

【卷数】不分卷

【责任者】佚名

【年代】民国

【类型】抄本

【藏馆】中国中医科学院图书馆

【存世情况】孤本

【备注】松雪斋笺纸抄本

4160　广胎息经

　　　　诸真胎息证

　　　　规中指南

　　　　金丹四百字注解

【分类】养生·养生通论

【卷数】不分卷

【责任者】佚名

【年代】民国

【类型】抄本

【藏馆】上海辞书出版社图书馆

【存世情况】孤本

4161　尊生类辑

【分类】养生·养生通论

【卷数】不分卷（二册）

【责任者】佚名

【年代】民国

【类型】抄本

【藏馆】上海中医药大学图书馆

【存世情况】孤本

4162　养生

【分类】养生·养生通论

【卷数】不分卷

【责任者】良恭、良驹录

【年代】民国

【类型】抄本

【藏馆】杭州图书馆

【存世情况】孤本

4163　却病了道

【分类】养生·养生通论

【卷数】不分卷

【责任者】佚名

【年代】民国

【类型】抄本

【藏馆】辽宁中医药大学图书馆

【存世情况】孤本

（二）导引气功

4164　二十四气坐功导引治病图（又名案节坐功图、陈希夷坐功图、元人导引图、景抄瓶园旧藏本导引图）（附：奇经八脉考）

【分类】养生·导引气功

【卷数】不分卷

【责任者】〔宋〕陈抟（字图南，号希夷先生）撰

【年代】原书成于北宋初期（989 年前）抄写年代不详

【类型】抄本

【藏馆】中国中医科学院图书馆

【存世情况】孤本

【备注】残本

4165 仙传四十九方（后更名为卫生真诀）

【分类】养生·导引气功

【卷数】不分卷

【责任者】〔明〕罗洪先（字达夫，号念
庵，道号太玄散人）编

【年代】原书成于明嘉靖四十四年（1565）
抄写年代不详

【类型】抄本

【藏馆】中国中医科学院图书馆

【存世情况】孤本

【备注】经增订后于明万历二十五年
（1597）刊行，名《（新镌）卫生真
诀》，今有抄本存世。内容亦可参见
《万育仙书》。

　　　《总目》另载首都图书馆藏有
〔清〕戴兆春辑《卫生真诀》，为清光
绪九年（1883）抄本，经查未见

4166 万育仙书（又名万寿仙书、卫生真
诀）

【分类】养生·导引气功

【卷数】二卷（一册）

【责任者】〔清〕曹若水（字无极）辑著

【年代】清代早期（1644—1735）抄绘

【类型】图绘本

【藏馆】上海图书馆

【存世情况】孤本。后有2019年上海科学
技术文献出版社《上海图书馆藏中医稿
抄本丛刊》影印本

【备注】《万育仙书》与《万寿仙书》内容
多有相似，皆是在〔明〕罗洪先编撰的

《卫生真诀》基础上，经曹若水等人增
辑而成。原书成于明嘉靖年间，于明末
刊行。最早见于陆氏天爵堂刻本，名
《万育仙书》，二卷，又有明刻本《万
寿仙书》，四卷，较《万育仙书》增添
了养生理论等内容。该抄本即为刊本中
导引气功内容的节录

4167 服气法等三十二种

【分类】养生·导引气功

【卷数】不分卷（二册）

【责任者】〔明〕高濂（字深甫，号瑞南道
人）撰

【年代】原书成于明万历年间（约1591）
清抄

【类型】抄本

【藏馆】中国国家图书馆

【存世情况】孤本

4168 修真捷径导引术（原名真仙上乘导
引术）

【分类】养生·导引气功

【卷数】不分卷

【责任者】佚名；黄竹斋抄绘

【年代】原书成于明万历四十七年（1619）
民国抄

【类型】抄绘本

【藏馆】中国中医科学院图书馆

【存世情况】孤本

4169 道元一炁保生秘要合抄

【分类】养生·导引气功

【卷数】不分卷（五册）

【责任者】〔明〕曹士珩（字元白）撰

【年代】原书成于明崇祯九年（1636）
　　　　抄写年代不详

【类型】抄本

【藏馆】天津中医药大学图书馆

【存世情况】孤本

4170　百段锦

【分类】养生·导引气功

【卷数】二卷

【责任者】〔明〕陶本学撰

【年代】原书成于明崇祯十七年（1644）
　　　　抄写年代不详

【类型】抄本

【藏馆】中国中医科学院图书馆

【存世情况】孤本

4171　丹亭卢真人广胎息经

【分类】养生·导引气功

【卷数】十二卷（六册）

【责任者】〔明〕卢真人撰

【年代】明末（约1644）

【类型】抄本

【藏馆】上海市医学会图书馆

【存世情况】孤本

【备注】《总目》记载浙江省中医药研究院
　　　　图书馆亦藏有抄本，题名"广胎息经"，
　　　　经查未见

4172　黄庭内景经统注

【分类】养生·导引气功

【卷数】"内景"三十六章，"外景"三卷

【责任者】〔清〕施骏（字澹庵）辑注

【年代】原书成于清康熙三十四年（1695）
　　　　抄写年代不详

【类型】抄本

【藏馆】中国中医科学院图书馆

【存世情况】孤本

4173　添油接命金丹大道

【分类】养生·导引气功

【卷数】不分卷（一册）

【责任者】〔清〕汪启贤（字肇开）、汪启
　　　　圣（字希贤）注，汪大年（字自培）
　　　　增补

【年代】原书成于清康熙三十五年（1696）
　　　　清抄

【类型】抄本

【藏馆】中国中医科学院图书馆

【存世情况】另见于〔清〕汪启贤、汪启
　　　　圣编撰的医学丛书"济世全书"

4174　陆地仙经

【分类】养生·导引气功

【卷数】不分卷

【责任者】〔清〕马齐辑

【年代】①清雍正四年（1726）抄
　　　　②清光绪二年（1876）李馨桂抄
　　　　③清抄

【类型】抄本

【藏馆】①③中国中医科学院图书馆
　　　　②中国国家图书馆

【存世情况】清雍正与光绪抄本皆早于刻
　　　　本，后有清光绪二十四年（1898）不夜
　　　　山房刻本、清刻本、1925年上海千顷
　　　　堂书局石印本等

4175　洗心篇（又名洗心辑要）

【分类】养生·导引气功

【卷数】四卷（四册）

【责任者】〔清〕徐文弼（字勷右、鸣峰，号茞山，别称超庐居士）编，王世芳校订；超庐居士抄

【年代】原书成于清乾隆十七年（1752）
清乾隆三十九年（1774）抄

【类型】抄本

【藏馆】中国中医科学院图书馆

【存世情况】后有清乾隆四十年（1775）刻本

4176 调气圭臬图说

【分类】养生·导引气功

【卷数】不分卷（一册）

【责任者】佚名

【年代】原书成于清咸丰二年（1852）
抄写年代不详

【类型】抄本

【藏馆】上海中医药大学图书馆

【存世情况】孤本

【备注】《总目》书名误作"调身圭臬图说"，今正

4177 性命双修惠命正旨（又名修真正旨撮要）

【分类】养生·导引气功

【卷数】不分卷

【责任者】〔清〕柳华阳（字博庐）撰，〔清〕楞枷山人撮要；〔清〕清阳道人杨氏抄

【年代】原书成于清同治元年（1862）
清光绪三十三年（1907）抄

【类型】抄本

【藏馆】辽宁中医药大学图书馆

【存世情况】孤本

【备注】该书原有同治元年（1862）刻本，已佚

4178 养气法

【分类】养生·导引气功

【卷数】不分卷（一册）

【责任者】佚名

【年代】原书成于清同治六年（1867）
抄写年代不详

【类型】抄本

【藏馆】中国中医科学院图书馆

【存世情况】孤本

4179 去病延年六字气诀

【分类】养生·导引气功

【卷数】不分卷（一册）

【责任者】著者佚名；〔清〕梁承诰（字少卿）抄录

【年代】清同治八年（1869）

【类型】抄本

【藏馆】上海图书馆

【存世情况】孤本

【备注】《总目》失载，今补

4180 十三则阐微

【分类】养生·导引气功

【卷数】不分卷（一册）

【责任者】〔清〕闵苕旉（道名一得，字小艮，号守一子，道号懒云子）编撰；〔清〕梁承诰（字少卿）抄录

【年代】原书成于清嘉庆至道光中期（1796—1836）
清光绪四年（1878）抄

【类型】抄本

【藏馆】上海图书馆

【存世情况】孤本

【备注】《总目》失载，今补

4181　螳螂拳谱

【分类】养生·导引气功

【卷数】不分卷（一册）

【责任者】崔彭年述

【年代】原书成于清宣统三年（1911）
　　　　抄写年代不详

【类型】抄本

【藏馆】天津中医药大学图书馆

【存世情况】孤本

4182　洗髓经

【分类】养生·导引气功

【卷数】不分卷（一册）

【责任者】托名达摩祖师传

【年代】清

【类型】抄本

【藏馆】上海图书馆

【存世情况】孤本。后有 2019 年上海科学
　　　　技术文献出版社《上海图书馆藏中医稿
　　　　抄本丛刊》影印本

【备注】　《总目》失载，今补。该书实为
　　　　《洗髓经》和《易筋经》的合抄。《洗髓
　　　　经》前序言两则，分别托名〔唐〕杜鸿
　　　　渐与〔明〕邱玄清，《易筋经》前序言
　　　　两则，分别托名〔唐〕李靖与〔宋〕牛
　　　　皋。内容道佛杂糅。后世类似传本较多。
　　　　可与山东省图书馆所藏《易筋洗髓》
　　　　参看

4183　易筋洗髓

【分类】养生·导引气功

【卷数】六卷

【责任者】佚名

【年代】清

【类型】抄本

【藏馆】山东省图书馆

【存世情况】孤本

4184　玄功近指

【分类】养生·导引气功

【卷数】不分卷（一册）

【责任者】〔清〕李汝钧（字维甸）辑；李
　　　　氏抄

【年代】清

【类型】抄本

【藏馆】上海辞书出版社图书馆

【存世情况】孤本

4185　性命指南引（又名性命指南）

【分类】养生·导引气功

【卷数】不分卷（二册）

【责任者】佚名

【年代】清

【类型】抄本

【藏馆】中国中医科学院图书馆

【存世情况】孤本

4186　黄庭经

【分类】养生·导引气功

【卷数】不分卷

【责任者】〔清〕庄樇授

【年代】清

【类型】抄本

【藏馆】杭州图书馆

【存世情况】孤本

4187　养心保天集

【分类】养生·导引气功

【卷数】不分卷（一册）

【责任者】著者佚名；励卿氏手订

【年代】清

【类型】抄本

【藏馆】上海图书馆

【存世情况】孤本。后有 2019 年上海科学
　　技术文献出版社"上海图书馆藏中医稿
　　抄本丛刊"收录的影印本

【备注】《总目》失载，今补

4188　觅玄语录

【分类】养生·导引气功

【卷数】不分卷（一册）

【责任者】原题觅玄子录

【年代】［清］

【类型】抄本

【藏馆】天津中医药大学图书馆

【存世情况】孤本

4189　内八卦经穴集

【分类】养生·导引气功

【卷数】不分卷

【责任者】佚名

【年代】［清］

【类型】抄本

【藏馆】广东省立中山图书馆

【存世情况】孤本

4190　洞天秘语

【分类】养生·导引气功

【卷数】不分卷

【责任者】佚名

【年代】［清］

【类型】抄本

【藏馆】北京中医药大学图书馆

【存世情况】孤本

4191　却病坐运法则

【分类】养生·导引气功

【卷数】不分卷

【责任者】佚名

【年代】［清］

【类型】抄本

【藏馆】中国中医科学院图书馆

【存世情况】孤本

4192　调气炼外丹图经

【分类】养生·导引气功

【卷数】不分卷（一册）

【责任者】佚名

【年代】［清］

【类型】抄本

【藏馆】中国国家图书馆

【存世情况】孤本

4193　导引坐功图

【分类】养生·导引气功

【卷数】不分卷

【责任者】佚名

【年代】民国（约 1930）

【类型】抄绘本

【藏馆】北京中医药大学图书馆

【存世情况】孤本

4194　气功养生要诀

【分类】养生·导引气功

【卷数】不分卷（一册）

【责任者】谢观（字利恒，晚年自号澄斋老
　　人）等编撰

【年代】1935 年

【类型】抄本

【藏馆】上海中医药大学图书馆

【存世情况】孤本

【备注】子目（三种）：

　　　　（1）内外功节要——谢仲英辑

　　　　（2）服气养生辑要——谢观撰

　　　　（3）澄翁晚年修持之导引摄生五大
健康法——程闻藏撰

4195　导引延年

【分类】养生·导引气功

【卷数】不分卷（一册）

【责任者】佚名

【年代】民国（约 1937）

【类型】抄本

【藏馆】安徽省图书馆

【存世情况】孤本

4196　太清调气经

【分类】养生·导引气功

【卷数】不分卷

【责任者】佚名

【年代】民国（约 1937）

【类型】抄本

【藏馆】山东省图书馆

【存世情况】孤本

4197　三摩地法秘传（附：催眠术）

【分类】养生·导引气功

【卷数】不分卷

【责任者】会稽山人编

【年代】民国（约 1940）

【类型】抄本

【藏馆】中国中医科学院图书馆

【存世情况】孤本

4198　四十八段锦

【分类】养生·导引气功

【卷数】不分卷

【责任者】佚名

【年代】民国（约 1944）

【类型】抄本

【藏馆】湖北省图书馆

【存世情况】孤本

4199　屠龙子内功业抄

【分类】养生·导引气功

【卷数】不分卷

【责任者】著者佚名；张觉人抄

【年代】民国

【类型】抄本

【藏馆】杭州图书馆

【存世情况】孤本

4200　宋慈惠禅师意气功养法

【分类】养生·导引气功

【卷数】不分卷

【责任者】著者佚名；张觉人抄

【年代】民国

【类型】抄本

【藏馆】杭州图书馆

【存世情况】孤本

4201　元人导引治病图

【分类】养生·导引气功

【卷数】不分卷

【责任者】佚名

【年代】民国

【类型】抄本

【藏馆】天津中医药大学图书馆

【存世情况】孤本

【备注】内容与〔宋〕陈抟所传《二十四气坐功导引治病图》相似，可参看

4202　入法指南集

【分类】养生·导引气功

【卷数】不分卷

【责任者】佚名

【年代】民国

【类型】抄本

【藏馆】天津医学高等专科学校图书馆

【存世情况】孤本

（三）炼丹

4203　金丹真传

【分类】养生·炼丹

【卷数】不分卷

【责任者】〔明〕孙汝忠（字以真）编撰，张崇烈注，李堪疏

【年代】①明万历七年（1579）
　　　　②③清抄

【类型】①稿本
　　　　②③抄本

【藏馆】①上海中医药大学图书馆
　　　　②中国中医科学院图书馆
　　　　③上海市医学会图书馆

【存世情况】另有清道光二十一年（1841）善成堂刻本

4204　冲用编入药镜

【分类】养生·炼丹

【卷数】四卷（四册）

【责任者】原题〔宋〕崔嘉彦（号紫虚道人）授，〔宋〕萧廷芝（字元瑞，号紫虚真人、了真子）、〔明〕陆西星（号潜虚子）等注，〔清〕曹禾校辑

【年代】原书成于南宋（1127—1279）
　　　　清抄

【类型】抄本

【藏馆】上海图书馆

【存世情况】孤本

【备注】《总目》失载，今补

4205　道藏丹书五种

【分类】养生·炼丹

【卷数】不分卷（三册）

【责任者】佚名

【年代】原书成于明正统年间（1436—1449）
　　　　明抄

【类型】抄本

【藏馆】中国中医科学院图书馆

【存世情况】孤本

4206　张三丰太极炼丹秘诀

【分类】养生·炼丹

【卷数】四卷

【责任者】原题〔明〕张君宝（又名全一，字符元，道号三丰）撰

【年代】原书成于明崇祯年间（约1643）
　　　　抄写年代不详

【类型】抄本

【藏馆】云南中医药大学图书馆

【存世情况】另有 1929 年上海中西书局铅
　　印本

4207　炼丹图

【分类】养生·炼丹

【卷数】不分卷（一轴）

【责任者】佚名

【年代】明

【类型】彩绘本

【藏馆】中国国家图书馆

【存世情况】孤本

4208　（抄本）炼丹书四种

【分类】养生·炼丹

【卷数】不分卷（二册）

【责任者】〔清〕傅金铨编

【年代】清嘉庆二十五年（1820）

【类型】抄本

【藏馆】中国中医科学院图书馆

【存世情况】孤本

【备注】子目：

　　（1）炉火心笺

　　（2）梦觉法黄白破愚九转金丹诀

新书

　　（3）丹房捷法

　　（4）我度法藏问答二十三章

4209　道藏炼丹杂抄十五种

【分类】养生·炼丹

【卷数】不分卷（十八册）

【责任者】佚名

【年代】清光绪二十年（1894）

【类型】抄本

【藏馆】中国中医科学院图书馆

【存世情况】孤本

4210　外金丹

【分类】养生·炼丹

【卷数】不分卷（一册）

【责任者】佚名

【年代】清宣统三年（1911）

【类型】抄本

【藏馆】天津中医药大学图书馆

【存世情况】孤本

【备注】经折装

4211　金丹四百字解

【分类】养生·炼丹

【卷数】不分卷（一册）

【责任者】佚名

【年代】清末

【类型】抄本

【藏馆】中国国家图书馆

【存世情况】孤本

4212　金丹秘旨九十三种

【分类】养生·炼丹

【卷数】不分卷

【责任者】佚名

【年代】民国（约 1937）

【类型】抄本

【藏馆】上海市医学会图书馆

【存世情况】孤本

4213　夺命金丹

【分类】养生·炼丹

【卷数】不分卷　　　　　　　　【类型】抄本

【责任者】佚名　　　　　　　　【藏馆】苏州大学图书馆

【年代】民国　　　　　　　　　【存世情况】孤本

十、医　史

（一）通　史

4214　中国医学史纲要

【分类】医史·通史

【卷数】不分卷

【责任者】陈永梁撰

【年代】1947 年

【类型】稿本

【藏馆】广东省立中山图书馆

【存世情况】后有 1947 年广州光华图书印务公司铅印本

【备注】另有赵树屏撰同名书籍，存 1936 年北平国医学院铅印本

4215　医源总论

【分类】医史·通史

【卷数】不分卷（一册）

【责任者】著者佚名；张少甫抄

【年代】清光绪二十四年（1898）

【类型】抄本

【藏馆】黑龙江中医药大学图书馆

【存世情况】孤本

4216　医学源流

【分类】医史·通史

【卷数】不分卷

【责任者】〔清〕赵廷玉（字双修）撰

【年代】原书成于清光绪三十三年（1907）抄写年代均不详

【类型】抄本

【藏馆】①中国中医科学院图书馆
②上海中医药大学图书馆

【存世情况】另见于"赵双修医书十四种"

【备注】《总目》载有云南省图书馆所藏抄本，经查未见

4217　中医变迁史略说

【分类】医史·通史

【卷数】不分卷

【责任者】佚名

【年代】1934 年

【类型】抄本

【藏馆】中国中医科学院图书馆

【存世情况】孤本

4218　医术源流

【分类】医史·通史

【卷数】不分卷（一册）

【责任者】佚名

【年代】民国（约 1937）

【类型】抄本

【藏馆】上海中医药大学图书馆

【存世情况】孤本

4219　医传

【分类】医史·通史

【卷数】不分卷

【责任者】陈中伟（字仲彦）撰

【年代】民国

【类型】抄本

【藏馆】上海中医药大学图书馆

【存世情况】孤本

（二）专 史

4220 殷人疾病考

【分类】医史·专史

【卷数】不分卷

【责任者】胡厚宣（幼名福林）撰

【年代】1940 年

【类型】稿本

【藏馆】辽宁中医药大学图书馆

【存世情况】1943 年发表于《学思》杂志第三卷第 3、4 期，又被收入 1944 年出版的《甲骨学商史论丛初集》

4221 医门索源

【分类】医史·专史

【卷数】不分卷

【责任者】何茂庭撰

【年代】民国

【类型】稿本

【藏馆】内蒙古医科大学图书馆

【存世情况】孤本

4222 太医院志

【分类】医史·专史

【卷数】不分卷

【责任者】〔明〕朱儒（字宗鲁，号东山）撰

【年代】原书成于明万历十二年（1584）1938 年抄

【类型】抄本

【藏馆】北京大学图书馆

【存世情况】后有 1941 年上海合众图书馆晒图本

【备注】该本为燕京大学图书馆抄本

（三）传 记

1. 汇传

4223 古今医史（附：评诸医论、王氏医案）

【分类】医史·传记·汇传

【卷数】九卷（四册）

【责任者】〔清〕王宏翰（字惠源，号浩然子）撰

【年代】①清康熙三十六年（1697）

②民国抄

③1962 年陆元熙抄

④⑤⑥⑦⑧抄写年代不详

【类型】①稿本

②③④⑤⑥⑦⑧抄本

【藏馆】①上海图书馆

②四川省图书馆

③上海中医药大学图书馆

④中国医学科学院北京协和医学院医学信息研究所图书馆

⑤中国人民解放军医学图书馆

⑥上海市医学会图书馆

⑦南京图书馆

⑧浙江图书馆

【存世情况】仅见稿抄本存世。后有 2019 年上海科学技术文献出版社"上海图书馆藏中医稿抄本丛刊"收录的稿本影印本

【备注】该书卷一至七题"古今医史"，后附"评诸医论"（即"吕沧州医评"），卷八、九题"续增古今医史"，后附作者本人医案 10 则。原皆作为抄本，但

经核查，从内容、字迹、印章等判定，上海图书馆藏本当为作者手稿本，其余当为传抄本

4224　古代医家画像

【分类】医史·传记·汇传

【卷数】不分卷（二册）

【责任者】〔清〕林钟绘

【年代】清嘉庆二十一年（1816）

【类型】稿本

【藏馆】中国中医科学院图书馆

【存世情况】孤本

4225　历代医家传略

【分类】医史·传记·汇传

【卷数】不分卷

【责任者】佚名

【年代】〔清〕

【类型】稿本

【藏馆】四川省图书馆

【存世情况】孤本

【备注】《总目》作"抄本"，今据藏馆信息定为"稿本"

4226　中国医门小史

【分类】医史·传记·汇传

【卷数】二卷

【责任者】郑抡（字迈庵）撰

【年代】1933 年

【类型】稿本

【藏馆】上海中医药大学图书馆

【存世情况】后有 1933 年福州中医学社铅印本

4227　医仙图赞

【分类】医史·传记·汇传

【卷数】不分卷

【责任者】〔日〕有保生轩（号菊隐老人）撰

【年代】原书成于日本贞享三年（1686）抄写年代不详

【类型】影抄本

【藏馆】中国中医科学院图书馆

【存世情况】孤本

【备注】据文林堂中川氏刻本影抄

4228　医术名流列传

【分类】医史·传记·汇传

【卷数】十四卷

【责任者】〔清〕程梦雷（字省斋、则霞）、蒋廷锡（字扬孙，号西君、西谷、南沙）等撰

【年代】原书成于清雍正元年（1723）抄写年代均不详

【类型】日本抄本

【藏馆】①北京大学图书馆

②中国中医科学院图书馆

【存世情况】仅见抄本。但其内容抄自《古今图书集成·医部全录》卷五一五至五二〇"医术名流列传"部分

【备注】②中国中医科学院图书馆藏本为残本

4229　医林集传

【分类】医史·传记·汇传

【卷数】不分卷（二册）

【责任者】〔清〕李炳芬（字瑜石）编

【年代】①清咸丰六年（1856）抄

②清咸丰八年（1858）抄

【类型】抄本

【藏馆】①上海中医药大学图书馆

②上海图书馆

【存世情况】抄本2部

4230　医家正史列传汇抄

【分类】医史·传记·汇传

【卷数】不分卷

【责任者】曹炳章（字赤电）编

【年代】1935年

【类型】抄本

【藏馆】浙江省中医药研究院图书馆

【存世情况】孤本

4231　医林艺人录

【分类】医史·传记·汇传

【卷数】不分卷

【责任者】宋泽（字大仁）撰

【年代】1941年

【类型】抄本

【藏馆】上海市医学会图书馆

【存世情况】孤本

4232　医师萃古

【分类】医史·传记·汇传

【卷数】不分卷

【责任者】范莘儒（字仿农）编；沈汝南抄

【年代】民国

【类型】抄本

【藏馆】辽宁中医药大学图书馆

【存世情况】孤本

2. 历代医家传

4233　石山居士传（附：辨明医杂著忌用参芪论）

【分类】医史·传记·历代医家传

【卷数】不分卷

【责任者】〔明〕李汛（字彦夫）撰

【年代】原书成于明嘉靖二年（1523）

抄写年代不详

【类型】抄本

【藏馆】上海中医药大学图书馆

【存世情况】孤本

4234　扁鹊仓公传汇考

【分类】医史·传记·历代医家传

【卷数】二卷

【责任者】〔日〕丹波元简（字廉夫，号桂山、栎窗）撰

【年代】原书成于日本宽政五年（1793）

①日本嘉永二年（1849）抄

②抄写年代不详

【类型】①日本抄本

②抄本

【藏馆】①上海中医药大学图书馆

②北京大学图书馆

【存世情况】另见于〔日〕丹波元坚编撰的《扁鹊仓公传四种》

4235　扁鹊仓公列传（附：脉经一卷）

【分类】医史·传记·历代医家传

【卷数】不分卷（附录一卷）（一册）

【责任者】〔汉〕司马迁（字子长）撰

【年代】清乾隆年间（1736—1796）

【类型】抄本

【藏馆】南京图书馆

【存世情况】抄自《史记·扁鹊仓公列传》。另有日本嘉永三年（1850）存诚药室据宋建安黄善夫刻本影印本，及见于〔日〕丹波元坚编撰的《扁鹊仓公传四种》

4236　补张机传（又名补后汉书张机传）

【分类】医史·传记·历代医家传

【卷数】不分卷（一册）

【责任者】〔清〕陆懋修（字九芝，号江左下工，又号林屋山人）编撰；辛生抄录

【年代】原书成于清同治五年（1866）
　　　　清抄

【类型】抄本

【藏馆】上海交通大学医学院图书馆

【存世情况】孤本。内容亦见于陆懋修《世补斋医书·文集》卷一

【备注】该本为松竹斋红格稿纸抄本，疑为陆氏弟子誊录本

4237　采药第三图（又名陆九芝采药第三图）

【分类】医史·传记·历代医家传

【卷数】不分卷（一册）

【责任者】〔清〕陆懋修（字九芝，号江左下工，又号林屋山人）辑

【年代】原书成于清同治五年（1866）
　　　　清抄

【类型】抄本

【藏馆】中国国家图书馆

【存世情况】孤本

4238　药王传（附：海湖奇籍）

【分类】医史·传记·历代医家传

【卷数】不分卷

【责任者】佚名

【年代】清光绪十六年（1890）

【类型】抄本

【藏馆】中国科学院国家科学图书馆

【存世情况】孤本

4239　傅青主先生年谱

【分类】医史·传记·历代医家传

【卷数】不分卷

【责任者】段朝端撰

【年代】〔清〕

【类型】抄本

【藏馆】上海图书馆

【存世情况】孤本

【备注】清人编撰傅山年谱多种。上海图书馆另藏有丁宝诠辑、谭新嘉校、许毂人题识的同名抄本，民国二十三年（1934）据清宣统三年（1911）刊本抄录

4240　耆宿丁福保先生

【分类】医史·传记·历代医家传

【卷数】不分卷（一册）

【责任者】〔日〕松枝茂撰

【年代】民国

【类型】抄本

【藏馆】上海中医药大学图书馆

【存世情况】孤本

（四）史　料

4241　清宫处方记录簿

【分类】医史·史料

【卷数】不分卷（四册）

【责任者】清太医院录

【年代】清同治年间（1862—1874）

【类型】稿本

【藏馆】中国中医科学院图书馆

【存世情况】孤本

4242　卖药记

【分类】医史·史料

【卷数】不分卷

【责任者】〔清〕姚晋圻撰

【年代】清宣统三年（1911）

【类型】稿本

【藏馆】上海图书馆

【存世情况】孤本

4243　医家前哲帖

【分类】医史·史料

【卷数】不分卷

【责任者】佚名

【年代】1925 年

【类型】稿本

【藏馆】中国中医科学院图书馆

【存世情况】孤本

【备注】日本藤浪氏藏

4244　医学讲习会日程

【分类】医史·史料

【卷数】不分卷（一册）

【责任者】〔日〕佚名

【年代】民国

【类型】日本稿本

【藏馆】上海图书馆

【存世情况】孤本

4245　医纂

【分类】医史·史料

【卷数】不分卷（六册）

【责任者】〔明〕唐顺之撰

【年代】明

【类型】抄本

【藏馆】中国国家图书馆

【存世情况】孤本

4246　御药房医书总档

【分类】医史·史料

【卷数】不分卷

【责任者】清御药房编

【年代】原书成于清乾隆三十二年（1767）
　　　　后据本重抄，抄写年代不详

【类型】抄本

【藏馆】中国中医科学院图书馆

【存世情况】孤本

4247　医方古言（又名古书医言）

【分类】医史·史料

【卷数】不分卷

【责任者】〔日〕吉益为则（字公言，号东
　　　　洞）撰；爱鹅堂泰中主人抄

【年代】原书成于日本安永二年（1773）
　　　　①日本文化二年（1805）抄
　　　　②抄写年代不详

【类型】①日本抄本
　　　　②日本节抄本

【藏馆】①北京大学图书馆
　　　　②中国中医科学院图书馆

【存世情况】后有日本文化三年（1806）
　　　　藤大信刻本、日本文化十年（1813）刻
　　　　本晚成堂藏板、日本元治元年（1864）

晚成堂刻本等日本刻本多种，又见于
"东洞全集""皇汉医学丛书"

【备注】该书刊刻本为四卷。另《总目》
"医史·杂著"类所载中国中医科学院
图书馆藏日本抄本《医方古言》，即此
书，目录重复列出

4248　山东省卫生物品图说

【分类】医史·史料

【卷数】二卷

【责任者】佚名

【年代】清

【类型】抄本

【藏馆】①中国中医科学院图书馆
　　　　②北京中医药大学图书馆

【存世情况】抄本 2 部

【备注】②北京中医药大学图书馆藏本不
分卷

4249　山西卫生物品表图并附说明书

【分类】医史·史料

【卷数】不分卷

【责任者】佚名

【年代】民国

【类型】彩绘本

【藏馆】北京中医药大学图书馆

【存世情况】孤本

4250　云南医药辑略

【分类】医史·史料

【卷数】不分卷（一册）

【责任者】何小泉编

【年代】民国

【类型】抄本

【藏馆】中国国家图书馆

【存世情况】孤本

（五）杂　著

4251　学医规则等六种

【分类】医史·杂著

【卷数】不分卷

【责任者】〔日〕浅田氏等撰

【年代】约日本明治十六年（1883）

【类型】稿本

【藏馆】中国中医科学院图书馆

【存世情况】孤本

【备注】子目：

（1）医学读书规（附：勿误药室
学规）——〔日〕浅田惟常撰

（2）诊病治病诀（附：附立法治
疗书引、内外科病目）——〔日〕河野
通定撰

（3）医学心得方大略、医学修业次
序（日文）——〔日〕高桥宗翰撰

（4）栗园医训五十五则（日
文）——〔日〕浅田惟常述

（5）和汉医学讲习所教学规则
（日文）——〔日〕温知社编

（6）东洋医法保存论（日
文）——佚名

4252　博物余识

【分类】医史·杂著

【卷数】不分卷

【责任者】曹炳章（字赤电）撰

【年代】1935 年

【类型】稿本

【藏馆】浙江省中医药研究院图书馆

【存世情况】孤本

4253　考正古方权量说

【分类】医史·杂著

【卷数】不分卷

【责任者】〔清〕王丙（字朴庄，号绳林）撰

【年代】原书成于清乾隆晚期（约1792）清抄

【类型】抄本

【藏馆】北京大学图书馆

【存世情况】孤本

【备注】《总目》载有中国中医科学院图书馆所藏清抄本，经查未见

4254　医学识小录

【分类】医史·杂著

【卷数】不分卷（二册）

【责任者】〔清〕孙天骐撰；〔清〕潘道根（字确潜，号晚香，又号徐村老农）抄

【年代】清咸丰元年（1851）

【类型】抄本

【藏馆】南京中医药大学图书馆

【存世情况】孤本

4255　检验秘录

【分类】医史·杂著

【卷数】不分卷（一册）

【责任者】佚名

【年代】清

【类型】抄本

【藏馆】上海图书馆

【存世情况】孤本。后有2019年上海科学技术文献出版社"上海图书馆所藏中医

稿抄本丛刊"收录的影印本

【备注】该书为法医学书籍，据书中案例时间推测，约抄写于清中期，晚于乾隆五十一年（1786）。《总目》失载，今补

4256　公善源流

【分类】医史·杂著

【卷数】四卷

【责任者】佚名

【年代】〔清〕

【类型】抄本

【藏馆】生命科学图书馆

【存世情况】孤本

4257　医学新识

【分类】医史·杂著

【卷数】二卷（二册）

【责任者】曹炳章（字赤电）录

【年代】1943年

【类型】抄本

【藏馆】浙江省中医药研究院图书馆

【存世情况】孤本

【备注】为报刊杂志上医学资料的摘抄。《总目》失载，今补

4258　医艺

【分类】医史·杂著

【卷数】不分卷

【责任者】佚名

【年代】民国

【类型】抄本

【藏馆】浙江中医药研究院图书馆

【存世情况】孤本

4259　医药

【分类】医史·杂著

【卷数】不分卷

【责任者】张拯滋（字若霞，别号野逸）辑

【年代】民国

【类型】抄本

【藏馆】中国中医科学院图书馆

【存世情况】孤本

（六）书目索引

4260　兰溪平言聿修堂架藏记

【分类】医史·书目索引

【卷数】不分卷

【责任者】〔日〕刘德（即多纪元德、丹波元德）、丹波元简（字廉夫，号桂山、栎窗）撰

【年代】日本安永七年（1778）

【类型】稿本

【藏馆】中国中医科学院图书馆

【存世情况】孤本

【备注】该书内容分"兰溪平言"与"聿修堂架藏记"，前者为医论，后者为丹波氏私人藏书目录。刘德即丹波元简之父多纪元德，他自认为是汉代刘邦后裔，故以刘为姓

4261　中国医学研究室藏书目

【分类】医史·书目索引

【卷数】不分卷

【责任者】满洲医科大学中国医学研究室编

【年代】1931 年

【类型】稿本

【藏馆】①中国中医科学院图书馆

　　　②大连图书馆

【存世情况】稿本 2 部

4262　曹氏养性庐医藏目录

【分类】医史·书目索引

【卷数】不分卷

【责任者】曹炳章（字赤电）编

【年代】1935 年

【类型】稿本

【藏馆】中国中医科学院图书馆

【存世情况】孤本

4263　听桐书屋医书目录

【分类】医史·书目索引

【卷数】不分卷（十三册）

【责任者】唐济时（字成之，号求是庐主人）编

【年代】1936 年

【类型】稿本

【藏馆】湖南图书馆

【存世情况】孤本

4264　宋以前医籍考（五至十五辑）

【分类】医史·书目索引

【卷数】共十一辑

【责任者】〔日〕冈西为人（号竹孙）编

【年代】①民国（1936—1948）

　　　②再次誊抄于 1949—1957 年

【类型】①稿本

　　　②誊清稿本

【藏馆】①中国中医科学院图书馆

　　　②中国医科大学图书馆

【存世情况】有 1958 年人民卫生出版社铅

印本、1969 年台湾进学书局再版本

【备注】①中国中医科学院图书馆藏本共 2
函 11 册，蓝格稿纸抄录，上书口题
"本草书志"，下书口题"三光庵"。

②中国医科大学图书馆藏本稿纸抄
录，上书口题"宋以前医籍考"，下书
口题"中国医科大学"，全书抄写笔迹
不同，为数人合抄，抄写时间为 1949—
1957 年。《宋以前医籍考》共 15 辑，
前 4 辑于 1935—1944 年陆续出版，现
存 1936 年、1944 年满洲医科大学东亚
医学研究所铅印本与 1948 年国立沈阳
医学院铅印本

4265　新医医籍考

【分类】医史·书目索引

【卷数】不分卷

【责任者】王吉民（又名嘉祥，字承庆，号
芸心）编

【年代】1942 年

【类型】稿本

【藏馆】上海市医学会图书馆

【存世情况】孤本

4266　续修四库全书总目提要医家类

【分类】医史·书目索引

【卷数】不分卷

【责任者】佚名

【年代】民国

【类型】稿本

【藏馆】南京中医药大学图书馆

【存世情况】孤本

4267　东都官库医籍书目

【分类】医史·书目索引

【卷数】不分卷（一册）

【责任者】〔日〕服活斋、服敬之合编

【年代】日本享保八年（1723）

【类型】日本抄本

【藏馆】中国中医科学院图书馆

【存世情况】孤本

4268　医籍考

【分类】医史·书目索引

【卷数】不分卷

【责任者】〔日〕畑柳安（字惟和）撰

【年代】原书成于日本延享四年（1747）

①②民国抄

【类型】抄本

【藏馆】①中国国家图书馆

②中国中医科学院图书馆

【存世情况】后有 1936 年上海中西医药研
究社影印本

【备注】二书均为民国抄本：

①中国国家图书馆藏本为海宁陈乃
乾慎初堂抄本。

②中国中医科学院图书馆藏本为
"读有用书楼"笺纸抄本，可能为裘吉
生所抄藏，时间在 1921 年后

4269　聿修堂读书记

【分类】医史·书目索引

【卷数】不分卷（一册）

【责任者】〔日〕丹波元简（字廉夫，号桂
山、栎窗）编

【年代】原书约成于日本安永七年（1778）

①抄写年代不详

②1961 年抄

【类型】①日本抄本

②抄本

【藏馆】①中国科学院国家科学图书馆

②中国中医科学院图书馆

【存世情况】抄本 2 部

4270　聿修堂藏书目录

【分类】医史·书目索引

【卷数】不分卷

【责任者】〔日〕丹波元简（字廉夫，号桂山、栎窗）编

【年代】原书约成于日本宽政七年（1795）抄写年代不详

【类型】日本抄本

【藏馆】中国中医科学院图书馆

【存世情况】孤本

4271　商舶载来医家书目

【分类】医史·书目索引

【卷数】不分卷（一册）

【责任者】〔日〕向井富编

【年代】原书成于日本江户时代后期（1803—1858）抄写年代不详

【类型】日本抄本

【藏馆】中国中医科学院图书馆

【存世情况】孤本

【备注】向井富为德川时代日本长崎港口的书物改役（即负责检查商船上是否有违禁书籍的检查官），编有《商舶载来书目》，该书记录了从康熙三十二年（1693）至嘉庆八年（1803）间中国商船运至长崎的汉籍书目共 4781 种。"医家书目"当从此中抄录，成书年代应在19 世纪中晚期

4272　医籍考

【分类】医史·书目索引

【卷数】二卷（一册）

【责任者】〔日〕穗积熙编

【年代】日本文政元年（1818）

【类型】日本抄本

【藏馆】中国国家图书馆

【存世情况】孤本

【备注】乌丝栏抄本。当与〔日〕畑柳安所撰的同名书籍辨别

4273　医籍考

【分类】医史·书目索引

【卷数】二卷

【责任者】〔日〕仙鹤堂编

【年代】原书约成于日本文政二年（1819）

①1935 年燕京大学图书馆抄本

②民国抄

【类型】抄本

【藏馆】①北京大学图书馆

②中国国家图书馆

【存世情况】民国抄本 2 部

【备注】①北京大学图书馆藏本为三卷。日人编撰有多部同名书籍，当注意辨别

4274　医籍著录

【分类】医史·书目索引

【卷数】二卷（二册）

【责任者】〔日〕怪荫生尚真编

【年代】原书成于日本文政二年（1819）民国据杨守敬藏日本抄本影印

【类型】抄本影印本

【藏馆】中国国家图书馆

【存世情况】孤本

4275　医籍汇刻目录

【分类】医史·书目索引

【卷数】不分卷（一册）

【责任者】〔日〕柽荫生尚真编

【年代】原书约成于日本文政二年（1819）
民国据杨守敬藏日本抄本影抄

【类型】抄本

【藏馆】中国国家图书馆

【存世情况】孤本

【备注】可与同馆所藏《医籍著录》参看

4276　仙台医学校所藏图书目录

【分类】医史·书目索引

【卷数】不分卷（一册）

【责任者】〔日〕紫田氏等编

【年代】日本万延元年（1860）

【类型】日本抄本

【藏馆】中国中医科学院图书馆

【存世情况】另有日本浅妻屋书店影印本

4277　（元治增补）医家书籍目录

【分类】医史·书目索引

【卷数】不分卷（一册）

【责任者】〔日〕渥见忠笃撰

【年代】原书成于日本元治元年（1864）
抄写年代不详

【类型】日本抄本

【藏馆】中国中医科学院图书馆

【存世情况】孤本

4278　杂病广要采摭书目

【分类】医史·书目索引

【卷数】不分卷（一册）

【责任者】〔日〕森约之（字养真）编

【年代】日本元治元年（1864）

【类型】日本抄本

【藏馆】中国中医科学院图书馆

【存世情况】孤本

4279　存诚药室本邦医书目

【分类】医史·书目索引

【卷数】不分卷（一册）

【责任者】〔日〕森约之（字养真）编

【年代】日本庆应元年（1865）

【类型】日本抄本

【藏馆】中国中医科学院图书馆

【存世情况】孤本

4280　崇兰馆医书目

【分类】医史·书目索引

【卷数】不分卷（一册）

【责任者】〔日〕森立之（字立夫，号枳园）编

【年代】日本庆应二年（1866）

【类型】日本抄本

【藏馆】中国中医科学院图书馆

【存世情况】孤本

4281　神传医方秘藏书目

【分类】医史·书目索引

【卷数】不分卷（一册）

【责任者】佚名

【年代】原书成于日本明治元年（1868）
日本浅妻屋书店据抄本影印，具体时间不详

【类型】抄本影印本

【藏馆】上海市医学会图书馆

【存世情况】孤本

4282　佚名目录便览

【分类】医史·书目索引

【卷数】不分卷（一册）

【责任者】佚名

【年代】原书成于清同治至光绪年间（约
　　1875）

　　　　清抄

【类型】抄本

【藏馆】中国中医科学院图书馆

【存世情况】孤本

4283　大德重校圣济总录目录

【分类】医史·书目索引

【卷数】不分卷

【责任者】佚名

【年代】清

【类型】抄本

【藏馆】中国医科大学图书馆

【存世情况】孤本

4284　日本医家著述目录

【分类】医史·书目索引

【卷数】不分卷

【责任者】著者佚名；〔日〕冈西为人（号
　　竹孙）抄

【年代】1931 年

【类型】日本抄本

【藏馆】中国中医科学院图书馆

【存世情况】孤本

4285　中医伪书考

【分类】医史·书目索引

【卷数】不分卷（一册）

【责任者】卫原撰

【年代】1935 年

【类型】抄本

【藏馆】上海中医药大学图书馆

【存世情况】孤本

4286　中国历代医书目录

【分类】医史·书目索引

【卷数】不分卷（一册）

【责任者】王吉民（又名嘉祥，字承庆，号
　　芸心）编

【年代】1935 年

【类型】抄本

【藏馆】上海市医学会图书馆

【存世情况】孤本

4287　中西医学报总目录

【分类】医史·书目索引

【卷数】不分卷（一册）

【责任者】王吉民（又名嘉祥，字承庆，号
　　芸心）编

【年代】1935 年

【类型】抄本

【藏馆】上海市医学会图书馆

【存世情况】孤本

4288　国医籍汇录

【分类】医史·书目索引

【卷数】不分卷

【责任者】曹炳章（字赤电）编

【年代】1935 年

【类型】抄本

【藏馆】云南省图书馆

【存世情况】孤本

4289　孤本医书目

【分类】医史·书目索引

【卷数】不分卷

【责任者】佚名

【年代】1935 年

【类型】抄本

【藏馆】云南省图书馆

【存世情况】孤本

4290　豁斋医书目录（又名豁斋医目）

【分类】医史·书目索引

【卷数】不分卷（一册）

【责任者】佚名

【年代】1936 年

【类型】抄本

【藏馆】上海市医学会图书馆

【存世情况】孤本

【备注】王氏芸心医舍抄本，应为王吉民
　　　　抄藏

4291　中西医学期刊目录

【分类】医史·书目索引

【卷数】不分卷（一册）

【责任者】王吉民（又名嘉祥，字承庆，号
　　　　芸心）编

【年代】1941 年

【类型】抄本

【藏馆】上海市医学会图书馆

【存世情况】孤本

4292　北平协和医院中文医书目录

【分类】医史·书目索引

【卷数】不分卷（一册）

【责任者】李涛（字友松）编

【年代】1942 年

【类型】抄本

【藏馆】上海市医学会图书馆

【存世情况】孤本

4293　国医书籍阅读目录

【分类】医史·书目索引

【卷数】不分卷（一册）

【责任者】佚名

【年代】民国

【类型】抄本

【藏馆】上海图书馆

【存世情况】孤本

4294　医药书目集要

【分类】医史·书目索引

【卷数】不分卷

【责任者】佚名

【年代】民国

【类型】抄本

【藏馆】中国中医科学院图书馆

【存世情况】孤本

【备注】曹炳章家藏本

4295　医书目略

【分类】医史·书目索引

【卷数】不分卷

【责任者】佚名

【年代】民国

【类型】抄本

【藏馆】辽宁中医药大学图书馆

【存世情况】孤本

十一、医案医话医论

（一）医　案

4296　黄澹翁医案

【分类】医案医话医论·医案

【卷数】四卷（四册）

【责任者】〔清〕黄述宁（号澹翁）撰；周镇（字小农）校勘

【年代】原书成于清康熙年间（1662—1722）民国（1912—1936）誊抄

【类型】底稿本

【藏馆】上海辞书出版社图书馆

【存世情况】后被收入"珍本医书集成"

4297　续名医类案

【分类】医案医话医论·医案

【卷数】四十卷（二十四册）

【责任者】〔清〕许勉焕（字陶初）撰

【年代】清乾隆二十四年（1759）

【类型】稿本

【藏馆】中国中医科学院图书馆

【存世情况】孤本

4298　顾西畴方案（又名顾雨田医案、顾氏医案、顾西畴先生方案）

【分类】医案医话医论·医案

【卷数】不分卷

【责任者】〔清〕顾文烜（字雨田，号西畴）撰

【年代】①清乾隆四十年（1775）

②清嘉庆年间（1796—1820）种杏居抄本

③清光绪十七年（1891）王霖抄

④王文喜抄，年代不详

⑤石岑抄，年代不详

⑥抄写年代不详

【类型】①稿本

②③④⑤⑥抄本

【藏馆】①③中国中医科学院图书馆

②④苏州市中医医院图书馆

⑤上海中医药大学图书馆

⑥南京图书馆

【存世情况】另见于"黄寿南抄辑医书二十种"。后有2004年上海科学技术出版社"中医古籍珍稀抄本精选"丛书收录的整理点校本

4299　佚名医案

【分类】医案医话医论·医案

【卷数】不分卷（二册）

【责任者】佚名

【年代】清乾隆至嘉庆年间（约1796）

【类型】稿本

【藏馆】中国中医科学院图书馆

【存世情况】孤本

【备注】残本

4300　王九峰医案

【分类】医案医话医论·医案

【卷数】四卷（四册）

【责任者】〔清〕王之政（字献廷，号九峰）原撰，王珏（字云门，号潜庐主人）编辑

【年代】清嘉庆年间（1796—1820）

【类型】稿本

【藏馆】南京图书馆

【存世情况】孤本

【备注】《王九峰医案》传抄本较多，卷数、编者和年代不一

4301　珠邨草堂医案

【分类】医案医话医论·医案

【卷数】三卷

【责任者】〔清〕张千里（字广文、子方，号梦庐）撰，徐国琛编辑

【年代】①清道光十六年（1836）

②休宁程麟书抄，年代不详

③1921 年张国良抄

④1922 年荥阳恂斋抄本

⑤1925 年潘文清抄

【类型】①稿本

②③④⑤抄本

【藏馆】①中国中医科学院图书馆

②上海市医学会图书馆

③辽宁中医药大学图书馆

④⑤上海中医药大学图书馆

【存世情况】原仅见稿本及抄本。后有2004 年上海科学技术出版社"中医古籍珍稀抄本精选"丛书收录的整理点校本

【备注】②上海市医学会图书馆藏本又名《张梦庐先生医案》

4302　竹亭医案（又名缀珠编）

【分类】医案医话医论·医案

【卷数】九卷（八册）

【责任者】〔清〕孙采邻（字亮揆、竹亭）撰

【年代】清道光二十四年（1844）前

【类型】稿本

【藏馆】上海中医药大学图书馆

【存世情况】孤本。后有 2004 年上海科学技术出版社"中医古籍珍稀抄本精选"丛书收录的整理点校本

4303　医案集存

【分类】医案医话医论·医案

【卷数】二卷（二册）

【责任者】〔清〕徐娱庭撰

【年代】清咸丰三年（1853）

【类型】稿本

【藏馆】中国中医科学院图书馆

【存世情况】孤本

4304　临证医案

【分类】医案医话医论·医案

【卷数】不分卷（九册）

【责任者】〔清〕施德懋撰

【年代】清同治十一年（1872）

【类型】稿本

【藏馆】中国中医科学院图书馆

【存世情况】孤本

4305　慎五堂治验录

【分类】医案医话医论·医案

【卷数】十二卷（四册）

【责任者】〔清〕钱艺（字兰陔，晚号隐谷）撰，钱雅乐（字韵之）等纂辑

【年代】清光绪十年（1884）

【类型】稿本

【藏馆】上海中医药大学图书馆

【存世情况】孤本。后有 2004 年上海科学技术出版社"中医古籍珍稀抄本精选"

丛书收录的整理点校本

4306 临症易知录

【分类】医案医话医论·医案

【卷数】八卷（四册）

【责任者】〔清〕蔡景阳编

【年代】清光绪十五年（1889）

【类型】稿本

【藏馆】天津中医药大学图书馆

【存世情况】孤本

4307 重古何鸿舫先生墨迹

【分类】医案医话医论·医案

【卷数】不分卷（一册）

【责任者】〔清〕何长治（字补之，号鸿舫，晚号横柳病鸿）

【年代】约清光绪十五年（1889）

【类型】处方稿本

【藏馆】中国中医科学院图书馆

【存世情况】孤本

4308 何鸿舫先生手书方笺册

【分类】医案医话医论·医案

【卷数】七卷

【责任者】〔清〕何长治（字补之，号鸿舫，晚号横柳病鸿）

【年代】约清光绪十五年（1889）

【类型】处方稿本

【藏馆】中国中医科学院图书馆

【存世情况】孤本

4309 何鸿舫先生手书方笺册补遗

【分类】医案医话医论·医案

【卷数】七卷

【责任者】〔清〕何长治（字补之，号鸿舫，晚号横柳病鸿）

【年代】约清光绪十五年（1889）

【类型】处方稿本

【藏馆】中国中医科学院图书馆

【存世情况】孤本

4310 何鸿舫曹智涵方案真迹

【分类】医案医话医论·医案

【卷数】不分卷

【责任者】〔清〕何长治（字补之，号鸿舫，晚号横柳病鸿）、曹沧州（字智涵）撰

【年代】约清光绪十五年（1889）

【类型】稿本

【藏馆】苏州市中医医院图书馆

【存世情况】孤本

4311 倚云轩医案医话医论

【分类】医案医话医论·医案

【卷数】七卷

【责任者】〔清〕方仁渊（字耕霞）编

【年代】①清光绪二十五年（1899）
　　　　②抄写年代不详

【类型】①稿本
　　　　②抄本

【藏馆】①中国中医科学院图书馆
　　　　②天津医学高等专科学校图书馆

【存世情况】稿本与抄本各1部

4312 证鉴

【分类】医案医话医论·医案

【卷数】不分卷（五册）

【责任者】〔清〕康民氏编

【年代】清光绪二十九年（1903）

【类型】稿本

【藏馆】中国中医科学院图书馆

【存世情况】孤本

4313　诊余集（又名余听鸿医案）

【分类】医案医话医论·医案

【卷数】不分卷

【责任者】〔清〕余景和（字听鸿）撰

【年代】①清光绪三十二年（1906）

②养气居抄本，年代不详

③博爱书社抄本，年代不详

④⑤抄写年代均不详

【类型】①稿本

②③④⑤抄本

【藏馆】①辽宁中医药大学图书馆

②内蒙古图书馆

③长春中医药大学图书馆

④上海图书馆

⑤南京中医药大学图书馆

【存世情况】有1918年海虞寄舫铅印本、1919年鸿仁医室铅印本、1935年上海千顷堂书局石印本等，后有2019年上海科学技术文献出版社"上海图书馆藏中医稿抄本丛刊"收录的影印本

4314　崇陵病案

【分类】医案医话医论·医案

【卷数】八卷

【责任者】〔清〕力钧（字轩举，号医隐）撰

【年代】①清光绪三十四年（1908）

②民国初抄

【类型】①稿本

②抄本

【藏馆】①首都图书馆

②中国中医科学院图书馆

【存世情况】原仅见稿本与抄本各1部。后有1998年北京学苑出版社据稿本影印的版本

4315　谢宝三方案

【分类】医案医话医论·医案

【卷数】不分卷（一册）

【责任者】〔清〕谢宝三撰

【年代】清光绪年间（1875—1908）

【类型】稿本

【藏馆】中国中医科学院图书馆

【存世情况】孤本

4316　吴医汇案

【分类】医案医话医论·医案

【卷数】十二卷

【责任者】〔清〕王霖（字新之）撰

【年代】清宣统元年（1909）

【类型】稿本

【藏馆】苏州市中医医院图书馆

【存世情况】孤本

4317　邵兰荪医案真迹

【分类】医案医话医论·医案

【卷数】不分卷

【责任者】〔清〕邵国香（字兰荪）撰

【年代】①清宣统二年（1910）

②民国抄

【类型】①稿本

②抄本

【藏馆】①浙江中医药大学图书馆

②成都中医药大学图书馆

【存世情况】有 1937 年上海大东书局铅印
　　本，又见于"珍本医书集成""中国医
　　学大成"

4318　游艺室诊断簿

【分类】医案医话医论·医案

【卷数】不分卷（十二册）

【责任者】〔清〕顾思湛（字允若）撰

【年代】清宣统三年（1911）

【类型】稿本

【藏馆】中国中医科学院图书馆

【存世情况】孤本

4319　曹沧洲医案

【分类】医案医话医论·医案

【卷数】二卷

【责任者】〔清〕曹元恒（字智涵，号沧
　　州）撰，屠锡洪编

【年代】①清宣统三年（1911）
　　　　②抄写年代不详

【类型】①稿本
　　　　②抄本

【藏馆】①苏州市中医医院图书馆
　　　　②南京中医药大学图书馆

【存世情况】有 1924 年上海江左书林石
　　印本

4320　剑慧草堂医案

【分类】医案医话医论·医案

【卷数】三卷（一册）

【责任者】〔清〕卧云山人手录

【年代】清

【类型】稿本

【藏馆】上海中医药大学图书馆

【存世情况】孤本。后有 2004 年上海科学
　　技术出版社"中医古籍珍稀抄本精选"
　　丛书收录的整理点校本

4321　时医类案

【分类】医案医话医论·医案

【卷数】不分卷（二册）

【责任者】〔清〕李印参编

【年代】〔清〕

【类型】稿本

【藏馆】中国中医科学院图书馆

【存世情况】孤本

4322　孤鹤医案

【分类】医案医话医论·医案

【卷数】三卷（三册合订）

【责任者】佚名

【年代】〔清〕

【类型】稿本

【藏馆】上海中医药大学图书馆

【存世情况】孤本。后有 2004 年上海科学
　　技术出版社"中医古籍珍稀抄本精选"
　　丛书收录的整理点校本

4323　调理方

【分类】医案医话医论·医案

【卷数】不分卷（二册）

【责任者】〔清〕曹蔚若撰，王丕显集订

【年代】〔清〕

【类型】处方稿本

【藏馆】上海图书馆

【存世情况】孤本

【备注】处方笺集订。《总目》将其归入
　　"方书·清代单方、验方"类，今移至

"医案"类

4324　方案
【分类】医案医话医论·医案
【卷数】不分卷
【责任者】佚名
【年代】［清］
【类型】处方稿本
【藏馆】上海图书馆
【存世情况】孤本
【备注】名为《方案》《医案》的处方稿抄本民间多有保存流传，多成于清后期与民国时期，学术价值参差不齐

4325　自觉庐日志
【分类】医案医话医论·医案
【卷数】不分卷
【责任者】自觉庐主人撰
【年代】1916 年
【类型】稿本
【藏馆】中国中医科学院图书馆
【存世情况】孤本

4326　皭溪医案选摘要
【分类】医案医话医论·医案
【卷数】四卷
【责任者】陆咏嫠（字佩珣）编
【年代】1920 年
【类型】稿本
【藏馆】中国中医科学院图书馆
【存世情况】后有 1920 年铅印本
【备注】残本，存卷三、四

4327　新临症指南
【分类】医案医话医论·医案

【卷数】不分卷
【责任者】佚名
【年代】民国（约 1920）
【类型】稿本
【藏馆】中国中医科学院图书馆
【存世情况】孤本

4328　时贤医案
【分类】医案医话医论·医案
【卷数】不分卷
【责任者】佚名
【年代】民国（约 1920）
【类型】稿本
【藏馆】中国中医科学院图书馆
【存世情况】孤本

4329　还巢医庐医案
【分类】医案医话医论·医案
【卷数】不分卷（一册）
【责任者】庐江氏撰
【年代】1923 年
【类型】稿本
【藏馆】上海图书馆
【存世情况】孤本

4330　陈焕云先生方案
【分类】医案医话医论·医案
【卷数】不分卷
【责任者】陈焕云撰
【年代】1924 年
【类型】稿本
【藏馆】中国中医科学院图书馆
【存世情况】孤本

4331 薛氏汇辑太湖流域各家验案（又名
　　薛氏汇辑验案）

【分类】医案医话医论·医案

【卷数】四卷（一册）

【责任者】孟秋成编

【年代】1926 年

【类型】稿本

【藏馆】上海中医药大学图书馆

【存世情况】孤本

【备注】原作抄本，经核后定为作者手稿本

4332 云深处医案（附：医学杂俎）

【分类】医案医话医论·医案

【卷数】不分卷

【责任者】陈在山撰

【年代】1927 年

【类型】稿本

【藏馆】中国中医科学院图书馆

【存世情况】孤本

4333 张氏医案

【分类】医案医话医论·医案

【卷数】不分卷（一册）

【责任者】张仲寅撰，唐伯铨编

【年代】1927 年

【类型】稿本

【藏馆】上海中医药大学图书馆

【存世情况】孤本

4334 （汇集分类）临症方案

【分类】医案医话医论·医案

【卷数】四十八卷（四十八册）

【责任者】傅思恭编

【年代】民国（1912—1927）

【类型】稿本

【藏馆】上海图书馆

【存世情况】孤本

4335 陈哲夫医案（又名诊治儿妇各症医
　　方备查）

【分类】医案医话医论·医案

【卷数】不分卷（二册）

【责任者】陈哲夫诊录

【年代】1927 年

【类型】稿本

【藏馆】上海中医药大学图书馆

【存世情况】孤本

4336 曹仲容门诊处方

【分类】医案医话医论·医案

【卷数】不分卷

【责任者】曹仲容撰

【年代】1929 年

【类型】稿本

【藏馆】中国中医科学院图书馆

【存世情况】孤本

4337 临床日记

【分类】医案医话医论·医案

【卷数】不分卷

【责任者】庞石顽撰

【年代】1933 年

【类型】稿本

【藏馆】广西壮族自治区桂林图书馆

【存世情况】孤本

4338 方案存真

【分类】医案医话医论·医案

【卷数】不分卷

【责任者】顾思湛（字允若）撰

【年代】1934 年

【类型】稿本

【藏馆】中国中医科学院图书馆

【存世情况】孤本

4339　枫江草堂医案

【分类】医案医话医论·医案

【卷数】不分卷

【责任者】沈坤撰

【年代】民国（1927—1938）

【类型】稿本

【藏馆】辽宁中医药大学图书馆

【存世情况】孤本

4340　仓公诊籍（又名齐太仓公脉案）

【分类】医案医话医论·医案

【卷数】不分卷

【责任者】原题〔汉〕司马迁（字子长）编

【年代】原书成于西汉

　　　　抄写年代不详

【类型】抄本

【藏馆】中国中医科学院图书馆

【存世情况】孤本

4341　丹溪医按（又名丹溪先生治验医案）

【分类】医案医话医论·医案

【卷数】二卷

【责任者】〔元〕朱震亨（字彦修，也称丹
　　溪先生）撰，〔明〕戴思恭（字原礼，
　　号复庵）编辑；〔清〕杨鹤峰抄

【年代】原书约成于明永乐三年（1405）
　　　　清同治五年（1866）抄

【类型】抄本

【藏馆】苏州大学图书馆

【存世情况】孤本

4342　莲斋医意——立斋案疏

【分类】医案医话医论·医案

【卷数】二卷、补遗一卷（二册）

【责任者】〔明〕薛己（字新甫，号立斋）
　　撰，叶崧疏

【年代】原书成于明嘉靖年间（1559 年前）
　　　　清抄

【类型】抄本

【藏馆】中国中医科学院图书馆

【存世情况】孤本

4343　周慎斋医案稿

【分类】医案医话医论·医案

【卷数】三卷（一册）

【责任者】〔明〕周之干（字慎斋，一说号
　　慎斋）撰

【年代】原书约成于明万历元年（1573）
　　　　抄写年代不详

【类型】抄本

【藏馆】上海中医药大学图书馆

【存世情况】孤本

【备注】《总目》载有首都医科大学图书馆
　　所藏抄本与苏州图书馆所藏残抄本，经
　　查均未见

4344　孙一奎临诊录存医案

【分类】医案医话医论·医案

【卷数】不分卷

【责任者】〔明〕孙一奎（字文垣，号东
　　宿、生生子）撰

【年代】原书约成于明万历元年（1573）
　　　　抄写年代不详

【类型】抄本

【藏馆】上海图书馆

【存世情况】孤本

4345　金沙王肯堂先生医案

【分类】医案医话医论·医案

【卷数】不分卷（一册）

【责任者】〔明〕王肯堂（字宇泰，号损
　　庵，自号念西居士）撰

【年代】原书约成于明万历三十年（1602）
　　　　清抄

【类型】抄本

【藏馆】中国国家图书馆

【存世情况】孤本

【备注】有清同治元年（1862）陆懋修题识

4346　新安程星海医案

【分类】医案医话医论·医案

【卷数】不分卷（一册）

【责任者】〔明〕程仑（字原仲，号星海）
　　原撰

【年代】原书约成于明天启元年（1621）
　　　　清抄

【类型】抄本

【藏馆】南京图书馆

【存世情况】孤本

4347　两都医案

【分类】医案医话医论·医案

【卷数】二卷（二册）

【责任者】〔明〕倪士奇（字复贞）撰；巢
　　念修（又名祖德）抄

【年代】原书成于明崇祯十七年（1644）
　　　　抄写年代不详

【类型】抄本

【藏馆】上海中医药大学图书馆

【存世情况】另仅见明崇祯刻本

4348　大方医验大成（又名医验大成）

【分类】医案医话医论·医案

【卷数】不分卷

【责任者】〔明〕秦昌遇（字景明，号广野
　　道人）撰

【年代】原书成于明崇祯十七年（1644）
　　　　①清抄
　　　　②抄写年代不详

【类型】抄本

【藏馆】①浙江中医药大学图书馆
　　　　②上海中医药大学图书馆

【存世情况】抄本2部

4349　秦景明先生医案

【分类】医案医话医论·医案

【卷数】不分卷（一册）

【责任者】〔明〕秦昌遇（字景明，号广野
　　道人）撰

【年代】原书成于明崇祯十七年（1644）
　　　　清抄

【类型】抄本

【藏馆】中国中医科学院图书馆

【存世情况】孤本

4350　医纂

【分类】医案医话医论·医案

【卷数】不分卷（六册）

【责任者】佚名

【年代】明

【类型】抄本

【藏馆】中国国家图书馆

【存世情况】孤本

【备注】"医史·史料"类亦有同名抄本，题"〔明〕唐顺之撰"。二书皆为中国国家图书馆所藏明抄本

4351　旧德堂医案

【分类】医案医话医论·医案

【卷数】不分卷

【责任者】〔清〕李用粹（字修之，号惺庵）撰，唐玉书（字翰文）编

【年代】原书成于清康熙二十六年（1687）抄写年代均不详

【类型】抄本

【藏馆】①上海中医药大学图书馆
　　　　②上海市医学会图书馆

【存世情况】后被收入"三三医书"

【备注】①上海中医药大学图书馆所藏抄本2部，其一为田元凯抄本，并附"周雅宜医案""戴天章瘟疫论"

4352　素圃医案（又名郑素圃先生医案集）

【分类】医案医话医论·医案

【卷数】四卷（二册）

【责任者】〔清〕郑重光（字在辛，号素圃，晚号完夫）撰

【年代】原书成于清康熙四十五年（1706）抄写年代不详

【类型】抄本

【藏馆】上海中医药大学图书馆

【存世情况】孤本

4353　简集方案

【分类】医案医话医论·医案

【卷数】不分卷（一册）

【责任者】原题〔清〕马偊（字元仪，号卧龙老人）撰

【年代】原书约成于清康熙五十二年（1713）清抄

【类型】抄本

【藏馆】中国中医科学院图书馆

【存世情况】孤本

4354　鹤圃堂治验

【分类】医案医话医论·医案

【卷数】不分卷（一册）

【责任者】〔清〕沈时誉（字明生）撰

【年代】原书约成于清康熙六十年（1721）抄写年代均不详

【类型】抄本

【藏馆】①天津中医药大学图书馆
　　　　②浙江中医药大学图书馆

【存世情况】另见于《玉机辨证》附录

4355　何嗣宗医案

【分类】医案医话医论·医案

【卷数】不分卷

【责任者】〔清〕何炫（字嗣宗，号令昭，别号也愚、二瞻、怡云、自宗）原撰，郑莲山编

【年代】原书约成于清康熙六十一年（1722）
　　　　①1925年夏福康抄
　　　　②抄写年代不详

【类型】抄本

【藏馆】①上海中医药大学图书馆
　　　　②苏州市中医医院图书馆

【存世情况】孤本

4356　沈氏医案（又名沈鲁珍先生医案）

【分类】医案医话医论·医案

【卷数】不分卷（三册）

【责任者】〔清〕沈璠（字鲁珍）撰

【年代】原书成于清雍正八年（1730）

　　　　①②清抄

　　　　③1932年沈东霞抄

　　　　④1941年铁沙费怿抄

　　　　⑤⑥抄写年代不详

　　　　⑦王寿康节抄，年代不详

【类型】①②③④⑤⑥抄本

　　　　⑦节抄本

【藏馆】①上海市医学会图书馆

　　　　②上海中医药大学图书馆

　　　　③④⑥上海图书馆

　　　　⑤上海辞书出版社图书馆

　　　　⑦中国中医科学院图书馆

【存世情况】被收入"珍本医书集成"

【备注】又有〔清〕沈子畏、沈蟹云诸人的医案，亦名《沈氏医案》

4357　薛案辨疏

【分类】医案医话医论·医案

【卷数】二卷

【责任者】〔明〕薛己（字新甫，号立斋）撰，〔清〕钱临（字淮可、北山）、徐莲塘编

【年代】原书成于清乾隆元年（1736）清抄

【类型】抄本

【藏馆】①中国中医科学院图书馆

　　　　②上海市医学会图书馆

【存世情况】后有1918年绍兴医药学报社铅印本，另见于裘吉生辑"国医百家"丛书

4358　叶天士先生方案

【分类】医案医话医论·医案

【卷数】不分卷（一册）

【责任者】〔清〕叶桂（字天士，号香岩，别号南阳先生）撰

【年代】原书约成于清乾隆十一年（1746）抄写年代不详

【类型】抄本

【藏馆】中国中医科学院图书馆

【存世情况】类似抄本多部

【备注】叶天士医案的相关抄本极多，对于原书年代的判定多以叶氏卒年（1745）与《临证指南医案》的成书年代（1746）为据，而抄写年代大多不详

4359　叶氏医案

【分类】医案医话医论·医案

【卷数】二卷

【责任者】〔清〕叶桂（字天士，号香岩，别号南阳先生）撰

【年代】原书约成于清乾隆十一年（1746）

　　　　①清道光年间（1821—1850）抄

　　　　②清光绪二十一年（1895）顾道生抄

【类型】抄本

【藏馆】①苏州图书馆

　　　　②中国中医科学院图书馆

【存世情况】类似抄本多部

【备注】①苏州图书馆藏本题"叶桂撰，谢秋澄辑"

4360 香岩医案

【分类】医案医话医论·医案

【卷数】八卷

【责任者】〔清〕叶桂（字天士，号香岩，别号南阳先生）撰

【年代】原书约成于清乾隆十一年（1746）
清同治七年（1868）抄

【类型】抄本

【藏馆】苏州市中医医院图书馆

【存世情况】孤本

4361 南阳医案

【分类】医案医话医论·医案

【卷数】不分卷

【责任者】〔清〕叶桂（字天士，号香岩，别号南阳先生）撰

【年代】原书约成于清乾隆十一年（1746）
①清徐康抄
②抄写年代不详

【类型】抄本

【藏馆】①南京中医药大学图书馆
②中国科学院国家科学图书馆

【存世情况】类似抄本多部

4362 叶案指南

【分类】医案医话医论·医案

【卷数】不分卷（一册）

【责任者】〔清〕叶桂（字天士，号香岩，别号南阳先生）撰

【年代】原书约成于清乾隆十一年（1746）
抄写年代不详

【类型】抄本

【藏馆】上海图书馆

【存世情况】类似抄本多部

4363 医验录

【分类】医案医话医论·医案

【卷数】不分卷

【责任者】原题〔清〕叶桂（字天士，号香岩，别号南阳先生）撰；〔清〕汪宽佩抄

【年代】原书约成于清乾隆十一年（1746）
清抄

【类型】抄本

【藏馆】苏州市中医医院图书馆

【存世情况】孤本

4364 扫雪庐医案

【分类】医案医话医论·医案

【卷数】二卷

【责任者】原题〔清〕叶桂（字天士，号香岩，别号南阳先生）撰

【年代】原书约成于清乾隆十一年（1746）
抄写年代不详

【类型】抄本

【藏馆】中国中医科学院中国医史文献研究所

【存世情况】孤本

4365 叶氏医案抄

【分类】医案医话医论·医案

【卷数】不分卷

【责任者】〔清〕叶桂（字天士，号香岩，别号南阳先生）撰

【年代】原书约成于清乾隆十一年（1746）
抄写年代不详

【类型】节抄本

【藏馆】黑龙江中医药大学图书馆

【存世情况】类似抄本多部

4366 扫叶庄医案（又名扫叶庄一瓢老人医案）

【分类】医案医话医论·医案

【卷数】四卷（三册）

【责任者】〔清〕薛雪（字生白，号一瓢）撰

【年代】原书约成于清乾隆二十九年（1764）抄写年代不详

【类型】抄本

【藏馆】上海辞书出版社图书馆

【存世情况】后被收入"珍本医书集成"

【备注】《总目》载有苏州图书馆所藏清抄本，及镇江市图书馆、苏州大学图书馆、浙江省中医药研究院图书馆所藏抄本，经查皆未见

4367 薛一瓢医案

【分类】医案医话医论·医案

【卷数】不分卷（一册）

【责任者】〔清〕薛雪（字生白，号一瓢）撰；〔清〕何九思抄

【年代】原书约成于清乾隆二十九年（1764）清抄

【类型】抄本

【藏馆】中国中医科学院图书馆

【存世情况】孤本

4368 苏州薛生白先生医案

【分类】医案医话医论·医案

【卷数】不分卷（一册）

【责任者】〔清〕薛雪（字生白，号一瓢）撰

【年代】原书约成于清乾隆二十九年（1764）清抄

【类型】抄本

【藏馆】中国国家图书馆

【存世情况】孤本

4369 沈芊绿医案

【分类】医案医话医论·医案

【卷数】不分卷

【责任者】〔清〕沈金鳌（字芊绿，号汲门，晚号尊生老人）撰

【年代】原书约成于清乾隆三十八年（1773）抄写年代不详

【类型】抄本

【藏馆】镇江市图书馆

【存世情况】孤本

【备注】润德堂抄本

4370 松心堂医案经验抄

【分类】医案医话医论·医案

【卷数】不分卷

【责任者】〔清〕缪遵义（字方彦、宜亭，号松心居士）撰

【年代】原书约成于清乾隆四十年（1775）
①清道光二十五年（1845）抄
②清沈还抄，具体年代不详

【类型】抄本

【藏馆】①南京中医药大学图书馆
②成都图书馆

【存世情况】抄本2部

【备注】②成都图书馆藏本亦题"清道光二十五年"，卷首有沈还识语

4371 方星岩见闻录

【分类】医案医话医论·医案

【卷数】五卷

【责任者】〔清〕方成垣（字星岩）撰

【年代】原书成于清乾隆五十一年（1786）
　　　　清抄

【类型】抄本

【藏馆】四川省图书馆

【存世情况】孤本

4372　陶氏医案

【分类】医案医话医论·医案

【卷数】不分卷（一册）

【责任者】〔清〕沈东霞编

【年代】原书约成于清嘉庆五年（1800）
　　　　民国抄

【类型】抄本

【藏馆】上海图书馆

【存世情况】孤本

4373　马氏庭训（又名马怀远医案）

【分类】医案医话医论·医案

【卷数】六卷

【责任者】〔清〕马怀远撰

【年代】原书成于清嘉庆十年（1805）
　　　　抄写年代均不详

【类型】抄本

【藏馆】①上海中医药大学图书馆
　　　　②长春中医药大学图书馆

【存世情况】抄本2部

【备注】《总目》载有黑龙江中医药大学图
　　　　书馆所藏清光绪四年（1878）抄本，经
　　　　查未见

4374　高氏医案

【分类】医案医话医论·医案

【卷数】不分卷（一册）

【责任者】〔清〕高秉钧（字锦庭）撰

【年代】原书成于清嘉庆十年（1805）
　　　　清光绪年间（1875—1908）抄

【类型】抄本

【藏馆】南京图书馆

【存世情况】馆藏同名抄本2部。其一题
　　　　"刘晓山、缪柳村辑"，另一部附《内
　　　　症诸方》

4375　何元长先生医案

【分类】医案医话医论·医案

【卷数】二卷

【责任者】〔清〕何世仁（字元长，号澹
　　　　安，晚号福泉山人）撰

【年代】原书成于清嘉庆年间（1806年前）
　　　　①清道光年间（1821—1850）浣花
　　　室杨桂抄本
　　　　②清抄
　　　　③企一子抄，年代不详
　　　　④⑤⑥抄写年代不详

【类型】抄本

【藏馆】①上海市医学会图书馆
　　　　②中国国家图书馆
　　　　③中国中医科学院图书馆
　　　　④上海图书馆
　　　　⑤上海中医药大学图书馆
　　　　⑥南京中医药大学图书馆

【存世情况】1979年有上海古籍书店据清
　　　　抄本影印的版本，又见于《重古三何医
　　　　案》

【备注】子目（三种）：
　　　　（1）福泉山房医案
　　　　（2）世济堂医案
　　　　（3）澹安医案
　　　　中国国家图书馆、中国中医科学院

图书馆各藏抄本 2 部

4376　箬山草堂医案

【分类】医案医话医论·医案

【卷数】三卷

【责任者】〔清〕何世仁（字元长，号澹安，晚号福泉山人）撰

【年代】原书成于清嘉庆年间（1806 年前）抄写年代不详

【类型】抄本

【藏馆】中国中医科学院中国医史文献研究所

【存世情况】后有 1981 年上海古籍书店影印本，十六卷

【备注】何元长医案传世抄本较多，书名亦有出入

4377　九峰医按三种

【分类】医案医话医论·医案

【卷数】不分卷（六册）

【责任者】〔清〕王之政（字献廷，号九峰）撰

【年代】原书约成于清嘉庆十八年（1813）清同治四年（1865）抄

【类型】抄本

【藏馆】上海图书馆

【存世情况】类似抄本多部

【备注】该本又名《九峰先生脉案》，封面题"耀辰录"。

《总目》载有安徽中医药大学图书馆所藏清光绪二十年（1894）抄本，经查未见

4378　王九峰先生医案

【分类】医案医话医论·医案

【卷数】不分卷

【责任者】〔清〕王之政（字献廷，号九峰）撰

【年代】原书约成于清嘉庆十八年（1813）
　　　　①清光绪二十二年（1896）抄
　　　　②③清抄
　　　　④⑤⑥⑦⑧抄写年代不详

【类型】抄本

【藏馆】①中国人民解放军医学图书馆
　　　　②苏州大学图书馆
　　　　③山东中医药大学图书馆
　　　　④辽宁中医药大学图书馆
　　　　⑤黑龙江中医药大学图书馆
　　　　⑥南京图书馆
　　　　⑦甘肃省图书馆
　　　　⑧长春中医药大学图书馆

【存世情况】抄本多部

【备注】①中国人民解放军医学图书馆藏本为二卷本，题"王硕如编次"。

②苏州大学图书馆藏本题名"维扬王九峰先生医案"。

③山东中医药大学图书馆藏本为二卷精抄本，书口下印有"憺愉龛制"，并有藏印。

④辽宁中医药大学图书馆存 2 种抄本。

⑦甘肃省图书馆藏本为四册。

王九峰医案的抄本多个图书馆有藏，因书名、卷数皆有出入，故信息舛误较多

4379　九峰医案

【分类】医案医话医论·医案

【卷数】六卷

【责任者】〔清〕王之政（字献廷，号九

峰）撰，赵筑农编

【年代】原书约成于清嘉庆十八年（1813）
清光绪二十二年（1896）抄

【类型】抄本

【藏馆】浙江中医药大学图书馆

【存世情况】同馆所藏抄本 2 部

4380　王九峰临证医案

【分类】医案医话医论·医案

【卷数】卷数不一

【责任者】〔清〕王之政（字献廷，号九
峰）撰，王硕如编

【年代】原书约成于清嘉庆十八年（1813）
抄写年代均不详

【类型】抄本

【藏馆】①中国中医科学院图书馆
②黑龙江中医药大学图书馆
③上海中医药大学图书馆
④广西壮族自治区图书馆

【存世情况】后有 1936 年江苏镇江国药公
馆铅印本

【备注】①中国中医科学院图书馆藏本为
四卷。
《总目》另载中国中医科学院图书
馆藏有《王氏医案存稿》，经查未见，
应即王九峰医案的另一复本

4381　王九峰医案

【分类】医案医话医论·医案

【卷数】二卷

【责任者】〔清〕王之政（字献廷，号九
峰）撰，蒋宝素（号问斋）编

【年代】原书约成于清嘉庆十八年（1813）
抄写年代不详

【类型】抄本

【藏馆】中国中医科学院图书馆

【存世情况】类似抄本多部

4382　王九峰医案

【分类】医案医话医论·医案

【卷数】二卷

【责任者】〔清〕王之政（字献廷，号九
峰）撰，〔清〕张南手辑

【年代】原书约成于清嘉庆十八年（1813）
清抄

【类型】抄本

【藏馆】天津中医药大学图书馆

【存世情况】同馆所藏抄本 2 部，分别为二
册、十二册

4383　王九峰医案

【分类】医案医话医论·医案

【卷数】不分卷（一册）

【责任者】〔清〕王之政（字献廷，号九
峰）撰

【年代】原书约成于清嘉庆十八年（1813）
抄写年代不详

【类型】抄本

【藏馆】上海中医药大学图书馆

【存世情况】类似抄本多部。后有 2004 年
上海科学技术出版社"中医古籍珍稀抄
本精选"丛书收录的整理点校本

4384　丹徒王九峰先生医案（又名王九峰
先生脉案）

【分类】医案医话医论·医案

【卷数】不分卷（一册）

【责任者】〔清〕王之政（字献廷，号九

峰）撰

【年代】原书约成于清嘉庆十八年（1813）
　　　　抄写年代不详

【类型】抄本

【藏馆】上海图书馆

【存世情况】类似抄本多部。后有2019年
　　　　上海科学技术文献出版社"上海图书馆
　　　　藏中医稿抄本丛刊"收录的影印本

4385　九峰脉案

【分类】医案医话医论·医案

【卷数】二卷

【责任者】〔清〕王之政（字献廷，号九
　　　　峰）撰，王硕如编

【年代】原书约成于清嘉庆十八年（1813）
　　　　抄写年代不详

【类型】抄本

【藏馆】中国中医科学院中国医史文献研
　　　　究所

【存世情况】类似抄本多部

4386　医案随笔（又名王九峰遗稿）

【分类】医案医话医论·医案

【卷数】不分卷

【责任者】〔清〕王之政（字献廷，号九
　　　　峰）撰；陈伟文抄录

【年代】原书约成于清嘉庆十八年（1813）
　　　　清抄

【类型】抄本

【藏馆】辽宁中医药大学图书馆

【存世情况】孤本

【备注】藏馆信息作"清抄稿本"

4387　王九峰心法

【分类】医案医话医论·医案

【卷数】二卷（三册）

【责任者】〔清〕王之政（字献廷，号九
　　　　峰）原撰，不著编者

【年代】原书约成于清嘉庆十八年（1813）
　　　　1944年抄

【类型】抄本

【藏馆】长春中医药大学图书馆

【存世情况】孤本

【备注】藏馆信息原作"清光绪二十一年
　　　　（1895）抄本"，经核查后发现为民国
　　　　三十三年抄本，一函三册，并题"百先
　　　　氏藏书"

4388　山瑛正医案

【分类】医案医话医论·医案

【卷数】不分卷

【责任者】〔清〕山瑛正撰

【年代】清嘉庆二十一年（1816）

【类型】抄本

【藏馆】辽宁中医药大学图书馆

【存世情况】孤本

【备注】该本前有清嘉庆十九年（1814）序

4389　黄乐亭先生医案

【分类】医案医话医论·医案

【卷数】六卷

【责任者】〔清〕黄钟（字乐亭）撰

【年代】原书约成于清嘉庆二十一年（1816）
　　　　民国抄

【类型】抄本

【藏馆】中国中医科学院图书馆

【存世情况】孤本

4390　叶天士曹仁伯何元长医案

【分类】医案医话医论·医案

【卷数】不分卷

【责任者】〔清〕叶桂（字天士，号香岩，别号南阳先生）、曹存心（字仁伯，号乐山）、何世仁（字元长，号澹安，晚号福泉山人）原撰；石岑抄

【年代】原书成于清道光元年（1821）抄写年代不详

【类型】抄本

【藏馆】上海中医药大学图书馆

【存世情况】孤本。后有 2004 年上海科学技术出版社"中医古籍珍稀抄本精选"丛书收录的整理点校本

4391　张履成先生医案

【分类】医案医话医论·医案

【卷数】不分卷（一册）

【责任者】〔清〕张履成（字阔寰）撰；〔清〕潘道根（字确潜，号晚香，又号徐村老农）抄

【年代】原书成于清道光四年（1824）清道光二十五年（1845）抄

【类型】抄本

【藏馆】中国中医科学院图书馆

【存世情况】孤本

4392　三家医案摘抄

【分类】医案医话医论·医案

【卷数】不分卷

【责任者】〔清〕吴金寿（字子音）编；为良抄

【年代】原书成于清道光十一年（1831）清抄

【类型】抄本

【藏馆】中国国家图书馆

【存世情况】即《三家医案合刻》的抄本，无附录

【备注】子目：
　　（1）叶氏医案——〔清〕叶桂撰
　　（2）薛氏医案——〔清〕薛雪撰
　　（3）缪氏医案——〔清〕缪遵义撰

4393　二家诊录

【分类】医案医话医论·医案

【卷数】二卷（一册）

【责任者】〔日〕岐山、弃鱼斋翁原撰，谷坞武正编

【年代】原书成于日本天保三年（1832）抄写年代不详

【类型】日本抄本

【藏馆】上海中医药大学图书馆

【存世情况】孤本

4394　丹阳林珮琴先生医案（又名林珮琴医案）

【分类】医案医话医论·医案

【卷数】不分卷（二册）

【责任者】〔清〕林珮琴（字云和，号羲桐）撰；朱继璋（橘泉）抄

【年代】原书约成于清道光十五年（1835）1921 年抄

【类型】抄本

【藏馆】上海中医药大学图书馆

【存世情况】孤本

【备注】该书封面与扉页均题"丹溪林珮琴先生医案"，今据卷首题名。《总目》将其责任者记作"林佩琴"，今正

4395　张梦庐先生医案

【分类】医案医话医论·医案

【卷数】不分卷（一册）

【责任者】〔清〕张千里（字广文、子方，号梦庐）撰

【年代】原书约成于清道光十六年（1836）抄写年代不详

【类型】抄本

【藏馆】上海图书馆

【存世情况】类似抄本多部。后有2019年上海科学技术文献出版社"上海图书馆藏中医稿抄本丛刊"收录的影印本

【备注】该书后半部分起始处题"珠村草堂医案，光昌编辑"。张千里医案传世抄本较多，另参见《珠邨草堂医案》

4396　张千里医案

【分类】医案医话医论·医案

【卷数】五卷

【责任者】〔清〕张千里（字广文、子方，号梦庐）撰

【年代】原书约成于清道光十六年（1836）
①清邵庆槐抄
②邱鸿翼抄，年代不详

【类型】抄本

【藏馆】①成都中医药大学图书馆
②上海中医药大学图书馆

【存世情况】后被收入"三三医书"

4397　张梦庐学博医案

【分类】医案医话医论·医案

【卷数】不分卷（一册）

【责任者】〔清〕张千里（字广文、子方，号梦庐）撰

【年代】原书约成于清道光十六年（1836）

①清凌嘉六抄
②宋汝桢抄，年代不详

【类型】抄本

【藏馆】①上海辞书出版社图书馆
②浙江中医药大学图书馆

【存世情况】抄本2部，另参见《张梦庐先生医案》《张千里医案》

4398　吴鞠通先生医案

【分类】医案医话医论·医案

【卷数】四卷（四册）

【责任者】〔清〕吴瑭（字配珩、鞠通）原撰，辑者佚名

【年代】原书约成于清道光十六年（1836）清抄

【类型】抄本

【藏馆】中国国家图书馆

【存世情况】孤本

【备注】此本为清抄本，辑者不详。后有裘吉生编辑《吴鞠通先生医案》四卷，最早见于1916—1921年绍兴医药学报社刻本，并被收入"医药丛书十一种""中国医学大成"

4399　陈士兰先生医案

【分类】医案医话医论·医案

【卷数】不分卷（一册）

【责任者】〔清〕陈元凯（字士兰）撰；潘晚香抄

【年代】原书成于清道光十七年（1837）抄写年代不详

【类型】抄本

【藏馆】苏州大学图书馆
上海中医药大学图书馆

【存世情况】孤本

【备注】《总目》载有苏州大学图书馆所藏〔清〕潘道根抄本，经查未见

4400　世济堂医案

【分类】医案医话医论·医案

【卷数】不分卷

【责任者】〔清〕何世仁（字元长，号澹安，晚号福泉山人）撰，何其伟（字韦人，又字书田，晚号竹簳山人）补辑

【年代】原书约成于清道光十七年（1837）

　　①清末兰泉镜涵氏抄

　　②③清抄

　　④蔚若抄，年代不详

　　⑤浔阳氏抄，年代不详

【类型】抄本

【藏馆】①中国国家图书馆

　　②中国中医科学院图书馆

　　③南京图书馆

　　④上海中医药大学图书馆

　　⑤苏州市中医医院图书馆

【存世情况】另见于《何元长先生医案》《重古三何医案》

4401　竹簳山人医案（又名竹幹医案）

【分类】医案医话医论·医案

【卷数】不分卷（二册）

【责任者】〔清〕何其伟（字韦人，又字书田，晚号竹簳山人）撰，编者佚名

【年代】原书约成于清道光十七年（1837）抄写年代不详

【类型】抄本

【藏馆】上海图书馆

【存世情况】孤本。有 2019 年上海科学技

术文献出版社"上海图书馆藏中医稿抄本丛刊"收录的影印本

【备注】内容参见《重古三何医案》

4402　启蒙医案

【分类】医案医话医论·医案

【卷数】六卷

【责任者】〔清〕程风图等撰

【年代】清道光十九年（1839）

【类型】抄本

【藏馆】中国中医科学院图书馆

【存世情况】孤本

4403　临证一得方（又名朱杏村外科医案）（附：疡医探源论、读疡医探源记、论疔疮对口发背治法、外科应用经验方）

【分类】医案医话医论·医案

【卷数】四卷（一册）

【责任者】〔清〕朱费元（字怀刚，号杏村）撰

【年代】原书约成于清道光十九年（1839）清光绪年间（1875—1908）抄

【类型】抄本

【藏馆】上海中医药大学图书馆

【存世情况】孤本。后有 2004 年上海科学技术出版社"中医古籍珍稀抄本精选"丛书收录的整理点校本

【备注】《总目》将其归入"临证各科·外科·外科方"类。前有序三篇，自序作于道光十年，另两篇分别作于道光十五年与十九年，又有"朱怀刚先生小传"，作于道光十三年。该书经巢念修装藏

4404　朱氏医案（又名朱怀刚医案）

【分类】医案医话医论·医案

【卷数】四卷（一册）

【责任者】〔清〕朱费元（字怀刚，号杏村）撰

【年代】原书约成于清道光十九年（1839）抄写年代不详

【类型】抄本

【藏馆】上海中医药大学图书馆

【存世情况】孤本

【备注】该书内容与《临证一得方》基本一致，但前者仅保留道光十九年序与作者小传。是同一书籍的不同抄本

4405　龙砂医案（附：王旭高医案）

【分类】医案医话医论·医案

【卷数】不分卷

【责任者】〔清〕姜大镛（字鸿如）撰

【年代】原书约成于清道光二十年（1840）抄写年代不详

【类型】抄本

【藏馆】苏州大学图书馆

【存世情况】孤本

4406　爱庐医案

【分类】医案医话医论·医案

【卷数】不分卷

【责任者】〔清〕张大燨（字仲华）撰

【年代】①清道光二十六年（1846）抄

②清光绪二十二年（1896）抄

③清抄

④省身斋抄本，年代不详

⑤⑥抄写年代不详

【类型】抄本

【藏馆】①南京中医药大学图书馆

②上海中医药大学图书馆

③天津中医药大学图书馆

④上海图书馆

⑤中国科学院国家科学图书馆

⑥苏州市中医医院图书馆

【存世情况】有清光绪八年（1882）刻本、清光绪二十五年（1899）惜余小舍刻本、清光绪二十五年（1899）上海时中书局石印本、清光绪二十五年（1899）刻本、清光绪三十年（1904）石印本等，又见于《柳选四家医案》

【备注】上海中医药大学图书馆又藏抄本《爱月庐医案》，未著撰者，当另为一书

4407　名医方案

【分类】医案医话医论·医案

【卷数】不分卷（一册）

【责任者】佚名

【年代】原书约成于清道光二十八年（1848）抄写年代不详

【类型】抄本

【藏馆】上海辞书出版社图书馆

【存世情况】孤本

【备注】同名抄本多部

4408　糸江李冠仙先生医案（又名李冠仙医案）

【分类】医案医话医论·医案

【卷数】不分卷（一册）

【责任者】〔清〕李文荣（字冠仙，别号如眉老人）撰

【年代】原书成于清道光二十九年（1849）抄写年代不详

【类型】抄本

【藏馆】上海中医药大学图书馆

【存世情况】孤本。后有 2004 年上海科学技术出版社"中医古籍珍稀抄本精选"丛书收录的整理点校本

4409　沈俞医案合钞（抄）

【分类】医案医话医论·医案

【卷数】不分卷（一册）

【责任者】〔清〕沈又彭（字尧封）、俞震（字东扶，号惺斋）撰，王文镕编

【年代】原书成于清道光三十年（1850）抄写年代不详

【类型】抄本

【藏馆】上海中医药大学图书馆

【存世情况】孤本。后有 2004 年上海科学技术出版社"中医古籍珍稀抄本精选"丛书收录的整理点校本

4410　邵氏方案

【分类】医案医话医论·医案

【卷数】六卷（六册）

【责任者】〔清〕邵炳扬（字杏泉，又名文学）撰

【年代】原书成于清道光三十年（1850）抄写年代不详

【类型】抄本

【藏馆】上海中医药大学图书馆

【存世情况】孤本。后有 2004 年上海科学技术出版社"中医古籍珍稀抄本精选"丛书收录的整理点校本

4411　邵氏三折肱

【分类】医案医话医论·医案

【卷数】不分卷（六册）

【责任者】〔清〕邵炳扬（字杏泉，又名文学）撰；鸿城退士辑抄

【年代】原书约成于清道光三十年（1850）清同治元年（1862）抄

【类型】抄本

【藏馆】上海中医药大学图书馆

【存世情况】孤本

4412　邵氏方案三折肱

【分类】医案医话医论·医案

【卷数】不分卷

【责任者】佚名

【年代】原书约成于清道光三十年（1850）抄写年代不详

【类型】抄本

【藏馆】苏州市中医医院图书馆

【存世情况】孤本

【备注】疑即邵杏泉医案的另一抄本

4413　三折肱医案

【分类】医案医话医论·医案

【卷数】不分卷

【责任者】〔清〕邵炳扬（字杏泉，又名文学）撰，俞寿田编

【年代】原书约成于清道光三十年（1850）民国抄

【类型】抄本

【藏馆】①上海中医药大学图书馆
②苏州图书馆
③苏州大学图书馆

【存世情况】抄本 3 部

【备注】与《邵氏方案》《邵氏三折肱》等互参

4414　摘录问斋医案

【分类】医案医话医论·医案

【卷数】不分卷（一册）

【责任者】佚名

【年代】原书约成于清道光三十年（1850）
抄写年代不详

【类型】抄本

【藏馆】上海图书馆

【存世情况】孤本

【备注】萱寿斋抄本

4415　李氏医案

【分类】医案医话医论·医案

【卷数】五卷（五册）

【责任者】〔清〕抱灵居士撰；德良氏抄

【年代】清道光三十年（1850）

【类型】抄本

【藏馆】中国中医科学院图书馆

【存世情况】孤本

4416　心太平轩医案

【分类】医案医话医论·医案

【卷数】不分卷

【责任者】〔清〕徐锦（字奉直、炳南，号
澹安）撰

【年代】原书成于清道光三十年（1850）
①清黄寿南抄
②清抄

【类型】抄本

【藏馆】①中国中医科学院图书馆
②辽宁中医药大学图书馆

【存世情况】后有 1912 年长沙徐氏刻本

【备注】②辽宁中医药大学图书馆藏本原题
"〔清〕顾相轩历验，〔清〕顾珊等编，

清抄本"。《总目》记载同馆有《心太
平轩历验》稿本，经查未见

4417　周半池先生门诊方

【分类】医案医话医论·医案

【卷数】不分卷（一册）

【责任者】〔清〕周半池撰

【年代】清咸丰元年（1851）

【类型】抄本

【藏馆】中国中医科学院图书馆

【存世情况】孤本

4418　婺源余先生医案（又名余氏医案录
存）

【分类】医案医话医论·医案

【卷数】不分卷

【责任者】〔清〕余国佩（春山）撰；刘祉
纯抄

【年代】清咸丰元年（1851）

【类型】抄本

【藏馆】安徽中医药大学图书馆

【存世情况】孤本。后有 2005 年中医古籍
出版社"中医古籍孤本大全"收录的影
印抄本

4419　花韵楼医案

【分类】医案医话医论·医案

【卷数】不分卷

【责任者】〔清〕顾德华（字鬘云）撰

【年代】原书约成于清咸丰三年（1853）
①1921 年抄
②③④抄写年代不详

【类型】抄本

【藏馆】①上海辞书出版社图书馆

②中国中医科学院图书馆

③上海中医药大学图书馆

④苏州市中医医院图书馆

【存世情况】后被收入"珍本医书集成"

【备注】①上海辞书出版社图书馆藏本一
册，又题名"花韵楼女科医案"，张元
瑞（字玉田）校录

4420　李鸿飞先生医案

【分类】医案医话医论·医案

【卷数】不分卷（一册）

【责任者】李鸿飞撰；朱九思抄

【年代】原书成于清咸丰三年（1853）
约1924年抄

【类型】抄本

【藏馆】上海中医药大学图书馆

【存世情况】孤本

【备注】《总目》误作"李洪飞"，1927年
朱思九抄本

4421　易卢孙三家医案（又名卫生宝鉴）

【分类】医案医话医论·医案

【卷数】不分卷

【责任者】〔明〕易大艮、卢复、孙一奎
撰；〔清〕陆嵩（字希孙，号方山）编
辑抄录

【年代】清咸丰七年（1857）

【类型】抄本

【藏馆】苏州图书馆

【存世情况】孤本

【备注】原题"方山抄本"，当为陆方山抄

4422　壶春丹

【分类】医案医话医论·医案

【卷数】不分卷（五册）

【责任者】〔清〕何昌福撰；〔清〕何九
思抄

【年代】原书成于清咸丰八年（1858）
清抄

【类型】抄本

【藏馆】中国中医科学院图书馆

【存世情况】孤本

【备注】何九思抄

4423　曹仁伯医案论

【分类】医案医话医论·医案

【卷数】二卷

【责任者】〔清〕曹存心（字仁伯，号乐
山）撰

【年代】原书成于清咸丰九年（1859）
①顾青桥抄，年代不详
②③抄写年代不详

【类型】抄本

【藏馆】①苏州市中医医院图书馆
②上海图书馆
③上海辞书出版社图书馆

【存世情况】后被收入"三三医书"

4424　虞山曹仁伯汤寅三先生医案

【分类】医案医话医论·医案

【卷数】不分卷

【责任者】〔清〕曹存心（字仁伯，号乐
山）、汤寅三撰

【年代】原书成于清咸丰九年（1859）
抄写年代不详

【类型】抄本

【藏馆】南京中医药大学图书馆

【存世情况】孤本

4425　临症经应录（又名临证经应录）

【分类】医案医话医论·医案

【卷数】四卷

【责任者】〔清〕刘金方（字子成，号淮山儒士）撰

【年代】原书成于清咸丰九年（1859）
抄写年代不详

【类型】抄本

【藏馆】上海中医药大学图书馆

【存世情况】徐舜基藏本。另有清刻本，名《临证经验录》，并附《晰微补化全书》目录及医案。后有 2004 年上海科学技术出版社据上海中医药大学图书馆所藏抄本出版的整理点校本，被收入"中医古籍珍稀抄本精选"丛书中

4426　环溪医案

【分类】医案医话医论·医案

【卷数】不分卷

【责任者】〔清〕王泰林（字旭高，晚号退思居士）撰；齐作美抄

【年代】原书成于清咸丰十年（1860）
抄写年代不详

【类型】抄本

【藏馆】陕西中医药大学图书馆

【存世情况】孤本

4427　乘桴医影

【分类】医案医话医论·医案

【卷数】不分卷

【责任者】〔清〕王士雄（字孟英，号梦隐）撰

【年代】原书成于清咸丰十一年（1861）
清同治年间（1862—1874）抄

【类型】抄本

【藏馆】苏州图书馆

【存世情况】孤本

4428　横山北墅医案

【分类】医案医话医论·医案

【卷数】四卷

【责任者】〔清〕顾司马（字恕堂）撰，顾祖同编

【年代】原书约成于清咸丰十一年（1861）
①②清抄
③抄写年代不详

【类型】抄本

【藏馆】①中国中医科学院图书馆
②苏州大学图书馆
③上海中医药大学图书馆

【存世情况】抄本 3 部

4429　刘晓山医案

【分类】医案医话医论·医案

【卷数】不分卷

【责任者】〔清〕刘晓山撰

【年代】清同治元年（1862）

【类型】抄本

【藏馆】长春中医药大学图书馆

【存世情况】孤本

【备注】可与刘晓山撰《刘氏医案》（存清光绪刻本）互参

4430　费伯雄先生医案（又名费伯雄医案）

【分类】医案医话医论·医案

【卷数】不分卷（一册）

【责任者】〔清〕费伯雄（字晋卿，号砚云子）原撰；〔清〕张庚薇整理抄录

【年代】原书成于清同治二年（1863）
　　　　清抄

【类型】抄本

【藏馆】上海图书馆

【存世情况】后有 1916 年、1917 年上海萃
　　　　英书局石印本

4431　凌临灵方

【分类】医案医话医论·医案

【卷数】不分卷（一册）

【责任者】〔清〕凌奂（原名维正，字晓五、
　　　　晓邬，晚号折肱老人）撰

【年代】原书约成于清同治二年（1863）
　　　　1924 年抄

【类型】抄本

【藏馆】上海辞书出版社图书馆

【存世情况】后被收入"三三医书"

4432　吴古年先生方案

【分类】医案医话医论·医案

【卷数】不分卷（一册）

【责任者】〔清〕吴芹（字古年）原撰，
　　　　〔清〕凌奂（原名维正，字晓五、晓
　　　　邬，晚号折肱老人）编

【年代】原书约成于清同治二年（1863）
　　　　抄写年代不详

【类型】抄本

【藏馆】中国中医科学院图书馆

【存世情况】孤本

4433　何伯行医案

【分类】医案医话医论·医案

【卷数】三卷

【责任者】〔清〕何昌梓（字辛木，号伯行、

伯颖）撰

【年代】①清同治三年（1864）俞颂贤抄
　　　　②抄写年代不详

【类型】抄本

【藏馆】①上海图书馆
　　　　②南京图书馆

【存世情况】抄本 2 部

4434　徐氏第一世医案

【分类】医案医话医论·医案

【卷数】不分卷（二册）

【责任者】〔清〕徐养恬（字澹成）撰，徐
　　　　兆丰（字实函、实涵）编

【年代】原书约成于清同治十三年（1874）
　　　　清光绪年间（1875—1908）抄

【类型】抄本

【藏馆】南京图书馆

【存世情况】孤本

【备注】同馆藏有徐氏第一世至第四世医案
　　　　共 4 部

4435　徐养恬方案

【分类】医案医话医论·医案

【卷数】三卷（三册）

【责任者】〔清〕徐养恬（字澹成）撰，徐
　　　　兆丰（字实函、实涵）编

【年代】清同治十三年（1874）

【类型】抄本

【藏馆】上海中医药大学图书馆

【存世情况】孤本。后有 2004 年上海科学
　　　　技术出版社"中医古籍珍稀抄本精选"
　　　　丛书收录的整理点校本

4436 刘仲英先生医案（附：杨桂山医案、赵小湖医案）

【分类】医案医话医论·医案

【卷数】二卷（二册）

【责任者】〔清〕刘仲英撰

【年代】原书成于清同治年间（1862—1875）抄写年代不详

【类型】抄本

【藏馆】上海中医药大学图书馆

【存世情况】孤本

【备注】《总目》失载，今补

4437 九峰环翠山房医案（又名沈菊人医案）

【分类】医案医话医论·医案

【卷数】二卷

【责任者】〔清〕沈来亨（字菊人）撰，李茂才、吕伯纯编

【年代】原书约成于清光绪元年（1875）抄写年代均不详

【类型】抄本

【藏馆】①中国中医科学院图书馆
②上海图书馆
③上海中医药大学图书馆

【存世情况】《总目》载有甘肃中医药大学图书馆所藏清光绪稿本，以及中国中医科学院所藏何坤书抄本、苏州大学图书馆所藏抄本，经查均未见。后有2004年上海科学技术出版社"中医古籍珍稀抄本精选"丛书收录的整理点校本

4438 寸心知医案

【分类】医案医话医论·医案

【卷数】四卷（一册）

【责任者】〔清〕孙廷问（字雨香，号我舟）撰；陈士杲录

【年代】清光绪四年（1878）

【类型】抄本

【藏馆】上海中医药大学图书馆

【存世情况】孤本

【备注】孙氏为乾隆时代医家，书前有乾隆五十八年（1793）叶长春序与光绪四年（1878）作者后人孙凤生序。封皮内有程门雪、裴沛然书评

4439 桐花寮方案

【分类】医案医话医论·医案

【卷数】不分卷

【责任者】〔清〕魏仲澜撰；王霖（字新之）抄

【年代】原书成于清光绪十二年（1886）清光绪三十二年（1906）抄

【类型】抄本

【藏馆】中国中医科学院图书馆

【存世情况】孤本

4440 调原医案

【分类】医案医话医论·医案

【卷数】不分卷（四册）

【责任者】〔清〕冯调原撰

【年代】清光绪十四年（1888）

【类型】抄本

【藏馆】天津中医药大学图书馆

【存世情况】孤本

4441 五家医案

【分类】医案医话医论·医案

【卷数】不分卷（一册）

【责任者】〔清〕曹存心（字仁伯，号乐山）等撰；俞寿田抄

【年代】清光绪十五年（1889）

【类型】抄本

【藏馆】苏州大学图书馆

【存世情况】孤本

【备注】子目：

    （1）曹氏纯墨

    （2）钟孝存先生方案

    （3）薛雪生白医案

    （4）缪遵义宜亭医案

    （5）叶天士医案

    《总目》失载，今补

4442 雪蕉轩医案

【分类】医案医话医论·医案

【卷数】不定

【责任者】著者佚名，〔清〕元琦校

【年代】①清光绪十六年（1890）抄
②清抄
③抄写年代不详

【类型】抄本

【藏馆】①中国中医科学院图书馆
②苏州图书馆
③天津市医学科学技术信息研究所图书馆

【存世情况】抄本 3 部

【备注】①中国中医科学院图书馆藏本为十卷（十四册）。
②苏州图书馆藏本为六卷。
③天津市医学科学技术信息研究所图书馆藏本为四卷

4443 王应震要诀（附：云间程氏绍南先生医案）

【分类】医案医话医论·医案

【卷数】不分卷（一册）

【责任者】〔清〕王应震撰；傅颜庄抄

【年代】清光绪十八年（1892）

【类型】抄本

【藏馆】上海中医药大学图书馆

【存世情况】孤本。后有 2004 年上海科学技术出版社"中医古籍珍稀抄本精选"丛书收录的整理点校本

4444 周氏医案

【分类】医案医话医论·医案

【卷数】不分卷

【责任者】〔清〕周家驹（字千里）撰；周莲舫抄

【年代】清光绪十九年（1893）

【类型】抄本

【藏馆】浙江中医药大学图书馆

【存世情况】孤本

4445 紫来堂方案

【分类】医案医话医论·医案

【卷数】二卷

【责任者】〔清〕沈焘（字安伯，号平舟）撰

【年代】①清光绪二十年（1894）王霖（字新之）抄
②③④抄写年代均不详

【类型】抄本

【藏馆】①中国中医科学院图书馆
②上海中医药大学图书馆
③苏州市中医医院图书馆
④苏州大学图书馆

【存世情况】抄本 4 部

4446　沈安伯医案

【分类】医案医话医论·医案

【卷数】不分卷（六册）

【责任者】〔清〕沈焘（字安伯，号平舟）撰

【年代】原书成于清光绪中期（约 1894）
　　　　清抄

【类型】抄本

【藏馆】中国国家图书馆

【存世情况】孤本

【备注】内容可参见《紫来堂方案》

4447　方案全录

【分类】医案医话医论·医案

【卷数】不分卷（十八册）

【责任者】〔清〕陈健安编；树德主人录

【年代】清光绪二十一年（1895）

【类型】抄本

【藏馆】长春中医药大学图书馆

【存世情况】孤本

4448　金子久医案（又名金氏门诊方案）

【分类】医案医话医论·医案

【卷数】四卷

【责任者】〔清〕金有恒（字子久）撰，姚
　　　　益华编

【年代】①清光绪二十一年（1895）抄
　　　　②1929 年抄
　　　　③休宁程麟书抄，年代不详
　　　　④抄写年代不详

【类型】抄本

【藏馆】①陕西中医药大学图书馆
　　　　②上海中医药大学图书馆

　　　　③上海市医学会图书馆
　　　　④上海辞书出版社图书馆

【存世情况】有 1917 年、1925 年、1927
　　　　年、1933 年、1934 年上海江东书局铅
　　　　印本，又被收入"三三医书"

【备注】上海辞书出版社图书馆所藏抄本 2
　　　　部：此本又题"大茅金子久先生医案"，
　　　　另一部题名"金子久门诊方案"

4449　杜撰录

【分类】医案医话医论·医案

【卷数】不分卷（一册）

【责任者】〔清〕朱朵卿撰

【年代】清光绪二十一年（1895）

【类型】抄本

【藏馆】上海图书馆

【存世情况】孤本。后有 2019 年上海科学
　　　　技术文献出版社"上海图书馆藏中医稿
　　　　抄本丛刊"收录的影印本

【备注】《总目》失载，今补

4450　退庵医案

【分类】医案医话医论·医案

【卷数】不分卷（一册）

【责任者】〔清〕凌淦（字仲清，号砺声，
　　　　别号退庵）撰，李龄寿批注；沈春孙抄

【年代】清光绪二十二年（1896）

【类型】抄本

【藏馆】上海中医药大学图书馆

【存世情况】孤本。后有 2004 年上海科学
　　　　技术出版社"中医古籍珍稀抄本精选"
　　　　丛书收录的整理点校本

【备注】上海枕石斋抄本

4451 诊视要编（附医学墅刻）

【分类】医案医话医论·医案

【卷数】二卷（附录一卷）

【责任者】〔清〕李桂庭（字东瑞）撰

【年代】原书成于清光绪二十二年（1896）

　　　　1915 年抄

【类型】抄本

【藏馆】中国中医科学院图书馆

【存世情况】孤本

4452 王蕙坪先生案

【分类】医案医话医论·医案

【卷数】不分卷（一册）

【责任者】〔清〕王蕙坪撰

【年代】原书约成于清光绪二十三年（1897）

　　　　抄写年代不详

【类型】抄本

【藏馆】上海中医药大学图书馆

【存世情况】孤本

【备注】陆保如藏本。《总目》失载，今补

4453 丸膏方存底（又名膏丸方）

【分类】医案医话医论·医案

【卷数】不分卷（二册）

【责任者】佚名

【年代】原书分别成于清光绪十九至二十年

　　　　（1893—1894）、光绪二十三年（1897）

　　　　抄写年代不详

【类型】抄本

【藏馆】上海交通大学医学院图书馆

【存世情况】孤本

【备注】该本为膏丸方医案的誊录。封面题

　　　　"佩萸山房"及"陈"字。

　　　　《总目》失载，今补

4454 沙桐君医案（又名沙氏医案）

【分类】医案医话医论·医案

【卷数】不分卷（一册）

【责任者】〔清〕沙用圭（字桐君）撰

【年代】原书约成于清光绪二十四年（1898）

　　　　抄写年代均不详

【类型】抄本

【藏馆】①辽宁中医药大学图书馆

　　　　②上海中医药大学图书馆

【存世情况】抄本 2 部

4455 贯唯集（又名通意子医案）

【分类】医案医话医论·医案

【卷数】二卷（二册合订）

【责任者】〔清〕通意子撰

【年代】原书成于清光绪二十五年（1899）

　　　　抄写年代不详

【类型】抄本

【藏馆】上海中医药大学图书馆

【存世情况】孤本。后有 2004 年上海科学

　　　　技术出版社"中医古籍珍稀抄本精选"

　　　　丛书收录的整理点校本

4456 致和先生医案

【分类】医案医话医论·医案

【卷数】不分卷（一册）

【责任者】致和撰

【年代】原书约成于清光绪二十五年（1899）

　　　　抄写年代不详

【类型】抄本

【藏馆】上海图书馆

【存世情况】孤本。后有 2019 年上海科学

　　　　技术文献出版社"上海图书馆藏中医稿

　　　　抄本丛刊"收录的影印本

4457 沈子畏先生医案（又名沈氏医案）

【分类】医案医话医论·医案

【卷数】不分卷（一册）

【责任者】〔清〕沈凤葆（字子畏）撰；休宁程麟书抄

【年代】约清光绪二十六年（1900）

【类型】抄本

【藏馆】上海市医学会图书馆

【存世情况】孤本

4458 丁授堂先生医案

【分类】医案医话医论·医案

【卷数】不分卷（二册）

【责任者】〔清〕丁授堂撰；休宁程麟书抄

【年代】约清光绪二十六年（1900）

【类型】抄本

【藏馆】上海市医学会图书馆

【存世情况】孤本

4459 临证随笔存十五年

【分类】医案医话医论·医案

【卷数】十卷

【责任者】〔清〕师愚编；休宁程麟书抄

【年代】约清光绪二十六年（1900）

【类型】抄本

【藏馆】上海市医学会图书馆

【存世情况】孤本

4460 皇上病案（又名光绪病案）

【分类】医案医话医论·医案

【卷数】不分卷（一册）

【责任者】〔清〕力钧（字轩举，号医隐）撰

【年代】原书约成于清光绪二十六年（1900）

抄写年代不详

【类型】抄本

【藏馆】中国中医科学院图书馆

【存世情况】孤本

4461 顾少兰金燮堂方案

【分类】医案医话医论·医案

【卷数】不分卷

【责任者】〔清〕顾少兰、金燮堂等撰；朱记荣（字懋之，号槐庐）抄

【年代】原书约成于清光绪二十六年（1900）清宣统三年（1911）抄

【类型】抄本

【藏馆】苏州大学图书馆

【存世情况】孤本

4462 游艺室医案

【分类】医案医话医论·医案

【卷数】不分卷（七册）

【责任者】〔清〕顾思湛（字允若）撰

【年代】原书成于清光绪二十六年（1900）清宣统元年（1909）抄

【类型】抄本

【藏馆】上海中医药大学图书馆

【存世情况】孤本

【备注】《总目》载有苏州图书馆所藏清抄本（残本），经查未见

4463 九折斋医方（又名顾允若先生门诊方）

【分类】医案医话医论·医案

【卷数】不分卷（二册）

【责任者】〔清〕顾思湛（字允若）撰；张志云抄

【年代】原书约成于清光绪二十六年（1900）
　　　　抄写年代不详

【类型】抄本

【藏馆】中国中医科学院图书馆

【存世情况】孤本

4464　顾允若先生门诊方案（又名顾允若
先生门诊方）

【分类】医案医话医论·医案

【卷数】不分卷

【责任者】〔清〕顾思湛（字允若）撰

【年代】原书约成于清光绪二十六年（1900）
　　　　抄写年代不详

【类型】抄本

【藏馆】中国中医科学院图书馆

【存世情况】孤本

【备注】当为顾允若医案的不同抄本。内容
　　　　与《游艺室医案》《九折斋医方》互参

4465　惜余小舍医案

【分类】医案医话医论·医案

【卷数】不分卷

【责任者】〔清〕柳宝诒（字谷孙，号冠群）编

【年代】原书约成于清光绪二十六年（1900）
　　　　抄写年代不详

【类型】抄本

【藏馆】湖南中医药大学图书馆

【存世情况】孤本

4466　惜余医案

【分类】医案医话医论·医案

【卷数】不分卷

【责任者】〔清〕柳宝诒（字谷孙，号冠群）
　　　　编；玩月轩主人抄

【年代】原书约成于清光绪二十六年（1900）
　　　　抄写年代不详

【类型】抄本

【藏馆】苏州大学图书馆

【存世情况】孤本

4467　徐友蕃夫子医案

【分类】医案医话医论·医案

【卷数】不分卷（一册）

【责任者】〔清〕徐友蕃撰

【年代】原书约成于清光绪二十六年（1900）
　　　　抄写年代不详

【类型】抄本

【藏馆】上海中医药大学图书馆

【存世情况】孤本

【备注】残本

4468　鲍竺生方案（又名读易轩医案）

【分类】医案医话医论·医案

【卷数】不分卷

【责任者】〔清〕鲍竺生撰

【年代】原书约成于清光绪二十六年（1900）
　　　　抄写年代不详

【类型】抄本

【藏馆】①中国中医科学院中国医史文献研
　　　　　究所
　　　　②苏州大学图书馆

【存世情况】抄本2部

4469　吴笠山医案

【分类】医案医话医论·医案

【卷数】不分卷（一册）

【责任者】〔清〕吴笠山撰；曹氏医室峻明抄

【年代】原书成于清光绪二十八年（1902）

1921 年抄

【类型】抄本

【藏馆】上海中医药大学图书馆

【存世情况】孤本

4470　赖氏脉案（又名碧云精舍医案）
（附：门诊方案）

【分类】医案医话医论·医案

【卷数】不分卷（二册）

【责任者】〔清〕赖元福（字嵩兰）撰

【年代】①清光绪三十年（1904）抄
②1916 年抄

【类型】抄本

【藏馆】①上海中医药大学图书馆
②上海图书馆

【存世情况】抄本 2 部

【备注】上海中医药大学图书馆又藏《赖嵩
兰医案》（又名《赖嵩兰处方》），可对
照参考

4471　赵海仙医案

【分类】医案医话医论·医案

【卷数】不分卷

【责任者】〔清〕赵履鳌（字海仙）撰

【年代】原书约成于清光绪三十年（1904）
①清抄
②抄写年代不详

【类型】抄本

【藏馆】①中国中医科学院图书馆
②黑龙江中医药大学图书馆

【存世情况】抄本 4 部

【备注】①中国中医科学院图书馆有同名抄
本 3 部。
《总目》载有新疆医科大学图书馆

所藏清抄本、天津中医药大学图书馆所
藏樵青抄本，经查均未见

4472　昭阳赵海仙先生脉案遗稿

【分类】医案医话医论·医案

【卷数】二卷

【责任者】〔清〕赵履鳌（字海仙）撰

【年代】原书约成于清光绪三十年（1904）
抄写年代不详

【类型】抄本

【藏馆】苏州大学图书馆

【存世情况】孤本

4473　李能谦医案（附：李永铎医案）

【分类】医案医话医论·医案

【卷数】不分卷（一册）

【责任者】〔清〕李能谦（字光瑞、启赞）撰

【年代】原书成于清光绪三十一年（1905）
抄写年代不详

【类型】抄本

【藏馆】上海中医药大学图书馆

【存世情况】孤本

4474　金燮堂方案

【分类】医案医话医论·医案

【卷数】不分卷（一册）

【责任者】〔清〕金燮堂撰，王霖（字新之）编

【年代】清光绪三十一年（1905）

【类型】抄本

【藏馆】成都中医药大学图书馆

【存世情况】孤本

【备注】留耕堂抄本

4475　听鸿集按

【分类】医案医话医论·医案

【卷数】四卷

【责任者】〔清〕徐大椿（字灵胎，晚号洄溪老人）撰

【年代】约光绪三十二年（1906）

【类型】抄本

【藏馆】苏州大学图书馆

【存世情况】孤本

【备注】赵仲辰旧藏抄本

4476　沈安伯先生二集方案（又名沈平舟先生方案二集）

【分类】医案医话医论·医案

【卷数】不分卷（一册）

【责任者】〔清〕沈焘（字安伯，号平舟）撰，王霖（字新之）手录

【年代】约光绪三十二年（1906）

【类型】抄本

【藏馆】上海中医药大学图书馆

【存世情况】孤本

4477　名御医诊德宗景皇帝案（又名德宗景皇帝案）

【分类】医案医话医论·医案

【卷数】不分卷

【责任者】〔清〕薛鼎元抄录

【年代】清光绪三十四年（1908）

【类型】抄本

【藏馆】辽宁中医药大学图书馆

【存世情况】孤本

4478　缪氏医案（附：江阴柳冠群方案）

【分类】医案医话医论·医案

【卷数】不分卷

【责任者】〔清〕缪岐（字柳村）撰，徐同熙（字省安）辑

【年代】清光绪三十四年（1908）

【类型】抄本

【藏馆】南京图书馆

【存世情况】孤本

4479　医案

【分类】医案医话医论·医案

【卷数】不分卷

【责任者】著者佚名；杰三抄

【年代】清光绪三十四年（1908）

【类型】抄本

【藏馆】中国中医科学院图书馆

【存世情况】孤本

4480　吴甫恬先生自存医案

【分类】医案医话医论·医案

【卷数】不分卷（一册）

【责任者】〔清〕吴甫恬撰

【年代】约清光绪三十四年（1908）

【类型】抄本

【藏馆】南京图书馆

【存世情况】孤本

4481　医案（又名医案备览）

【分类】医案医话医论·医案

【卷数】不分卷（一册）

【责任者】〔清〕红杏村人撰

【年代】原书约成于清光绪三十四年（1908）清末抄

【类型】抄本

【藏馆】中国中医科学院图书馆

【存世情况】孤本

4482　徐氏第二世医案

【分类】医案医话医论·医案

【卷数】不分卷（二册）

【责任者】〔清〕徐兆丰（字实函、实涵）、徐士玉（字琅卿）、徐士初（字颖侔）辑

【年代】清光绪末年（约1908）

【类型】抄本

【藏馆】南京图书馆

【存世情况】孤本

4483　徐氏第三世医案

【分类】医案医话医论·医案

【卷数】不分卷（二册）

【责任者】〔清〕徐士玉（字琅卿）撰，徐居仁（字省安）、徐同藩（字君屏）、徐洪铨（字选臣）等编

【年代】清光绪末年（约1908）

【类型】抄本

【藏馆】南京图书馆

【存世情况】孤本

4484　御医请脉详志

【分类】医案医话医论·医案

【卷数】不分卷（一册）

【责任者】佚名

【年代】清光绪末年（约1908）

【类型】抄本

【藏馆】上海中医药大学图书馆

【存世情况】孤本

4485　徐氏四世医案

【分类】医案医话医论·医案

【卷数】不分卷（一册）

【责任者】〔清〕徐同熙（省安）撰，徐景文（学勤）等编

【年代】原书成于清光绪末年（约1908）抄写年代不详

【类型】抄本

【藏馆】南京图书馆

【存世情况】孤本

4486　医案集腋

【分类】医案医话医论·医案

【卷数】二卷（二册）

【责任者】佚名

【年代】原书约成于清宣统元年（1909）后抄写年代不详

【类型】抄本

【藏馆】上海中医药大学图书馆

【存世情况】孤本

【备注】《总目》作"吴炳（云峰）撰"，但书中并无相应信息

4487　陈徵君方案

【分类】医案医话医论·医案

【卷数】不分卷（二册）

【责任者】〔清〕陈秉钧（字莲舫，号庸叟，又号乐余老人）撰；〔清〕张庚微抄

【年代】原书成于清宣统元年（1909）清末抄

【类型】抄本

【藏馆】上海图书馆

【存世情况】孤本

【备注】陈莲舫医案数种，内容可互参

4488　（珠溪）陈氏门诊医案

【分类】医案医话医论·医案

【卷数】不分卷（五册）

【责任者】〔清〕陈秉钧（字莲舫，号庸
　　叟，又号乐余老人）撰；李金声抄

【年代】原书成于清宣统元年（1909）
　　清末抄

【类型】抄本

【藏馆】辽宁中医药大学图书馆

【存世情况】孤本

4489　陈莲舫先生医案

【分类】医案医话医论·医案

【卷数】三卷

【责任者】〔清〕陈秉钧（字莲舫，号庸
　　叟，又号乐余老人）撰

【年代】原书成于清宣统元年（1909）
　　抄写年代均不详

【类型】抄本

【藏馆】①上海中医药大学图书馆
　　②南京图书馆
　　③浙江中医药大学图书馆

【存世情况】抄本3部。后有2004年上海
　　科学技术出版社据上海中医药大学图书
　　馆所藏抄本出版的整理点校本，被收入
　　"中医古籍珍稀抄本精选"丛书中

【备注】南京图书馆与浙江中医药大学图书
　　馆抄本均不分卷

4490　养性轩临证医案

【分类】医案医话医论·医案

【卷数】不分卷

【责任者】〔清〕齐半读撰

【年代】原书约成于清宣统元年（1909）
　　清末抄

【类型】抄本

【藏馆】陕西中医药大学图书馆

【存世情况】孤本

4491　姜越臣医案

【分类】医案医话医论·医案

【卷数】不分卷（一册）

【责任者】〔清〕姜越臣撰

【年代】清光绪三十三年至宣统二年
　　（1907—1910）

【类型】抄本

【藏馆】上海辞书出版社图书馆

【存世情况】孤本

4492　旌孝堂医案

【分类】医案医话医论·医案

【卷数】不分卷（一册）

【责任者】〔清〕赵履鳌（字海仙）、赵冠
　　鳌（字稚松）合撰

【年代】清宣统二年（1910）

【类型】抄本

【藏馆】上海中医药大学图书馆

【存世情况】孤本。后有2004年上海科学
　　技术出版社"中医古籍珍稀抄本精选"
　　丛书收录的整理点校本

4493　何季衡先生医案（又名何季衡医案）

【分类】医案医话医论·医案

【卷数】不分卷（二册）

【责任者】〔清〕何季衡撰

【年代】原书成于清宣统二年（1910）
　　抄写年代不详

【类型】抄本

【藏馆】上海中医药大学图书馆

【存世情况】孤本

4494 问松堂医案

【分类】医案医话医论·医案

【卷数】二卷（二册合订）

【责任者】〔清〕金有恒（字子久）撰

【年代】原书成于清宣统二年（1910）

　　　　抄写年代不详

【类型】抄本

【藏馆】上海中医药大学图书馆

【存世情况】孤本

4495 魏玉衡医案

【分类】医案医话医论·医案

【卷数】不分卷

【责任者】〔清〕魏玉衡撰，袁桂编

【年代】原书成于清宣统二年（1910）

　　　　民国抄

【类型】抄本

【藏馆】陕西中医药大学图书馆

【存世情况】孤本

4496 顾雨棠先生医案

【分类】医案医话医论·医案

【卷数】三卷（一册）

【责任者】〔清〕顾雨棠撰

【年代】原书成于清宣统二年（1910）

　　　　抄写年代均不详

【类型】抄本

【藏馆】①上海图书馆

　　　　②上海中医药大学图书馆

　　　　③安徽省图书馆

【存世情况】抄本3部

【备注】①上海图书馆藏本为残本，计文

　　　正抄。

　　　　③安徽省图书馆藏本为残本，存

一、三卷

4497 槐荫山房医案

【分类】医案医话医论·医案

【卷数】不分卷（二册）

【责任者】〔清〕王毓衔撰

【年代】原书成于清宣统二年（1910）

　　　　抄写年代均不详

【类型】抄本

【藏馆】①上海图书馆

　　　　②上海中医药大学图书馆

【存世情况】抄本2部，有2019年上海科

　　　学技术文献出版社"上海图书馆藏中医

　　　稿抄本丛刊"收录的影印本

【备注】②上海中医药大学图书馆藏本，

　　　《总目》失载，今补

4498 医案集抄

【分类】医案医话医论·医案

【卷数】不分卷

【责任者】佚名

【年代】清宣统二年（1910）

【类型】抄本

【藏馆】中国中医科学院图书馆

【存世情况】孤本

4499 沧州医案

【分类】医案医话医论·医案

【卷数】不分卷

【责任者】佚名

【年代】原书成于清宣统三年（1911）

　　　　1916年抄

【类型】抄本

【藏馆】中国中医科学院图书馆

【存世情况】孤本

4500　也是山人医案

【分类】医案医话医论·医案

【卷数】不分卷（一册）

【责任者】也是山人撰

【年代】原书约成于清宣统三年（1911）
　　　抄写年代不详

【类型】抄本

【藏馆】上海辞书出版社图书馆

【存世情况】后被收入"珍本医书集成"

【备注】首页题识显示该本经周小农订正、
　　桂良簿重校

4501　汪幼安医案

【分类】医案医话医论·医案

【卷数】不分卷（十四册）

【责任者】汪幼安撰；金念萱整理抄录

【年代】原书成于清宣统三年（1911）
　　　抄写年代不详

【类型】抄本

【藏馆】上海中医药大学图书馆

【存世情况】孤本

4502　宝善堂叶案

【分类】医案医话医论·医案

【卷数】十卷、续四卷（一册）

【责任者】佚名

【年代】清

【类型】抄本

【藏馆】中国国家图书馆

【存世情况】孤本

4503　戚氏医案

【分类】医案医话医论·医案

【卷数】不分卷（二册）

【责任者】佚名

【年代】清

【类型】抄本

【藏馆】中国国家图书馆

【存世情况】孤本

4504　先辈医案

【分类】医案医话医论·医案

【卷数】二卷（二册）

【责任者】佚名

【年代】清

【类型】抄本

【藏馆】中国中医科学院图书馆

【存世情况】孤本

4505　胡氏临证医案

【分类】医案医话医论·医案

【卷数】二卷

【责任者】〔清〕胡兆新撰，〔日〕千贺编辑

【年代】清

【类型】抄本

【藏馆】苏州图书馆

【存世情况】孤本

4506　叶案臆摘

【分类】医案医话医论·医案

【卷数】不分卷（六册）

【责任者】〔清〕叶桂（字天士，号香岩，
　　别号南阳先生）撰，徐大椿（字灵胎，
　　晚号洄溪老人）评

【年代】清

【类型】抄本

【藏馆】上海中医药大学图书馆

【存世情况】孤本

4507　赖嵩兰医案（又名赖嵩兰处方）

【分类】医案医话医论·医案

【卷数】不分卷（二册）

【责任者】〔清〕赖元福（字嵩兰）撰；珠家阁抄

【年代】清

【类型】抄本

【藏馆】上海中医药大学图书馆

【存世情况】孤本

【备注】秦氏藏本。当与《赖氏脉案》合参。

　　　《总目》将其归入"方书·清代单方、验方"，按其内容，应属"医案"类

4508　陈氏方案

【分类】医案医话医论·医案

【卷数】不分卷

【责任者】〔清〕陈颖川撰

【年代】清

【类型】抄本

【藏馆】苏州图书馆

【存世情况】孤本

4509　医案全书

【分类】医案医话医论·医案

【卷数】十卷

【责任者】宋郎怀撰

【年代】清

【类型】抄本

【藏馆】浙江省中医药研究院图书馆

【存世情况】孤本

4510　红树山庄医案

【分类】医案医话医论·医案

【卷数】不分卷

【责任者】〔清〕叶昶（字馨谷）撰

【年代】清

【类型】抄本

【藏馆】中山大学图书馆

【存世情况】孤本

4511　瘦吟医赘

【分类】医案医话医论·医案

【卷数】二卷

【责任者】〔清〕薛福（字瘦吟）撰

【年代】清

【类型】抄本

【藏馆】浙江省中医药研究院图书馆

【存世情况】孤本

4512　壶山意准

【分类】医案医话医论·医案

【卷数】二卷（二册）

【责任者】〔清〕林作建（字和斋）撰

【年代】清

【类型】抄本

【藏馆】上海中医药大学图书馆

【存世情况】孤本

【备注】原归入"笔记杂录"类，但根据内容，今归入"医案"类

4513　临证一助

【分类】医案医话医论·医案

【卷数】八卷（八册）

【责任者】〔清〕王泰林（字旭高，晚号退思居士）撰

【年代】清

【类型】抄本

【藏馆】上海市医学会图书馆

【存世情况】孤本

【备注】《总目》书名误作"临证一肋""王林撰",将其归入"笔记杂录"类,今正之,并根据内容归入"医案"类

4514　爱月庐医案

【分类】医案医话医论·医案

【卷数】不分卷（一册）

【责任者】佚名

【年代】清

【类型】抄本

【藏馆】上海中医药大学图书馆

【存世情况】孤本。后有 2004 年上海科学技术出版社"中医古籍珍稀抄本精选"丛书收录的整理点校本

4515　灵兰书室医案

【分类】医案医话医论·医案

【卷数】不分卷

【责任者】〔清〕秦乃歌（字又词，号笛桥）编

【年代】清

【类型】抄本

【藏馆】上海中医药大学图书馆

【存世情况】孤本

4516　王仲奇医案

【分类】医案医话医论·医案

【卷数】不分卷（一册）

【责任者】〔清〕王金杰（字仲奇，晚号懒翁）撰

【年代】清

【类型】抄本

【藏馆】上海中医药大学图书馆

【存世情况】孤本。后有 2004 年上海科学技术出版社"中医古籍珍稀抄本精选"丛书收录的整理点校本

4517　利济堂医案

【分类】医案医话医论·医案

【卷数】不分卷（六册）

【责任者】顾大田撰，金鼎（字蔼庭）编

【年代】清

【类型】抄本

【藏馆】中国科学院国家科学图书馆

【存世情况】孤本

4518　邵氏医案

【分类】医案医话医论·医案

【卷数】不分卷（一册）

【责任者】〔清〕邵国香（字兰荪）撰

【年代】清

【类型】抄本

【藏馆】上海辞书出版社图书馆

【存世情况】后被收入"珍本医书集成"

4519　醉花窗医案

【分类】医案医话医论·医案

【卷数】不分卷（二册）

【责任者】〔清〕王堉撰

【年代】清

【类型】抄本

【藏馆】中国国家图书馆

【存世情况】孤本

4520　孟河巢崇山先生医案

【分类】医案医话医论·医案

【卷数】不分卷（一册）

【责任者】〔清〕巢峻（字崇山，晚号卧猿老人）撰

【年代】清

【类型】抄本

【藏馆】南京图书馆

【存世情况】孤本

4521　陶子春先生医案

【分类】医案医话医论·医案

【卷数】不分卷（一册）

【责任者】〔清〕陶子春撰，诸纯淦编

【年代】清

【类型】抄本

【藏馆】上海图书馆

【存世情况】孤本。后有 2019 年上海科学技术文献出版社"上海图书馆藏中医稿抄本丛刊"收录的影印本

4522　江泽之医案

【分类】医案医话医论·医案

【卷数】二卷（二册）

【责任者】〔清〕江泽之撰

【年代】清

【类型】抄本

【藏馆】上海中医药大学图书馆

【存世情况】孤本。后有 2004 年上海科学技术出版社"中医古籍珍稀抄本精选"丛书收录的整理点校本

4523　韩拜墀先生方案

【分类】医案医话医论·医案

【卷数】不分卷（二册）

【责任者】〔清〕韩拜墀撰；张淦抄

【年代】清

【类型】抄本

【藏馆】上海图书馆

【存世情况】孤本。后有 2019 年上海科学技术文献出版社"上海图书馆藏中医稿抄本丛刊"收录的影印本

4524　城南草堂方案

【分类】医案医话医论·医案

【卷数】二卷

【责任者】佚名

【年代】①②清静学斋抄本
　　　　③抄写年代不详

【类型】抄本

【藏馆】①③上海市医学会图书馆
　　　　②苏州图书馆

【存世情况】抄本 3 部

4525　四家医案

【分类】医案医话医论·医案

【卷数】不分卷

【责任者】〔清〕缪从义、顾文垣（字雨田，号西畴）、叶桂（字天士，号香岩，别号南阳先生）、薛雪（字生白，号一瓢）撰，编者不详

【年代】清

【类型】抄本

【藏馆】苏州图书馆

【存世情况】孤本

4526　存养轩草案存真

【分类】医案医话医论·医案

【卷数】不分卷（一册）

【责任者】〔清〕黄菊泉撰

【年代】清

【类型】抄本

【藏馆】上海中医药大学图书馆

【存世情况】孤本

4527　存养居医案

【分类】医案医话医论·医案

【卷数】不分卷（一册）

【责任者】〔清〕田筱园撰

【年代】清

【类型】抄本

【藏馆】上海中医药大学图书馆

【存世情况】孤本

4528　竹林医案自在观

【分类】医案医话医论·医案

【卷数】四卷（四册）

【责任者】天宗瘦鹤编

【年代】清

【类型】抄本

【藏馆】天津中医药大学图书馆

【存世情况】孤本

4529　陈氏医案

【分类】医案医话医论·医案

【卷数】不分卷

【责任者】佚名

【年代】清

【类型】抄本

【藏馆】①上海图书馆

　　　　②南京图书馆

　　　　③广西壮族自治区图书馆

【存世情况】抄本 3 部。后有 2019 年上海
科学技术文献出版社"上海图书馆藏中
医稿抄本丛刊"收录的影印本

【备注】有上海中医药大学所藏同名民国抄
本，著者佚名

4530　顾师方案

【分类】医案医话医论·医案

【卷数】不分卷（五册）

【责任者】〔清〕顾氏医师述，袁自复录

【年代】清

【类型】抄本

【藏馆】南京中医药大学图书馆

【存世情况】孤本

4531　冯载阳先生治案（又名冯氏医案）

【分类】医案医话医论·医案

【卷数】二卷

【责任者】〔清〕陈应亨编

【年代】清

【类型】抄本

【藏馆】浙江图书馆

【存世情况】孤本

4532　学山膢案

【分类】医案医话医论·医案

【卷数】不分卷（二册）

【责任者】〔清〕陈应亨编

【年代】清

【类型】抄本

【藏馆】南京图书馆

【存世情况】孤本

4533　南阳类案

【分类】医案医话医论·医案

【卷数】不分卷

【责任者】佚名

【年代】清

【类型】抄本

【藏馆】苏州图书馆

【存世情况】孤本

4534　醴泉医案粹

【分类】医案医话医论·医案

【卷数】不分卷

【责任者】〔清〕半庐辑

【年代】清

【类型】抄本

【藏馆】中国中医科学院中国医史文献研究所

【存世情况】孤本

4535　拾翠堂医案

【分类】医案医话医论·医案

【卷数】不分卷

【责任者】佚名

【年代】清

【类型】抄本

【藏馆】苏州图书馆

【存世情况】孤本

4536　吴氏方案

【分类】医案医话医论·医案

【卷数】不分卷（一册）

【责任者】佚名

【年代】清

【类型】抄本

【藏馆】中国国家图书馆

【存世情况】孤本

4537　吴氏医案

【分类】医案医话医论·医案

【卷数】不分卷（三册）

【责任者】佚名

【年代】清

【类型】抄本

【藏馆】南京图书馆

【存世情况】孤本

4538　曹氏医案

【分类】医案医话医论·医案

【卷数】不分卷（五册）

【责任者】〔清〕惠卿（字莲洲）编

【年代】清

【类型】抄本

【藏馆】苏州大学图书馆

【存世情况】孤本

【备注】《总目》作 1927 年抄本，今据藏馆信息作清抄本

4539　临诊医案

【分类】医案医话医论·医案

【卷数】不分卷（二册）

【责任者】著者佚名；张仲木抄

【年代】清

【类型】抄本

【藏馆】上海中医药大学图书馆

【存世情况】孤本。后有 2004 年上海科学技术出版社"中医古籍珍稀抄本精选"丛书收录的整理点校本

【备注】《总目》失载，今补。似为张骧云家传医案

4540　敬慎堂医案

【分类】医案医话医论·医案

【卷数】不分卷（一册）

【责任者】佚名

【年代】清

【类型】抄本

【藏馆】上海中医药大学图书馆

【存世情况】孤本

【备注】《总目》失载，今补。敬慎堂疑为
清初王鸿绪堂号

4541　柳氏医案（又名柳冠群先生医案）

【分类】医案医话医论·医案

【卷数】不分卷（二册）

【责任者】〔清〕柳宝诒（字谷孙，号冠
群）撰

【年代】清

【类型】抄本

【藏馆】上海中医药大学图书馆

【存世情况】孤本

【备注】《总目》失载，今补

4542　古吴张氏医案

【分类】医案医话医论·医案

【卷数】不分卷（一册）

【责任者】〔清〕张大燨（字仲华）撰

【年代】清

【类型】抄本

【藏馆】上海中医药大学图书馆

【存世情况】孤本

【备注】《总目》失载，今补

4543　医案摘要

【分类】医案医话医论·医案

【卷数】不分卷

【责任者】佚名

【年代】清末

【类型】抄本

【藏馆】苏州图书馆

【存世情况】孤本

【备注】拾翠轩抄本。
《总目》载有浙江图书馆所藏抄本，
经查未见

4544　医案两种

【分类】医案医话医论·医案

【卷数】不分卷（二册）

【责任者】佚名

【年代】清末

【类型】抄本

【藏馆】中国中医科学院图书馆

【存世情况】孤本

4545　名医方案

【分类】医案医话医论·医案

【卷数】不分卷

【责任者】〔清〕徐渡渔等撰

【年代】清末

【类型】抄本

【藏馆】苏州图书馆

【存世情况】孤本

【备注】青莲室抄本

4546　象溪所集录方伎书（又名节抄江瓘
名医类案）

【分类】医案医话医论·医案

【卷数】不分卷

【责任者】佚名

【年代】清末

【类型】抄本

【藏馆】中国中医科学院图书馆

【存世情况】孤本

4547 凌氏医案

【分类】医案医话医论·医案

【卷数】四卷

【责任者】〔清〕凌应霖（字甘伯）撰；蔡钟镛抄

【年代】清末

【类型】抄本

【藏馆】辽宁中医药大学图书馆

【存世情况】孤本

4548 秘传方案（附：名医汇案一卷）

【分类】医案医话医论·医案

【卷数】不分卷（二册）

【责任者】程殿卿撰

【年代】〔清〕

【类型】抄本

【藏馆】中国中医科学院图书馆

【存世情况】孤本

4549 症治实录

【分类】医案医话医论·医案

【卷数】不分卷（一册）

【责任者】项文灿撰

【年代】〔清〕

【类型】抄本

【藏馆】南京图书馆

【存世情况】孤本

4550 紫来堂医药存验

【分类】医案医话医论·医案

【卷数】不分卷

【责任者】师中氏编

【年代】〔清〕

【类型】抄本

【藏馆】中国科学院国家科学图书馆

【存世情况】孤本

4551 静岩医案

【分类】医案医话医论·医案

【卷数】不分卷（一册）

【责任者】〔清〕释忍觉撰

【年代】〔清〕

【类型】抄本

【藏馆】南京图书馆

【存世情况】孤本

4552 二铭书屋医案

【分类】医案医话医论·医案

【卷数】不分卷

【责任者】著者佚名；锡之氏抄

【年代】〔清〕

【类型】抄本

【藏馆】苏州大学图书馆

【存世情况】孤本

4553 春星带草堂医案

【分类】医案医话医论·医案

【卷数】不分卷

【责任者】佚名

【年代】〔清〕

【类型】抄本

【藏馆】北京中医药大学图书馆

【存世情况】孤本

4554 翼庐医案

【分类】医案医话医论·医案

【卷数】不分卷

【责任者】佚名

【年代】［清］

【类型】抄本

【藏馆】上海中医药大学图书馆

【存世情况】孤本

4555　录雷丰述临证治案

【分类】医案医话医论·医案

【卷数】不分卷

【责任者】雷丰撰

【年代】［清］

【类型】抄本

【藏馆】长春中医药大学图书馆

【存世情况】孤本

4556　医案辑录

【分类】医案医话医论·医案

【卷数】不分卷（一册）

【责任者】佚名

【年代】［清］

【类型】抄本

【藏馆】上海图书馆

【存世情况】孤本

【备注】灵苏馆抄本

4557　吴门方案

【分类】医案医话医论·医案

【卷数】不分卷（一册）

【责任者】佚名

【年代】［清］

【类型】抄本

【藏馆】上海中医药大学图书馆

【存世情况】孤本

4558　金氏医案

【分类】医案医话医论·医案

【卷数】不分卷

【责任者】金氏撰

【年代】［清］

【类型】抄本

【藏馆】①辽宁中医药大学图书馆

　　　　②上海图书馆

【存世情况】抄本2部

4559　临症择录

【分类】医案医话医论·医案

【卷数】不分卷

【责任者】佚名

【年代】［清］

【类型】抄本

【藏馆】长春中医药大学图书馆

【存世情况】孤本

4560　金山何氏医案（附：茸城雨棠先生脚气门案）

【分类】医案医话医论·医案

【卷数】不分卷（一册）

【责任者】佚名

【年代】［清］

【类型】抄本

【藏馆】上海中医药大学图书馆

【存世情况】孤本

4561　南津草阁临诊案

【分类】医案医话医论·医案

【卷数】不分卷（一册）

【责任者】佚名

【年代】［清］

【类型】抄本

【藏馆】上海图书馆

【存世情况】孤本。后有 2019 年上海科学技术文献出版社"上海图书馆藏中医稿抄本丛刊"收录的影印本

【备注】封面题"京兆文正录"

4562　知医方案

【分类】医案医话医论·医案

【卷数】不分卷

【责任者】佚名

【年代】〔清〕

【类型】抄本

【藏馆】上海辞书出版社图书馆

【存世情况】孤本

4563　涂林医案

【分类】医案医话医论·医案

【卷数】不分卷

【责任者】佚名

【年代】〔清〕

【类型】抄本

【藏馆】中国科学院国家科学图书馆

【存世情况】孤本

4564　怀古楼医案

【分类】医案医话医论·医案

【卷数】不分卷（一册）

【责任者】佚名

【年代】〔清〕

【类型】抄本

【藏馆】上海中医药大学图书馆

【存世情况】孤本

4565　朱枕山方案

【分类】医案医话医论·医案

【卷数】不分卷

【责任者】佚名

【年代】〔清〕

【类型】抄本

【藏馆】中国科学院国家科学图书馆

【存世情况】孤本

4566　礼耕书屋医案

【分类】医案医话医论·医案

【卷数】三卷

【责任者】佚名

【年代】〔清〕

【类型】抄本

【藏馆】苏州大学图书馆

【存世情况】孤本

4567　凌正指南

【分类】医案医话医论·医案

【卷数】四卷（二册）

【责任者】凌正（字泰曾）撰

【年代】〔清〕

【类型】抄本

【藏馆】上海中医药大学图书馆

【存世情况】孤本

4568　古松石斋医案

【分类】医案医话医论·医案

【卷数】不分卷（一册）

【责任者】佚名

【年代】〔清〕

【类型】抄本

【藏馆】上海中医药大学图书馆

【存世情况】孤本

4569 梅花庐医案

【分类】医案医话医论·医案

【卷数】不分卷（一册）

【责任者】佚名

【年代】［清］

【类型】抄本

【藏馆】上海中医药大学图书馆

【存世情况】孤本

4570 三家医案

【分类】医案医话医论·医案

【卷数】不分卷（二册）

【责任者】〔清〕丁授堂等撰

【年代】［清］

【类型】抄本

【藏馆】河南中医药大学图书馆

【存世情况】孤本

4571 旧青浦陈学三先生医案

【分类】医案医话医论·医案

【卷数】不分卷（一册）

【责任者】〔清〕陈学三撰

【年代】［清］

【类型】抄本

【藏馆】①上海图书馆

　　　　②上海中医药大学图书馆

【存世情况】抄本2部

4572 沈氏医案

【分类】医案医话医论·医案

【卷数】三卷

【责任者】沈鬘云编

【年代】［清］

【类型】抄本

【藏馆】苏州市中医医院图书馆

【存世情况】孤本

4573 仁寿堂秘传海底眼

【分类】医案医话医论·医案

【卷数】不分卷

【责任者】佚名

【年代】［清］

【类型】抄本

【藏馆】苏州大学图书馆

【存世情况】孤本

4574 吴氏医案征信录

【分类】医案医话医论·医案

【卷数】不分卷

【责任者】佚名

【年代】［清］

【类型】抄本

【藏馆】浙江省中医药研究院图书馆

【存世情况】孤本

4575 养素庐医案

【分类】医案医话医论·医案

【卷数】不分卷（一册）

【责任者】佚名

【年代】［清］

【类型】抄本

【藏馆】上海中医药大学图书馆

【存世情况】孤本

4576 鹤山堂医案

【分类】医案医话医论·医案

【卷数】不分卷

【责任者】佚名

【年代】［清］

【类型】抄本

【藏馆】黑龙江省图书馆

【存世情况】孤本

【备注】藏馆信息作"新抄本"

4577 上池医案

【分类】医案医话医论·医案

【卷数】不分卷

【责任者】佚名

【年代】［清］

【类型】抄本

【藏馆】浙江省中医药研究院图书馆

【存世情况】孤本

4578 王安宰方案

【分类】医案医话医论·医案

【卷数】不分卷

【责任者】叶思祀编

【年代】［清］

【类型】抄本

【藏馆】苏州市中医医院图书馆

【存世情况】孤本

4579 三家医按

【分类】医案医话医论·医案

【卷数】不分卷

【责任者】朱景鸿等撰

【年代】［清］

【类型】抄本

【藏馆】广西壮族自治区图书馆

【存世情况】孤本

4580 陶禹卿治验

【分类】医案医话医论·医案

【卷数】不分卷（二册）

【责任者】陶禹卿编

【年代】［清］

【类型】抄本

【藏馆】天津医学高等专科学校图书馆

【存世情况】孤本

4581 临证治案

【分类】医案医话医论·医案

【卷数】不分卷（一册）

【责任者】王丕显撰

【年代】［清］

【类型】抄本

【藏馆】上海图书馆

【存世情况】孤本

4582 效方留稿
周雅宜顾天祥医案合编

【分类】医案

【卷数】不分卷（一册）

【责任者】著者佚名；周国霖（字武良）抄

【年代】［清］

【类型】抄本

【藏馆】上海图书馆

【存世情况】孤本。后有 2019 年上海科学技术文献出版社"上海图书馆藏中医稿抄本丛刊"收录的影印本

【备注】二书合订一册。《总目》将其归入"方书·清代单方、验方"类，今根据内容移至"医案"类

4583　醴泉医案汇编五种

【分类】医案医话医论·医案

【卷数】不分卷

【责任者】黄醴泉撰，张寿祥编

【年代】①1912 年颐盦抄

　　　　②民国抄

【类型】抄本

【藏馆】①中国国家图书馆

　　　　②浙江中医药大学图书馆

【存世情况】抄本 2 部

【备注】浙江中医药大学图书馆所藏民国抄

　　本为残本

4584　勤慎补拙方案集（附：幼科杂录）

【分类】医案医话医论·医案

【卷数】不分卷（三册合订）

【责任者】张芝田撰；冯在田抄

【年代】1912 年

【类型】抄本

【藏馆】上海中医药大学图书馆

【存世情况】孤本

4585　张芝田门诊医案

【分类】医案医话医论·医案

【卷数】不分卷（一册）

【责任者】张芝田撰

【年代】1912 年

【类型】抄本

【藏馆】上海中医药大学图书馆

【存世情况】孤本

4586　费绳甫先生医案

【分类】医案医话医论·医案

【卷数】不分卷（一册）

【责任者】费承祖（字绳甫）撰

【年代】1913 年

【类型】抄本

【藏馆】①上海中医药大学图书馆

　　　　②南京中医药大学图书馆

【存世情况】抄本 2 部。后有 2004 年上海

　　科学技术出版社"中医古籍珍稀抄本精

　　选"丛书收录的整理点校本

【备注】该书仅见此 2 部抄本

4587　知足斋医案

【分类】医案医话医论·医案

【卷数】不分卷

【责任者】佚名

【年代】1913 年

【类型】抄本

【藏馆】山东中医药大学图书馆

【存世情况】孤本

【备注】残本

4588　谦益斋医案

【分类】医案医话医论·医案

【卷数】不分卷

【责任者】佚名

【年代】1914 年

【类型】抄本

【藏馆】苏州大学图书馆

【存世情况】孤本

4589　医案集方

【分类】医案医话医论·医案

【卷数】不分卷（一册）

【责任者】汪藕香撰

【年代】1914 年

【类型】抄本

【藏馆】上海中医药大学图书馆

【存世情况】孤本

4590 （富安）王珍卿先生医案

【分类】医案医话医论·医案

【卷数】不分卷（一册）

【责任者】王珍卿撰，钱森编

【年代】1914 年

【类型】抄本

【藏馆】上海中医药大学图书馆

【存世情况】孤本

4591 张兰祥医案

【分类】医案医话医论·医案

【卷数】不分卷

【责任者】张兰祥撰；刘一豪抄

【年代】1915 年

【类型】抄本

【藏馆】贵州中医药大学图书馆

【存世情况】孤本

【备注】思补斋抄本

4592 寓意诊言

【分类】医案医话医论·医案

【卷数】不分卷

【责任者】佚名

【年代】1918 年

【类型】抄本

【藏馆】济南市图书馆

【存世情况】孤本

4593 方案抄存

【分类】医案医话医论·医案

【卷数】不分卷

【责任者】唐竞成辑抄

【年代】1918 年

【类型】抄本

【藏馆】中国中医科学院图书馆

【存世情况】孤本

4594 戊午年出诊方

【分类】医案医话医论·医案

【卷数】不分卷

【责任者】佚名

【年代】1918 年

【类型】抄本

【藏馆】天津医学高等专科学校图书馆

【存世情况】孤本

4595 朱懋医案

【分类】医案医话医论·医案

【卷数】不分卷

【责任者】著者佚名；包瑜抄

【年代】1919 年

【类型】抄本

【藏馆】苏州大学图书馆

【存世情况】孤本

4596 医学杂俎

【分类】医案医话医论·医案

【卷数】不分卷

【责任者】陈在山撰

【年代】1920 年

【类型】抄本

【藏馆】宁波图书馆

【存世情况】后被作者收入 1927 年撰辑的
《云深处医案》附录

4597 黄乐亭医案

【分类】医案医话医论·医案

【卷数】三卷

【责任者】缪文德撰

【年代】民国（约1920）

【类型】抄本

【藏馆】苏州大学图书馆

【存世情况】孤本

4598 陈良夫医案

【分类】医案医话医论·医案

【卷数】不分卷

【责任者】陈士楷（字良夫，号静庵）撰

【年代】民国（约1920）

【类型】抄本

【藏馆】天津医学高等专科学校图书馆

【存世情况】孤本

4599 胡古年医案

【分类】医案医话医论·医案

【卷数】不分卷

【责任者】胡瘦生撰

【年代】1923年

【类型】抄本

【藏馆】北京中医药大学图书馆

【存世情况】孤本

4600 刘氏医案

【分类】医案医话医论·医案

【卷数】四卷

【责任者】刘少方撰

【年代】1924年

【类型】抄本

【藏馆】中国中医科学院图书馆

【存世情况】孤本

4601 陈氏医案（附：潘沧孺医案）

【分类】医案医话医论·医案

【卷数】三卷

【责任者】陈渭卿撰

【年代】①1925年潘文清抄

　　　　②抄写年代不详

【类型】抄本

【藏馆】①上海中医药大学图书馆

　　　　②上海市医学会图书馆

【存世情况】抄本2部

4602 炼石山房录案

【分类】医案医话医论·医案

【卷数】十二集（十二册）

【责任者】沈寿人等录

【年代】民国（1925—1928）

【类型】抄本

【藏馆】上海图书馆

【存世情况】孤本

【备注】此本为医案合集，包括乙丑年（1925）九集、丙寅年（1926）四集、丁卯年（1927）五集、戊辰年（1928）五集

4603 丁甘仁医案菁华

【分类】医案医话医论·医案

【卷数】不分卷（一册）

【责任者】丁泽周（字甘仁）撰

【年代】1926年

【类型】抄本

【藏馆】上海图书馆

【存世情况】孤本

4604　阮氏医案

【分类】医案医话医论·医案

【卷数】不分卷

【责任者】阮怀清（字秉之）撰

【年代】1927 年

【类型】抄本

【藏馆】浙江省中医药研究院图书馆

【存世情况】孤本

4605　方案汇辑

【分类】医案医话医论·医案

【卷数】不分卷

【责任者】佚名

【年代】1927 年

【类型】抄本

【藏馆】上海图书馆

【存世情况】孤本

4606　钱氏医案

【分类】医案医话医论·医案

【卷数】不分卷

【责任者】佚名

【年代】1927 年

【类型】抄本

【藏馆】陕西中医药大学图书馆

【存世情况】孤本

4607　名医方案集

【分类】医案医话医论·医案

【卷数】不分卷（十二册）

【责任者】王丕熙编

【年代】1927 年

【类型】抄本

【藏馆】上海图书馆

【存世情况】孤本

4608　沈嗣源先生医案（又名沈嗣源医案）

【分类】医案医话医论·医案

【卷数】不分卷（一册）

【责任者】沈嗣源撰

【年代】1927 年

【类型】抄本

【藏馆】上海中医药大学图书馆

【存世情况】孤本

【备注】题"祖培藏本"

4609　医学利用编

【分类】医案医话医论·医案

【卷数】不分卷

【责任者】王吉元编

【年代】1927 年

【类型】抄本

【藏馆】上海中医药大学图书馆

【存世情况】孤本

4610　丁济万医案

【分类】医案医话医论·医案

【卷数】不分卷

【责任者】丁秉臣（字济万，号兰荪）撰；
　　　赵伯渊等录抄

【年代】1927 年

【类型】抄本

【藏馆】上海中医药大学图书馆

【存世情况】孤本

4611　种橘仙馆医案

【分类】医案医话医论·医案

【卷数】不分卷

【责任者】王佐勤编

【年代】1927 年

【类型】抄本

【藏馆】苏州图书馆

【存世情况】孤本

4612　周少岩医案

【分类】医案医话医论·医案

【卷数】不分卷（一册）

【责任者】周少岩撰；苑林抄录

【年代】1927 年

【类型】抄本

【藏馆】上海中医药大学图书馆

【存世情况】孤本

4613　味腴医按

【分类】医案医话医论·医案

【卷数】不分卷（二册）

【责任者】王子善撰

【年代】1927 年

【类型】抄本

【藏馆】上海中医药大学图书馆

【存世情况】孤本

4614　江亦田方存（又名亦田方存、江氏方存）

【分类】医案医话医论·医案

【卷数】不分卷（一册）

【责任者】江亦田撰

【年代】1927 年

【类型】抄本

【藏馆】上海中医药大学图书馆

【存世情况】孤本

4615　郑氏医案

【分类】医案医话医论·医案

【卷数】不分卷

【责任者】郑坤为撰

【年代】1927 年

【类型】抄本

【藏馆】上海中医药大学图书馆

【存世情况】孤本

4616　平远楼医案

【分类】医案医话医论·医案

【卷数】不分卷

【责任者】〔清〕曹维坤（字云洲，堂号平远楼）编

【年代】1927 年

【类型】抄本

【藏馆】苏州大学图书馆

【存世情况】孤本

4617　退思斋医案

【分类】医案医话医论·医案

【卷数】不分卷

【责任者】著者佚名；缪仲康抄

【年代】1927 年

【类型】抄本

【藏馆】天津中医药大学图书馆

【存世情况】孤本

4618　奚咏裳先生医案

【分类】医案医话医论·医案

【卷数】不分卷

【责任者】著者佚名；缪仲康抄

【年代】1927 年

【类型】抄本

【藏馆】天津中医药大学图书馆

【存世情况】孤本

4619　张咸斋医案

【分类】医案医话医论·医案

【卷数】不分卷（二册）

【责任者】张咸斋撰

【年代】1927 年

【类型】抄本

【藏馆】上海中医药大学图书馆

【存世情况】孤本

4620　龚遐伯医案

【分类】医案医话医论·医案

【卷数】不分卷（一册）

【责任者】龚遐伯撰

【年代】1927 年

【类型】抄本

【藏馆】上海中医药大学图书馆

【存世情况】孤本

4621　何金扬先生医案

【分类】医案医话医论·医案

【卷数】不分卷

【责任者】何金扬撰

【年代】1927 年

【类型】抄本

【藏馆】上海中医药大学图书馆

【存世情况】孤本

4622　青囊术

【分类】医案医话医论·医案

【卷数】二卷（二册）

【责任者】马小岩撰，王美梅、周韵笙编

【年代】1927 年

【类型】抄本

【藏馆】上海中医药大学图书馆

【存世情况】孤本

4623　杂志医案

【分类】医案医话医论·医案

【卷数】不分卷

【责任者】汪智修编

【年代】1927 年

【类型】抄本

【藏馆】陕西省中医药研究院陕西省中医医
　　　院图书馆

【存世情况】孤本

4624　陈约山医案

【分类】医案医话医论·医案

【卷数】不分卷

【责任者】陈约山撰

【年代】1927 年

【类型】抄本

【藏馆】上海中医药大学图书馆

【存世情况】孤本

4625　陈憩亭医案

【分类】医案医话医论·医案

【卷数】不分卷

【责任者】陈憩亭撰

【年代】1927 年

【类型】抄本

【藏馆】上海中医药大学图书馆

【存世情况】孤本

4626　葛载初门诊逐方

【分类】医案医话医论·医案

【卷数】不分卷

【责任者】葛霈（字仕衡，号载初）撰

【年代】1927 年

【类型】抄本

【藏馆】上海中医药大学图书馆

【存世情况】孤本

4627　金燮堂医案

【分类】医案医话医论·医案

【卷数】不分卷

【责任者】佚名

【年代】1927 年

【类型】抄本

【藏馆】苏州大学图书馆

【存世情况】孤本

4628　诸证集验

【分类】医案医话医论·医案

【卷数】不分卷（一册）

【责任者】佚名

【年代】民国（1912—1927）

【类型】抄本

【藏馆】上海图书馆

【存世情况】孤本

4629　抄本医案

【分类】医案医话医论·医案

【卷数】不分卷

【责任者】佚名

【年代】民国（1912—1927）

【类型】抄本

【藏馆】①河北医科大学图书馆
　　　　②广州壮族自治区图书馆

【存世情况】抄本 2 部

4630　医林方案

【分类】医案医话医论·医案

【卷数】不分卷（一册）

【责任者】佚名

【年代】民国（1912—1927）

【类型】抄本

【藏馆】上海中医药大学图书馆

【存世情况】孤本

4631　临症集验录

【分类】医案医话医论·医案

【卷数】不分卷

【责任者】佚名

【年代】民国（1912—1927）

【类型】抄本

【藏馆】成都中医药大学图书馆

【存世情况】孤本

4632　洪杏园医案

【分类】医案医话医论·医案

【卷数】不分卷

【责任者】佚名

【年代】民国（1912—1927）

【类型】抄本

【藏馆】苏州大学图书馆

【存世情况】孤本

4633　潘氏医案

【分类】医案医话医论·医案

【卷数】不分卷（一册）

【责任者】佚名

【年代】民国（1912—1927）

【类型】抄本

【藏馆】上海中医药大学图书馆

【存世情况】孤本

4634　叶陈氏医案
【分类】医案医话医论·医案
【卷数】不分卷
【责任者】佚名
【年代】民国（1912—1927）
【类型】抄本
【藏馆】广西壮族自治区图书馆
【存世情况】孤本

4635　汇集方案
【分类】医案医话医论·医案
【卷数】不分卷（一册）
【责任者】佚名
【年代】民国（1912—1927）
【类型】抄本
【藏馆】上海中医药大学图书馆
【存世情况】孤本

4636　赵继庭医案
【分类】医案医话医论·医案
【卷数】不分卷（一册）
【责任者】赵继庭撰
【年代】民国（1912—1927）
【类型】抄本
【藏馆】上海中医药大学图书馆
【存世情况】孤本

4637　拥书庐临症医案
【分类】医案医话医论·医案
【卷数】不分卷
【责任者】拥书庐主人撰
【年代】民国（1912—1927）

【类型】抄本
【藏馆】苏州大学图书馆
【存世情况】孤本

4638　冬青医案
【分类】医案医话医论·医案
【卷数】不分卷
【责任者】金清桂（字兰升，号石如，晚号冬青老人）撰
【年代】民国（1912—1927）
【类型】抄本
【藏馆】南京中医药大学图书馆
【存世情况】孤本

4639　逢五课艺汇录
【分类】医案医话医论·医案
【卷数】不分卷（一册）
【责任者】凌霨（字树人）辑；吴兴潘乐时抄
【年代】民国（1912—1927）
【类型】抄本
【藏馆】上海中医药大学图书馆
【存世情况】孤本

4640　蓉城医案
【分类】医案医话医论·医案
【卷数】不分卷
【责任者】王钟岳撰
【年代】民国（1912—1927）
【类型】抄本
【藏馆】上海中医药大学图书馆
【存世情况】孤本

4641 沈蘋洲先生内科方案（又名沈蘋洲
先生医案、沈蘋洲医案）

【分类】医案医话医论·医案

【卷数】不分卷（一册）

【责任者】沈蘋洲撰

【年代】民国（1912—1927）

【类型】抄本

【藏馆】上海中医药大学图书馆

【存世情况】孤本

4642 孟河马伯藩先生医案

【分类】医案医话医论·医案

【卷数】不分卷（四册）

【责任者】马伯藩撰；泰兴刘光祖抄

【年代】1929 年

【类型】抄本

【藏馆】南京图书馆

【存世情况】孤本

4643 太平医案

【分类】医案医话医论·医案

【卷数】不分卷

【责任者】乐夔撰

【年代】1929 年

【类型】抄本

【藏馆】江西省图书馆

【存世情况】孤本

4644 医案草

【分类】医案医话医论·医案

【卷数】不分卷

【责任者】张相臣撰

【年代】1929 年

【类型】抄本

【藏馆】天津医学高等专科学校图书馆

【存世情况】孤本

4645 （前哲）王春园医案存

【分类】医案医话医论·医案

【卷数】不分卷

【责任者】佚名

【年代】1929 年

【类型】抄本

【藏馆】中国中医科学院图书馆

【存世情况】孤本

4646 孟河马济清先生医案

【分类】医案医话医论·医案

【卷数】不分卷（二册）

【责任者】马济清撰

【年代】约 1929 年

【类型】抄本

【藏馆】南京图书馆

【存世情况】孤本

4647 孟河巢小芳先生医案

【分类】医案医话医论·医案

【卷数】不分卷（一册）

【责任者】巢小芳撰；丁树仁抄

【年代】约 1929 年

【类型】抄本

【藏馆】南京图书馆

【存世情况】孤本

4648 秦邮大书堂医案

【分类】医案医话医论·医案

【卷数】不分卷

【责任者】翟秉元撰

【年代】1930 年

【类型】抄本

【藏馆】中国中医科学院图书馆

【存世情况】孤本

4649　九折斋医案

【分类】医案医话医论·医案

【卷数】不分卷

【责任者】顾峰撰；陈霖生抄

【年代】1933 年

【类型】抄本

【藏馆】贵州中医药大学图书馆

【存世情况】孤本

【备注】当与〔清〕顾允若撰《九折斋医
　　　　案》区别

4650　王孟英疟痢验案

【分类】医案医话医论·医案

【卷数】不分卷

【责任者】曹炳章（字赤电）编

【年代】1935 年

【类型】抄本

【藏馆】浙江省中医药研究院图书馆

【存世情况】孤本

4651　丹阳贺季衡先生医案

【分类】医案医话医论·医案

【卷数】不分卷（一册）

【责任者】贺季衡撰；丁树仁抄

【年代】1935 年

【类型】抄本

【藏馆】南京图书馆

【存世情况】孤本

4652　丁仲英先生医案（附：清华师叔医案）

【分类】医案医话医论·医案

【卷数】不分卷（一册）

【责任者】丁仲英（字元彦）撰

【年代】1936 年

【类型】抄本

【藏馆】上海中医药大学图书馆

【存世情况】孤本

4653　古今医案选解

【分类】医案医话医论·医案

【卷数】不分卷

【责任者】管理平编

【年代】1938 年

【类型】抄本

【藏馆】苏州大学图书馆

【存世情况】孤本

4654　吴医方案

【分类】医案医话医论·医案

【卷数】不分卷

【责任者】曹维坤撰；王守恒抄

【年代】1938 年

【类型】抄本

【藏馆】苏州市中医医院图书馆

【存世情况】孤本

4655　殷受田医案（附：殷受田处方）

【分类】医案医话医论·医案

【卷数】不分卷

【责任者】殷锡璋（号受田）原撰

【年代】1938 年

【类型】抄本

【藏馆】上海中医药大学图书馆

【存世情况】孤本

4656 赵瑞洲医案

【分类】医案医话医论·医案

【卷数】不分卷（一册）

【责任者】赵瑞洲撰

【年代】1938 年

【类型】抄本

【藏馆】上海中医药大学图书馆

【存世情况】孤本

4657 临症方案

【分类】医案医话医论·医案

【卷数】不分卷

【责任者】金春田辑

【年代】1938 年

【类型】抄本

【藏馆】苏州大学图书馆

【存世情况】孤本

4658 黄芸台治病纪效

【分类】医案医话医论·医案

【卷数】三卷

【责任者】王霖（字新之）编

【年代】1938 年

【类型】抄本

【藏馆】苏州市中医医院图书馆

【存世情况】孤本

4659 藏斋医案

【分类】医案医话医论·医案

【卷数】不分卷（一册）

【责任者】程丹林撰

【年代】1938 年

【类型】抄本

【藏馆】上海中医药大学图书馆

【存世情况】孤本

4660 越舲上人医案

【分类】医案医话医论·医案

【卷数】不分卷

【责任者】张尧昌撰

【年代】1938 年

【类型】抄本

【藏馆】浙江省中医药研究院图书馆

【存世情况】孤本

4661 俞新甫医案

【分类】医案医话医论·医案

【卷数】不分卷（一册）

【责任者】俞新甫撰

【年代】1938 年

【类型】抄本

【藏馆】上海中医药大学图书馆

【存世情况】孤本

4662 曹氏医方案

【分类】医案医话医论·医案

【卷数】不分卷

【责任者】曹融甫撰

【年代】1938 年

【类型】抄本

【藏馆】苏州市中医医院图书馆

【存世情况】孤本

4663 乔助兰先生医案

【分类】医案医话医论·医案

【卷数】不分卷（一册）

【责任者】乔助兰撰

【年代】1938 年

【类型】抄本

【藏馆】上海中医药大学图书馆

【存世情况】孤本

4664 王惠坪先生医案

【分类】医案医话医论·医案

【卷数】不分卷

【责任者】王惠坪撰

【年代】1938 年

【类型】抄本

【藏馆】上海中医药大学图书馆

【存世情况】孤本

4665 高楚珍先生医案

【分类】医案医话医论·医案

【卷数】不分卷（一册）

【责任者】高楚珍撰

【年代】1938 年

【类型】抄本

【藏馆】上海中医药大学图书馆

【存世情况】孤本

4666 名医类案削繁

【分类】医案医话医论·医案

【卷数】不分卷（五册）

【责任者】钱质和编

【年代】1938 年

【类型】抄本

【藏馆】上海中医药大学图书馆

【存世情况】孤本

4667 医案百方集锦

【分类】医案医话医论·医案

【卷数】不分卷

【责任者】王有维编

【年代】1938 年

【类型】抄本

【藏馆】北京中医药大学图书馆

【存世情况】孤本

4668 医案杂录

【分类】医案医话医论·医案

【卷数】二卷

【责任者】佚名

【年代】1938 年

【类型】抄本

【藏馆】①上海图书馆
　　　　②湖南图书馆

【存世情况】抄本 2 部

【备注】湖南图书馆藏本不分卷。二书内容
　　　待核

4669 内外方按摘录

【分类】医案医话医论·医案

【卷数】不分卷

【责任者】佚名

【年代】1938 年

【类型】抄本

【藏馆】苏州大学图书馆

【存世情况】孤本

4670 草亭医案

【分类】医案医话医论·医案

【卷数】不分卷

【责任者】佚名

【年代】1938 年

【类型】抄本

【藏馆】中国科学院国家科学图书馆

【存世情况】孤本

4671　萧德铭先生方案

【分类】医案医话医论·医案

【卷数】不分卷（一册）

【责任者】萧德铭撰

【年代】1938 年

【类型】抄本

【藏馆】上海中医药大学图书馆

【存世情况】孤本

4672　巢凤初医案

【分类】医案医话医论·医案

【卷数】不分卷（七册）

【责任者】巢元瑞（字凤初）编；祝苾
　　梅抄

【年代】1938 年

【类型】抄本

【藏馆】上海中医药大学图书馆

【存世情况】孤本

4673　谦斋膏方案

【分类】医案医话医论·医案

【卷数】不分卷（二册）

【责任者】秦之济（字伯未，号谦斋）撰

【年代】1938 年

【类型】抄本

【藏馆】上海中医药大学图书馆

【存世情况】孤本

4674　治验医案

【分类】医案医话医论·医案

【卷数】不分卷

【责任者】是幽居主编

【年代】1938 年

【类型】抄本

【藏馆】中国中医科学院图书馆

【存世情况】孤本

4675　医案汇参

【分类】医案医话医论·医案

【卷数】不分卷

【责任者】佚名

【年代】民国（1927—1937）

【类型】抄本

【藏馆】上海市医学会图书馆

【存世情况】孤本

4676　临证医案

【分类】医案医话医论·医案

【卷数】不分卷

【责任者】佚名

【年代】民国（1927—1937）

【类型】抄本

【藏馆】苏州大学图书馆

【存世情况】孤本

4677　无名氏方案

【分类】医案医话医论·医案

【卷数】不分卷

【责任者】佚名

【年代】民国（1927—1937）

【类型】抄本

【藏馆】苏州大学图书馆

【存世情况】孤本

4678　问答医案

【分类】医案医话医论·医案

【卷数】不分卷（一册）

【责任者】佚名

【年代】民国（1927—1937）

【类型】抄本

【藏馆】上海中医药大学图书馆

【存世情况】孤本

4679　朱氏临证医案

【分类】医案医话医论·医案

【卷数】三卷（三册）

【责任者】佚名

【年代】民国（1927—1937）

【类型】抄本

【藏馆】上海中医药大学图书馆

【存世情况】孤本

4680　沈氏临证指南

【分类】医案医话医论·医案

【卷数】二卷（一册）

【责任者】佚名

【年代】民国（1927—1937）

【类型】抄本

【藏馆】上海图书馆

【存世情况】孤本

【备注】残本

4681　思远堂医粹

【分类】医案医话医论·医案

【卷数】不分卷

【责任者】佚名

【年代】民国（1927—1937）

【类型】抄本

【藏馆】天津医学高等专科学校图书馆

【存世情况】孤本

4682　蒋氏医案

【分类】医案医话医论·医案

【卷数】不分卷

【责任者】佚名

【年代】民国（1927—1937）

【类型】抄本

【藏馆】广西壮族自治区图书馆

【存世情况】孤本

4683　分类方案

【分类】医案医话医论·医案

【卷数】不分卷

【责任者】佚名

【年代】民国（1927—1937）

【类型】抄本

【藏馆】上海中医药大学图书馆

【存世情况】孤本

4684　汪子敬方案

【分类】医案医话医论·医案

【卷数】不分卷

【责任者】佚名

【年代】民国（1927—1937）

【类型】抄本

【藏馆】苏州大学图书馆

【存世情况】孤本

4685　各案存真

【分类】医案医话医论·医案

【卷数】不分卷

【责任者】佚名

【年代】民国（1927—1937）

【类型】抄本

【藏馆】苏州大学图书馆

【存世情况】孤本

4686　临证草案
【分类】医案医话医论·医案
【卷数】不分卷
【责任者】佚名
【年代】民国（1927—1937）
【类型】抄本
【藏馆】陕西省中医药研究院陕西省中医医
　　　院图书馆
【存世情况】孤本

4687　方案
【分类】医案医话医论·医案
【卷数】不分卷
【责任者】佚名
【年代】民国（1927—1937）
【类型】抄本
【藏馆】苏州大学图书馆
【存世情况】孤本

4688　王南畤方案
【分类】医案医话医论·医案
【卷数】二卷
【责任者】佚名
【年代】民国（1927—1937）
【类型】抄本
【藏馆】苏州大学图书馆
【存世情况】孤本

4689　杨寿山医案
【分类】医案医话医论·医案
【卷数】不分卷
【责任者】佚名

【年代】民国（1927—1937）
【类型】抄本
【藏馆】南京中医药大学图书馆
【存世情况】孤本

4690　沈菊人世伯方案
【分类】医案医话医论·医案
【卷数】不分卷
【责任者】佚名
【年代】民国（1927—1937）
【类型】抄本
【藏馆】苏州大学图书馆
【存世情况】孤本

4691　内外科方案
【分类】医案医话医论·医案
【卷数】不分卷
【责任者】佚名
【年代】民国（1927—1937）
【类型】抄本
【藏馆】苏州图书馆
【存世情况】孤本

4692　见心医案
【分类】医案医话医论·医案
【卷数】二十七卷（八册）
【责任者】佚名
【年代】1939 年
【类型】抄本
【藏馆】上海中医药大学图书馆
【存世情况】孤本

4693　上海名医医案选
【分类】医案医话医论·医案

【卷数】七辑

【责任者】潘纫娴编

【年代】1939 年

【类型】抄本

【藏馆】上海中医药大学图书馆

【存世情况】孤本

【备注】朱丝栏精抄本。包括严苍山、李遇春、姚云江、徐丽洲、唐吉父、王慎轩、方公溥七位海上名医的医案

4694　三余记效

【分类】医案医话医论·医案

【卷数】八卷

【责任者】黄昇埠撰

【年代】1940 年

【类型】抄本

【藏馆】①上海中医药大学图书馆
②河北医科大学图书馆

【存世情况】抄本 2 部

【备注】①上海中医药大学图书馆藏本为二册合订本，题虞山黄伯谦抄

4695　（珠家阁）赖松籁先生医案

【分类】医案医话医论·医案

【卷数】不分卷（一册）

【责任者】（原题）疏影楼主编；冯氏抄

【年代】1943 年

【类型】抄本

【藏馆】上海图书馆

【存世情况】孤本

【备注】疑即赖嵩兰医案，参见《赖氏脉案》

4696　云间韩半池先生医案

【分类】医案医话医论·医案

【卷数】不分卷

【责任者】韩文衡（字半池，自署随安子，晚号和叟）撰；马氏抄

【年代】1943 年

【类型】抄本

【藏馆】上海图书馆

【存世情况】孤本

4697　姚云江方案

【分类】医案医话医论·医案

【卷数】不分卷

【责任者】姚云江撰；陆元熙抄

【年代】1945 年

【类型】抄本

【藏馆】上海中医药大学图书馆

【存世情况】孤本

4698　严苍山先生医案

【分类】医案医话医论·医案

【卷数】不分卷（一册）

【责任者】严云（字苍山，号醉依）撰

【年代】1945 年

【类型】抄本

【藏馆】上海中医药大学图书馆

【存世情况】孤本

4699　刘鼎阳医案

【分类】医案医话医论·医案

【卷数】不分卷（二册）

【责任者】刘鼎阳撰；季辛斋抄

【年代】1945 年

【类型】抄本

【藏馆】上海中医药大学图书馆

【存世情况】孤本

4700　潜厂验案类编

【分类】医案医话医论·医案

【卷数】不分卷

【责任者】刘剑南编

【年代】1946 年

【类型】抄本

【藏馆】南京中医药大学图书馆

【存世情况】孤本

4701　陈氏医案

【分类】医案医话医论·医案

【卷数】不分卷（二册）

【责任者】佚名

【年代】民国（约1948）

【类型】抄本

【藏馆】上海中医药大学图书馆

【存世情况】孤本

4702　澄心斋医案

【分类】医案医话医论·医案

【卷数】不分卷

【责任者】薛逸山编

【年代】1949 年

【类型】抄本

【藏馆】浙江中医药大学图书馆

【存世情况】孤本

4703　畴人方案

【分类】医案医话医论·医案

【卷数】六卷

【责任者】毛燮元编

【年代】1949 年

【类型】抄本

【藏馆】苏州大学图书馆

【存世情况】孤本

4704　乳石山房医案

【分类】医案医话医论·医案

【卷数】不分卷

【责任者】高映清撰

【年代】民国

【类型】抄本

【藏馆】辽宁中医药大学图书馆

【存世情况】孤本

4705　元长医案

【分类】医案医话医论·医案

【卷数】不分卷（一册）

【责任者】著者佚名；俞松贤抄

【年代】民国

【类型】抄本

【藏馆】上海图书馆

【存世情况】孤本

【备注】残本，仅见上卷。该本疑即《何元
　　　　长医案》

4706　贺氏医案

【分类】医案医话医论·医案

【卷数】不分卷（一册）

【责任者】蒋寿川编

【年代】民国

【类型】抄本

【藏馆】南京图书馆

【存世情况】孤本

4707　实验临证医案

【分类】医案医话医论·医案

【卷数】不分卷

【责任者】徐俊才撰

【年代】民国

【类型】抄本

【藏馆】河北医科大学图书馆

【存世情况】孤本

4708　观病记效

【分类】医案医话医论·医案

【卷数】不分卷

【责任者】仲熙民辑

【年代】民国

【类型】抄本

【藏馆】河北医科大学图书馆

【存世情况】孤本

4709　有见必存

【分类】医案医话医论·医案

【卷数】不分卷

【责任者】佚名

【年代】民国

【类型】抄本

【藏馆】苏州大学图书馆

【存世情况】孤本

4710　医学方底

【分类】医案医话医论·医案

【卷数】不分卷（十六册合订二册）

【责任者】佚名

【年代】民国

【类型】抄本

【藏馆】上海中医药大学图书馆

【存世情况】孤本

4711　黄体仁医案

【分类】医案医话医论·医案

【卷数】不分卷

【责任者】佚名

【年代】民国

【类型】抄本

【藏馆】苏州大学图书馆

【存世情况】孤本

4712　吴医医案拾遗

【分类】医案医话医论·医案

【卷数】不分卷（二册合订）

【责任者】佚名

【年代】民国

【类型】抄本

【藏馆】上海中医药大学图书馆

【存世情况】孤本

4713　医案集腋

【分类】医案医话医论·医案

【卷数】二卷（一册）

【责任者】佚名

【年代】民国

【类型】抄本

【藏馆】上海中医药大学图书馆

【存世情况】孤本

4714　梁汉医案

【分类】医案医话医论·医案

【卷数】不分卷

【责任者】佚名

【年代】民国

【类型】抄本

【藏馆】苏州大学图书馆

【存世情况】孤本

4715　姚景翁方案

【分类】医案医话医论·医案

【卷数】不分卷

【责任者】佚名

【年代】民国

【类型】抄本

【藏馆】苏州大学图书馆

【存世情况】孤本

4716　顾春生方案

【分类】医案医话医论·医案

【卷数】不分卷

【责任者】佚名

【年代】民国

【类型】抄本

【藏馆】苏州大学图书馆

【存世情况】孤本

4717　镇江王氏医案

【分类】医案医话医论·医案

【卷数】不分卷

【责任者】佚名

【年代】民国

【类型】抄本

【藏馆】镇江市图书馆

【存世情况】孤本

【备注】王氏抄本

4718　丁济万门诊集录

【分类】医案医话医论·医案

【卷数】不分卷

【责任者】缪仲康编辑抄录

【年代】民国

【类型】抄本

【藏馆】天津中医药大学图书馆

【存世情况】孤本

4719　医案摘抄

【分类】医案医话医论·医案

【卷数】不分卷

【责任者】佚名

【年代】民国

【类型】抄本

【藏馆】天津中医药大学图书馆

【存世情况】孤本

4720　医案笔记

【分类】医案医话医论·医案

【卷数】不分卷（一册）

【责任者】佚名

【年代】民国

【类型】抄本

【藏馆】南京图书馆

【存世情况】孤本

【备注】书名为藏馆自拟

4721　抄本方案

【分类】医案医话医论·医案

【卷数】不分卷

【责任者】佚名

【年代】民国

【类型】抄本

【藏馆】天津中医药大学图书馆

【存世情况】孤本

4722　朱耘非先生医案

【分类】医案医话医论·医案

【卷数】不分卷

【责任者】佚名

【年代】民国

【类型】抄本

【藏馆】苏州大学图书馆

【存世情况】孤本

4723　抄本医案选

【分类】医案医话医论·医案

【卷数】不分卷

【责任者】佚名

【年代】民国

【类型】抄本

【藏馆】生命科学图书馆

【存世情况】孤本

4724　张氏医案

【分类】医案医话医论·医案

【卷数】不分卷

【责任者】佚名

【年代】民国

【类型】抄本

【藏馆】河北医科大学图书馆

【存世情况】孤本

4725　杂治医案

【分类】医案医话医论·医案

【卷数】不分卷

【责任者】佚名

【年代】民国

【类型】抄本

【藏馆】天津医学高等专科学校图书馆

【存世情况】孤本

4726　禧年医案

【分类】医案医话医论·医案

【卷数】不分卷

【责任者】佚名

【年代】民国

【类型】抄本

【藏馆】南京中医药大学图书馆

【存世情况】孤本

4727　王氏医案

【分类】医案医话医论·医案

【卷数】不分卷

【责任者】王林撰

【年代】民国

【类型】抄本

【藏馆】苏州大学图书馆

【存世情况】孤本

4728　纠方医案

【分类】医案医话医论·医案

【卷数】不分卷

【责任者】佚名

【年代】民国

【类型】抄本

【藏馆】贵州中医药大学图书馆

【存世情况】孤本

【备注】显山庄抄本

4729　江西医案

【分类】医案医话医论·医案

【卷数】不分卷

【责任者】佚名

【年代】民国

【类型】抄本

【藏馆】苏州市中医医院图书馆

【存世情况】孤本

4730　春煦堂医案

【分类】医案医话医论·医案

【卷数】二卷

【责任者】何古心撰

【年代】民国

【类型】抄本

【藏馆】①内蒙古图书馆

　　　　②上海中医药大学图书馆

【存世情况】抄本 2 部

【备注】上海中医药大学图书馆藏本仅存卷一

4731　王启昌祖传医案

【分类】医案医话医论·医案

【卷数】不分卷（一册）

【责任者】佚名

【年代】民国

【类型】抄本

【藏馆】上海中医药大学图书馆

【存世情况】孤本

【备注】《总目》失载，今补

（二）医话医论

4732　管见集

【分类】医案医话医论·医话医论

【卷数】不分卷（四册）

【责任者】〔清〕徐大椿（字灵胎，晚号洄溪老人）撰

【年代】清乾隆二十九年（1764）

【类型】稿本

【藏馆】上海图书馆

【存世情况】孤本。后有 2019 年上海科学技术文献出版社"上海图书馆藏中医稿抄本丛刊"收录的影印本

【备注】书中见"大椿手录""灵胎氏""徐氏家藏秘笈"等钤印

4733　盱客医谭

【分类】医案医话医论·医话医论

【卷数】四卷

【责任者】〔清〕杨希闵（字铁佣，一作钱佣，号卧云）撰

【年代】①清咸丰十一年（1861）

　　　　②清光绪四年（1878）抄

【类型】①稿本

　　　　②抄本

【藏馆】①中国中医科学院图书馆

　　　　②中国医学科学院北京协和医学院医学信息研究所图书馆

【存世情况】稿本与抄本各 1 部

4734　养新堂医论读本

【分类】医案医话医论·医话医论

【卷数】八卷（八册）

【责任者】〔清〕周赞鸿（字伯卿）编

【年代】清同治三年（1864）

【类型】稿本

【藏馆】上海中医药大学图书馆

【存世情况】孤本

4735　医林琐语
　　　世补斋杂缀

【分类】医案医话医论·医话医论

【卷数】不分卷（一册）

【责任者】〔清〕陆懋修（字九芝，号江左下工，又号林屋山人）撰

【年代】清同治五年（1866）

【类型】稿本

【藏馆】中国国家图书馆

【存世情况】孤本

【备注】藏馆题名"医林琐语",清末朱丝
栏稿本

4736　读医心得

【分类】医案医话医论·医话医论

【卷数】不分卷（一册）

【责任者】〔清〕徐光瑞编

【年代】清同治八年（1869）

【类型】稿本

【藏馆】中国中医科学院图书馆

【存世情况】孤本

4737　时医集四书文

【分类】医案医话医论·医话医论

【卷数】不分卷

【责任者】〔清〕陆懋修（字九芝，号江左
下工，又号林屋山人）撰

【年代】①约清光绪十至十二年（1884—
1886）

②清光绪年间（1875—1908）抄

【类型】①稿本

②抄本

【藏馆】①上海图书馆

②中国国家图书馆

【存世情况】稿本与抄本各1部。后有2019
年上海科学技术文献出版社"上海图书
馆藏中医稿抄本丛刊"收录的影印本

【备注】①上海图书馆藏本以松竹斋红格稿
纸抄录，似为誊清稿本，或有陆氏批
校。按书中提到《世补斋医书》刊成的
信息，结合陆氏卒年推测，该本可能成
于1884—1886年间。

②中国国家图书馆藏本题"清光绪
朱格抄本"，王问臣辑

4738　医宗解铃语

【分类】医案医话医论·医话医论

【卷数】不分卷（一册）

【责任者】〔清〕谭焯（字文卿）撰

【年代】清光绪十六年（1890）

【类型】稿本

【藏馆】上海图书馆

【存世情况】孤本。后有2019年上海科学
技术文献出版社"上海图书馆藏中医稿
抄本丛刊"收录的影印本

【备注】《总目》将其归入"笔记杂录"
类，按其内容，今归入"医话医论"类

4739　种榆山人医论

【分类】医案医话医论·医话医论

【卷数】不分卷（一册）

【责任者】〔清〕胡仁寿（字悦彭，号种榆
山人）撰

【年代】清光绪十六年（1890）

【类型】稿本

【藏馆】上海市医学会图书馆

【存世情况】孤本

【备注】《总目》作抄本，经核原书，定为
作者手稿本

4740　秋室我闻录

【分类】医案医话医论·医话医论

【卷数】不分卷（一册）

【责任者】〔清〕余集（字蓉裳，号秋室、
佛泉外史、秦望山民）撰

【年代】清光绪十八年（1892）

【类型】稿本

【藏馆】上海图书馆

【存世情况】孤本。后有 2019 年上海科学技术文献出版社"上海图书馆藏中医稿抄本丛刊"收录的影印本

【备注】有作者序与〔清〕沈庆云跋各一篇，及作者外孙袁子畲致沈庆云书信一页，并题"余秋室先生手著稿本"，可证该书为余集手稿本

4741 南野医话

【分类】医案医话医论·医话医论

【卷数】不分卷（一册）

【责任者】〔清〕查有钰（字式庵）撰

【年代】清末

【类型】稿本

【藏馆】上海市医学会图书馆

【存世情况】孤本

【备注】首页有"查钰""式庵"钤印，书口下题"南野草堂钞本"

4742 稽古尊闻

【分类】医案医话医论·医话医论

【卷数】八卷

【责任者】李雨村撰

【年代】民国（约 1912）

【类型】稿本

【藏馆】天津医学高等专科学校图书馆

【存世情况】孤本

4743 辨证言名择要稿

【分类】医案医话医论·医话医论

【卷数】不分卷

【责任者】张燮思编

【年代】1914 年

【类型】稿本

【藏馆】成都中医药大学图书馆

【存世情况】孤本

4744 证治庸言

【分类】医案医话医论·医话医论

【卷数】不分卷

【责任者】张兰九撰

【年代】1915 年

【类型】稿本

【藏馆】山东中医药大学图书馆

【存世情况】孤本

4745 医人逸话

【分类】医案医话医论·医话医论

【卷数】不分卷（一册）

【责任者】柳顺图撰

【年代】1939 年

【类型】稿本

【藏馆】上海中医药大学图书馆

【存世情况】孤本

4746 国医辨疑集

【分类】医案医话医论·医话医论

【卷数】不分卷（一册）

【责任者】严澄（字益澄，号一萍）撰

【年代】1940 年

【类型】稿本

【藏馆】上海中医药大学图书馆

【存世情况】孤本

4747 古杂病篇诠释

【分类】医案医话医论·医话医论

【卷数】不分卷

【责任者】王静斋撰

【年代】1948 年

【类型】稿本

【藏馆】天津医学高等专科学校图书馆

【存世情况】孤本

4748　续医存

【分类】医案医话医论·医话医论

【卷数】五卷（七册）

【责任者】〔清〕谢炳耀（字彬如，号心佛）撰

【年代】1954 年

【类型】稿本

【藏馆】上海中医药大学图书馆

【存世情况】孤本

【备注】同馆亦有蓝晒本，五卷（六册）。《总目》记载该书的成书年代有误。今按书中题有"彬如于一九五四甲午""年九十二岁"等信息更正。其成书虽晚，但与《医存》一脉相承，录之备考

4749　医经秘旨

【分类】医案医话医论·医话医论

【卷数】二卷（一册）

【责任者】〔明〕盛寅（字启东）编

【年代】原书成于明永乐十六年（1418）清抄

【类型】抄本

【藏馆】上海中医药大学图书馆

【存世情况】后被收入"三三医书"

4750　医学质疑

【分类】医案医话医论·医话医论

【卷数】二卷（二册）

【责任者】〔明〕汪宦（字子良，号心谷）撰

【年代】原书成于明隆庆年间（1567—1572）抄写年代不详

【类型】抄本

【藏馆】中国中医科学院中国医史文献研究所

【存世情况】孤本

【备注】《总目》载有南通市图书馆所藏抄本，经查未见

4751　壶隐子医谭一得（附：缨宁生卮言）

【分类】医案医话医论·医话医论

【卷数】二卷（附录一卷）（一册）

【责任者】〔明〕刘浴德（字肖斋，号壶隐子）撰

【年代】原书成于明万历三十一年（1603）明万历三十三年（1605）抄

【类型】抄本

【藏馆】中国中医科学院图书馆

【存世情况】另见于"壶隐子医书四种"

4752　岐黄余议

【分类】医案医话医论·医话医论

【卷数】不分卷（一册）

【责任者】〔明〕陶本学（字泗源，号会稽山人）撰

【年代】原书成于明天启元年（1621）

①清抄

②抄写年代不详

【类型】抄本

【藏馆】①上海辞书出版社图书馆

②上海中医药大学图书馆

【存世情况】抄本 2 部

【备注】①上海辞书出版社藏本为蓝格纸
　　　　本，封面题"岐黄余议——陶氏六书之
　　　　一"，目录页作"泗源先生陶氏六书岐
　　　　黄余议"。裘吉生"读有用书楼"藏本。

　　　　②上海中医药大学藏本题名"泗源
　　　　先生岐黄余议"，〔清〕泗源子撰。

　　　　另北京中医药大学图书馆所藏同名
　　　　清抄本，著者佚名

4753　张景岳先生医论杂抄

【分类】医案医话医论·医话医论

【卷数】不分卷

【责任者】〔明〕张介宾（字会卿，号景
　　　　岳，别号通一子）撰

【年代】原书成于明天启四年（1624）
　　　　清抄

【类型】抄本

【藏馆】中国中医科学院图书馆

【存世情况】孤本

4754　医论

【分类】医案医话医论·医话医论

【卷数】不分卷（一册）

【责任者】〔明〕王肯堂（字宇泰，号损
　　　　庵，自号念西居士）原撰

【年代】原书约成于明万历三十年（1602）
　　　　约清初抄

【类型】抄本

【藏馆】上海图书馆

【存世情况】孤本。但其内容即是对王肯堂
　　　　《灵兰要览》《肯堂医论》的节录

【备注】《总目》失载，今补。
　　　　据藏馆信息，该书为毛氏汲古阁抄
　　　　本，时间定为清初，有〔清〕顾锡祺

跋，有"竹泉珍秘图籍" "谡闻斋"
"笔精墨妙""虞山汲古阁毛子晋图书"
等多方藏印。但书末黄丕烈、姚椿跋及
孙星衍印章疑伪。明、清及民国时期名
为"医论"的书籍较多

4755　医学论述

【分类】医案医话医论·医话医论

【卷数】不分卷（二册）

【责任者】〔明〕李中梓（字士材，号念
　　　　莪、尽凡居士）原撰

【年代】原书成于明末清初（约1644）
　　　　抄写年代不详

【类型】抄本

【藏馆】中国中医科学院图书馆

【存世情况】孤本

4756　医论广见（又名高果哉医论广见）

【分类】医案医话医论·医话医论

【卷数】不分卷

【责任者】〔明〕高隐（字果哉，一作果
　　　　斋）撰

【年代】原书成于明末清初（约1644）
　　　　①清乾隆三十九年（1774）抄
　　　　②清抄
　　　　③抄写年代不详

【类型】抄本

【藏馆】①中国中医科学院图书馆
　　　　②天津中医药大学图书馆
　　　　③上海图书馆

【存世情况】抄本3部，后有2019年上海
　　　　科学技术文献出版社"上海图书馆藏中
　　　　医稿抄本丛刊"收录的影印本

【备注】①中国中医科学院图书馆藏本为

残本。

③上海图书馆藏本共四册

4757　医论

【分类】医案医话医论·医话医论

【卷数】不分卷（一册）

【责任者】佚名

【年代】原书成于明末清初（约1644）
抄写年代不详

【类型】抄本

【藏馆】中国中医科学院图书馆

【存世情况】孤本

4758　医林四大部汇选

【分类】医案医话医论·医话医论

【卷数】不分卷（一册）

【责任者】唐侯衡（字平正）编撰

【年代】原书成于清初（1644—1735）
抄写年代不详

【类型】抄本

【藏馆】上海图书馆

【存世情况】孤本。后有2019年上海科学
技术文献出版社"上海图书馆藏中医稿
抄本丛刊"收录的影印本

【备注】封面题"武良"并钤"周国霖印"。
《总目》记作民国抄本。据书中出
现的医家和所引医籍的时代推测，该书
原成书年代可能在清代初期。抄录者或
为周国霖，即抄于民国时期

4759　医暇卮言

【分类】医案医话医论·医话医论

【卷数】二卷（二册）

【责任者】〔清〕程林（字云来，号静观居

士）撰

【年代】原书成于清康熙十五年（1676）
清抄

【类型】抄本

【藏馆】中国中医科学院图书馆

【存世情况】后被收入"中国医学大成"

4760　外经微言

【分类】医案医话医论·医话医论

【卷数】不分卷（六册）

【责任者】〔清〕陈士铎（字敬之，号远
公，别号朱华子、大雅堂主人）撰

【年代】原书成于清康熙二十六年（1687）
清嘉庆二十年（1815）抄

【类型】抄本

【藏馆】天津医学高等专科学校图书馆

【存世情况】孤本。后有1984年中医古籍
出版社据该抄本出版的影印的版本

【备注】静乐堂抄本

4761　证论精微

【分类】医案医话医论·医话医论

【卷数】不分卷（一册）

【责任者】〔清〕马俶（字元仪，号卧龙老
人）撰

【年代】原书成于清康熙年间（1662—
1722）
1922年抄

【类型】抄本

【藏馆】上海中医药大学图书馆

【存世情况】抄本2部

【备注】《总目》书名误作"证治精微"，
今正。同馆所藏抄本2部，内容、版
式、字体及红笔批注皆相似。一部题

"秀邑德钧重录"，抄于 1922 年季春，有"李福同章""树滋"钤印；一部题"半闲散人"，抄于同年夏月，有"秀水李氏所藏"钤印

4762　名医疑问集

【分类】医案医话医论·医话医论

【卷数】不分卷（一册）

【责任者】佚名

【年代】①清康熙年间（1662—1722）抄

②抄写年代不详

【类型】抄本

【藏馆】①浙江中医药大学图书馆

②中国科学院国家科学图书馆

【存世情况】抄本 2 部

4763　医学三书论

【分类】医案医话医论·医话医论

【卷数】不分卷（二册）

【责任者】〔清〕周亮斋选定，沈棣怀纂辑

【年代】原书成于清雍正二年（1724）

抄写年代不详

【类型】抄本

【藏馆】上海中医药大学图书馆

【存世情况】孤本

4764　高鼓峰医论

【分类】医案医话医论·医话医论

【卷数】不分卷（一册）

【责任者】〔清〕高斗魁（字旦中，号鼓峰）撰

【年代】原书成于清雍正三年（1725）

①清抄

②抄写年代不详

【类型】抄本

【藏馆】①浙江省中医药研究院图书馆

②河北医科大学图书馆

【存世情况】抄本 2 部

【备注】①《总目》将浙江省中医药研究院图书馆藏本记作"清稿本"，今据藏馆信息改。

②河北医科大学图书馆藏本题"敏慎斋张琳抄本"，《总目》作"慎敏斋"

4765　活人精论

【分类】医案医话医论·医话医论

【卷数】二卷（一册）

【责任者】〔清〕孙从添（字庆增，号石芝）撰；郑节斋抄

【年代】清乾隆三年（1738）

【类型】抄本

【藏馆】中国中医科学院图书馆

【存世情况】孤本

4766　椿庵先生遗稿

【分类】医案医话医论·医话医论

【卷数】不分卷

【责任者】〔日〕后藤省（字仲介，号椿庵）撰

【年代】原书成于日本元文三年（1738）

①日本文化三年（1806）抄

②抄写年代不详

【类型】日本抄本

【藏馆】①中国国家图书馆

②中国医学科学院北京协和医学院医学信息研究所图书馆

【存世情况】日本抄本 2 部

4767　医论

【分类】医案医话医论·医话医论

【卷数】二卷

【责任者】原题〔清〕叶桂（字天士，号香岩，别号南阳先生）撰，华岫云辑

【年代】原书约成于清乾隆十一年（1746）清抄

【类型】抄本

【藏馆】辽宁中医药大学图书馆

【存世情况】孤本

4768　杨西山先生医集

【分类】医案医话医论·医话医论

【卷数】不分卷（一册）

【责任者】〔清〕杨凤庭（字瑞虞，号西山）撰

【年代】原书约成于清乾隆二十二年（1757）抄写年代不详

【类型】抄本

【藏馆】中国科学院国家科学图书馆

【存世情况】孤本

4769　医约

【分类】医案医话医论·医话医论

【卷数】不分卷（一册）

【责任者】〔清〕沈之炜辑

【年代】原书成于清乾隆二十八年（1763）清抄

【类型】抄本

【藏馆】上海图书馆

【存世情况】孤本

【备注】内容包括顾靖远《虚劳论》、佚名《幼科纂要》与陈平伯《温热论》

4770　薛一瓢先生论（附：伤科急救方、伤科急救秘方）

【分类】医案医话医论·医话医论

【卷数】不分卷（附录各一卷）

【责任者】〔清〕薛雪（字生白，号一瓢）编；郭文俊抄

【年代】原书成于清乾隆二十九年（1764）清末抄

【类型】抄本

【藏馆】苏州图书馆

【存世情况】孤本

4771　指南后论

【分类】医案医话医论·医话医论

【卷数】二卷

【责任者】佚名

【年代】清乾隆二十九年（1764）

【类型】抄本

【藏馆】中国中医科学院图书馆

【存世情况】孤本。后有 2005 年中医古籍出版社"中医古籍孤本大全"收录的影印抄本

4772　金台医话

【分类】医案医话医论·医话医论

【卷数】不分卷

【责任者】〔清〕俞廷举（字介夫，号石村、石村居士）撰

【年代】原书成于清乾隆四十八年（1783）
　　　　①清乾隆四十九年（1784）叶楚樵抄
　　　　②清嘉庆年间（1796—1820）抄

【类型】抄本

【藏馆】①成都中医药大学图书馆

②中国中医科学院图书馆

【存世情况】另有清嘉庆二年（1797）
刻本

4773 栎荫先生遗说

【分类】医案医话医论·医话医论

【卷数】不分卷

【责任者】〔日〕丹波元简（字廉夫，号桂
山、栎窗）撰；丹波元坚（字亦柔，号
苣庭）手录

【年代】原书成于日本宽政四年（1792）
抄写年代不详

【类型】日本抄本

【藏馆】中国中医科学院图书馆

【存世情况】孤本

【备注】丹波元坚生卒年为1795—1857，
该书约抄录于十九世纪上半叶。
《总目》将其归入"医史·杂著"
类，今按其内容，归入"医话医论"类

4774 医论会通

【分类】医案医话医论·医话医论

【卷数】六卷（附录一卷）（六册）

【责任者】〔清〕周自闲（字省吾）辑

【年代】原书成于清乾隆六十年（1795）
清抄

【类型】抄本

【藏馆】上海图书馆

【存世情况】孤本

4775 名医汇论

【分类】医案医话医论·医话医论

【卷数】四卷（四册）

【责任者】〔清〕朱端生编；薛学孟抄

【年代】清嘉庆八年（1803）抄

【类型】抄本

【藏馆】中国中医科学院图书馆

【存世情况】孤本

4776 曹氏语录
琉球百问
琉球原问
琉球吕公札问

【分类】医案医话医论·医话医论

【卷数】四卷（一册）

【责任者】〔清〕曹存心（字仁伯，号乐
山）撰

【年代】原书约成于清道光七年（1827）
民国抄

【类型】抄本

【藏馆】上海图书馆

【存世情况】孤本

【备注】除《琉球百问》有多种传本外，
其余3部皆为孤本

4777 医学课儿策

【分类】医案医话医论·医话医论

【卷数】不分卷（一册）

【责任者】〔清〕高鼎汾（字上池）撰，王
泰林（字旭高，晚号退思居士）注释

【年代】原书成于清道光二十三年（1843）
①民国沈钟瑚抄
②袁长庆抄，年代不详

【类型】抄本

【藏馆】①中国中医科学院图书馆
②上海中医药大学图书馆

【存世情况】后被收入"三三医书"

4778 餐英馆疗治杂话

【分类】医案医话医论·医话医论

【卷数】四卷

【责任者】〔日〕目黑道琢撰

【年代】日本弘化四年（1847）

【类型】日本抄本

【藏馆】吉林大学图书馆医学馆

【存世情况】孤本

4779 险症百问

【分类】医案医话医论·医话医论

【卷数】不分卷（一册）

【责任者】〔日〕中川故（字壶山）撰

【年代】原书成于日本江户末期（约1867）

【类型】日本抄本

【藏馆】中国中医科学院图书馆

【存世情况】孤本

4780 病证疑问

【分类】医案医话医论·医话医论

【卷数】不分卷（一册）

【责任者】佚名

【年代】约清光绪八年（1882）

【类型】抄本

【藏馆】中国国家图书馆

【存世情况】孤本

【备注】有清光绪八年（1882）世补老人
　　　题记

4781 医存

【分类】医案医话医论·医话医论

【卷数】二十八卷（二十八册）

【责任者】〔清〕谢炳耀（字彬如，号心佛）撰

【年代】原书成于清光绪二十年（1894）

抄写年代不详

【类型】抄本

【藏馆】上海中医药大学图书馆

【存世情况】孤本

【备注】《总目》将其归入"医史·杂著"
　　　类，按其内容，今归入"医话医论"类

4782 青囊有秘

【分类】医案医话医论·医话医论

【卷数】不分卷

【责任者】佚名

【年代】清光绪二十一年（1895）

【类型】抄本

【藏馆】上海市中医文献馆

【存世情况】另有1965年上海中医药大学
　　　图书馆依照上海市中医文献馆藏本抄录
　　　复本

4783 医论二则

【分类】医案医话医论·医话医论

【卷数】二卷

【责任者】〔清〕程其武等撰

【年代】清光绪二十二年（1896）

【类型】抄本

【藏馆】中国中医科学院图书馆

【存世情况】孤本

4784 经历杂论

【分类】医案医话医论·医话医论

【卷数】不分卷（一册）

【责任者】刘恒瑞（字吉人、丙生）撰；
　　　刘文寰誊录

【年代】原书成于清光绪二十四年（1898）
　　　抄写年代不详

【类型】抄本

【藏馆】上海辞书出版社图书馆

【存世情况】后被收入"三三医书"

4785　张氏医话

【分类】医案医话医论·医话医论

【卷数】二卷

【责任者】〔清〕张节（字心在，号梦畹）撰

【年代】原书成于清宣统元年（1909）
　　　　抄写年代不详

【类型】抄本

【藏馆】辽宁中医药大学图书馆

【存世情况】孤本

4786　医学杂论（附：集验良方拔萃）

【分类】医案医话医论·医话医论

【卷数】二卷

【责任者】佚名

【年代】清宣统二年（1910）

【类型】抄本

【藏馆】中国中医科学院图书馆

【存世情况】孤本

【备注】残本

4787　东阳医贯

【分类】医案医话医论·医话医论

【卷数】不分卷（八册）

【责任者】〔清〕周正彩撰

【年代】原书成于清宣统二年（1910）
　　　　抄写年代不详

【类型】抄本

【藏馆】四川省图书馆

【存世情况】孤本

4788　医论摘要

【分类】医案医话医论·医话医论

【卷数】不分卷（一册）

【责任者】佚名

【年代】原书成于清宣统二年（1910）
　　　　抄写年代不详

【类型】抄本

【藏馆】中国中医科学院图书馆

【存世情况】孤本

4789　摄生真诠

【分类】医案医论·医话医论

【卷数】二卷

【责任者】〔清〕查有钰（字式庵）编

【年代】清

【类型】抄本

【藏馆】上海中医药大学图书馆

【存世情况】孤本

【备注】南雅草堂抄本。
　　　　《总目》误将其归入"养生·养生通论"类

4790　医医集

【分类】医案医话医论·医话医论

【卷数】十四卷

【责任者】〔清〕周濂渠撰，陆鲲化增辑

【年代】清

【类型】抄本

【藏馆】南京中医药大学图书馆

【存世情况】孤本

【备注】残本

4791　茶余医话

【分类】医案医话医论·医话医论

【卷数】二卷

【责任者】佚名

【年代】清

【类型】抄本

【藏馆】中国中医科学院图书馆

【存世情况】孤本

4792　岐黄余议

【分类】医案医话医论·医话医论

【卷数】不分卷

【责任者】佚名

【年代】清

【类型】抄本

【藏馆】北京中医药大学图书馆

【存世情况】孤本

【备注】《总目》载有浙江省中医药研究院
　　图书馆所藏抄本，经查未见。

　　另上海辞书出版社图书馆、上海中
医药大学图书馆皆藏〔明〕陶本学所撰
《岐黄余议》

4793　医学折衷

【分类】医案医话医论·医话医论

【卷数】二卷（二册）

【责任者】曹鉴开撰

【年代】清

【类型】抄本

【藏馆】浙江省中医药研究院图书馆

【存世情况】孤本

4794　医学折衷

【分类】医案医话医论·医话医论

【卷数】六卷

【责任者】佚名

【年代】①清抄

　　　　②抄写年代不详

【类型】抄本

【藏馆】①上海图书馆

　　　　②上海中医药大学图书馆

【存世情况】抄本2种

【备注】①上海图书馆藏本为六卷（二
　　册）。

　　　　②上海中医药大学图书馆藏本为四
卷（四册）。

　　　　又有〔明〕徐彦纯、〔清〕曹鉴开、
方孝基等所撰的同名医书

4795　汤氏医录

【分类】医案医话医论·医话医论

【卷数】不分卷

【责任者】佚名

【年代】〔清〕

【类型】抄本

【藏馆】中国中医科学院图书馆

【存世情况】孤本

【备注】缩微胶卷

4796　医论撮要

【分类】医案医话医论·医话医论

【卷数】不分卷（二册）

【责任者】佚名

【年代】〔清〕

【类型】抄本

【藏馆】中国中医科学院图书馆

【存世情况】孤本

4797　医话偶录

【分类】医案医话医论·医话医论

【卷数】不分卷

【责任者】佚名

【年代】［清］

【类型】抄本

【藏馆】山西省图书馆

【存世情况】孤本

4798 棲隐楼医话

【分类】医案医话医论·医话医论

【卷数】八卷

【责任者】俞彬蔚（字镘耕）辑

【年代】［清］

【类型】抄本

【藏馆】生命科学图书馆

【存世情况】孤本

4799 医学问津

【分类】医案医话医论·医话医论

【卷数】不分卷

【责任者】佚名

【年代】［清］

【类型】抄本

【藏馆】云南省图书馆

【存世情况】孤本

4800 诸论节录（附：四言脉诀）

【分类】医案医话医论·医话医论

【卷数】不分卷（一册）

【责任者】佚名

【年代】［清］

【类型】抄本

【藏馆】中国中医科学院图书馆

【存世情况】孤本

4801 张景东医论

【分类】医案医话医论·医话医论

【卷数】不分卷（一册）

【责任者】张景东（字寿乔）撰

【年代】［清］

【类型】抄本

【藏馆】上海中医药大学图书馆

【存世情况】孤本

【备注】苑林抄本

4802 环松楼医话

【分类】医案医话医论·医话医论

【卷数】不分卷（二册）

【责任者】麓园撰

【年代】［清］

【类型】抄本

【藏馆】天津医学高等专科学校图书馆

【存世情况】孤本

4803 方府私话

【分类】医案医话医论·医话医论

【卷数】二卷

【责任者】〔日〕新宫硕（驱竖斋）撰；〔日〕石津贞等抄

【年代】1911年

【类型】日本抄本

【藏馆】中国医学科学院北京协和医学院医学信息研究所图书馆

【存世情况】孤本

4804 家方大成论

【分类】医案医话医论·医话医论

【卷数】不分卷

【责任者】〔日〕加滕顺撰

【年代】日本明治年间（1868—1912）

【类型】抄本

【藏馆】吉林大学图书馆医学馆

【存世情况】孤本

4805　李氏医论

【分类】医案医话医论·医话医论

【卷数】不分卷

【责任者】佚名

【年代】1914 年

【类型】抄本

【藏馆】中国中医科学院图书馆

【存世情况】孤本

4806　（增订）医医病书

【分类】医案医话医论·医话医论

【卷数】二卷

【责任者】〔清〕吴瑭（字鞠通）撰，曹炳章（字赤电）注

【年代】1915 年

【类型】抄本

【藏馆】中国中医科学院图书馆

【存世情况】后有 1915 年、1924 年绍兴育新书局石印本，又被收入"医药丛书五十六种"

4807　医论丛抄

【分类】医案医话医论·医话医论

【卷数】不分卷

【责任者】佚名

【年代】1915 年

【类型】抄本

【藏馆】中国中医科学院图书馆

【存世情况】孤本

4808　医源

【分类】医案医话医论·医话医论

【卷数】不分卷

【责任者】芬余氏撰

【年代】1919 年

【类型】抄本

【藏馆】宁波图书馆

【存世情况】后被收入"三三医书"

4809　养浩庐医谈

【分类】医案医话医论·医话医论

【卷数】不分卷（一册）

【责任者】何云藻撰

【年代】1925 年

【类型】抄本

【藏馆】上海中医药大学图书馆

【存世情况】孤本

4810　医家博论

【分类】医案医话医论·医话医论

【卷数】不分卷

【责任者】佚名

【年代】1926 年

【类型】抄本

【藏馆】贵州中医药大学图书馆

【存世情况】孤本

【备注】金闾显时庄抄本

4811　医论九篇（附：医案）

【分类】医案医话医论·医话医论

【卷数】不分卷（一册）

【责任者】孙永祚等撰

【年代】1927 年

【类型】抄本

【藏馆】上海中医药大学图书馆

【存世情况】孤本

【备注】抄写在蓝丝栏纸上，前题"毕业课
卷丁卯拾六年秋九月"

4812 （茂名）梁氏医论

【分类】医案医话医论·医话医论

【卷数】不分卷

【责任者】著者佚名；萧世璧抄

【年代】1927 年

【类型】抄本

【藏馆】中国中医科学院图书馆

【存世情况】孤本

4813 医学质疑录

【分类】医案医话医论·医话医论

【卷数】不分卷

【责任者】罗亚屏辑抄

【年代】1930 年

【类型】抄本

【藏馆】中国中医科学院图书馆

【存世情况】孤本

4814 医药丛话

【分类】医案医话医论·医话医论

【卷数】不分卷

【责任者】张炳翔编

【年代】原书成于1930 年
民国时节抄

【类型】节抄本

【藏馆】苏州图书馆

【存世情况】孤本

4815 证治约编

【分类】医案医话医论·医话医论

【卷数】不分卷

【责任者】佚名

【年代】1930 年

【类型】抄本

【藏馆】中国中医科学院图书馆

【存世情况】孤本

4816 胜莲华室医话稿

【分类】医案医话医论·医话医论

【卷数】不分卷（册数不详，存第一册）

【责任者】骆印雄编

【年代】1932 年

【类型】抄本

【藏馆】中国国家图书馆

【存世情况】孤本

【备注】《总目》书名误作"滕爱华室医话
稿"

4817 医论选粹

【分类】医案医话医论·医话医论

【卷数】不分卷

【责任者】曹炳章（字赤电）撰

【年代】1934 年

【类型】抄本

【藏馆】浙江省中医药研究院图书馆

【存世情况】孤本

4818 医论

【分类】医案医话医论·医话医论

【卷数】不分卷

【责任者】佚名

【年代】民国（1927—1937）

【类型】抄本

【藏馆】苏州市中医医院图书馆

【存世情况】孤本

4819　八法八略
【分类】医案医话医论·医话医论
【卷数】不分卷（一册）
【责任者】佚名
【年代】民国（1927—1937）
【类型】抄本
【藏馆】上海图书馆
【存世情况】孤本

4820　医学问答
【分类】医案医话医论·医话医论
【卷数】不分卷
【责任者】佚名
【年代】民国（1927—1937）
【类型】抄本
【藏馆】广西壮族自治区图书馆
【存世情况】孤本

4821　明辨医话
【分类】医案医话医论·医话医论
【卷数】不分卷
【责任者】卢谦（字抑甫）撰
【年代】民国（1927—1937）
【类型】抄本
【藏馆】上海中医药大学图书馆
【存世情况】孤本
【备注】芸心医舍抄本，可能为王吉民抄藏

4822　揖泉医话
【分类】医案医话医论·医话医论
【卷数】不分卷（一册）
【责任者】赵洵（字揖泉）撰

【年代】民国（1927—1937）
【类型】抄本
【藏馆】上海中医药大学图书馆
【存世情况】孤本
【备注】封面题"稿本"二字，当为誊录稿本

4823　淑纪轩一得录
【分类】医案医话医论·医话医论
【卷数】不分卷
【责任者】佚名
【年代】民国（1927—1937）
【类型】抄本
【藏馆】南通大学图书馆
【存世情况】孤本

4824　医论
【分类】医案医话医论·医话医论
【卷数】不分卷
【责任者】佚名
【年代】1938年
【类型】抄本
【藏馆】①中国科学院国家科学图书馆
　　　　②上海中医药大学图书馆
【存世情况】抄本2部
【备注】清与民国时期同名抄本较多，内容或有出入

4825　仁斋医说
【分类】医案医话医论·医话医论
【卷数】不分卷
【责任者】佚名
【年代】1949年
【类型】抄本

【藏馆】苏州大学图书馆

【存世情况】孤本

4826　医论精解

【分类】医案医话医论·医话医论

【卷数】二卷（二册）

【责任者】贾科斗（字南侯）撰

【年代】民国

【类型】抄本

【藏馆】上海中医药大学图书馆

【存世情况】孤本

4827　医论

【分类】医案医话医论·医话医论

【卷数】不分卷

【责任者】张炳翔编

【年代】民国

【类型】抄本

【藏馆】苏州图书馆

【存世情况】孤本

4828　指南医论

【分类】医案医话医论·医话医论

【卷数】不分卷

【责任者】武桥撰

【年代】民国

【类型】抄本

【藏馆】陕西中医药大学图书馆

【存世情况】孤本

4829　徐小圃经验谈

【分类】医案医话医论·医话医论

【卷数】不分卷（一册）

【责任者】佚名

【年代】民国

【类型】抄本

【藏馆】上海中医药大学图书馆

【存世情况】孤本

4830　医学摘要

【分类】医案医话医论·医话医论

【卷数】不分卷

【责任者】佚名

【年代】民国

【类型】抄本

【藏馆】浙江省中医药研究院图书馆

【存世情况】孤本

4831　医中述旨

【分类】医案医话医论·医话医论

【卷数】不分卷

【责任者】佚名

【年代】民国

【类型】抄本

【藏馆】中国中医科学院图书馆

【存世情况】孤本

【备注】曹炳章家藏本

4832　医药答问

【分类】医案医话医论·医话医论

【卷数】不分卷

【责任者】佚名

【年代】民国

【类型】抄本

【藏馆】甘肃省图书馆

【存世情况】孤本

4833　诸症问答

【分类】医案医话医论·医话医论

【卷数】不分卷

【责任者】佚名

【年代】民国

【类型】抄本

【藏馆】中国中医科学院图书馆

【存世情况】孤本

（三）笔记杂录

4834　医学杂缀

【分类】医案医话医论·笔记杂录

【卷数】不分卷（二册）

【责任者】〔清〕查有钰（字式庵）撰

【年代】清光绪四年（1878）

【类型】稿本

【藏馆】上海市医学会图书馆

【存世情况】孤本

4835　随笔所到

【分类】医案医话医论·笔记杂录

【卷数】不分卷（一册）

【责任者】〔清〕陆懋修（字九芝，号江左
　　下工，又号林屋山人）撰

【年代】清同治至光绪前期（约1862—
　　1886）

【类型】稿本

【藏馆】中国国家图书馆

【存世情况】孤本

4836　医赘省录

【分类】医案医话医论·笔记杂录

【卷数】二卷（二册）

【责任者】〔清〕谭公望（原名启垣，字辛
　　才）撰

【年代】清光绪十六年（1890）

【类型】稿本

【藏馆】中国中医科学院图书馆

【存世情况】孤本

4837　退省斋说医私识（又名说医私识）

【分类】医案医话医论·笔记杂录

【卷数】四卷

【责任者】〔清〕姚凯元（字子湘，号雪
　　子）撰

【年代】清光绪十八年（1892）

【类型】稿本

【藏馆】中国科学院国家科学图书馆

【存世情况】孤本

4838　念初居笔记

【分类】医案医话医论·笔记杂录

【卷数】不分卷（二十三册）

【责任者】〔清〕钱艺、钱雅乐（字韵之）
　　等撰

【年代】清光绪十年至二十二年（1884—
　　1896）

【类型】稿本

【藏馆】上海中医药大学图书馆

【存世情况】孤本

4839　涵春草堂笔记

【分类】医案医话医论·笔记杂录

【卷数】不分卷

【责任者】王闻喜撰

【年代】清宣统三年（1911）

【类型】稿本

【藏馆】苏州市中医医院图书馆

【存世情况】孤本

4840　医学杂抄

【分类】医案医话医论·笔记杂录

【卷数】不分卷（一册）

【责任者】〔清〕姚子寿编

【年代】清

【类型】稿本

【藏馆】上海图书馆

【存世情况】孤本

4841　类抄摘腴

【分类】医案医话医论·笔记杂录

【卷数】不分卷

【责任者】范迪襄辑

【年代】民国初年（1912—1921）

【类型】稿本

【藏馆】中国国家图书馆

【存世情况】孤本

【备注】紫丝栏稿本

4842　考证集

【分类】医案医话医论·笔记杂录

【卷数】不分卷

【责任者】张寿颐（字山雷）撰

【年代】1916 年

【类型】稿本

【藏馆】浙江省中医药研究院图书馆

【存世情况】孤本

【备注】张氏体仁堂稿本

4843　医林漫录

【分类】医案医话医论·笔记杂录

【卷数】不分卷

【责任者】陆守先（字云翔，号士谔，又号云间龙）撰

【年代】1934 年

【类型】稿本

【藏馆】中国中医科学院图书馆

【存世情况】孤本

4844　诊余续览

【分类】医案医话医论·笔记杂录

【卷数】不分卷

【责任者】吴承楷（字静之）撰

【年代】1943 年

【类型】稿本

【藏馆】中国科学院国家科学图书馆

【存世情况】孤本

4845　习医晬语

【分类】医案医话医论·笔记杂录

【卷数】三卷（一册）

【责任者】巢念修（又名祖德）撰

【年代】1945 年

【类型】稿本

【藏馆】上海中医药大学图书馆

【存世情况】孤本

【备注】朱丝栏本，书口下印"念修笔述"

4846　龙光医诀

【分类】医案医话医论·笔记杂录

【卷数】四卷（二册）

【责任者】朱公常撰

【年代】1948 年

【类型】稿本

【藏馆】上海中医药大学图书馆

【存世情况】孤本

【备注】朱丝栏本。该书为朱公常撰录，后赠其婿黄河清保藏

4847　庄氏中医知新集

【分类】医案医话医论·笔记杂录

【卷数】不分卷

【责任者】庄省躬撰

【年代】民国

【类型】稿本

【藏馆】中国中医科学院图书馆

【存世情况】孤本

4848　医药传心录（又名传心诀）

【分类】医案医话医论·笔记杂录

【卷数】二卷（一册）

【责任者】〔明〕刘全德（字一仁，号完
　　甫）撰

【年代】原书约成于明万历二十五年（1597）
　　　　①清抄
　　　　②抄写年代不详

【类型】抄本

【藏馆】①上海图书馆
　　　　②上海中医药大学图书馆

【存世情况】抄本 2 部

【备注】二本前皆有姚汝楫（字永济）序，
　　撰于万历丁酉春。
　　　　②上海中医药大学图书馆藏本以朱
　　丝栏纸抄写，前题"传心秘诀"，又有
　　"庚午季春月肇庆散人答"字样。
　　　　嘉庆十九年《上海县志》记载
　　〔明〕刘全德著有《医学传心录》，《总
　　目》书名遵循之，今正。该书内容实是
　　刘全德《考证病源》一书的节抄。参见
　　"基础理论·病源病机"类

4849　郁冈斋笔尘摘录

【分类】医案医话医论·笔记杂录

【卷数】不分卷（一册）

【责任者】原题王肯堂（字宇泰，号损庵，
　　自号念西居士）撰

【年代】原书成于明末（约1644）
　　　　抄写年代不详

【类型】抄本

【藏馆】上海图书馆

【存世情况】孤本

【备注】书首题"读金坛王肯堂字宇泰郁冈
　　斋笔尘第一册"，但内容除《郁冈斋笔
　　尘》外，还包括张介宾"十问歌"、刘
　　浴德《医谭一得》、李杲《内外伤辨》
　　等，并有评述发挥。《总目》将此本作
　　为《郁冈斋笔尘》的抄本，不妥

4850　鹤圃堂三录（又名鹤圃堂治验病议）
　　　　　（附：沈朗生治案）

【分类】医案医话医论·笔记杂录

【卷数】不分卷（一册）

【责任者】〔清〕沈时誉撰；巢念修抄

【年代】原书成于清顺治十八年（1661）
　　　　民国抄

【类型】抄本

【藏馆】上海中医药大学图书馆

【存世情况】孤本

4851　崇实堂诸症名篇必读（又名济生论
　　　　　诸症名篇必读）

【分类】医案医话医论·笔记杂录

【卷数】不分卷（一册）

【责任者】〔清〕何镇（字龙符，号培元）撰

【年代】原书成于清康熙十一年（1672）
　　　　抄写年代不详

【类型】抄本

【藏馆】上海中医药大学图书馆

【存世情况】孤本

4852　平疴帖括（附：忘忧草堂集方）

【分类】医案医话医论·笔记杂录

【卷数】二卷（四册）

【责任者】〔明〕王肯堂（字宇泰，号损庵，自号念西居士）纂集，〔清〕秦东隐重撰；张伯讷抄

【年代】原书成于清康熙十八年（1679）抄写年代不详

【类型】抄本

【藏馆】上海中医药大学图书馆

【存世情况】孤本

4853　客窗偶谈（附：医征）

【分类】医案医话医论·笔记杂录

【卷数】不分卷（一册）

【责任者】〔清〕沈明宗（字目南，号秋湄）撰

【年代】原书成于清康熙三十一年（1692）抄写年代不详

【类型】抄本

【藏馆】上海中医药大学图书馆

【存世情况】孤本

【备注】原为陈存仁藏书

4854　杨西山医集

【分类】医案医话医论·笔记杂录

【卷数】不分卷（一册）

【责任者】〔清〕杨凤庭（字瑞虞，号西山）撰

【年代】原书约成于清乾隆二十四年（1759）抄写年代不详

【类型】抄本

【藏馆】中国科学院国家科学图书馆

【存世情况】孤本

4855　谢编叶氏方案神理元机

【分类】医案医话医论·笔记杂录

【卷数】不分卷（四册）

【责任者】〔清〕谢秋澄撰；顾道生抄

【年代】原书成于清乾隆五十二年（1787）清光绪二十一年（1895）抄

【类型】抄本

【藏馆】上海图书馆

【存世情况】孤本。后有 2019 年上海科学技术文献出版社"上海图书馆藏中医稿抄本丛刊"收录的影印本

【备注】《总目》失载，今补

4856　苏门秘录

【分类】医案医话医论·笔记杂录

【卷数】不分卷

【责任者】〔清〕王苏门（字兰亭）编

【年代】原书约成于清乾隆五十四年（1789）清光绪十五年（1889）抄

【类型】抄本

【藏馆】宁波图书馆

【存世情况】孤本

4857　医林掌故录

【分类】医案医话医论·笔记杂录

【卷数】不分卷

【责任者】〔清〕袁枚（字子才，号简斋，晚号仓山居士、随园老人）编

【年代】原书约成于清乾隆五十七年（1792）清宣统二年（1910）抄

【类型】抄本

【藏馆】安徽中医药大学图书馆

【存世情况】孤本

【备注】绍兴裘氏家藏抄本

4858　星烈日记汇要

【分类】医案医话医论·笔记杂录

【卷数】不分卷（一册）

【责任者】鸿蒙室主人笔记

【年代】原书成于清嘉庆元年（1796）
抄写年代不详

【类型】节抄本

【藏馆】中国中医科学院图书馆

【存世情况】孤本

4859　松心笔记

【分类】医案医话医论·笔记杂录

【卷数】不分卷（一册）

【责任者】〔清〕缪遵义（字方彦、宜亭，
号松心居士）撰；〔清〕徐子瑜抄

【年代】原书成于清嘉庆二年（1797）
清抄

【类型】抄本

【藏馆】南京图书馆

【存世情况】孤本

4860　（家传）医中求正录（又名曹氏求正
录、求正录）

【分类】医案医话医论·笔记杂录

【卷数】十六卷（八册）

【责任者】〔清〕曹中郎（字奕周）撰，曹
贞裕编

【年代】原书成于清嘉庆五年（1800）
抄写年代不详

【类型】抄本

【藏馆】上海中医药大学图书馆

【存世情况】孤本

【备注】《总目》将其归入"医史·杂著"
类。按其内容为历代典籍与医书内容的
摘录，范围广泛，包括天文地理、太极
阴阳、五行八卦、脏腑经络等医学理论
及内外妇儿等临证各科，故今归入"笔
记杂录"类

4861　一见草

【分类】医案医话医论·笔记杂录

【卷数】四卷（四册）

【责任者】〔清〕孔继荛（字甫函，号云
湄）撰，〔清〕叶凤翚评

【年代】原书成于清嘉庆十五年（1810）
抄写年代不详

【类型】抄本

【藏馆】上海中医药大学图书馆

【存世情况】孤本

4862　医絮随拈

【分类】医案医话医论·笔记杂录

【卷数】不分卷（四册）

【责任者】〔清〕徐肇基（字稿堂）集

【年代】原书成于清嘉庆十八年（1813）
抄写年代不详

【类型】抄本

【藏馆】中国科学院国家科学图书馆

【存世情况】孤本

4863　内症杂录

【分类】医案医话医论·笔记杂录

【卷数】不分卷（一册）

【责任者】〔清〕徐稣甫撰

【年代】原书成于清乾隆后期至嘉庆年间
（约1786—1820）
抄写年代不详

【类型】抄本

【藏馆】上海图书馆

【存世情况】孤本

【备注】《总目》作佚名民国抄本，今核查
原书后补充信息

4864　修残集

【分类】医案医话医论·笔记杂录

【卷数】不分卷（一册）

【责任者】佚名

【年代】清道光二十八年（1848）

【类型】抄本

【藏馆】上海中医药大学图书馆

【存世情况】孤本

【备注】顾坤一藏本

4865　汇精集

【分类】医案医话医论·笔记杂录

【卷数】二卷（一册）

【责任者】〔清〕徐培之撰

【年代】原书成于清咸丰六年（1856）
抄写年代不详

【类型】抄本

【藏馆】上海交通大学医学院图书馆

【存世情况】孤本

【备注】《总目》失载，今补

4866　医事偶存

【分类】医案医话医论·笔记杂录

【卷数】不分卷（一册）

【责任者】〔清〕陈堃撰

【年代】原书成于清咸丰七年（1857）
清抄

【类型】抄本

【藏馆】中国中医科学院图书馆

【存世情况】孤本

【备注】《总目》记为"清曹氏养性庐抄
本"，该本或为曹炳章抄藏，抄于清末
或民国时期

4867　世济堂医存

【分类】医案医话医论·笔记杂录

【卷数】二卷（一册）

【责任者】佚名

【年代】原书成于清同治九年（1870）
抄写年代不详

【类型】抄本

【藏馆】上海中医药大学图书馆

【存世情况】孤本

4868　杏林要言

【分类】医案医话医论·笔记杂录

【卷数】不分卷

【责任者】〔清〕江齐斋撰

【年代】清同治年间（1862—1875）

【类型】抄本

【藏馆】中国科学院国家科学图书馆

【存世情况】孤本

4869　治验记略

【分类】医案医话医论·笔记杂录

【卷数】不分卷（一册）

【责任者】〔清〕袁崇毅（字进之）撰

【年代】原书成于清同治年间（1862—1875）

1936 年抄

【类型】抄本

【藏馆】中国国家图书馆

【存世情况】孤本

4870　医事丛记

【分类】医案医话医论·笔记杂录

【卷数】四卷

【责任者】〔清〕杨希闵（字铁佣，一作钱佣，号卧云）撰

【年代】原书成于清光绪四年（1878）

　　　　①清末抄

　　　　②抄写年代不详

【类型】抄本

【藏馆】①中国中医科学院图书馆

　　　　②福建省图书馆

【存世情况】抄本 2 部

4871　石天基传家宝摘录

【分类】医案医话医论·笔记杂录

【卷数】四卷（四册）

【责任者】著者佚名；邢祖愉手录

【年代】清光绪五年（1879）

【类型】抄本

【藏馆】河南中医药大学图书馆

【存世情况】孤本

4872　寸阴书屋日抄

【分类】医案医话医论·笔记杂录

【卷数】二卷（二册）

【责任者】〔清〕惠震撰

【年代】原书成于清光绪六年（1880）

　　　　抄写年代不详

【类型】抄本

【藏馆】南京图书馆

【存世情况】孤本

4873　蠢子医（又名学医真诠）

【分类】医案医话医论·笔记杂录

【卷数】四卷（一册）

【责任者】〔清〕龙之章（字绘堂）撰；李大辂抄

【年代】原书成于清光绪八年（1882）

　　　　1929 年抄

【类型】抄本

【藏馆】上海中医药大学图书馆

【存世情况】该书最早于宣统元年（1909）刊印，1914 年有石印本问世，后被收入"珍本图书集成"

【备注】《总目》信息有误。该书第一篇为"学医真诠"，因原封面及部分序言页残缺，登记者误以首篇篇名代替书名，并归入"基础理论·中医病理"类。今正

4874　传心集

【分类】医案医话医论·笔记杂录

【卷数】不分卷

【责任者】〔清〕金梅编

【年代】清光绪十年（1884）

【类型】抄本

【藏馆】苏州市中医医院图书馆

【存世情况】孤本

4875　采论医道

【分类】医案医话医论·笔记杂录

【卷数】不分卷（一册）

【责任者】〔清〕胡仁寿（字悦彭，号种榆山人）、何镛（字桂笙，号高昌寒食

生）撰

【年代】原书成于清光绪十四年（1888）
　　　抄写年代不详

【类型】抄本

【藏馆】上海中医药大学图书馆

【存世情况】孤本

4876　医学须知

【分类】医案医话医论·笔记杂录

【卷数】不分卷

【责任者】〔清〕董韩卿订

【年代】清光绪二十二年（1896）

【类型】抄本

【藏馆】苏州图书馆

【存世情况】孤本

4877　两堂偶笔

【分类】医案医话医论·笔记杂录

【卷数】四卷

【责任者】〔清〕蒋双南撰

【年代】清光绪二十三年（1897）

【类型】抄本

【藏馆】山东中医药大学图书馆

【存世情况】孤本

4878　待用无遗

【分类】医案医话医论·笔记杂录

【卷数】不分卷

【责任者】〔清〕张东有编；清河东有主人抄

【年代】清光绪二十九年（1903）

【类型】抄本

【藏馆】成都图书馆

【存世情况】孤本

【备注】疑为作者手录本

4879　医事杂录

【分类】医案医话医论·笔记杂录

【卷数】不分卷

【责任者】唐济时（字成之，号求是庐主人）编

【年代】清光绪三十二年（1906）

【类型】抄本

【藏馆】中国中医科学院图书馆

【存世情况】孤本

4880　医验随笔（又名沈鲐翁医验随笔）

【分类】医案医话医论·笔记杂录

【卷数】不分卷

【责任者】〔清〕沈祖复（字礼庵、奉江，号蔗生、鲐翁）撰

【年代】原书成于清光绪三十四年（1908）抄写年代均不详

【类型】抄本

【藏馆】①上海图书馆
　　　②上海市医学会图书馆

【存世情况】后被收入"三三医书"

4881　临证举隅

【分类】医案医话医论·笔记杂录

【卷数】不分卷（一册）

【责任者】〔清〕田筱园撰，〔清〕陈邦瑞编辑

【年代】清光绪三十四年（1908）

【类型】抄本

【藏馆】成都中医药大学图书馆

【存世情况】孤本

4882　诸医耕心抄选（又名诸医抄选）

【分类】医案医话医论·笔记杂录

【卷数】十二卷

【责任者】著者佚名；朱肇岐（一作王肇岐）抄

【年代】原书成于清宣统三年（1911）抄写年代不详

【类型】抄本

【藏馆】云南省图书馆

【存世情况】孤本

【备注】残本

4883 西河医约

【分类】医案医话医论·笔记杂录

【卷数】不分卷

【责任者】〔清〕蔡西河撰

【年代】原书成于清宣统三年（1911）抄写年代不详

【类型】抄本

【藏馆】上海图书馆

【存世情况】孤本

【备注】湖州凌氏抄本

4884 夏松森学医笔记

【分类】医案医话医论·笔记杂录

【卷数】不分卷

【责任者】〔清〕夏松森（字梦符）撰

【年代】原书成于清宣统三年（1911）抄写年代不详

【类型】抄本

【藏馆】黑龙江中医药大学图书馆

【存世情况】孤本

4885 甡庵见闻用法汇要

【分类】医案医话医论·笔记杂录

【卷数】九卷

【责任者】〔清〕姚甡庵撰

【年代】清

【类型】抄本

【藏馆】天津图书馆

【存世情况】孤本

4886 师传医恒

【分类】医案医话医论·笔记杂录

【卷数】三卷（三册）

【责任者】〔清〕陈应亨（字嘉甫）辑抄

【年代】清

【类型】抄本

【藏馆】生命科学图书馆

【存世情况】孤本

【备注】《总目》书名误作"师傅医恒"，今正

4887 古常医钞

【分类】医案医话医论·笔记杂录

【卷数】不分卷（一册）

【责任者】佚名

【年代】清

【类型】抄本

【藏馆】上海中医药大学图书馆

【存世情况】孤本

【备注】《总目》失载，今补

4888 医书节录

【分类】医案医话医论·笔记杂录

【卷数】不分卷（一册）

【责任者】佚名

【年代】清

【类型】抄本

【藏馆】中国国家图书馆

【存世情况】孤本

【备注】原无书名，藏馆自拟。内配彩图

4889　便览偶抄

【分类】医史·史料

【卷数】不分卷

【责任者】佚名

【年代】清

【类型】抄本

【藏馆】浙江大学图书馆医学分馆

【存世情况】孤本

【备注】《总目》将其归入"医史·史料"

　　类，今据内容，归入"笔记杂录"类

4890　扶雅斋读医札记

【分类】医案医话医论·笔记杂录

【卷数】二卷

【责任者】〔清〕侯巽（字健伯）撰

【年代】①清末抄

　　　　②1941 年抄

【类型】抄本

【藏馆】①上海市医学会图书馆

　　　　②上海中医药大学图书馆

【存世情况】抄本 2 部

【备注】①上海市医学会图书馆藏本为精抄

　　本，抄于印有"南洋印刷官厂制"的花

　　边栏纸上

4891　医学刍言

【分类】医案医话医论·笔记杂录

【卷数】二卷（四册）

【责任者】〔清〕金清桂（字兰升，号石

　　如，晚号冬青老人）撰；傅甲抄

【年代】清末

【类型】抄本

【藏馆】上海中医药大学图书馆

【存世情况】孤本

4892　桂林轩临证心悟录

【分类】医案医话医论·笔记杂录

【卷数】不分卷（一册）

【责任者】〔清〕邓孟高（字养秋）撰；夏

　　福康抄

【年代】原书成于清末

　　　　1928 年抄

【类型】抄本

【藏馆】上海中医药大学图书馆

【存世情况】孤本

【备注】该书为夏福康合抄《临证心悟录等

　　三种》（包括《邓养秋临证心悟录》

　　《金子久问松堂医案》《秦笛桥灵兰书

　　室医案》）的一部分

4893　回生录

【分类】医案医话医论·笔记杂录

【卷数】不分卷

【责任者】佚名

【年代】〔清〕

【类型】抄本

【藏馆】浙江图书馆

【存世情况】孤本

4894　训蒙医略

【分类】医案医话医论·笔记杂录

【卷数】不分卷（五册）

【责任者】佚名

【年代】〔清〕

【类型】抄本

【藏馆】上海中医药大学图书馆

【存世情况】孤本

【备注】封面题"泽农氏藏"

4895　雨棠证验

【分类】医案医话医论·笔记杂录

【卷数】二卷（一册）

【责任者】佚名

【年代】［清］

【类型】抄本

【藏馆】①上海中医药大学图书馆
　　　　②陕西中医药大学图书馆

【存世情况】抄本 2 部

4896　金匮圆机

【分类】医案医话医论·笔记杂录

【卷数】不分卷（一册）

【责任者】佚名

【年代】［清］

【类型】抄本

【藏馆】上海中医药大学图书馆

【存世情况】孤本

4897　冷唵医验录

【分类】医案医话医论·笔记杂录

【卷数】不分卷

【责任者】沈焯研撰

【年代】［清］

【类型】抄本

【藏馆】苏州市中医医院图书馆

【存世情况】孤本

【备注】怀真庐抄本

4898　千山东阳聋叟医存

【分类】医案医话医论·笔记杂录

【卷数】二卷（二册合订）

【责任者】东阳聋叟撰

【年代】［清］

【类型】抄本

【藏馆】上海中医药大学图书馆

【存世情况】孤本

4899　随轩偶寄

【分类】医案医话医论·笔记杂录

【卷数】六卷（六册）

【责任者】佚名

【年代】［清］

【类型】抄本

【藏馆】生命科学图书馆

【存世情况】孤本

【备注】该本为绿丝栏纸抄本，有"万氏剑
　　　　青藏书"钤印

4900　见闻杂录

【分类】医案医话医论·笔记杂录

【卷数】不分卷（一册）

【责任者】止园居士撰

【年代】［清］

【类型】抄本复制本

【藏馆】云南中医药大学图书馆

【存世情况】孤本

【备注】藏馆信息记为"泰州市图书馆据馆
　　　　藏抄本传抄"。另《总目》有安徽中医
　　　　药大学图书馆所藏抄本，经查未见

4901　医药丛抄

【分类】医案医话医论·笔记杂录

【卷数】不分卷

【责任者】佚名

【年代】民国（约1912）

【类型】抄本

【藏馆】中国中医科学院图书馆

【存世情况】孤本

4902　医门杂录

【分类】医案医话医论·笔记杂录

【卷数】不分卷

【责任者】陶阶臣编

【年代】民国（约1912）

【类型】抄本

【藏馆】中国中医科学院图书馆

【存世情况】孤本

4903　医门杂录

【分类】医案医话医论·笔记杂录

【卷数】不分卷（一册）

【责任者】佚名

【年代】民国（约1912）

【类型】抄本

【藏馆】湖南图书馆

【存世情况】孤本

4904　医士道

【分类】医案医话医论·笔记杂录

【卷数】不分卷

【责任者】裘庆元（字吉生）撰

【年代】1916年

【类型】抄本

【藏馆】①南京中医药大学图书馆

　　　②广东省立中山图书馆

【存世情况】后被收入"医药丛书五十六
　　种"

4905　医学玉屑

【分类】医案医话医论·笔记杂录

【卷数】不分卷

【责任者】野农主人编

【年代】1920年

【类型】抄本

【藏馆】苏州图书馆

【存世情况】孤本

【备注】该本为花香鸟语轩抄本

4906　种蔬余暇所闻必录

【分类】医案医话医论·笔记杂录

【卷数】不分卷

【责任者】吴敬恒编

【年代】1924年

【类型】抄本

【藏馆】中国中医科学院图书馆

【存世情况】孤本

4907　戴民经验笔记

【分类】医案医话医论·笔记杂录

【卷数】不分卷

【责任者】佚名

【年代】民国（1912—1927）

【类型】抄本

【藏馆】中国中医科学院图书馆

【存世情况】孤本

4908　沪医精要集

【分类】医案医话医论·笔记杂录

【卷数】不分卷

【责任者】黄鸣岐编

【年代】1933年

【类型】抄本

【藏馆】中国中医科学院图书馆

【存世情况】孤本

4909 诸子精华录

【分类】医案医话医论·笔记杂录

【卷数】不分卷

【责任者】秦之济（字伯未，号谦斋）撰

【年代】1933 年

【类型】抄本

【藏馆】甘肃中医药大学图书馆

【存世情况】孤本

4910 医药杂录

【分类】医案医话医论·笔记杂录

【卷数】不分卷

【责任者】伯谌编

【年代】1934 年

【类型】抄本

【藏馆】黑龙江中医药大学图书馆

【存世情况】孤本

4911 医群精华录

【分类】医案医话医论·笔记杂录

【卷数】二卷

【责任者】鲍常伯撰

【年代】1935 年

【类型】抄本

【藏馆】浙江省中医药研究院图书馆

【存世情况】孤本

4912 摘录陈修园各证诗

【分类】医案医话医论·笔记杂录

【卷数】不分卷

【责任者】佚名

【年代】1936 年

【类型】抄本

【藏馆】广西壮族自治区图书馆

【存世情况】孤本

4913 皇汉医学札记

【分类】医案医话医论·笔记杂录

【卷数】不分卷（一册）

【责任者】蒋国华辑

【年代】约 1936 年

【类型】抄本

【藏馆】上海图书馆

【存世情况】孤本

4914 日诊偶存

【分类】医案医话医论·笔记杂录

【卷数】不分卷（一册）

【责任者】佚名

【年代】民国（1927—1937）

【类型】抄本

【藏馆】上海中医药大学图书馆

【存世情况】孤本

4915 杂方墨迹

【分类】医案医话医论·笔记杂录

【卷数】不分卷

【责任者】佚名

【年代】民国（1927—1937）

【类型】抄本

【藏馆】浙江省中医药研究院图书馆

【存世情况】孤本

4916 名家医本

【分类】医案医话医论·笔记杂录

【卷数】不分卷

【责任者】佚名

【年代】民国（1927—1937）

【类型】抄本

【藏馆】中国国家图书馆

【存世情况】孤本

4917　所见随笔

【分类】医案医话医论·笔记杂录

【卷数】四卷

【责任者】佚名

【年代】民国（1927—1937）

【类型】抄本

【藏馆】青岛市图书馆

【存世情况】孤本

4918　萤窗医学

【分类】医案医话医论·笔记杂录

【卷数】不分卷（一册）

【责任者】佚名

【年代】民国（1927—1937）

【类型】抄本

【藏馆】上海中医药大学图书馆

【存世情况】孤本

【备注】《总目》书名误作"莹窗医学"，
　　　今正

4919　野亭杂抄

【分类】医案医话医论·笔记杂录

【卷数】不分卷

【责任者】佚名

【年代】民国（1927—1937）

【类型】抄本

【藏馆】黑龙江省图书馆

【存世情况】孤本

4920　得意偶录

【分类】医案医话医论·笔记杂录

【卷数】不分卷

【责任者】佚名

【年代】民国（1927—1937）

【类型】抄本

【藏馆】浙江图书馆

【存世情况】孤本

4921　静观自得

【分类】医案医话医论·笔记杂录

【卷数】二卷

【责任者】罗清溪编

【年代】民国（1927—1937）

【类型】抄本

【藏馆】上海中医药大学图书馆

【存世情况】孤本

4922　陈休庵艺余

【分类】医案医话医论·笔记杂录

【卷数】不分卷（一册）

【责任者】陈休庵撰

【年代】民国（1927—1937）

【类型】抄本

【藏馆】上海中医药大学图书馆

【存世情况】孤本

4923　指迷救弊言

【分类】医案医话医论·笔记杂录

【卷数】不分卷

【责任者】袁佳士撰

【年代】民国（1927—1937）

【类型】抄本

【藏馆】苏州大学图书馆

【存世情况】孤本

4924 藜照堂杂录

【分类】医案医话医论·笔记杂录

【卷数】不分卷

【责任者】佚名

【年代】民国（1927—1937）

【类型】抄本

【藏馆】中国中医科学院图书馆

【存世情况】孤本

4925 行素书室医草

【分类】医案医话医论·笔记杂录

【卷数】不分卷（一册）

【责任者】吴文涵编

【年代】民国（1927—1937）

【类型】抄本

【藏馆】上海中医药大学图书馆

【存世情况】孤本

4926 医学读书记要

【分类】医案医话医论·笔记杂录

【卷数】不分卷（一册）

【责任者】佚名

【年代】民国（1927—1937）

【类型】抄本

【藏馆】上海中医药大学图书馆

【存世情况】孤本

4927 谷水秋园漫笔

【分类】医案医话医论·笔记杂录

【卷数】不分卷

【责任者】佚名

【年代】民国（1927—1937）

【类型】抄本

【藏馆】中国中医科学院图书馆

【存世情况】孤本

4928 临床心得草稿

【分类】医案医话医论·笔记杂录

【卷数】不分卷

【责任者】佚名；郑香亭抄

【年代】民国（1927—1937）

【类型】抄本

【藏馆】陕西省中医药研究院陕西省中医医
院图书馆

【存世情况】孤本

4929 读仲景书题语

【分类】医案医话医论·笔记杂录

【卷数】不分卷

【责任者】佚名

【年代】民国（1927—1937）

【类型】抄本

【藏馆】苏州大学图书馆

【存世情况】孤本

4930 （精选）明医秘诀

【分类】医案医话医论·笔记杂录

【卷数】二卷

【责任者】佚名

【年代】民国（1927—1937）

【类型】抄本

【藏馆】安徽省图书馆

【存世情况】孤本

4931　严惕安先生心传

【分类】医案医话医论・笔记杂录

【卷数】二卷（二册合订）

【责任者】严惕安撰；淀滨氏抄

【年代】民国（1927—1937）

【类型】抄本

【藏馆】上海中医药大学图书馆

【存世情况】孤本

4932　医事随录处世杂抄

【分类】医案医话医论・笔记杂录

【卷数】不分卷

【责任者】佚名

【年代】民国（1927—1937）

【类型】抄本

【藏馆】中国中医科学院图书馆

【存世情况】孤本

4933　读医药顾问记略

【分类】医案医话医论・笔记杂录

【卷数】不分卷

【责任者】佚名

【年代】1944 年

【类型】抄本

【藏馆】成都图书馆

【存世情况】孤本

4934　杏林秘要

【分类】医案医话医论・笔记杂录

【卷数】二卷（二册）

【责任者】宋胜辑

【年代】民国

【类型】抄本

【藏馆】上海图书馆

【存世情况】孤本

4935　还生集

【分类】医案医话医论・笔记杂录

【卷数】不分卷（一册）

【责任者】李韵笙等撰

【年代】民国

【类型】抄本

【藏馆】上海中医药大学图书馆

【存世情况】孤本

4936　杂录随笔

【分类】医案医话医论・笔记杂录

【卷数】不分卷

【责任者】佚名

【年代】民国

【类型】抄本

【藏馆】苏州大学图书馆

【存世情况】孤本

4937　医学笔记

【分类】医案医话医论・笔记杂录

【卷数】不分卷

【责任者】佚名

【年代】民国

【类型】抄本

【藏馆】山东中医药大学图书馆

【存世情况】孤本

4938　医科杂说

【分类】医案医话医论・笔记杂录

【卷数】不分卷

【责任者】佚名

【年代】民国

【类型】抄本

【藏馆】山东中医药大学图书馆

【存世情况】孤本

4939　医著杂录

【分类】医案医话医论·笔记杂录

【卷数】不分卷

【责任者】佚名

【年代】民国

【类型】抄本

【藏馆】黑龙江中医药大学图书馆

【存世情况】孤本

4940　得心应手

【分类】医案医话医论·笔记杂录

【卷数】二卷

【责任者】刘澹如撰

【年代】民国

【类型】抄本

【藏馆】①安徽中医药大学图书馆
　　　　②云南省图书馆

【存世情况】抄本 2 部

4941　中医研究法

【分类】医案医话医论·笔记杂录

【卷数】不分卷

【责任者】赵子才撰

【年代】民国

【类型】抄本

【藏馆】天津医学高等专科学校图书馆

【存世情况】孤本

4942　三十年心苦集

【分类】医案医话医论·笔记杂录

【卷数】不分卷

【责任者】佚名

【年代】民国

【类型】抄本

【藏馆】苏州大学图书馆

【存世情况】孤本

4943　见闻集

【分类】医案医话医论·笔记杂录

【卷数】不分卷

【责任者】佚名

【年代】民国

【类型】抄本

【藏馆】济南市图书馆

【存世情况】孤本

4944　尤氏医道杂俎

【分类】医案医话医论·笔记杂录

【卷数】不分卷

【责任者】佚名

【年代】民国

【类型】抄本

【藏馆】中国中医科学院中国医史文献研
　　　　究所

【存世情况】孤本

4945　医书丛谈

【分类】医案医话医论·笔记杂录

【卷数】不分卷

【责任者】程国龄撰

【年代】民国

【类型】抄本

【藏馆】中国中医科学院中国医史文献研
　　　　究所

【存世情况】孤本

4946　叶案赘语
【分类】医案医话医论·笔记杂录
【卷数】不分卷

【责任者】佚名
【年代】民国
【类型】抄本
【藏馆】生命科学图书馆
【存世情况】孤本

十二、综合性著作

（一）通 论

4947 卫生纂要

【分类】综合性著作·通论

【卷数】不分册（四册）

【责任者】〔清〕刘夑编

【年代】清乾隆二十年（1755）

【类型】稿本

【藏馆】上海中医药大学图书馆

【存世情况】孤本

【备注】包括《诊家枢要》《经络歌诀》《汤头歌诀》《经验集方》四种

4948 医法青篇

【分类】综合性著作·通论

【卷数】八卷

【责任者】〔清〕陈璞（字琢之）、陈玠（字健庵）撰

【年代】清嘉庆二十二年（1817）

【类型】稿本

【藏馆】中国中医科学院图书馆

【存世情况】孤本。后有 1995 年中医古籍出版社"中医古籍孤本大全"收录的稿本影印本

4949 邹氏纯懿庐集

子目：

（1）素灵杂解

（2）难经解

（3）伤寒卒病论笺

（4）伤寒翼

（5）金匮要略解

（6）寒疫论

（7）千金方摘抄

（8）疮疡

【分类】综合性著作·通论

【卷数】八卷

【责任者】〔清〕邹汉璜（字仲辰）撰

【年代】清道光二十年（1840）

【类型】稿本

【藏馆】中国中医科学院图书馆

【存世情况】孤本

4950 六经方证通解（又名六经方证中西通解）

【分类】综合性著作·通论

【卷数】十二卷

【责任者】〔清〕唐宗海（字容川）撰

【年代】清光绪十年（1884）

【类型】稿本

【藏馆】四川省图书馆

【存世情况】后有 1917 年上海千顷堂书局石印本

4951 方药集义阐微

子目：

（1）伤寒新法辑要

（2）六经提纲

（3）伤寒方

（4）金匮方

（5）神农本草经解

（6）本草经疏

（7）本草补遗

（8）医方十剂解

【分类】综合性著作·通论

【卷数】八卷

【责任者】佚名

【年代】〔清〕

【类型】稿本

【藏馆】中国中医科学院图书馆

【存世情况】孤本

4952　朱氏医书

【分类】综合性著作·通论

【卷数】二十八卷

【责任者】朱士良编

【年代】1928 年

【类型】稿本

【藏馆】济南市图书馆

【存世情况】孤本

4953　志雨斋医书

【分类】综合性著作·通论

【卷数】不分卷

【责任者】王震（字志霖）撰

【年代】1940 年

【类型】稿本

【藏馆】山东中医药大学图书馆

【存世情况】孤本

4954　古今名医汇粹

【分类】综合性著作·通论

【卷数】八卷

【责任者】〔清〕罗美（字澹生，号东逸，别号东美）编

【年代】原书约成于清康熙十四年（1675）

　　　　①清康熙年间（1675—1722）抄

②③清抄

④⑤⑥⑦抄写年代不详

【类型】①②③④⑤⑥抄本

　　　　⑦节抄本

【藏馆】①吉林省图书馆

　　　　②⑦中国中医科学院图书馆

　　　　③中国国家图书馆

　　　　④北京中医药大学图书馆

　　　　⑤上海图书馆

　　　　⑥上海中医药大学图书馆

【存世情况】有清嘉庆六年（1801）刻本五柳居藏板、清道光三年（1823）嘉兴盛新甫刻本、清道光三年（1823）刻本本衙藏板、清道光十三年（1833）刻本、清咸丰九年（1859）巴县桂文堂刻本、清刻本、1924 年上海大成书局石印本等

【备注】②中国中医药科学院图书馆所藏清抄本为十二卷。

　　　　③中国国家图书馆所藏清抄本二册，未题卷数

4955　名医通汇

【分类】综合性著作·通论

【卷数】不分卷

【责任者】〔清〕张对扬编

【年代】原书约成于清嘉庆五年（1800）抄写年代不详

【类型】抄本

【藏馆】中国科学院国家科学图书馆

【存世情况】孤本

4956　指南广义

【分类】综合性著作·通论

【卷数】六卷（六册）

【责任者】〔清〕曹翰辑

【年代】清嘉庆二十四年（1819）

【类型】抄本

【藏馆】上海图书馆

【存世情况】孤本

4957　寿身小补

【分类】综合性著作·通论

【卷数】九卷

【责任者】〔清〕黄兑楣编

【年代】原书成于清道光十二年（1832）

①清道光十三年（1833）抄

②清抄

【类型】抄本

【藏馆】①北京大学图书馆

②四川省图书馆

【存世情况】另有清光绪十四年（1888）佛山镇字林书局铅印本及清刻本、民国上海黄宝善堂石印本等

【备注】①北京大学图书馆藏本为八卷。

②四川省图书馆藏本十册，未记卷数，题"丙午长夏辑无杨永瑞续抄"

4958　医学简约汇编

【分类】综合性著作·通论

【卷数】不分卷（一册）

【责任者】〔清〕王星耀辑

【年代】清末

【类型】抄本

【藏馆】中国国家图书馆

【存世情况】孤本

4959　医绣

【分类】综合性著作·通论

【卷数】不分卷

【责任者】沈效韩编

【年代】1912 年

【类型】抄本

【藏馆】首都医科大学图书馆

【存世情况】孤本

4960　杨氏医解八种

【分类】综合性著作·通论

【卷数】不分卷

【责任者】杨钟浚编

【年代】1921 年

【类型】抄本

【藏馆】河北医科大学图书馆

【存世情况】孤本

（二）合　抄

4961　味义根斋偶抄

子目：

(1) 喉症机要二卷——〔清〕姚履佳订，徐赓云增辑

(2) 仙芝集六卷——〔清〕王昕辑著，徐赓云增校

(3) 接骨全书二卷——〔清〕王菊堂校定，徐赓云编次

(4) 推拿秘旨四卷——〔明〕壶天遗叟传，徐赓云编次绘图

(5) 幼科秘传一卷——〔清〕徐大椿著，徐赓云校

(6) 雕虫集一卷——〔清〕徐大椿著，徐赓云校

(7) 经络歌诀一卷——〔清〕徐赓云校录

（8）濒湖脉学一卷——〔清〕徐赓
云校录

【分类】综合性著作·合抄

【子目数】八种

【责任者】〔清〕徐赓云（字凤冈，号撷
芸）编辑抄录

【年代】清嘉庆七年至嘉庆十五年（1802—
1810）

【类型】稿本

【藏馆】上海交通大学医学院图书馆

【存世情况】孤本

【备注】此书为徐赓云手录稿本，十八卷
（八册），精抄精校，用以家藏。《总
目》将其归入"医案医话医论·笔记杂
录"类

4962 温热病论等六种合抄

子目：

（1）温热病论

（2）保赤要言

（3）孙真人千金平脉法

（4）医学阐微

（5）九九赋

（6）类选单方

【分类】综合性著作·合抄

【子目数】六种

【责任者】〔清〕王廷瑞（字辑五、鉴庵）
编撰

【年代】约清乾隆四十七年至嘉庆十六年
（1782—1811）

【类型】稿本

【藏馆】生命科学图书馆

【存世情况】抄本

【备注】该书原一函六册，各有书名，但无

顺序。《总目》仅根据其中《温热病
论》一书，将其归入"临证各科·温
病·四时温病"类，作为清抄本。但根
据该书内容多有作者原创，以及抄录修
改等情况，当为作者手录的未定稿本，
今归入"综合性著作·合抄"类

4963 董氏家藏医抄十二集

子目：

（1）三才备览

（2）医学穷源

（3）形神备旨

（4）四诊明辨

（5）证治要诀

（6）经验良方

（7）济阴秘录

（8）活幼心传

（9）疡医宝鉴

（10）外科锦书

（11）奇方妙法

（12）缺

【分类】综合性著作·合抄

【子目数】十二种（六册）

【责任者】原题〔清〕董氏撰

【年代】清道光年间（1821—1850）

【类型】稿本

【藏馆】中国中医科学院图书馆

【存世情况】孤本

【备注】残本

4964 灵兰社稿

子目：

（1）杂症六卷

（2）锦囊药性赋二卷

【分类】综合性著作·合抄

【子目数】二种

【责任者】佚名

【年代】清道光年间（1821—1850）

【类型】稿本

【藏馆】中国中医科学院图书馆

【存世情况】孤本

4965 连自华医书十五种

子目：

（1）程文仿

（2）汪仲伊杂病辑逸（缺）

（3）脉诀订真

（4）望诊（缺）

（5）望诊补

（6）证治针经广证

（7）温热指南（缺）

（8）喉症方案

（9）京城白喉约说

（10）行余书屋论（附：医案）

（11）有恒杂记

（12）医略

（13）寄京医札

（14）示儿编

（15）读妇科心法志疑

附：①串雅内外编

②咽喉脉证通论

【分类】综合性著作·合抄

【子目数】十五种

【责任者】〔清〕连自华（字书樵）撰

【年代】清同治九年（1870）

【类型】稿本

【藏馆】中国中医科学院图书馆

【存世情况】孤本

4966 泉唐沈氏医书九种

子目：

（1）伤寒分类集成

（2）伤寒摘要

（3）读金匮要略大意

（4）中风简要

（5）诸痹汇要

（6）痿证大要

（7）虚劳要则

（8）水气指南

（9）温病方书

【分类】综合性著作·合抄

【子目数】九种

【责任者】〔清〕沈灵犀编

【年代】清同治至光绪年间（约1875）

【类型】稿本

【藏馆】中国中医科学院图书馆

【存世情况】孤本

4967 凤氏医书三种

子目：

（1）临证经验方四卷——〔清〕凤
实夫撰

（2）医师秘籍二卷——〔清〕李言
恭传

（3）内科脉镜二卷——佚名

【分类】综合性著作·合抄

【子目数】三种（八册）

【责任者】〔清〕凤实夫（字在元，晚号凤
兮山叟）编

【年代】清同治五年至光绪三年（1866—
1877）

【类型】稿本

【藏馆】上海中医药大学图书馆

【存世情况】孤本

4968　田晋蕃医书七种

　　子目：

　　（1）医经类纂

　　（2）内经素问校正

　　（3）医稗

　　（4）名家杂抄

　　（5）田晋蕃日记

　　（6）中西医辨

　　（7）慎疾格言

【分类】综合性著作·合抄

【子目数】七种（三十二册）

【责任者】〔清〕田晋蕃（字杏邨）撰

【年代】清光绪五年至光绪十年（1879—
　　1884）

【类型】稿本

【藏馆】中国中医科学院图书馆

【存世情况】孤本

4969　蘐斋医学存稿二种

　　子目：

　　（1）景岳发挥订误

　　（2）治疾日记

【分类】综合性著作·合抄

【子目数】二种（二册）

【责任者】〔清〕黄誉邨（字蘐斋）撰

【年代】清光绪十三年（1887）

【类型】稿本

【藏馆】中国中医科学院图书馆

【存世情况】孤本

4970　韩氏医课

　　子目：

　　（1）本草撮要类编——〔明〕王象
　　　　晋撰

　　（2）金匮方歌括

　　（3）医方歌括

　　（4）温病方歌

　　（5）霍乱方歌

　　（6）景岳新方八阵歌

　　（7）十剂选时方歌

【分类】综合性著作·合抄

【子目数】七种

【责任者】〔清〕韩氏撰，韩鸿（字印秋）
　　校补

【年代】清光绪中期（约1897）

【类型】稿本

【藏馆】中国中医科学院图书馆

【存世情况】孤本

4971　肇坤医稿五种

　　子目：

　　（1）六经撮要

　　（2）伤寒论撮要

　　（3）时病论撮要

　　（4）撮要男妇科

　　（5）撮要妇儿科

【分类】综合性著作·合抄

【子目数】五种

【责任者】〔清〕肇坤辑

【年代】清宣统三年（1911）

【类型】稿本

【藏馆】中国中医科学院图书馆

【存世情况】孤本

4972　倚云斋医书四种

　　子目：

（1）倚云斋追往集记

（2）倚云斋悟方集记

（3）袖珍脉诀

（4）脉诀辨似（附：天泉论）

【分类】综合性著作·合抄

【子目数】四种（六册）

【责任者】〔清〕洪鹤翯撰

【年代】清宣统三年（1911）

【类型】稿本

【藏馆】中国中医科学院图书馆

【存世情况】孤本

4973　医药便读

子目：

（1）望闻问切歌

（2）药性歌

（3）医学三字经

（4）时方十剂歌括

（5）三字经医方歌括

【分类】综合性著作·合抄

【子目数】五种

【责任者】黄在福（字介圃）编

【年代】1913 年

【类型】稿本

【藏馆】中国中医科学院图书馆

【存世情况】孤本

4974　裴氏医书指髓

子目：

（1）脉法指髓

（2）温病指髓

（3）伤寒指髓

（4）金匮指髓

（5）针灸指髓

（6）俞穴指髓

（7）六经指髓

【分类】综合性著作·合抄

【子目数】七种

【责任者】裴荆山编

【年代】1916 年

【类型】稿本

【藏馆】辽宁省图书馆

【存世情况】孤本

4975　安定养花庐用药丛书

子目：

（1）温病条辨方论新诗诀

（2）各经补泻凉温药队新诗诀

【分类】综合性著作·合抄

【子目数】二种

【责任者】胡济川编

【年代】1935 年

【类型】稿本

【藏馆】中国中医科学院图书馆

【存世情况】孤本

4976　医门五百证

子目：

（1）医门百家姓二卷

（2）五百证备用方二卷

【分类】综合性著作·合抄

【子目数】二种

【责任者】倪莪（字即吾）编

【年代】1942 年

【类型】稿本

【藏馆】中国中医科学院图书馆

【存世情况】孤本

4977 睄筼氏医稿八种

子目：

(1) 古方选要三卷

(2) 本草汇选

(3) 诸证要诀

(4) 要言随笔

(5) 时病摘要

(6) 眼科选文

(7) 见闻随笔

(8) 伤科集要

【分类】综合性著作·合抄

【子目数】八种

【责任者】睄筼辑

【年代】1949 年

【类型】稿本

【藏馆】中国中医科学院图书馆

【存世情况】孤本

4978 寿养丛书选抄三种

子目：

(1) 寿亲养老——〔宋〕陈直撰

(2) 医学权舆——〔明〕胡文焕节抄

(3) 脉诀——〔宋〕崔嘉彦撰

【分类】综合性著作·合抄

【子目数】三种（四册）

【责任者】〔明〕胡文焕（字德甫，号全庵、洞玄子、抱琴居士、西湖醉渔）编

【年代】原书成于明万历二十年（1592）清德堂抄本，年代不详

【类型】抄本

【藏馆】中国中医科学院图书馆

【存世情况】孤本

4979 脉法的要

　　　　脉散征奇

【分类】综合性著作·合抄

【子目数】二种

【责任者】〔明〕闾丘煜（字芝林，号参微子）编；闾丘氏抄

【年代】原书成于明崇祯元年（1628）清树德堂抄本

【类型】抄本

【藏馆】中国国家图书馆

【存世情况】中国中医科学院图书馆所藏据清树德堂抄本影抄本，具体年代不详

4980 金针三度

　　　　三针并度

【分类】综合性著作·合抄

【子目数】二种（六册）

【责任者】〔清〕熊应相（字廷良）撰

【年代】原书成于清乾隆四十二年（1777）清抄

【类型】抄本

【藏馆】中国国家图书馆

【存世情况】后有 1914 年山邑刘远扬木活字本

4981 经史秘汇

子目：

(1) 法古宜今——〔清〕沈锦桐撰

(2) 景岳十机摘要——〔明〕张介宾撰

(3) 毓麟策——〔清〕沈锦桐撰

(4) 温疟论——〔清〕薛雪撰

(5) 湿热条辨——〔清〕薛雪撰

(6) 受正玄机神光经

【分类】综合性著作·合抄

【子目数】六种（二册）

【责任者】〔清〕吴翌凤（字伊仲，号牧庵，又作枚庵、眉庵，晚号漫叟）辑抄

【年代】清乾隆后期至嘉庆年间（1819年前）

【类型】抄本

【藏馆】上海图书馆

【存世情况】孤本。后有2019年上海科学技术文献出版社"上海图书馆藏中医稿抄本丛刊"收录的影印本

【备注】该书为清中期藏书家吴翌凤（1742—1819）手抄。《总目》将其归入"综合性著作·中医丛书"，今据体例和内容调整

4982　竟成堂医书三种

子目：

（1）妇婴至宝六卷——〔清〕巫斋居士撰

（2）摘录妇科指归产后方——〔清〕曾鼎原撰

（3）随缘便录——佚名

【分类】综合性著作·合抄

【子目数】三种

【责任者】〔清〕竟成堂主人编；唐济时（字成之，号求是庐主人）抄

【年代】原书成于清同治八年（1869）1914年抄

【类型】抄本

【藏馆】中国中医科学院图书馆

【存世情况】孤本

【备注】唐氏据清同治八年（1869）刻本抄录，原刻本已佚

4983　膏丹丸散麻疯血癣等症

【分类】综合性著作·合抄

【子目数】不详

【责任者】佚名

【年代】清光绪十三年（1887）

【类型】抄本

【藏馆】广州中医药大学图书馆

【存世情况】孤本

4984　李自求抄医书四种

子目：

（1）脉学脉诀

（2）妇科产前

（3）妇科产后

（4）家传经验良方

【分类】综合性著作·合抄

【子目数】四种

【责任者】〔清〕李自求辑

【年代】清光绪中期（约1894）

【类型】抄本

【藏馆】桂林图书馆

【存世情况】孤本

4985　汤头歌诀
　　　四言举要
　　　扁鹊华佗察声色秘诀
　　　本草备要

【分类】综合性著作·合抄

【子目数】四种（一册）

【责任者】〔清〕田陶滨抄

【年代】约清光绪三十年（1904）

【类型】抄本

【藏馆】上海图书馆

【存世情况】孤本

4986　石室丛钞（抄）

子目：

(1) 脉经

(2) 伤寒证治

(3) 良方汇录

(4) 医学汇编

(5) 脉诀图证汇参

(6) 医林改错

(7) 医学秘书

(8) 医学丛抄

(9) 王孟英医案

(10) 傅青主女科

(11) 外科秘方

(12) 医原记略

(13) 疡科补苴

(14) 十二经图并见症用药法

(15) 俪语集锦

(16) 咽喉症类

(17) 医学策问论说，序文手答类

(18) 痧喉症治阐解

(19) 医宗备要

【分类】综合性著作·合抄

【子目数】十九种（四十册）

【责任者】〔清〕石顽（号更叟）辑

【年代】清宣统二年（1910）

【类型】抄本

【藏馆】上海中医药大学图书馆

【存世情况】孤本

【备注】《总目》题作"石室丛抄医书十
　　七种"，经核对共有十九种，今补

4987　脉诀要览

　　药性要览

【分类】综合性著作·合抄

【子目数】二种

【责任者】佚名

【年代】清末（约1910）

【类型】抄本

【藏馆】中国中医科学院图书馆

【存世情况】孤本

4988　医书四种

子目：

(1) 医学三字经

(2) 叶天士医案

(3) 伤寒瘟疫论

(4) 陈修园医选

【分类】综合性著作·合抄

【子目数】四种

【责任者】佚名

【年代】清

【类型】抄本

【藏馆】中国中医科学院图书馆

【存世情况】孤本

4989　疢恒轩五种书（附：岐黄书、药性书）

【分类】综合性著作·合抄

【子目数】五种（三册）

【责任者】〔清〕吴蒙撰

【年代】清

【类型】抄本

【藏馆】中国国家图书馆

【存世情况】孤本

4990　药方抄

　　脉诀

【分类】综合性著作·合抄

【子目数】二种（一册）

【责任者】佚名

【年代】清

【类型】抄本

【藏馆】上海图书馆

【存世情况】孤本

【备注】该书名为藏馆所定。《总目》将其归入"方书·清代单方、验方"类，今据体例与内容调整

4991 医学汇编三种

子目：

（1）沈读伤寒论

（2）金匮杂病论

（3）证治家

【分类】综合性著作·合抄

【子目数】三种

【责任者】冠时编

【年代】民国（约1912）

【类型】抄本

【藏馆】中国中医科学院图书馆

【存世情况】孤本

4992 好庾遗书

子目：

（1）汤药歌诀

（2）痘疹幼科

【分类】综合性著作·合抄

【子目数】二种

【责任者】顾苍竹撰；黄寿南抄

【年代】1913 年

【类型】抄本

【藏馆】中国中医科学院图书馆

【存世情况】孤本

4993 黄寿南抄辑医书二十种

子目：

（1）伤寒类辨附类伤寒辨

（2）不倦庐观书札记

（3）类伤寒集补

（4）伤寒直解辨证歌（附：高鼓峰四明心法）

（5）烂喉痧集记（附：喉痧汇论）

（6）痧痘金针（附：王寿田治痘方略）

（7）女科心法纂补

（8）叶香岩先生医案（附：病机选案）

（9）陈莘田外科临证

（10）陈莘田医案续集

（11）陈如山方案

（12）顾西畴城南诊治

（13）顾西畴方案

（14）七家会诊张越阶方案

（15）曹仁伯琉球百问

（16）曹仁伯过庭录存

（17）延陵弟子纪略

（18）客尘医话

（19）按部分经录

（20）杨氏问心堂杂记

【分类】综合性著作·合抄

【子目数】二十种

【责任者】〔清〕黄福申（字寿南，号沁梅）辑

【年代】清同治九年（1870）至 1914 年

【类型】抄本

【藏馆】中国中医科学院图书馆

【存世情况】孤本

4994　黄寿南抄辑医书十六种

子目：

（1）伤寒纂要

（2）温热全书

（3）伏气温病篇

（4）叶香严先生时气温热论注

（5）叶天士先生伏气时邪篇

（6）外感温病篇

（7）薛生白先生湿热病篇

（8）邵步青先生集伏暑篇

（9）邵新甫伏暑说

（10）吴东阳伏暑赘言

（11）屠彝尊论白㾦

（12）李纯修烂喉痧论

（13）祖鸿范烂喉丹痧治宜论

（14）周思哲瘟疫赘言

（15）验舌夸机

（16）舌辩

【分类】综合性著作·合抄

【子目数】十六种

【责任者】〔清〕黄福申（字寿南，号沁梅）辑

【年代】清同治九年（1870）至1914年

【类型】抄本

【藏馆】生命科学图书馆

【存世情况】孤本。后有2019年上海科学技术文献出版社"中华中医古籍珍稀稿钞本丛刊"收录的影印本

【备注】《总目》失载，今补。可与"黄寿南抄辑医书二十种"互补

4995　医籍汇录

子目：

（1）医法心传

（2）古今医论

（3）痢疗捷法

（4）论脏腑经络穴位与疮疡关系

（5）十二经络歌诀

（6）神农本草经百种录

【分类】综合性著作·合抄

【子目数】六种

【责任者】编者佚名；丁德之抄

【年代】1914年

【类型】抄本

【藏馆】中国中医科学院图书馆

【存世情况】孤本

4996　单受益手抄医书三种

子目：

（1）八脉四言诗

（2）删定伤寒论——〔汉〕张机撰，〔日〕吉益猷删订

（3）温病醒迷

【分类】综合性著作·合抄

【子目数】三种

【责任者】单受益辑抄

【年代】1923年

【类型】抄本

【藏馆】中国中医科学院图书馆

【存世情况】孤本

4997　轩岐之术

子目：

（1）四言脉诀

（2）绛雪园得宜本草

（3）用药经旨

（4）药性分剂赋

（5）运气新图括要

【分类】综合性著作·合抄

【子目数】五种

【责任者】禀灵士集抄

【年代】1924 年

【类型】抄本

【藏馆】天津中医药大学图书馆

【存世情况】孤本

4998　灌园四书摘

子目：

（1）医方集要

（2）随证知方

（3）万病回春

（4）幼科捷法

【分类】综合性著作·合抄

【子目数】四种

【责任者】唐济时（字成之，号求是庐主人）辑

【年代】1928 年

【类型】抄本

【藏馆】中国中医科学院图书馆

【存世情况】孤本

4999　芹际医书十三种

子目：

（1）内经全注

（2）难经佚文　唐本伤寒佚文

（3）唐本伤寒论

（4）唐本伤寒论异文

（5）全本伤寒论原文

（6）外科辨证目录

（7）悬壶须知——永福辑

（8）蕊珠集论节要——〔元〕王珪撰，〔清〕力钧节要

（9）阴证略例——〔元〕王好古撰

（10）养生方辑本

（11）痘疹正宗——〔清〕宋麟祥撰

（12）痘疹发明

（13）痘疹异同求是

【分类】综合性著作·合抄

【子目数】十三种

【责任者】佚名

【年代】1937 年

【类型】抄本

【藏馆】中国中医科学院图书馆

【存世情况】孤本

5000　病象脉诀药要

【分类】综合性著作·合抄

【子目数】三种

【责任者】彭灏编

【年代】1948 年

【类型】抄本

【藏馆】泸州市图书馆

【存世情况】孤本

5001　九芸医馆医学丛书

子目：

（1）防疫医话

（2）九芸医案

（3）外科良方

（4）花柳病讲义

（5）验方配本

（6）脉学一夕谈

（7）治痘宝册

【分类】综合性著作·合抄

【子目数】七种

【责任者】许少华撰

【年代】1949 年

【类型】抄本

【藏馆】浙江图书馆

【存世情况】孤本

5002　罗树仁手稿三种

　　子目：

　　（1）脉纬

　　（2）针灸发微

　　（3）针灸节要发微

【分类】综合性著作·合抄

【子目数】三种

【责任者】罗哲初（字树仁，号克诚
　　子）撰

【年代】民国

【类型】抄本

【藏馆】天津中医药大学图书馆

【存世情况】孤本

5003　医门秘籍
　　　　良方验案

【分类】综合性著作·合抄

【子目数】二种

【责任者】顾大田撰

【年代】民国

【类型】抄本

【藏馆】苏州市中医医院图书馆

【存世情况】孤本

【备注】平原楼抄本

5004　脉诀舌苔药性三种汇集

　　子目：

　　（1）四言脉诀

　　（2）舌苔歌诀

　　（3）药性赋（附：温热论）

【分类】综合性著作·合抄

【子目数】三种

【责任者】邵冠明编辑抄录

【年代】民国

【类型】抄本

【藏馆】河南中医药大学图书馆

【存世情况】孤本

5005　医部秘钞三种

　　子目：

　　（1）十二经证治论——佚名

　　（2）素女方——佚名

　　（3）不谢方——〔清〕陆懋修撰

【分类】综合性著作·合抄

【子目数】三种（三册）

【责任者】卫道抄辑

【年代】民国

【类型】抄本

【藏馆】上海中医药大学图书馆

【存世情况】孤本

（三）丛　书

5006　（御纂）医宗金鉴

　　子目：

　　（1）订正伤寒论注十七卷

　　（2）订正金匮要略注八卷

　　（3）删补名医方论八卷

　　（4）四诊心法要诀一卷

　　（5）运气要诀一卷

　　（6）伤寒心法要诀三卷

　　（7）杂病心法要诀五卷

（8）妇科心法要诀六卷

（9）幼科杂病心法要诀六卷

（10）痘疹心法要诀六卷

（11）幼科种痘心法要旨一卷

（12）外科心法要诀十六卷

（13）眼科心法要诀二卷

（14）刺灸心法要诀八卷

（15）正骨心法要旨四卷

【分类】综合性著作·丛书

【子目数】十五种

【责任者】〔清〕吴谦（字六吉）等辑

【年代】①清乾隆七年（1742）

②清抄

【类型】①稿本

②抄本

【藏馆】①中国中医科学院图书馆

②天津医学高等专科学校图书馆

【存世情况】稿本与抄本各1部。传世有清乾隆武英殿聚珍本，及清与民国刻本、铅印本、石印本等多种，又见于"四库全书"

【备注】①中国中医科学院图书馆藏本为内府稿本，附工笔精绘图，残本。《总目》另载辽宁中医药大学图书馆藏有内府稿本残本，经查未见。

②天津医学高等专科学校图书馆藏本仅一册

5007 世补斋医书

子目：

前集：（1）文集十六卷

（2）不谢方一卷

（3）伤寒论阳明病释四卷

（4）内经运气病释九卷（附：内经遗篇病释一卷）

（5）内经运气表一卷

（6）内经难字音义一卷

后集：（7）重订傅青主女科九卷——〔清〕傅山撰

（8）重订戴北山广温热论五卷——〔清〕戴天章撰

（9）重订绮石理虚元鉴五卷——〔清〕绮石先生撰

（10）校正王朴庄伤寒论注六卷——〔清〕王丙撰

附：（1）伤寒论附余二卷——〔清〕王丙撰

（2）伤寒例新注一卷——〔清〕王丙撰

（3）读伤寒论新法一卷——〔清〕王丙撰

（4）回澜说一卷——〔清〕王丙撰

（5）时节气候决病法一卷——〔清〕王丙撰

【分类】综合性著作·丛书

【子目数】十种（附五种）（十六册）

【责任者】〔清〕陆懋修（字九芝，号江左下工，又号林屋山人）撰

【年代】清同治五年（1866）

【类型】稿本

【藏馆】①上海图书馆

②中国中医科学院图书馆

【存世情况】后有清光绪十年（1884）刻本（前集）、清宣统二年（1910）陆润庠刻本（后集）以及民国石印本、铅印本多种

【备注】①上海图书馆藏本共十六册。

②中国中医科学院图书馆藏本为

残本

5008　世补斋医书续集

子目：

(1) 世补斋医论

(2) 世补斋医书刊后绪论

(3) 世补斋乙酉以后杂识

【分类】综合性著作·丛书

【子目数】三种（三册）

【责任者】〔清〕陆懋修（字九芝，号江左

下工，又号林屋山人）撰

【年代】约清光绪十年至光绪十二年

（1884—1886）

【类型】稿本

【藏馆】中国国家图书馆

【存世情况】孤本

5009　正谊堂医书

子目：

(1) 医林字典

(2) 读伤寒论歌

(3) 外感伤寒证提纲

(4) 诸痛证提纲

(5) 喉症类集

(6) 时疫白喉捷要

(7) 生产妙诀十六歌

(8) 儿科痘证歌

(9) 医学心得

【分类】综合性著作·丛书

【子目数】九种

【责任者】〔清〕王廷钰（字西岑）撰

【年代】①清光绪十二年（1886）

②抄写年代不详

【类型】①稿本

②抄本

【藏馆】①中国中医科学院图书馆

②山东中医药大学图书馆

【存世情况】稿本与抄本各 1 部

5010　壶隐子医书四种

子目：

(1) 脉赋训解

(2) 脉诀正讹

(3) 壶隐子应手录

(4) 壶隐子医谭一得

【分类】综合性著作·丛书

【子目数】四种（四册）

【责任者】〔明〕刘浴德（字肖斋，号壶隐

子）撰

【年代】原书成于明万历三十一年（1603）

清抄

【类型】抄本

【藏馆】中国国家图书馆

【存世情况】孤本

【备注】《总目》载有甘肃省图书馆所藏清

抄本，经查未见

5011　却病延年全书

子目：

(1) 丹经宝筏

(2) 运气纪要

(3) 脉理阐微（缺）

(4) 经络图解

(5) 病能口问（缺）

(6) 百病瞭然

(7) 古今名方（缺）

(8) 分病药性

【分类】综合性著作·丛书

【子目数】八种（五册）

【责任者】〔清〕崔澹庵辑，刘学博校补；
痴睡主人手抄

【年代】原书成于清康熙二十八年（1689）
清乾隆五十二年（1787）校补
清乾隆五十七年（1792）抄

【类型】抄本

【藏馆】上海中医药大学图书馆

【存世情况】孤本

【备注】残本，存五卷

5012　顾氏医镜（又名医镜、顾松园医镜）
子目：

(1) 素灵摘要二卷

(2) 内景图解

(3) 脉法删繁

(4) 格言汇纂二卷

(5) 本草必用二卷

(6) 症方发明八卷

【分类】综合性著作·丛书

【子目数】六种

【责任者】〔清〕顾靖远（字松园，号花
洲）撰

【年代】①清康熙五十七年（1718）抄
②清抄
③1931 年河北深县于凤纲抄
④抄写年代不详

【类型】①②③抄本
④节抄本

【藏馆】①中国医学科学院北京协和医学院
医学信息研究所图书馆
②③中国国家图书馆
④中国中医科学院图书馆

【存世情况】后有 1921 年杭城武林印书馆

铅印本与 1934 年扫叶山房石印本

5013　沈氏尊生书
子目：

(1) 杂病源流犀烛三十卷　卷首
二卷

(2) 伤寒论纲目十六卷

(3) 幼科释迷六卷

(4) 妇科玉尺六卷

(5) 要药分剂十卷

【分类】综合性著作·丛书

【子目数】五种

【责任者】〔清〕沈金鳌（字芊绿、号汲
门，晚号尊生老人）撰

【年代】原书成于清乾隆三十八年（1773）
清抄

【类型】抄本

【藏馆】中国中医科学院图书馆

【存世情况】后有清乾隆四十九年（1784）
无锡沈氏师俭堂刻本、同年锡山奇氏安
徽刻本、同年学余堂刻本，以及清与民
国刻本、铅印本、石印本多种

【备注】《总目》载有中国中医科学院图书
馆所藏清乾隆三十八年（1773）沈氏芊
绿堂稿本，经查未见

5014　影钞文溯阁四库全书医书十二种
子目：

(1) 本草乘雅半偈十卷——〔明〕
卢之颐撰

(2) 得宜本草——〔清〕王子接撰

(3) 针灸资生经七卷——〔宋〕王
执中撰

(4) 扁鹊神应针灸玉龙经——〔元〕

王国瑞撰

（5）伤寒微旨论二卷——〔宋〕韩祗和撰

（6）伤寒总病论六卷（附二卷）——〔宋〕庞安时撰

（7）旅舍备要方——〔宋〕董汲编

（8）博济方五卷——〔宋〕王衮编

（9）集验背疽方——〔宋〕李迅撰

（10）妇人大全良方二十四卷——〔宋〕陈自明撰

（11）世医得效方二十卷——〔元〕危亦林撰

（12）脚气治法总要二卷——〔宋〕董汲撰

【分类】综合性著作·丛书

【子目数】十二种

【责任者】〔清〕纪昀（字晓岚）等原编

【年代】原书约成于清乾隆四十七年（1782）抄写年代不详

【类型】影抄本

【藏馆】中国中医科学院图书馆

【存世情况】另见于甘肃省图书馆所藏文溯阁本"四库全书"

【备注】据文溯阁《四库全书·医家类》影抄

5015　程刻秘传医书四种

子目：

（1）褚氏遗书——〔南齐〕褚澄撰

（2）相儿经——〔晋〕严助撰

（3）脉经——〔唐〕甄权撰

（4）玄女房中经——〔唐〕孙思邈撰

【分类】综合性著作·丛书

【子目数】四种

【责任者】〔清〕程永培（号瘦樵）编

【年代】原书成于清乾隆年间（1736—1795）清抄

【类型】抄本

【藏馆】中国医学科学院北京协和医学院医学信息研究所图书馆

【存世情况】孤本

5016　医苑

子目：

（1）玉函经三卷——〔唐〕杜光庭撰

（2）注解胎产大通论——〔梁〕杨子健撰

（3）秘传离娄经——佚名

（4）小儿痘疹经验良方——〔清〕魏君用编

（5）医萃——〔明〕肖昂撰

（6）医抄（玉笈方抄、经验抄）——佚名

（7）胤嗣录——〔明〕刘场撰

（8）轩辕黄帝补生后嗣论——佚名

【分类】综合性著作·丛书

【子目数】八种（五册）

【责任者】辑者佚名

【年代】清光绪初年（约1875）

【类型】抄本

【藏馆】中国中医科学院图书馆

【存世情况】孤本

5017　戈氏医学丛书

子目：

（1）黄帝内经素问指归（又名素问指归）九卷

（2）伤寒论指归（又名伤寒指归）
　　六卷

（3）伤寒杂病论金匮指归（又名金
　　匮指归）十卷

（4）神农本草经指归四卷

【分类】综合性著作·丛书

【子目数】四种

【责任者】〔清〕戈颂平（字直哉）撰

【年代】原书成于清光绪十一年（1885）

　　　清宣统元年（1909）编订

　　　①清末抄

　　　②③抄写年代不详

【类型】抄本

【藏馆】①长春中医药大学图书馆

　　　②扬州市图书馆

　　　③上海中医药大学图书馆

【存世情况】抄本 3 部。子目各有抄本、刻
　　本传世

【备注】①长春中医药大学图书馆藏本共四
　　函三十七册。

　　　③上海中医药大学藏本题名"戈氏
　　丛书四种"，存一至三种，共三函二十
　　四册

5018　一隅草堂医书

　　子目：

（1）质疑录二卷——〔明〕张介宾撰

（2）按部分经络——〔明〕宁一玉编

（3）类伤寒集补——〔清〕张泰编

（4）客尘医话三卷——〔清〕计楠编

【分类】综合性著作·丛书

【子目数】四种（二册）

【责任者】〔清〕计楠（字寿乔，号隅老、

甘谷外史、客尘子）编辑；同里虞
虞抄

【年代】原书约成于清嘉庆至道光前期
　　（1796—1834）

　　　清光绪十九年（1893）抄

【类型】抄本

【藏馆】中国中医科学院图书馆

【存世情况】孤本

【备注】《总目》作"辑者佚名"。计楠
　　家筑小圃曰"一隅草堂"，故此书应
　　为其编辑，又据其生卒年为 1760—
　　1834，推测原书约成于清嘉庆至道光
　　年间

5019　（编辑）金鉴心法歌诀

　　子目：

（1）伤寒心法歌诀

（2）妇科摘要

（3）妇科心法要诀

（4）杂病心法要诀

【分类】综合性著作·丛书

【子目数】四种

【责任者】辑者佚名

【年代】清

【类型】抄本

【藏馆】山东中医药大学图书馆

【存世情况】孤本

【类型】即"（御纂）医宗金鉴"相关内容
　　的摘抄

5020　习医铃法

　　子目：

（1）陆氏遗书——〔明〕陆岳撰

（2）三世医验——〔明〕陆士龙编

（3）原病集——吴良汇编

【分类】综合性著作·丛书

【子目数】三种

【责任者】编者佚名

【年代】民国

【类型】抄本

【藏馆】①中国医科大学图书馆

②长春中医药大学图书馆

【存世情况】抄本2部

5021 玉函山房辑佚书续编

子目：

（1）淮南枕中记一卷——〔西汉〕刘安撰

（2）神农本草经一卷——〔魏〕吴普等述

【分类】综合性著作·丛书

【子目数】二种

【责任者】〔清〕王仁俊辑

【年代】清同治年间（1862—1875）

【类型】稿本

【藏馆】上海图书馆

【存世情况】孤本。后有1989年上海古籍出版社影印本

5022 晚学庐丛稿

子目：

（1）灵素解剖学大旨

（2）灵素解剖学初稿

（3）灵素解剖学

（4）本草纲目辑注

（5）十二经脉考

【分类】综合性著作·丛书

【子目数】五种

【责任者】叶瀚撰

【年代】民国

【类型】稿本

【藏馆】上海图书馆

【存世情况】孤本

5023 说郛（一百卷本）

子目：

（1）山家清供一卷——〔宋〕林洪撰

（2）清异录（药部）——〔宋〕陶谷撰

（3）蔬食谱一卷——〔宋〕陈达叟撰

（4）菌谱一卷——〔宋〕陈仁玉撰

（5）褚氏遗书一卷——〔南齐〕褚澄撰

（6）保生要录一卷——〔宋〕蒲处贯撰

（7）南方草木状三卷——〔晋〕嵇含撰

【分类】综合性著作·丛书汇编类

【子目数】七种

【责任者】〔元〕陶宗仪（字九成）辑，张宗祥重校

【年代】①明漙南书舍抄本

②明钮氏世学楼抄本

③明抄

【类型】抄本

【藏馆】①②③中国国家图书馆

【存世情况】后有1927年上海商务印书馆

铅印本，以及 1988 年上海古籍出版社
影印本

5024　味因丛书

　　子目：

　　　　（1）旅舍备要方

　　　　（2）易氏医案

　　　　（3）治验稿

　　　　（4）潜村医案

【分类】综合性著作·丛书

【子目数】四种

【责任者】辑者佚名

【年代】清

【类型】抄本

【藏馆】苏州大学图书馆

【存世情况】孤本

（四）教　材

5025　中医学堂讲录

　　子目：

　　　　（1）医学引深

　　　　（2）寒温条辨歌括

　　　　（3）内经显化篇

【分类】综合性著作·教材

【子目数】三种

【责任者】〔清〕何仲皋（字汝夑）撰；
　　　　〔清〕何育骧抄

【年代】清

【类型】抄本

【藏馆】河南中医药大学图书馆

【存世情况】孤本

书名拼音索引

该索引以书目正名为准，不设异名、又名与附篇，书名后数字为其在本书中的编号